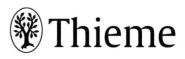

Demenzen

Grundlagen und Klinik

Herausgegeben von

Konrad Beyreuther
Karl Max Einhäupl
Hans Förstl
Alexander Kurz

Mit Beiträgen von

Th. Arendt
K. Beyreuther
H. Bickel
H. Braak
E. Braak
K. M. Einhäupl
H. Förstl
L. Frölich
G. F. Hamann
T. Hartmann
U. Hegerl
H. Helmchen
F. Hentschel
S. Hoyer
K. A. Jellinger
K. Jendroska

T. Klockgether
H. A. Kretzschmar
A. Kupsch
A. Kurz
M. Liebetrau
H. Meierkord
O. Pogarell
S. Poser
J. Priller
F. M. Reischies
R. Sandbrink
E. Schielke
K. Schmidtke
J. G. Schulz
J. Staedt
G. Stoppe

140 Abbildungen
101 Tabellen

Georg Thieme Verlag
Stuttgart · New York

Die Deutsche Bibliothek – CIP-Einheitsaufnahme

Demenzen / hrsg. von Konrad Beyreuther ... –
Stuttgart : Thieme, 2002

Wichtiger Hinweis: Wie jede Wissenschaft ist die Medizin ständigen Entwicklungen unterworfen. Forschung und klinische Erfahrung erweitern unsere Erkenntnisse, insbesondere was Behandlung und medikamentöse Therapie anbelangt. Soweit in diesem Werk eine Dosierung oder eine Applikation erwähnt wird, darf der Leser zwar darauf vertrauen, dass Autoren, Herausgeber und Verlag große Sorgfalt darauf verwandt haben, dass diese Angabe **dem Wissensstand bei Fertigstellung des Werkes** entspricht.

Für Angaben über Dosierungsanweisungen und Applikationsformen kann vom Verlag jedoch keine Gewähr übernommen werden. **Jeder Benutzer ist angehalten**, durch sorgfältige Prüfung der Beipackzettel der verwendeten Präparate und gegebenenfalls nach Konsultation eines Spezialisten festzustellen, ob die dort gegebene Empfehlung für Dosierungen oder die Beachtung von Kontraindikationen gegenüber der Angabe in diesem Buch abweicht. Eine solche Prüfung ist besonders wichtig bei selten verwendeten Präparaten oder solchen, die neu auf den Markt gebracht worden sind. **Jede Dosierung oder Applikation erfolgt auf eigene Gefahr des Benutzers.** Autoren und Verlag appellieren an jeden Benutzer, ihm etwa auffallende Ungenauigkeiten dem Verlag mitzuteilen.

© 2002 Georg Thieme Verlag
Rüdigerstraße 14
D-70469 Stuttgart
Unsere Homepage: http://www.thieme.de

Printed in Germany

Zeichnungen: Andrea Schnitzler, Innsbruck
Umschlaggestaltung: Thieme Verlagsgruppe
Umschlaggrafik: Renate Stockinger, Stuttgart
Satz: Druckhaus Götz, Ludwigsburg, System Textline
Druck: J. P. Himmer GmbH, Augsburg

ISBN 3-13-128971-6   1 2 3 4 5 6

Geschützte Warennamen werden **nicht** besonders kenntlich gemacht. Aus dem Fehlen eines solchen Hinweises kann also nicht geschlossen werden, dass es sich um einen freien Warennamen handele.

Das Werk, einschließlich aller seiner Teile, ist urheberrechtlich geschützt. Jede Verwertung außerhalb der engen Grenzen des Urheberrechtsgesetzes ist ohne Zustimmung des Verlages unzulässig und strafbar. Das gilt insbesondere für Vervielfältigungen, Übersetzungen, Mikroverfilmungen und die Einspeicherung und Verarbeitung in elektronischen Systemen.

Anschriften

Prof. Dr. med. Th. Arendt
Paul-Flechsig-Institut für Hirnforschung
Jahnallee 59
04109 Leipzig

Prof. Dr. med. Dr. h.c. K. Beyreuther
Universität Heidelberg
Zentrum für Molekularbiologie
Im Neuenheimer Feld 282
69120 Heidelberg

Dr. med. H. Bickel
Klinikum rechts der Isar
Klinik und Poliklinik für Pychiatrie und
Psychotherapie der TUM
Ismaninger Str. 22
81675 München

Prof. Dr. med. H. Braak
Anatomisches Institut I der Universität
Theodor-Stern-Kai 7
60596 Frankfurt/M.

Prof. Dr. med. E. Braak †

Prof. Dr. med. K. M. Einhäupl
Universitäts-Klinikum Charité
Neurologische Universitäts-Klinik
Schumannstr. 20–21
10117 Berlin

Prof. Dr. med. H. Förstl
Klinikum rechts der Isar
Klinik und Poliklinik für Pychiatrie und
Psychotherapie der TUM
Ismaninger Str. 22
81675 München

Priv.-Doz. Dr. med. L. Frölich
Universität Frankfurt
Zentrum für Psychiatrie
Heinrich-Hoffmann-Str. 10
60528 Frankfurt/M.

Prof. Dr. med. G. F. Hamann
Klinikum Großhadern
Neurologische Klinik der LMU
Marchioninistr. 15
81377 München

Priv.-Doz. Dr. med. T. Hartmann
Universität Heidelberg
Zentrum für Molekularbiologie
Im Neuenheimer Feld 282
69120 Heidelberg

Prof. Dr. med. U. Hegerl
Klinikum Innenstadt
Psychiatrische Klinik der LMU
Nußbaumstr. 7
80336 München

Prof. Dr. med. H. Helmchen
Psychiatrische Universitäts-Klinik
Eschenallee 3
14050 Berlin

Prof. Dr. med. F. Hentschel
Zentralinstitut für Seelische Gesundheit
Abt. Neuroradiologie
Postfach 12 21 20
68072 Mannheim

Prof. Dr. med. S. Hoyer
Universität Heidelberg
Institut für Pathochemie und Allgemeine Neurochemie
Im Neuenheimer Feld 220/221
69120 Heidelberg

Prof. Dr. med. K. A. Jellinger
Ludwig-Boltzmann-Institut
Klinische Neurobiologie
Krankenhaus Lainz
Wolkersbergenstr. 1
1130 Wien
Österreich

Priv.-Doz. Dr. med. K. Jendroska
Gesundheitszentrum am Potsdamer Platz GmbH
Linkstr. 8
10785 Berlin

Prof. Dr. med. T. Klockgether
Universität Bonn
Neurologische Klinik
Sigmund-Freud-Str. 25
53105 Bonn

Prof. Dr. med. H. A. Kretzschmar
Ludwig-Maximilians-Universität
Institut für Neuropathologie
Marchioninistr. 15
81377 München

Priv.-Doz. Dr. med. A. Kupsch
Charité, Campus Virchow
Neurologische Klinik und Poliklinik
Augustenburger Platz 1
13353 Berlin

Prof. Dr. med. A. Kurz
Klinik und Poliklinik für Psychiatrie und
Psychotherapie der TUM, Alzheimer Zentrum
Möhlstr. 26
81675 München

Dr. med. M. Liebetrau
Klinikum Großhadern
Neurologische Universitäts-Klinik
Marchioninistr. 15
81377 München

Priv.-Doz. Dr. med. H. Meierkord
Universitäts-Klinikum Charité
Neurologische Klinik und Poliklinik
Schumannstr. 20 – 21
10117 Berlin

Dr. med. O. Pogarell
Klinikum Innenstadt
Psychiatrische Universitäts-Klinik
Nußbaumstr. 7
80336 München

Prof. Dr. med. S. Poser
Neurologische Universitäts-Klinik
Robert-Koch-Str. 40
37075 Göttingen

Prof. Dr. med. J. Priller
Universitäts-Klinikum Charité
Neurologische Klinik und Poliklinik
Schumannstr. 20 – 21
10117 Berlin

Priv.-Doz. Dr. med. F. M. Reischies
Psychiatrische Klinik und Poliklinik der
Freien Universität Berlin
Eschenallee 3
14050 Berlin

Dr. med. R. Sandbrink
Schering AG
13342 Berlin

Priv.-Doz. Dr. med. E. Schielke
Neurologische Klinik und Poliklinik
Universitäts-Klinikum Charité
Campus Mitte
Schumannstr. 20 – 21
10117 Berlin

Priv.-Doz. Dr. med. K. Schmidtke
Zentrum für Geriatrie und Gerontologie des
Universitätsklinikums Freiburg
Neurogeriatrie und Memory-Ambulanz
Lehener Str. 88
79106 Freiburg

Dr. med. J. G. Schulz
Universitäts-Klinikum Charité
Neurologische Klinik und Poliklinik
Campus Mitte
Schumannstr. 20 – 21
10117 Berlin

Priv.-Doz. Dr. med. J. Staedt
Otto-von-Guericke-Universität
Klinik für Psychiatrie, Psychotherapie und
Psychosomatische Medizin
Leipziger Str. 44
39120 Magdeburg

Prof. Dr. med. G. Stoppe
Georg-August-Universität
Klinik für Psychiatrie und Psychotherapie
Von-Siebold-Str. 5
37075 Göttingen

Vorwort

Die Bedeutung der Demenzen und die Vielzahl der damit verbundenen Probleme sind kaum zu überschätzen. Seit ihrer Wiederentdeckung in der zweiten Hälfte des letzten Jahrhunderts haben sich die Demenzen zur zahlenmäßig, wissenschaftlich und wirtschaftlich mit Abstand bedeutendsten neuropsychiatrischen Krankheitsgruppe entwickelt, die nicht allein Nervenärzte, sondern viele andere Berufsgruppen in und außerhalb der Medizin beschäftigt und eine inzwischen öffentlich ruchbare Bedrohung für alle alternden Menschen darstellt, die eingangs des neuen Jahrhunderts noch nicht überwunden ist.

Gemeinsam mit den Autoren haben Herausgeber und Verlag lange überlegt, ob es sich angesichts des raschen Erkenntnisfortschritts lohnen kann, ein aktuelles und umfangreiches Buch über die Demenzerkrankungen in deutscher Sprache zu erarbeiten. Da in den letzten Jahren kein entsprechender Versuch vorgelegt wurde, haben wir diese Aufgabe übernommen. Dr. Fritz Kraemer hat die Entstehung des Bandes über viele Jahre mit besonderer Geduld und Sorgfalt begleitet. Dr. Olaf Schneider brachte die Sache energisch und mit exzellenter Sachkenntnis zu einem vernünftigen Ende. Allen Autoren danke ich im Namen der Herausgeber für ihre Kompetenz und Kollegialität.

München, Januar 2002   Hans Förstl

Inhaltsverzeichnis

1 Normales und pathologisches kognitives Altern ... 1
F. M. Reischies und H. Helmchen

Normales kognitives Altern ... 5
Methodische Begrenzungen ... 5
Geschwindigkeit kognitiver Leistungen ... 6
Dedifferenzierungshypothese ... 7
Kognitive Anforderungen im täglichen Leben ... 7

Pathologisches kognitives Altern und Demenz ... 9
Geschwindigkeit kognitiven Alterns ... 10
Demenzdiagnose im hohen Alter bei niedrigem kognitivem Ausgangsniveau ... 11
Demenzerkrankung bei hohem kognitivem Ausgangsniveau ... 11
Probleme der Definition einer Schwellengeschwindigkeit kognitiven Alterns als Kriterium der Demenzdiagnose ... 12

2 Epidemiologie der Demenz ... 15
H. Bickel

Epidemiologische Forschungsansätze und methodische Probleme ... 17
Querschnittstudien ... 17
Fall-Kontroll-Studien ... 18
Kohortenstudien ... 20
Experimentelle Studien und Interventionsstudien ... 20

Deskriptive Epidemiologie ... 22
Prävalenz von Demenzerkrankungen ... 22
Demenzen und Pflegebedürftigkeit ... 24
Institutionalisierung ... 24
Prognose der Krankenzahlen ... 24
Krankheitsdauer ... 25
Inzidenz von Demenzerkrankungen ... 26
Lebenszeitrisiko ... 27

Analytische Epidemiologie ... 29
Genetische Risikofaktoren ... 29
Nichtgenetische Risikofaktoren ... 32

Fazit ... 36

3 Diagnose und Differenzialdiagnose der Demenzen ... 43
H. Förstl und K. M. Einhäupl

Anamnese und Befund ... 45
Eigen- und Fremdanamnese ... 45
    Chronologie ... 45
    Familien- und Sozialanamnese ... 46
    Beobachtung und Bewertung ... 46
    Vorerkrankungen und Behandlungen ... 47
Körperliche Untersuchung ... 48
    Neurologische Untersuchung ... 48
    Internistische Untersuchung ... 49
Labor- und apparative Untersuchungen ... 50
    Klinisch-chemische Tests ... 50
    Genetische und biochemische Marker bestimmter Demenzformen ... 51
Kognitive Leistungstestung ... 52

Syndromdiagnostik ... 53
Anfallsartig auftretende kognitive Störungen ... 54
Vorbestehende Leistungsminderung ... 55
Depression/Demenzsyndrom der Depression ... 55
Leichte kognitive Störungen ... 57
Delir (= Verwirrtheitszustand) ... 57
Selektive neuropsychologische Defizite ... 59
    Amnestische Syndrome ... 59
    Aphasien ... 62
Demenzsyndrom ... 62

Differenzialdiagnose der Demenzen ... 64
Zerebrale Multimorbidität ... 69

4 Alzheimer-Demenz 71

Molekulare Pathologie 72
Molekulare Pathologie Teil 1 72
L. Frölich, R. Sandbrink und S. Hoyer
    Zelluläre und molekulare Veränderungen bei
    der normalen Alterung des Gehirns 72
    Zelluläre und Molekulare Veränderungen bei
    der AD 77
    β-Amyloid im zellulären Kontext 80
    Intrazelluläres Milieu und βA4; Konsequenzen
    des veränderten Metabolismus des Amyloid-
    Präkursor-Proteins 85
    Fazit 90
Molekulare Pathologie Teil 2 99
T. Hartmann und K. Beyreuther
    Aβ40 und Aβ42 99
    Funktion und Toxizität von Aβ und Alzheimer-
    Amyloid-Präkursor-Protein 102
    Fazit 104

Neuronale Pathologie 106
T. Arendt
Alzheimer-Demenz als Paradigma der biologischen
Psychiatrie 106
Zelluläre Pathologie 106
    Neuronenverluste in kortikalen und sub-
    kortikalen Hirnstrukturen – kortikokortikale
    Dyskonnektion und kortikale Deafferentierung ... 106
    Zusammenhang zwischen neuronaler Pathologie
    und Gedächtnisstörung 109
Subzelluläre Pathologie 113
    Veränderungen der Zusammensetzung und
    Eigenschaften von Membranen 113
    Veränderungen von Rezeptoren 113
    Synaptische Pathologie 113
Molekulare Pathologie 114
    Neurofibrilläre Degeneration 114
    Veränderungen des Zytoskeletts/Tau-Protein 114
Neuronale Reparaturprozesse
und ihre Störungen 115
    Aberrantes Wachstum und mitogen
    wirksame Faktoren 116
    Störungen intrazellulärer Signaltransduktions-
    mechanismen 116

Neuroanatomie 118
H. Braak und E. Braak†
Anatomische Vorbemerkungen 118
Degenerativer Prozess 122
Regionales Verteilungsmuster
der neurofibrillären Veränderungen 123
    Transentorhinale Stadien I und II 125
    Limbische Stadien III und IV 125
    Isokortikale Stadien V und VI 126
    Vulnerable und resistente Gehirnstrukturen 126
    Beziehungen zur Markreifung der Hirnrinde 128

Neuroradiologie 130
F. Hentschel
Pathologische morphologische Befunde 131
Pathologische funktionelle Befunde 137
Differenzialdiagnose der Alzheimer-Demenz
gegenüber anderen Erkrankungen mit Demenz mit
bildgebenden Verfahren 141
    Lewy-Körperchen-Demenz 141
    Frontotemporale Degeneration 141
    Kortikobasale Degeneration 141
    Motoneuronenerkrankung 143
    Parkinson-Erkrankung 143
    Progressive supranukleäre Paralyse 144
    Multisytematrophie 144
    Vaskuläre Demenz 144
    Normaldruckhydrozephalus 146
    Wernicke-Korsakow-Syndrom 147
    Depressionen im höheren Lebensalter 147
    Weitere Erkrankungen mit Demenz 149
    Beziehungen von kognitiven Defiziten und
    Hirngewebeläsionen 149

Neurophysiologie 155
U. Hegerl und O. Pogarell
EEG/EKP und Alzheimer-Demenz 156
    Schlaf-EEG und Polysomnographie 157
    Ereigniskorrelierte Potenziale (P300) 157
    Diagnostischer und differenzialdiagnostischer
    Wert von EEG/EKP 159
EEG/EKP und Differenzialdiagnosen der Alzheimer-
Demenz 159
    Demenzen bei Frontallappendegeneration
    (z. B. Pick-Erkrankung) 159
    Subkortikale Demenzen (z. B. bei Stammganglien-
    erkrankungen, Alkoholenzephalopathie, Normal-
    druckhydrozephalus) 159
    Lewy-Körperchen-Demenz 160
    Vaskuläre Demenz 160
    Spongiforme Enzephalopathien 161
    Demenz bei HIV-Enzephalopathie 161
    Organisches amnestisches Syndrom (Wernicke-
    Korsakow-Syndrom) 162
    Demenz bei metabolischer Enzephalopathie 162
    Delir 162
    Komplex-partielle epileptische Anfälle und
    Temporallappenepilepsie 163
    Nichtkonvulsiver Status epilepticus 163
EEG gegenüber funktioneller und struktureller
Bildgebung bei Demenz 163
Fazit 165

Klinik 168
A. Kurz
Klinisches Bild und Verlauf 168
   Störungen kognitiver Funktionen 169
   Einschränkungen der Alltagskompetenz 171
   Veränderungen von Antrieb und Affekt sowie
   psychosenahe Phänomene 173
   Störungen körperlicher Funktionen 174
Verlaufsdauer, Heimunterbringung und Mortalität .. 174
Klinische Heterogenität 176
   Qualitative Heterogenität 176
   Quantitative Heterogenität 177
Klinische Diagnostik 177
   Validität der klinischen Diagnose 179
   Sicherung der Diagnose 179
   Früherkennung 180
   Differenzialdiagnose 181
   Aufklärung 183

Therapie und Prävention 187
A. Kurz und K. Jendroska
Allgemeine Behandlungsprinzipien 187
Behandlung mit Antidementiva 188
   Nootropika mit anerkannter Wirksamkeit 190
   Cholinesteraseinhibitoren (ChE-I) 193
   Modulatoren der nikotinischen Acetylcholin-
   rezeptoren 196
   Acetylcholinrezeptoragonisten 196
   Praktische Anwendung von Antidementiva 196
Ansätze zur Beeinflussung des Krankheitsverlaufs .. 198
Behandlung nichtkognitiver Symptome 200
Förderung erhaltener Fähigkeiten 203
Beratung und Entlastung der Angehörigen 205
Ethische Fragen der Behandlung Demenzkranker ... 207

5 Demenz bei zerebrovaskulären Krankheiten 211
   G. F. Hamann und M. Liebetrau

6 Frontotemporale lobäre Degenerationen 245
   A. Kurz und K. A. Jellinger

Verwandte Erkrankungen 267
Kortikobasale Degeneration 267

Progressive subkortikale Gliose 268
Pallidopontonigrale Degeneration 268

7 Demenz bei subkortikalen Degenerationen mit Bewegungsstörungen 273

**Kognitive Defizite bei idiopathischem Parkinson-
Syndrom, Lewy-Körperchen-Erkrankungen und
Steele-Richardson-Olszewski-Syndrom** 274
A. Kupsch
Idiopathisches Parkinson-Syndrom und Demenz 274
Demenz mit Lewy-Körperchen (Dementia with
Lewy Bodies [DLB]) 277
Progressive supranukleäre Blickparese
(Steele-Richardson-Olszewski-Syndrom) 281

Chorea Huntington 289
J. Priller und H. Meierkord

Ataxien 304
T. Klockgether
Autosomal rezessive Ataxien 307
   Friedreich-Ataxie 307
   Ataxia teleangiectatica 308
   Andere autosomal rezessive Ataxien 309
   Früh beginnende zerebellare Ataxie mit
   erhaltenen Muskeleigenreflexen 311
   Früh beginnende zerebellare Ataxie mit
   besonderen Kennzeichen 311

Autosomal dominante zerebellare Ataxien (ADCA) .. 312
   Spinozerebellare Ataxie Typ 1 (SCA1) 312
   Spinozerebellare Ataxie Typ 2 (SCA2) 313
   Spinozerebellare Ataxie Typ 3 (SCA3)/Machado-
   Joseph-Krankheit (MJD) 314
   Spinozerebellare Ataxie Typ 4 (SCA4) 316
   Spinozerebellare Ataxie Typ 5 (SCA5) 317
   Spinozerebellare Ataxie Typ 6 (SCA6) 317
   Spinozerebellare Ataxie Typ 7 (SCA7) 317
   Episodische Ataxien 318
Idiopathische zerebellare Ataxie (IDCA)/Multi-
systematrophie 319

8 Demenz bei infektiösen Krankheiten ... 323

Übertragbare spongiforme Enzephalopathien (Prionkrankheiten) ... 324
H. Kretzschmar und S. Poser
Spongiforme Enzephalopathien und die Prionhypothese ... 324
    Das infektiöse Agens ... 324
    Prionproteine ... 325
Spongiforme Enzephalopathien des Menschen ... 327
Prionpathogenese und In-Vitro-Modelle ... 333
Ausblick ... 335

Viruskrankheiten ... 338
E. Schielke
HIV-Enzephalopathie ... 338
Progressive multifokale Leukoenzephalopathie (PML) ... 344
Zytomegalievirus- (CMV-)Enzephalitis ... 346
Subakut sklerosierende Panenzephalitis (SSPE) ... 347
Progressive Rötelnpanenzephalitis ... 348
Andere virale Demenzen ... 349
    Herpes-simplex-Enzephalitis ... 349
    Rasmussen-Enzephalitis ... 349
    Prognose kognitiver Funktionen ... 350

9 Seltene Demenzformen ... 353

Alkoholinduzierte kognitive Defizite ... 354
K. Schmidtke
Alkoholenzephalopathie ... 354
Wernicke-Korsakoff-Syndrom ... 358
Hepatische Enzephalopathie und hepatozerebrale Degeneration ... 362
Marchiafava-Bignami-Erkrankung ... 363
Zerebrale Pellagra ... 363

Sonstige toxische Demenzen und andere seltene Demenzformen ... 365
J. G. Schulz
Monogenetisch bedingte Demenzen ... 365
    Störungen des Kohlehydratstoffwechsels ... 366
    Störungen des Lipidstoffwechsels ... 371
    Störungen des Energiestoffwechsels ... 372
    Störungen des Metallstoffwechsels ... 374
    Störungen der DNA-Reparation ... 376
    Amyloidangiopathien ... 377
    Trinukleotid-Repeat-Erkrankungen ... 378
    Tauopathien ... 379
    Familiäre Prionerkrankungen ... 379
    Familiäre Parkinson-/Lewy-Körperchen-Erkrankungen (Synuklein, Parkin, Ubiquitin-Hydrolase) . 379
    Familiäre Alzheimer-Erkrankungen (APP, PS1, PS2) ... 379
    Familiäre Enzephalopathie mit Neuroserpineinschlusskörpern ... 379
    Morbus Unverricht-Lundborg/progressive Myoklonusepilepsie Typ 1/baltischer Myoklonus/mediterraner Myoklonus; EPM 1 ... 380
    Morbus Kufs/adulte neuronale Zeroidlipofuszinose/adulter Morbus Batten; CLN 4 ... 380
    Neuroakanthozytose ... 381
    Polyzystische lipomembranöse Osteodysplasie mit sklerosierender Leukenzephalopathie (PLOSL)/Morbus Nasu-Hakola/membranöse Lipodystrophie ... 381
    Demenz ohne spezifische Histologie (DOSH) ... 381
    Autosomal dominante diffuse Leukenzephalopathie mit neuroaxonalen Kügelchen/hereditäre diffuse Leukenzephalopathie mit Kügelchen ... 382
    Hereditäre Endotheliopathie mit Retinopathie, Nephropathie und Schlaganfall (HERNS) ... 382
    Morbus Alexander ... 382
Erworbene Demenzen ... 382
    Alkoholische Enzephalopathie ... 382
    Wernicke-Korsakoff-Syndrom ... 382
    Hepatische Enzephalopathie ... 382
    Marchiafava-Bignami-Syndrom ... 382
    Pellagra ... 382
    Erworbene Prionerkrankungen ... 383
    Domoinsäure ... 383
    ALS-Parkinson-Demenz-Komplex von Guam ... 383
    Heroin (Diacethylmorphin) ... 383
    Cocain ... 383
    Ecstasy (Methylendioxymethamphetamin [MDMA]) ... 383
    Umwelt- und Industriegifte ... 383
    Iatrogen ... 385
    Schädel-Hirn-Trauma ... 389
    Hormone und Elektrolyte ... 390
    Organinsuffizienzen ... 394
    Mangelzustände ... 394
    Parenchymale Autoimmunerkrankungen ... 395
    Bakterielle Infektionen ... 396
    Parasitäre Infektionen ... 399
    Virale Enzephalitiden ... 401
    Mykotische Infektionen ... 401
    Epilepsie ... 402
    Raumforderung ... 402
    Seltene vaskuläre Demenzen ... 404
    Venöse Erkrankungen ... 408
    Globale Hypoxie ... 409

10 Potenziell behebbare Demenzen ... 413
G. Stoppe und J. Staedt

Historisches ... 414

Problematik des Begriffs Pseudodemenz ... 415

Epidemiologie ... 416

Somatische Ursachen ... 419
Hirntumoren und subdurale Hämatome ... 419
    Hirntumoren ... 419
    Subdurale Hämatome ... 419
Normaldruckhydrozephalus ... 420
Metabolische Ursachen ... 420
    Schilddrüsenfunktionsstörungen ... 420
    Vitamin-B_{12}-Mangel ... 421
Schlafapnoe-Syndrom und chronisch obstruktive Lungenerkrankungen ... 421
Immunerkrankungen ... 422
    Systemischer Lupus erythematodes (SLE) ... 422
    Hashimoto-Enzephalopathie ... 422
Substanzinduzierte Störungen ... 422
    Alkoholinduzierte Störungen ... 422
    Medikamenteninduzierte Störungen ... 423
    Anticholinerge Aktivität und Kognition ... 427

Psychische Ursachen ... 428
Schizophrenie ... 428
Depression ... 428
Dissoziative und funktionelle Störungen ... 431

Sachverzeichnis ... 437

1 Normales und pathologisches kognitives Altern

F. M. Reischies und H. Helmchen

Normales kognitives Altern .... S. 5
    Methodische Begrenzungen .... S. 5
    Geschwindigkeit kognitiver Leistungen .... S. 6
    Dedifferenzierungshypothese .... S. 7
    Kognitive Anforderungen im täglichen
    Leben .... S. 7

**Pathologisches kognitives Altern und
Demenz** .... S. 9
    Geschwindigkeit kognitiven Alterns .... S. 10

Das Gehirn wie auch die anderen Organe des Körpers ist hinsichtlich der Neuronenzahl, der neuronalen Verknüpfung und weiterer Merkmale von Alterung betroffen. In Verbindung mit den Altersveränderungen des Gehirns verändern sich die Hirnfunktionen; dabei sind vor allem, allerdings nicht allein, kognitive Leistungen zu nennen.

> Der Begriff kognitives Altern bezieht sich auf die Gesamtheit der Veränderungen der kognitiven Leistungsfähigkeit im Alter.

Er umfasst neben den altersassoziierten Beeinträchtigungen zerebraler Funktionen auch einen Zuwachs an Erfahrung und psychische Vorgänge bzw. Mechanismen wie beispielsweise Veränderungen der Motivation. Prinzipiell sind demnach auch Verbesserungen kognitiver Funktionen mit dem Alter zu betrachten, wie die Fortsetzung der plastischen Anpassung an die Umgebung, des Wissenserwerbs sowie die Zunahme der lebenspraktischen Erfahrung und Weisheit (Staudinger et al. 1992).

Altern wird von einigen Forschern nicht als normale biologische Entwicklung, sondern als Krankheit betrachtet, u. a. weil mit dem Alter ein Abbau in allen Hirngeweben mit einer Einschränkung der Funktion einhergeht. Wenn auch manche Forscher nicht der Auffassung des Alters als Krankheit zustimmen mögen, wird doch häufig zumindest ein Defizitmodell des Alters akzeptiert.

> Ein Nachlassen kognitiver Leistungen im Alter wird von einem gewissen Ausmaß an, spätestens bei einer Beeinträchtigung der selbstständigen Lebensführung, als pathologisch aufgefasst. Der Patient wird als dement diagnostiziert.

Nimmt man einen gewöhnlicherweise beobachtbaren Altersabbau von Gehirnsystemen und eine Verschlechterung kognitiver Leistung an, könnte geschlossen werden, ein Demenzsyndrom gehöre zur Normalität der Alterserscheinungen. Diese Position ist verbreitet; sie geht von einem Kontinuum vom relativ gesunden zum kranken Altern aus (Kontinuitätshypothese)

Demgegenüber steht die Erfahrung klar abgegrenzter Demenzverläufe im Alter. Selbst dem Laien erscheint ein 70-Jähriger mit einer ausgeprägten Demenz als schwer krank und leicht von einem kognitiv ungestörten 90-Jährigen zu unterscheiden. Nimmt man die Befunde der Genetik über spezifische Mutationen bei Demenzen hinzu, dann ist die Annahme nicht von der Hand zu weisen, dass es auch im hohen Alter spezifische Demenzerkrankungen gibt (Spezifitätshypothese). Die Assoziation einiger Demenzerkrankungen zum Alter könnte beispielsweise nur durch die extrem lange subklinische Entwicklungszeit der Demenzkrankheit gegeben sein, wie es bei Formen der Alzheimer-Demenz (AD) diskutiert wird. Die Demenzkrankheit träte demnach völlig unabhängig vom Alternsprozess nur deshalb spät im Leben auf, weil die Demenzkrankheit Jahrzehnte für ihre Entwicklung benötigt. Daraus folgt auch, dass nur derjenige sie erleben kann, der genügend alt wird.

Auch eine Kombination der Spezifitäts- und Kontinuitätshypothese ist denkbar (Interaktionshypothese). Danach setzen spezifische Demenzfaktoren Altersveränderungen des Gehirns voraus, ohne die sie nicht wirksam werden können. Oder Demenzfaktoren verändern die normalen Alterungsvorgänge quantitativ und qualitativ so, dass sie pathogen werden und ein Demenzsyndrom resultiert. Entscheidend ist, dass nicht jede regressive Entwicklung als Krankheit aufgefasst werden darf, wie die postnatale Hirnentwicklung eindrucksvoll zeigt; denn hierbei ermöglicht erst das (apoptoptische) Absterben dysfunktionaler Neuronen die normale Weiterentwicklung. Die im Lebensverlauf sich einstellenden regressiven Veränderungen des Gehirns allein wären also noch nicht ausreichend für die Erklärung der senilen Demenzerkrankungen. Diese dritte Annahme geht von einer Interaktion der Demenzprozesse mit den Alterungsprozessen aus.

Selbst wenn man neurodegenerative Erkrankungen als exzessives – weniger hirndiffuses als systemspezifisches – Altern ansehen wollte, bliebe doch die Frage nach dessen spezifischen Bedingungen offen. Es gibt sehr viele Krankheiten, die zu einem Demenzsyndrom führen können. Einige treten unabhängig vom chronologischen Alter auch bei jüngeren Menschen auf. Präsenile und senile Demenzen lassen sich zurzeit aufgrund der Symptomatik weder klinisch noch grob neuropathologisch unterscheiden, wohl aber genetisch. Weiter unten wird eine Aufteilung der Demenzkrankheiten nach der Interaktion mit den Alterungsprozessen diskutiert. Einige Demenzkrankheiten sind unabhängig von Alterungsprozessen, andere nicht – beispielsweise wird eine Enzephalitis oder ein Tumor in spezifischen Hirnarealen in jedem Alter ein Demenzsyndrom auslösen können, eine vaskuläre Demenz (VD) jedoch wird entscheidend von arteriosklerotischen Vorschädigungen des zerebrovaskulären Systems abhängen und demnach häufiger bei sehr alten Menschen auftreten.

In diesem Überblick wird versucht, normales und pathologisches Altern der kognitiven Leistungen zu unterscheiden (Reischies et al. 1996, Reischies 1988). Es ist ein Versuch, da die Grenze vom normalen zum pathologischen Altern nicht scharf definierbar ist. Er geht von 2 verschiedenen Veränderungen kognitiver Leistungsfähigkeit aus:

- einerseits den kognitiven Veränderungen im Alternsverlauf, die bei gesunden alten Menschen im Durchschnitt gefunden werden,
- andererseits den kognitiven Veränderungen bei einer Demenzkrankheit, die rasch progredient zu einer

deutlichen Behinderung des alltäglichen Lebens und schließlich zum Tod führen und die deshalb als pathologisches kognitives Altern bezeichnet werden.

Aus den einleitenden Bemerkungen ist eine begriffliche Unterscheidungsnotwendigkeit deutlich geworden:
- Zum einen ist die Rede von Prozessen wie den Alterungsprozessen und spezifischen Demenzprozessen. Dabei handelt es sich um Konstrukte, die nicht direkt beobachtbar sind.
- Deshalb benötigen wir zum anderen Indikatoren für das Vorliegen und die Aktivität der Prozesse.

Solche klinisch oder neuropathologisch erfassbaren Indikatoren sind beispielsweise die kognitive Leistung, der übrige psychopathologische Befund, aber auch Laborbefunde und Ergebnisse der bildgebenden Hirnuntersuchungen (Tab. 1.1). Für die kategoriale Unterscheidung dement gegenüber nichtdement werden die Indikatoren im Vergleich mit empirischen Grenzwerten beurteilt. Die Grenzwerte oder Schwellenwerte werden häufig anhand derjenigen Durchschnittswerte und deren Varianz definiert, die bei gesunden alten Menschen im Alternsverlauf gefunden werden.

Tabelle 1.1 Differenzierung von normalem und pathologischem kognitivem Altern mittels parametrisierter Indikatoren theoretischer Konstrukte der zugrunde liegenden Prozesse nach Zustand und Verlaufsgeschwindigkeit (nach Helmchen u. Reischies 1998)

Theoretische Beschreibungsebene	Klinische Beschreibungsebene	
	Zustand	Verlauf
Indikatoren:		
• Kognitive Leistungen	*kognitives Altern:* Niveau und Profil Testperformanz erhaltene oder trainierbare Kompetenz (Reservekapazität) *Demenz:* Unterschreiten der Schwellenwerte für verschiedene Leistungsdimensionen	*kognitives Altern:* Geschwindigkeit der Verschlechterung kognitiver Leisutngen *Demenz:* Überschreiten der Schwellenwerte für die altersassoziierte Geschwindigkeit kognitiver Verschlechterung
• Gehirnbefunde	*kognitives Altern:* z. B. Neuronenverlust Verminderung des Dendritenbaums/der synaptischen Vernetzung Verminderung des Gehirnvolumens bzw. des Volumens spezieller Gehirnareale Veränderung der Gehirndurchblutung *Demenz:* Unterschreiten der Schwellenwerte für quantitative Parameter qualitativ neuartige Befunde, z. B. • neurofibrilläre Bündel • subkortikale Infarkte • Pick- oder Lewy-Körper	*kognitives Altern:* geringe Geschwindigkeit der Zunahme auffälliger Befunde, z. B.: • Verminderung des Gehirnvolumens in CT, MRT • Durchblutungsabnahme in SPECT, PET, fMRT im Verlauf *Demenz:* Überschreiten der Schwellenwerte für altersassoziierte Geschwindigkeit hirnstruktureller Veränderungen
Konstrukte:		
• Alterungsprozesse	altersassoziierte unspezifische Abbau-, Reparatur-, Umbauprozesse	Überwiegen von Abbau- gegenüber Reparaturprozessen
• Demenzprozesse	qualitativ von Alterungsprozessen abgrenzbare, spezifische demenzielle Prozesse	erhöhte Geschwindigkeit von Abbauprozessen durch Abnahme protektiver Faktoren und/oder Zunahme unspezifischer Noxen Auftreten spezifischer Demenzprozesse potenziell alterungsunabhängige spezifische Demenzprozesse großer (z. B. Morbus Pick) bzw. geringer Geschwindigkeit (z. B. Morbus Alzheimer)

Wenn ein Patient mit der Frage nach dem Vorliegen einer beginnenden Demenz zur Untersuchung kommt, spielen das jeweils vorliegende kognitive Profil und das Leistungsniveau der Person für die diagnostische Entscheidung eine herausragende Rolle. Besonders in Frühstadien sind allerdings die Parameter des Querschnittsbefunds in vielen Fällen noch nicht aussagekräftig.

Erst durch die Geschwindigkeit des Abbaus einzelner Dimensionen der kognitiven Leistungsfähigkeit bzw. der Veränderung zerebraler Parameter wie des Hirnvolumens wird eine Diagnosestellung ermöglicht.

Im Zusammenhang damit ist im Folgenden zu diskutieren, ob und ggf. wie viele unterschiedliche Geschwindigkeiten zu identifizieren sind. Tab. 1.1 stellt die unterschiedlichen Betrachtungsebenen zusammen (Helmchen et al. 1998). Diese Betrachtungsebenen ermöglichen jeweils besondere Perspektiven, die im Folgenden beschrieben werden.

Bislang ist von Demenzkrankheiten, von denen es sehr viele gibt, und von der Demenz als klinischem Syndrom, dem Demenzsyndrom, die Rede. Diese Unterscheidung ist notwendig, weil in vielen Fällen in der Klinik, besonders bei Demenz im hohen Alter, eine abschließende differenzialdiagnostische Identifizierung der Demenzkrankheit nicht gelingt. Häufig liegt auch eine multifaktorielle Genese des Demenzsyndroms vor (Moody et al. 1999).

Die Annahme eines einzigen Demenzsyndroms ist eine Vereinfachung, die mit der Häufigkeit des Syndroms der Demenz vom Alzheimer-Typ zusammenhängt. Zurzeit werden 3 Demenzsyndrome klinisch diagnostiziert.

Klinische Demenzsyndrome:
- Demenzsyndrom vom Alzheimer-Typ
- frontotemporale Demenz
- subkortikale Demenz

Beim Demenzsyndrom der frontotemporalen Demenz, wie beispielsweise bei der Pick-Demenz, sehen wir Persönlichkeitsveränderungen und Enthemmungsphänomene bereits in frühen Entwicklungsstadien der Erkrankung. Beim Demenzsyndrom vom subkortikalen Typ stehen Verlangsamung und Störungen des Abrufs von Gedächtnisinhalten im Vordergrund; Aphasie, Apraxie und Agnosie werden dabei nicht beobachtet.

Im Folgenden werden wir uns auf das Demenzsyndrom vom Alzheimer-Typ konzentrieren. In den ersten Abschnitten werden Charakteristika des normalen kognitiven Alterns beschrieben. Dies geschieht in Hinblick auf die diagnostische Differenzierung des normalen Alterns von den Demenzkrankheiten. Weitere Aspekte, die in der gerontologischen Literatur eine Bedeutung erlangt haben, können hier nicht berücksichtigt werden, wie Fragen der funktionellen Kompensation, der Adaptation des Lebensstils an funktionelle Beeinträchtigung usw. (Reischies 1998). Im letzten Teil wird versucht, Varianten pathologischen kognitiven Alterns zu charakterisieren.

Normales kognitives Altern

Methodische Begrenzungen

Im jungen Erwachsenenalter kommt es zu einem kognitiven Leistungsoptimum – dieses mag nicht für alle kognitiven Leistungen gelten, sondern nur für spezielle: Schachgroßmeister sind nicht alt, sie sind allerdings doch älter als die Meister in den Leichtathletiksportarten. Beispiele wie die Schachgroßmeister werden gern als Beleg für eine deutliche Beeinträchtigung zumindest einzelner kognitiver Höchstleistungen bereits ab dem mittleren Erwachsenenalter herangezogen.

Dabei wird meist außer Acht gelassen, dass auch nichtkognitive Faktoren für die in Tests gemessene kognitive Leistungsfähigkeit zu berücksichtigen sind. Hierzu gehören:
- Motivation,
- Bereitschaft, sich maximal zu bemühen,
- Zeit,
- Ausdauer,
- Anstrengung beim Training usw.

Performanz/Kompetenz. Derartige Faktoren determinieren die *Performanz* in Leistungsprüfungen, d. h. die aktuell erreichte Testleistung. Man hat davon die *Kompetenz* unterschieden. Der Begriff ist ursprünglich in der Linguistik verwandt worden für die syntaktischen Fähigkeiten eines Menschen, beispielsweise in seiner Muttersprache syntaktisch korrekte von falschen Sätzen zu unterscheiden – eine Leistung, die mühelos gelingt. Bei der Kompetenz handelt sich nach dem gegenwärtigen Verständnis um eine für die Person geltende theoretische Höchstgrenze kognitiver Leistungsfähigkeit. Diese Kapazität für kognitive Leistungen wird nicht ausreichend erfasst, wenn in der üblichen Testdiagnostik nur auf die Testperformanz rekurriert wird, also Personen vom Optimum ihrer Leistung, ihre Kompetenz, mehr oder weniger entfernt bleiben (Light 1988). Ein hier weiterführender Ansatz ist die Testung nach einem Training (testing the limits, Baltes et al. 1992).

Durchschnittliches kognitives Altern. Die meisten Menschen haben Erfahrung mit z. B. alten Nachbarn, die langsam und vergesslich werden, ihre Wohnung ein wenig vernachlässigen, aber dennoch selbstständig leben können und demnach über viele Jahre keinesfalls als dement angesehen werden können. Wir erschrecken andererseits über Verwandte oder Bekannte, die, nach 10 Jahren wiedergetroffen, plötzlich „alt" geworden sind und Geschichten zwei-, dreimal erzählen. Ihrer Umgebung ist u. U. gar nicht viel aufgefallen, weil sie sich an die schleichende Verschlechterung des Leistungsniveaus adoptiert hat.

Was ist eine noch normale Leistung im kognitiven Altern? Bei der Beurteilung von Verläufen muss eine zweite Frage beantwortet werden, die wir im Anschluss diskutieren: Wie schnell darf eine normale Verschlechterung kognitiver Leistungen sein, um noch als normal gelten zu können?

- Man hat *Querschnittsuntersuchungen* verschiedener Altersgruppen durchgeführt. Dabei kommt es zu einer Überschätzung des Alterseffekts, denn beispielsweise die Bildung ist für die kognitive Leistung wichtig; auf dem Gebiet der Bildung aber hat sich seit Anfang des 20. Jahrhunderts viel getan, was zu ausgeprägten Kohorteneffekten führt. Frauen wurden zum Abitur zugelassen und die Regelschulzeit wurde deutlich erhöht – im Verein mit einer deutlichen Ausweitung des Lernpensums. Deshalb wundert es nicht, dass die Standardisierung von Intelligenztests nach Jahrzehnten an das neue, gestiegene Leistungsniveau in der Bevölkerung angepasst werden muss (Satzger et al. 1996). Neben der Bildung spielen auch veränderte Erziehungs- und Ernährungsstandards eine Rolle. Jedenfalls ist beispielsweise eine heute 25-jährige Frau mit einer 25-jährigen Frau vor 70 Jahren in vielerlei Hinsicht nicht vergleichbar. Der querschnittsmäßige Alterseffekt fällt zu groß aus und ist in seinem wahren Ausmaß nicht abschätzbar (Weinert 1992).
- *Längsschnittuntersuchungen* können in dieser Situation zu etwas mehr Klarheit verhelfen (Schaie et al. 1989, Schaie 1994). Aber besonders im höheren Alter haben derartige Studien die spezielle Problematik, dass diejenigen, die zur weiteren Verlaufsuntersuchung nicht erreichbar sind, selektiv bei der vorhergehenden Untersuchung schlechtere Leistungen zeigen. Man kann vermuten, dass sie überproportional häufig wegen der schlechten Leistung und z. B. wegen einer Demenzkrankheit ausscheiden. Damit unterschätzt eine Längsschnittuntersuchung den wahren Altersef-

fekt. Die Schwierigkeiten in der quantitativen Bestimmung des Alterseffekts machen verständlich, dass es keine eindeutigen Schwellenwerte, sondern allenfalls Schwellenwertbereiche zwischen sicher gesundem und sicher krankhaftem kognitivem Altern gibt (Grauzone, s. z. B. Reischies 1998, auch diagnostische Zone genannt).

Geschwindigkeit kognitiver Leistungen

Die Geschwindigkeit, mit der kognitive Prozesse ablaufen, ist schon kurz erwähnt worden. In vielen Studien wurde hierauf als wichtigste indikative Dimension kognitiven Alterns hingewiesen (Salthouse 1985, Lindenberger et al. 1993). Es wurde die Frage diskutiert, ob die Verlangsamung kognitiver Geschwindigkeit nicht auch als ein Hauptfaktor für alle anderen beobachteten Verschlechterungen kognitiver Leistungen im Alter zu gelten hat (Salthouse 1985, Lindenberger et al. 1994): Wenn alle Prozesse verlangsamt ablaufen, kann eine Person beispielsweise auch nur wenige Assoziationen mit Lernwörtern bilden, d. h., die Einspeicherung (Enkodierung) ist beeinträchtigt, und die Wiedergabe der Lernwörter ist dann später vermindert.

Im Berentungsalter, ca. mit 60 – 65 Jahren, liegt bereits im Normalfall ein zunächst überraschend hohes Ausmaß an Verlangsamung vor. Die maximale Schnelligkeitsleistung eines 70-Jährigen beträgt nur noch ca. 40 % der maximalen Schnelligkeit eines 20-Jährigen (Salthouse 1982). Allerdings heißen 60 % Schnelligkeitsverlust nicht auch parallel 60 % Reduktion in weiteren kognitiven Prozessen. Zudem muss die Relevanz der Verlangsamung kritisch betrachtet werden: Wenn ein 60-Jähriger eine freie Rede in der doppelten Zeit eines 20-Jährigen hielte, wäre das noch keine wesentliche Leistungseinschränkung.

Die Motorik 60-Jähriger ist meist langsamer, bedächtiger als früher. Der Vergleich der Zappeligkeit, Bewegungsvielfalt und motorischen Schnelligkeit einer Schulklasse mit einem Seniorenkränzchen ist überzeugend. Wenn sich eine Langsamkeit der Bewegung zur sog. *Akinese* verstärkt, haben wir ein Symptom einer weiteren, im Alter häufigen Krankheit vor uns, des *Parkinson-Syndroms*. Es kann auf Schädigung der dopaminergen Zellen in der Substantia nigra und damit auf eine massive Reduktion der Dopaminausschüttung im ZNS zurückgeführt werden. In einer weiteren Hinsicht ist das Parkinson-Syndrom hier relevant: Zwar wird auch im gesunden Alter eine deutliche Reduktion der dopaminergen Neuronen und der dopaminergen Transmission an den Synapsen gefunden (Hornykiewicz 1985).

Eine Reduktion dopaminerger Funktionen ist im Alter normal. Aber erst eine Unterschreitung einer kritischen Schwelle, beispielsweise eine Dopaminreduktion auf unter 20 % im Striatum, erscheint klinisch als Krankheit, als Parkinson-Syndrom (Hornykiewicz 1985).

Parkinson-Patienten leiden unter einer Bradyphrenie, einer besonders ausgeprägten kognitiven Verlangsamung (Rogers et al. 1987). Die Verringerung der Effizienz dopaminerger Funktion im normalen Altern kann mit der motorischen Verlangsamung in Beziehung gesetzt werden und dürfte einen Faktor, unter anderen, für die normale Verlangsamung und Veränderung von kognitiven Leistungen im Alter darstellen.

Wenn auch die altersassoziierte Verlangsamung viele kognitive Leistungen beeinträchtigen kann, z. B. die Merkfähigkeit in Lernlistentests, so ist doch von besonderer Bedeutung, dass elementare mentale Operationen wie linguistische Funktionen, praktische Fähigkeiten oder elementare Perzeption dabei im Wesentlichen unversehrt bleiben; kognitive Leistungen laufen langsamer, aber qualitativ weitgehend ungestört ab. Sogar im hohen Alter entsprechen gravierende Fehler der Informationsverarbeitung nicht der Norm: Fehler im Sprachgebrauch wie Paraphasien, im Gebrauch von Werkzeugen, im Wiedererkennen von bekannten Gesichtern oder der Verlust der Fähigkeit, sich wenige Wörter zu merken, treten normalerweise nicht auf (Reischies et al. 1996). Diese gleichsam „groben" Defizite sind charakteristische Symptome des *Demenzsyndroms vom Alzheimer-Typ*. Damit kann symptomatisch ein vorzugsweise durch Verlangsamung charakterisiertes normales kognitives Altern von einem durch ein qualitativ verändertes kognitives Leistungsprofil charakterisierten Demenzsyndrom vom Alzheimer-Typ abgegrenzt werden.

Allerdings scheint die Verlangsamung kognitiver Leistungen im Alter auch in Beziehung zu hirnstrukturellen Läsionen, vor allem des zentralen Marklagers, zu stehen. Zwar hat man bei MRT-Untersuchungen größerer Normpopulationen hyperintense Marklagerbefunde ohne offensichtliche Korrelation zur Klinik, speziell zu kognitiven Leistungen, gefunden (Schmidt et al. 1996); u. a. deshalb und wegen der ätiologischen Unspezifität hat man sie als Unidentified Bright Objects bezeichnet.

Neuropsychologische Untersuchungen weisen jedoch auf Verlangsamung und dezente Gedächtnisprobleme bei Personen mit diesen Befunden hin (Baum et al. 1996). Die Ursachen für diese Marklagerbefunde älterer nicht dementer Personen sind vielfältig und reichen von harmlosen Wassereinlagerungen über Entmarkungsfolgen bei multipler Sklerose bis hin zu irreversiblen Strukturschädigungen auf zerebrovaskulärer Grundlage (Schmidt et al. 1996). Eine Verlangsamung und begleitende milde Gedächtnisstörung sind Charakteristika der sog. *subkortikalen Demenz*, wie sie bei Läsionen der Stammganglien beschrieben wird (Albert et al. 1974). Damit könnte eine Akkumulation von Marklagerläsionen eine Erklärung kognitiven Alterns, speziell der Verlangsamung darstellen und einen kontinuierlichen Übergang von gesundem Altern bis hin zum Syndrom der subkortikalen Demenz nahe legen.

Aufgrund der oben aufgeführten Erkenntnisse nehmen viele Autoren nicht eine einzige Ursache der Verlangsamung kognitiver Prozesse, sondern eine multikausale Natur der Altersverlangsamung an (Salthouse 1985). Darunter sind „normale" Altersveränderungen und pathologische Prozesse und Phänomene zu verstehen, die im Alter bei praktisch allen Personen in mehr oder weniger ausgeprägtem Maß zu finden sind, wie beispielsweise arteriosklerotische Läsionen. Diese Annahme wäre ein Beispiel für die Kontinuität der Wirkung vielfältiger unspezifischer Noxen, die durch ihre Häufung und Geschwindigkeit das normale kognitive Altern über die Schwelle zum pathologischen kognitiven Altern heben könnten.

Dedifferenzierungshypothese

Psychologische Studien zur Intelligenzstruktur beschreiben weitgehend übereinstimmend eine Reihe von Faktoren der Leistung in Intelligenztestbatterien bei Erwachsenen, so z. B.:
- logisch-analytisches Denken,
- psychomotorische Schnelligkeit,
- Fähigkeit zu visuell räumlichen Operationen,
- Gedächtnisfunktionen.

Interindividuelle Begabungsunterschiede beziehen sich auf derartige Leistungsdimensionen. Im höheren Alter ließ sich nun nicht mehr wie im jüngeren Erwachsenenalter eine derart eindeutig und klar abgegrenzte Faktorstruktur der untersuchten kognitiven Leistungen zeigen und es wurde von einer Dedifferenzierung kognitiver Leistungen im Alter gesprochen (Carroll 1993, Lindenberger et al. 1995). Zur Erklärung wurde vielfach ein im Alter neu hinzukommender Faktor angenommen, der die Zunahme der Interkorrelationen in den verschiedenen Testleistungen erklärt. Unklar ist bisher nur, welches der Faktor ist, der diese dominierende Rolle einnimmt.

Auf die multifaktoriell bedingte Abnahme der Geschwindigkeit kognitiver Leistungen als eines möglichen Generalfaktors wurde bereits hingewiesen. Jedenfalls könnte eine der im hohen Alter neu hinzukommenden Einflussgrößen die hirnorganische Beeinträchtigung kognitiver Leistungen sein, die gleichsam einen Schleier über das Begabungsprofil legt (Lindenberger et al. 1995). Die fortschreitende Hirnatrophie im Alter (Reischies et al. 1998) kann dabei als ein Indikator zunehmender hirnorganischer Schädigung angesehen werden.

Eine ähnliche, verschiedene Leistungen übergreifende Beeinträchtigung im Alter ist die *sensorische Restriktion* – für die Testung speziell bedeutsam die Sehstörung. Alte Menschen haben nicht mehr die Sehschärfe, die sie im Erwachsenenalter hatten. Unspezifische Störungen vorwiegend der Sensorik (Lindenberger et al. 1994) – und vermutlich auch der Motorik – tragen zur Dedifferenzierung bei.

Eine alternative Erklärung der Dedifferenzierung geht von den verwendeten Tests aus: Sie messen im höheren Alter nicht mehr das Gleiche wie bei jüngeren Erwachsenen; sie verlieren an Validität für das, was als Konstrukt der „Intelligenz" angenommen wird. Viele der Intelligenztests haben in ihren Untertests Zeitlimits, die für die ökonomische Testung jüngerer Erwachsener sinnvoll erscheinen. Diese Zeitlimits sind aber für verlangsamte alte Menschen ein Problem. Wenn die Zeitlimits in mehreren oder gar allen Leistungsdimensionen bestehen, führen sie zu gleichsinniger Beeinträchtigung, und damit zu höherer intraindividueller Übereinstimmung in den Testleistungen.

Kognitive Anforderungen im täglichen Leben

2 Aspekte des jüngeren Erwachsenenlebens spielen im Alter keine bedeutende Rolle mehr: Beruf und Kindererziehung. Und es ist aus diesen und entsprechenden weiteren Gründen gerechtfertigt, nach dem Einfluss mangelnder geistiger Anforderung an den alten Menschen zu fragen.

> Ein alter Mensch, der sich bei einer Aufgabe helfen lassen will, wird Hilfe bekommen, und mit der Zeit wird er die Fähigkeit zur Verrichtung der Aufgabe verlieren.

Individuell ist schwer zu entscheiden, ob der alte Mensch nur zu wenig Praxis hat bzw. zu wenig gefordert wird oder ob er auch nicht mehr in der Lage ist, die betreffende Leistung nach einem Training zu erbringen. Eine erhebliche Plastizität in der kognitiven Leistung gesunder alter Menschen bei länger dauerndem Training konnte bewiesen werden; allerdings ist der Trainingseffekt niedriger als bei jüngeren Personen und vor allem niedriger im Vergleich zu hirnorganisch Geschädigten mit Verdacht auf eine Demenzentwicklung (Kliegi et al. 1989)

Diese Plastizität bzw. Trainierbarkeit kann zu einer Umstrukturierung kognitiver Leistungsbereitschaft und -fähigkeiten genutzt werden, wie sie etwa im Konzept der „Selektiven Optimierung mit Kompensation" von P. und M. Baltes vorgeschlagen wurde (Baltes u. Baltes 1990). Es begründet die Möglichkeit hoher geistiger Leistung auf einem umgrenzten Gebiet im Alter. In einem ausgewählten Leistungsbereich ist eine fortdauernde Höchstleistung möglich, wenn dafür die Anstrengungen gebündelt und dafür andere Leistungsbereiche kompensatorisch eingeschränkt werden. Hier ist naturgemäß die kontinuierliche geistige Anforderung und deren Übernahme in die Motivationsstruktur der alten Person Voraussetzung.

> Kontinuierliche Anforderung erfährt der alternde Mensch vorwiegend in ihm lange bekannten Aufgaben des täglichen Lebens und seinen Hobbys, d. h. hyperelaborierten Fähigkeiten.

Diese geben nur wenig Anstoß zu kreativen problemlösenden Prozessen, die von jungen Erwachsenen gefordert werden. Die Anforderungen des täglichen Lebens können in kognitiver Hinsicht im Alter lange noch bewältigt werden (Baltes et al. 1996). Erst die körperliche Multimorbidität (Steinhagen-Thiessen et al. 1996) und die psychiatrische Morbidität vor allem mit Demenz und Depression (Heimchen et al. 1996, Reischies et al. 1997, Linden et al. 1998) schränken diese Fähigkeiten ein. Psychiatrische Morbidität ist allerdings, insbesondere mit dem Ansteigen der Demenzprävalenz und -inzidenz, im hohen Alter sehr häufig.

> Zusammenfassend kann von einer grundlegenden Veränderung des Systems kognitiver Leistungen im Alter gesprochen werden: Eine Verringerung praktisch aller kognitiver Leistungen wird beobachtbar, besonders jedoch eine Verlangsamung der spontanen wie auch der auf Anforderungen gezeigten Leistungen und eine Nivellierung des Faktorgefüges der kognitiven Leistungen. Eine Veränderung der Motivation, höchste Testleistungen zu erbringen, die im Alter beobachtbar ist, kommt noch dazu.

Die beschriebenen Veränderungen spielen für die Diagnose und Differenzialdiagnose der Demenz im hohen Alter eine bedeutende Rolle, indem z. B. zeitfreie Tests und spezifische, für umschriebene neuropsychologische Defizite valide Tests eingesetzt werden sollten.

Pathologisches kognitives Altern und Demenz

Bislang sind nur Alterungsprozesse behandelt worden. Wie steht es nun mit der Abgrenzung zu Demenzprozessen, also den zerebralen Veränderungen, die bei den Demenzkrankheiten auftreten?

Grundsätzliche Positionen

- *Kontinuum:* Die Anhänger der Kontinuitätshypothese gehen davon aus, dass die Summe der Alterungsprozesse des Gehirns mit der Demenzentwicklung gleichzusetzen ist. Diejenigen Personen mit aktiveren Alterungsprozessen hätten demnach eine höhere Geschwindigkeit des Beeinträchtigung kognitiver Leistungen und erreichen früher eine Demenzschwelle. Aber erklärt die Varianz der Aktivität der Alterungsprozesse die gesamte interindividuelle Varianz von Alternsverläufen, vom so genannten „erfolgreichen" Altern bis hin zur Demenz (Kirkwood 1994)? Einige Personen haben offenbar eine nur sehr geringe Aktivität der Alterungsprozesse und dementsprechend eine nur geringgradige Zunahme der kognitiven Veränderungen mit dem Alter, und es ist zu fragen, ob sie überhaupt in der normalen menschlichen Lebensspanne die Demenzschwelle erreichen. Andere hätten andererseits eine rasche Verschlechterung kognitiver Leistung – die Geschwindigkeit ist dabei derart hoch, dass sie in kurzer Zeit ein Demenzsyndrom ausbilden. Die entscheidende Frage ist: Haben sie sehr aktive Alterungsprozesse oder sind diese nicht doch als pathologische Prozesse einer Demenzkrankheit aufzufassen? Zukünftige Forschung dient hier der Aufklärung der in Abb. 1.1 unter „Demenzprozesse im Verlauf" nur global charakterisierten Mechanismen, welche zur demenziogenen Aktivierung der Alterungsprozesse führen können.
- *Dauer pathologischer Prozesse:* Einige Demenzprozesse haben nicht zwangsläufig mit dem Alternsprozess zu tun, sondern sie benötigen nur eine längere Zeitdauer für die Wirkungsentfaltung und dies ist erst nach einer gewissen Lebensspanne der Fall. Beispielsweise wird eine jahrzehntelange subklinische Verlaufsdauer für die pathologischen Veränderungen bei der AD postuliert (Beyreuther 1996). Beim gegenwärtigen Stand der Forschung ist nicht klar, ob es Demenzprozesse gibt, die ausschließlich mit der Lebensdauer, also dem chronologischen Alter, und nicht speziell mit den Alternsprozessen zusammenhängen.
- *Unabhängigkeit vom Alter:* Es gibt Demenzursachen, die weder mit dem chronologischen Alter noch mit den Alterungsprozessen zu tun haben. Eine spezifische Demenzursache, die ein Demenzsyndrom bewirkt, kann auch im jüngeren Erwachsenenalter auftreten, beispielsweise ein sub-

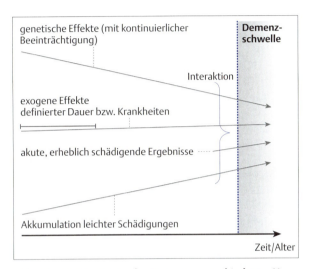

Abb. 1.1 Pathogenetische Prozesse verschiedener Ursache sowie verschiedenen zeitlichen Ablaufs führen zu einem Demenzsyndrom:
Genetische Defekte können über eine kontinuierliche Auswirkung von schädigenden Einflüssen zu einer Demenz führen wie auch die Akkumulation von schädigenden Ereignissen, beispielsweise zerebrovaskulären (Mikro-)Insulten, die jeweils keine oder nur geringfügige Beeinträchtigungen mit sich bringen.
Viele verschiedene Krankheiten des Gehirns oder systemische Krankheiten mit Auswirkungen auf das Gehirn führen entweder nach einer längeren Einwirkungsdauer oder nach kurzer Zeit, beispielsweise nach mehreren Schlaganfällen, zu einem Demenzsyndrom.
Zum großen Teil unerforscht sind Interaktionen von im Alter akkumulierenden Hirnschädigungen mit sich darauf auswirkenden zusätzlichen pathogenetischen Einflüssen, die zum klinischen Demenzsyndrom führen.
Auch das Altern wird mit genetischen Langzeiteffekten und der Akkumulation schädigender Einflüsse in Zusammenhang gebracht, wobei die Spezifität hinsichtlich der Alters- bzw. Demenzeffekte noch Gegenstand der Forschung ist.

durales Hämatom, eine Creutzfeldt-Jakob-Krankheit oder eine zerebrale AIDS-Erkrankung. Derartige, im Prinzip altersunabhängige Demenzursachen können natürlich auch im höheren Alter Ursache einer Demenzentwicklung sein. Selbst im höheren Alter, bei vorliegenden Risikofaktoren und altersgemäßem kognitivem Abbau muss dieser dritten Position zufolge demnach eine spezifische Demenzursache, eine Demenzkrankheit hinzutreten, damit sich ein Demenzsyndrom entwickelt.

Zurzeit ist zwischen den Positionen nicht zu entscheiden; sie sind allerdings nicht unabhängig voneinander, sodass eine Kombination von Sachverhalten vorliegen kann.

Geschwindigkeit kognitiven Alterns

Offenbar gibt es interindividuelle Unterschiede in der Geschwindigkeit des Abbaus kognitiver Leistungen im Alter. Zum einen ist in Verlaufsuntersuchungen die Testleistung vieler alter Menschen im Wesentlichen konstant, d.h. beispielsweise ohne psychometrisch sicher erfassbare Verschlechterung über ein Jahr (Henderson et al. 1994, Brayne et al. 1995). Erste Langzeitverläufe zeigen dies ebenfalls (McArdle et al. 1996). Klar davon abgegrenzt ist die schnelle Verschlechterung von Patienten mit AD (Berg et al. 1990, Reischies et al. 1997). Die Geschwindigkeit kognitiven Alterns könnte also ein wichtiges Unterscheidungskriterium zwischen normalem und pathologischem Altern liefern.

Den Vertretern der Kontinuitätshypothese zufolge gibt es eine Normalverteilung der Geschwindigkeit kognitiver Verschlechterung (Kirkwood 1994, Brayne et al. 1995). Am einen Ende des Kontinuums findet sich die im Verlauf stabile Leistung gesunder Personen, am anderen Ende der „pathologisch" schnelle Leistungsabbau, der die Demenz charakterisiert. Die Vertreter dieses Konzepts schließen daraus, dass es überhaupt keine begründbare Abgrenzung zwischen dem gesunden (oder „normalen") und dem pathologischen Altern gibt: Eine Grenzziehung etwa anhand von 2 Standardabweichungen oberhalb der Norm (Schmand et al. 1995) für die Geschwindigkeit kognitiven Alterns wäre rein willkürlich. Gegen diese Extremposition der Kontinuitätshypothese lässt sich einwenden, dass von irgendeinem Schwellenwert an die Wahrscheinlichkeit der Manifestation von „Pathologie" praktische Relevanz bekommt.

Es liegen allerdings noch keine ausreichenden Untersuchungen zu diesem Thema vor. Hinzu kommt, dass in der epidemiologischen Studie von Brayne (1995) zu wenige und offenbar auch untypische Demenzfälle enthalten waren, um die Frage nach einer speziellen kognitiven Abbaugeschwindigkeit Dementer zu beantworten. In letzter Zeit ist eine Beschleunigung der Hippocampusatrophie als Kennzeichen einer Demenzentwicklung, speziell der AD, beschrieben worden (Jobst et al. 1994). Eine Mischverteilungsanalyse der Verlaufsdaten kognitiver Leistung aus der Berliner Altersstudie konnte eine verdeckte Bimodalität der Verteilung zeigen – Für eine Teilpopulation der sehr alten Personen wurde eine im Mittel unveränderte Leistung gefunden - mit einer deutlichen Varianz, also einigen Personen, die sich leicht verschlechterten, und einigen, die sich leicht verbesserten. Dem stand eine zweite Teilpopulation gegenüber, welche vorwiegend aus als dement diagnostizierten Personen bestand, mit einer Varianz um eine deutliche Verschlechterung der Leistung in dem beobachteten 4-Jahres-Zeitraum (Reischies et al. im Druck).

Ob sich zwischen der normalen kognitiven Alternsveränderung und der Demenz, die durch eine beschleunigte Verschlechterung kognitiver Leistungen charakterisiert ist, noch eine dritte Geschwindigkeit kognitiven Alterns abgrenzen lässt, ist fraglich: Bisher wurde das Konzept der Altersassoziierten Gedächtnisbeeinträchtigung, s. Zaudig 1996 („Age Associated Memory Impairment" oder altersassoziierte leichte kognitive Störung) nicht an der Verschlechterungsgeschwindigkeit definiert, sondern am Niveau derjenigen kognitiven Leistung, die bei der Untersuchung eines Patienten zu erheben ist. Das bisher völlig unzureichend definierte Konzept geht von einer im Alter niedrigeren kognitiven Leistung, vor allem im Gedächtnisbereich, aus, die nicht oder noch nicht das Ausmaß eines Demenzsyndroms erreicht. Ein demenzverdächtiges Leistungsniveau kann nun aber sowohl über eine intermittierende Progression mit längeren stabilen Intervallen (wie bei vaskulärer Demenz) oder über eine lang andauernde, kaum fassbar höhere Verschlechterungsgeschwindigkeit als auch über eine kurz dauernde rasche Verschlechterung – wie bei einigen Demenzerkrankungen – erreicht werden. Zumindest Letztere müssten durch ihre beschleunigte Verschlechterung differenzierbar sein. Auf die Einschränkung muss hingewiesen werden, dass eine – im Hinblick auf ihr Ausmaß noch empirisch zu validierende – Beschleunigung der Verschlechterung ein vergleichsweise sicherer Indikator eines demenziellen Prozesses sein dürfte, ihr Fehlen jedoch eine krankheitsbedingte Beeinträchtigung nicht ausschließt. Persistente Auswirkungen von Hirnschädigungen beispielsweise nach Schädel-Hirn-Trauma oder nach mehreren Hirninfarkten könnten vorliegen.

Solange es keine Untersuchungen zur diagnostischen Abgrenzung subpathologischer Progressionsgeschwindigkeit kognitiver Leistungen gibt, bleibt der Status der Kategorie „Age Associated Memory Impairment" und der verwandten Konstrukte ungeklärt.

Demenzdiagnose im hohen Alter bei niedrigem kognitivem Ausgangsniveau

Das kognitive Leistungsniveau im Erwachsenenalter hat eine hohe interindividuelle Varianz; zu der anlage- und bildungsbedingten Unterschiedlichkeit zwischen Personen kommen in der Erwachsenenzeit Einflüsse berufs- und hobbybedingter Praxis und vielfältige Schädigungen des Gehirns hinzu; hier sind chronische Alkoholintoxikationen und Schädel-Hirn-Traumata als Beispiele zu nennen. Die mannigfachen fördernden und schädigenden Einflüsse resultieren in einem kognitiven Ausgangsniveau, von dem das normale kognitive Altern des Seniums ebenso wie die pathologischen Veränderungen der Demenzkrankheiten ausgehen.

Dieses Niveau kognitiver Leistungen im späteren Erwachsenenalter ist für die Annäherung an eine Demenzschwelle durch das normale kognitive Altern im Senium wichtig:

> Personen mit hohem kognitivem Niveau im Erwachsenenalter werden, wenn sie gesund bleiben, auch im höchsten Alter für den Alltag noch ausreichend kognitiv leistungsfähig sein. Aber gering begabte Personen oder Personen mit persistenter leichter kognitiver Störung nach Hirnschädigungen geraten allein schon durch den normalen Alterungsprozess in einen niedrigen kognitiven Leistungsbereich (Reischies 1998).

Nehmen wir für eine 70-jährige Person einen Ausgangswert von einer Standardabweichung unterhalb der altersentsprechenden Norm an: Eine Verringerung kognitiver Leistungen von 1–2 Standardabweichungen vom Ausgangsniveau wird zwischen der 8. und 10. Dekade erwartet (Reischies et al. 1996). Demnach erniedrigt sich rein rechnerisch das kognitive Leistungsniveau der Person von 1 auf 2,5 Standardabweichungen unter der Norm der 70-Jährigen, wenn sie das 95. Lebensjahr erreicht hat. Dies ist ein sehr geringes Niveau hinsichtlich einer flexiblen Anpassung an eine sich wandelnde Lebenswelt. Die Person wird sich im Alter helfen lassen müssen. Einige Kliniker werden, je nach den angewandten Kriterien für die Diagnose einer Demenz, von einem *milden Demenzsyndrom* sprechen.

Die mit sehr niedriger kognitiver Leistung begründete Diagnose einer milden Demenz im höchsten Lebensalter bei einer Person mit niedrigem kognitivem Ausgangsniveau im Erwachsenenalter ist in vielerlei Hinsicht problematisch:

Es handelt sich möglicherweise um ein Demenzsyndrom ohne Demenzkrankheit im Sinne charakteristischer neuropathologischer Prozesse: Die langsamen Vorgänge des normalen kognitiven Alterns haben ausgereicht, eine Beeinträchtigung hervorzurufen, welche die Diagnosekriterien eines leichten Demenzsyndroms erfüllen. Zudem ist die Prognose nicht die einer senilen Demenz vom Alzheimer-Typ, d. h. die Prognose eines Patienten, der durch den pathologischen Prozess der AD in das Demenzsyndrom geraten ist.

Eine diagnostische Unsicherheit, ob dem Demenzsyndrom tatsächlich eine Demenzkrankheit zugrunde liegt, bleibt in vielen Fällen über Jahre bestehen. Dieses Problem existiert auch bei einer Anwendung der Kriterien der psychiatrischen Diagnosesysteme. Die DSM-IV-Diagnosekriterien, die ein auf das kognitive Leistungsniveau bezogenes Querschnittssyndrom der Demenz abbilden, können erfüllt sein, wenn das Syndrom den ICD-10-Kriterien für das Demenzsyndrom noch nicht entspricht – denn die ICD-10-Kriterien für das Demenzsyndrom gehen zusätzlich zum Querschnittssyndrom von einer Verschlechterung kognitiver Leistungen aus, deren Geschwindigkeit das normale Maß überschreitet (Henderson et al. 1994). Erhebliche Unterschiede der Demenzprävalenzen ergeben sich bei Anwendung unterschiedlicher Demenzkriterien (Erkinjuntti et al. 1997).

Auch hinsichtlich der Pflege gibt es Auswirkungen: Ein Pflegebedarf besteht voraussichtlich besonders lange für die oben genannten Patienten, denn die Progressionsgeschwindigkeit ist gering. Dies hat Konsequenzen für die Finanzierung und Planung von Hilfs- und Pflegeleistungen. Ein Beispiel ist in der letzten Zeit näher erforscht worden: Alte schizophrene Patienten erleben häufig ein mildes Demenzsyndrom geringer Progredienz (Harvey et al. 1995). Bei ihnen ist jedoch das kognitive Niveau im Erwachsenenalter bereits erniedrigt (Aylward et al. 1984). Inwieweit hier außerdem spezielle Voralterungsprozesse eine Rolle spielen, muss weiter erforscht werden (Purohit et al. 1993).

Demenzerkrankung bei hohem kognitivem Ausgangsniveau

Die Frage, wie eine beginnende Demenzerkrankung bei einem kognitiv hoch leistungsfähigen Menschen diagnostiziert werden kann, wirft ein weiteres Problem auf. Gewissermaßen handelt es sich, bezogen auf das letzte Kapitel, um den umgekehrten Fall: Haben wir gerade über Demenzsyndrome ohne Demenzkrankheit im engeren Sinne gesprochen, so gibt es auch umgekehrt Demenzerkrankungen bei Personen mit hohem kognitiven Ausgangsniveau, die trotz ihrer demenztypisch höheren Progressionsgeschwindigkeit eine Weile brauchen, bis die kognitive Beeinträchtigung die diagnostischen Kriterien eines Demenzsyndroms erfüllt. Die Demenzschwelle ist durch die beginnende Demenzkrankheit noch lange nicht erreicht. Einerseits muss natürlich jede Demenzerkrankung einmal beginnen, ohne dass der Kliniker schon in der Lage sein wird, die Diagnose zu stellen. Sie beginnt auch bei einer Person mit einem hohen kognitiven Leistungsniveau zumeist mit einer Gedächtnisverschlechterung. Aber bei kognitiv hoch leistungsfähigen Menschen ist für längere Zeit noch keine Unterschreitung von Testnormen zu konstatieren. Die Angehörigen berichten aus den letzten 1–2 Jahren über einen Verfall der Merkfähigkeit und beginnende Auffassungsstörungen, doch die klinisch-neuropsychologische Untersuchung bleibt wenig aussagekräftig, besonders wenn keine Informationen über die prämorbide Leistungsfähigkeit vorliegen. Die Schwellenwerte zur Demenzdiagnose werden nicht erreicht. Aufgrund der Bildungs- und Berufsanamnese müsste mit höheren Leistungen gerechnet werden; zurzeit sind Tests im Alter bzgl. der Bildungseffekte noch nicht hinreichend normiert. Höher gebildete Personen können vermutlich morbogene Defizite besser kompensieren, sodass sie nach Überschreiten der Demenzschwelle dann nur noch eine relativ kürzere Krankheitsdauer und erhöhte Mortalität aufweisen (Stern et al. 1995).

> Eine Demenzerkrankung einer kognitiv hoch leistungsfähigen Person ist demnach für einige Zeit nur anhand der, sogar den Mitmenschen deutlich bemerkbaren, Geschwindigkeit der Verminderung kognitiver Leistungen, also nur durch den Verlauf, diagnostizierbar.

Zum Zeitpunkt einer ersten klinischen Untersuchung existieren Testergebnisse aus der Vergangenheit zuallermeist nicht, sodass wenigstens dann eine Testung wegen des Verdachts auf eine Demenzentwicklung durchgeführt werden sollte, um möglichst frühzeitig einen Ausgangswert für den Vergleich mit später im Verlauf erhobenen Daten zu haben.

Relativ gut untersucht ist der Verlauf der Testresultate der häufig eingesetzten *Mini Mental State Examination (MMSE)* (Folstein et al. 1975) mit maximal 30 Punkten, die üblicherweise bei Personen mit mehr als 8 Jahren Schulausbildung im Erwachsenenalter erreicht werden (Bleecker et al. 1988, Crum et al. 1993). Bei gesunden alten Menschen ist im Verlauf meist keine oder nur eine geringe Verschlechterung in diesem Test gefunden worden (Reynolds et al. 1983, Brayne et al. 1995, Reischies et al. 1997). Die mittlere Verschlechterungsrate pro Jahr bei AD hingegen beträgt ca. 3 Punkte (Reischies et al. 1997, Erkinjuntti et al. 1997). Danach lässt eine Verschlechterung von 30 auf 26 Punkte in 1 Jahr den Verdacht auf das Vorliegen einer Demenzerkrankung entstehen, d. h. noch deutlich bevor die Demenzschwelle, die üblicherweise bei 23/24 Punkten angenommen wird (Reischies et al. 1997), erreicht ist. Um zu den kognitiv hoch leistungsfähigen Personen zurückzukehren: Bei ihnen liegt eine mit der MMSE nicht annähernd angemessen erfassbare intellektuelle Leistungshöhe vor und erst nach einer erheblichen Beeinträchtigung des individuellen Leistungsniveaus ist der Messbereich der MMSE erreicht. Die entsprechende Veränderungssensitivität weiterer Tests, dies ist die Konsequenz der Überlegungen, muss bei Demenzverläufen kognitiv hoch leistungsfähiger Menschen näher untersucht werden.

■ Probleme der Definition einer Schwellengeschwindigkeit kognitiven Alterns als Kriterium der Demenzdiagnose

Die Demenz grundsätzlich allein aus dem Verlauf heraus zu diagnostizieren, bringt jedoch auch erhebliche Probleme mit sich:
- einerseits zeigt die Verlaufsmessung eine hohe Varianz (Schmand et al. 1995, Reischies et al. 1997),
- messtechnisch ergeben sich Schwierigkeiten mit Verlaufstests, so z. B. hinsichtlich der Lerneffekte der Testwiederholung.

Es ist noch nicht klar, welche Verlaufstests angewendet werden sollen, und es existieren erst relativ wenige Studien über den Verlauf, sodass nicht sicher ist, ab welcher Verlaufsgrenzwerte von einer Demenz zu sprechen ist (s. oben). Aber darüber hinaus wird eine Demenzdiagnose ausschließlich nach dem Verlauf jenen Patienten nicht gerecht, die nach einer anfänglich raschen oder schlagartigem Verschlechterung nun auf einem niedrigen Niveau der kognitiven Leistungsfähigkeit verharren, wenn beispielsweise ein Patient über einen oder mehrere Schlaganfälle in ein fragliches oder leichtes Demenzsyndrom gerät und dann unter prophylaktischer Behandlung über Jahre stabil bleibt.

> Aufgrund der Möglichkeit eines solchen Plateaus der Demenzentwicklung muss die klinische Demenzdiagnose, wie auch die Diagnose anderer psychischer Erkrankungen, von einer *Zustands-Verlaufseinheit* ausgehen, d. h., nur bei schleichend chronischem Verlauf oder gar einem Verlauf nur in Stufen mit intermittierenden leichten Verbesserungen wird die Diagnose einer Demenz entscheidend vom typischen Querschnittsbild eines Demenzsyndroms bestimmt.

Gleichwohl bleibt festzuhalten, dass die Prädiktion einer Demenz bei einer altersassoziierten Gedächtnisbeeinträchtigung oder die Verdachtsdiagnose einer Demenz bei nur leichter Ausprägung eines fraglichen Demenzsyndroms durch die Berücksichtigung der Verlaufsgeschwindigkeit sicherer gemacht werden kann – auch wenn deren Erfassung noch erheblich verbessert werden muss.

Abschließend soll auf die zurzeit intensive Erforschung der kognitiven Alterungsvorgänge hingewiesen werden (Baltes et al. 1996). Wir wissen noch viel zu wenig über die Verläufe der kognitiven bzw. neuropsychologisch erfassbaren Leistungsfähigkeit im Alter. Die bisherigen Ergebnisse sind somit unvollständig und harren vielfach auf detaillierte Bestätigung. Die hier herausgestellte Bedeutung der Geschwindigkeit kognitiven Alterns lässt es als besonders aussichtsreich erscheinen, nach Bedingungen erhöhter Geschwindigkeit kognitiven Alterns zu forschen, die bei Demenzkrankheiten zu beobachten sind. Eine erhöhte Geschwindigkeit kognitiven Alterns dürfte auch ein geeignetes Ziel von Therapieversuchen sein, welche die pathologische Verschlechterung kognitiver Leistungen im Alter verlangsamen sollen und zugleich bereits einsetzen bevor ein eindeutiges Demenzsyndrom eingetreten ist.

Literatur

Albert ML, Feldman RG, Willis AL. The "subcortical dementia" of progressive supranuclear palsy. J. Neurol. Neurosurg. Psychiatry 1974;37:121–30

Aylward E, Walker E, Bettes B. Intelligence in Schizophrenia: Meta-Analysis of the Research. Schizophrenia Bulletin 1984;10:430–59

Baltes PB, Baltes MM Psychological perspectives on successful aging. The model of selective optimization with compensation. In: Baltes PB, Baltes MM (eds.). Successful aging: Perspectives from the behavioral sciences. Cambridge University Press, New York, 1990;1–34

Baltes PB, Mayer KU, Heimchen H, Steinhagen-Thiessen E. Die Berliner Altersstudie (BASE): Überblick und Einführung, In: Mayer KU, Baltes PB (Hrsg.). Die Berliner Altersstudie. Berlin: Akademie-Verlag; 1996:21–54

Baltes MM, Maas 1, Wilms H-U, Borchelt M,. Alltagskompetenz im Alter: Theoretische Überlegungen und empirische Befunde. In: Mayer KU, Baltes PB (Hrsg.). Die Berliner Altersstudie., Berlin: Akademie-Verlag; 1996:525–42

Baltes MM, Kühl K-P, Sowarka D. Testing the limits of cognitive research capacity: A promising strategy for early diagnosis of dementia? J Gerontol. 1992;47:165–7

Baum KA, Schulze C, Girke W, Reischies FM, Felix R. Incidental white–inatter foci on MRI in "healthy" subjects. Evidence of subtle cognitive dysfunction. Neuroradiol. 1996;38:755–60

Berg L, Coben LA, Smith DS, Morris JC, Miller JP, Rubin EH, Storandt M. Mild senile dementia of the Alzheimer type: 3. Longitudinal and cross-sectional assessment. Ann Neurol. 1990;28:648–52

Beyreuther K. Molekularbiologie der Alzheimer-Demenz. In: Förstl H (Hrsg.). Lehrbuch der Gerontopsychiatrie., Stuttgart: Enke; 1996:31–43

Bleecker ML, Bolla-Wilson K, Kawas C, Agnew J. Age-specific norms for the Mini-Mental State Exam Neurology. 1988;38:1565–8

Brayne C, Gill C, Paykel ES, Huppert F, O'Connor DW. Cognitive decline in an elderly population – a two wave study of change. Psychol. Med. 1995;25:673–83

Carroll JB. Human cognitive abilities. Cambridge: Cambridge University Press; 1993

Crum RM, Anthony JC, Bassett SS, Folstein MF. Population-Based Norms for the Mini-Mental State Examination by Age and Educational Level. J Amer med Ass. 1993;269:2386–91

Erkinjuntti T, Ostbye T, Steenhuis R, Hachinski V. The effect of different diagnostic criteria on the prevalence of dementia. N Engl J Med. 1997;337:1667–74

Folstein MF, Folstein SE, McHugh PR. Mini Mental State Examination. J of Psychiatry Res. 1975;12:189–98

Harvey PD, White L, Parreila M, Putnain KM, Kincaid MM, Powchik P, Mohs RC, Davidson M. The longitudinal stability of cognitive impairment in schizophrenia. Mini-mental state scores at one- and two-year follow-ups in geriatric in-patients. Brit J Psychiatry. 1995;166:630–3

Helmchen H, Baltes MM, Geiselmann B, Kanowski S, Linden M, Reischies FM, Wagner M, Wilms H-U. Psychische Erkrankungen im Alter. In: Mayer KU, Baltes PB (Hrsg.). Die Berliner Altersstudie. Berlin: Akademie-Verlag; 1996:185–219

Helmchen H, Reischies FM. Normales und pathologisches kognitives Altern. Nervenarzt 1998;69:369–78

Ifenderson AS, Jorm AF, MacKinnon A, Christensen H, Scott LR, Korten AE, Doyle C. A survey of dementia in the Canberra population: experience with ICD-10 and DSM-III-R criteria. Psychol. Med. 1994;24:473–82

Hornykiewicz O. Brain dopamine and ageing. Interdisciplinary Topics in Gerontology 19. Basel: Karger; 1985:143–55

Jobst KA, Smith AD, Szatmari M, Esiri MM, Jaskowski A, Hindley N, McDonald B, Molyneux AJ. Rapidly progressing atrophy of medial temporal lobe in Alzheimer's disease. Lancet 1994;343:829–30

Kirkwood TBL. How do risk factors for dementia relate to current theories on mechanisms of aging? In: Huppert FA, Brayne C, O'Connor DW (Hrsg.). Dementia and normal aging. Cambridge: Univ. Press; 1994:230–43

Kliegl R, Smith J, Baltes PB. Testing the limits and the study of adult age differences in cognitive plasticity and of mnemonic skill. Development Psychol. 1989;25:247–56

Linden M, Kurtz G, Baltes MM, Geiselmann B, Lang F, Reischies IM, Helmchen H. Depression bei Hochbetagten – Ergebnisse der Berliner Altersstudie. Nervenarzt. 1998;69:2–7-37

Lindenberger U, Mayr U, Kliegl R. Speed and intelligence in old age. Psychol. and Aging. 1993;8:207–20

Lindenberger U, Baltes PB. Sensory functioning and intelligence in old age: A strong connection. Psychol. and Aging. 1994;9:339–55

Lindenberger U, Baltes PB. Kognitive Leistungsfähigkeit im Alter: Erste Ergebnisse aus der Berliner Altersstudie. Z Psychol. 1995;203:283–317

Light LL. Language and aging: Competence versus performance. In: Birren JE, Bengtson (Hrsg.). Emergent theories of aging, New York: Springer; 1988:177–213

McArdie JJ, Hamagami F. Multilevel models from a multiple group structural equatin perspective. In: G A Marcoulides, Schumacker RE (Hrsg.). Advanced structural equation modeling. Mahwah: Erlbaum; 1996:89–124

Moody DM, Brown WR, Challa VR, Ghazi-Birry HS, Reboussin D,. Cerebral microvascular alterations in aging, leukoaraiosis and Alzheimer's disease. In: Cerebrovascular pathology in Alzheimer's disease, Ed.: de la Torre JC, Hachinski V. Annals of the New York Academy of Science Vol. 826; 1999:103–116

Purohit DP, Davidson M, Perl DP, Powchik P, Haroutunian VI-1, Bierer LM, McCrystal J, Losonczy M, Davis KL. Severe cognitive impairment in elderly schizophrenic patients: a clinicopathological study. Biol Psychiatry. 1993;33:255–60

Reischies FM, Lindenberger U. Grenzen und Potentiale kognitiver Leistungen im hohen Alter. In: Mayer KU, Baltes PB (Hrsg.). Die Berliner Altersstudie. Berlin: Akademie-Verlag; 1996:351–77

Reischies FM, Schaub RT, Schlattmann P. Normal ageing, impaired cognitive functioning, and senile dementia – a mixture distribution analysis. Psychol Med. 1996;26:785–90

Reischies FM, Geiselmann B. Age-related cognitive decline and vision impairment affecting the detection of dementia syndrome in old age. Brit J Psychiatr. 1997;171:449–51

Reischies FM, Schaub RT. Epidemiologische Verlaufsuntersuchungen der Demenz. In: Proceedings des Aloys Alzheimer Symposiums, Würzburg, M Rösler, Retz W, Mome J (Hrsg.). Weinheim: Deutscher Studienverlag; 1997:58–66

Reischies IM, Geiselmann B, Geßner R, Kanowski S, Wagner M, Wernicke T, Helmchen H. Demenz bei 14 Hochbetagten – Ergebnisse der Berliner Altersstudie. Nervenarzt. 1997;68:719–29

Reischies FM. Age related cognitive decline and the dementia threshold. In: Handbook of aging and mental health. An integrative approach. Chapter 19. Loniranz J (ed.). New York: Plenum Press; 1998:435––448

Reischies FM, Felsenberg D, Geßner R, Kage A, Rossius W, Schlattmann P. Age and dementia effect on neuropsychological performance in very old age – Influence of risk factors for dementia. J Neurotransmission 1998;Suppl. 54:69–76

Reischies IM, Schaub RT. Longitudinal neuropsychological assessment of cognitive decline and incident dementia in old age (im Druck)

Reynolds CF, Spiker DG, Hanin 1, Kupfer DJ. Electroencephalographic Sleep, Aging, and Psychopathology: New Data and State of the Art. Biol Psychiatry. 1983;18:139–55

Rogers D, Lees AJ, Smith E, Trimble M, Stern GM. Bradyphrenia in Parkinson's Disease and Psychomotor Retardation in Depressive Illness. Brain. 1987;110:761–76

Salthouse TA. Adult Cognition, an Experimental Psychology of Human Aging. New York: Springer; 1982

Salthouse TA. A Theory of Cognitive Aging. Amsterdam: North Holland; 1985

Satzger W, Dragon E, Engel RR. Zur Normenäquivalenz von HAWIE-R und HAWIE. Diagnostika. 1996;43:119–38

Schaie KW, Willis SL, Jay G, Chipuer H. Structural invariance of cognitive abilities across the adult life span: A cross-sectional study. Dev Psychol. 1989;25:652–62

Schaie, KW. The course of adult intellectual development. Am Psychol. 1994;49:304–13

Schmand B, Lindeboom J, Launer L, Dinkgreve M, 1-fooijer C, Jonker C. What is a significant score change on the mini-mental state examination? Int J Ger Psychiatry. 1995;10:411–14

Schmidt R, Fazekas F. Klinische Bedeutung und neuropathologische Basis der „Leukoaraiose". In: Förstl H (Hrsg.). Lehrbuch der Gerontopsychiatrie. Stuttgart: Enke; 1996:108–16

Staudinger UM, Smith J, Balles PB. Wisdom-related knowledge in a life review task: age differences and the role of professional specialization. Psychol Aging. 1992 Jun; 7(2):271–81

Steinhagen-Miessen E, Borchelt M. Morbidität, Medikation und Funktionalität im Alter. In: Mayer KU, Balles PB (Hrsg.). Die Berliner Altersstudie. Berlin: Akademie-Verlag; 1996:151–84

Stern Y, Xi Tang M, Denaro J, Mayeux R. Increased Risk of Mortality in Alzheimer's Disease Patients with More Advanced Educational and Occupational Attainment. Ann Neurol. 1995;37:590–5

Weinert FE. Altern in psychologischer Sicht. In: Balles PB, Mittelstrass J (Hrsg.). Zukunft des Alterns und gesellschaftliche Entwicklung. Berlin: de Gruyter; 1992:180–203

Zaudig M. Demenz und „leichte kognitive Beeinträchtigung" im Alter. Bern: Huber; 1996:23

2 Epidemiologie der Demenz

H. Bickel

Epidemiologische Forschungsansätze und methodische Probleme	S. 17	Institutionalisierung	S. 24
		Prognose der Krankenzahlen	S. 24
Querschnittstudien	S. 17	Krankheitsdauer	S. 25
Fall-Kontroll-Studien	S. 18	Inzidenz von Demenzerkrankungen	S. 26
Kohortenstudien	S. 20	Lebenszeitrisiko	S. 27
Experimentelle Studien und Interventionsstudien	S. 20	**Analytische Epidemiologie**	S. 29
Deskriptive Epidemiologie	S. 22	Genetische Risikofaktoren	S. 29
Prävalenz von Demenzerkrankungen	S. 22	Nichtgenetische Risikofaktoren	S. 31
Demenzen und Pflegebedürftigkeit	S. 24		

Das übergeordnete Ziel der Bereitstellung von Daten zur Vorbeugung und Bekämpfung von Erkrankungen versucht die Epidemiologie durch Ermittlung des Krankenbestands und damit des Versorgungsbedarfs in der Bevölkerung durch Untersuchung des natürlichen Krankheitsverlaufs und der Determinanten des Verlaufs und durch Identifikation der mit dem Krankheitsgeschehen im Zusammenhang stehenden Risikofaktoren zu erreichen. Die von der deskriptiven Epidemiologie erarbeiteten Daten zur Verteilung von Erkrankungen über Zeit, Ort und Personengruppen können Hinweise geben, welchen Faktoren am ehesten eine krankheitsverursachende oder -auslösende Bedeutung zukommen könnte und welche in Anbetracht des vorgefundenen Verteilungsmusters mit großer Wahrscheinlichkeit bedeutungslos sind. Die analytische Epidemiologie beschäftigt sich gezielt mit den Krankheitsursachen und mit den Entstehungsbedingungen, indem sie hypothesengeleitet die Assoziation der aus theoretischen Überlegungen, aus Laborbefunden oder aus klinischen und epidemiologischen Beobachtungen resultierenden putativen Risikofaktoren mit dem Krankheitsvorkommen in der Bevölkerung überprüft.

Zwar hat die intensive epidemiologische Erforschung der Demenzen, die vor knapp 20 Jahren unter dem Eindruck einer durch demographische Veränderungen steil zunehmenden Zahl von Erkrankten einsetzte und durch das infolge rascher Entwicklungen auf relevanten Forschungsfeldern generell stark wachsende Interesse an den Demenzen begünstigt wurde, inzwischen zu beachtlichen Fortschritten der Methodik und des Kenntnisstands geführt. Trotz insgesamt hoher Übereinstimmung sind aber nicht nur viele Resultate der analytischen, sondern auch Resultate der deskriptiven Epidemiologie nach wie vor strittig. Die Beurteilung der Ergebnisse und ihrer Widersprüche setzt die Kenntnis der dem epidemiologischen Ansatz innewohnenden methodischen Probleme und der damit verbundenen Begrenzungen der Aussagekraft voraus, auf die im Folgenden kurz eingegangen werden soll.

Epidemiologische Forschungsansätze und methodische Probleme

Die epidemiologische Erforschung einer Krankheit oder einer Krankheitsgruppe folgt üblicherweise einer Sequenz von Datenerhebungen, die von der Analyse bestehender Datenquellen über bevölkerungsrepräsentative Querschnittstudien, Fall-Kontroll-Studien und Kohortenstudien bis zu experimentellen oder Interventionsstudien reicht.

Bestehende Datenquellen können Aufnahme- und Entlassungsstatistiken von Krankenhäusern, psychiatrische Behandlungsregister oder die nationalen Statistiken der Todesursachen sein. Im Falle der Demenzerkrankungen haben sich diese Routinestatistiken für eine Beschreibung ihrer Häufigkeit und Verteilung jedoch als unergiebig erwiesen. Sie schließen, da offenbar nur eine Minderheit der Erkrankten fachärztlich behandelt wird und eine vorbestehende Demenz selten als Todesursache angegeben wird, nur einen Bruchteil der Krankheitsfälle ein. Diese unzureichende und unsystematische Erfassung macht sie für epidemiologische Zwecke wertlos.

Querschnittstudien

Häufigstes Studiendesign waren bisher die Querschnitt- oder Prävalenzstudien an Zufallsstichproben aus der Bevölkerung, die weltweit in vielen Ländern durchgeführt wurden. Mithilfe einer Querschnittstudie lässt sich der *Krankenbestand (Prävalenz)* und seine Verteilung in der Bevölkerung abschätzen. Die Resultate geben innerhalb der weiter unten noch zu diskutierenden Grenzen ein maßstabgetreues Bild vom Krankheitsvorkommen. Sie veranschaulichen damit die soziale und gesundheitspolitische Bedeutung der Demenzen und können für die Planung von Versorgungs- und Behandlungseinrichtungen herangezogen werden. In manchen Studien werden Prävalenzdaten auch genutzt, um Risikofaktoren zu identifizieren. Für diesen Zweck sind sie aber aus 2 Gründen weniger geeignet: Zum einen ergibt sich der Krankenbestand als Produkt von Erkrankungsrisiko (Inzidenz) und Krankheitsdauer, ohne dass im Querschnitt unterschieden werden kann, ob für eine erhöhte Prävalenz Unterschiede im Erkrankungsrisiko oder in der Krankheitsdauer verantwortlich sind. Lässt sich beispielsweise eine höhere Prävalenz unter Frauen als unter Männern oder eine höhere Prävalenz unter Nichtrauchern als unter Rauchern nachweisen, bedeutet das nicht zwingend, dass das weibliches Geschlecht mit einem höheren Erkrankungsrisiko einhergeht oder dass das Rauchen einen protektiven Effekt ausübt. Ebenso gut könnte es bedeuten, dass Frauen und Nichtraucher nach Ausbruch der Erkrankung länger überleben, Männer und Raucher hingegen früher versterben. Sofern keine verlässlichen Informationen zur Vorgeschichte verfügbar sind, lässt sich zum anderen im Querschnitt aufgrund der unbekannten zeitlichen Beziehung zwischen dem vermeintlichen Risikofaktor und der Erkrankung die Kausalrichtung einer Assoziation nicht beurteilen.

> Bei der Interpretation von Prävalenzdaten ist zu beachten, dass es sich um Schätzwerte handelt, die nicht ohne weiteres auf die Gesamtbevölkerung verallgemeinert werden können und die auch nur sehr eingeschränkt studienübergreifend miteinander verglichen werden können.

Die Gründe der begrenzten *Genauigkeit und Vergleichbarkeit* liegen in der manchmal unzureichenden Repräsentativität der Stichproben, in methodischen Unterschieden und nicht zuletzt in Zufallseinflüssen. Davon abgesehen, dass Feldstudien wegen des hohen Untersuchungsaufwands in der Regel auf regionaler Ebene – häufig in Universitätsstädten – durchgeführt werden und ihre Resultate deshalb nur bedingt generalisierbar sind, kann die Repräsentativität noch durch eine Reihe weiterer Faktoren erheblich gemindert werden. Während man in Deutschland oder in den skandinavischen Ländern eine Zufallsstichprobe der Bevölkerung aus den Melderegistern der Gemeinden ziehen kann, muss man sich in Ländern ohne gesetzliches Meldewesen auf andere Stichprobenrahmen wie z.B. auf Register der Wahlberechtigten oder auf Patientenregister von Allgemeinärzten stützen oder zunächst sogar im Untersuchungsgebiet von Haus zu Haus gehen, um die Grundgesamtheit zu ermitteln. Welche Stichprobenverzerrungen damit verbunden sind, ist nur schwer zu beurteilen. Vergleichbarkeit ist in jedem Fall dann nicht gegeben, wenn Bewohner von Alten- oder Pflegeheimen von der Studie ausgeschlossen bleiben oder aufgrund lokaler Besonderheiten im Heimplatzangebot fehlrepräsentiert sind. Starken Einfluss auf die Resultate nimmt vermutlich der Umstand, dass die Stichproben nicht vollständig untersucht werden können. Die *Ausschöpfung* beträgt selten mehr als 80%, oft wird lediglich eine Beteiligung von weniger als 70% erreicht. Dies liegt sowohl an Teilnahmeverweigerungen seitens der Probanden als auch an Wohnortwechseln und an der Mortalität im Zeitraum zwischen der Stichprobenziehung und dem Untersuchungstermin. Die Ausfälle führen wahrscheinlich zu einer Unterschätzung der Demenzprävalenz, die sich durch höhere Verweigerungsraten unter Demenzkranken (Ganguli et al. 1998), durch eine Demenz veranlasste Eintritte in Heime außerhalb des Untersuchungsgebiets und durch das im Vergleich mit der Bevölkerung weitaus höhere Sterberisiko Dementer erklärt.

Zwar kann man in jüngerer Zeit dank verbesserter Diagnosekriterien und der Verwendung von Screeningskalen, kognitiven Testbatterien und Befragungen der Angehörigen von einer größeren diagnostischen Genauigkeit ausgehen, doch bleibt es nach wie vor schwierig, durch eine punktuelle Untersuchung die von einer Prävalenzstudie geforderte Grenzziehung zwischen gesund und krank vorzunehmen. Dies liegt am zumeist einschleichenden Verlauf der Demenzen, die in den Frühstadien durch kognitive Störungen mit fließenden Übergängen zur altersnormalen Leistungsvarianz ohne klare Diskontinuitäten in der Symptomatik gekennzeichnet sind. Da sich die Schwelle zur Krankheit nicht exakt definieren lässt und die Fallkriterien deshalb nur unscharf operationalisiert werden können, sind zumindest in den leichteren Krankheitsstadien Fehlklassifikationen nicht auszuschließen. Die Vergleichbarkeit der Resultate unterschiedlicher Studien ist auch dadurch eingeschränkt, dass unklar ist, ob die Forschergruppen die Diagnosekriterien einheitlich handhaben. Werden verschiedene *Klassifikationssysteme* wie ICD-10 oder DSM-IV verwendet, muss man a priori starke Abweichungen erwarten, denn Studien, die unterschiedliche Kriterien auf ein und die selbe Stichprobe anwandten, zeigten beträchtliche Diskrepanzen nicht nur in der Zahl der als dement diagnostizierten Probanden sondern auch in deren Zusammensetzung (Henderson et al. 1994, Fichter et al. 1995, Erkinjuntti et al. 1997). So ergeben sich nach ICD-10 erheblich geringere Prävalenzen als nach DSM-IV und nach DSM-IV wiederum geringere Prävalenzen als nach den vorangegangenen Versionen DSM-III-R und DSM-III. Die mangelhafte Übereinstimmung beruht indessen nicht ausschließlich auf der größeren Restriktivität der ICD-Kriterien und damit auf Unterschieden im Schweregrad der Demenz. Teilweise werden auch Probanden, die nach der engeren Definition der ICD-10 als dement beurteilt werden, nach den weiter gefassten Kriterien des DSM-IV nicht als dement diagnostiziert – in der Studie von Erkinjuntti et al. (1997) 17% der ICD-10-Fälle. In Anbetracht dieser mangelhaften Validität der diagnostischen Klassifikation wurde vorgeschlagen, für manche Forschungszwecke gänzlich auf eine Diagnose zu verzichten und stattdessen das Spektrum der kognitiven Beeinträchtigung heranzuziehen.

Die *Diagnose spezifischer Demenzformen* wird erschwert durch den Mangel an peripheren biologischen Markern und pathognomonischen Merkmalen. Feldstudien treffen üblicherweise eine Unterscheidung nach den beiden häufigsten Formen – Alzheimer-Demenz (AD) und vaskuläre Demenzen (VD) – und einer Restgruppe sonstiger Demenzerkrankungen. Neuere Studien orientieren sich dabei an Konsensuskriterien mit breiter internationaler Akzeptanz (McKhann et al. 1984, Roman et al. 1993), die in klinischen Untersuchungen eine zufriedenstellende Interrater-Reliabilität gezeigt haben, über deren Reliabilität und Validität in Feldstudien hingegen wenig bekannt ist (Holmes et al. 1999). Oft kann sich die Diagnose lediglich auf anamnestische Informationen stützen, da nur eine Minderheit der Probanden in weitergehende Untersuchungen wie Labordiagnostik und Bildgebung einwilligt. Degenerative Hirnerkrankungen wie die frontotemporalen Demenzen oder die Demenz mit Lewy-Körperchen, die ein wachsendes klinisches Interesse finden und möglicherweise verbreiteter sind als lange Zeit angenommen, wurden in Feldstudien bisher ungenügend berücksichtigt und vermutlich überwiegend den Alzheimer-Demenzen zugerechnet.

Schließlich ist bei der Beurteilung von Prävalenzdaten zu bedenken, dass in Zufallsstichproben selbst dann, wenn die Validität der Diagnose gewährleistet ist, erhebliche Streuungen innerhalb der statistischen Verlässlichkeitsgrenzen auftreten können. Insbesondere die früheren Studien bezogen sich auf Stichproben von oft nur wenigen hundert Probanden. Aber auch in groß angelegten Studien aus jüngerer Zeit basieren Schätzungen der Prävalenz in den schwächer besetzten Altersgruppen der Hochbetagten häufig auf geringen Probandenzahlen, die *Zufallseffekten* einen großen Spielraum lassen. Ermittelt man z.B. in einer Bevölkerungsstichprobe von 1000 Personen eine Prävalenzrate von 10%, so bewegt sich der „wahre" Anteil der Demenzkranken in der Population, aus der die Stichprobe gezogen wurde und für die sie eine Schätzung erlauben soll, mit 95%iger Wahrscheinlichkeit in einem Bereich zwischen 8,1% und 11,9%. Bei einem Stichprobenumfang von nur 100 Personen reicht das 95 %-Konfidenzintervall hingegen von 4,1 – 15,9%. In kleinen Stichproben ermittelte Prävalenzraten gestatten deshalb auch bei beträchtlichen Differenzen nicht den Schluss auf tatsächliche Unterschiede im Krankheitsvorkommen

Fall-Kontroll-Studien

Eine ökonomische und lange Zeit vorherrschende Methode zur Untersuchung von Risikofaktoren der AD ist die Fall-Kontroll-Studie (Lewis u. Pelosi 1990). Dabei werden Personen mit klinisch diagnostizierter Demenz („Fälle")

mit kognitiv unbeeinträchtigten Personen aus der Bevölkerung („Kontrollen"), die in der Regel nach Alter und Geschlecht, gelegentlich auch nach weiteren Merkmalen wie dem Bildungsstand parallelisiert sind, im Hinblick auf Faktoren verglichen, von denen man vermutet, dass sie für das Auftreten der Erkrankung relevant sein könnten.

> Die *Stärke des Zusammenhangs* zwischen Risikofaktor und Krankheit wird mithilfe der Odds-Ratio (OR) berechnet, einer Schätzung des relativen Risikos der Krankheitsentstehung im Vergleich von Vorhandensein und Abwesenheit des betreffenden Risikofaktors.

Der Begriff Risikofaktor impliziert keine kausale Beziehung, sondern kennzeichnet in diesem Zusammenhang lediglich eine nach statistischen Kriterien signifikante Assoziation mit der untersuchten Krankheit. Ein kausaler Zusammenhang gilt nach epidemiologischen Kriterien erst dann als wahrscheinlich, wenn die Assoziation eng ist und konsistent repliziert werden kann, wenn eine Dosis-Wirkungs-Beziehung nachgewiesen werden kann, wenn die zeitliche Sequenz belegt ist – d.h. wenn die Erkrankung dem Risikofaktor nachfolgt –, wenn biologische Plausibilität des Zusammenhangs besteht und wenn der Effekt im Experiment hervorgerufen werden kann.

> Der Zahlenwert der OR ist als Multiplikator des Erkrankungsrisikos zu verstehen.

Ein Wert von 1,0 zeigt an, dass kein Zusammenhang mit der Erkrankungswahrscheinlichkeit besteht, Werte über 1,0 bedeuten eine Risikoerhöhung, Werte kleiner als 1,0 deuten auf einen protektiven Effekt hin. Bei einer signifikanten Assoziation schließt das 95%-Konfidenzintervall der OR den Wert 1,0 nicht ein.

Vorteile der Fall-Kontroll-Studien:
- bei den Fällen handelt es sich zumeist um klinisch sorgfältig diagnostizierte Erkrankungen,
- Ergebnisse können rasch gewonnen werden.

Nachteile der Fall-Kontroll-Studien:
- Die klinische Diagnose der AD beruht mehr oder weniger auf dem Ausschluss aller anderen in Frage kommenden spezifischen Krankheitsursachen. Das kann einerseits zu einer starken Einengung der Patientenauswahl und damit zur *Unrepräsentativität* der Fälle für die Gesamtheit der AD in der Population führen. Andererseits vereitelt der Ausschluss vieler möglicher Demenzursachen die Überprüfung des Einflusses eben dieser zum Ausschluss führenden Faktoren wie z.B. den Einfluss erhöhten Alkoholkonsums oder den Einfluss kardiovaskulärer Erkrankungen auf die Krankheitsentstehung. Ferner können die Studien einem erheblichen Selektionsfehler unterliegen. Denn Voraussetzungen für die Gültigkeit der vorgefundenen Assoziationen sind eine für das Krankheitsvorkommen in der Bevölkerung repräsentative Auswahl von Fällen und eine für dieselbe Population repräsentative Auswahl von gesunden Kontrollen, die ein Abbild der Verteilung der Risikofaktoren in der Bevölkerung bieten soll. Diese Voraussetzungen sind selten erfüllt, denn zumeist wird die Fallgruppe aus stationär behandelten Patienten gebildet, die sich von der Gesamtheit der Patienten erkennbar durch ein geringeres Alter und sehr wahrscheinlich durch weitere spezifische Krankheitsmerkmale, die zur Inanspruchnahme der stationären Behandlung beigetragen haben, unterscheiden. Unter den Kontrollen wiederum kann ein die Resultate verfälschender Selektionsfehler auftreten, wenn die Teilnahmeverweigerungen, die oft einen hohen Prozentsatz ausmachen, mit dem untersuchten Risikofaktor korreliert sind. Wenn z.B. Kontrollpersonen mit einem gesundheitsschädigenden Lebensstil oder mit psychischen Vorerkrankungen häufiger Auskünfte verweigern als die Gesamtheit der Kontrollen, wird das Vorkommen dieser Merkmale in der Bevölkerung unterschätzt und sie können fälschlich als Risikofaktoren für Demenz aus der Studie hervorgehen. Darüber hinaus wird nur selten die Forderung erfüllt, nicht die prävalenten Fälle mit längerer Krankheitsdauer, deren Zusammensetzung durch die unterschiedliche Lebenserwartung nach Krankheitsbeginn beeinflusst wird, sondern ausschließlich Neuerkrankte in die Studie einzubeziehen.
- Ein besonders für Demenzstudien bedeutsames Problem ist der „*recall bias*". Da die Erkrankten wegen ihrer kognitiven Störungen nicht selbst um Auskünfte gebeten werden können, müssen Angehörige zu den Risikofaktoren befragt werden. Dabei ist die Gefahr gegeben, dass die Angehörigen der Erkrankten aufgrund ihrer Beschäftigung mit der Erkrankung und im Bestreben, Ursachenerklärungen zu finden, sich besser an zurückliegende Sachverhalte erinnern als die Angehörigen von Kontrollen oder eher geneigt sind, das Vorliegen von Risikofaktoren zu bejahen. Dies kann in *Scheinzusammenhängen* resultieren, die vor allem bei solchen Faktoren befürchtet werden müssen, die wie familiäre Häufung oder Schädel-Hirn-Traumen auch für Laien ein plausibles Risiko darstellen. Umgekehrt kann eine mangelhafte Reliabilität der Angehörigenauskünfte Zusammenhänge verdecken. Studien, die die Übereinstimmung der Angaben zwischen Angehörigen und den Kontrollpersonen untersuchten, berichten teilweise sehr geringe Konkordanzen der beiden Informationsquellen hinsichtlich der medizinischen Vorgeschichte und der familiären Belastung mit Demenzen (Fratiglioni 1993).

- Zu berücksichtigen sind des Weiteren ungewollte Untersucherfehler, wie sie auftreten können, wenn der Befragende weiß, ob es sich um Fälle oder um Kontrollen handelt, oder wenn er es im Verlauf des Gesprächs den Äußerungen der Angehörigen entnehmen kann.
- Da Fall-Kontroll-Studien wegen kleiner Stichproben und geringen Vorkommens des untersuchten Risikofaktors oft nur *geringe Teststärke* aufweisen, sie andererseits aber häufig in exploratorischer Form eine Vielzahl von möglichen Risikofaktoren prüften und dadurch anfällig für zufällige Befunde waren, können weder fehlende noch signifikante Zusammenhänge aus diesen Studien als hinreichend gesichert gelten.

Die große Zahl potenzieller Fehlerquellen verlangt nach einer Bestätigung der Resultate in prospektiven Studien, in denen die Risikofaktoren vor Eintritt der Erkrankung erhoben und mit dem Auftreten von Neuerkrankungen in Beziehung gesetzt werden.

Kohortenstudien

Längsschnittstudien sind die wichtigste Methode der epidemiologischen Demenzforschung. Sie gestatten es, im Zeitverlauf die *Neuerkrankungen (Inzidenz)* unter den initial Gesunden zu ermitteln und den Zusammenhang von Risikofaktoren mit der Rate der Neuerkrankungen unter Umgehung vieler für Fall-Kontroll-Studien typischen Fehlerquellen zu bestimmen. Allerdings sind Längsschnittstudien sehr kostspielig und zeitaufwendig, da man umfangreiche Stichproben über längere Zeiträume begleiten muss, um eine ausreichende Zahl von Neuerkrankungen diagnostizieren zu können. Für seltene Erkrankungen ist die Methode ungeeignet, die hohe Inzidenz in der Altenbevölkerung erlaubt indessen die Untersuchung des Demenzsyndroms und der häufigsten Subtypen. Zunehmend wird als Kriterium auch eine über Leistungstests definierte Verschlechterung des kognitiven Status verwendet, die das Problem der unscharfen Falldefinition vermeidet und sich stattdessen auf die messbaren, von subjektiven Färbungen des diagnostischen Urteils freien Veränderungen des Funktionsniveaus bezieht.

> Inzidenzdaten sind unbeeinflusst von der Krankheitsdauer und können deshalb Aufschluss über die von Einflüssen der Krankheitsdauer bereinigte Assoziation von Personen- oder Umweltmerkmalen mit dem Erkrankungsrisiko geben.

Grundsätzlich können sie auch, sofern es gelingt, eine hohe Übereinstimmung der Fallfindungsmethoden zu gewährleisten, Hinweise auf zeitliche Veränderungen und auf geographische Unterschiede des Erkrankungsrisikos geben. Zusätzlich zu den bereits in Verbindung mit Querschnittstudien angesprochenen methodischen Problemen der Repräsentativität der Stichproben und der diagnostischen Validität kommt im Längsschnitt als Schwierigkeit der unvermeidliche *Stichprobenschwund* durch Mortalität, Migration und Teilnahmeverweigerung hinzu. Da nicht angenommen werden kann, dass dieser Schwund zufällig auftritt, ist es wichtig, ergänzende Informationen z.B. durch Befragung von Angehörigen oder Hausärzten einzuholen und die Untersuchungen der Probanden nicht in zu großen zeitlichen Abständen durchzuführen, um Unterschätzungen der Inzidenz zu vermeiden.

> Die Inzidenz wird in der Regel als Anzahl der während 1 Jahres auftretenden Neuerkrankungen unter 100 oder 1000 zuvor gesunden Personen ausgedrückt. Zusammenhänge mit Risikofaktoren werden als relatives Risiko (RR) quantifiziert, dessen Wert wie die OR als Multiplikator des Erkrankungsrisikos zu interpretieren ist.

Experimentelle Studien und Interventionsstudien

Beobachtungsstudien sind darauf angewiesen, die Zusammenhänge zwischen den natürlich in der Bevölkerung vorkommenden Risikofaktoren und Erkrankungen zu untersuchen. Weil unbekannte und statistisch nicht kontrollierbare konfundierende Faktoren Scheinzusammenhänge bewirken oder tatsächlich bestehende Zusammenhänge verdecken können, haben sie eine begrenzte Beweiskraft. Selten vorkommende Risikofaktoren können sich einer Überprüfung gänzlich entziehen. Da sich die Epidemiologie mit menschlichen Populationen befasst, sind experimentelle Studien, in denen die Probanden in randomisierter Form einem Risikofaktor ausgesetzt werden, nicht realisierbar. Manchmal besteht jedoch die Gelegenheit, sich „natürliche Experimente" zunutze zu machen. So untersuchten z.B. Sulway et al. (1996) die kognitiven Spätfolgen von Unterernährung an früheren australischen Soldaten, die lange Zeit in japanischer Kriegsgefangenschaft verbracht hatten. Rifat et al. (1990) untersuchten die Effekte von Aluminiumexponiertheit an Minenarbeitern, die zur Silikoseprophylaxe jahrelang mit Aluminiumpulver behandelt worden waren. Snowdon et al. (1996) prüften Zusammenhänge zwischen Sprachkompetenz im jungen Erwachsenenalter und der kognitiven Leistung im hohen Lebensalter an Mitgliedern eines geistlichen Ordens. Die über Jahrzehnte hinweg homogenen Lebensbedingungen der Ordensschwestern erlaubten den Ausschluss der Erklärung, der Zusammenhang sei durch unterschiedlichen Lebensstil oder unterschiedliche Exponiertheit gegenüber Umweltfaktoren vermittelt.

Der Nachweis einer Assoziation kann für einige mutmaßlich protektiv wirkende Faktoren nichtsdestoweniger auch experimentell in Form von *Präventionsstudien* geführt werden. Erste Ergebnisse zur demenzpräventiven Wirksamkeit einer antihypertensiven Behandlung liegen bereits vor (Forette et al. 1998). Plazebokontrollierte Doppelblindstudien zum Effekt von Östrogensubstitution nach der Menopause, zur Behandlung mit Radikalfängern und zur Behandlung mit entzündungshemmenden Substanzen sind im Gang. Wenn Beobachtungsdaten einen protektiven Effekt hinreichend belegt haben, um eine kontrollierte Studie zu rechtfertigen, können die Resultate dieser Studien dank ihrer hohen Aussagekraft das letzte Glied in der Beweiskette schließen.

Deskriptive Epidemiologie

Prävalenz von Demenzerkrankungen

In Anbetracht der zahlreichen, die Vergleichbarkeit einschränkenden methodischen Unterschiede von Feldstudien muss die hohe Übereinstimmung der Prävalenzschätzungen aus vielen Teilen der Welt erstaunen. Für die Bevölkerung im Alter von mehr als 65 Jahren werden Prävalenzraten mitgeteilt, die überwiegend in einem Bereich zwischen 4 und 8% variieren. Werden nähere Angaben zum Schweregrad der Erkrankung gemacht, so liegt keine der Schätzungen aus neueren Studien für die mit einer selbstständigen Lebensführung nicht mehr vereinbaren mittelschweren und schweren Demenzen höher als 8%. Werden auch die leichten Krankheitsstadien eingeschlossen, belaufen sich die Raten aus einzelnen Studien im Höchstwert auf knapp über 10%.

Stellvertretend für die Vielzahl der Studien können Resultate der Canadian Study of Health and Aging (Graham et al. 1997) herangezogen werden, die dem Durchschnitt der vorliegenden Daten weitgehend entsprechen. Diese bisher einzige Studie, die nationale Repräsentativität beanspruchen kann, bezifferte die Prävalenz der schweren Demenzen auf 2,6%, die Prävalenz der mittelschweren Demenzen auf 3,1%, die Prävalenz der leichten Demenzen auf 2,3% und die Gesamtprävalenz für alle Schweregrade damit auf 8%. Doppelt so hoch, nämlich bei 16,8%, lag der Anteil der Älteren, die unter kognitiven Störungen litten, die aber nicht oder noch nicht die diagnostischen Kriterien einer Demenz erfüllten, während 75,2% der Altenbevölkerung als kognitiv unbeeinträchtigt beurteilt wurden.

> Trotz der von Studie zu Studie differierenden Höhe der altersspezifischen Prävalenzraten ist übereinstimmend zwischen 65 und 90 Jahren ein steiler, nach jeweils etwa 5 weiteren Altersjahren zur Verdoppelung der Raten führender Anstieg der Demenzprävalenz zu beobachten (Jorm et al. 1987).

Kontrovers diskutiert wird hingegen, ob im Alter von über 90 Jahren ein Plateau erreicht wird oder ob sich der Anstieg bis zum Ende der menschlichen Lebensspanne hin fortsetzt. Hintergrund dieser Debatte ist, wie Ritchie u. Kildea (1995) es formulieren, die Frage, ob es sich bei den Demenzen um altersbezogene oder um alterungsbezogene Erkrankungen handelt, d.h. um Erkrankungen, die mit wachsendem Alter zwar wahrscheinlicher werden, die aber nicht Ausdruck eines Alterungsprozesses sind und somit auch nicht jeden betreffen, oder um letztlich unausweichliche alterungsabhängige Erkrankungen, die jeder erleidet, wenn er denn nur alt genug wird. Es gibt jedoch nur wenige Untersuchungen an hinreichend großen Stichproben von über 95-Jährigen oder über 100-Jährigen, die eine Antwort geben könnten. Die dabei ermittelten Raten schwanken zwischen 40% und nahezu 75%, sie lassen aber aufgrund der besonderen Schwierigkeiten von Studien an Höchstaltrigen keine sicheren Schlussfolgerungen auf den weiteren Altersanstieg der Demenzen zu. Aus den Ergebnissen kann nur geschlossen werden, dass die Höchstbetagten auch die höchsten Prävalenzraten aufweisen, dass aber selbst unter den über 100-Jährigen keineswegs jeder an einer Demenz leidet (Sobel et al. 1995).

Offenbar schwächt sich der Anstieg der Prävalenz oberhalb von 85 oder 90 Jahren ab und möglicherweise kommt es jenseits von 95 Jahren zu keinem weiteren Zuwachs mehr (Ritchie u. Kildea 1995). Ein anhaltender exponentieller Anstieg, der rein rechnerisch nach allen vorgelegten Modellen spätestens zwischen 98 und 103 Jahren eine Prävalenzrate von 100% nach sich ziehen würde, findet nicht statt. Die Frage, ob die Verminderung des Anstiegsgradienten als Beleg dafür dienen kann, dass nur ein Teil der Bevölkerung eine Disposition für die Entstehung einer Demenz im Alter mitbringt, muss man jedoch verneinen. Keinesfalls kann man eine Prävalenzrate von beispielsweise 50% unter den über 100-Jährigen dahin gehend interpretieren, dass maximal 50% der Bevölkerung jemals an einer Demenz erkranken würden, selbst wenn alle über 100 Jahre alt würden, die restlichen 50% würden hingegen frei von demenziellen Störungen bleiben.

> Als gesichert kann streng genommen nur gelten, dass bis zur Hälfte des etwa 1% einer Geburtskohorte betragenden Anteils von Menschen, der ein Alter von mehr als 100 Jahren erreicht, noch keine Demenz entwickelt hat, also 0,5% einer Geburtskohorte.

Schätzungen der Zahl von Erkrankten müssen wegen des Altersgangs der Demenzen die jeweilige Altersstruktur der Bevölkerung berücksichtigen. Der Bevölkerungsaufbau Deutschlands weicht nicht zuletzt aufgrund von Geburtenausfällen im 1. Weltkrieg und der Opfer des 2. Weltkriegs vom Aufbau anderer Länder ab. Gesamtprävalenzen für die Altenbevölkerung, die in anderen Ländern oder durch Metaanalysen ermittelt wurden, können deshalb ein unzutreffendes Bild geben, wenn sie auf Deutschland übertragen werden. In Abb. 2.1 sind die Mittelwerte der altersspezifischen Prävalenzraten aus den bisher umfangreichsten Feldstudien in westlichen Ländern und aus Metaanalysen dargestellt (Bickel 2000). Diese Daten erlauben eine stabile Schätzung des Krankenbestands in den jeweiligen Altersgruppen. Die gemittelten Prävalenzraten – in Abb. 2.1 durch mit Linien verbundene Rhomben dargestellt, deren Wert an der rechten Achse abzulesen ist – steigen von 1,2% unter den 65- bis 69-Jährigen über 2,8% unter den 70- bis 74-Jährigen, 6% unter den 75- bis 79-Jährigen, 13,3% unter den 80- bis 84-Jährigen, 23,9% unter den 85- bis 89-Jährigen auf 34,6% unter den über 90-Jährigen an. Die Balken, deren Zahlenwert an der linken Achse abzulesen ist, geben an, welche Absolutzahl von Erkrankten nach diesen Raten in Deutschland zu erwarten ist, wenn man die Bevölkerungszahl zum Ende des Jahres 1996 zugrunde legt. Durchschnittlich ergibt sich eine auf die deutsche Bevölkerung standardisierte Gesamtprävalenzrate für die über 65-Jährigen in Höhe von 7,2%, auf der Basis der einzelnen Studien und Metaanalysen reichen die standardisierten Raten von knapp 6% bis 8,7%. Danach beträgt der Krankenbestand in Deutschland zwischen 770 000 und 1,1 Mio., im Mittel 928 000.

Demenzerkrankungen in den jüngeren Altersgruppen sind in diesen Zahlen nicht enthalten. Wegen des seltenen Vorkommens *präseniler Demenzen* beziehen sich Feldstudien in der Regel auf die Altenbevölkerung. Schließen sie auch Altersgruppen unterhalb von 65 Jahren ein, sind die Schätzungen ungenau. Zieht man neben den wenigen Daten aus Feldstudien die Daten aus Behandlungsregistern heran (Hofman et al. 1991, Kokmen et al. 1989), ergibt sich für den Altersbereich von 40–64 Jahren eine Gesamtrate von weniger als 0,1%, sodass die Gesamtzahl der präsenilen Fälle in Deutschland mit etwa 20 000 zu veranschlagen ist.

Zusammen genommen beläuft sich die *Krankenzahl* somit auf rund 950 000, wenn die Annahme zutrifft, dass die Erkrankungsraten in Deutschland nicht von den Raten in den anderen westlichen Ländern abweichen. Über die Hälfte der Kranken sind zwischen 80 und 89 Jahre alt, etwa jeder 6. Patient hat bereits das 90. Lebensjahr vollendet. Präsenile Demenzen machen nach dieser Schätzung weniger als 3% des Krankenbestands aus. Auf die Frauen entfallen rund 70% der Demenzerkrankungen, auf die Männer 30%. Dies liegt nicht an einem höheren Erkrankungsrisiko der Frauen (Jorm u. Jolley 1998), sondern ist vor allem ihrer höheren Lebenserwartung und ihrer damit verknüpften Überrepräsentation in der Altenbevölkerung zuzuschreiben.

Unter dem Vorbehalt unklarer diagnostischer Validität in Feldstudien ist die AD in den westlichen Industriestaaten mit einem Anteil von durchschnittlich $^2/_3$ die häufigste Krankheitsursache, gefolgt von vaskulären Demenzen, die nach den größeren Studien zwischen 15 und 20% der Fälle ausmachen (CSHA 1994, Ott et al. 1995), und von einer Restgruppe zahlreicher sonstiger Ursachen, unter denen gehäuft Alkoholdemenzen und Demenzen in Verbindung mit Morbus Parkinson vorkommen. Der Altersgang der AD scheint steiler als der Altersgang der Demenzen insgesamt zu sein. Im Mittel beläuft sich die Prävalenzrate auf 0,8% unter den 65- bis 74-Jährigen, um über 6,6% unter den 75- bis 84-Jährigen auf 23,1% in der Altersgruppe der über 85-Jährigen anzusteigen (Bickel 2000). Für die über 65-Jährigen beträgt die Rate bei einer Streuung zwischen 4 und 5,9% im Durchschnitt 5,1%. Daraus ergibt sich eine geschätzte Gesamtzahl von Kranken mit AD in Deutschland von 650 000, die unter Einbezug präseniler Fälle auf 660 000 ansteigt. Nur etwa 10% der Erkrankten sind jünger als 75 Jahre, weniger als 3% sind unter 65 Jahre alt, wohingegen die Hälfte Hochbetagte im Alter von 85 Jahren und mehr sind. Sofern in den Studien geschlechtsbezogene Unterschiede in der diagnostischen Verteilung der Demenzen gefunden werden, überwiegen die Frauen bei der AD und die Männer bei den vaskulären Demenzen. Es ist deshalb zu vermuten, dass der Frauenanteil an den Fällen von AD noch über den Anteil von 70% an den Demenzen insgesamt hinausgeht.

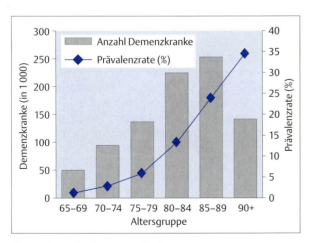

Abb. 2.1 **Prävalenzraten der Demenz:**
Durchschnittliche altersspezifische Prävalenzraten der Demenz nach Feldstudien und Metaanalysen und nach Übertragung auf die deutsche Altenbevölkerung geschätzte Zahl von Erkrankten (nach Bickel 2000).

Demenzen und Pflegebedürftigkeit

Der unvermeidlich in den fortgeschrittenen Krankheitsstadien eintretende Pflegedarf macht die Demenzen zu einer der größten Herausforderungen des Versorgungssystems. Zwar mangelt es noch an Studien, die Auskunft darüber geben können, wie viele der 1,4 Mio. älteren Menschen in Deutschland, die nach den Kriterien des Pflegeversicherungsgesetzes als pflegebedürftig anerkannt sind, und wie viele der pro Jahr etwa 450 000 neuen Fälle von Pflegebedürftigkeit an einer Demenz leiden. Studien, die engere Definitionen des Hilfsbedarfs verwendeten, fanden jedoch, dass mehr als 70% der schwer pflegebedürftigen Betagten an einer Demenz erkrankt sind, wenngleich die Demenz nicht in allen diesen Fällen die Ursache der Pflegebedürftigkeit gewesen sein muss (Cooper et al. 1992, Harrison 1990, Bickel 1996). Als Hauptursache scheinen sie aber, darauf deuten die Resultate von Längsschnittstudien hin, zumindest für 40% der Inzidenz von Pflegebedürftigkeit verantwortlich zu sein (Bickel 1996, Agüero-Torres et al. 1998). Dass sie an den prävalenten Fällen womöglich einen weitaus höheren Anteil haben, ist durch die im Vergleich mit anderen Pflegeursachen längere Dauer der Pflegebedürftigkeit bei Demenz erklärbar.

Abweichende Diagnosenverteilungen, wie sie z. B. im Rahmen der Begutachtung von Antragstellern auf Pflegeleistungen gefunden werden, widersprechen nur scheinbar der hohen Pflegerelevanz der Demenzen. Nach bisher unveröffentlichten landesweiten Begutachtungsresultaten aus Bayern wird eine Demenz nur in 12% der neuen Fälle von Pflegebedürftigkeit als Hauptdiagnose angegeben (Bickel 1999). In den restlichen Fällen mit somatischer Diagnose werden jedoch bei nicht weniger als 36% der Begutachteten zusätzlich schwere psychische Störungen und Beeinträchtigungen der Hirnfunktion beobachtet. Gehäuft finden sich diese schweren Funktionsstörungen mit Anteilen von bis zu mehr als 60% in Diagnosegruppen wie ZNS-Erkrankungen, zerebrovaskulären Erkrankungen und Parkinson-Erkrankung, in denen sich vermutlich die Mehrheit der Demenzkranken verbirgt. Bedauerlicherweise fehlt die Bestätigung durch eine formale kognitive Leistungsprüfung, die in der Begutachtung nicht vorgesehen ist, doch stehen die beobachteten Einschränkungen durchaus im Einklang mit dem aus Feldstudien berichteten Anteil von 40% Dementen an den neuen Fällen von Pflegebedürftigkeit.

Institutionalisierung

Untersuchungen zur Inanspruchnahme von Pflegeheimen erhärten die hohe quantitative Bedeutung der Demenzen für den Versorgungsbedarf der Altenbevölkerung. Die Hälfte bis $2/3$ der Bewohner leiden bei Heimaufnahme an demenziellen Störungen (Rovner et al. 1990, Bickel 1996). In Querschnittstudien ergeben sich Prävalenzraten zwischen 50% und mehr als 70% unter Pflegeheimbewohnern (Bickel 1995). Aus vielen europäischen Ländern und aus Nordamerika wird mitgeteilt, dass ungefähr die Hälfte aller Demenzkranken in Alten- und Pflegeheimen untergebracht sind (Agüero-Torres et al. 1998), mancherorts sogar bis zu 75% (Juva et al. 1993). Die meisten zu Hause lebenden Patienten, die man in Feldstudien identifiziert, weisen eine leichte Demenz auf, während die Mehrheit der institutionalisierten Patienten an einer mittelschweren bis schweren Demenz leiden.

In Kanada z. B. steigt der Anteil der Heimbewohner von 20,6% bei leichter Demenz auf 44,6% bei mittelschwerer und auf 85,4% bei schwerer Demenz an. Auch in Deutschland scheinen, zumindest in den schwereren Krankheitsstadien, rund 40% der Erkrankten intramural versorgt zu werden (Cooper et al. 1992, Bickel 1995). Pflegende Angehörige sind oft nicht mehr imstande, die im Krankheitsverlauf wachsenden Belastungen auf sich zu nehmen, was dazu führt, dass jährlich etwa $1/4$ aller in Privathaushalten betreuten Patienten in ein Heim eingewiesen werden, nachdem durchschnittlich 3–4 Jahre seit Krankheitsbeginn verstrichen sind (Heyman et al. 1997). Im Mittel verbringen die Erkrankten bei großer individueller Streuung 3 Jahre im Heim (Bickel 1996, Heyman et al. 1997). Insgesamt scheint bei 65–80% der Patienten im weiteren Krankheitsverlauf eine Versorgung im Pflegeheim unumgänglich zu werden (Bickel 1996, Severson et al. 1994, Welch et al. 1992). Nur 20–35% der Kranken können bis zu ihrem Tod in der häuslichen Umgebung versorgt werden.

Prognose der Krankenzahlen

Die demographische Entwicklung wird in den nächsten Jahrzehnten eine erhebliche Zunahme der Zahl älterer Menschen und damit voraussichtlich auch eine Zunahme von Demenzkranken mit sich bringen. Die Prognose künftiger Veränderungen der Krankenzahlen hängen von der Gültigkeit der Annahmen ab, auf die sich stützen, und sind deshalb mit vielen Unwägbarkeiten behaftet. Da man derzeit keine gut begründeten Annahmen über den Erfolg von Präventions- und Behandlungsprogrammen treffen kann, geht man üblicherweise davon aus, dass die altersspezifischen Prävalenzraten der Demenz konstant bleiben. In diesem Szenario bestimmt somit ausschließlich die demographische Entwicklung die zu erwartenden Krankenzahlen. Zwar werden Vorhersagen dadurch erleichtert, dass alle Personen, die innerhalb eines Prognosezeitraums von 3 oder 4 Jahrzehnten die höheren Altersstufen erreichen, bereits geboren sind, die künftigen Geburtenraten also keinen Einfluss auf die Zusammensetzung der Altenbevölkerung nehmen und auch die Einflüsse von Wanderungsbewegungen in diesem Alterssegment vernachlässigt werden können. Dennoch ergeben sich in Abhängigkeit von Annahmen über die weiteren Rückgänge der Mortalität stark divergierende Schätzungen. Auf der Basis konservativer Annahmen, die nur geringe Verbesserungen der Lebenserwartung unterstellen, die sich aber in früheren Jahren häufig als unzutreffend erwiesen haben und die Zahl der älteren Menschen unterschätzten, prognostizierten Häfner u. Löffler (1991) für die alten Bundesländer vom Jahr 1989 ausgehend einen Anstieg der Zahl von Demenzkranken um etwa 50% bis zum Jahr 2040. Trifft die weiter vorne geschätzte Gesamtzahl der Demenzkranken von 950 000 in Deutschland zum Ende des Jahres 1996 zu, ist danach bis 2040 eine Zunahme um 400 000 – 500 000 Krankheitsfälle auf 1,4 Mio. zu erwarten. Unterstellt man indessen einen anhaltenden Rückgang der Mortalität, kommt man zu weit höheren Schätzungen. Den Berechnungen von Dinkel (1996) folgend, der seinen Vorhersagen zwei Varianten von Mortalitätsverbesserungen zugrunde legt, wird die Krankenzahl, ausgehend vom Jahr 1992, bei einer nur leicht verbesserten Mortalität bis zum Jahr 2010 um etwa 40%, bis zum Jahr 2020 um 70%, bis zum Jahr 2030 um 90% und bis zum Jahr 2040 um fast 120% ansteigen. Daraus ergäbe sich ein in den kommenden 4 Jahrzehnten auf mehr als 2 Mio. *zunehmender Krankenbestand*. In der zweiten Variante mit stärkeren Mortalitätsrückgängen wären sogar Steigerungen um mehr als 150% bis zum Jahr 2040 zu erwarten.

Da die Bevölkerung im Alter von unter 65 Jahren aufgrund der lange schon rückläufigen Geburtenraten erheblich schrumpft, wird auch nach konservativer Schätzung der gegenwärtig knapp mehr als 1% betragende Anteil der Demenzkranken an der Gesamtbevölkerung in wenigen Jahrzehnten auf 2% gestiegen sein, sofern sich keine nachhaltigen Erfolge in der Bekämpfung der Demenzen einstellen.

Krankheitsdauer

Mit steigender Krankheitsdauer erhöht sich die Prävalenz einer Krankheit. Aus 2 Studien gibt es Hinweise, dass die Überlebenszeit nach Beginn einer Demenz zugenommen haben könnte. Wood et al. (1991) fanden bei stationär behandelten Patienten unter Kontrolle von Alter und Krankheitsschweregrad in den Jahren von 1957 – 1987 eine *Zunahme der Überlebenszeit* um fast 1 Jahr bei den Frauen und um mehr als 7 Monate bei den Männern. Beard et al. (1994) stellten anhand populationsbezogener Daten zwischen 1960 und 1984 einen Rückgang der Sterberaten um durchschnittlich 18% nach jeweils einem Jahrzehnt fest. Diese noch unzureichend belegte Verlängerung der Krankheitsdauer könnte auf die infolge günstigerer Lebensbedingungen geringere Komorbidität und auf eine verbesserte Behandlung interkurrenter Erkrankungen zurückzuführen sein. Weitere Zugewinne in der Lebenserwartung Demenzkranker können steigende Prävalenzraten nach sich ziehen und eine deutlich über die demographischen Projektionen hinausgehende Patientenzahl bewirken.

> Generell vermindern Demenzen die verbleibende Lebenserwartung beträchtlich. Im Vergleich mit Nichtdementen sind die altersspezifischen *Sterberaten* um das 2- bis 5fache erhöht.

Die 2-Jahres-Sterblichkeit schwankt in Abhängigkeit vom Krankheitsstadium zwischen 25 und 60% (van Dijk et al. 1991). Eine in Mannheim durchgeführte Feldstudie ergab für den Zeitraum von 2 Jahren eine Mortalitätsrate von 25% bei leichter Demenz und von 45% bzw. 55% bei mittelschwerer und bei schwerer Demenz (Cooper et al. 1996). Repräsentative Daten zur Krankheitsdauer liegen bisher nicht vor, da der Krankheitsbeginn in Feldstudien nur ungenau datiert werden kann. Aus Studien an behandelten Patienten, in denen man den Beginn der Symptome bei Angehörigen erfragte, werden individuell stark variierende Krankheitsdauern von bis zu 20 Jahren berichtet, die im Durchschnitt bei 5 – 7 Jahren liegen und in einem inversen Zusammenhang mit dem Erkrankungsalter stehen. Bei früh auftretenden Erkrankungen beträgt die Dauer im Mittel 8 – 10 Jahre, während sie sich bei einem Alter zwischen 65 und 80 Jahren auf 5 – 8 Jahre und bei einem Beginn jenseits von 80 Jahren, wie er für die meisten Fällen typisch ist, auf 3 – 5 Jahre verkürzt. Geht man nicht vom Krankheitsbeginn, sondern vom Zeitpunkt der Diagnosestellung oder vom Zeitpunkt eines Heimeintritts aus, reduziert sich die verbleibende Lebenserwartung auf 6 Jahre bei den jüngeren Patienten und auf etwa 3 Jahre bei den älteren Patienten.

> Tendenziell weisen Patienten mit AD eine längere Überlebenszeit als Patienten mit vaskulären Demenzen auf.

Die Vorhersage der Krankheitsdauer ist im Einzelfall sehr unsicher. Als Prädiktoren einer verkürzten Lebenserwartung haben sich bestätigt:
- höheres Alter der Patienten,
- männliches Geschlecht,
- somatische Komorbidität,
- Schweregrad der Demenz (Heyman et al. 1996).

Befunde, wonach spezifische Begleitsymptome oder spezifische kognitive Defizite eine raschere Progredienz anzeigen, sind widersprüchlich geblieben (Agüero-Torres et al. 1998) und müssen vermutlich der Assoziation dieser Merkmale mit dem Krankheitsschweregrad zugeschrieben werden (Schäufele et al. 1999).

Inzidenz von Demenzerkrankungen

Die meisten Studien beziffern die jährliche Neuerkrankungsrate an Demenzen in der Altenbevölkerung auf 1,5–2%. Die Spannweite reicht indessen von einer als Mindestwert anzusehenden Rate von 1,1%, die sich nach dem Fallregister der Mayo-Klinik für dem medizinischen Versorgungssystem bekannt gewordene Erkrankungen ergibt, bis zu Höchstwerten um 3%, die unter Berücksichtigung sehr leichter Krankheitsstadien in der Odense-Studie (Andersen et al. 1999) und in der Metaanalyse von Jorm u. Jolley (1998) ermittelt wurden. Eine Standardisierung der altersspezifischen Raten aus den Metaanalysen (Jorm u. Jolley 1998, Gao et al. 1998) und aus der jüngst publizierten EURODEM-Studie in Dänemark, Frankreich, den Niederlanden und England (Launer et al. 1999) auf die Bevölkerung Deutschlands führt zu Gesamtraten zwischen 1,17% für die mittelschweren und schweren Stadien und 3,23% unter Einschluss sehr leichter Stadien (Bickel 2000).

Die auf Durchschnittswerten aus diesen Studien beruhenden altersspezifischen Raten sind in Abb. 2.2 gemeinsam mit der bei einer Übertragung zu erwartenden absoluten Zahl von jährlichen Neuerkrankungen in Deutschland dargestellt.

Von der Altersgruppe der 65- bis 69-Jährigen steigt danach die Inzidenz von 0,43% bis auf 10,1% unter den über 90-Jährigen an. Im Mittel ergibt sich eine jährliche Rate von 1,9%. Da den Durchschnittswerten eine große Streuung zugrunde liegt, ist die Zahl der Neuerkrankungen nicht mit hoher Verlässlichkeit schätzbar. Man kann davon ausgehen, dass wenigstens 140 000 ältere Menschen in Deutschland pro Jahr an einer Demenz erkranken, dass es aber mit großer Wahrscheinlichkeit zwischen 190 000 und 230 000 sind. Unter Einschluss sehr leichter Erkrankungen ergibt sich sogar eine Gesamtzahl von weit mehr als 300 000.

Etwa 60% aller Neuerkrankungen treten im Alter von mehr als 80 Jahren auf. Geschlechtsspezifische Unterschiede in der altersspezifischen Inzidenz werden nicht berichtet. Dennoch beträgt der Frauenanteil an den neuen Fällen infolge ihrer höheren Lebenserwartung rund 70%. In Relation zum Erkrankungsrisiko der Betagten sind Neuerkrankungen im Alter unter 65 Jahren selten. Die Inzidenzrate fällt steil ab und beträgt nach einer der wenigen Studien zu dieser Frage knapp 5 pro 10 000 Personen in der Altersgruppe von 55–64 Jahren und 1 pro 10 000 unter den 45- bis 54-Jährigen (Kokmen et al. 1993). Die daraus für Deutschland resultierende Zahl von bis zu 6000 präsenilen Neuerkrankungen entspricht einem Anteil von weniger als 3% an der Gesamtinzidenz.

Weitaus konsistenter als die Schätzungen der Inzidenz aller Demenzformen sind die Resultate zur AD. Die größeren Studien ergeben eine nur geringfügig voneinander abweichende, im Mittel bei 1% für die über 65-Jährigen liegende Gesamtrate (Bickel 2000). Die altersspezifischen Raten zeigen einen steilen, annähernd exponentiellen Anstieg von durchschnittlich 0,16% bei den 65- bis 69-Jährigen über 0,42% bei den 70- bis 74-Jährigen, 0,9% bei den 75- bis 79-Jährigen, 2,22% bei den 80- bis 84-Jährigen, 3,88% bei den 85- bis 89-Jährigen auf 6,73% bei den über 90-Jährigen. Die Absolutzahl neuer Fälle von AD in Deutschland bewegt sich danach in einem Bereich von jährlich 100 000–145 000 bei einem Mittel von 120 000. Aufgrund des Altersanstiegs der Inzidenz, der steiler für die AD als für die Gesamtheit der Demenzen ist, treten $2/3$ der Neuerkrankungen erst jenseits von 80 Jahren auf. Für die präsenilen Formen sind weniger als 3000, vermutlich sogar nur 1500 Neuerkrankungen pro Jahr zu veranschlagen (Newens et al. 1993), sodass ihr Anteil weniger als 3% beträgt. Im Gegensatz zu den Demenzen insgesamt, für die sich nach fast allen Studien keine unterschiedlichen Erkrankungsrisiken von Männern und Frauen nachweisen lassen, findet man in den größeren Prospektivstudien und Metaanalysen höhere Inzidenzraten der AD bei den Frauen. Ausgeprägt sind die Unterschiede, die auf ein etwa um 50% erhöhtes Risiko der Frauen hindeuten (Gao et al. 1998, Launer et al. 1999) vor allem in den höchsten Altersgruppen. An den klinisch diagnostizierten neuen Fällen im Register der Mayo-Klinik lassen sich die Geschlechtsdifferenzen der AD-Inzidenz allerdings nicht bestätigen (Rocca et al. 1998), sodass dieses Resultat in Anbetracht der eingeschränkten Validität der in Feldstudien gestellten Diagnosen noch nicht als gesichert gelten kann.

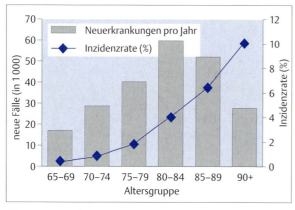

Abb. 2.2 **Inzidenzraten der Demenz:** Durchschnittliche altersspezifische Inzidenzraten der Demenz nach Feldstudien und Metaanalysen und nach Übertragung auf die deutsche Altenbevölkerung geschätzte Zahl von jährlichen Neuerkrankungen (nach Bickel 2000).

Lebenszeitrisiko

Wenn jährlich so viele ältere Menschen an einer Demenz erkranken, wie es die Inzidenzraten vermuten lassen, so bedeutet das auch, dass sich unter den Sterbefällen eine ähnlich hohe Zahl von Demenzkranken befinden muß, wenn der Krankenbestand nicht Jahr für Jahr rapide zunehmen soll. Das führt zur Frage, welcher Anteil der Bevölkerung zeitlebens an einer Demenz erkrankt und welcher Anteil davon verschont bleibt. Sieht man davon ab, dass sich der Krankenbestand realiter beständig erhöht, so sollten Neuerkrankungen und Sterbefälle Dementer in etwa gleich häufig sein. Bei rund 700 000 Sterbefällen in der Altenbevölkerung pro Jahr in Deutschland müßten folglich, wenn man von 190 000 – 230 000 Neuerkrankungen ausgeht, zwischen 27 und 33% der Verstorbenen zu Lebzeiten an einer Demenz gelitten haben. Bei jedem 4. oder sogar bei jedem 3. Älteren würde somit bereits bei der derzeitigen Lebenserwartung eine Demenzerkrankung auftreten. Tatsächlich weisen erste Resultate auf ein Risiko in dieser Größenordnung hin. In der Rotterdam-Studie wurde auf der Basis von Inzidenz- und Mortalitätsdaten für Frauen, die das 65. Lebensjahr vollenden, eine künftige Erkrankungswahrscheinlichkeit in Höhe von 34,5% berechnet. Für Männer liegt das Risiko aufgrund ihrer geringeren Lebenserwartung gegenwärtig bei 16% (Ott et al. 1998). Ähnliche Ergebnisse wurden in einer auf Angehörigenauskünften und auf weiteren Informationsquellen beruhenden Retrospektivstudie an Verstorbenen ermittelt (Bickel 1996). Danach steigt der Anteil der Demenzkranken an den Verstorbenen linear von weniger als 5% bei einem Sterbealter zwischen 65 und 69 Jahren auf mehr als 50% bei einem Sterbealter von über 90 Jahren an. Unter den Frauen, die durchschnittlich mit 82,2 Jahren starben, waren es 37%, die am Lebensende an einer fortgeschrittenen Demenz gelitten hatten, unter den Männern, die im Mittel 78,3 Jahre alt wurden, waren es 25%.

Diese Daten bestätigen ein hohes individuelles Risiko und sie gestatten den trivialen Schluss, dass viele ältere Menschen nur deshalb nicht an einer Demenz erkranken, weil sie vorzeitig an anderen Krankheiten sterben. Über die schon in Verbindung mit dem Anstieg der Prävalenz diskutierte Frage, ob bis zum Ende der menschlichen Lebensspanne alle an einer Demenz erkranken würden oder ob die *Suszeptibilität* auf einen Teil von vielleicht 50% der Bevölkerung beschränkt ist, wie manche Autoren vermuten (Breitner 1999), können sie eben wegen der vorzeitigen Mortalität keinen Aufschluss geben. Wie hoch die mortalitätsbereinigte Wahrscheinlichkeit ist, bis zu einem bestimmten Alter eine Demenz zu entwickeln, lässt sich jedoch unter der Annahme, die zuvor verstorbenen Nichtdementen hätten dasselbe Erkrankungsrisiko gehabt wie die Überlebenden, aus den Inzidenzraten der Überlebenden schätzen. Dass mit dieser Annahme das Erkrankungsrisiko insgesamt überschätzt wird, weil das Risiko der Überlebenden höher ist, als das der Verstorbenen gewesen wäre, ist unwahrscheinlich. Eher wäre von einem höheren Demenzrisiko der Verstorbenen als der Überlebenden auszugehen, wenn man bedenkt, dass einige der zum Tod führenden Erkrankungen wie z. B. ein Apoplex im Falle des Überlebens in eine Demenz münden können. Die in Abb. 2.3 wiedergegebene kumulierte Inzidenz dürfte deshalb zur Unterschätzung tendieren.

Die Kurven basieren auf den altersspezifischen Inzidenzraten von Feldstudien und Metaanalysen. Ähnlich wie bei Periodensterbetafeln, bei denen man auch anhand der aktuellen altersspezifischen Mortalitätsraten berechnet, wie hoch die durchschnittliche Lebenserwartung in der Bevölkerung ist und welcher Anteil an der Bevölkerung bis zu einem bestimmten Alter verstorben sein wird, lässt sich anhand der Inzidenzraten die *kumulierte Inzidenz* errechnen. Sie veranschaulicht, welcher Prozentsatz der Bevölkerung bis zu einem bestimmten Alter an einer Demenz erkranken würde, wenn alle bis zu diesem Alter überlebten. Das geringe, deutlich unter 1% liegende Gesamtrisiko, vor Erreichen eines Alters von 65 Jahren eine Demenz zu entwickeln, ist hier nicht berücksichtigt.

Bis zum Alter von 75 Jahren ist ein vergleichsweise niedriges Risiko zu beobachten; mit 70 Jahren liegt es im Median unter 2%, mit 75 Jahren bei etwa 5%. Oberhalb von 75 Jahren und besonders oberhalb von 80 Jahren steigt es jedoch steil an. Man würde danach erwarten, dass bis zum Alter von 80 Jahren bereits 12% der Bevölkerung erkrankt sind – unter Einschluss sehr leichter Demenzformen nach der Metaanalyse von Jorm u. Jolley (1998) sogar mehr als 25% –, bis zum Alter von 90 Jahren im Median 45%, mehr als 60% bis zum Alter von 95 Jahren und durchschnittlich 80% bis zu einem Alter von 100 Jahren. Dieses hohe kumulative Risiko, das sich selbst nach den Minimalschätzun-

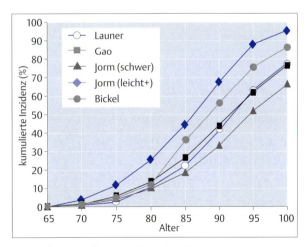

Abb. 2.3 Kumulierte Inzidenz der Demenz:
Schätzungen der kumulierten Inzidenz bis zu einem Alter von 100 Jahren auf der Basis von Feldstudien und Metaanalysen.

gen (schwerere Demenzen nach Jorm u. Jolley [1998]) im Alter von 100 Jahren auf nahezu 70% beläuft und nach den restlichen Datensätzen zwischen 76 und 96% beträgt, ist nicht vereinbar mit der These, maximal 50% der Bevölkerung entwickelten eine Demenz, gleichgültig welches Alter sie erreichen. Diese These lässt sich auch mit den inzwischen vielfach replizierten Inzidenzraten in Höhe von jährlich 9% und mehr unter den über 85-Jährigen widerlegen (Fichter et al. 1995, Aevarsson u. Skoog 1996, Yoshitake et al. 1995), die schon binnen 10 Jahren, also im Alter zwischen 85 und 95 Jahren, zu einem Anteil von über 60% Erkrankten führen würden. Vielmehr sind die kumulierten Risiken ein starkes Indiz für alterungsbezogene Erkrankungsprozesse, von denen günstigenfalls eine Minorität verschont bleibt.

Analytische Epidemiologie

Zur Beurteilung von Unterschieden im Krankheitsvorkommen nach Ort und Zeit sind mit einheitlichen Verfahren und Diagnosekriterien gewonnene Inzidenzdaten erforderlich, die bisher erst ansatzweise erarbeitet wurden. Zweifellos ist der Krankenbestand infolge des demographischen Wandels angestiegen, für eine *säkulare Veränderung* des altersspezifischen Erkrankungsrisikos gibt es hingegen aus den beiden einzigen Studien, die über längere Zeiträume der Inzidenz von Demenzen nachgegangen sind, keine Belege. Nahe der schwedischen Stadt Lund wurde mit großer personeller Kontinuität für eine Dauer von 25 Jahren die Inzidenz in einer definierten Region ermittelt (Hagnell et al. 1981). Dabei fand man im Zeitraum von 1957–1972 im Vergleich mit dem Zeitraum von 1947–1957 eine geringe, statistisch jedoch nicht signifikante Verminderung der Erkrankungsziffern. Dies wurde zwar als möglicher Trend zu einem Rückgang interpretiert, die im späteren Zeitraum beobachteten Raten unterscheiden sich aber nicht von den Raten aus aktuellen Studien, sodass zumindest eine Fortsetzung des Trends im Verlauf der letzten Jahrzehnte unwahrscheinlich ist. Rocca et al. (1998), die zeitliche Trends anhand von Fallregisterdaten für den Zeitraum zwischen 1975 und 1984 analysierten, stellten sowohl für die Demenzen insgesamt als auch für die AD keine Geburtskohorteneffekte fest. Die alterspezifischen Inzidenzraten blieben über die Zeit hinweg stabil.

Feldstudien aus vielen Teilen der Welt zeigen ein *ubiquitäres Vorkommen* von Demenz und AD. Für spezifische Bevölkerungsgruppen wie z.B. Cree-Indianer in Kanada (Hendrie et al. 1993), Gemeinschaften der Amish in den USA (Johnson et al. 1997) oder für Populationen in Schwarzafrika (Osuntokun et al. 1991, Ogunniyi et al. 1992, Hendrie et al. 1995) wurde zwar mehrfach über eine geringere Verbreitung von Demenz und kognitiven Beeinträchtigungen berichtet, doch gibt es bisher keine transkulturellen Inzidenzstudien, die eine Bewertung möglicher Unterschiede gestatten. Teilweise findet man innerhalb derselben Länder, wie z.B. in Indien (Chandra et al. 1998, Rajkumar et al. 1996, Shaji et al. 1996), oder in benachbarten Städten wie Framingham und Boston (Bachman et al. 1993, Hebert et al. 1995) stärkere Unterschiede im Krankheitsvorkommen als zwischen verschiedenen Ländern und Kontinenten, sodass man starke Methodeneffekte vermuten muss. Wo hingegen, wie in Kanada (CSHA 1994), in England und Wales (MRC CFAS 1998) oder in der EURODEM-Studie (Launer et al. 1999), einheitliche Methoden verwendet wurden, traten keine regionalen Unterschiede auf. Auch wurde das lange Zeit aus dem asiatischen Raum berichtete Überwiegen von vaskulären Demenzen gegenüber der AD durch jüngere Studien, die höhere Anteile der AD ermittelten, in Frage gestellt (Zhang et al. 1990, Yoshitake et al. 1995). Diese Resultate schränken Schlussfolgerungen ein über den Effekt von Umweltbedingungen, die als mögliche Erklärung herangezogen wurden für ein diagnostisches Verteilungsmuster unter Amerikanern japanischer Herkunft, das dem Muster in der amerikanischen Bevölkerung entsprach und sich vom Muster in der japanischen Bevölkerung unterschied (Graves et al. 1996). *Geographische Differenzen* können gegenwärtig nicht ausgeschlossen werden, die Gemeinsamkeiten in der Verbreitung von Demenzen sind jedoch größer als die Unterschiede. Zumindest im europäischen Raum, für den zahlreiche Studien vorliegen, scheinen unterschiedliche Erkrankungsrisiken eher unwahrscheinlich zu sein (Hofman et al. 1991, Launer et al. 1999).

Personen- und umweltbezogene Risikofaktoren für die selteneren Demenzformen wurden noch kaum untersucht. Im Blickpunkt epidemiologischer Studien stand vor allem die AD als häufigste Demenzform, auf die sich die folgende Darstellung beschränkt. Risikofaktoren für vaskuläre Demenzen werden im Beitrag von Hamann behandelt.

Genetische Risikofaktoren

Mehrere *Zwillingsstudien* weisen mit erhöhten Konkordanzraten für AD unter monozygoten Paaren im Vergleich mit dizygoten Paaren auf die Bedeutsamkeit genetischer Faktoren hin (Räiha et al. 1996, Bergem et al. 1997, Gatz et al. 1997). Die angegebenen Konkordanzraten schwanken jedoch stark, unter älteren monozygoten Zwillingen überwiegen häufig die diskordanten Paare und selbst unter den konkordanten Paaren weicht das Alter bei Erkrankungsbeginn um bis zu 15 Jahre voneinander ab (Räiha et al. 1996), sodass eine ausschließlich genetische Determination des Erkrankungsrisikos unwahrscheinlich ist. Vorläufige Ergebnisse zu unterschiedlichen Umweltfaktoren bei diskordanten Paaren zeigen z.B. einen protektiven, den Einfluss des Genotyps modifizierenden Effekt höherer Schulbildung (Räihä et al. 1998) und lang dauernder Behandlung mit entzündungshemmenden Substanzen (Breitner et al. 1994).

Eine *familiäre Häufung* der AD wurde bereits in der ersten Hälfte des 20. Jahrhunderts beschrieben (Lautenschlager et al. 1999). Eine Metaanalyse von Fall-Kontroll-Studien ergab ein 3,5fach erhöhtes Risiko für eine AD, wenn ein Erkrankungsfall unter Angehörigen 1. Grades aufgetreten war (van Duijn et al. 1991). Das relative Risiko betrug 2,6, wenn lediglich ein weiterer Fall in der Familie bekannt war, und stieg auf 7,5, wenn 2 oder mehr Familienangehörige erkrankt waren. Ferner zeigte sich eine durch andere Studien überwiegend, wenn auch nicht konsistent bestätigte Abhängigkeit des relativen Erkrankungsrisikos vom Erkrankungsalter des Indexpatienten. Bei einem familiären Fall, der im Alter von weniger als 60 Jahren erkrankt war, belief sich das relative Risiko der Angehörigen auf 4,0, um bei einem Erkrankungsalter zwischen 60 und 69 Jahren auf 5,3 anzusteigen und oberhalb von 70 Jahren auf Werte zwischen 2,3 und 2,6 abzufallen. Trotz hoher Übereinstimmung sind diese Resultate in Anbetracht der mannigfaltigen, möglicherweise gleichsinnig wirkenden Fehlereinflüsse bei der Erfragung von weiteren Krankheitsfällen in der Familie zurückhaltend zu interpretieren. Auch ist zu bedenken, dass für eine familiäre Häufung neben genetischen Faktoren ebenso Umweltfaktoren verantwortlich sein können, denen einige Familienangehörige gleichermaßen ausgesetzt sind. Zwar wurde kein erhöhtes Krankheitsrisiko unter den Ehepartnern der Indexfälle beobachtet, was diese Vermutung schwächt, sofern die relevanten Umgebungsrisiken nicht bereits vor der Eheschließung, d. h. in Kindheit und Jugend, wirksam sind. Doch werden die Ergebnisse auch durch die bislang einzige Prospektivstudie relativiert, in der die Familiengeschichte vor dem Erkrankungsbeginn erhoben wurde (Launer et al. 1999). Dabei fanden sich keine signifikant erhöhten Risiken für eine AD unter familiär belasteten Probanden. Das relative Risiko betrug im Vergleich mit Personen ohne erkrankte Angehörige 0,88 (95% CI, 0,6–1,28), wenn nur 1 Familienmitglied betroffen war, und 1,59 (95% CI, 0,78–3,26), wenn 2 oder mehr betroffen waren. Ob die familiäre Belastung zuvor überschätzt wurde oder ob diese Ergebnisse dadurch zustande kommen, dass spät auftretende Fälle (70% hatten ein Erkrankungsalter von mehr als 80 Jahren) eine geringere familiäre Häufung zeigen, oder dass weitere familiäre Fälle initial gerade von den unter dem höchsten Risiko einer Demenz stehenden, bereits leichte kognitive Defizite aufweisenden Personen seltener erinnert wurden, bleibt offen.

Gleichwohl gibt es, wenn auch selten, hoch belastete Familien mit zahlreichen, einem autosomal dominanten Vererbungsmodus folgenden präsenilen Erkrankungsfällen in mehreren Generationen. Mithilfe genetischer Kopplungsanalysen konnten *krankheitsverursachende Mutationen* in 3 Genen identifiziert werden, die mit etwa der Hälfte dieser nach Mendel-Regeln übertragenen Erkrankungen in Verbindung gebracht werden. Die Lokalisation des APP-(Amyloid-Precursor-Protein-)Gens auf Chromosom 21 wurde von der Beobachtung einer engen Beziehung zwischen AD und der Trisomie 21 (Down-Syndrom) geleitet. Mutationen dieses Gens, die unvermeidlich zu einem frühen Auftreten von AD führen, wurden bisher in wenig mehr als 20 Familien weltweit gefunden. Größeren Anteil an den früh entstehenden familiären Fällen von AD haben Mutationen der sog. Präsenilin-Gene PS-1 und PS-2 auf den Chromosomen 14 und 1, die indessen auch nur in weniger als 100 Familien beschrieben sind (Blacker u. Tanzi 1998).

Eine quantitativ weitaus bedeutsamere Rolle spielt eine *normale genetische Variante* des Gens für Apolipoprotein E (Apo E) auf Chromosom 19. Das Apo-E-Gen tritt in 3 Allelen auf, die als ε2, ε3 und ε4 bezeichnet sind. In Bevölkerungen europäischer Herkunft tritt das ε3-Allel mit einer Prävalenz von durchschnittlich 77% am häufigsten auf, gefolgt von ε4 mit 15% und ε2 mit 8% (Ritchie u. Dupuy 1999). Ein erhöhtes Risiko geht von ε4 aus, das unter den sich nach Kombination der 3 Allele ergebenden 6 Genotypen in heterozygoter Form (ε2/ε4 und ε3/ε4) oder in homozygoter Form (ε4/ε4) vorliegen kann. Das Vorkommen des ε4-Allels differiert stark zwischen verschiedenen Populationen. In asiatischen Ländern liegt die Allelfrequenz unter 10%, für einige afrikanische Populationen werden hingegen Frequenzen von bis zu 40% beschrieben. Innerhalb Europas findet man ein Nord-Süd-Gefälle mit den höchsten Anteilen in den skandinavischen Ländern und geringen Frequenzen in den Mittelmeerstaaten.

Wegen seiner Beteiligung am Lipidstoffwechsel fand Apo E zunächst in Verbindung mit vaskulären Erkrankungen Beachtung, bis eine Kopplungsstudie an familiären AD-Fällen mit spätem Beginn auf die Region, in der das Apo-E-Gen lokalisiert ist, hinwies (Pericak-Vance et al. 1991) und wenig später eine erhöhte Frequenz des ε4-Allels unter autoptisch bestätigten AD-Fällen gezeigt werden konnte (Corder et al. 1993). Seitdem ist sowohl der risikoerhöhende Effekt des ε4-Allels als auch der Gen-Dosis-Effekt in zahllosen klinischen und in einer Reihe von bevölkerungsrepräsentativen epidemiologischen Studien (Tab. 2.1) repliziert worden.

In einer Metaanalyse (Farrer et al. 1997) ergab sich für ε4-Heterozygote aus populationsbezogenen Studien im Vergleich mit dem häufigsten Genotyp ε3/ε3 eine OR für das Auftreten von AD in Höhe von 2.7 (95% CI, 2,2–3,2), für ε4-Homozygote eine OR von 12,5 (95% CI, 8,8–17,7). Das ε2-Allel hat möglicherweise einen protektiven Effekt. Homozygot tritt es wegen seiner geringen Frequenz selten auf, in Kombination mit dem ε3-Allel beläuft sich die OR auf 0,6 (95% CI, 0,5–0,9) (Farrer et al. 1997). Signifikante Assoziationen mit dem Erkrankungsrisiko lassen sich für ε4 über eine Altersspanne von 40–90 Jahren nachweisen,

Tabelle 2.1 Assoziationen zwischen Apolipoprotein E ε4 und Alzheimer-Demenz (AD) oder kognitiven Einbußen in prospektiven Feldstudien

Autor/Jahr	Zielkriterium	Relatives Risiko (ε4+)	95%-Konfidenzintervall
Feskens et al. (1994)	kognitive Einbußen	2,9	1,3–6,4
Petersen et al. (1995)	AD	4,4	1,4–13,5
Henderson et al. (1995)	AD (DSM-III-R) AD (ICD-10)	1,9 3,6	1,0–3,8 1,4–8,0
Myers et al. (1996)	AD	3,7 (ε4/-) 30,1 (ε4/4)	1,9–7,5 10,7–84,4
Brayne et al. (1996)	AD kognitive Einbußen	1,5 2,5	0,5–4,5 1,1–5,9
Yaffe et al. (1997)	kognitive Einbußen	1,6	1,1–2,3
Evans et al. (1997)	AD	2,3	1,1–4,9
Katzman et al. (1997)	AD	4,1	2,1–7,7
Tang et al. (1998)	AD (Weiße) AD (Afroamerikaner) AD (Hispanoamerikaner)	2,5 1,0 1,1	1,1–6,4 0,6–1,6 0,7–1,6
Skoog et al. (1998)	AD	2,1	0,9–4,8
Hyman et al. (1996)	kognitive Einbußen	1,4	1,0–1,9
Slooter et al. (1998)	AD	1,8 (ε4/3) 6,2 (ε4/4)	1,0–3,1 1,4–28,2

die Stärke des Zusammenhangs variiert jedoch mit dem Alter. Eine maximale Risikoerhöhung findet sich für Homozygote im Alter von 55–65 Jahren, für Heterozygote im Alter von 60–70 Jahren. In jüngeren und in höheren Altersgruppen fällt das relative Risiko kontinuierlich ab.

Das ε4-Allel ist weder eine notwendige noch eine hinreichende Bedingung für die Entstehung der AD und wird deshalb als *Suszeptibilitätsgen* bezeichnet. Die Mehrzahl der Erkrankten weist es nicht auf und selbst im hohen Lebensalter können viele ε4-Homozygote frei von kognitiven Störungen sein (Hyman et al. 1996). Unter Patienten aus Familien mit weiteren Krankheitsfällen tritt es häufiger auf als unter den sporadischen Formen, es kann aber die familiäre Aggregation nicht völlig erklären (Devi et al. 1999). Zusammenhänge wurden nicht nur für die AD beschrieben, sondern für nahezu alle Demenzformen. Eine Feldstudie zeigte sogar eine engere Assoziation mit sonstigen Demenzerkrankungen als mit der AD (Slooter et al. 1998). Einflüsse des Apo-E-Genotyps auf den Verlauf der Demenz und auf die Krankheitsdauer scheinen nicht zu bestehen (Kurz et al. 1996, Juva et al. 2000). Der Anteil der Erkrankungen in der Bevölkerung, der dem ε4-Allel zugeschrieben werden kann und um den sich die Morbidität verringern würde, wenn es nicht in der Bevölkerung aufträte, wurde in der Rotterdam-Studie mit 20% beziffert (Slooter et al. 1998), in anderen Studien mit 14–31% (Evans et al. 1997, Prince et al. 2000).

Die Altersabhängigkeit der Risikoerhöhung durch das ε4-Allel, das in einigen Populationen höhere Risiko der Frauen, insbesondere aber die zwischen verschiedenen ethnischen Gruppen stark variierenden relativen Risiken, die auf engere Zusammenhänge zwischen ε4 und AD in asiatischen Populationen als in Populationen mit europäischer Herkunft (Farrer et al. 1997) und auf schwächere oder völlig fehlende Assoziationen bei Hispano- und Afroamerikanern (Tang et al. 1998) sowie in afrikanischen Populationen (Osuntokun et al. 1995, Kalaria et al. 1997) hindeuten, werfen die Frage nach *Kofaktoren* auf, die den Effekt von ε4 verstärken oder abschwächen. In Einzelstudien vermutete *Gen-Gen-Interaktionen* konnten allerdings noch nicht überzeugend bestätigt werden. Interaktionen mit Östrogenmangel (Tang et al. 1996), Schädel-Hirn-Traumen (Mayeux et al. 1995), Atherosklerose (Hofman et al. 1997), zerebrovaskulären Erkrankungen (Kalmijn et al. 1996, Skoog et al. 1998), Rauchen (Ott et al. 1997) oder höherem Alter der Eltern (Farrer et al. 1997) sind ebenfalls nicht ausreichend repliziert oder werden von neueren Studien in Zweifel gezogen (O'Meara et al. 1997, Slooter et al. 1999, Prince et al. 2000).

Neben dem Apo E werden zahlreiche weitere putative Suszeptibilitätsgene diskutiert (Lautenschlager et al. 1999). Bisher mangelt es jedoch noch an Prüfungen ihres Effekts in populationsbezogenen Studien oder die Untersuchung aussichtsreicher Kandidatengene wie α_2-Makroglobulin (Blacker et al. 1998) führte zu negativen Resultaten (Dodel et al. 2000, Gibson et al. 2000, Sodeyama et al. 2000).

Nichtgenetische Risikofaktoren

Alter. Fraglos ist das Alter der bedeutsamste Risikofaktor für die Entstehung von Demenzen. Die jährliche Inzidenzrate der AD verdoppelt sich nach jeweils etwa 5 Lebensjahren und steigt von der Altersgruppe der 65- bis 69-Jährigen bis zur Altersgruppe der über 90-Jährigen von weniger als 0,2% auf knapp 7% um mehr als das 30fache an (Bickel 2000). Wie schon erwähnt, unterscheiden sich Männer und Frauen bzgl. der altersspezifischen Wahrscheinlichkeit nicht voneinander, ein Demenzsyndrom zu entwickeln. Einige Feldstudien weisen jedoch auf ein um rund 50% höheres Risiko der Frauen hin, an einer AD zu erkranken (Jorm u. Jolley 1998, Gao et al. 1998), während bei Männern häufiger eine VD diagnostiziert wird. Das höhere AD-Risiko der Frauen wird insbesondere auf den höchsten Altersstufen beobachtet (Andersen et al. 1999), aber von einigen großen Studien nicht bestätigt (Rocca et al. 1998, Ganguli et al. 2000).

Bildung. Im Querschnitt wird oft eine höhere Demenzprävalenz unter Personen mit geringer oder fehlender Schulbildung festgestellt. Sowohl in der Rotterdam-Studie als auch in der CSHA-Studie war die AD-Prävalenz bei Personen mit dem niedrigsten Bildungsniveau im Vergleich mit dem höchsten Bildungsniveau um das 4fache erhöht (Ott et al. 1995, CSHA 1994). Dieser inverse Zusammenhang zwischen Bildung und Demenz wird in der Tendenz, wenn auch nicht in der gleichen Höhe, von den meisten Feldstudien bestätigt (Katzman 1993). Dennoch ist nicht völlig unstrittig, ob es sich um einen wahren oder nur um einen scheinbaren Zusammenhang handelt. Ein Scheinzusammenhang könnte dadurch zustande kommen, dass ältere Menschen mit geringerer Schulbildung in den zur Erfassung der kognitiven Leistungsfähigkeit oder zur Vorselektion möglicher Erkrankungsfälle verwendeten Testverfahren schlechter abschneiden als Ältere mit höherer Bildung. Umgekehrt könnten Ältere mit hoher prämorbider Intelligenz trotz einer Abnahme ihrer kognitiven Leistungen noch in der Lage sein, die minimalen Anforderungen eines Demenztests zu erfüllen. Zu denken ist ferner an höhere Verweigerungsraten unter gebildeteren Personen mit demenziellen Erkrankungen und an schichtspezifisch unterschiedlich hohe Migrationsraten in außerhalb des Untersuchungsgebietes gelegene Heime, nachdem sich eine Demenz eingestellt hat. Zumindest teilweise scheinen diese Fehlereinflüsse Prävalenzdifferenzen erklären zu können, denn die Resultate prospektiver Studien deuten auf geringere Risikounterschiede zwischen den Bildungsgruppen hin als Querschnittstudien. Die relativen Risiken der Älteren auf den untersten Bildungsstufen schwanken dabei zwischen insignifikanten Erhöhungen um 20–50% (Bickel u. Cooper 1994, Yoshitake et al. 1995, Ott et al. 1998) und hochsignifikanten Steigerungen um knapp über 100% (Stern et al. 1995, Schmand et al. 1997, Evans et al. 1997). Die größte Studie fand im Vergleich mit mehr als 11-jähriger Schulbildung relative Risiken der AD-Inzidenz von RR = 1,48 (95% CI, 0,84–2,62) für Personen mit 8- bis 11-jähriger Schulbildung und von RR = 2,0 (95% CI, 1,11–3,6) für Personen mit weniger als 8 Jahre dauerndem Schulbesuch (Launer et al. 1999). Bemessen am Altersanstieg der AD-Inzidenz bedeutet ein verdoppeltes Risiko, dass bei Älteren mit der höchsten Schulbildung die Erkrankung durchschnittlich etwa 5 Jahre später eintritt als bei Älteren mit der geringsten Schulbildung.

Noch ist unklar, welchen Protektionsmechanismus die Assoziation zwischen Bildung und Demenz anzeigt. Ein direkter protektiver Effekt wird von einigen Autoren einer durch Bildung erworbenen höheren zerebralen Reservekapazität in Form größerer Synapsendichte zugeschrieben (Katzman 1993). Dadurch seien Folgen des Krankheitsprozesses länger kompensierbar und die Manifestation der Demenzsymptome verzögere sich. Als weitere Belege führen Verfechter dieser Hypothese eine verkürzte Überlebensdauer der gebildeteren Patienten an (Stern et al. 1995) – die allerdings von vielen Studien nicht bestätigt wird – sowie eine raschere Progredienz der Symptome (Stern et al. 1999) und eine neuroradiologisch als Defizite der Hirnperfusion und des Glucosemetabolismus gemessene höhere pathophysiologische Krankheitsschwere bei vergleichbarem kognitivem Beeinträchtigungsgrad (Stern et al. 1992, Alexander et al. 1997). Konkurrierende Erklärungsmodelle gehen von indirekten Zusammenhängen aus. Die Selektionshypothese besagt, dass Faktoren wie geringere Intelligenz oder frühkindliche Störungen der Hirnreifung sowohl die Wahrscheinlichkeit eines Besuchs weiterführender Schulen verringern als auch im Alter die Entstehung einer Demenz begünstigen. Aus der „Nun Study" (Snowdon et al. 1996) gibt es Hinweise auf Zusammenhänge zwischen der kognitiven Leistung im jungen Erwachsenenalter und dem Ausmaß von neurodegenerativen Veränderungen im hohen Lebensalter. Weitere Studien, die die Selektionshypothese stützen, deuten auf einen geringeren Kopfumfang (Reynolds et al. 1999) und ein geringeres intrakranielles Volumen von Erkrankten (Mori et al. 1997) hin sowie auf einen Effekt früher Deprivation (Hall et al. 2000) und auf eine bessere Vorhersagbarkeit einer Demenz durch die prämorbide Intelligenz als durch das Bildungsniveau (Schmand et al. 1997). Die Assoziationshypothese hingegen erklärt den Zusammenhang damit, dass bessere Schulbildung ein Indikator für bessere allgemeine Lebensbedingungen, für gesünderen Lebensstil und für geringere Exponiertheit gegenüber berufsbezogenen Risikofaktoren ist, die in ihrer Gesamtheit das Erkrankungsrisiko reduzieren.

Die Erklärungsmodelle schließen sich wechselseitig nicht aus und es ist schwierig, die genannten Mechanismen in epidemiologischen Studien voneinander zu trennen. Offene Fragen sind, ob bildungskorrelierte Faktoren wie prämorbide Intelligenz, sozioökonomischer Status und Berufsposition in engerem Zusammenhang mit dem Demenzrisiko stehen als die Schulbildung, ob es sich um einen Dosis-Wirkungs-Effekt der Schulbildung handelt (Evans et al.1997) oder um einen Schwelleneffekt (De Ronchi et al. 1998, Schmand et al. 1997), ob geringe Bildung insbesondere mit einem höheren AD-Risiko (Evans et al. 1997) oder eher mit einem höheren Risiko für VD und vaskulär-degenerative Mischformen (Bickel u. Cooper 1994, Cobb et al. 1995) einhergeht und ob es geschlechtsbezogene Unterschiede gibt wie in der EURODEM-Studie (Launer et al. 1999), in der sich bei den Frauen eine enge Assoziation zwischen Schulbildung und AD-Inzidenz fand (RR = 4,55), nicht jedoch bei den Männern (RR = 1,0).

Berufliche Risiken. Noch völlig unzureichend sind mögliche berufliche Risiken untersucht. Eine signifikant höhere Prävalenz von kognitiven Störungen fanden Dartigues et al. (1992) unter Kontrolle der Schulbildung bei Landarbeitern (OR im Vergleich mit intellektuellen Berufen 6,1), Landwirten (OR = 2,9), Hausangestellten (OR = 2,8) und Arbeitern (OR = 2,5). Im Querschnitt stellten Jorm et al. (1998) nach Kontrolle der Schulbildung ebenfalls höhere Prävalenzen bei Angehörigen manueller Berufe fest, sie konnten indessen im Längsschnitt keine berufsgruppenbezogenen Unterschiede im Rückgang der kognitiven Leistungen beobachten. Eine auf den Todesursachen basierende Analyse fand Häufungen der AD in Berufsgruppen, die Pestiziden, Lösungsmitteln und elektromagnetischen Feldern ausgesetzt sind (Schulte et al. 1996). Lediglich ein Zusammenhang mit Pestiziden und Düngemitteln (OR = 2,17) und darüber hinaus auch mit Klebstoffen (OR = 2,16) wird durch eine Feldstudie bestätigt (CSHA 1994). Die Resultate bzgl. des Effekts von Lösungsmitteln und elektromagnetischen Feldern sind widersprüchlich (Graves et al. 1991, 1999, CSHA 1994, Kukull et al. 1995, Sobel et al. 1996).

Alkoholkonsum. Die Beziehungen zwischen Alkoholkonsum und AD oder kognitiven Störungen scheinen dem aus Studien zu kardiovaskulären Erkrankungen bekannten J-förmigen Zusammenhang zwischen Trinkmenge und Krankheitsrisiko zu ähneln. Allgemein wird in Prospektivstudien keine Risikoerhöhung durch geringen bis mäßigen Alkoholkonsum belegt (Hebert et al. 1993, Leibovici et al. 1999). Nach einigen Untersuchungen weisen mäßig trinkende Ältere sogar ein geringeres Risiko als völlig Abstinente auf. Elias et al. (1999) fanden in allen kognitiven Bereichen die besten Leistungen unter Frauen, die täglich 2–4 alkoholische Getränke zu sich nahmen. Bei den Männern war der Zusammenhang weniger deutlich, aber auch hier zeigten sich geringfügig bessere Testleistungen in der Gruppe mit 4–8 Getränken pro Tag. Eine Prospektivstudie ergab im Vergleich mit Abstinenten ein vermindertes AD-Risiko bei einem Weinkonsum von bis zu 0,5 l täglich (Orgogozo et al. 1997). Über die Beziehung zwischen Alkoholmissbrauch und AD gibt es nur wenig Informationen, da ein bekannter Alkoholmissbrauch in der Regel die Diagnose einer AD ausschließt und in Feldstudien überdies mit beschönigenden Auskünften der Befragten zu rechnen ist. Negative Konsequenzen übermäßigen Alkoholkonsums für die kognitive Leistungsfähigkeit sind jedoch in zahlreichen Arbeiten beschrieben. Bezüglich der AD berichten zumindest 2 Studien übereinstimmend von einem mehr als 4fach erhöhten Risiko bei starkem Trinken (Saunders et al. 1991, Fratiglioni et al. 1993).

Rauchen. Frühere Resultate aus Fall-Kontroll-Studien deuteten auf einen protektiven Effekt des Rauchens hin (Lee et al. 1994), der zunächst nicht unplausibel erschien, weil sich biologische Begründungen wie eine Hochregulation von Nikotinrezeptoren anführen ließen und weil ein ähnlicher Effekt konsistent bzgl. der Parkinson-Erkrankung beobachtet wurde. Prospektivstudien konnten eine verminderte AD-Inzidenz bei Rauchern jedoch nicht bestätigen. Vielmehr erkranken aktuelle Raucher nach 3 großen Studien mit signifikant höherer Wahrscheinlichkeit an AD als Nichtraucher. Die relativen Risiken schwanken zwischen 1,7 und 2,3, wobei für Männer höhere Risiken von 3,2–5,9 berichtet werden als für Frauen mit 1,5–2,0 (Ott et al. 1997, Merchant et al. 1999, Launer et al. 1999). Für vormalige Raucher, die bei Studienbeginn das Rauchen aufgegeben hatten, wurde insgesamt zwar kein erhöhtes Risiko gefunden. Dieses Resultat ging aber in erster Linie auf die Frauen zurück, die möglicherweise weniger Nikotin konsumiert und früher das Rauchen aufgegeben hatten, während die Männer nach wie vor um das 2- bis 4fache höhere Risiken aufwiesen. Einige Studien lassen ferner vermuten, dass Interaktionen zwischen genetischen Risikofaktoren und dem Rauchen die Assoziation mit der AD modifizieren. Übereinstimmend finden sich insignifikante Zusammenhänge zwischen Rauchen und AD bei Trägern des ε4-Allels (RR 0,6–1,4), wohingegen unter Personen ohne das ε4-Allel das relative Erkrankungsrisiko mit Werten von 2,1–4,6 erheblich gesteigert ist (Ott et al. 1997, Merchant et al. 1999). Ähnlich lauten die Ergebnisse der EURODEM-Studie, wonach das AD-Risiko von Rauchern erhöht ist, wenn keine familiäre Belastung mit weiteren Krankheitsfällen bekannt ist (RR = 2,28), während das Rauchen bei familiär belasteten Personen zu keiner Erhöhung (RR = 1,01) beiträgt (Launer et al. 1999).

Ernährung. Über Zusammenhänge zwischen Ernährungsgewohnheiten und Demenzrisiko ist nur wenig bekannt. Einige Studien legen nahe, dass sich ein hoher Fettverzehr risikoerhöhend und die Aufnahme mehrfach ungesättigter Fettsäuren risikosenkend auswirkt. Kalmijn et al. (1997) fanden für den mit einem Ernährungsfragebogen erhobenen Fettverzehr eine Dosis-Wirkungs-Beziehung und für das höchste Tertil ein signifikant erhöhtes Risiko, eine Demenz zu entwickeln (RR = 2,4). Notkola et al. (1998) berichten bei vormals erhöhten Serumcholesterinspiegeln (>6,5 mmol/l) eine gesteigerte AD-Prävalenz (OR = 3,1). Für Fischverzehr wird ein protektiver Effekt auf die AD-Inzidenz (RR = 0,3) mitgeteilt (Kalmijn et al. 1997a). Die Befunde zum Einfluss von substituierten oder mit der Nahrung aufgenommenen Antioxidanzien sind uneinheitlich. Sano et al. (1997) fanden in einer kontrollierten Studie eine Verlangsamung der Symptomprogression durch Gabe von Vitamin E. Aus Feldstudien gibt es Indizien für einen protektiven Effekt von Vitamin E (Morris et al. 1998, Schmidt et al. 1998, Perkins et al. 1999), Vitamin C (Paleologolos et al. 1998) und β-Carotin (Kalmijn et al. 1997a, Jama et al. 1996), die allerdings inkonsistent sind und von manchen Studien nicht gestützt werden (Kalmijn et al. 1997b, Mendelsohn et al. 1998). In mehreren Querschnittstudien wurden bei Patienten mit AD erniedrigte Konzentrationen von Folat und Vitamin B_{12} sowie erhöhte Spiegel von Homocystein, einem Risikofaktor für vaskuläre Erkrankungen, der durch Substitution von Vitamin B_{12} und Folat normalisiert werden kann, ermittelt (Clarke et al. 1998, McCaddon et al. 1998, Joosten et al. 1997). Im Längsschnitt ergaben sich jedoch bisher keine Hinweise auf einen Zusammenhang mit dem Entstehen kognitiver Störungen (Kalmijn et al. 1999).

Trinkwasserbelastung mit Aluminium. Die Trinkwasserbelastung mit Aluminium wurde mit der AD in Verbindung gebracht, nachdem Aluminiumanreicherungen in den krankheitstypischen Plaques festgestellt worden waren. Frühere Resultate, nach denen eine Assoziation zwischen dem Aluminiumgehalt des Wassers und dem Vorkommen der AD bestanden, ließen sich jedoch in späteren Studien nicht replizieren (Taylor et al. 1995, Martyn et al. 1997). Die Analysen werden erschwert durch ein komplexes Zusammenspiel der Aluminiumkonzentration mit anderen Faktoren wie dem Säuregrad des Wassers und dem Silicongehalt. Zweifel an einer Assoziation wurden nicht nur wegen der methodischen Schwächen der Untersuchungen laut. Sie wurden auch genährt von fehlenden oder widersprüchlichen Zusammenhängen zwischen AD und dem Gebrauch von aluminiumhaltigen Produkten wie Deodoranzien oder Antazida.

Erkrankungen/Gesundheitsrisiken/therapeutische Maßnahmen. Eine Vielzahl von Erkrankungen, Gesundheitsrisiken und therapeutischen Maßnahmen wurde teilweise exploratorisch, teilweise auch gezielt im Hinblick auf Beziehungen mit der AD untersucht. Dabei ergaben sich beispielsweise keine Anhaltspunkte für ein von operativen Eingriffen, Totalanästhesien, Bluttransfusionen oder Elektrokrampfbehandlungen ausgehendes Risiko. In der Diskussion verblieben neben zerebrovaskulären Schädigungen und vaskulären Risikofaktoren mögliche risikoerhöhende Effekte von Schilddrüsenunterfunktion, Schädel-Hirn-Traumen und depressiven Störungen sowie mögliche protektive Effekte einer Östrogensubstitution und des Gebrauchs von antiinflammatorischen Substanzen:

- *Schilddrüsenunterfunktion:* Sie gilt als eine der behandelbaren Ursachen einer sekundären Demenz. Hinweise auf einen positiven Zusammenhang mit AD fanden sich in einer Metaanalyse von Fall-Kontroll-Studien (OR = 2,3; 95% CI, 1,0–5,4) (Breteler et al. 1991). Spätere, auf Auskünften von Informanten beruhende Resultate blieben widersprüchlich, doch zeigte sich in einer ersten Feldstudie mit TSH-Messungen (Ganguli et al. 1996) eine erhöhte Demenzrate bei subklinischer Hypothyreose [OR = 3,8; 95% CI, 1,6–9,1]), die eine weitere Klärung aussichtsreich erscheinen lässt.
- *Schädel-Hirn-Traumen:* Die bei früheren Berufsboxern gehäuft auftretende, wiederholten Schädel-Hirn-Traumen zugeschriebene Dementia pugilistica ließ Kopfverletzungen als Risikofaktor der AD vermuten. Vorwiegend in Fall-Kontroll-Studien wurde über signifikante Assoziationen von AD und Schädel-Hirn-Traumen mit Bewusstlosigkeit berichtet (Mortimer et al. 1991, Mayeux et al 1993, Rasmusson et al. 1995). Vermehrte Ablagerungen von β-Amyloid nach Schädelverletzungen machen den Zusammenhang biologisch plausibel (Graham et al. 1996). Beobachtungen eines möglichen synergistischen Effekts mit dem Apo-E-Genotyp haben das Interesse an diesem Risikofaktor erneuert (Mayeux et al. 1995). Von einer Ausnahme abgesehen (Schofield et al. 1997) fand sich jedoch in einer ganzen Reihe groß angelegter Prospektivstudien kein Beleg für eine erhöhte Inzidenz der AD unter Älteren, die ein Schädel-Hirn-Trauma erlitten hatten (Williams et al. 1991, Katzman et al. 1989, Breteler et al. 1995, Nemetz et al. 1999, Mehta et al. 1999, Launer et al. 1999). Ebenso wenig konnte eine risikoerhöhende Interaktion mit dem Apo-E ε4-Allel repliziert werden (O'Meara et al. 1997, Mehta et al. 1999), sodass auf Bevölkerungsebene ein Einfluss von Schädelverletzungen auf die Entstehung der AD nicht als gesichert gelten kann.
- *Depressive Störungen:* Prospektivstudien, die dem Zusammenhang zwischen depressiven Störungen und dem Auftreten einer Demenz nachgingen, kommen zu inkonsistenten Resultaten. Es wurde sowohl über Risikoverdopplungen bei Vorliegen einer Depression (Buntinx et al. 1996, Devanand et al. 1996, Yaffe et al. 1999) als auch über fehlende Assoziationen berichtet

(Bickel u. Cooper 1994, Dufouil et al. 1996, Chen et al. 1999). Einige Befunde legen nahe, dass depressive Störungen statt eines Risikofaktors eher als ein frühes, oftmals schon in der präklinischen Phase einer Demenz zu beobachtendes Symptom aufzufassen sind. So finden sich in der Regel Querschnittzusammenhänge der Depression mit kognitiven Beeinträchtigungen, aber keine Vorhersagekraft für weitere kognitive Verschlechterungen (Dufouil et al. 1996, Chen et al. 1999). In der präklinischen Phase vermehrt auftretende depressive Symptome sind weniger durch Beeinträchtigungen der Gestimmtheit als durch Beeinträchtigungen der Motivation, die sich als Interessenverlust, Konzentrationsschwierigkeiten, psychomotorische Verlangsamung und Antriebsstörungen äußern, gekennzeichnet (Berger et al. 1999).

- *Entzündliche Prozesse:* Hinweise auf entzündliche Prozesse im Gehirngewebe von Patienten mit AD und eine erniedrigte Prävalenz von AD unter Rheumatikern führten zur Hypothese eines protektiven Effekts der Einnahme von Antiphlogistika. Querschnitt- und Retrospektivstudien deuteten auf eine Halbierung des Erkrankungsrisikos für AD hin (Andersen et al. 1995, McGeer et al. 1996). Weitere Bestätigung erfuhr diese Hypothese durch die prospektive Baltimore-Studie (Stewart et al. 1997), die im Sinne einer Dosis-Wirkungs-Beziehung eine Risikoverminderung auf RR = 0,65 (95 % CI, 0,33 – 1,29) bei weniger als 2 Jahre dauerndem und auf RR = 0,4 (95 % CI, 0,19 – 0,84) bei mehr als 2 Jahre dauerndem Gebrauch von nichtsteroidalen Antiphlogistika ergab. Andere Prospektivstudien konnten einen signifikanten Zusammenhang nicht nachweisen, wenngleich ihre Resultate durchaus mit einem Protektionseffekt vereinbar sind. So fanden die Rochester-Studie mit OR = 0,79 und die Rotterdam-Studie mit RR = 0,95 für zwei Monate und mit RR = 0,74 für sechs Monate übersteigenden Gebrauch eine Tendenz zur Reduktion des AD-Risikos durch die Einnahme von Antiphlogistika. Es gibt indessen auch Studien, die ein um das Doppelte erhöhtes Risiko für nachfolgende Verschlechterungen der kognitiven Leistungen ermittelt haben (Fourrier et al. 1995, Saag et al. 1996), sodass ein Protektionseffekt derzeit nicht hinreichend gesichert erscheint und sein Nachweis noch durch kontrollierte Studien erbracht werden muss.

- *Östrogensubstitution:* Die gleiche Bewertung trifft auf den möglichen protektiven Effekt einer Östrogensubstitution zu. Verschiedene Mechanismen wie Modulation von Transmittersystemen, Erhöhung synaptischer Plastizität, antioxidative Wirkungen und Einflüsse auf den Lipidstoffwechsel wurden zur Erklärung der sich abzeichnenden Verminderung des AD-Risikos bei Frauen, die nach der Menopause mit Östrogenen behandelt worden waren, herangezogen (Yaffe et al. 1998). In zahlreichen Feldstudien fanden sich nicht nur signifikante Reduktionen der AD-Inzidenz bis auf relative Risken von kleiner als 0,5, sondern es deutete sich auch ein höherer Schutz bei längerer Dauer des Gebrauchs an (Tang et al. 1996, Kawas et al. 1997, Slooter et al. 1999, Yaffe et al. 1999). Nicht alle Studien sprechen jedoch für einen günstigen Einfluss auf die kognitive Leistung (Barrett-Connor u. Kritz-Silverstein 1993, Szklo et al. 1996, Matthews et al. 1999) und erste plazebokontrollierte Studien an Frauen mit leichter bis mittelschwerer AD konnten keine Beweise für eine Besserung der Symptomatik durch Östrogensubstitution erbringen (Mulnard et al. 2000, Henderson et al. 2000). Einen präventiven Effekt auf die Entstehung von AD schließt der therapeutische Misserfolg nicht aus, näheren Aufschluss werden aber erst die Ergebnisse einer im Gang befindlichen kontrollierten Studie erbringen, die über 6 Jahre laufen soll und mehr als 8000 nichtdemente Frauen einbeziehen (Shumaker et al. 1998).

- *Vaskuläre Risikofaktoren:* Eine Möglichkeit für eine Verzögerung des Auftretens von Demenzen oder für ihre Vorbeugung versprechen die in jüngerer Zeit entdeckten Zusammenhänge zwischen AD und modifizierbaren vaskulären Risikofaktoren wie Hypertonie und Diabetes mellitus. Traditionell wurden sie ausschließlich mit vaskulären Demenzen in Verbindung gebracht. Die überlieferte, strikte Trennung von vaskulären und primär degenerativen Demenzen und die damit verknüpfte Forderung, AD nur bei Abwesenheit zerebrovaskulärer Erkrankungen oder sogar nur bei Abwesenheit vaskulärer Risikofaktoren diagnostizieren zu können, schlossen lange Zeit eine Untersuchung von Wechselbeziehungen aus. Mittlerweile deuten jedoch in Prospektivstudien gewonnene Ergebnisse auf additive oder multiplikative Effekte vaskulärer und degenerativer Krankheitsprozesse im Sinne einer zeitlichen Vorverlagerung der Demenzmanifestation hin. Sie zeigen, dass Hypertonie im mittleren Lebensalter ein bedeutsamer Prädiktor kognitiver Beeinträchtigungen im höheren Lebensalter ist (Launer et al. 1995, Skoog et al. 1996, Swan et al. 1998), dass Indikatoren für Atherosklerose (Hofman et al. 1997) und Läsionen der weißen Substanz (Skoog et al. 1998) mit einer höheren AD-Rate einhergehen, und, wenn auch nicht konsistent (Curb et al. 1999), dass Ältere mit Typ-2-Diabetes eine um das Doppelte erhöhte AD-Inzidenz aufweisen (Yoshitake et al. 1995, Leibson et al. 1997, Ott et al. 1999). Beobachtungsstudien (Tzourio et al. 1999) sowie eine erste plazebokontrollierte Studie (Forette et al. 1998) lassen auf eine signifikante Verminderung der Inzidenz von kognitiven Störungen und Demenzen durch eine antihypertensive Behandlung schließen. Eine Klärung der Mechanismen, die der überzufälligen Assoziation von AD und vaskulären Krankheitsprozessen zugrunde liegen, wird erleichtert werden durch eine Abkehr von einengenden nosologischen Konzepten.

Fazit

Nach Feldstudien ist derzeit von knapp 1 Mio. Demenzkranken in Deutschland und von jährlich bis zu mehr als 200 000 Ersterkrankungen auszugehen. Die meisten Erkrankten haben ihr 80. Lebensjahr vollendet, auf die Bevölkerung im Alter von weniger als 65 Jahren entfallen etwa 3 % des Krankenbestandes. Frauen machen aufgrund ihrer höheren Lebenserwartung rund 70 % der Krankheitsfälle aus.

> Prävalenz und Inzidenz der Demenzen steigen steil mit zunehmendem Lebensalter an; es gibt keine Hinweise auf einen Rückgang des Erkrankungsrisikos im höchsten Lebensalter.

Demenzen sind eine der wichtigsten Ursachen für lang dauernde Pflegebedürftigkeit mit einem geschätzten Anteil von 40 % an neu auftretender Pflegebedürftigkeit im Alter und bis zu 70 % reichenden Anteilen an der Prävalenz von Schwerpflegebedürftigkeit. Nur eine Minderheit der Erkrankten kann bis zu ihrem Tode in Privathaushalten versorgt werden, etwa ²/₃ sind früher oder später im Krankheitsverlauf auf eine stationäre Versorgung im Pflegeheim angewiesen. Im Zuge der demographischen Veränderungen werden die Krankenzahlen bei einer Projektion der jetzigen Prävalenzraten bis zum Jahr 2040 um wenigstens 50 %, bei einem weiteren Rückgang der Mortalität möglicherweise um mehr als 100 % zunehmen. Bei der gegenwärtigen Lebenserwartung ist anzunehmen, dass rund 30 % der Menschen, die das 65. Lebensjahr erreichen, im weiteren Altersverlauf eine Demenz entwickeln werden. Auf den Inzidenzraten basierende Schätzungen des kumulierten Erkrankungsrisikos deuten darauf hin, dass bis zum Alter von 100 Jahren durchschnittlich 80 % der Bevölkerung an einer Demenz erkranken würden, wenn es nicht aufgrund anderer Ursachen zu vorzeitigen Sterbefällen käme.

> Für zeitbezogene Veränderungen des altersspezifischen Erkrankungsrisikos gibt es bisher keine Belege.

Geographische Unterschiede im Krankheitsvorkommen wurden verschiedentlich beschrieben, können aber noch nicht als gesichert gelten. Voneinander abweichende Erkrankungsraten in den westlichen Industrieländern sind eher unwahrscheinlich. Neben den etablierten genetischen Risikofaktoren und dem Alter gibt es derzeit keine zweifelsfrei nachgewiesenen Assoziationen der AD mit weiteren Risikofaktoren.

> Ein verringertes Erkrankungsrisiko wird mit besserer Schulbildung, einer Behandlung mit nichtsteroidalen Antiphlogistika und mit einer Östrogensubstititution nach der Menopause in Verbindung gebracht.

Vielversprechend mit Blick auf die Prävention von Demenzen sind die Hinweise auf eine mögliche Beteiligung *modifizierbarer vaskulärer Risikofaktoren* wie
- Hypertonie,
- Diabetes mellitus,
- Hyperlipidämie,
- Hyperhomozysteinämie,
- Nikotinkonsum,
- Fehlernährung,

deren Einfluss nicht auf die Entstehung vaskulärer Demenzen begrenzt zu sein scheint.

Die rasch wachsende Zahl von groß angelegten Prospektivstudien und von kontrollierten Interventionsstudien wird zur Überwindung der mit methodischen Unzulänglichkeiten bisheriger Untersuchungsansätze verbundenen Probleme beitragen und damit, so ist zu hoffen, der Bekämpfung der zunehmend bedeutsamer werdenden Demenzerkrankungen eine Richtung weisen können.

Literatur

Aevarsson O, Skoog I. A population-based study on the incidence of dementia disorders between 85 and 88 years of age. J Am Geriat Soc.1996;44:1455–60

Agüero-Torres H, Fratiglioni L, Guo Z, Viitanen M, von Strauss E, Winblad B. Dementia is the major cause of functional dependence in the elderly: 3-year follow-up data from a population-based study. Am J Pub Hlth.1998;88:1452–6

Alexander GE, Furey ML, Grady CL, et al. Association of premorbid intellectual function with cerebral metabolism in Alzheimer's disease: Implications for the cognitive reserve hypothesis. Am J Psychiatry.1997;154:165–72

Andersen K, Launer LJ, Ott A, Hoes AW, Breteler MMB, Hofman A. Do nonsteroidal anti-inflammatory drugs decrease the risk for Alzheimer's disease? Neurology.1995;45:1441–5

Andersen K, Nielsen H, Lolk A, Andersen J, Becker I, Kragh-Sorensen P. Incidence of very mild to severe dementia and Alzheimer's disease in Denmark. The Odense Study. Neurology.1999;52:85–90

Bachman DL, Wolf PA, Linn R, et al. Prevalence of dementia and probable senile dementia of the Alzheimer type in the Framingham Study. Neurology. 1992;42:115–9

Bachman DL, Wolf PA, Linn RT, et al. Incidence of dementia and probable Alzheimer's disease in a general population: The Framingham study. Neurology. 1993;43:515–9

Barrett-Connor E, Kritz-Silverstein D. Estrogen replacement therapy and cognitive function in older women. J Am Med Ass. 1993;269:2637–41

Beard CM, Kokmen E, O'Brien PC, Kurland LT. Are patients with Alzheimer's disease surviving longer in recent years? Neurology. 1994;44:1869–71

Bergem ALM, Engedal K, Kringlen E. The role of heredity in late-onset Alzheimer disease and vascular dementia. A twin study. Arch Gen Psychiatry. 1997;54:264–70

Berger A-K, Fratiglioni L, Forsell Y, Winblad B, Bäckman L. The occurrence of depressive symptoms in the preclinical phase of AD. A population-based study. Neurology. 1999;53:1998–2002

Bickel H: Demenzkranke in Alten- und Pflegeheimen: Gegenwärtige Situation und Entwicklungstendenzen. In: Forschungsinstitut der Friedrich-Ebert-Stiftung (Hrsg.): Medizinische und gesellschaftspolitische Herausforderung: Alzheimer Krankheit. Der langsame Zerfall der Persönlichkeit. Bonn: Friedrich-Ebert-Stiftung; 1995:49–68.

Bickel H. Pflegebedürftigkeit im Alter. Ergebnisse einer populationsbezogenen retrospektiven Längsschnittstudie. Gesundheitswesen. 1996;58, Sonderheft 1:56–62.

Bickel H. Epidemiologie von Demenz und Pflegebedürftigkeit. Symposium Demenz und Pflegebedürftigkeit, München, 20. 11. 1999

Bickel H. Demenzsyndrom und Alzheimer Krankheit: Eine Schätzung des Krankenbestandes und der jährlichen Neuerkrankungen in Deutschland. Gesundheitswesen. 2000;62:211–8

Bickel H, Cooper B. Incidence and relative risk of dementia in an urban elderly population: findings of a prospective field study. Psychol Med. 1994;24:179–92

Blacker D, Tanzi RE. The genetics of Alzheimer disease. Current status and future prospects. Arch Neurol. 1998;55:294–6

Blacker D, Wilcox MA, Laird NM, et al. Alpha-2 macroglobulin is genetically associated with Alzheimer disease. Nature Genetics. 1998;19:357–60

Brayne C, Harrington CR, Wischik CM, et al. Apolipoprotein E genotype in the prediction of cognitive decline and dementia in a prospectively studied elderly population. Dementia. 1996;7:169–74

Breitbye JCS. The end of Alzheimer's disease? Int J Geriat Psychiatry. 1999;14:577–86

Breitner JCS, Gau BA, Welsh KA, et al. Inverse association of anti-inflammatory treatments and Alzheimer's disease: initial results of a co-twin control study. Neurology. 1994;44:227–32

Breteler MMB, van Duijn CM, Chandra V, et al. Medical history and the risk of Alzheimer's disease: a collaborative re-analysis of case-control studies. Int J Epidemiology. 1991;20, Suppl. 2:36–42

Breteler MMB, de Groot RRM, van Romunde LKJ, Hofman A. Risk of dementia in patients with Parkinson's disease, epilepsy, and severe head trauma: a register-based follow-up study. Am J Epidemiol. 1995;142:1300–5

Buntinx F, Kester A, Bergers J, Knottnerus JA. Is depression in elderly people followed by dementia? A retrospective cohort study based in general practice. Age Ageing. 1996;25:231–3

Canadian Study of Health and Aging Working Group . Canadian Study of Health and Aging: study methods and prevalence of dementia. Can Med Ass J. 1994;150:899–913

Canadian Study of Health and Aging . The Canadian Study of Health and Aging: Risk factors for Alzheimer's disease in Canada. Neurology. 1994;44:2073–80

Chandra V, Ganguli M, Pandav R, Johnston J, Belle S, DeKosky ST. Prevalence of Alzheimer's disease and other dementias in rural India. The Indo-US study. Neurology. 1998;51:1000–8

Chen P, Ganguli M, Mulsant BH, DeKosky ST. The temporal relationship between depressive symptoms and dementia. A community-based prospective study. Arch Gen Psychiatry.1999;56:261–6

Clarke R, Smith AD, Jobst KA, et al. Folate, vitamin B12 , and serum total homocysteine levels in confirmed Alzheimer's disease. Arch Neurol. 1998; 55:1449–55

Cobb JL, Wolf PA, Au R, White R, D'Agostino RB. The effect of education on the incidence of dementia and Alzheimer's disease in the Framingham Study. Neurology. 1995;45:1707–12

Cooper B, Bickel H, Schäufele M. Demenzerkrankungen und leichtere kognitive Beeinträchtigungen bei älteren Patienten in der ärztlichen Allgemeinpraxis. Ergebnisse einer Querschnittuntersuchung. Nervenarzt. 1992;63:551–60

Cooper B, Bickel H, Schäufele M. Early development and progression of dementing illness in the elderly: a general-practice based study. Psychol Med. 1996;26:411–9

Corder EH, Saunders AM, Strittmatter WJ, et al. Gene dose of apolipoprotein E type 4 allele and the risk of Alzheimer's disease in late onset families. Science. 1993;261:921–3

Curb JD, Rodriguez BL, Abbott RD, et al. Longitudinal association of vascular and Alzheimer's dementias, diabetes, and glucose tolerance. Neurology. 1999;52:971–5

Dartigues J-F, Gagnon M, Letenneur L, et al. Principal lifetime occupation and cognitive impairment in a French elderly cohort (Paquid). Am J Epidemiol. 1992;135:981–8

De Ronchi D, Fratiglioni L, Rucci P, Paternici A, Graziani S, Dalmonte E. The effect of education on dementia occurrence in an Italian population with middle to high socioeconomic status. Neurology. 1998;50:1231–8

Devanand DP, Sano M, Tang M-X, et al. Depressed mood and the incidence of Alzheimer's disease in the elderly living in the community. Arch Gen Psychiatry. 1996;53:175–82

Devi G, Ottman R, Tang M, et al. Influence of APOE genotype on familial aggregation of AD in an urban population. Neurology. 1999;53:789–94

Dinkel RH. Die Entwicklung der Demenz bis zum Jahr 2050. Modellrechnungen für die Bundesrepublik Deutschland unter besonderer Berücksichtigung von zukünftigem Mortalitätsfortschritt. Gesundheitswesen. 1996;58, Sonderheft 1:50–5

Dodel RC, Du Y, Bales KR, et al. Alpha2 macroglobulin and the risk of Alzheimer's disease. Neurology. 2000;54:438–42

Dufouil C, Fuhrer R, Dartigues J-F, Alpérovitch A. Longitudinal analysis of the association between depressive symptomatology and cognitive deterioration. Am J Epidemiol. 1996;144:634–41

Elias PK, Elias MF, D'Agostino RB, Silbershatz H, Wolf PA. Alcohol consumption and cognitive performance in the Framingham Heart Study. Am J Epidemiol. 1999;150:580–89

Erkinjuntti T, Ostbye T, Steenhuis R, Hachinski V. The effect of different diagnostic criteria on the prevalence of dementia. N Engl J Med. 1997;337:1667–74

Evans DA, Beckett LA, Field TS, et al. Apolipoprotein E ε4 and incidence of Alzheimer disease in a community population of older persons. J Am Med Ass. 1997;277:822–4

Evans DA, Hebert LE, Beckett LA, et al. Education and other measures of socioeconomic status and risk of incident Alzheimer disease in a defined population of older persons. Arch Neurol. 1997;54:1399–1405

Farrer LA, Cupples LA, Haines JL, et al. Effects of age, sex, and ethnicity on the association between apolipoprotein E genotype and Alzheimer disease. A meta-analysis. J Am Med Ass. 1997;278:1349–56

Farrer LA, Cupples LA, Kukull WA, et al. Risk of Alzheimer disease is associated with parental age among apolipoprotein E ε4 heterozygotes. Alzheimer's Research. 1997;3:83–91

Feskens EJM, Havekes LM, Kalmijn S, de Knijff P, Launer LJ, Kromhout D. Apolipoprotein e4 allele and cognitive decline in elderly men. Brit Med J. 1994;309:1202–6

Fichter MM, Meller I, Schröppel H, Steinkirchner R. Dementia and cognitive impairment in the oldest old in the community. Prevalence and comorbidity. Brit J Psychiat. 1995;166:621–9

Fichter MM, Schröppel H, Meller I. Incidence of dementia in a Munich community sample of the oldest old. Eur Arch Psychiatry Clin Neurosci. 1996;246:320–8

Forette F, Seux M-L, Staessen JA, et al. Prevention of dementia in randomised double-blind placebo-controlled Systolic Hypertension in Europe (Syst-Eur) trial. Lancet. 1998;352:1347–51

Fourrier A, Letenneur L, Bégaud B, Dartigues JF. Nonsteroidal antiinflammatory drug use and cognitive function in the elderly: Inconclusive results from a population-based cohort study. J Clin Epidemiol. 1996;49:1201

Fratiglioni L. Epidemiology of Alzheimer's disease. Issues of etiology and validity. Acta Neurol Scand. 1993;87, Suppl. 145

Fratiglioni L, Ahlbom A, Viitanen M, Winblad B. Risk factors for late-onset Alzheimer's disease: A population-based, case-control study. Ann Neurol. 1993;33:258–66

Ganguli M, Burmeister LA, Seaberg EC, Belle S, DeKosky ST. Association between dementia and elevated TSH: A community-based study. Biol Psychiatry. 1996;40:714–25

Ganguli M, Mendelsohn A, Lytle M, Dodge H. A follow-up comparison of study participants and refusers within a rural elderly population. J Gerontol. 1998;53 A:M465–M470

Ganguli M, Dodge HH, Chen P, Belle S, DeKosky ST. Ten-year incidence of dementia in a rural elderly US community population. The MoVIES Project. Neurology. 2000;54:1109–16

Gao S, Hendrie HC, Hall KS, Hui S. The relationships between age, sex, and the incidence of dementia and Alzheimer disease. Arch Gen Psychiatry. 1998;55:809–15

Gatz M, Pedersen NL, Berg S, et al. Heritability for Alzheimer's disease: The study of dementia in Swedish twins. J Gerontol. 1997;52:M117–M125

Gibson AM, Singleton AB, Smith G, et al. Lack of association of the alpha2-macroglobulin locus on chromosome 12 in AD. Neurology. 2000;54:433–8

Graham DI, Gentleman SM, Nicoll JAR, et al. Altered β-APP metabolism after head injury and its relationship to the aetiology of Alzheimer's disease. Acta Neurochirur. 1996;66(Suppl):96–102

Graham JE, Rockwood K, Beattie BL, et al. Prevalence and severity of cognitive impairment with and without dementia in an elderly population. Lancet. 1997;349:1793–1796.

Graves AB, van Duijn CM, Chandra V, et al. Occupational exposures to solvents and lead as risk factors for Alzheimer's disease: a collaborative re-analysis of case-control studies. Int J Epidemiology. 1991;20, Suppl. 2:58–61.

Graves AB, Larson EB, Edland SD, et al. Prevalence of dementia and its subtypes in the Japanese American population of King County, Washington State. Am J Epidemiol. 1996;144:760–71

Hagnell O, Lanke J, Rorsman B, Öjesjö L. Does the incidence of age psychosis decrease? A prospective, longitudinal study of a complete population investigated during the 25-year period 1947–1972: the Lundby study. Neuropsychobiology. 1981;7:201–11

Hall KS, Gao S, Unverzagt FW, Hendrie HC. Low education and childhood rural residence. Risk for Alzheimer's disease in African Americans. Neurology. 2000;54:95–9

Harrison R, Savla N, Kafetz K. Dementia, depression and physical disability in a London borough: a survey of elderly people in and out of residential care and implications for future developments. Age Ageing. 1990;19:97–103

Häfner H, Löffler W. Die Entwicklung der Anzahl von Altersdemenzkranken und Pflegebedürftigkeit in den kommenden 50 Jahren – eine demographische Projektion auf der Basis epidemiologischer Daten für die Bundesrepublik Deutschland (alte Bundesländer). Öff Gesundheitswesen. 1991;53:681–6

Hebert LE, Scherr PA, Beckett LA, et al. Age-specific incidence of Alzheimer's disease in a community population. J Am Med Ass.1995;273:1354–59

Hebert LE, Scherr PA, Beckett LA, et al. Relation of smoking and alcohol consumption to incident Alzheimer's disease. Am J Epidemiol. 1992;135:347–55

Henderson AS, Jorm AF, Mackinnon A, et al. A survey of dementia in the Canberra population: experience with ICD-10 and DSM-III-R criteria. Psychol Med. 1994;24:473–82

Henderson AS, Easteal S, Jorm AF, et al. Apolipoprotein E allele ε4, dementia, and cognitive decline in a population sample. Lancet 1995;346:1387–90

Henderson AS, Jorm AF, Christensen H, Jacomb PA, Korten AE. Aspirin, anti-inflammatory drugs and risk of dementia. Int J Geriat Psychiatry. 1997;12:926–30

Henderson VW, Paganini-Hill A, Miller BL, et al. Estrogen for Alzheimer's disease in women. Randomized, double-blind, placebo-controlled trial. Neurology. 2000;54:295–301

Hendrie HC, Hall KS, Pillay N, et al. Alzheimer's disease is rare in Cree. International Psychogeriatrics. 1993;5:5–14

Hendrie HC, Osuntokun BO, Hall KS, et al. Prevalence of Alzheimer's disease and dementia in two communities: Nigerian Africans and African Americans. Am J Psychiatry. 1995;152:1485–92

Heyman A, Peterson B, Fillenbaum G, Pieper C. The Consortium to Establish a Registry for Alzheimer's Disease (CERAD). Part XIV: Demographic and clinical predictors of survival in patients with Alzheimer's disease. Neurology. 1996;46:656–60

Heyman A, Peterson B, Fillenbaum G, Pieper C. Predictors of time to institutionalization of patients with Alzheimer's disease: The CERAD experience, Part XVII. Neurology. 1997;48:1304–9

Hofman A, Rocca WA, Brayne C, et al. The prevalence of dementia in Europe: A collaborative study of 1980–1990 findings. Int J Epidemiology. 1991;20:736–48

Hofman A, Ott A, Breteler MMB, et al. Atherosclerosis, apolipoprotein E, and prevalence of dementia and Alzheimer's disease in the Rotterdam Study. Lancet. 1997;349:151–54

Holmes C, Cairns N, Lantos P, Mann A. Validity of current clinical criteria for Alzheimer's disease, vascular dementia and dementia with Lewy bodies. Brit J Psychiat. 1999;174:45–50

Hyman BT, Gomez-Isla T, Briggs M, et al. Apolipoprotein E and cognitive change in an elderly population. Ann Neurol.1996;40:55–66

in 't Veld BA, Launer LJ, Hoes AW, et al. NSAIDs and incident Alzheimer's disease. The Rotterdam Study. Neurobiol Aging. 1998;19:607–11

Jama JW, Launer LJ, Witteman JCM, et al. Dietary antioxidants and cognitive function in a population-based sample of older persons. The Rotterdam Study. Am J Epidemiol. 1996;144:275–80

Johnson CC, Rybicki BA, Brown G, et al. Cognitive impairment in the Amish: A four county survey. Int J Epidemiology. 1997;26:387–94

Joosten E, Lesaffre E, Riezler R, et al. Is metabolic evidence for vitamin B-12 and folate deficiency more frequent in elderly patients with Alzheimer's disease? J Gerontol. 1997;52:M76–M79

Jorm AF, Jolley D. The incidence of dementia. A meta-analysis. Neurology. 1998;51:728–33

Jorm AF, Korten AE, Henderson AS. The prevalence of dementia: A quantitative integration of the literature. Acta Psychiatr Scand. 1987;76:465–79

Juva K, Sulkava R, Erkinjuntti T, Valvanne J, Tilvis R. Prevalence of dementia in the city of Helsinki. Acta Psychiatr Scand. 1993;87:106–10

Juva K, Verkkoniemi A, Viramo P, et al. APOE ε4 does not predict mortality, cognitive decline, or dementia in the oldest old. Neurology. 2000;54:412–15

Kalaria RN, Ogengo JA, Patel NB, et al. Evaluation of risk factors for Alzheimer's disease in elderly East Africans. Brain Research Bulletin. 1997;44:573–77

Kalmijn S, Feskens EJM, Launer LJ, Kromhout D. Polyunsaturated fatty acids, antioxidants, and cognitive function in very old men. Am J Epidemiol. 1997;145:33–41

Kalmijn S, Launer LJ, Ott A, Witteman JCM, Hofman A, Breteler MMB. Dietary fat intake and the risk of incident dementia in the Rotterdam Study. Ann Neurol. 1997;42:776–82

Kalmijn S, Launer LJ, Lindemans J, Bots ML, Hofman A, Breteler MM. Total homocysteine and cognitive decline in a community-based sample of elderly subjects: the Rotterdam Study. Am J Epidemiol. 1999;150:283–89

Katzman R. Education and the prevalence of dementia and Alzheimer's disease. Neurology.1993;43:13–20

Katzman R, Aronson M, Fuld P, et al. Development of dementing illness in an 80-year-old volunteer cohort. Ann Neurol. 1989;25:317–24

Katzman R, Zhang M-Y, Chen PJ, et al. Effects of apolipoprotein E on dementia and aging in the Shanghai Survey of Dementia. Neurology. 1997;49:779–85

Kawas C, Resnick S, Morrison A, et al. A prospective study of estrogen replacement therapy and the risk of developing Alzheimer's disease: The Baltimore Longitudinal Study of Aging. Neurology. 1997;48:1517–21

Kokmen E, Beard CM, O'Brien PC, Offord KP, Kurland LT. Is the incidence of dementing illness changing? A 25-year time trend study in Rochester, Minnesota (1960–1984). Neurology. 1993;43:1887–92

Kokmen E, Beard MC, Offord KP, Kurland LT. Prevalence of medically diagnosed dementia in a defined United States population: Rochester, Minnesota, January 1, 1975. Neurology. 1989;39:773–6

Kukull WA, Larson EB, Bowen JD, et al. Solvent exposure as a risk factor for Alzheimer's disease: a case-control study. Am J Epidemiol. 1995;141:1059–71

Kurz A, Egensperger R, Haupt M, et al. Apolipoprotein E ε4 allele, cognitive decline, and deterioration of everyday performance in Alzheimer's disease. Neurology. 1996;47:440–43

Launer LJ, Masaki K, Petrovitch H, Foley D, Havlik RJ. The association between midlife blood pressure levels and late-life cognitive function. The Honululu-Asia Aging Study. J Am Med Ass. 1995;274:1846–51

Launer LJ, Andersen K, Dewey ME, et al. Rates and risk factors for dementia and Alzheimer's disease. Results from EURODEM pooled analyses. Neurology. 1999;52:78–84

Lautenschlager N, Kurz A, Müller U. Erbliche Ursachen und Risikofaktoren der Alzheimer-Krankheit. Nervenarzt. 1999;70:195–205

Lee PN. Smoking and Alzheimer's disease: A review of the epidemiological evidence. Neuroepidemiology. 1994;13:131–44

Leibovici D, Ritchie K, Ledesert B, Touchon J. The effects of wine and tobacco consumption on cognitive performance in the elderly: a longitudinal study of relative risk. Int J Epidemiology. 1999;28:77–81

Leibson CL, Rocca WA, Hanson VA, et al. Risk of dementia among persons with diabetes mellitus: a population-based cohort study. Am J Epidemiol. 1997;145:301–8

Lewis G, Pelosi J. The case-control study in psychiatry. Brit J Psychiat. 1990;157:197–207

Martyn CN, Coggon DN, Inskip H, Lacey RF, Young WF. Aluminum concentrations in drinking water and risk of Alzheimer's disease. Epidemiology. 1997;8:281–6

Matthews K, Cauley J, Yaffe K, Zmuda JM. Estrogen replacement therapy and cognitive decline in older community women. J Am Geriatr Soc. 1999;47:518–23

Mayeux R, Ottman R, Maestre G, et al. Synergistic effects of traumatic head injury and apolipoprotein ε4 in patients with Alzheimer's disease. Neurology. 1995;45:555–7

McCaddon A, Davies G, Hudson P, Tandy S, Cattell H. Total serum homocysteine in senile dementia of Alzheimer type. Int J Geriatr Psychiatry.1998;13:235–9

McGeer PL, Schulzer M, McGeer EG. Arthritis and anti-inflammatory agents as possible protective factors for Alzheimer's disease: A review of 17 epidemiologic studies. Neurology .1996;47:425–32

McKhann G, Drachman D, Folstein M, Katzman R, Price D, Stadlan EM. Clinical diagnosis of Alzheimer's disease: Report of the NINCDS-ADRDA Work Group under the Auspices of Department of Health and Human Services Task Force on Alzheimer's disease. Neurology. 1984;34:939–43

Medical Research Council Cognitive Function and Ageing Study (MRC CFAS). Cognitive function and dementia in six areas of England and Wales: the distribution of MMSE and prevalence of GMS organicity level in the MRC CFA Study. Psychol Med. 1998;28:319–35

Mehta KM, Ott A, Kalmijn S, et al. Head trauma and risk of dementia and Alzheimer's disease. The Rotterdam study. Neurology. 1999;53:1959–62

Mendelsohn AB, Belle SH, Stoehr GP, Ganguli M. Use of antioxidant supplements and its association with cognitive function in a rural elderly cohort. The MoVIES Project. Am J Epidemiol. 1998;148:38–44

Merchant C, Tang M-X, Albert S, Manly J, Stern Y, Mayeux R. The influence of smoking on the risk of Alzheimer's disease. Neurology. 1999;52:1408–1

Mori E, Hirono N, Yamashita H, et al. Premorbid brain size as a determinant of reserve capacity against intellectual decline in Alzheimer's disease. Am J Psychiatry. 1997;154:18–24

Morris MC, Beckett LA, Scherr PA, et al. Vitamin E and vitamin C supplement use and risk of incident Alzheimer disease. Alzheimer Disease and Associated Disorders. 1998;12:121–6.

Mortimer JA, van Duijn CM, Chandra V, et al. Head trauma as a risk factor for Alzheimer's disease: a collaborative re-analysis of case-control studies. Int J Epidemiology. 1991;20, Suppl. 2:28–35

Mulnard RA, Cotman CW, Kawas C, et al. Estrogen replacement therapy for treatment of mild to moderate Alzheimer disease. A randomized controlled trial. J Am Med Ass. 2000;283:1007–15

Myers RH, Schaefer EJ, Wilson PWF, et al. Apolipoprotein E ε4 association with dementia in a population-based study: the Framingham study. Neurology 1996;46:673–7

Nemetz PN, Leibson C, Naessens JM, et al. Traumatic brain injury and time to onset of Alzheimer's disease: a population-based study. Am J Epidemiol. 1999;149:32–40

Newens AJ, Forster DP, Kay DWK, Kirkup W, Bates D, Edwardson J. Clinically diagnosed presenile dementia of the Alzheimer type in the Northern Health Region: ascertainment, prevalence, incidence and survival. Psychol Med. 1993;23:631–44

Notkola IL, Sulkava R, Pekkanen J, et al. Serum total cholesterol, apolipoprotein E ε4 allele, and Alzheimer's disease. Neuroepidemiology. 1998;17:14–20

Ogunniyi AO, Osuntokun BO, Lekwauwa UB, Falope ZF. Rarity of dementia (by DSM-III-R) in an urban community in Nigeria. East African Medical Journal. 1992;69:64–8

O'Meara ES, Kukull WA, Sheppard L, et al. Head injury and risk of Alzheimer's disease by apolipoprotein E genotype. Am J Epidemiol. 1997;146:373–84

Orgogozo J-M, Dartigues J-F, Lafont S, et al. Wine consumption and dementia in the elderly: a prospective community study in the Bordeaux area. Rev Neurol (Paris). 1997;153:185–92

Osuntokun BO, Sahota A, Ogunniyi AO, et al. Lack of an association between apolipoprotein E ε4 and Alzheimer's disease in elderly Nigerians. Ann Neurol. 1995;38:463–65

Ott A, Breteler MMB, van Harskamp F, et al. Prevalence of Alzheimer's disease and vascular dementia: association with education. The Rotterdam Study. Brit Med J. 1995;310:970–3

Ott A, Breteler MMB, van Harskamp F, Stijnen T, Hofman A. Incidence and risk of dementia. The Rotterdam Study. Am J Epidemiol. 1998;147:574–80

Ott A, Slooter AJC, Hofman A, et al. Smoking and risk of dementia and Alzheimer's disease in a population-based cohort study. The Rotterdam Study. Lancet. 1998;351:1840–3

Ott A, Stolk RP, van Harskamp F, Pols HAP, Hofman A, Breteler MMB. Diabetes mellitus and the risk of dementia. The Rotterdam Study. Neurology. 1999;53:1937–42

Ott A, van Rossum CT, van Harskamp F, van de Mheen H, Hofman A, Breteler MM. Education and the incidence of dementia in a large population-based study. The Rotterdam Study. Neurology. 1999;52:663–6

Paleologos M, Cumming RG, Lazarus R. Cohort study of vitamin C intake and cognitive impairment. Am J Epidemiol. 1998;148:45–50

Pericak-Vance MA, Bebout JL, Gaskell PC, et al. Linkage studies in familial Alzheimer's disease: evidence for chromosome 19 linkage. Am J Hum Genet. 1991;48:1034–50

Perkins AJ, Hendrie HC, Callahan CM, et al. Association of antioxidants with memory in a multiethnic elderly sample using the Third National Health and Nutrition Examination Survey. Am J Epidemiol. 1999;150:37–44

Petersen RC, Smith GE, Ivnik RJ, et al. Apolipoprotein E status as a predictor of the development of Alzheimer's disease in memory-impaired individuals. J Am Med Ass. 1995;273:1274–8

Prince M, Lovestone S, Cervilla J, et al. The association between APOE and dementia does not seem to be mediated by vascular factors. Neurology. 2000;54:397–402

Rajkumar S, Kumar S. Prevalence of dementia in the community: a rural-urban comparison from Madras, India. Aust J Ageing. 1996;15:57–61

Rasmusson DX, Brandt J, Martin DB, Folstein MF. Head injury as a risk factor in Alzheimer's disease. Brain Injury. 1995;9:213–19

Räihä I, Kaprio J, Rajala T, Sourander L. Alzheimer's disease in Finnish twins. Lancet. 1996;347:573–8

Räihä I, Kaprio J, Koskenvuo M, Rajala T, Sourander L. Environmental differences in twin pairs discordant for Alzheimer's disease. J Neurol Neurosurg Psychiat. 1998;65:785–7

Reynolds MD, Johnston JM, Dodge HH, DeKosky ST, Ganguli M. Small head size is related to low Mini-Mental State Examination scores in a community sample of nondemented older adults. Neurology. 1999;53:228–9

Rifat SL, Eastwood MR, McLachlan DRC, Corey PN. Effect of exposure of miners to aluminium powder. Lancet. 1990;336:1162–5

Ritchie K, Kildea D. Is senile dementia "age-related" or "ageing-related"? – evidence from meta-analysis of dementia prevalence in the oldest old. Lancet. 1995;346:931–34

Ritchie K, Dupuy A-M. The current status of Apo E4 as a risk factor for Alzheimer's disease: an epidemiological perspective. Int J Geriat Psychiatry. 1999;14:695–700

Rocca WA, Cha RH, Waring SC, Kokmen E. Incidence of dementia and Alzheimer's disease: a reanalysis of data from Rochester, Minnesota, 1975–1984. Am J Epidemiol. 1998;148:51–62

Román GC, Tatemichi TK, Erkinjuntti T, et al. Vascular dementia: Diagnostic criteria for research studies. Report of the NINDS-AIREN International Workshop. Neurology.1993;43:250–60

Rovner BW, German PS, Broadhead J, et al. The prevalence and management of dementia and other psychiatric disorders in nursing homes. International Psychogeriatrics. 1990;2:13–24

Saag KG, Rubenstein LM, Chrischilles EA, Wallace RB. Nonsteroidal antiinflammatory drugs and cognitive decline in the elderly. J Rheumatol. 1995;22:2142–7

Sano M, Ernesto C, Thomas RG, et al. A controlled trial of selegiline, alpha-tocopherol, or both as treatment for Alzheimer's disease. The Alzheimer's Disease Cooperative Study. N Engl J Med. 1997;336:1216–22

Saunders PA, Copeland JRM, Dewey ME, et al. Heavy drinking as a risk factor for depression and dementia in elderly men. Findings from the Liverpool longitudinal community study. Brit J Psychiat. 1991;159:213–16

Schäufele M, Bickel H, Weyerer S. Predictors of mortality among demented elderly in primary care. Int J Geriat Psychiatry. 1999;14:946–56

Schmand B, Smit J, Lindeboom J, et al. Low education is a genuine risk factor for accelerated memory decline and dementia. J Clin Epidemiol. 1997;50:1025–33

Schmand B, Smit JH, Geerlings MI, Lindeboom J. The effects of intelligence and education on the development of dementia. A test of the brain reserve hypothesis. Psychol Med. 1997;27:1337–44

Schmidt R, Hayn M, Reinhart B, et al. Plasma antioxidants and cognitive performance in middle-aged and older adults: results of the Austrian Stroke Prevention Study. J Am Geriat Soc. 1998;46:1407–10

Schofield PW, Tang M, Marder K, et al. Alzheimer's disease after remote head injury: an incidence study. J Neurol Neurosurg Psychiat. 1997;62:119–24

Schulte PA, Burnett CA, Boeniger MF, Johnson J. Neurodegenerative diseases: Occupational occurrence and potential risk factors, 1982 through 1991. Am J Public Health. 1996;86:1281–88

Severson MA, Smith GE, Tangalos EG, et al. Patterns and predictors of institutionalization in community-based dementia patients. J Am Geriat Soc. 1994;42:181–5

Shaji S, Promodu K, Abraham T, Roy KJ, Verghese A. An epidemiological study of dementia in a rural community in Kerala, India. Brit J Psychiat. 1996;168:745–9

Shumaker SA, Reboussin BA, Espeland MA, et al. The Women's Health Initiative Memory Study (WHIMS): a trial of the effect of estrogen therapy in preventing and slowing the progression of dementia. Control Clin Trials. 1998;19:604–21

Skoog I, Lernfelt B, Landahl S, et al. 15-year longitudinal study of blood pressure and dementia. Lancet. 1996;347:1141–5

Skoog I, Hesse C, Aevarsson O, et al. A population study of apo E genotype at the age of 85: relation to dementia, cerbrovascular disease, and mortality. J Neurol Neurosurg Psychiat. 1998;64:37–43

Slooter AJC, Cruts M, Kalmijn S, et al. Risk estimates of dementia by apolipoprotein E genotypes from a population-based incidence study. The Rotterdam Study. Arch Neurol. 1998;55:964–8

Slooter AJC, Cruts M, Ott A, et al. The effect of APOE on dementia is not through atherosclerosis. The Rotterdam Study. Neurology. 1999;53:1593–5

Snowdon DA, Kemper SJ, Mortimer JA, Greiner LH, Wekstein DR, Markesberry WR. Linguistic ability in early life and cognitive function and Alzheimer's disease in late life. Findings from the Nun Study. J Am Med Ass. 1996;275:528–32

Sobel E, Louhija J, Sulkava R, et al. Lack of association of apolipoprotein E allele ε4 with late-onset Alzheimer's disease among Finnish centenarians. Neurology.1995;45:903–7

Sobel E, Dunn M, Davanipour Z, Qian Z, Chui HC. Elevated risk of Alzheimer's disease among workers with likely electromagnetic field exposure. Neurology 1996;47:1477–81

Sodeyama N, Yamada M, Itoh Y, et al. Alpha2-macroglobulin polymorphism is not associated with AD or AD-type neuropathology in the Japanese. Neurology 2000;54:443–446.

Stern Y, Alexander GE, Prohovnik I, Mayeux R. Inverse relationship between education and parietotemporal perfusion deficit in Alzheimer's disease. Ann Neurol. 1992;32:371–75

Stern Y, Gurland B, Tatemichi TK, Tang MX, Wilder D, Mayeux R. Influence of education and occupation on the incidence of Alzheimer's disease. J Am Med Ass. 1994;271:1004–10

Stern Y, Tang MX, Denaro J, Mayeux R. Increased risk of mortality in Alzheimer's disease patients with more advanced educational and occupational attainment. Ann Neurol. 1995;37:590–5

Stern Y, Albert S, Tang M-X, Tsai W-Y. Rate of memory decline in AD is related to education and occupation. Cognitive reserve? Neurology. 1999;53:1942–47

Sulway MR, Broe GA, Creasey H, et al. Are malnutrition and stress risk factors for accelerated cognitive decline? A prisoner of war study. Neurology. 1996;46:650–5

Swan GE, DeCarli C, Miller BL, et al. Association of midlife blood pressure to late-life cognitive decline and brain morphology. Neurology. 1998;51:986–93

Szklo M, Cerhan J, Diez-Roux AV, et al. Estrogen replacement therapy and cognitive functioning in the Atherosclerosis Risk in Communities (ARIC) study. Am J Epidemiol. 1996;144:1048–57

Tang M-X, Jacobs D, Stern Y, et al. Effect of oestrogen during menopause on risk and age at onset of Alzheimer's disease. Lancet. 1996;348:429–32

Tang M-X, Stern Y, Marder K, et al. The APOE-ε4 allele and the risk of Alzheimer disease among African Americans, Whites, and Hispanics. J Am Med Ass 1998;279:751–5

Taylor GA, Newens AJ, Edwardson JA, Kay DWK, Forster DP. Alzheimer's disease and the relationship between silicon and aluminium in water supplies in northern England. J Epidemiology Community Health. 1995;49:323–8

Tzourio C, Dufouil C, Ducimetière P, Alpérovitch A. Cognitive decline in individuals with high blood pressure. A longitudinal study in the elderly. Neurology. 1999;53:1948–52

van Dijk PTM, Dippel DWJ, Habbema JDF. Survival of patients with dementia. J Am Geriat Soc. 1991;39:603–10

van Duijn CM, Clayton D, Chandra V, et al. Familial aggregation of Alzheimer's disease and related disorders: a collaborative re-analysis of case-control studies. Int J Epidemiology. 1991;20, Suppl. 2:13–20

Waring SC, Rocca WA, Petersen RC, O'Brien PC, Tangalos EG, Kokmen E. Postmenopausal estrogen replacement therapy and risk of AD. A population-based study. Neurology 1999;52:965–70

Welch HG, Walsh JS, Larson EB. The cost of institutional care in Alzheimer's disease: nursing home and hospital use in a prospective cohort. J Am Geriat Soc. 1992;40:221–4

Williams DB, Annegers JF, Kokmen E, O'Brien PC, Kurland LT. Brain injury and neurologic sequelae: a cohort study of dementia, parkinsonism, and amyotrophic lateral sclerosis. Neurology. 1991;41:1554–57

Wood E, Whitfield E, Christie A. Changes in survival in demented hospital inpatients 1957–1987. Int J Geriat Psychiatry. 1991;6:523–8

Yaffe K, Cauley J, Sands L, Browner W. Apolipoprotein E phenotype and cognitive decline in a prospective study of elderly community women. Arch Neurol. 1997;54:1110–14

Yaffe K, Sawaya G, Lieberburg I, Grady D. Estrogen therapy in postmenopausal women. Effects on cognitive function and dementia. J Am Med Ass. 1998;279:688–95

Yaffe K, Blackwell T, Gore R, Sands L, Reus V, Browner WS. Depressive symptoms and cognitive decline in nondemented elderly women. A prospective study. Arch Gen Psychiatry. 1999;56:425–30

Yoshitake T, Kiyohara Y, Kato I, et al. Incidence and risk factors of vascular dementia and Alzheimer's disease in a defined elderly Japanese population: The Hisayama study. Neurology. 1995;45:1161–8

Zhang M, Katzman R, Salmon D, et al. The prevalence of dementia and Alzheimer's disease in Shanghai, China: impact of age, gender, and education. Ann Neurol. 1990;27:428–37

3 Diagnose und Differenzialdiagnose der Demenzen

H. Förstl und K. M. Einhäupl

Anamnese und Befund .... S. 45
    Eigen- und Fremdanamnese .... S. 45
    Körperliche Untersuchung .... S. 48
    Labor- und apparative Untersuchungen .... S. 50
    Kognitive Leistungstestung .... S. 52

Syndromdiagnostik .... S. 53
    Anfallsartig auftretende kognitive
    Störungen .... S. 54
    Vorbestehende Leistungsminderung ...... S. 55

    Depression/Demenzsyndrom der
    Depression .... S. 55
    Leichte kognitive Störungen .... S. 57
    Delir (= Verwirrtheitszustand) .... S. 57
    Selektive neuropsychologische Defizite .... S. 59
    Demenzsyndrom .... S. 62

Differenzialdiagnose der Demenzen .... S. 64
    Zerebrale Multimorbidität .... S. 69

Häufiger Anlass für die Demenzdiagnostik ist eine subjektiv wahrgenommene oder fremdanamnestisch beobachtete Beeinträchtigung der kognitiven Leistungen. Meist suchen die Patienten gemeinsam mit einer Begleitperson den Arzt auf, wobei mindestens einer die Sorge äußert, es könne sich um eine AD handeln.

Einige der bekannten Diagnosealgorithmen zielen in erster Linie auf die Erkennung dieser AD als häufigster Demenzform (Bancher et al. 1998, Ihl et al. 2000). Daneben stellen sich auch Patienten mit bereits bekannten neuropsychiatrischen, internistischen oder anderen Grunderkrankungen zur Demenzdiagnostik vor, die zu kognitiven Störungen führen können. Erklärtes Ziel der Untersuchung ist dann nur in zweiter Linie die Bestätigung einer vorbekannten Diagnose, sondern vor allem die Erfassung des Ausmaßes der Behinderung und das Erkennen und Einleiten geeigneter Hilfsmöglichkeiten. Bei jedem Patienten mit subjektiven Gedächtnisbeschwerden oder fremdanamnestisch geschilderten Leistungseinbußen muss nach einer genauen Erfassung der klinischen Defizite die Verdachtsdiagnose kritisch überprüft werden.

Schritte, die die Grundlage einer syndromalen und differenzialdiagnostischen Einordnung der kognitiven Defizite bilden
- Eigen- und Fremdanamnese
- körperliche Untersuchung
- Labor- und apparative Untersuchungen
- kognitive Leistungstestung

Anamnese und Befund

Eigen- und Fremdanamnese

Bei der Eigen- und Fremdanamnese muss gezielt auf die Chronologie und das Muster der kognitiven Störungen eingegangen werden sowie auf die Familien- und Sozialanamnese.

> Deckungen und Diskrepanzen zwischen der Eigen- und Fremdeinschätzung der Leistungen sind entscheidend für die Beurteilung der Plausibilität und die diagnostische Wertung dieser Informationen.

Nicht verzichtet werden darf auf eine genaue Dokumentation der Vorerkankungen und früherer Behandlungen.

■ Chronologie

■ Erste Auffälligkeiten

Der Zeitpunkt und die Art der ersten Störungen müssen erfragt werden. Die Antworten sind oft auffallend unpräzis. Handelt es sich um eine typisch verlaufende AD mit langsamem Beginn werden tatsächlich oft eine langsam zunehmende Vergesslichkeit, sozialer Rückzug, Wortfindungsstörungen usw. angegeben. Der Zeitpunkt der ersten eindeutigen Auffälligkeiten ist meist schwer festzulegen. Bei anderen Demenzformen kann ein akutes Ereignis (z. B. ein Schlaganfall) eindeutig den Beginn markieren. Häufig wird aber auch ein vermeintlich akuter oder subakuter Beginn angegeben, wenn tatsächlich eine langsam fortschreitende neurodegenerative Erkrankung zugrunde liegt. Bei diesen Patienten haben meist typische Belastungssituationen (Berentung, Umzüge, Urlaubsreisen, Krankenhausaufenthalte mit der gemeinsamen Eigenschaft veränderter Umgebungsbedingungen) zur Demaskierung der Störung geführt.

Durch das Kausalitätsbedürfnis von Patienten und Angehörigen werden die Folgestörungen häufig diesem auslösenden Ereignis angelastet. Erst sorgfältige Nachfragen können dann ergeben, dass etwa Kollegen am Arbeitsplatz seit Monaten oder Jahren einen leichten Leistungsabfall bemerkten, der entweder als Ausdruck einer Demotivation angesichts der bevorstehenden Berentung aufgefasst und kollegial kaschiert wurde, oder vielleicht doch zu erheblichen Schwierigkeiten führte, die zur Frühpensionierung unter Angabe anderer Gründe führten (betriebliche Umstrukturierung, somatische Erkrankung usw.), ohne dass der Konflikt dem Partner mitgeteilt wurde.

Wesentlich schwerer sind diskrete Frühzeichen bei Hausfrauen oder im Zeitraum nach der Berentung zu eruieren. Nachlassendes Interesse am Haushalt (Kochen, Ordnung usw.), Hobbys (Lesen, Musik, Garten usw.) und Familie (Enkelkinder, Einladungen usw.) werden oft einfach als Ausdruck des Alters abgetan.

■ Früher Verlauf

Die „Fieberkurve" des bisherigen Verlaufs ist von richtungsweisender Bedeutung:
- Die *zeitweise Verschlechterung* unter identifizierbaren, einzelnen Stresssituationen mit weitgehender Erholung kann auf eine psychogen reaktive Störung hinweisen, aber auch Ausdruck eines intermittierenden Verwirrtheitszustands sein.
- Eine *stufenweise akute Verschlechterung* ohne vollständige Restitution wird nach Hirninfarkten, Normaldruckhydrozephalus, AD mit superponierten Verwirrtheitszuständen und der Lewy-Körperchen-Variante der AD beobachtet.
- Die *langsame Progredienz* wäre typisch für die AD und andere neurodegenerative Erkrankungen, aber auch deren Verlauf kann durch zeitweise Plateaus, Tagesschwankungen, gelegentlich mehrwöchige leichte Verbesserungen oder einen dramatischen Leistungseinbruch gekennzeichnet sein.
- Eine *rasche Progredienz* mit erheblicher neurologischer Begleitsymptomatik legt den Gedanken an eine CJD oder ein Subduralhämatom nahe.

■ Symptomprofil

Häufig werden die kognitiven Störungen dominiert von der Beeinträchtigung des Gedächtnisses, gefolgt von Störungen der Sprache und Orientierung. Da die kognitiven Defizite durch die aktuellen Diagnosekriterien eine besondere Bedeutung besitzen, werden wichtige weitere Symptome und Zeichen in der Erhebung der Anamnese oft vernachlässigt, nämlich:

- einerseits die nichtkognitiven Störungen, wie:
  - Apathie,
  - Depression,
  - sozialer Rückzug,
  - Gereiztheit,
- andererseits die neurologisch-somatischen Störungen, die sich im Verlauf entwickelten oder veränderten, z. B.:
  - Gangstörungen,
  - Inkontinenz,
  - Myokloni usw.

Familien- und Sozialanamnese

Im Gegensatz zu Chorea Huntington und den seltenen familiären Formen der CJD sind bei Erkrankungen, die mit einem hohen Lebensalter assoziiert sind, häufig keine eindeutigen Angaben zur Familienanamnese zu erheben. Generell muss jedoch nach länger dauernden kognitiven Störungen bei Verwandten gefragt werden. Es ist zu präzisieren, ob der Beginn im Präsenium lag und wie lange die kognitiven Defizite eines verstorbenen Angehörigen bestanden. Dabei ist nach eindeutigen Anhaltspunkten zu fahnden (ärztliche Behandlung, Krankenhaus oder Heimaufenthalt). Von Interesse sind einerseits familiäre Erkrankungen, die mit einem höheren Risiko für eine AD assoziiert sind, also Morbus Parkinson, Trisomie 21, affektive Erkrankungen, sowie andererseits Erkrankungen, die zu anderen Demenzformen führen können, etwa zerebrovaskuläre Veränderungen und deren möglicherweise vererbliche Risikofaktoren.

Beim Einschätzen der Ressourcen ist das gesamte verfügbare soziale Netz eines Patienten von Bedeutung, und dabei in erster Linie die Leistungsfähigkeit des „gesunden" Partners. Zu klären ist der unmittelbare Bedarf an sozialen Hilfen (Einkäufe, Essen auf Rädern, Sozialstation usw.). Häufig ist bei der Ergänzung der Anamnese unter Einleitung entsprechender Schritte sozialpädagogische Unterstützung notwendig (Gratzl-Pabst 2001).

Beobachtung und Bewertung

Eine Reihe charakteristischer Angaben und Beobachtungen während der Untersuchung, die für das Vorliegen einer Demenz sprechen können, sind in Tab. 3.1 aufgelistet.

Vor allem bei leichten kognitiven Defiziten kann es schwer fallen, die Auswirkungen der Einbussen auf die Alltagsaktivitäten eines Patienten und damit die Bedeutung seiner Angaben einzuschätzen.

Tabelle 3.1 Angaben und Verhaltensweisen während der Untersuchung, die Ausdruck einer beginnenden Demenz sein können

Verschlechterung im Bereich von	Häufige Angaben von Patient und Angehörigen	Häufiges Verhalten im Gesprächsverlauf
Lernen und Behalten neuer Informationen	vergisst Gespräche und Termine, verlegt Gegenstände	repetitiv, wiederholt die gleichen Fragen, widerspricht eigenen Angaben im Gesprächsverlauf, verlegt Brille, Bleistift, Handtasche
Sprachverständnis und -produktion	Auffassungs- und Wortfindungsstörungen	sucht nach Worten, verwendet die falschen Ausdrücke, missversteht Fragen
Planen und Bewältigen anspruchsvoller Aufgaben	Schwierigkeiten bei Einkaufen, Kochen, Vorbereitung von Einladungen, Buchführen, verirrt sich beim Autofahren, im Krankenhaus	wirkt umständlich und ist nicht in der Lage, umfangreichere und zusammenhängende Angaben etwa zum Krankheitsverlauf oder über somatische Vorerkrankungen zu machen
Urteilsvermögen	unkritische oder gleichgültige Haltung bei wichtigen Entscheidungen und in sozialen Situationen, Regelverletzungen	verkennt Situation und Intention der Untersuchung
Verhalten	verminderter Antrieb, sozialer Rückzug, Desinteresse an früheren Hobbys, vermehrte Reizbarkeit, Depression	wirkt uninteressiert/ängstlich/überfordert/verstimmt/rasch erschöpft („bröckelnde Fassade")

> Die impliziten Beurteilungen des Untersuchers repräsentieren keinen genauen Maßstab. Es ist jedoch von Vorteil, sich der eigenen Haltungen, Erwartungen, Vorurteile, der „Gegenübertragung" bewusst zu sein:

Welchen Eindruck erweckt der Patient durch sein äußeres Erscheinungsbild? Tritt er sehr gepflegt auf (pflegt er sich selbst oder sind andere dafür verantwortlich?) oder wirkt er vernachlässigt (etwa aufgrund von Depression, Neglekt, Apraxie oder mangelnder Zuwendung Angehöriger)? Stellt er sich freiwillig vor, ist er selbst interessiert an der Untersuchung und besorgt, oder wird er gegen seinen Willen gebracht und gibt sich bagatellisierend, unwillig, verärgert oder peinlich berührt? Ist er depressiv, niedergeschlagen, oder witzelt er enthemmt? Leidet die Kommunikation unter seiner Verstimmtheit oder einer Weitschweifigkeit, Inkohärenz, Aphasie und Dysarthrie? Welche Leistungen sind aufgrund der Leistungen und der bisherigen Neigungen des Patienten, seiner Hobbys und bisherigen Interessen weiter zu erwarten? Wie ist die „prämorbide" Persönlichkeit des Patienten einzuschätzen? Sind seine Erwartungen an sich selbst eher überkritisch überfordernd? Äußert er sich hypochondrisch, vom Leben enttäuscht oder strahlt er Zufriedenheit über seine bisher erzielten Leistungen aus?

Wie ist das Verhältnis zur Bezugsperson? Gibt es Diskrepanzen oder überwiegt die Übereinstimmung in den eigenen und fremdanamnestischen Angaben? Welches sind die Intentionen der Bezugsperson? Meist sind Angehörige bessere objektive Informanten über die Entwicklung der Erkrankung und die alltäglichen Leistungen des Patienten. Aber auch sie können zu indifferent, zu nachlässig sein, möglicherweise da sie selbst unter einer beginnenden Demenz leiden. Angst um den Patienten oder wirtschaftliche Interessen können zu einer fremdanamnestischen Aggravation der Beschwerden führen.

Es ist individuell zu entscheiden, ob Eigen- oder Fremdanamnese gemeinsam mit Patient und Begleitperson erhoben werden, oder ob die Informationen unabhängig einzuholen sind. Für den Patienten kann es manchmal angenehm sein oder sogar unabdingbare Voraussetzung für die Untersuchung, eine vertraute Person an der Seite zu haben. Dadurch ergibt sich die Möglichkeit die Interaktion von Patient und Bezugsperson zu studieren, und dies kann große Bedeutung für die Planung weiterer diagnostischer oder therapeutischer Schritte besitzen.

> Der Umgang von Patient und Bezugsperson gibt wesentlichen Aufschluss über absehbare kritische Situationen zu Hause.

Bereits bei der Erstuntersuchung kann eine kurze konstruktive Rückmeldung über etwaige Optimierungsmöglichkeiten im Umgang mit dem Patienten für die Bezugsperson wesentlich wichtiger sein als die Beantwortung der typischen Frage, ob es sich etwa um eine AD handelt oder nicht.

Keinesfalls darf durch die Anwesenheit einer Bezugsperson die Untersuchung des Patienten zu einem Kreuzverhör ausarten. Eine kurze kognitive Testung oder ausführliche neuropsychologische Untersuchung muss ohne Einfluss des Angehörigen durchgeführt werden.

■ Vorerkrankungen und Behandlungen

Krankheiten besitzen für die meisten Patienten und Familien große biografische Bedeutung. Die zeitlichen Zusammenhänge zwischen deren Auftreten und dem Beginn und Verlauf kognitiver Störungen sind zu prüfen. Um den Schweregrad der Erkrankungen einzuschätzen, muss geklärt werden, welche ambulanten oder stationären, medizinischen oder psychiatrischen, psychotherapeutischen, medikamentösen oder Entzugsbehandlungen vorausgingen.

■ Somatische Vorerkrankungen

Man muss folgende Vorerkrankungen erfragen:
- kardiozerebrovaskuläre Vorerkrankungen (z.B. TIA, Schlaganfälle, Vaskulitiden, Herzinfarkte und -rhythmusstörungen),
- pulmonologische Störungen (Schlafapnoe-Syndrom, chronisch obstruktive Atemwegserkrankungen, chronische Hypoxie),
- hämatologische Störungen (Anämie, Polyzythämie, multiples Myelom),
- endokrinologisch-metabolische Störungen (Diabetes mellitus und damit verbundene Entgleisungen bzw. Komata; Hyperlipidämie; Hypo-, Hyperthyreose; Hypo-, Hyperparathyreoidismus),
- Vitaminmangelzustände (Folsäure, Vitamin B_{12}, Thiamin-, Vitamin-B_6-Mangel),
- gastroenterologische Erkrankungen (Leberzirrhose, Morbus Wilson, Hämochromatose),
- Nierenfunktionsstörungen (z.B. mit der Folge einer Anämie, Urämie oder Dialyseenzephalopathie),
- Infektionskrankheiten (Harnwegsinfektionen, HIV-Infektion, Syphilis und andere venerische Erkrankungen, Morbus Whipple oder andere Meningitiden und Enzephalitiden; Bluttransfusionen),
- zerebrale Raumforderungen (Tumoren, Sub- oder Extraduralhämatome, Liquorabflussstörungen, Schädel-Hirn-Traumen),
- Epilepsien mit länger dauernder Medikamenteneinnahme.

Psychische Vorerkrankungen

Eine Reihe von psychischen Erkrankungen kann mit signifikanter Beeinträchtigung der kognitiven Leistungen und der Alltagsbewältigung einhergehen. Dies gilt vor allem für im Senium erstmals oder rezidivierend auftretende affektive Störungen; gleichzeitig repräsentieren Depressionen Risikofaktoren für die Entwicklung einer Demenz. Schizophrene Neuerkrankungen im höheren Lebensalter sind selten. Bei unzureichender Vorinformation kann ein schizophrenes Residualsyndrom gelegentlich als Demenz verkannt werden.

Sowohl bzgl. klassischer Antidepressiva, als auch Neuroleptika wird diskutiert, ob sie neurodegenerativen Veränderungen Vorschub leisten können. Lange bestehende, unbehandelte Angsterkrankungen können durch ihre sozialen Konsequenzen und Zwangserkrankungen durch ihre zeitraubenden Rituale und die damit verbundenen Einschränkungen zu einer nachhaltigen Beeinträchtigung der Alltagsbewältigung führen und dadurch – falls sie erst in einem chronifizierten Stadium ärztlich erfasst werden – einer Demenz ähneln.

Frühere dissoziative Störungen oder somatoforme Erkrankungen legen bei hypochondrisch oder dramatisch vorgetragenen Beschwerden den Verdacht nahe, dass es sich nicht um eine organische Störung handelt, sondern erneut um eine psychogene Störung.

Auch bei älteren Patienten mit dem Verdacht auf eine beginnende Demenz muss eindringlich nach dem bisherigen Alkohol-, Medikamenten- und Drogenkonsum nachgefragt werden.

Medikamente/iatrogene Ursachen

Neben der längerfristigen Einnahme alter Antikonvulsiva können konventionelle Antidepressiva, niederpotente Neuroleptika und vor allem lang wirksame Hypnotika Ursache einer iatrogenen Demenz sein. Sehr viele Medikamente, etwa Kardiaka und Antihypertensiva, besitzen eine versteckt anticholinerge Wirkung.

Die Dauer der Medikamenteneinnahme ist von Bedeutung. Zu klären ist ob eine Dosisänderung bzw. das Absetzen oder eine Neuverschreibung im Zusammenhang mit einer kognitiven Verschlechterung steht. Aber auch bei unveränderter Dosierung können akkumulierende Metabolite nach Jahren zu einer neu auftretenden kognitiven Störung beitragen. Bei beginnender Demenz ist die regelmäßige Einnahme u. U. lebensnotwendiger Medikamente nicht mehr sicher gewährleistet. Es kann zu einer versehentlichen Selbstvergiftung kommen. Die vorsätzliche Nichteinnahme wichtiger Medikamente kann einen „stillen Suizid" darstellen.

Körperliche Untersuchung

Selbst wenn sich im weiteren Verlauf der Diagnostik häufig herausstellt, dass sich die Störung langsam entwickelt hat und ihre Natur keinen diagnostischen Aktionismus rechtfertige, muss zunächst generell energisch nach behandelbaren und auch potenziell lebensbedrohlichen Ursachen geforscht werden (z. B. zerebrale Raumforderungen, Infektions- und Gefäßkrankheiten, dringend behandlungsbedürftige Risikofaktoren).

Neurologische Untersuchung

Bereits Haltung, Spontanbewegungen und das Gangbild können wichtige diagnostische Hinweise liefern.

Tremor. Der physiologische *Haltetremor* (7–12 Hz) kann durch die Aufregung und Versagensangst, aber auch Ermüdung in der Untersuchungssituation amplitudengesteigert sein. Weitere Gründe für eine Steigerung sind Hypoglykämie, Hyperthyreose, Medikamente (Lithium, Valproat, Antidepressiva usw.) oder Medikamenten- (Sedativa!), Alkohol- und Drogenentzug. Ein *essentieller Tremor* im gleichen Frequenzbereich macht sich meist nicht nur als Haltetremor, sondern auch bei Bewegungen bemerkbar und ist oft an den Händen betont (Schreiben). Die Besserung durch Alkohol kann bei schwerem essentiellen Tremor gelegentlich im Senium zum Alkoholmissbrauch verführen. Eine Sonderform des essentiellen Tremors ist der *beinbetonte orthostatische Tremor*. Beim Morbus Parkinson dominiert meist ein *handbetonter Ruhetremor* von 3–6 Hz („Pillendrehen"), der unter Stress zu- und bei Willkürbewegungen abnimmt. Der langsamere *zerebellare Intentionstremor* und evtl. Haltetremor mit 2,5–5 Hz kann durch Alkoholmissbrauch bedingt sein. Der *grobschlägige Mittelhirntremor (Rubertremor)* im gleichen Frequenzbereich besteht in Ruhe, bei Haltung und Intention. Er ist stark behindernd und wird meist durch vaskuläre oder entzündliche Veränderungen im im Hirnstamm hervorgerufen. Ein schnellerer Halte-, Ruhe- und Intentionstremor mit 3–10 Hz findet sich bei ausgeprägter Polyneuropathie, etwa auf diabetischer oder urämischer Basis.

Rigor. Rigor wird von den Patienten subjektiv meist als Verkrampfung oder Verspannung wahrgenommen. Beim Morbus Parkinson kann das charakteristische „Zahnradphänomen" meist am besten durch fortgesetzte unregelmäßige passive Bewegungen im Handgelenk nachgewiesen werden. Rigor tritt auch bei vielen anderen Stammganglienerkrankungen auf, etwa bei der kortikobasalen Degeneration, aber auch bei der CJD. Rigor muss differenziert werden von Störungen der Willkürmotorik, etwa bei ängstlichen Patienten, einer Spastik bei Läsion des 1. Motoneurons, und einem Gegenhalten als motorischer Primitivreaktion bei fortgeschrittener Demenz mit ausgeprägter neokortikaler Schädigung.

Hypokinese. Die Hypokinese als reduzierte Spontanbewegung kann sich als *Hypomimie* und *Hypophonie*, eine Verlangsamung (*Bradykinese*) bis zur weitgehenden Bewegungslosigkeit bei extremer Verzögerung äußern (*Akinese*). Sie muss unterschieden werden von einer frontalen Antriebsstörung (Abulie), einer Apraxie mit gestörter Handlungsprogrammierung, einer Spastik mit gestörtem Programmabruf, und einer beeinträchtigten Ausführung durch neuromuskuläre oder eine Steifheit aufgrund rheumatoid-arthritischer Erkrankungen.

Gangstörungen. Gangstörungen können Folge einer frontalen Antriebsstörung mit Startverzögerung sein oder Ausdruck einer Gangapraxie etwa bei subkortikaler arteriosklerotischer Enzephalopathie (SAE). Eine Kombination von Gangapraxie und parkinsonähnlichem rigid-hypokinetischen Gang findet sich beim Normaldruckhydrozephalus mit gleichzeitiger Schädigung von subkortikalen Bahnen und Stammganglien. Weitere Formen der Gangstörungen bei Stammganglienerkrankungen sind der *choreatische oder tremoröse Gang*. Zerebellare und vestibulare Störungen bedingen *ataktische Gangbilder*. Läsionen des 1. Motoneurons wie bei der kortikalen Multiinfarktdemenz oder der progressiven supranukleären Parese verursachen ein *paraspastisches Gangbild*. Tabes dorsalis und funikuläre Myelose sowie die Polyneuropathie im Rahmen eines Korsakow-Syndroms führen zu einer veränderten Propriozeption mit *ataktischem Gang*. Alkoholtoxische Polyneuropathien und Druckläsionen etwa des N. peronaeus gehen mit charakterischen klinischen (z. B. Steppergang) und elektromyographischen Befunden einher. Ein Schmerzhinken (algophober Gang) kann auf Verletzungen von Nerven, Knochen und Gelenken hinweisen (z. B. Watschelgang nach Hüftgelenkläsion), die wiederum Folge eines Sturzes darstellen können. *Bizarre Gangbilder* sind am ehesten Ausdruck psychogener Störungen.

Sensibilitätsstörungen. Sensibilitätsstörungen sind bei ausgeprägten kognitiven Defiziten besonders schwer zu erheben und bei älteren Menschen im allgemeinen schwierig zu interpretieren, da häufig ein vermindertes Vibrationsempfinden und ein Nachlassen der Propriozeption ohne eindeutig fassbare Ätiologie zu verzeichnen sind. Sensibilitätsstörungen werden durch Alkoholmissbrauch, Diabetes mellitus, Vitamin-B_{12}-Mangel/funikuläre Myelose und Tabes dorsalis verstärkt.

Disinhibitionszeichen. Disinhibitionszeichen (Primitivreflexe, z. B. Greif-, Schnauz-, Saug- und Palmomentalreflex) finden sich besonders häufig bei frontotemporalen Lobäratrophien, aber auch bei anderen Demenzformen mit Beteiligung des Präfrontalkortex, etwa in Spätstadien der AD.

Neurologische Herdzeichen. Neurologische Herdzeichen im Sinne einer betonten Asymmetrie der sensomotorischen Befunde einschließlich der Reflexe sind häufig Ausdruck einseitiger, z. B. vaskulär bedingter Läsionen, wenngleich auch Systemdegenerationen asymmetrisch beginnen und ablaufen können (kortikobasale Degeneration, Morbus Parkinson).

Muskelerkrankungen. Muskelerkrankungen können selten einmal mit kognitiven Defiziten assoziiert sein. Die *myatrophe Lateralsklerose* kann in Kombination mit einer Lobäratrophie auftreten (Mitsuyama-Syndrom). Die *myotone Dystrophie Curschmann-Steinert* führt zu einer fortschreitenden Beeinträchtigung von Gedächtnis, Aufmerksamkeit und frontaler Leistungen. *Rheumatoide Arthritis* und die damit verbundenen Muskelschmerzen können zu einer ausgeprägten Depression und damit verbundenen kognitiven Störungen führen (bzgl. einer ausführlichen neurologischen Diagnostik wird auf einschlägige Werke verwiesen, z. B. Patten 1985, Rohkamm 2000).

■ Internistische Untersuchung

Es ist allem ist zu achten auf:
- Hypertonus und Hypotonie (ggf. im 24-Stunden-Verlauf),
- Geräusche über Herz und Karotiden,
- Zeichen einer peripheren arteriellen Verschlusskrankheit,
- Arrhythmie,
- Zeichen der Herzinsuffizienz,
- Lungenauskultationsbefund,
- Hinweise auf eine chronisch obstruktive Atemwegserkrankung und Hypoxie.

In einer Studie an wegen organisch bedingten psychischen Störungen untersuchten Patienten über 65 Jahren konnten bei 70% wesentliche internistische und neurologische Erkrankungen neu festgestellt werden. Dabei fanden sich vor allem (Hewer u. Förstl 1998):
- kardiopulmonale Erkrankungen (nahezu 20%),
- metabolisch-endokrine Erkrankungen (nahezu 20%, häufig Diabetes mellitus II),
- nephrologische und urologische Erkrankungen (12%),
- neurologische Erkrankungen (10%),
- maligne Erkrankungen (5%).

Dies unterstreicht die Bedeutung einer sorgfältigen somatischen Diagnostik.

> Die Schwere der somatischen Morbidität kann mit dem *Charlson-Index* und die dadurch verursachte Behinderung mit dem *Barthel-Index* abgeschätzt werden.

Blaue Flecken an typischen Stellen und andere Verletzungen wie etwa Verbrennungen sind bei alten Menschen ein Warnzeichen, da sie Hinweis auf eine potenzielle Selbstgefährdung im eigenen Haushalt darstellen können oder – besonders bei hilflosen Personen – den Verdacht auf häusliche Gewalt erregen müssen.

Labor- und apparative Untersuchungen

Derzeit gibt es noch keine Labortests, die sich als „Screeningverfahren für die Demenz" außerhalb spezialisierter Zentren eignen.

■ Klinisch-chemische Tests

Sie zielen auf die Erkennung neuropsychiatrischer und internistischer Erkrankungen, die eine Demenz verursachen oder kognitive Störungen verstärken können (Tab. 3.2).

Durch diese Laboruntersuchungen kann eine Reihe „sekundärer" Demenzen mit eindeutig fassbaren biologischen Ursachen dingfest gemacht werden, sodass sich die Behandlung unmittelbar und oft kausal gegen diese Ätiologie richten kann, z. B.

- Hypo-, Hyperthyreose,
- Hypo-, Hyperparathyreoidismus,
- funikuläre Myelose,
- zerebrale Raumforderung,
- Normaldruckhydrozephalus,
- vaskuläre Hirnerkrankungen,
- progressive Paralyse,
- AIDS-Enzephalopathie,
- Morbus Wilson,
- Hyperhomozysteinämie,
- CJD usw.

Da die Versorgung eines depressiven, aphasischen, verwirrten oder dementen Patienten jeweils andere Maßnahmen erfordert, sollte auch bei klarer Ätiologie eine konsequente syndromale Diagnostik weiterverfolgt werden, um die Art und Ausprägung der kognitiven Defizite genau einzugrenzen und den speziellen Hilfebedarf festzustellen.

> Da die genannten eindeutig sekundären Demenzformen mit monokausaler Ätiologie insgesamt nicht sehr häufig sind, besteht der Nutzen der Labordiagnostik für die Mehrzahl der Patienten im Erkennen von Begleiterkrankungen, durch die sich kognitive Störungen verschlimmern oder die per se behandlungsbedürftig sind.

Tabelle 3.2 Obligate und fakultative Labor- und apparative Untersuchungen bei Demenzverdacht (modifiziert nach Bancher et al. [1998] sowie Ihl et al. [2000])

	Obligate Screeninguntersuchungen	**Fakultative Untersuchungen[1)]**
Labor	BB, Diff-BB, BSG	Urinstatus, Lues-, HIV-, Borrelienserologie
	Glucose	HbA1 C, Blutzuckertagesprofil
	Cholesterin	Lipidelektrophorese
	Na, K, Ca	Cl, Mg, Cu
	γ-GT	GOT, GPT, AP, Bilirubin, Coeruloplasmin
	Kreatinin	Harnstoff N, Harnsäure
	TSH	T3, T4, Antikörper, Parathormon
	Vitamin B_{12}, Folsäure	Homocystein, Thiamin
	BSG	C-reaktives Protein, ANA, ANCA, AMA
		Liquordiagnostik (Zellzahl, -diff., IgG; βA42, Tau, 14–3-3)
		genetische Studien (s. Tab. 3.3)
		Toxikologie (Blei, Quecksilber, Benzol)
Apparativ	EKG	Langzeit-EKG, -RR, Echokardiographie, Doppler-Sonographie der Hals-/Gehirngefäße
	EEG	Polysomnographie
	CT oder MRT	SPECT, PET

[1)] bei gezieltem Verdacht durch Anamnese und somatische Untersuchung bzw. bei richtungsweisenden pathologischen Ergebnissen der obligaten Untersuchungen

Genetische und biochemische Marker bestimmter Demenzformen

Eine prognostische oder bestätigende genetische Untersuchung ist nur indiziert bei dem hochgradigen Verdacht auf das Vorliegen einer Demenzform mit zuverlässig rekonstruierbarem Erbgang (Beispiele in Tab. 3.3) und bei Bereitschaft zu einer ausführlichen genetischen Beratung.

Nach dem derzeitigen Kenntnisstand muss sowohl von einer prognostischen als auch diagnoseverifizierenden Bestimmung genetischer Polymorphismen abgeraten werden (z. B. ApoE-Typisierung; Lautenschlager et. al. 1999, Lovestone 1999; Liddell et al. 2001). Spezielle biochemische Marker werden bei den einzelnen Krankheitsbildern abgehandelt.

Tabelle 3.3 Genetisch determinierte neuropsychiatrische Erkrankungen, die zu einer Demenz führen können und bei denen derzeit unter geeigneter Beratung eine prognostische oder bestätigende Genbestimmung indiziert sein kann (gekürzt nach AG Neurogenetik der Deutschen Gesellschaft für Neurologie 2000).

Erkrankung	Gen	Mutation	Lokus	Erbgang
Amyloidangiopathie, familiäre (HCHWA-D)	Amyloid-Präkursor-Protein	Punktmutation	21 q21	ad
CADASIL	Notch 3	Punktmutation	19 p13.1	ad
Chorea Huntington	Huntingtin	Trinukleotid	4 p16.3	ad
Familiäre CJD Fatale familiäre Insomnie GSS-Syndrom	Prionprotein	Punktmutation/ Insertion	20 pter-p12	ad
Familiäre AD: • AD1 • AD3 • AD4	 Amyloid-Präkursor-Protein Präsenilin 1 Präsenilin 2	 Punktmutation Punktmutation Punktmutation	 21 q21 14 q24.3 1 q31-q42	 ad ad ad
Frontotemporale Demenz mit Parkinson-Syndrom	MAP-tau	Punktmutation	17 q21	ad
Morbus Fabry	α-Galaktosidase	Punktmutation/ Deletion/Insertion	Xq22	X
Morbus Gaucher	Glucozerebrosidase	Punktmutation/ Deletion/Insertion	1 q21	ar
Morbus Niemann-Pick A/B	Sphingomyelinase	Punktmutation/ Deletion/Insertion	11 p15.4	ar
Morbus Niemann-Pick C	NPC1-Gen	Punktmutation/ Insertion	18 q11	ar
Morbus Wilson	Coeruloplasmin	Deletion/ Punktmutation	13 q14.1	ar
MELAS	t-RNA-Leu	Punktmutation	nt3243 /nt3271	Mat
MERRF	t-RNA-Lys	Punktmutation	nt8344	Mat
Spinozerebellare Ataxie 3	Ataxin 3	Trinukleotid	14 q24	ad

ad	autosomal dominant
AD	Alzheimer-Demenz
ar	autosomal rezessiv
CADASIL	Cerebral Autosomal Dominant Arteriopathy …
CJD	Creutzfeldt-Jakob-Krankheit
GSS-Syndrom	Gerstmann-Sträussler-Scheinker-Syndrom
Mat	maternal mitochondrial
MELAS	mitochondriale Enzephalomyelopathie mit Lactatazidose und Stroke-like Episodes
MERRF	Myoklonusepilepsie mit Ragged Red Fibres
X	X-chromosomal

Kognitive Leistungstestung

■ Formale psychologische Testung

Die Demenzdiagnostik ist nicht delegierbar, sondern eine unmittelbar ärztliche und psychologische Aufgabe. Ein kognitiver Kurztest und auch eine ausführliche neuropsychologische Untersuchung können keineswegs die grundlegende ärztliche Untersuchung ersetzen.

> Die formale Testung ist unbedingt notwendig, kann aber im ersten Untersuchungsschritt sehr kurz sein und kann auch von einer geschulten Hilfskraft durchgeführt werden, solange die Einordnung der Ergebnisse in die Gesamtbeurteilung kompetent erfolgt.

Ziele der Untersuchung sind:
- Objektivierung und Quantifizierung der kognitiven Defizite,
- Festhalten einer Vergleichsbasis für Verlaufsstudien,
- Therapiekontrolle im weiteren Verlauf,
- Beitrag zur Differenzialdiagnose der Syndrome und Demenzformen.

Bei der Durchführung und Beurteilung der Testung muss die Aufnahme- und Mitteilungsfähigkeit des Patienten in der Untersuchungssituation berücksichtigt werden. Ausbildungsstand, sozialer Hintergrund, Sprachkenntnisse und aktuelles Sprachvermögen beeinflussen das Testergebnis. Die Testung soll in einer angenehm entspannten Atmosphäre ohne Prüfungsangst absolviert werden; Voraussetzungen dazu sind bequemes Sitzen und Arbeitshaltung, fehlende Ablenkungen, ausreichendes Licht bzw. Lautstärke mit klaren und einfachen Anweisungen; Verfügbarkeit notwendiger Hör- und Sehhilfen.

> Auch bei schlechten Ergebnissen sollte der Patient durch positives ermutigendes Feedback motiviert werden, den Test vollständig durchzuführen.

Die Auswahl der Tests ergibt sich aus der Logik der Syndrom- und Differenzialdiagnose. Sie erfolgt pragmatisch.

> Eine unsinnige Rundumtestung auf Kosten des Patienten ohne erkennbare therapeutische Konsequenz ist kontraindiziert.

Je ausgeprägter und eindeutiger die kognitiven Defizite, desto ökonomischer kann die Testung absolviert werden. Besonders gross ist der Aufwand bei leichten oder atypischen Störungsbildern (Tab. 3.4).

Tabelle 3.4   Beispiele praktikabler Kurztests, Beurteilungsskalen und strukturierter Interviews zur Unterstützung der Syndromdiagnose

Syndrom	Test	Beurteilungsskala
Leichte kognitive Beeinträchtigung	SIDAM, CAMDEX, CERAD	ADL
Delir	Zahlen-Nachsprech-Test, Stroop-Test	CAM
Spezielles neuropsychologisches Defizit	symptomorientierte neuropsychologische Verfahren, z. B. California Verbal Learning Test, Token-Test	
Demenz	MMST	FAST

ADL	Aktivitäten des täglichen Lebens
CAM	Confusion Assessment Method
CAMDEX	Cambridge Examination for Mental Disorders of the Elderly
CERAD	Consortium to Establish a Registry of Alzheimer's Disease
FAST	Functional Assessment Staging
GDS	Geriatric Depression Scale
MMST	Mini-Mental-State-Test
SIDAM	strukturiertes Interview für die Diagnose einer Demenz vom Alzheimer-Typ ...

Syndromdiagnostik

Abb. 3.1 zeigt ein allgemeines Schema zur hierarchischen Syndromdiagnose kognitiver Störungen bis hin zur Demenz. Hierbei sind folgende Fragen zu klären:
- Liegen *anfallsartige* kognitive Defizite vor?
- Handelt es sich tatsächlich um eine *Abnahme* kognitiver Leistungen oder um eine vorbestehende Minderleistung?
- Liegt eine *affektive* Erkrankung vor, die zu kognitiven Defiziten, im Extrem einem Demenzsyndrom der Depression führen kann?
- Ist die *Alltagsbewältigung* tatsächlich signifikant eingeschränkt oder handelt es sich um eine leichte kognitive Störung (mild cognitive impairment)?
- Steht eine Störung der *Aufmerksamkeit* bzw. des Kurzzeitgedächtnisses im Vordergrund, handelt es sich also um ein Delir (= Verwirrtheitszustand)?
- Besteht ein selektives neuropsychologisches Defizit wie eine *Amnesie* oder eine *Aphasie, Agnosie, Apraxie* usw.?
- Handelt es sich tatsächlich um eine Demenz mit *Amnesie und anderen* kognitiven Störungen, die so schwerwiegend sind, dass sie zu einer nachhaltigen Beeinträchtigung der Alltagsbewältigung führen?

Generell ist zu berücksichtigen, dass jedes dieser ersten 6 Syndrome mit einem erhöhten Risiko assoziiert ist, im späteren Verlauf eine Demenz zu entwickeln.

Mit Ausnahme der Depression ist bei allen genannten Syndromen ein objektiver Nachweis einer zerebralen oder systemischen Störung, Krankheit oder Schädigung zu fordern, die die Defizite verursacht. Nach Kurt Schneider wird der Zusammenhang durch 2 Zeitkriterien nahegelegt, nämlich die Parallelität zwischen somatischer und kognitiver Veränderung zu deren Beginn und etwaigem Ende. Ferner dürfen keine überzeugenden Hinweise auf eine reaktive, psychogene Verursachung vorliegen. Diese Gedankengänge von Kurt Schneider sind in den Kriterien zur Diagnose „Psychische Störung aufgrund einer Schädigung oder Funktionsstörung des Gehirns oder einer körperlichen Erkrankung" in ICD-10-R und DSM-IV explizit dargestellt (Tab. 3.5).

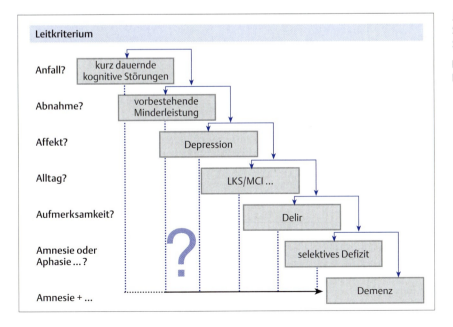

Abb. 3.1 **Hierarchische Syndromdiagnose kognitiver Störungen.**

LKS leichte kognitive Störung
MCI Mild Cognitive Impairment

Tabelle 3.5 Kriterien für die Diagnose einer psychischen Störung aufgrund einer Schädigung oder Funktionsstörung des Gehirns oder einer körperlichen Erkrankung nach ICD-10-R (*F06.7*) und DSM-IV

Kriterien	ICD-10-R	DSM-IV
Ursachennachweis	**G.1:** objektiver Nachweis (aufgrund körperlicher, neurologischer und laborchemischer) Untersuchungen und/oder Anamnese einer zerebralen Krankheit, Schädigung oder Funktionsstörung oder einer systemischen Krankheit, von der bekannt ist, dass sie eine zerebrale Funktionsstörung verursachen kann, einschließlich Hormonstörungen (außer durch Alkohol oder psychotrope Substanzen bedingte Krankheiten) und Effekte, die nicht durch psychoaktive Substanzen bedingt sind	identisch mit ICD-10-R
Zeitkriterium 1	**G.2:** ein wahrscheinlicher Zusammenhang zwischen der Entwicklung (oder einer deutlichen Verschlechterung) der zugrunde liegenden Krankheit, Schädigung oder Funktionsstörung und der psychischen Störung, deren Symptome gleichzeitig oder verzögert auftreten	identisch mit ICD-10-R
Zeitkriterium 2	**G.3:** Rückbildung oder deutliche Besserung der psychischen Störung nach Rückbildung oder Besserung der vermutlich zugrunde liegenden Krankheit	identisch mit ICD-10-R
Ausschluss	**G.4:** kein ausreichender oder überzeugender Beleg für eine andere Verursachung der psychischen Störung, wie z. B eine sehr belastete Familienanamnese für eine klinisch gleiche oder ähnliche Störung	identisch mit ICD-10-R
	Anmerkung: Wenn die Kriterien G.1, G.2 und G.4 zutreffen, ist eine vorläufige Diagnose gerechtfertigt; wird zusätzlich G3 nachgewiesen, kann die Diagnose als sicher gelten.	identisch mit ICD-10-R
Beispiele für „sonstige Störungen" aufgrund einer Funktionsstörung des Gehirns oder einer körperlichen Krankheit	**F06.0** organische Halluzinose **F06.1** organische katatone Störung **F06.2** organische wahnhafte (schizophreniforme) Störung **F06.3** organische affektive Störung **F06.4** organische Angststörung **F06.5** organische dissoziative Störung **F06.6** organische emotional labile (asthenische) Störung **F06.7** *leichte kognitive Störung* **F06.8** Sonstige **F06.9** nicht näher bezeichnete Störungen	nahezu identisch mit ICD-10-R

Anfallsartig auftretende kognitive Störungen

Gelegentlich kann sich bei der schlecht koordinierten Aufnahme oder Übergabe eines unbekannten Patienten ohne weitere Informationen ein zeitweiser Verdacht auf ein Delir oder eine Demenz ergeben, obwohl ein akutes, evtl. paroxysmales Geschehen zugrunde liegt. Eine kurze Erwähnung scheint an dieser Stelle gerechtfertigt, da umgekehrt auch Patienten mit bereits wiederholt aufgetretenem Delir und länger bekannter Demenz häufig unter scheinbar akuten Bedingungen vorgestellt werden, als handele es sich um eine rasch, unerwartet und erstmals aufgetretene Problematik, so etwa bei akuter Exazerbation von Verhaltensstörungen, verschärft durch eine somatische Begleiterkrankung, nach Erkrankung des pflegenden Ehepartners usw.

Meist wird dieser Verdacht rasch beseitigt, wenn:
- sich richtungsweisende Symptome abzeichnen (klinisch, laborchemisch, apparativ),
- weitere Informationen eintreffen (von Angehörigen, Sanitätern oder anderen Zeugen),
- der Patient „aufklart" und die Angelegenheit selbst aufklärt.

Eine unvollständige Liste möglicher Differenzialdiagnosen enthält Tab. **3.6**. Mitunter können sich bei älteren Patienten nach Abklingen der Akutsymptomatik tatsächlich Hinweise auf länger dauernde kognitive Störungen ergeben.

Tabelle 3.6 Einige Beispiele akut auftretender und rasch abklingender kognitiver Störungen, die bei fehlender Zusatzinformation zeitweise als Delir oder Demenz verkannt werden können	
Genese	**Beispiele**
Epileptische Genese	komplex-partielle Anfälle Déjà vu transiente epileptische Amnesie postiktale Dämmerzustände
Kardiozerebrovaskuläre Genese	TIA transiente globale Amnesien vertebrobasiläre Migräne prolongierte Synkopen
Endokrinologisch-metabolische Genese	Hypo-, Hyperglykämien akute intermittierende Porphyrie
Somnologische Genese	Narkolepsie Kataplexie Parasomnien
Psychogenese	posttraumatische Stresserkrankungen Ganser-Syndrom „hysterische Demenz" psychogene Fugue dissoziative Zustände Erregungszustände Panikattacken
Andere	verschiedene Intoxikationen Schädel-Hirn-Traumen

TIA transiente ischämische Attacke

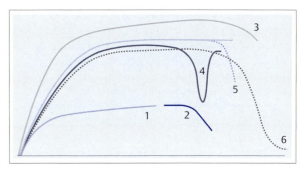

Abb. 3.2 **Verlaufsformen kognitiver Störungen.**
1, 2 Minderbegabung (1), evtl. mit zusätzlicher Demenz (2)
 3 leichte kognitive Störung
 4 Delir, Demenzsyndrom der Depression
 5 Amnesie oder Aphasie
 6 Demenz

Vorbestehende Leistungsminderung

> Eine vorbestehende Leistungsminderung kann durch eine Minderbegabung, ein ausgeprägtes Ausbildungsdefizit oder eine schwere Persönlichkeitsstörung mit nachhaltiger Beeinträchtigung der sozialen Anpassung ausgelöst sein.

Wird bei einer bekannten vorbestehenden intellektuellen Leistungseinschränkung ein neuerliches zusätzliches Nachlassen der Leistungsfähigkeit berichtet, muss die nachfolgende Differentialdiagnostik mit der gleichen Dringlichkeit betrieben werden wie bei erstmals auftretenden kognitiven Störungen. Häufig lassen sich psychosoziale Auslöser identifizieren, die für die zusätzliche, möglicherweise vorübergehende Leistungsminderung verantwortlich sind (z. B. Veränderung der Umgebungsbedingung durch Ortswechsel, Verlust der Bezugsperson, Frustration am Arbeitsplatz oder in der Gruppe). Interkurrente somatische Erkrankungen werden bei dieser Patientengruppe häufiger übersehen und weniger konsequent behandelt als bei bislang kognitiv intakten Personen.

Da die Schwelle zur Manifestation zusätzlicher neuropsychiatrischer Erkrankungen aufgrund der eingeschränkten Kompensationsfähigkeit der Patienten mit vorbestehender Minderleistung erniedrigt ist, und da ferner bestimmte Erkrankungen – etwa die Trisomie 21 (Down-Syndrom) und Speicherkrankheiten mit retardierter Entwicklung – mit einem ätiologisch begründeten höheren Demenzrisiko einhergehen, ist die sorgfältige Diagnostik besonders wichtig. Sie erfordert Fingerspitzengefühl im Umgang mit dem Patienten und meist die Zusammenarbeit verschiedener medizinischer Disziplinen.

Falls anhand der Anamnese keine klaren Anhaltspunkte über das Vorliegen oder das Ausmaß einer vorbestehenden Leistungseinschränkung zu gewinnen sind, eignen sich zur groben Abschätzung Tests zur verbalen Intelligenz. Obwohl über die ggf. indizierte Antidementivabehandlung bei vorbestehender Leistungseinschränkung nur geringe Erfahrungen bestehen, sollen sie auch bei vorbestehender Leistungsminderung eingesetzt werden, wenngleich mit größerer Behutsamkeit.

Abb. 3.2 zeigt unterschiedliche Verläufe kognitiver Leistungseinbußen. Die Minderbegabung mit zusätzlicher Demenz wird in den Kurven 1 und 2 dargestellt.

Depression/Demenzsyndrom der Depression

Die Depression ist die häufigste psychische Erkrankung im Senium, und sie wird häufig unterdiagnostiziert, vor allem bei gleichzeitig bestehenden somatischen Erkrankungen. Zwischen depressiver Verstimmung, mnestischen und exekutiven Defiziten bestehen enge funktionelle Beziehungen (Austin et al. 2001), die nicht allein aus einem Mangel an Motivation oder Konzentration zu erklären

sind. Bei alten Patienten mit Depressionen finden sich häufig auch kognitive Defizite, die sich – selbst bei erfolgreicher antidepressiver Behandlung – nicht immer vollständig zurückbilden. Die Situation wird kompliziert durch die unterschiedlichen Variationen des Zusammenwirkens affektiver und kognitiver Störungen:
- kognitive Defizite bei depressiver Grunderkrankung,
- Komorbidität zwischen Demenz und Depression,
- depressive Symptome bei demenzieller Grunderkrankung.

Zusätzlich kann die affektive Störung als „Vorpostensymptom" bzw. Risikofaktor für die Demenz gelten.

Die Zielrichtung der Behandlung richtet sich entweder gegen die vermutete Depression oder die angenommene Demenz; häufig wird die Frage der Kausalität bzw. Komorbidität jedoch nicht eindeutig zu beantworten sein und eine zweigleisige antidementive und antidepressive Therapie gewählt werden.

Das sog. „Demenzsyndrom der Depression" mit schwerwiegender Beeinträchtigung der Alltagsbewältigung, von dem in der Literatur immer wieder berichtet wird, findet sich als wahrhaftiges syndromdiagnostisches Problem in Praxis oder Klinik nur sehr selten. Kaum je zeigt ein Patient, der im Rahmen einer Depression schwerwiegende kognitive Defizite entwickelt, keine Hinweise auf die zugrunde liegende affektive Erkrankung!

Meist finden sich bei depressiven Erkrankungen keine ausgeprägten neokortikalen Werkzeugstörungen (Aphasie, Apraxie, Agnosie); die Desorientierung fehlt meist.

Symptome, die im Senium nicht als sichere Anhaltspunkte für das Vorliegen einer Depression angesehen werden
- Verlangsamung
- Hemmung
- Klagen über schlechte Konzentrationsfähigkeit
- Vergesslichkeit
- Appetitlosigkeit
- Gewichtsverlust
- gastrointestinale Störungen
- Schlafstörungen
- Erschöpfung
- Verlust von Energie und Libido
- kardiovaskuläre Beschwerden

Diese bei jüngeren Patienten als somatische Symptome einer Depression aufgefassten Störungen werden im Alter sehr häufig berichtet, sind hier aber oft auf bestimmte Grunderkrankungen zurückzuführen.

Diagnostisch ausschlaggebende depressive „Kernsymptome"
- Interessensverlust
- Verstimmtheit
- Gefühl der Wertlosigkeit
- Angst und Suizidgedanken
- multiple hypochondrische Klagen:
  - Globusgefühl
  - Druck auf Brust
  - Herzstolpern
  - Bauchschmerzen
  - Kopfschmerzen
  - Schwindel ohne somatisches Korrelat

Charakteristisch für sekundäre kognitive Störungen verursacht durch eine Depression ist die Diskrepanz zwischen subjektiv wahrgenommenen und geäußerten Defiziten sowie die schlechte Testbewältigung einerseits und andererseits eine verhältnismäßig gute Alltagsbewältigung (intakte Hygiene und Orientierung).

Zusätzliche Hinweise auf eine vorrangig affektive Störung sind:
- Tagesschwankungen mit nachmittäglicher Besserung,
- bestimmte Wahnthemen (Krankheit, Verarmung, Versündigung, Schuld),
- somatische Symptome ohne somatisches Korrelat (Appetitlosigkeit, Schlafstörungen, Erschöpfung),
- rascher Beginn innerhalb von Tagen oder Wochen und kurze Dauer (wenige Monate),
- eigene oder familiäre depressive Vorerkrankungen.

Sonderformen der „organischen Depression" assoziiert mit der Multimorbidität des Alters finden sich im Gefolge von:
- Diabetes mellitus,
- Hypo- oder Hyperthyreose,
- Hypo- oder Hyperkalzämie,
- Herz-, Lungen-, Leber-, Nieren- und Nebenniereninsuffizienz,
- Arteriitis temporalis,
- Lupus erythematodes,
- rheumatoider Arthritis,
- Pankreaskarzinom,
- Gehirntumoren,
- Vitaminmangelkrankheiten,
- Virusinfektionen (Mononukleose, Influenza, Hepatitis, HIV),
- multipler Sklerose,
- Medikamenten (Betablocker, Benzodiazepine, Cortison, nichtsteroidale Antiphlogistika, H2-Blocker u. a.).

Die Dysthymie als leichtergradige chronisch depressive Verstimmung im Senium kann Anlass zur Verwechslung mit einer leichten kognitiven Störung geben.

Leichte kognitive Störungen

Subjektive Gedächtnisbeschwerden können Folge einer zumindest leichten depressiven Verstimmtheit sein und antidepressiv bzw. antidementiv behandelt werden. Bereits durch die Angabe der Beschwerden definiert der Patient seine Zugehörigkeit zu einer Risikogruppe, da in einer Reihe epidemiologischer Studien nachgewiesen werden konnte, dass auch bei diesen Patienten mit einem höheren Demenzrisiko zu rechnen ist, eine Tatsache, die der Erfahrung aus dem klinischen Alltag zu widersprechen scheint.

Die Komorbidität zwischen leichter kognitiver Störung und Depression ist hoch (Reischies u. Neu 2000). Die kognitive Leistung von Personen mit subjektiven Beschwerden ist im allgemeinen geringer als die Leistung Altersgleicher ohne subjektive Beschwerden (Clarnette et al. 2001), selbst wenn die subjektiv verspürten Defizite testpsychologisch objektivierbaren Einbußen Jahre vorauseilen können (Geerlings et al. 1999).

> Keinesfalls ersetzt die Angabe subjektiver Beschwerden eine objektive Testung (Riedel-Heller et al. 2000).

Die kognitive Leistung nimmt bei weitgehend repräsentativen prospektiven Bevölkerungsuntersuchungen im Senium ab; eine deutlichere Abnahme der Gedächtnisleistungen findet sich bei Personen mit geringem Ausbildungsstand und mit stärkeren sensorischen Defiziten (Cullum et al. 2000). Personen mit schlechterer Ausbildung, höherem Alter, nachweislichen Gedächtnisstörungen, niedriger Aufmerksamkeitsleistung und Wortproduktion weisen ein höheres Risiko auf, im Folgezeitraum eine Demenz zu entwickeln (Nielsen et al. 1999).

> Verdächtige testpsychologische Hinweise – vor allem eine Störung des gezielten Wiedererinnerns gerade gelernter Wörter oder Bilder – lassen sich bereits 2 (Touchon und Ritchie, 1999) oder sogar 5 Jahre vor der Manifestation der Demenz finden (Grober et al. 2000).

Es spricht für die Kompensationsfähigkeit des Gehirns und die Bedeutung der zerebralen Vernetzungsqualität, dass Personen mit ausgedehnten neurodegenerativen Gehirnveränderungen noch keine messbaren kognitiven Defizite und keine klinischen Anzeichen einer Demenz aufweisen müssen (Goldman et al. 2001). Die Vielzahl der Risikodeterminanten macht eine individuelle Prognose über wenige Jahre schwierig (prämorbide Leistungsmerkmale; Cluster genetischer Polymorphismen; Art, Ort und Dynamik neurobiologischer Veränderungen).

Je nach Definition leiden etwa 15–35% der Alten-Bevölkerung unter leichten kognitiven Störungen. Nahezu alle demenziellen Neuerkrankungen durchschreiten ein Stadium leichter kognitiver Defizite. Im Mittel manifestiert sich innerhalb von 3 Jahren bei 40% der Patienten mit leichter kognitiver Störung eine Demenz. Die Patienten müssen also engmaschig – in zumindest 6-monatigen Abständen – nachuntersucht werden.

In der klinischen Untersuchung sind die Fragen nach Vergesslichkeit, Verlegen von Gegenständen, Wortfindungsstörungen (Namen!) essenziell. Die testpsychologische Verifizierung messbarer Defizite gestaltet sich meist schwierig, ist mit Kurztests nicht zuverlässig zu bewältigen und erfordert meist die qualifizierte Anwendung anspruchsvoller neuropsychologischer Tests oder ausführlicher Testbatterien bzw. strukturierter Interviews mit Testelementen (z.B. des SIDAM nach Zaudig u. Hiller 1996).

Tab. 3.7 listet die Diagnosekriterien einer leichten kognitiven Störung nach ICD-10 und DSM-IV auf. Voraussetzung für die Diagnose sind die in Tab. 3.6 erwähnten Einschluss- und Ausschlussmerkmale für eine organisch bedingte psychische Störung (F06). ICD-10 und DSM-IV fordern ein kognitives Defizit, das über mindestens 2 Wochen besteht und messbar in ein (auf ICD-10-R) bzw. 2 (DSM-IV) Domänen von der Norm abweicht. Nach DSM-VI müssen die Defizite mit einer erheblichen Belastung bzw. Beeinträchtigung verbunden sein, während andererseits die Beeinträchtigung der Alltagsaktivität nicht so schwerwiegend sein darf, um Kriterien einer Demenz oder eines Delirs zu erfüllen.

Delir (= Verwirrtheitszustand)

Im Gegensatz zur leichten kognitiven Störung ist beim Delir die Bewältigung gewohnter Alltagsaufgaben schwerwiegend beeinträchtigt. Bei sog. „geordneten" Delirien oder „hypoaktiven" Phasen eines Verwirrtheitszustands kann – obwohl die Steuerungsfähigkeit aufgehoben ist – der Patient unauffällig wirken, solange er nicht genau untersucht wird.

> Delirien repräsentieren in den allermeisten Fällen einen medizinischen Notfall mit dringlichem Handlungsbedarf.

Sie sind bei älteren Patienten häufig und werden oft übersehen. Etwa 10–30% der älteren Krankenhauspatienten entwickeln im Verlaufe ihres Aufenthalts, besonders nach Operationen oder Medikamentenumstellung, einen Verwirrtheitszustand.

Tabelle 3.7 Kriterien für die Diagnose einer leichten kognitiven Störung (*F06.7*) nach ICD-10-R und DSM-IV (hier „leichte neurokognitive Störung"). In ICD-10-R und DSM-IV wird betont, dass es sich um vorläufige Forschungskriterien handelt, deren Spezifität überprüft werden müsse

Kriterien	ICD-10-R	DSM-IV
Ursachennachweis	A: die allgemeinen Kriterien (F6) müssen erfüllt sein	B (!): objektive Hinweise durch die körperlichen oder Laboruntersuchungen einschließlich der Bildgebung auf eine neurologische oder sonstige medizinische Erkrankung, die als ätiologisch verantwortlich für die kognitiven Störungen anzusehen ist
Kognitive Störungen	B: Vorliegen einer Störung kognitiver Funktionen für die meiste Zeit innerhalb von *mindestens 2 Wochen*, berichtet von den Betroffenen selbst oder einem sicher informierten Dritten die Störung äußert sich in Schwierigkeiten auf einem der folgenden Gebiete: • *Gedächtnis* (besonders *Wiedererinnern*) oder *Lernen* von neuem Material • *Aufmerksamkeit* oder *Konzentration* • *Denken* (z. B. *Verlangsamung* bei Problemlösung oder *Abstraktion*) • *Sprache* (z. B. Verständnis, Wortfindung) • *visuell-räumliche Funktion*	A (!): 2 oder mehr der folgenden kognitiven Defizite, die für einen Zeitraum von *mindestens 2 Wochen* die meiste Zeit bestehen und von dem Betroffenen oder einem zuverlässigen Informanten berichtet werden: • *Gedächtnis*störungen mit einer eingeschränkten Fähigkeit Information zu lernen oder abzurufen • Störung der exekutiven Leistungen (z.B. Planen, organisieren, sequenzieren, *abstrahieren*) • Störungen der *Aufmerksamkeit* oder *Informationsverarbeitungsgeschwindigkeit* • Beeinträchtigung der *perzeptiv-motorischen Fähigkeiten* • *Sprachstörungen* (z.B. Verständnis, Wortfindung)
Testbefunde	C: *Abweichungen oder Abbau in neuropsychologischen Tests* (oder quantifizierten kognitiven Untersuchungen)	C: Hinweise in der neuropsychologischen Testung oder in quantitativen kognitiven Untersuchungen auf eine *Normabweichung oder eine Abnahme der Leistung*
Ausschluss	D: keines der Kriterien B.1–B.5 ist so schwerwiegend, dass die Diagnose einer Demenz (F00–F03), eines organisch amnestischen Syndroms (F04), eines Delirs (F05), eines postenzephalitischen Syndroms (F07.1), eines „organischen Psychosyndroms" nach Schädel-Hirn-Trauma (F07.2) oder einer sonstigen anhaltenden kognitiven Störung aufgrund psychotroper Substanzen (F1x.74) gestellt werden kann	E (!): die kognitive Störung *erfüllt nicht die Kriterien* eines Delirs, einer Demenz oder eines amnestischen Syndroms und ist nicht durch eine andere psychische Erkrankung besser erklärt (z.B. Suchterkrankung, schwere depressive Episode)
Andere Kriterien	*Anmerkung:* Wird das allgemeine Kriterium G.1 erfüllt, weil eine zerebrale Funktionsstörung vorliegt, dann ist dies meist die Ursache der leichten kognitiven Störung. Wird das allgemeine Kriterium G.1 erfüllt, weil eine Systemerkrankung vorliegt, ist es oft nicht gerechtfertigt, einen direkten kausalen Zusammenhang herzustellen dennoch kann es auch unter solchen Bedingungen hilfreich sein, die „begleitende" somatische Erkrankung zu nennen, ohne damit einen kausalen Zusammenhang herzustellen.	D (!): die kognitiven Störungen bedingen eine *erhebliche Belastung* oder *Beeinträchtigung hinsichtlich sozialer, beruflicher und anderer wichtiger Funktionsbereiche* und bedeuten eine *Verschlechterung zum früheren Leistungsniveau*

Risikofaktoren des Delirs
(Galanikis et al. 2001, Anderson et al. 2001)
- vorbestehende leichte kognitive Defizite
- höheres Alter
- schlechtere Ausbildung
- Depression
- zusätzliche somatische Erkankungen
- Symptome

Delirien werden häufig durch Pharmaka mit anticholinerger Wirkkomponente ausgelöst (Tune et al. 1993); hierzu zählen nicht nur konventionelle Antidepressiva, niederpotente Antipsychotika, sondern auch H2-Blocker, Digoxin, Antihypertensiva und sehr viele andere Medikamente, deren anticholinerge Wirkung weder in Pharmakologiebüchern, noch auf dem Beipackzettel vermerkt ist.

Grund für die Manifestation eines Verwirrtheitszustands durch weniger gravierende Stressoren ist bei älteren Patienten häufig ein bislang unerkanntes, subklinisches cholinerges Defizit – im allgemeinen im Rahmen einer subklinischen AD –, das in einer Belastungssituation demaskiert wird. Hierfür spricht die häufige Entdeckung oder Entwicklung einer Demenz unmittelbar oder bald nach Abklingen des Verwirrtheitszustands (Rahkonen et al. 2000, Bickel u. Förstl et al. unveröffentlicht).

In Tab. 3.8 sind die klinischen Diagnosekriterien eines Delirs nach ICD-10 und DSM-IV aufgelistet. In beiden Diagnosestandards wird die Bedeutung der Bewusstseinsstörung betont und erklärt, dass es sich vorrangig um eine Beeinträchtigung der Aufmerksamkeitsleistung handelt. Damit wird die prüfbare Aufmerksamkeitsstörung zum Kardinalsymptom des Delirs. Die Beobachtung im Gesprächsverlauf verrät, ob der Patient seine Aufmerksamkeit fokussieren, aufrechterhalten und adäquat umstellen kann, und die Aufmerksamkeitsleistung ist eng mit der Funktion des Immediat-Gedächtnisses (Arbeitsgedächtnis) verbunden, das am einfachsten durch den Zahlen-Nachsprech-Test zu prüfen ist. Im ICD-10-R werden neben der Störung des Immediat- und Neu-Gedächtnisses (in medizinischer Terminologie häufig als Kurzzeitgedächtnis bezeichnet), ferner Störungen im Bereich der Psychomotorik und des Schlafrhythmus gefordert.

> Im Gegensatz zu den meisten Demenzformen entwickelt sich das Delir häufig innerhalb von Stunden oder Tagen, und die Leistungsfähigkeit fluktuiert im Tagesverlauf.

Das EEG liefert einen wichtigen, meist unterschätzten Beitrag zur Differenzialdiagnose zwischen Verwirrtheitszuständen und Demenzen.

Selektive neuropsychologische Defizite

Amnestische Syndrome

Während die anderen selektiven neuropsychologischen Defizite ebenfalls zu einer nachhaltigen Beeinträchtigung der Alltagsbewältigung führen können, bereitet ihre Abgrenzung gegenüber dem Vollbild eines Demenzsyndroms seltener Schwierigkeiten. Da Gedächtnisstörungen häufig im Zentrum einer Demenz stehen, und da sich – ähnlich wie aus den vorangegangenen Syndromen – auch aus einem amnestischen Syndrom Demenzen entwickeln können, fällt die Abgrenzung häufig nicht leicht.

Tab. 3.9 fasst die Kriterien eines amnestischen Syndroms nach ICD-10-R und DSM-VI zusammen. Ähnlich wie bei einer typischen AD ist das Erlernen neuer Informationen und die Erinnerung an vergangene Ereignisse beeinträchtigt. Es fehlt die Störung des Immediat-(Arbeits-)Gedächtnisses und der Aufmerksamkeit wie beim Delir einerseits und andererseits sind keine schweren intellektuellen Defizite in anderen Domänen vorhanden wie bei der Demenz.

Neben den klinischen Frühstadien einer AD können amnestische Syndrome zerebrovaskulär bedingt sein durch Infarkte des A.-basilaris- bzw. Posteriorstromgebiets, eine Subarachnoidalblutung aus einem A.-communicans-anterior-Aneurysma oder wie im Sonderfall der transienten globalen Amnesie mit weniger als 24 Stunden Dauer.

Infektiös-entzündliche Ursachen sind die Herpes-simplex-Enzephalopathie oder eine Encephalomyelitis disseminata. Das Schädel-Hirn-Trauma ist die zahlenmäßig wichtigste Ursache eines amnestischen Syndroms vor allem in jüngeren Jahren. Selten können Gliome des III. Ventrikels oder Kraniopharyngeome ein amnestisches Syndrom verursachen, sofern sie limbische Strukturen schädigen.

Kohlenmonoxidintoxikation, Hypoxie nach Strangulation, verzögerter Reanimation oder Anästhesiezwischenfällen können zu amnestischen Syndromen führen, die thiaminmangelbedingte Wernicke-KorsADow-Enzephalopathie – akut mit Ophthalmoplegie, Ataxie und Verwirrtheit; chronisch als fortdauerndes amnestisches Syndrom mit Polyneuropathie – ist durch eine Gefäßhyperplasie und Hämorrhagien mit Astrozytose und neuronaler Degeneration in den Corpora mamillaria und im dorsalen Thalamuskern bedingt und wird durch einen Thiaminmangel hervorgerufen.

Bei der psychogenen (dissoziativen) Amnesie ist keine einschlägige somatische Erkankung nachzuweisen, wohl aber emotionale Belastungen, die zu selektiven Gedächtnisdefiziten führen, welche häufig die eigene Biografie betreffen.

Tabelle 3.8 Kriterien für die Diagnose eines Delirs nach ICD-10-R (*F05*; nicht durch Alkohol oder psychotrope Substanzen bedingt) und DSM-IV (verursacht durch somatische Erkrankung).

Kriterien	ICD-10-R	DSM-IV
Bewusstseins-störung	**A:** *Bewusstseinsstörung, d. h. verminderte Klarheit in der Umgebungswahrnehmung, mit einer reduzierten Fähigkeit, die Aufmerksamkeit zu fokussieren, aufrechtzuerhalten und umzustellen*	*Bewusstseinsstörung (d. h. verminderte Klarheit der Umgebungswahrnehmung) mit einer reduzierten Fähigkeit, die Aufmerksamkeit zu fokussieren, aufrechtzuerhalten und umzustellen*
Kognitive Defizite	**B:** Störung der Kognition durch die 2 folgenden Merkmale: • Beeinträchtigung des *Immediatgedächtnisses* (der unmittelbaren Wiedergabe) und des *Kurzzeitgedächtnisses*[1] bei relativ intaktem Altgedächtnis • *Desorientierung* zu Zeit, Ort und Person	**B:** Eine Veränderung der Kognition (wie eine *Gedächtnisstörung*, *Desorientierung*, Sprachstörung) oder das Auftreten einer Wahrnehmungsstörung, die nicht besser durch eine vorbestehende, manifeste oder sich entwickelnde Demenz zu erklären ist
Psychomotorik	**C:** mindestens eine der folgenden *psychomotorischen Störungen*: • rascher, nicht vorhersagbarer Wechsel zwischen Hypo- und Hyperaktivität • verlängerte Reaktionszeit • vermehrter oder verminderter Redefluss • verstärkte Schreckreaktion	
Schlaf-Wach-Rhythmus	**D:** Störung des *Schlaf-Wach-Rhythmus*, mindestens durch 1 der folgenden Merkmale manifestiert: • Schlafstörung, in schweren Fällen völlige Schlaflosigkeit, mit oder ohne Schläfrigkeit am Tage oder Umkehr des Schlaf-wach-Rhythmus • nächtliche Verschlimmerung der Symptome • unangenehme Träume oder Alpträume, die nach dem Erwachen als Halluzinationen oder Illusionen weiterbestehen können	
Verlauf	**E:** *plötzlicher Beginn und Änderung der Symptomausprägung im Tagesverlauf*	**C:** *die Störung entwickelt sich über einen kurzen Zeitraum (meist Stunden bis Tage) und fluktuiert meist im Tagesverlauf*
Ursachennachweis	**F:** objektiver Nachweis aufgrund der Anamnese, der körperlichen, neurologischen und laborchemischen Untersuchungen einer *zugrunde liegenden zerebralen oder systemischen Krankheit* (außer einer durch psychotrope Substanzen bedingten), die für die klinischen Symptome A–D verantwortlich gemacht werden können *Anmerkung:* Affektive Störungen wie Depression, Angst oder Furcht, Reizbarkeit, Euphorie, Apathie oder staunende Ratlosigkeit, Wahrnehmungsstörungen (Illusionen oder Halluzinationen, meist optische) und flüchtige Wahnideen sind typisch, aber für die Diagnose nicht spezifisch.	**D:** Hinweise auf die direkte physiologische *Verursachung durch eine medizinische Erkrankung* (einschließlich körperlicher Traumen) aus Anamnese, Befund und Laboruntersuchungen

[1] siehe Anmerkung [1] Seite 61

Tabelle 3.9 Kriterien für die Diagnose eines amnestischen Syndroms nach ICD-10-R (*F04*; nicht durch Alkohol oder psychotrope Substanzen bedingt) und DSM-IV (verursacht durch somatische Erkrankung)

Kriterien	ICD-10-R	DSM-IV
Gedächtnisstörungen	**A:** in 2 Bereichen • Störung des „Kurzzeitgedächtnisses"[1] (beeinträchtigtes *Lernen neuen Materials*) in einem das tägliche Leben beeinflussenden Ausmaß • *verminderte Fähigkeit, sich an vergangene Erlebnisse zu erinnern*	**A:** Beeinträchtigung *im Lernen neuer Informationen* oder das *Unvermögen gelernte Informationen abzurufen*
Schwere		**B:** hierdurch verursachte *signifikante Beeinträchtigung im gesellschaftlichen oder beruflichen Bereich mit deutlicher Verschlechterung gegenüber dem Ausgangsniveau*
Ausschluss Delir und Demenz	**B:** Fehlen • einer Störung des Immediatgedächtnisses (der unmittelbaren Wiedergabe, geprüft z. B. durch Zahlen-Nachsprechen) • von Bewusstseins- und Auffassungsstörungen, wie in F05, Kriterium A definiert • eines allgemeinen Abbaus intellektueller Fähigkeiten (Demenz)	**C:** kein ausschließliches Auftreten im Zusammenhang mit Delir oder Demenz[3]
Ursachennachweis	**C:** objektiver (aufgrund körperlicher, neurologischer und laborchemischer Untersuchungen) und/oder anamnestischer *Nachweis eines Insults oder einer Gehirnerkrankung* (die besonders bilateral dienzephale oder mediotemporale Strukturen betrifft, außer einer Alkoholenzephalopathie), die für die unter A beschriebenen klinischen Manifestationen verantwortlich gemacht werden kann[2] *Anmerkung:* Zusätzliche Merkmale, einschließlich Konfabulationen, affektive Veränderungen (Apathie, Entschlusslosigkeit) und Mangel an Einsichtsfähigkeit sind hilfreiche zusätzliche Hinweise auf die Diagnose, aber nicht immer vorhanden.	**D:** Hinweise auf die direkte physiologische Verursachung durch eine *medizinische Erkrankung* (*einschließlich körperlicher Traumen*) aus Anamnese, Befund und Laboruntersuchungen[3]

[1] wirklich gemeint ist hiermit das Neugedächtnis als rezenter Teil deklarativen Langzeitgedächtnisses; in psychologischer Terminologie wird Kurzzeitgedächtnis meist mit Immediatgedächtnis gleichgesetzt; verwirrenderweise wird bei Medizinern, die sich nicht ausführlich mit Gedächtnisforschung befassen – wie auch hier im ICD – zwischen Kurzzeit- und Immediatgedächtnis unterschieden

[2] beim „amnestischen Syndrom durch psychotrope Substanzen" darf nach ICD-10 der Zusammenhang mit diesen Substanzen hergestellt werden und es darf keine belangvolle Gehirnerkrankung vorliegen

[3] beim „substanzinduzierten amnestischen Syndrom" gelten im DSM-IV folgende Veränderungen:
C die Gedächtnisstörungen treten nicht ausschließlich während eines Delirs oder bei einer Demenz auf und persistieren über die normale Dauer einer Intoxikation oder eines Entzugssyndroms hinaus
D hier ist der kausale Bezug der fortbestehenden Gedächtnisstörungen zu den Substanzen herzustellen (z. B. Alkohol, Sedativa, Hypnotika, Anxiolytika u. a.)

■ **Aphasien**

Andere selektive neuropsychologische Defizite, die mit einer Demenz verwechselt werden können, sind:
- Gyrus-angularis-Syndrom mit Alexie und Agraphie,
- Wernicke-Aphasie („fluent") als sensorische Aphasie nach Läsion der linkstemporalen Area Wernicke mit gut erhaltenem Nachsprechen, fehlender Dysarthrie, jedoch eingeschränktem Sprachverständnis, semantischen Paraphasien, Wortfindungsstörungen und Neologismen,
- primär progrediente Aphasie und semantische Demenz als Sonderformen der Lobäratrophien mit länger dauernden und zunächst isolierten neuropsychologischen Defiziten.

Demenzsyndrom

Das Demenzsyndrom ist gekennzeichnet durch eine im allgemeinen länger dauernde signifikante Abnahme der kognitiven Leistungen in mehr als einer Domäne und steht damit am Ende der hierarchischen Syndromdiagnose kognitiver Störungen, wie sie in Abb. 3.1 dargestellt wurde. ICD-10-R und DSM-IV (Tab. 3.10) fordern den Nachweis von Gedächtnisstörungen plus zusätzlicher kognitiver Defizite. In beiden Kriteriensätzen wird versucht, das Ausmaß der Auswirkungen auf den Alltag als Schwellenkriterium zu definieren. Im ICD-10-R wird zusätzlich der Nachweis von Verhaltensstörungen gefordert. ICD-10-R verlangt eine mindestens 6-monatige Dauer der Defizite – die auch retrospektiv nachgewiesen werden kann – um die Abgrenzung von kürzer dauernden, etwa deliranten Syndromen zu verbessern.

Die Betonung der Gedächtnisdefizite in diesen Diagnoserichtlinien erschwert die Zuordnung von Erkrankungen, die nicht mit einer bedeutenden Amnesie beginnen zum Demenzsyndrom, so etwa die frontotemporalen Lobäratrophien. Das Bestehen auf dem Ausschluss eines Delirs kann bei Demenzformen, die durch einen fluktuierenden, von superponierten Verwirrtheitszuständen bestimmten Verlauf charakterisiert sind, die Diagnose erschweren, so etwa bei manchen VD, bei der Lewy-Körperchen-Variante der AD und beim Normaldruckhydrozephalus.

Tabelle 3.10 Kriterien für die Diagnose eines Demenzsyndroms nach ICD-10-R (für *F00, F01, F02, F03*) und DSM-IV

Kriterien	ICD-10-R	DSM-IV

Gedächtnisstörungen	**G1.1:**
	Abnahme, am deutlichsten beim *Lernen neuer Information* und in besonders schweren Fällen auch *bei der Erinnerung früher erlernter Informationen*
	die Beeinträchtigung *betrifft verbales und non-verbales Material*
	die Abnahme sollte objektiv verifiziert werden durch eine Fremdanamnese, sowie möglichst durch eine neuropsychologische Untersuchung oder quantifizierte kognitive Verfahren
		A:
		Entwicklung multipler kognitiver Defizite, die sich zeigen in
		• einer *Gedächtnisbeeinträchtigung*
		und
		• mindestens einer der 4 folgenden Störungen:
		  – Aphasie
		  – Apraxie
		  – Agnosie
		  – Störung der Exekutivfunktionen (*planen, organisieren*, Einhalten der Reihenfolge, abstrahieren)

Andere kognitive Defizite	**G1.2:** eine Abnahme anderer kognitiver Fähigkeiten, charakterisiert durch eine Verminderung der Urteilsfähigkeit und des Denkvermögens, wie z. B. der Fähigkeit zu *planen und zu organisieren* und der Informationsverarbeitung dies sollte, wenn möglich, durch eine Fremdanamnese und eine *neuropsychologische Untersuchung oder quantifizierte objektive Verfahren* nachgewiesen werden die Verminderung der früher höheren Leistungsfähigkeit sollte nachgewiesen werden	
Schweregrad	diagnostisches Schwellenkriterium „leichte Beeinträchtigung", bestimmt durch das Ausmaß der Gedächtnis- *oder* der anderen kognitiven Leistungseinbußen[1]	**B:** jedes der objektiven Defizite aus den Kriterien A1 und A2 verursacht eine *signifikante Beeinträchtigung in sozialen oder beruflichen Funktionsbereichen* und stellt eine deutliche Verschlechterung gegenüber einem früheren Leistungsniveau dar
Bewusstsein	**G.2:** um G.1 eindeutig nachweisen zu können, muss die Wahrnehmung der Umgebung ausreichend lange erhalten geblieben sein (d. h. Fehlen einer Bewusstseinsstörung wie in F05, Kriterium A definiert) bestehen gleichzeitig *delirante* Episoden, sollte die Diagnose Demenz aufgeschoben werden	**C:** die Defizite treten nicht ausschließlich im Verlauf eines *Delirs* auf
Verhalten	**G.3:** die Verminderung der Affektkontrolle, des Antriebs oder des Sozialverhaltens manifestiert sich in mindestens einem der folgenden Merkmale: • emotionale Labilität • Reizbarkeit • Apathie • Vergröberung des Sozialverhaltens	
Zeit	**G.4:** für eine sichere klinische Diagnose sollte G.1 *mindestens 6 Monate* vorhanden sein wenn der Verlauf seit dem manifesten Krankheitsbeginn kürzer ist, kann die Diagnose nur vorläufig gestellt werden	

[1] diagnostisches Schwellenkriterium nach ICD-10-R ist die leichte Beeinträchtigung in:
 G.1.1 ein Grad des Gedächtnisverlusts, der die täglichen Aktivitäten zwar beeinträchtigt, aber nicht so schwerwiegend ist, dass ein unabhängiges Leben unmöglich wird; in der Hauptsache ist das Lernen neuen Materials betroffen; z. B. haben die Betroffenen Schwierigkeiten bei der Aufnahme, dem Speichern oder Wiedergeben von alltäglichen Dingen, z. B. wo etwas hingelegt wurde, Verabredungen, oder kürzlich von Familienmitgliedern mitgeteilte Informationen
 oder in
 G.1.2 die Abnahme kognitiver Fähigkeiten beeinträchtigt die Leistungsfähigkeit im täglichen Leben, macht die Betroffenen aber nicht von anderen abhängig; komplizierte tägliche Aufgaben oder Freizeitbeschäftigungen können nicht ausgeführt werden

Differenzialdiagnose der Demenzen

Die Abgrenzung der einzelnen Demenzformen voneinander wird in den folgenden Kapiteln ausführlich thematisiert, sodass hier nur ein kurzer Überblick und einige klinische Grundgedanken kurz dargestellt werden.

In Abb. 3.3 sind einige Leitkriterien zur klinisch-symptomatischen Differenzierung unterschiedlicher Demenzformen dargestellt.

Zunächst hilft die Frage nach der Art der Gedächtnisstörung:

- Handelt es sich bevorzugt um eine Beeinträchtigung des Lernens, also um eine anterograde Amnesie, ist zu vermuten, dass ein mediotemporal akzentuierter Krankheitsprozess zugrunde liegt. Bei der AD und der kortikalen Lewy-Körperchen-Variante der AD ist diese anterograde Amnesie meist mit neokortikalen Werkzeugstörungen kombiniert. Bei Hippocampussklerose, limbischer Enzephalitis und umschriebenen Herpesenzephalitiden kann die anterograde Amnesie von nur geringgradigen weiteren Defiziten begleitet sein.

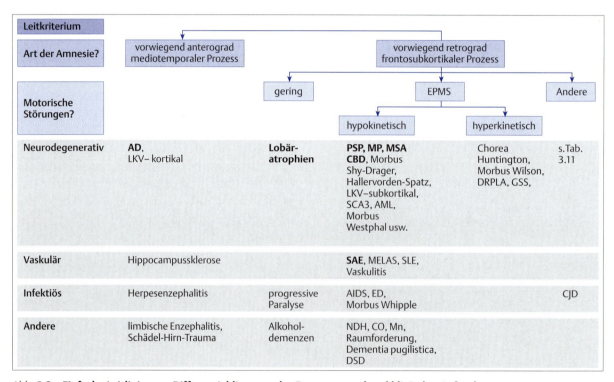

Abb. 3.3 Einfache Leitlinien zur Differenzialdiagnose der Demenzen anhand klinischer Befunde.

AD	Alzheimer-Demenz
AML	amyotrophe Lateralsklerose
CBD	kortikobasale Degeneration
CJD	Creutzfeldt-Jakob-Krankheit
CO	Kohlenmonoxidintoxikation
DRPLA	dentato-rubro-pallido-Luysische Atrophie
DSD	Demenzsyndrom der Depression
ED	Encephalomyelitis disseminata
EPMS	extrapyramidalmotorische Störung
GSS	Gerstmann-Sträussler-Scheinker-Syndrom
LKV	Lewy-Körperchen-Variante
MELAS	mitochondriale Enzephalopathie, Lactatazidose und Stroke-like Episodes
Mn	Manganintoxikation
MP	Morbus Parkinson
MSA	Multisystematrophie
NDH	Normaldruckhydrozephalus
PSP	progressive supranukleäre Parese
SAE	subkortikale arteriosklerotische Enzephalopathie
SCA3	spinozerebellare Ataxie 3
SLE	systemischer Lupus erythematodes

Tabelle 3.11 Richtungsweisende neurologische und andere somatische Symptome und Zeichen bei Demenzen des Erwachsenenalters

Erkrankung	Ataxie, spinale	Blickparese	Chorea	Hautveränderung	Hirninfarkt	KS	Myokloni	Parkinson	PNP	Pyramidenbahn	Visusstörung	Zerebrale Anfälle
ADDLNK	+									+		+
Adrenoleukodystrophie	+								+	+		+
Adulte dystone Lipidose	+											
AIDS	+							+	+			+
Alkohol	+											+
Amyloidangiopathien	+				+					+	+	+
Anoxie			+									
Ataxia teleangiectatica	+	+									+	
Azorenkrankheit	+											
Chemotherapie	+								+		+	+
Chorea Huntington		+	+					+				
Kortikobasale Degeneration	+	+										
Dementia pugilistica			+					+				
Dentato-rubro-pallido-Luysische Atrophie	+	+					+					+
Domoinsäure							+		+			+
Encephalomyelitis disseminata	+										+	+
Folsäuremangel									+			
Galaktosialidose	+			+			+		+			+
GM1	+							+				
GM2-Gangliosidose, adulte	+						+		+	+		
Hashimoto-Enzephalitis					+					+	+	+
HERNS					+	+					+	
Hyperthyreose			+									

Fortsetzung Tabelle 3.11, S. 66 ▶

Tabelle 3.11 Fortsetzung

Erkrankung	Ataxie, spinale	Blickparese	Chorea	Hautveränderung	Hirninfarkt	KS	Myokloni	Parkinson	PNP	Pyramidenbahn	Visusstörung	Zerebrale Anfälle
Hypokalzämie			+							+		+
Hypoparathyreoidismus			+					+				+
Hypothyreose	+								+			
Isoniazid	+							+				+
Kearns-Sayre-Syndrom	+	+							+		+	
Kleinhirntumor	+											
Lafora	+						+					+
Lipidose, adulte dystone		+										
SLE			+			+						+
Morbus Nasu-Hakola							+			+	+	+
Morbus Alexander								+		+		+
Morbus Alzheimer						+	(+)	(+)				+
Morbus Behçet				+	+					+	+	
Morbus Creutzfeldt-Jakob	+	+					+			+	+	+
Morbus Fabry	+			+	+				+	+	+	+
Morbus Friedreich	+									+		+
Morbus Gaucher	+	+					+			+	+	
Morbus Hallervorden-Spatz			+							+	+	
Morbus Krabbe	+								+	+		
Morbus Kufs (Zeroidlipofuszinose)	+						+				+	
Morbus Leigh	+	+							+			
Morbus Niemann-Pick	+	+					+			+	+	
Morbus Parkinson	+	+										
Morbus Pelizaeus-Merzbacher	+		+					+			+	

Erkrankung	C1	C2	C3	C4	C5	C6	C7	C8	C9	C10	C11	C12	C13	C14
Morbus Sneddon	+													
Morbus Unverricht-Lundborg	+				(+)		+							
Morbus Whipple	+											+	+	
Morbus Wilson	+	+			+							+	+	
MELAS	+				+	+			+			+	+	
MERRF	+				+	+			+			+	+	
Metachromatische Leukodystrophie	+			+			+		+				+	
NARP	+						+		+				+	
Nebennierenrindeninsuffizienz				+										
Neuroakanthozytose	+	+			+				+				+	
Normaldruckhydrozephalus	+				+									
Paraneoplastisches Syndrom	+								+					
Pellagra				+										
Phenytoin	+	+			+									
PML	+	+												
Polyarthritis nodosa				+			+		+			+	+	
Porphyrie									+			+		
Progressive supranukleäre Parese	+			+							+			
Quecksilberintoxikation	+		+						+			+	+	
Sarkoidose	+					+			+			+	+	
Spinozerebellare Ataxien I (OPCA)	+							+	+				+	+
Spinozerebellare Ataxien II	+								+			+	+	
Spinozerebellare Ataxien III	+								+			+	+	
Subakut sklerosierende Panenzephalitis					+								+	
Subduralhämatom				+										
Susac-Syndrom									+				+	

Fortsetzung Tabelle 3.11, S. 68 ▶

Tabelle 3.11 Fortsetzung

Erkrankung	Ataxie, spinale	Blickparese	Chorea	Hautveränderung	Hirninfarkt	KS	Myokloni	Parkinson	PNP	Pyramidenbahn	Visusstörung	Zerebrale Anfälle
Syphilis	+		+		+	+		+		+	+	+
Thalliumintoxikation	+		+									+
Toxoplasmose		+			+	+					+	+
Trizyklika			+									
Urämie			+				+		+			+
Vitamin-B$_{12}$-Mangel	+								+			
Vitamin-E-Mangel	+											
Wernicke-Enzephalopathie		+										
Zerebrotendinöse Xanthomatose	+								+	+	+	
Xeroderma pigmentosum	+			+								+

ADDLNK Autosomal dominante diffuse Leukenzephalopathie mit neuroaxonalen Kügelchen
HERNS hereditäre Endotheliopathie mit Retinopathie, Nephropathie und Schlaganfall
KS Kopfschmerzen
MELAS mitochondriale Enzephalopathie, Lactatazidose und Stroke-like Episodes
MERRF Myoklonusepilepsie und Ragged Red Fibers
NARP Neurogenic Weakness, Ataxia, Retinitis pigmentosa
OPCA olivopontozerebelläre Atrophie
PML progressive multifokale Leukoenzephalopathie
PNP Polyneuropathie
SLE systemischer Lupus erythematodes

- Liegt eine retrograde Amnesie mit dominierender Erinnerungsstörung vor, handelt es sich um einen frontosubkortikal akzentuierten Krankheitsprozess.
- Ist die Störung nicht von schwerwiegenden motorischen Veränderungen begleitet, so kann es sich um eine Lobäratrophie, progressive Paralyse oder Alkoholdemenz handeln.
- Bestehen hypokinetische extrapyramidalmotorische Störungen kommen eine Vielzahl neurodegenerativer (progressive supranukleäre Parese, Morbus Parkinson, Multisystematrophie, kortikobasale Degeneration), vaskulärer (subkortikale arteriosklerotische Enzephalopathie) infektiöser (AIDS-Enzephalopathie) und anderer Ursachen (Normaldruckhydrozephalus) in Frage.

Bei hyperkinetischen extrapyramidalmotorischen Störungen und retrograder Amnesie kann es sich um eine Chorea Huntington, um einen Morbus Wilson und andere Erkrankungen handeln. Schwerwiegende andere neurologische Symptome mit rascher Progredienz zeichnen die CJD aus.

In Tab. 3.11 wird der Versuch unternommen, einige richtungsweisende neurologische und andere somatische Symptome und Zeichen bei Demenzen des Erwachsenenalters zusammenzufassen.

Zerebrale Multimorbidität

Bei der überwiegenden Mehrzahl der Demenzen im Senium lassen sich Alzheimer-Plaques und Neurofibrillen nachweisen. Hauptmerkmal der senilen Demenzen ist die zerebrale Multimorbidität mit neurodegenerativen vaskulären und anderen Veränderungen, die gemeinsam die Kompensationsfähigkeit des Gehirns übersteigen (Tab. 3.12; Holmes et al. 1999, Ince et al. 2001). Ein philatelistischer neurologischer Diagnoseansatz, der bei vielen Erkrankungen des Präseniums berechtigt sein mag, erscheint daher bei der überwiegenden Mehrzahl seniler Demenzen vollkommen fehl am Platz. Wir müssen lernen, in der Diagnostik die Vielzahl therapeutisch beeinflussbarer pathophysiologischer Dimensionen zu erfassen und dieser neue diagnostische Blick darf nicht durch die Pseudogenauigkeit aktueller Diagnosekriterien und molekularbiologischer Moden verdunkelt werden.

Literatur

Adler G, Frölich L, Gertz H.-J. et al. Diagnostik und Therapie der Demenz in der Primärversorgung. Positionspapier. Z. Allg Med 75, Sonderdruck. Stuttgart: Hippokrates; 1999

Andersson EM, Gustafson L, Hallberg IR. Acute confusional state in elderly orthopaedic patients: factors of importance for detection in nursing care. Int J Geriat Psychiat. 2001; 16: 7–17

Austin M-P, Mitchel P, Goodwin GM. Cognitive deficits in depression. Brit J Psychiat 2001; 178: 200–206

Bancher C, Croy A, Dal Bianco P et al. Österreichisches Alzheimer Konsensuspapier. Neuropsychiatrie. 1998; 12: 126–167

Clarnette RM, Almeida OP, Förstl H et al. Clinical characteristics of individuals with subjective memory loss in western Australia: results from a cross-sectional survey. Int J Geriat Psychiat. 2001; 16: 168–174

Costa PT, Williams TF, Somerfield M et al. Early identification of Alzheimer's disease and related guidelines. Clinical Practice Guideline, Quick Reference Guide for Clinicians, No. 19. US Department of Health and Human Services, Public Health Service, Agency for Health Care Policy and Research. AHCPR Publication No 97–0703, Rockville MD; 1996

Cullum S, Huppert FA, McGee M et al. Decline across different domains of cognitive function in normal ageing: results of a longitudinal

Tabelle 3.12 Zerebrale Komorbidität – nach Ergebnissen der MRC-CFAS-Studie (2001). Die Mehrzahl dementer Patienten über 70 Jahre zeigt mehr als eine Art schwerer neurodegenerativer und vaskulärer Hirnveränderungen. Bei nichtdementen alten Kontrollprobanden war die Häufigkeit und Ausprägung der neurodegenerativen und vaskulären Hirnveränderungen etwas geringer als in der Gruppe etwa altersgleicher dementer Patienten. Diese Ergebnisse stellen die Chancen einer kategorialen Differenzierung unterschiedlicher und reiner Demenzformen im Senium in Frage

Kriterien	Dement		Nichtdement	
Patienten- und Probandenzahlen	100		109	
Zerebrale Normalbefunde	2%		13%	
Neokortikale neuritische Plaques	81%	64%[1]	69%	33%[1]
Neurofibrillen	98%	61%[1]	82%	34%[1]
Vaskuläre Pathologie	81%	46%[1]	76%	33%[1]
Lewy-Körperchen	12%		9%	
Andere Befunde	Schädel-Hirn-Trauma (1-mal) Neurofibrillenpathologie ohne Plaques (6-mal) progressive supranukleäre Parese (2-mal) kortikobasale Degeneration (1-mal) Motoneuronen-Einschlusskörperchen-Erkrankung (2-mal)			

[1] nach Schwere und Ausdehnung hinreichend für die neuropathologische Diagnose einer AD oder VD

population-based study using camcog. Int J Geriat Psychiat. 2000; 15: 853–862

Galanakis P, Bickel H, Gradinger R et al. Acute confusional state in the elderly following hip surgery: incidence, risk factors and complications. Int J Geriat Psychiat. 2001; 16: 1–7

Gasser T., Dichgans M, Jurkat-Rott, K et al. (Arbeitskreis Neurogenetik der Deutschen Gesellschaft für Neurologie). Molekulare Diagnostik erblicher neurologischer Erkrankungen. Positionspapier. Nervenarzt. 2000; 71: 774–796

Geerlings MI, Jonker C, Bouter L et al. Association between memory complaints and incident Alzheimer's Disease in elderly people with normal baseline cognition. Am J Psychiat. 1999; 156: 531–537

Goldman WP, Price JL, Storandt M et al. Absence of cognitive impairment or decline in preclinical Alzheimer's disease. Neurology. 2001; 56: 361–367

Gratzl-Pabst E. Sozialpädagogische Hilfen. In: Demenzen in Theorie und Praxis. Heidelberg: Springer; 2001; 305–336

Grober E, Lipton RB, Hall C, Crystal H. Memory impairment on free and cued selective reminding predicts dementia. Neurology. 2000; 54: 827–832

Hewer W, Förstl H. Häufige internistische Probleme bei psychische Kranken im höheren Lebensalter. In: Hewer W, Lederbogen F. Internistische Probleme bei psychiatrischen Erkrankungen. Stuttgart: Enke; 1998; 13–28

Holmes C, Cairns N, Lantos P, Mann A. Validity of current clinical criteria for Alzheimer's disease, vascular dementia and dementia with Lewy bodies. Brit J Psychiat. 1999; 174: 45–50

Ihl R, Förstl H, Frölich L. Behandlungsleitlinie Demenz. Praxisleitlinien in Psychiatrie und Psychotherapie der DGPPN. Darmstadt: Steinkopff; 2000

Inouye SK, Bogardus ST Jr, Charpentier PA et al. A multicomponent intervention to prevent delirium in hospitalized older patients. New Engl J Med. 1999; 340: 669–721

Lehfeld H, Erzigkeit H. Beeinträchtigung der Alltagsaktivitäten (ADL) und der kognitiven Leistungsfähigkeit in unterschiedlichen Demenzstadien. Fortschr Neurol Psychiat. 2000; 68: 262–269

Liddell MB, Lovestone S, Owen MJ. Genetic risk of Alzheimer's disease: advising relatives. Brit J Psychiat. 2001; 178: 7–11

Lovestone S Early diagnosis and the clinical genetics of Alzheimer's disease. J Neurol. 1999; 246: 69–72

MRC-CFAS (Neuropathology group of the Medical Research Council Cognitive Function and Ageing Study). Pathological correlates of late-onset dementia in a multicentre, community-based population in England and Wales. Lancet. 2001; 357: 169–75

Nielsen H, Lolk A, Andersen K et al. Characteristics of elderly who develop Alzheimer's Disease during the next two years – a neuropsychological study using CAMCOG. The Odense Study. Int J Geriat Psychiat. 1999; 14: 957–963

Patten J. Neurological Differential Diagnosis. London: Arnold; 1985

Rahkonen T, Luukkainen-Markkula R, Paanila S et al. Delirium episode as a sign of undetected dementia among community dwelling elderly subjects: a 2 year follow up study. J Neurol Neurosurg Psychiat. 2000; 69: 519–521

Reischies FM, Neu P. Comorbidity of mild cognitive disorder and depression – a neuropsychological analysis. Europ Arch Psychiat Clin Neurosci. 2000; 250: 186–193

Riedel-Heller SG, Schork A, Matschinger H, Angermeyer MC. Subjektive Gedächtnisstörungen – ein Zeichen für kognitive Beeinträchtigung im Alter? Ein Überblick zum Stand der Forschung. Z Gerontol Geriat. 2000; 33: 9–16

Rohkamm R. Taschenatlas Neurologie. Stuttgart: Thieme; 2000

Touchon J, Ritchie K. Prodromal cognitive disorder in Alzheimer's Disease. Int J Geriat Psychiat. 1999; 14: 556–563

Tune L, Carr S, Tawnya C et al. Association of anticholinergic activity of prescribed medications with postoperative delirium. Neurosciences. 1993; 5: 208–210

Wechsler D. WAIS-R Manual. Psychological Corporation, NY; 1981

Zaudig M, Hiller W. SIDAM Handbuch. Strukturiertes Interview für die Diagnose einer Demenz vom Alzheimer Typ, der Multi-Infarkt- (oder vaskulären) Demenz und Demenzen anderer Ätiologien nach DSMIII-R, DSMIV und ICD-10. Bern: Huber; 1996

4 Alzheimer-Demenz

Molekulare Pathologie Teil 1 .... S. 72
L. Frölich, R. Sandbrink und S. Hoyer

    Zelluläre und molekulare Veränderungen bei
der normalen Alterung des Gehirns .... S. 72

    Zelluläre und molekulare Veränderungen bei
der AD .... S. 77

    β-Amyloid im zellulären Kontext .... S. 80

    Intrazelluläres Milieu und βA4;
Konsequenzen des veränderten
Metabolismus des APP .... S. 85

Molekulare Pathologie Teil 2 .... S. 99
T. Hartmann und K. Beyreuther

    Aβ40 und Aβ42 .... S. 99

    Funktion und Toxizität von Aβ und APP .... S. 102

Neuronale Pathologie .... S. 106
Th. Arendt

    AD als Paradigma der biologischen
Psychiatrie .... S. 106

    Zelluläre Pathologie .... S. 106

    Subzelluläre Pathologie .... S. 113

    Molekulare Pathologie .... S. 114

    Neuronale Reparaturprozesse und ihre
Störungen .... S. 115

Neuroanatomie .... S. 118
H. Braak und E. Braak†

    Anatomische Vorbemerkungen .... S. 118

    Degenerativer Prozess .... S. 122

    Regionales Verteilungsmuster der
neurofibrillären Veränderungen .... S. 123

    Vulnerable und resistente
Gehirnstrukturen .... S. 126

    Beziehung zur Markreifung der Hirnrinde ... S. 128

Neuroradiologie .... S. 130
F. Hentschel

    Pathologische morphologische Befunde ... S. 131

    Pathologische funktionelle Befunde .... S. 137

    Differenzialdiagnose der AD gegenüber
anderen Erkrankungen mit Demenz mit
bildgebenden Verfahren .... S. 141

Neurophysiologie .... S. 155
U. Hegerl und O. Pogarell

    EEG/EKP und AD .... S. 156

    EEG/EKP und Differenzialdiagnosen der AD . S. 159

    EEG gegenüber funktioneller und
struktureller Bildgebung bei Demenz ...... S. 163

Klinik .... S. 168
A. Kurz

    Klinisches Bild und Verlauf .... S. 168

    Verlaufsdauer, Heimunterbringung und
Mortalität .... S. 174

    Klinische Heterogenität .... S. 176

    Klinische Diagnostik .... S. 177

Therapie und Prävention .... S. 187
A. Kurz und K. Jendroska

    Allgemeine Behandlungsprinzipien .... S. 187

    Behandlung mit Antidemetiva .... S. 188

    Ansätze zur Beeinflussung des
Krankheitsverlaufs .... S. 198

    Behandlung nichtkognitiver Symptome .... S. 200

    Förderung erhaltener Fähigkeiten .... S. 203

    Beratung und Entlastung der Angehörigen . S. 205

    Ethische Fragen der Behandlung
Demenzkranker .... S. 207

Molekulare Pathologie

Die molekulare Pathologie der AD ist sehr komplex und in vielen Punkten noch ungeklärt. Allerdings konnten durch Forschungsergebnisse der Jahre viele erfolgversprechende Ansätze gefunden werden, um die molekulare Pathologie der Erkrankung besser zu verstehen. Zur Zeit lassen sich die verschiedenen Mosaiksteine noch nicht zu einem Ganzen zusammenfügen. Im Folgenden setzen sich die Vertreter zweier Arbeitsgruppen mit den Hypothesen zur molekularen Pathologie auseinander, wobei jeweils unterschiedliche Gesichtspunkte in den Vordergrund treten und besonders betont werden.

Molekulare Pathologie Teil 1

L. Frölich, R. Sandbrink und S. Hoyer

Viele Krankheiten weisen bei einheitlichem klinischen Erscheinnungsbild hinsichtlich ihrer Ätiopathogenese deutliche Unterschiede auf. Für die AD wird vielfach von einer einheitlichen Ätiopathogenese unter dem Schlagwort *Amyloid-Kaskaden-Hypothese* ausgegangen. Die überreiche Bildung von Amyloid (βA4, genauer bezeichnet als: $A\beta_{1-40}$ und $A\beta_{1-42/43}$), der Hauptbestandteil der extrazellulären neuritischen Plaques, wird als zentraler pathogenetischer Faktor postuliert, wodurch zahlreiche andere zelluläre Störungen wie z. B. die Bildung intrazellulärer Alzheimer-Fibrillen erklärt werden sollen. Neueste Daten weisen dem Amyloidmetabolismus, vor allem der enzymatischen Spaltung des Amyloid-Präkursor-Proteins (APP), welches die Bildung von β-Amyloid-Peptid ($A\beta_{1-42/43}$) nach sich zieht, sowie dem Abbau des β-Amyloids für die Ablagerung von Amyloidplaques eine entscheidende Rolle zu. Diese molekularbiologischen Befunde beziehen sich vor allem auf die durch Mutationen ausgelösten Formen der AD und stützen einerseits die Amyloid-Kaskaden-Hypothese, gleichzeitig weisen bereits diese eher selten auftretenden genetischen Formen (etwa 5–10% aller AD-Fälle) auf die Heterogenität in der Ätiologie der AD hin.

Im Gegensatz zu der durch Mutationen hervorgerufenen seltenen Formen der AD steht die 90–95% ausmachende Majorität der spät einsetzenden, sporadischen AD. An deren Auslösung können Suszeptibilitätsgene bzw. Risikogene beteiligt sein. Das bekannteste Suszeptibilitätsgen ist das APO-E-Gen auf Chromosom 19, dessen allelische Veränderungen sowohl zum früheren Ausbruch als auch zur besonderen Schwere der AD beitragen können (s. unten). Weitere Suszeptibilitätsgene für die sporadische AD werden auf den Chromosomen 4, 16, 12 und 20 vermutet (Pericak-Vance et al. 1997, 2000, Tilley et al. 1998), was eine große Variabilität in Suszeptibilitätsgenen vermuten lässt. Neuere Analysen haben darüber hinaus keine weiteren genetischen Assoziationen mit der sporadischen AD ergeben (Bertram et al. 2000).

Suszeptibilitätsgene können an der Verursachung von verschiedenen Krankheiten beteiligt sein, die erst im späteren Leben auftreten und chronisch progressiv verlaufen. Als auslösend für eine solche Krankheit wird das Zusammentreffen einer derartigen genetischen Prädisposition mit Lifestyle-Risikofaktoren angesehen (Holness et al. 2000).

Es ist nahe liegend und wird im Folgenden ausgeführt, dass die kaskadenartig ablaufende Bildung von β-Amyloid-Peptid ($A\beta_{1-42/43}$) und amyloiden Plaques bei der sporadischen AD über eine Vielzahl von endogenen und exogenen Faktoren angestoßen werden kann und diese also zumindest die Pathogenese entscheidend modulieren. Zunächst soll aber auf die molekularen und biochemischen Veränderungen eingegangen werden, die im Gehirngewebe während der „normalen", d. h. nicht von einer Erkrankung begleiteten Alterung ablaufen. Auf dem Boden dieser Veränderungen akzentuieren sich viele der pathophysiologischen Störungen bei der sporadischen, zumeist im höheren Lebensalter auftretenden AD.

■ Zelluläre und molekulare Veränderungen bei der normalen Alterung des Gehirns

■ Glucosestoffwechsel und seine Regulation

Der Glucosestoffwechsel besitzt für das Gehirn insgesamt und für Neuronen in besonderem Maß eine zentrale Bedeutung (Abb. 4.1).

Der Transport von Glucose aus dem arteriellen Blut durch die Blut-Hirn-Schranke in den Extrazellulärraum des Gehirns erfolgt mit Hilfe des Glucosetransportproteins 1, wobei dessen mRNA durch Neuropeptide (wahrscheinlich auch Insulin) reguliert wird (Pardridge et al. 1990, Boado 1995). Das Glucosetransportprotein 3 vermittelt den Übertritt von Glucose aus dem Extrazellulärraum

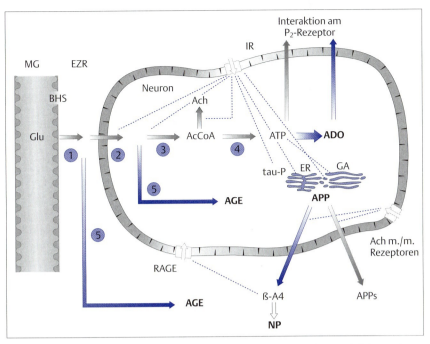

Abb. 4.1 Schematische Darstellung des Transportwegs von Glucose (Glu) aus dem arteriellen Blut in ein Neuron und Glucoseabbau bis zum Adenosin (ADO) unter normalen Bedingungen (offene Pfeile):
Kontrolle des Glucosestoffwechsels durch die Insulin-Insulinrezeptor-Signaltransduktion sowie deren Einwirkung und die einiger Metaboliten auf das endoplasmatische Retikulum (ER) und den Golgi-Apparat (GA). APP-Stoffwechsel und tau-Protein-Phosphorylierung sind dargestellt (gestrichelte Linien). Nähere Zusammenhänge s. Text. Die wesentlichen metabolischen Abläufe sind hervorgehoben, reduziert ablaufende Prozesse sind abgeschwächt dargestellt.

1	Glucosetransportprotein 1
2	Glucosetransportprotein 3
3	Glykolysekette
4	Tricarbonsäurezyklus und Atmungskette
5	nichtenzymatische Glykosylierung
AcCoA	Acetyl-Coenzym A
Ach	Acetylcholin
AGE	glykosyliertes Endprodukt
APP	Amyloidpräkursorprotein
ATP	Adenosintriphosphat
BHS	Blut-Hirn-Schranke
EZR	Extrazellulärraum
IR	Insulinrezeptor
m1/m3	muskarinerge m1/m3-Rezeptoren
MG	Mikrogefäß
NP	neuritischer Plaque
RAGE	Rezeptor des glykosylierten Endprodukts
tau-P	phosphoryliertes tau-Protein

in das Neuron (Harr et al. 1995), während das Glucosetransportprotein 5 für den Glucosetransport in Gliazellen verantwortlich ist (Payne et al. 1997). Ein Vorkommen des Glucosetransporters GLUT4 war bisher nur auf insulinsensitiven Muskel- und Fettzellen bekannt. Nach der Freisetzung aus intrazellulären Speichern wird der Transporter zur Zelloberfläche transloziert und in die Membran eingebaut (Green et al. 1997). Neuere Untersuchungen weisen auch auf ein Vorkommen des GLUT4 in Neuronen des Zerebellums der Ratte (Rayner et al., 1994), des Hypothalamus, der Medulla (Brant et al. 1993) und im mikrovaskulären Endothel (McCall et al, 1997) hin. Darüber hinaus konnten Apelt et al. (1999) nachweisen, dass GLUT4-exprimierende Neuronen im basalen Vorderhirn, zerebralen Kortex, Hippocampus und Zerebellum der Ratte auch gleichzeitig GLUT3-mRNA besitzen.

Aus der Oxidation des Glucosemetaboliten Pyruvat entsteht im Mitochondrium die energiereiche Verbindung Acetyl-CoA, aus der neben ATP auch der Neurotransmitter Acetylcholin gebildet wird (Gibson et al. 1975, 1978). Des Weiteren entsteht aus Acetyl-CoA in einem energieverbrauchendem Prozess im 3-Hydroxy-3-methylglutaryl-CoA-Zyklus intrazellulär das für Zellmembranen essenzielle Cholesterin (Michikawa u. Yanagisawa 1999, Pettegrew et al. 2000), woraus wiederum Neurosteroide gebildet werden (Rupprecht u. Holsboer 1999). Cholesterin findet sich vor allem in den Caveolae der Membranen (Chang et al. 1992, Schnitzer et al. 1994) und in der zytofazialen Membranschicht (Igbavboa et al. 1996). In den Caveolae sind wiederum Insulinrezeptoren, Insulinrezeptorsubstrat-1 und Proteinkinasen lokalisiert, die zur Signalvermittlung notwendig sind (Smith et al. 1998, Gustavsson et al. 1999).

Aus dem Glucosemetabolismus entstehen ferner die Aminosäureneurotransmitter Glutamat und Aspartat (beide exzitatorisch) sowie γ-Aminobuttersäure und Glycin (beide inhibitorisch) (Wong u. Tyce 1983). Im Normalzustand benutzt das Gehirn ausschließlich Glucose, um daraus Energie in Form von ATP zu bilden (Hoyer 1992a). ATP ist die treibende Kraft für die meisten zellulären und molekularen Aktivitäten (Erecinska u. Silver 1989). Bei ATP-Mangel werden alle ATP-abhängigen Prozesse in systematischer Weise und einer strengen Hierarchie folgend eingeschränkt. Als erster Schritt wird die Proteinsynthese reduziert, gefolgt von der RNA- und DNA-Synthese und den anderen Stoffwechselprozessen (Buttgereit u. Brand 1995).

Kontrolle des neuronalen Glucosestoffwechsels

Wie in nichtnervösem Gewebe wird der Glucosestoffwechsel im Gehirn auch über die durch Insulin und den Insulinrezeptor vermittelte Signaltransduktion reguliert. Insulin verursacht im ZNS kognitive Effekte (Park 2001). Das Gehirninsulin gelangt einerseits über die Blut-Hirn-Schranke in das Gehirn (Pardridge et al. 1985, 1990). Andererseits wird es auch in Neuronen des olfaktorischen und limbischen Systems gebildet (Wozniak et al. 1993, Devaskar et al. 1994). Insulin-mRNA wurde im Gehirn nachgewiesen (Young 1986), wobei ein regional differenziertes Expressionsmuster gefunden wurde:
- höchste mRNA-Dichten fanden sich in den Pyramidenzellen des Hippocampus,
- hohe Dichten fanden sich in den granulären Zellschichten des präfrontalen Kortex, dem Ento- und Perirhinalkortex, dem Thalamus und den granulären Zellschichten des Bulbus olfactorius.

Insulin-mRNA wurde nicht in Gliazellen gefunden (Devaskar et al. 1994). Insulinrezeptoren finden sich im Gehirn entsprechend einem hochdifferenzierten regionalen Verteilungsmuster mit höchsten Dichten im Bulbus olfactorius, Hypothalamus, zerebralen Kortex und Hippocampus (Hill et al. 1986, Werther et al. 1987, Unger et al. 1989). Immunzytochemisch konnte gezeigt werden, dass das Verteilungsmuster von phosphotyrosinenthaltenden Proteinen dem der Insulinrezeptoren entspricht (Moss et al. 1990). Diese Phosphoproteine entsprechen offenbar zum größten Teil dem Insulinrezeptorsubstrat 1 (IRS-1), dem ersten und wesentlichen in vivo vorkommenden Substrat der insulinrezeptorabhängigen Tyrosinkinase (Baskin et al. 1993, 1994). Physiologische Funktionen des Insulins wurden im neuronalen Gewebe mit der Stimulierung der Aktivitäten von Pyruvatdehydrogenase (Rinaudo et al. 1987), Acetylcholintransferase (Kyriakis et al. 1987), Hexokinase und Phosphofruktokinase (Hoyer et al. 1993) und für die vermehrte Bildung energiereicher Phosphate nachgewiesen (Henneberg u. Hoyer 1994). Somit ist die immer noch vorherrschende Meinung, dass das Gehirn ein im Wesentlichen insulinunabhängiges Organ sei, nicht mehr aufrecht zu erhalten. In der hormonalen Regulation des zerebralen Glucosestoffwechsels hat das Insulin eine Bedeutung, die sich prinzipiell nicht von der im nichtnervösen System unterscheidet.

Bei normaler Gehirnalterung treten nur sehr geringe Veränderungen des nutritiven Parameters Gehirndurchblutung sowie des oxidativen Stoffwechsels im Gehirn zwischen der 3./4. bis 7./8. Lebensdekade ein. Erst nach Überschreiten dieser Altersschwelle kommt es zu einer Abnahme von Sauerstoff- und Glucoseverbrauch sowie der Aktivität der entsprechenden Enzymsysteme. Bei mentaler Belastung oder etwa bei einer zerebralen Ischämie, einer arteriellen Hypoxämie oder Hypoglykämie treten Energiemangel und Störungen der Energienutzung im gealterten Gehirn sehr deutlich hervor (Hoyer 1994; 1995). Der intrazelluläre pH-Wert bzw. das zytoplasmatische Redoxpotenzial zeigen eine Verschiebung zum Sauren (Hoyer 1985, Hoyer u. Krier 1986, Roberts u. Sick 1996). Die Steuerung des neuronalen Glucosestoffwechsels ist im Alter durch eine Einschränkung der Insulinsignaltransduktion verändert. Insulinkonzentration im Gehirn, Dichte der Insulinrezeptoren und Aktivität der Tyrosinkinase nehmen jenseits des 60. Lebensjahrs ab (Frölich et al. 1997, 1998). Eine weitere funktionell bedeutsame Einflussnahme auf den zerebralen Glucosestoffwechsel (Plaschke et al. 1996) im Alter wird durch den Anstieg der zirkulierenden Cortisonkonzentration sowie durch deren lang anhaltende Erhöhung nach Stress ausgeübt (Lupien et al. 1994, Sapolsky et al. 1986). Im Liquor cerebrospinalis gesunder alter Personen wurde ein beträchtlicher Anstieg der Cortisonkonzentration gegenüber jung adulten Personen gefunden (Swaab et al. 1994). Diese Veränderung in der Balance von Insulin- und Cortisonwirkung auf der Ebene des Insulinrezeptors (Henneberg u. Hoyer 1995, Übersicht bei Hoyer 2000) dürfte ein wesentlicher Grund für die altersbedingte Einschränkung des neuronalen Glucosestoffwechsels sein.

Neurotransmitterstoffwechsel

Von allen Neurotransmittersystemen zeigen das *acetylcholinerge* und *glutamaterge* während der normalen Gehirnalterung ganz offenbar die stärksten funktionellen Veränderungen. Der exzitatorische Neurotransmitter *Acetylcholin* bindet an nikotinerge und muskarinerge Rezeptoren, die vor allem auf glutamatergen Neuronen in der Gehirnrinde lokalisiert sind. Die Funktion von Acetylcholin besteht in der optimalen Ansteuerung von Neuronen, die an Akquisition und Wiederverfügbarmachung von Gedächtnisinhalten beteiligt sind. Synthese und Freisetzung von Acetylcholin sind im Alter herabgesetzt (Gibson et al. 1981, Bowen 1984). Diese Parameter sind ebenfalls im glutamatergen System reduziert (Mullany et al. 1996). *Gluta-*

mat ist der vorherrschende und am weitesten verbreitete exzitatorische Neurotransmitter im Gehirn (Gasic u. Heinemann 1991) und über seine NMDA-Rezeptoren ebenfalls wesentlich an Lern- und Gedächtnisvorgängen beteiligt. Diese physiologische Funktionsminderung steht in engem Zusammenhang mit den Einschränkung von Lernen und Gedächtnisleistungen im Alter (Drachman et al. 1980).

> Da cholinerge Neuronen aus dem basalen Frontalhirn kortikale Mikrogefäße innervieren und darüber den regionalen Blutfluss regulieren (Sato u. Sato 1995, Vaucher u. Hamel 1995), kann eine Durchblutungsstörung erwartet werden, wenn cholinerge Neuronen des basalen Frontalhirns ausfallen (Bigl et al. 1987).

Das noradrenerge und serotonerge System sind ebenfalls an der Innervation kortikaler Mikrogefäße beteiligt (Edvinsson et al. 1987). Im Gegensatz zur altersbedingten Abnahme der Acetylcholinsynthese nimmt die Noradrenalinkonzentration in der Hirnrinde mit dem Alter zu (Ida et al. 1982, Harik u. McCracken 1986). Da die stressinduzierte Freisetzung von Noradrenalin im Alter verlängert ist (Perego et al. 1993), ist von einem deutlichen funktionellen Übergewicht des noradrenergen Systems gegenüber dem acetylcholinergen System im Gehirn im Alter auszugehen (Sympathikotonus des alternden Gehirns).

■ Advanced Glycation Endproducts (AGE) und freie Sauerstoffradikale

Glucose und andere Zucker können über eine Reihe langsam ablaufender nichtenzymatischer Reaktionen irreversibel Proteine glykosylieren, wenn diese Prozesse nur lange genug ablaufen. In mehreren Reaktionsschritten entstehen AGE (Vlassara et al. 1994). Besonders langlebige Proteine unterliegen diesen posttranslationalen Modifikationen, die während des Alterungsprozesses bevorzugt ablaufen (Monnier u. Cerami 1981). AGE binden an hochaffine Rezeptoren (RAGE) und bewirken dadurch u. a. die Expression von Wachstums- und Transkriptionsfaktoren oder Veränderungen in der Permeabilität von Zellmembranen (Vlassara et al. 1985, 1994). RAGE ließen sich im Nervengewebe finden (Brett et al. 1993). In jüngster Zeit wurde erkannt, dass βA4 an RAGE bindet (Yan et al. 1996). Bei normaler Gehirnalterung wurde AGE im Perikaryon großer Neuronen im Hippocampus und Gyrus dentatus, in Pyramidenzellen der Hirnrindenschichten III, V und VI sowie in den Schichten II, III, V und VI des entorhinalen Kortex festgestellt (Li et al. 1995). Damit sind Zellschichten und Nervenzellen betroffen, die in einem besonderen Maß der Neurodegeneration bei der AD unterliegen.

Die allgemein im Alter zu beobachtende Zunahme von Sauerstoffradikalen hat die wissenschaftliche Grundlage für eine von mehreren Hypothesen zum Alterungsprozess abgegeben (Leibovitz u. Siegel 1980, Harman 1981). Danach ist das Missverhältnis zwischen einer vermehrten Bildung und einer reduzierten Detoxifikationskapazität Anlass zur Bildung des hochtoxischen *Hydroxylradikals OH* unter Beteiligung von Fe^{2+} in 2 verschiedenen Reaktionen:
- Fenton-Reaktion,
- Haber-Weiss-Reaktion, die in folgender Reaktionsgleichung exemplarisch dargestellt ist:

$$H_2O_2 + Fe^{2+} \rightarrow Fe^{3+} + OH^- + OH\cdot$$

Das in der Haber-Weiss-Reaktion entstehende Hydroxylradikal (OH·) ist ein starkes Oxidationsmittel.

Die im Gehirn gemessenen Aktivitäten detoxifizierender Enzyme zeigen keine einheitlichen Befunde. Im Alter wurden eine Reduktion der CuZn-Superoxiddismutase (SOD) (Geremia et al. 1990, Mariucci et al. 1990), aber auch keine eingetretenen Veränderungen dieses oder anderer Enzyme des Detoxifikationssystems gefunden (Barja de Quiroga et al. 1990, Vertechy et al. 1993). Mit den zahlreichen, bei der normalen Gehirnalterung ablaufenden metabolischen Veränderungen, z. B. von Reduktionsvorgängen oder Laktazidose (Rehncrona et al. 1989) ist es denkbar, dass der normalerweise vorliegende stabile Redoxzustand des Eisens, das Fe^{3+}, in lösliche Fe^{2+}-Chelate oder Fe^{2+}-Komplexe übergeht. Damit könnte auch bei einem nur geringen Ungleichgewicht zwischen Bildung und Detoxifikation von Superoxidradikalanionen vermehrt H_2O_2 für die Fenton- oder/und Haber-Weiss-Reaktion zur Verfügung gestellt werden, sodass hochtoxische Hydroxylradikale verstärkt gebildet werden. Obwohl nicht alle Untersuchungen eine altersabhängige Zunahme der radikalinduzierten Lipidperoxidation und Proteinoxidation bestätigen konnten (Cini u. Moreti 1995), weist die Mehrzahl der Befunde auf das Auftreten derartiger Störungen hin (Arido et al. 1990, Mecocci et al. 1993, Shiganaga et al. 1994). Ferner ist die Feststellung von Bedeutung, dass im Vergleich zu anderen Organen Superoxidradikalanionen im Alterungsprozess zuerst auf Plasmamembranen des Gehirns (s. unten) auftraten und zur Bildung von Lipidperoxiden sowie zur Abnahme der Membranfluidität führten (Sawada et al. 1992).

Freie Sauerstoffradikale spielen auch bei einem physiologischen biochemischen Prozess zur Inaktivierung von Proteinen eine bedeutsame Rolle (mixed function oxidation [MFO] oder metalcatalyzed oxidation [MCO]). Diese Inaktivierung greift über verschiedene enzymatische und nichtenzymatische Prozesse in den intrazellulären Protein-Turn-over ein und geht der Proteolyse voraus (Stadtman u. Oliver 1991). Die nichtenzymatische Proteinschädigung wird durch freie Radikale vermittelt. So ist es nicht verwunderlich, dass bei einer vermehrten Bildung bzw. reduzierten Detoxifikation von freien Radikalen bei normaler Gehirnalterung auch die MFO verstärkt wird, was für das Gehirn belegt worden ist (Fucci et al. 1983, Starke-Reed u. Oliver 1989, Carney et al. 1991, Stadtman 1992). Dagegen konnte die Bildung langlebiger Proteinhydroperoxide, die aus durch freie Radikale geschädigten Proteinen entstehen und eine erhebliche proteinschädigende Potenz besitzen (Simpson et al. 1992), für das ZNS bislang noch nicht gezeigt werden.

■ Membranveränderungen

Von nicht zu unterschätzender funktioneller Bedeutung sind die altersabhängigen Veränderungen in der Zusammensetzung der Membranlipide in unterschiedlichen Großhirnregionen und im Hippocampus, wobei es in der Hirnrinde und der weißen Substanz zu Konzentrationsabnahmen kommt (Söderberg et al. 1990, Svennerholm et al. 1991, 1994). Gleichzeitig verschiebt sich das Verhältnis von ungesättigten zu gesättigten Fettsäuren zugunsten letzterer (Söderberg et al 1991). Verschiedene Membranbestandteile wie z. B. Cholesterin oder α-Tocopherol (Vitamin E) ändern sich in ihrer absoluten Konzentration im höheren Lebensalter nicht (Zhang et al. 1996). Es ist jedoch eine Erhöhung des Cholesterin-Phospholipid-Verhältnisses während des Altersgruppenprozesses festzustellen (Mason et al. 1992). Daneben treten Konzentrationsverschiebungen in den Membranschichten auf. Cholesterin nimmt in der exofazialen Schicht zu und in der zytofazialen ab (Igbavboa et al. 1996). Es ist wahrscheinlich, dass zwischen dem erhöhten exofazialen Cholesterinanteil und βA$_4$ Interaktionen auftreten, die die Amyloidbildung fördern (Kakio et al 2001).

Gleichzeitig wird eine Erniedrigung der Einbaurate von Arachidonsäure in Membranlipide und eine Erhöhung von Arachidonoyl-CoA gefunden, was entscheidenden Einfluss auf die Membranfunktion hat (Chan u. Fishman 1978, Terracina et al. 1992). Diese Veränderungen, vor allem aber die Zunahme des Cholesterinanteils in der exofazialen Membranschicht bedingen eine altersabhängige Abnahme der Membranfluidität (Igbavboa et al. 1996), d. h. eine Zunahme der Membranviskosität, was eine Vielzahl von membranständigen Proteinen, wie Rezeptoren in ihrer Funktion verändert. Auch andere biophysikalischen Membraneigenschaften, wie Stabilität und Permeabilität der Membranen, ändern sich (Valtersson et al. 1985, Cullis u. Hope 1991).

Auf der Grundlage von In-vitro-Studien wurde in neuester Zeit eine spezische Interaktion zwischen dem zellmembrangebundenen Cholesterinanteil und dem Metabolismus des APP gezeigt, wobei ein höherer Cholesterinanteil zu einer stärkeren Bildung von βA4 führt (Kakio et al. 2000; s. unten). Ob dieser Mechanismus in vivo dazu beiträgt, dass es auch bei der normalen Alterung des Gehirns zu einer vermehrten Ablagerung von amyloiden Plaques kommt, ist nicht belegt.

■ Genexpressionsprofil und Alter

Erste neuere Studien weisen auf altersabhängige Veränderungen im Genexpressionsprofil in der Weise hin, dass einige Gene „eingeschaltet" und andere „abgeschaltet" werden. Zu Letzteren gehören vor allem solche, deren Proteine zellprotektiv wirken (Salehi et al. 1996, Wu u. Lee 1997). Spezifischere Untersuchungen haben ergeben, dass die Expression verschiedener ATPasen und von Proteinen, die in der synaptischen Transmission wirken, in Hirnrinde und Hypothalamus drastisch reduziert gefunden wurden. Ein in Bezug zur sporadischen AD bemerkenswertes Ergebnis stellt die Suppression der Aktivität der Proteinphosphatase 2 A dar, die normalerweise tau-Protein dephosphoryliert. Die Annahme liegt nahe, dass eine derartige Aktivitätsabnahme zur Hyperphosphorylierung des tau-Proteins beiträgt (Jiang et al. 2001).

■ Kybernetische Auswirkungen der altersbedingten Veränderungen

Bei normaler Gehirnalterung werden zahlreiche funktionell eng verzahnte Regulationsgrößen in Mitleidenschaft gezogen. Diese altersbedingten Veränderungen sind wahrscheinlich von nur geringerer Quantität, treten dafür aber in großer Vielfalt auf und bestehen über lange Zeit. Keine dieser Einzelveränderungen ist dabei für sich allein in der Lage, einen krankhaften Prozess zu bedingen. Dieser kann jedoch durch die Summe der schon lang bestehenden zahlreichen kleineren Veränderungen ausgelöst werden. Ausschlaggebend dafür wären eine ebenfalls kleinere Veränderung einer Einzelgröße im System oder das Hinzutreten einer kleineren Veränderung von außen. Solche Ereignisse laufen in der Natur ständig ab. Sie werden als Prinzip der sich *selbstorganisierenden Kritizität* bezeichnet (self-organized criticality) (Bak et al. 1988, Held et al. 1990).

Prinzip der selbsorganisierenden Kritizität (self-organized criticality)

Darunter ist in der Biologie ein System zu verstehen
- das sich in einem metalabilen Gleichgewicht befindet
- durch minimale Änderungen der biochemisch-biophysikalischen Eigenschaften seiner Einzelkomponenten oder Hinzutritt einer solchen in ein anderes metalabiles Gleichgewicht übergeht und damit eine Katastrophenreaktion (Krankheit) auslöst, ohne dass die veränderte Einzelkomponente allein dazu in der Lage gewesen wäre

---

Dieser gleiche Vorgang wird in einer anderen Terminologie auch als Zunahme der *Entropie* bezeichnet.

Prinzip der Zunahme der Entropie
- in diesem Sinn bewirken die alterungsassoziierten biologischen Veränderungen, dass das Alter der führende Risikofaktor für die sporadisch auftretende Form der AD ist

Zelluläre und molekulare Veränderungen bei der Alzheimer Demenz

Einschränkungen des zerebralen Glucose- und Energiestoffwechsels

In der Anfangsphase der spät beginnenden *sporadischen Form* der AD wurde in allen Gehirnarealen ein herabgesetzter zerebraler Glucoseverbrauch gefunden, wobei sich jedoch eine Akzentuierung der Abnahme in frontalen und parietotemporalen Regionen darstellte. Die Reduktion der globalen zerebralen Umsatzrate für Glucose korrelierte mit dem Grad der Demenz. Bei schweren Formen betrug die Reduktion 40–50%, wohingegen die zerebrale Umsatzrate von Sauerstoff und die Gehirndurchblutung um nur rund 20% abnahmen (Hoyer et al. 1991, Frölich et al. 1992, Mielke et al. 1992, Fukuyama et al. 1994). Erst im späteren Verlauf reduzieren sich diese Messgrößen im Allgemeinen auf 50% der Norm (Hoyer et al. 1991).

Die Betroffenheit des Assoziationskortex wurde bei einem Vergleich zwischen dem reduzierten Glucoseverbrauch und neuropathologischen Auffälligkeiten besonders deutlich (Mielke et al. 1996). In enger Beziehung zur Reduktion der zerebralen Umsatzrate von Glucose ist der Aktivitätsverlust glykolytischer Enzyme und der Pyruvatdehydrogenase bereits in der Frühphase der Erkrankung zu sehen, während die Funktion des Tricarbonsäurezyklus offenbar erst in fortgeschrittenen Krankheitsstadien betroffen ist (Übersicht bei Hoyer 1988). Als Folge der eingeschränkten Pyruvatoxiadion resultiert eine verminderte Bildung von Acetyl-CoA, was zum einen eine um etwa die Hälfte reduzierte Bildung von Acetylcholin (Gibson et al. 1975, Sims et al. 1981), zum anderen eine nur rund 50 %ige ATP-Synthese aus Glucose zur Folge hat (Hoyer 1992a). Da Acetyl-CoA das Ausgangsprodukt für die intrazelluläre Bildung von Cholesterin (Michikawa u. Yanagisawa 1999) und Letzteres für die von Neurosteroiden (Rupprecht u. Holsboer 1999) ist, sind diese Metabolite in reduzierter Konzentration zu erwarten.

> Wegen der bestehenden Imbalance zwischen zerebralem Sauerstoff- und Glucoseverbrauch kann angenommen werden, dass die Neuroglukopenie durch den Verbrauch hirneigener Substrate substituiert wird.

Als Kandidaten hierfür konnten glukoplastische Aminosäuren, vor allem Glutamat, und aus dem Abbau von Membranphospholipiden stammende Fettsäuren ausgemacht werden (Hoyer u. Nitsch 1989, Pettegrew et al. 1995). Durch die Nutzung endogener Substrate anstelle von Glucose zur Energiegewinnung gelingt es, zumindest in der Anfangsphase der Demenz, die Energiebildung bei rund 80% der Norm zu halten (Hoyer 1992a). Eine Einschränkung der Energiebildung um 20–25% wurde auch von anderen Untersuchern festgestellt (Sims et al. 1983b, Brown et al. 1989).

Im Gegensatz zur sporadischen spät beginnenden AD konnte bei der früh einsetzenden *familiären Form* kein zerebrales Energiedefizit gefunden werden (Hoyer 1992a).

Bei der Nutzung von Glutamat als endogenes Substrat bei intrazellulärem Glucosemangel werden intraneural Ammoniak (Hoyer et al. 1990) und Aspartat (Hoyer u. Nitsch 1989) gebildet, wobei Letzteres der Aspartataminotransferasereaktion entstammt. Neuroglukopenie induziert die Aktivierung von glucoseregulierten Proteingenen, wodurch die Expression des Aspartataminotransferasegens stimuliert wird (Plee-Gautier et al. 1998).

> Durch die intraneuronale Akkumulation von Ammoniak und Aspartat werden der somatischen Schädigungskaskade weitere Parameter hinzugefügt, die den zellulären und molekularen Stoffwechsel stark beeinträchtigen und damit zum Zelluntergang beitragen (Hoyer 1996).

Glutamat selbst wirkt bereits in physiologischer Konzentration bei Energiemangel neurotoxisch (Novelli et al. 1988). Mit fortschreitender Demenz erschöpft sich die Kompensationsmöglichkeit, endogene Substrate zur Energiegewinnung heranzuziehen. Das gilt zumindest für Aminosäuren, die offenbar nur zu Beginn einer AD, nicht jedoch im weiteren Verlauf der Erkrankung zur Energiegewinnung genutzt werden. Im chronischen Krankheitszustand unterscheidet sich die zerebrale Aminosäurenbilanz ganz offenbar nicht von der des normadulten Gehirns (Hoyer 1969). Dennoch beträgt der zerebrale Energiepool nur noch 50% der Norm oder weniger (Hoyer 1992a).

Erste Untersuchungen ergaben Hinweise darauf, dass bei der sporadischen AD die neuronale Insulinkonzentration und die Akvitität der Tyrosinkinase noch stärker herabgesetzt waren als bei der normalen Gehirnalterung und dass im Gegensatz zu Letzterer die Dichte der Insulinrezeptoren erhöht vorlag (Frölich et al. 1997, 1998). Diese Befunde sprechen für das Bestehen einer noch näher zu definierenden Störung in der Insulinsignaltransduktion möglicherweise im Sinne eines Diabetes mellitus II (Hoyer 1998). Als Folge der gestörten Insulinsignaltransduktion dürfte auch die Herabsetzung der Konzentrationen der Glucosetransportproteine GLUT1 und GLUT3 angesehen werden (Simpson et al. 1994, Harr et al. 1995). Bei der sporadischen AD wurde neben einer postmortalen Erhöhung von Cortison im Liquor cerebrospinalis (Swaab et al. 1994) auch häufig eine erhöhte Cortisonkonzentration im Blut gefunden. Letzteres war mit funktionellen Störungen der Hypothalamus-Hypophysen-Nebennieren- (HPA-)Achse vergesellschaftet (Lesch et al. 1990). Dabei werden Neuronen des Hippocampus besonders stark in Mitleidenschaft gezogen, sodass sich erste Hinweise für eine Dysfunktion von Glucocorticoidrezeptoren in diesem Areal ergeben haben (Wetzel et al. 1995).

> Die Ergebnisse dieser Untersuchungen zeigen insgesamt, dass bei der sporadischen spät beginnenden AD die Funktionstüchtigkeit neuronaler insulinkontrollierter Prozesse abnimmt, diejenige cortisonkontrollierter jedoch ansteigt. Durch diese Imbalance wird der oxidative Stoffwechsel ständig auf einem reduzierten Niveau gehalten, das mit Voranschreiten der Erkrankung immer weiter abnimmt (Abb. 4.1).

Vermehrtes Auftreten von freien Sauerstoffradikalen

Während es bei der normalen Gehirnalterung zu einem Ungleichgewicht zwischen der Bildung und der Detoxifikation von Superoxidradikalanionen kommt (s. oben) und außerdem eine inhärente Änderung des zytoplasmatischen Redoxpotenzials eintritt (Hoyer 1985, Hoyer u. Krier 1986, Roberts u. Sick 1996), wurde bei der sporadischen spät beginnenden AD eine Reduktion der Cytochrom-C-Oxidaseaktivität als Defekt im mitochondrialen Elektronentransport festgestellt, wodurch Sauerstoffradikale generiert werden (Parker et al. 1994). Auch bei der oxidativen Desaminierung von Dopamin entstehen Sauerstoffradikale (Graham et al. 1978). Da von den zur Verfügung stehenden Detoxifikationssystemen die Katalaseaktivität erniedrigt gefunden wurde (Marklund et al. 1985, Gsell et al. 1995), liegen vermehrt toxische Superoxidradikal- und Hydrogenperoxidradikale vor.

> Funktionell eng verknüpft mit dem übermäßigen Vorhandensein freier Sauerstoffradikale sind Veränderungen im zerebralen Eisenstoffwechsel, die als beschleunigendes Element in der Pathogenese der sporadischen AD betrachtet werden (Gerlach et al. 1994).

Quantitativ ist Eisen das im Gehirn am stärksten vertretene Metall mit höchsten Konzentrationen in den Stammganglien, im Nucleus ruber und im Nucleus dentatus. Es liegt überwiegend in Speicherform als Ferritin vor. Bei der sporadischen AD fand sich in den Stammganglien und im frontalen Kortex ein Anstieg von Gesamteisen und Fe^{3+}, weniger Fe^{2+}, sodass sich das Verhältnis zwischen Fe^{2+} und Fe^{3+} zugunsten des Fe^{3+} verschob. Dadurch kann die Lipidperoxidation durch Fe^{2+} und dem Hydrogenperoxidradikal initiiert werden (Minotti u. Aust 1987). Da Fe^{3+} durch das Superoxidradikalanion zu Fe^{2+} reduziert wird, können hochtoxische Hydroxylradikale über die Fenton- bzw. Haber-Weiss-Reaktion gebildet werden.

Die Folgen dieses oxidativen Stresses sind erheblich. Ein bei der sporadischen AD sehr früh auftretendes pathologisches Ereignis ist offenbar die Schädigung neuronaler RNA (Nunomura et al. 2001). Proteinoxidation inklusive Inaktivierung von Enzymen laufen gesteigert über die Mixed Function Oxidation ab (Smith et al. 1991). Darüber hinaus wird durch Hydrogenperoxid die Toxizität des βA4-Amyloids vermittelt (Behl et al. 1994).

> Oxidativer Stress wird pathobiochemisch als wichtigste Ursache der Lipidperoxidation und damit von Membranschädigungen angesehen (Subbarao et al. 1990, Götz et al. 1992).

Postmortal fand sich in Gehirnen von AD-Patienten, dass insbesondere im Hippocampus der Gesamtlipidgehalt sowie auch der Gehalt an Lecithin als dem wichtigsten Phospholipid vermindert waren (Sofic et al. 1991). Bei differenzierteren Untersuchungen zeigten sich die Konzentrationen der beiden häufigsten Phospholipide Lecithin und Cholin vermindert und die der Abbauprodukte vermehrt, was auf einen erhöhten Phospholipidabbau schließen ließ (Nitsch et al. 1992b). Da eine verringerte Cholinkonzentration, ähnlich wie ein verringertes Angebot an Acetyl-CoA, die Synthese von Acetylcholin beeinträchtigt, können Membranschädigungen die selektive Vulnerabilität des cholinergen Neurotransmittersystems erklären (Wurtman 1992). Die Membranfluidität insgesamt war erheblich gestört (Zubenko 1986). Als Ergebnis resultiert eine drastische Veränderung biophysikalischer Membraneigenschaften (Valtersson et al. 1985, Cullis & Hope 1991).

Zusammenfassend ist festzuhalten, dass oxidativer Stress bei der AD die intrazelluläre Proteolyse und Lipidperoxidation unterhält (Davies u,. Goldberg 1987), wodurch weitere wichtige Elemente der zellulären Schädigungskaskade definiert werden konnten, da aus der Lipidperoxidation selbst wieder reaktive Sauerstoffradikale generiert werden können.

Immunologische Veränderungen

Zu den Zellen des hirneigenen Immunsystems zählen Mikroglia und Astrozyten. Die Mikrogliazellen dienen zur Beseitigung von Fremdmaterial und sind wie die Astrozyten Herstellungsorte von Immunmediatoren (Zytokinen). Astrozyten sind außerdem an der Bildung der Blut-Hirn-Schranke beteiligt, können Neurotransmitter aufnehmen und regulieren biochemisch das Gehirngewebsmilieu.

Biochemische Mediatoren der Immunreaktionen sind einerseits Akute-Phase-Proteine wie $α_1$-Antichymotrypsin und $α_1$-Antitrypsin, aber auch $α_2$-Makroglobulin, die normalerweise nur kurzfristig bei akuten entzündlichen Reaktionen vermehrt gebildet werden. Eine dauerhafte Aktivierung findet sich nur bei chronisch entzündlichen Prozessen und bei einigen Tumoren. Interleukin-6 (IL-6) ist in nichtneuronalen Geweben der wesentiche Aktivator von Akute-Phase-Proteinen. Als Komplementsystem wird eine Gruppe von Proteinen bezeichnet, die im Rahmen von Abwehrreaktionen des Körpers nach Infektionen oder Traumen aktiviert werden und letztlich als *Membrane Attack Complex* fremde, aber auch körpereigene Zellen zerstören können (Bauer 1994).

Bei der AD finden sich im Gehirn verschiedene Hinweise auf einen immunologischen bzw. chronisch entzündlichen Prozess. So lassen sich aktivierte Zellen des hirneigenen Immunsystems, der Immunmediator IL-6, Akute-Phase-Proteine wie α_1-Antichymotrypsin und Komplementfaktoren nachweisen (McGeer et al. 1989, Bauer 1994). Möglich ist, dass diese Immunmediatoren, wenn sie einmal chronisch aktiviert sind, neurodegenerative Veränderungen bei der AD in Gang setzen. Möglich ist aber auch, dass sie nur sekundär als Antwort auf die Bildung der histopathologischen Veränderungen wie Plaques und Tangles aktiviert werden. Interessant ist in diesem Zusammenhang jedoch, dass Patienten, die über lange Zeit mit einem nichtsteroidalen Antirheumatikum behandelt wurden, eine geringere Häufigkeit einer AD aufweisen als zu erwarten gewesen wäre. Die Vermutung liegt nahe, dass eine antirheumatische Behandlung Reaktionen unterdrückte, die sonst zu AD geführt hätten (Breitner et al. 1994). Eine Behandlung mit Indomethazin führt auch zu signifikant positiven Effekte auf kognitive Parameter, allerdings sind diese Ergebnisse noch nicht als gesichert anzusehen (Rogers et al. 1993), insbesondere da Behandlungsstudien mit anderen Substanzen, die ebenfalls antiinflammatorisch wirken, nicht erfolgreich waren.

■ Veränderungen in Systemen, die die Cortisonausschüttung regulieren

Im Gehirn wird die Wirkung des Cortisons, des wesentlichen „Stress"-Hormons, über 2 Rezeptortypen, den Typ-I- und den Typ-II-Glucocorticoid-Rezeptor vermittelt. Der *Typ-I-Rezeptor* findet sich fast ausschließlich auf Neuronen in limbische Strukturen. Der *Typ-II-Rezeptor* wird über das gesamte Gehirn verteilt gefunden und vor allem unter Stressbedingungen aktiviert. Bei Tieren führt eine Rezeptorbindung dann zu einer verminderten Glucoseaufnahme in das Gehirn (Sapolsky 1994). Umgekehrt steigert sich durch eine verminderte Cortisonwirkung (z. B. durch Entfernung der Nebennieren beim Tier) die Glucoseaufnahme und den Glucosemetabolismus des Gehirns. Nach Substitution mit Cortison kehren sich die Befunde wieder um (Plaschke et al. 1996). Diese Daten belegen damit einen deutlichen Antagonismus zwischen Insulin- und Cortisonwirkung auf den Glucosestoffwechsel im Gehirn.

Wenn Cortison entweder in hoher Dosis oder über lange Zeit auf das Gehirn einwirkt, kommt es zu zellulären Schädigungen vorzugsweise im Hippocampus. Da hippokampale Neuronen eine hemmende Wirkung auf die hypothalamisch-hypophysär vermittele Cortisonausschüttung in der Nebennierenrinde haben, kann durch länger dauernden Hyperkortisolismus ein sich selbst verstärkender Zirkel in Gang gesetzt werden, der zur neuronalen Degeneration führt (Sapolsky 1994).

Eine weitere funktionell bedeutsame Veränderung im normalen Alterungsprozess ist der Anstieg der zirkulierenden Cortisonkonzentration sowie deren lang anhaltende Erhöhung nach Stress (Sapolsky et al. 1986, Lupien et al. 1994). Im Liquor cerebrospinalis gesunder alter Personen wurde ein beträchtlicher Anstieg der Cortisonkonzentration gegenüber jung adulten Personen gefunden (Swaab et al. 1994). Es ist anzunehmen, dass durch verstärkte Cortisonwirkung die Tyrosinphosphorylierung des neuronalen Insulinrezeptors reduziert wird, wie es für den Skelettmuskel bereits nachgewiesen wurde.

Bei der AD findet sich zumeist eine erhöhte Cortisonkonzentration im Blut. Auch die üblichen Tests für die Funktion der Hypothalamus-Hypophysen-Nebennierenrinden-(HPA-)Achse fallen nach den meisten Untersuchungen pathologisch aus (Lesch et al. 1990). Gleichfalls ist die Konzentration von Cortison im postmortalem Liquor cerebrospinalis von AD-Patienten erhöht gefunden worden (Swaab et al. 1994). Dass hippokampale Neuronen bei AD zu den besonder stark betroffenen Neuronensystemen gehören, stützt die „Stress"-Hypothese der Entstehung der AD weiter. Inwieweit allerdings die neuroendokrinen Veränderungen ein spezifischer Faktor für die AD darstellen, ist derzeit noch nicht abgeklärt.

■ Ablagerung von Advanced Glycation Endproducts (AGE)

Aufgrund der erheblichen Störungen im neuronalen Glucosestoffwechsel mit Veränderungen, die denen des nichtinsulinabhängigen Diabetes mellitus sehr ähneln, kann wie bei letzterer Erkrankung auch bei der sporadischen AD die verstärkte Bildung von AGE erwartet werden (Brownlee 1995, Schmidt et al. 1995, Münch et al. 1997). In jüngster Zeit mehren sich die Hinweise, dass sowohl APP als auch tau-Protein durch die Maillard-Reaktion zu AGE modifiziert werden können (Smith et al. 1994, Yan et al. 1994a, Smith et al. 1995, Colaco u. Harrington 1996). AGE-Amyloid und AGE-Fibrillen könnten chemische Eigenschaften wie z. B. Unlöslichkeit und Proteaseresistenz erklären und funktionell zur Bildung von freien Radikalen beitragen, was zu einer Verstärkung der pathobiochemischen Schädigungskaskade beiträgt. Welche weiteren zellulären und molekularen Effekte durch AGE in Neuronen ausgelöst werden, ist derzeit noch unbekannt und bedarf der zukünftigen Aufklärung.

β-Amyloid im zellulären Kontext

Bislang wurden 3 Gene identifiziert, deren Mutationen die familiäre, bereits in der 3.–4. Lebensdekade einsetzende Form der AD hervorrufen können. Die Mutationen auf den Chromosomen 21 (APP), 14 (Präsenilingen 1) und 1 (Präsenilingen 2) manifestieren sich nach einem autosomal dominanten Erbgang mit in der Regel kompletter Penetranz für diese familiäre Form der AD. Mit der Identifizierung der FAK-Mutationen im APP-Gen wurde erstmals nachgewiesen, dass eine genetische Veränderung des Vorläuferproteins des βA4 hinreichend für die Auslösung einer AD (in ihrer autosomal dominant erblichen Form) ist (Abb. 4.2).

Vor dem Hintergrund der βA4-Amyloid-Ablagerung als einem typischen Merkmal der AD und der sich regelmäßig ausbildenden Amyloidpathologie in Kombination mit einer dementiellen Symptomatik auch beim Down-Syndrom (Trisomie 21) wurde hieraus die Hypothese der Amyloid-Kaskade abgeleitet, nach der bei der AD die Bildung und/oder Ablagerung des βA4-Proteins über eine komplexe pathologische Kaskade zur Neurodegeneration führt, an deren Ende das klinische Bild einer Demenz steht (Übersichten: Sandbrink et al. 1996, Sandbrink u. Beyreuther 1996, Hardy 1997, Selkoe 1997).

Die molekularbiologische Analyse der verschiedenen FAK-Mutationen im APP-Gen ergab dann, dass das gemeinsame Merkmal dieser Mutationen eine Erhöhung des „langen" $A\beta_{1-42/43}$ ist:

- entweder selektiv wie bei den London- und Florida-Mutationen, vermutlich aufgrund einer verstärkten γ-Sekretase-Spaltung (Suzuki et al. 1994, Tamaoka et al. 1994, Eckman et al. 1997),
- oder aber als Teil einer verstärkten Bildung aller βA4-Formen, so bei der Swedish-Mutation infolge einer vermehrten β-Sekretase-Spaltung und bei der Flemish-Mutation infolge einer verminderten α-Sekretase-Spaltung (Citron et al.1992; Cai et al. 1993).

Dies führte zur Modifikation der Amyloid-Kaskaden-Hypothese in der Form, dass man nun als pathogenetisch entscheidenden Faktor die Bildung des $A\beta_{1-42/43}$ ansehen

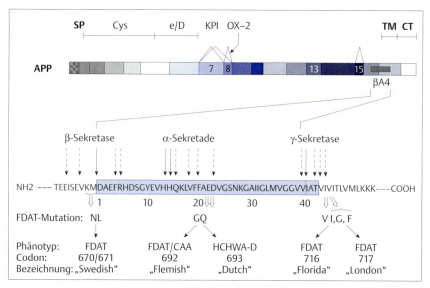

Abb. 4.2 Amyloid-Präkursor-Protein (APP) und βA4-Peptid:
Oben: Exon- und Domänenstruktur des APP.
Unten: Sequenz im Bereich der βA4-Region mit den proteolytischen Spaltungsstellen (α-, β- und γ-Sekretase, Pfeile) und den bekannten FDAT-Mutationen im APP-Gen.

APP-Domänen:
CT zytoplasmatische Domäne
Cys cysteinreiche Domäne
E/D Domäne mit hohem Anteil an negativ geladenen Aminosäureresten
KPI Kunitz-Typ-Protease-Inhibitor-Domäne
OX-2 Domäne mit Ähnlichkeit zum Lymphozytenrezeptorprotein MRC-OX-2
SP Signalpeptid
TM Transmembrandomäne

Die verschiedenen APP-Mutationen tragen geografische Bezeichnungen.

Phänotypen:
CAA kongophile Amyloidangiopathie
FDAT familiäre Demenz vom Alzheimer-Typ
HCHWA-D zerebrale Hämorrhagie mit Amyloidose – holländischer Typ

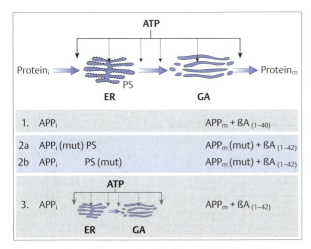

Abb. 4.3 Synoptisches Modell der βA4-Bildung bei genetisch bedingter und sporadisch auftretender Demenz vom Alzheimer-Typ:
Es ist ein allgemein gültiges Prinzip, dass unreife Proteine (Protein$_i$) zur Sulfatierung, Phosphorylierung und Glykosylierung das endoplasmatische Retikulum (ER) und den Golgi-Apparat (GA) passieren, um als reifes Protein (Protein$_m$) entlassen zu werden. Ein- und Ausschleusung in bzw. aus diesen intrazellulären Kompartmenten ist ATP-abhängig, ebenso die Aufrechterhaltung eines pH-Wert von etwa 6 in ER und GA. Präseniline (PS) residieren im ER. Im Normalfall (1) durchläuft das unreife Amyloidpräkursorprotein APP$_i$ ER und GA, um als reifes APP$_m$ gemeinsam mit dem Derivat βA(1–40) in nanomolarer Konzentration entlassen zu werden. Bei der genetisch bedingten Demez vom Alzheimer-Typ kommen 2 mutierte Proteine vor: APP bzw PS.
Beispiel 2a: Annahme, dass APP mutiert (APP$_{mut}$) ist und deshalb bei der Passage durch ER und GA nicht normal prozessiert werden kann. Neben APP$_m$ entsteht in hoher Konzentration vor allem βA(1–42), das starke amyloidogene Eigenschaften besitzt.
Beispiele 2a und 2b beziehen sich auf die durch genetische Störungen auf den Chromosomen 1, 14 und 21 bedingte AD.
3. Situation bei der sporadischen Demenz vom Alzheimer-Typ. APP und PS sind genetisch nicht verändert. ER und GA erweisen sich jedoch als dysfunktional, möglicherweise weil für die Funktion notwendiges ATP in nicht ausreichender Menge zur Verfügung steht. Morphologisch sind ER und GA kleiner als normal. Die Dysfunktion stört das Prozessieren von APP erheblich, sodass neben APP$_m$ in hoher Konzentration vor allem βA(1–42) gebildet wird, das starke amyloidogene Eigenschaften besitzt.

muss. Die Charakterisierung der Präsenilinmutationen zeigte dann, dass auch diese, soweit untersucht, zu einer verstärkten Bildung von Aβ$_{1-42/43}$ führen, wie durch die Amyloid-Kaskaden-Hypothese vorhergesagt (Abb. 4.3).
Neueste Erkenntnisse weisen auch dem enzymatischen Abbau des Amyloidpeptids über das Insulin-Degrading Enzyme (s. unten) oder der Enkephalinase eine wesentliche Rolle zu (Iwata et al. 2000, Vekrellis et al. 2000).

Noch ist nicht ganz klar, ob die Präseniline bei der Amyloidentstehung direkt als γ-Sekretasen wirken oder nur für eine korrekte Funktion dieser Enzyme bedeutsam sind (Haass u. de Strooper 1999, Sisodia et al. 1999).

> Die molekularbiologischen Befunde zur Pathophysiologie der durch die Mutationen ausgelösten Form der AD stützen insgesamt die Amyloid-Kaskaden-Hypothese als dem wesentlichen spezifischen Moment in der komplexen Vielfalt molekularer und zellbiologischer Störungen bei der Entstehung der familiären Form der AD.

Problematisch erscheint dagegen für die generelle Bedeutung der Amyloid-Kaskaden-Hypothese in der Genese der AD,
- dass eine Reihe von Erkrankungen mit Plaquespathologie existieren, die von der AD unterschiedlich sind und dass die Entstehung der neurofibrillären Veränderungen bei der AD sich bisher nicht in das Konzept der Amyloid-Kaskaden-Hypothese integrieren ließ,
- dass die auslösenden Momente für einen pathologischen Metabolismus des APP bei der sporadischen Form der AD durch andere pathologische Mechanismen erklärt werden können,
- ob die durch die pathologischen Veränderungen des APP-Metabolismus angestoßene Kaskade auch den für die Pathogenese der AD entscheidenden krankheitspropagierenden Faktor darstellt.

Für die viel häufigere multifaktoriell bedingte sporadische Form der AD ist die Gültigkeit der Amyloid-Kaskaden-Hypothese in dieser Form umstritten. Hierfür wird eine vielmehr komplexere Pathogenese angenommen.

Im Folgenden soll detailliert betrachtet werden, welchen pathophysiologischen Einflüssen der APP-Stoffwechsel und die βA4-Bildung bei der sporadischen AD unterliegen:

Posttranslational unterliegt das Holomolekül APP zahlreichen Modifikationen im endoplasmatischen Retikulum und Golgi-Apparat (Abb. 4.3). In diesen beiden zellulären Kompartments erfolgen Sulfatierung, Phosphorylierung und Glykosylierung. Insulin bzw. die Funktion des Insulinrezeptors kontrollieren den Transport des Amyloidvorläuferproteins im Golgi-Apparat dadurch, dass durch den Insulineffekt die intrazelluläre Anhäufung von βA4 von trans-Golgi zur Plasmamembran beschleunigt wird. Die Hemmung der Insulinrezeptorfunktion bewirkt eine Abnahme der Sekretion von βA$_4$ nach extrazellulär. Gleiche Effekte wurden unter dem Einfluss von IGF-1, nicht aber bei anderen Wachstumsfaktoren wie z.B. NGF oder EGF gesehen (Gasparini et al. 2001).

An der insulininduzierten Freisetzung von APPs ist Phosphatidylinositol-3-Kinase beteiligt (Solano et al. 2000). Das reife Protein weist mit etwa 20–30 Minuten eine sehr kurze biologische Halbwertszeit auf. Es wird über unterschiedliche Wege proteolytisch abgebaut. Im sekretorischen Abbau wird APP normalerweise durch eine α-Sekretase im Bereich der βA4-Sequenz zwischen Lysin 687 und Leucin 688 proteolytisch gespalten, wodurch die große lösliche Ektodomäne APPs nach extrazellulär sezerniert wird (Weidemann et al. 1989, Esch et al. 1990, Farber et al. 1995). Dies geschieht im Hippocampus und Septum unter Kontrolle des aus dem basalen Frontalhirn aszendierenden cholinergen Systems (Rossner et al. 1997) und unter Vermittlung von u. a. muskarinergen m_1- und m_3-Acetylcholinrezeptoren (Nitsch et al. 1992a).

Der sekretorische Abbauweg des APP ist darüber hinaus von einer Tyrosinphosphorylierung der mitogenaktivierten Proteinkinasesignaltransduktion abhängig (Mills et al. 1997). Das C-terminale Fragment in der Membran kann durch eine γ-Sekretase an Valin 711 oder Isoleucin 713 proteolytisch gespalten werden. Neue Ergebnisse legen nahe, dass es sich bei der γ-Sekretase um die Präseniline handelt, oder diese zumindest mit der γ-Sekretase sehr eng assoziiert sind (Li et al. 2000). Diese proteolytischen Schritte liefern noch keine amyloidogenen Derivate. Diese entstehen dann, wenn APP zunächst durch eine β-Sekretase nach Methionin 671 gespalten wird, wodurch ein Fragment mit einem Molekulargewicht (MG) von etwa 12 000 gebildet wird, das über die γ-Sekretase weiter proteolytisch abgebaut werden kann. Dabei entstehen unterschiedlich lange (39–43 Aminosäuren) Fragmente des βA4, wovon $A\beta_{1-40}$ und $A\beta_{1-42/43}$ für die AD von besonderer Bedeutung sind. Es zeigte sich, dass $A\beta_{1-42/43}$ vor allem im endoplasmatischen Retikulum und im intermediären Kompartment, $A\beta_{1-40}$ jedoch im trans-Golgi-Apparat gebildet werden (Cook et al. 1997, Hartmann et al. 1997). Die Verlangsamung der Passage von APP durch das endoplasmatische Retikulum führte zum Anstieg von $A\beta_{1-42/43}$, die Hemmung der Passage durch den Golgi-Apparat zur ADkumulation von $A\beta_{1-40}$ und $A\beta_{1-42/43}$, deren Bildung auch nicht durch eine Erhöhung des intrazellulären pH-Werts verhindert wurde (Wild-Bode et al. 1997).

Zusätzlich zum sekretorischen Degradationsweg wird ein endosomal-lysosomaler Abbauweg angenommen, bei dem APP von der Plasmamembran internalisiert und in den endosomal-lysosomalen Weg eingeschleust wird (Golde et al. 1992, Haass et al. 1992a, Citron et al. 1996, Klafki et al. 1996, Selkoe 1996). Dieser Abbauweg des APP ist pH-sensitiv und führt ganz überwiegend zur Bildung von $A\beta_{1-40}$.

■ Abbau von βA_4

Der Abbau von βA4 erfolgt mit Hilfe des Insulin-Degrading Enzyme (IDE), wobei es sich um eine Metalloendoprotease handelt, die im Wesentlichen den Abbau von Insulin vornimmt (Duckworth 1988, Azam et al. 1990). IDE wird im Gewebe in unterschiedlicher Weise exprimiert. Im Rattenhirn wurde gefunden, dass IDE mRNA in der ersten postnatalen Woche bis in die adulte Lebensphase ansteigt, um auf einem hohen Niveau zu verbleiben (Kuo et al. 1993). In Abhängigkeit in der Michaelis-Menton Konstante (Km) degradiert IDE unterschiedliche Substrate wie z. B. Insulin, TGFα oder IGF-II, die alle eine hohe Substrataffinität aufweisen mit Km-Werten um 0,1 μM. Im Gegensatz dazu weisen Glucagon oder IGF-I eine niedrigere Affinität mit Km-Werten bei > 2 μM auf (Perez et al. 2000).

Im Rattenhirn (Kurochkin u. Goto 1994) und im gesunden menschlichen Gehirn wurde IDE als das Enzym mit der höchsten Kapazität gefunden, das bei neutralem pH-Wert lösliches βA4 abbaut. Die höchste βA4-abbauende Potenz liegt allerdings zwischen pH-Wert 4 und pH-Wert 5. IDE wird als „Amyloidase" betrachtet, die die Akkumulation amyloidogener Derivate verhindert (Mc Dermott u. Gibson 1997), deren extrazelluläre Konzentration von neuronaler IDE reguliert wird (Vekrellis et al. 2000). So eliminierte IDE die neurotoxischen Effekte von $A\beta_{1-40}$ und $A\beta_{1-42}$ und verhinderte in einem Zellsystem die Bildung im Amyloid (Mukherjee et al. 2000).

Erste Studien an Alzheimer-Gehirnen zeigten, dass die Aβ-degradierende Kapazität im IDE um etwa die Hälfte herabgesetzt war, während der Insulinabbau lediglich um 30 % abnahm (Perez et al. 2000). Dies kann als wesentlicher Hinweis darauf gewertet werden, dass bei der sporadischen AD die Affinität zwischen IDE und den Substraten Insulin und βA4 wegen der metabolischen Veränderungen variiert.

■ Neuroprotektive Effekte von PP, APPs und $\beta A4$

In einer Reihe von In-vitro-Studien konnte gezeigt werden, dass APP und seine Derivate APPs und áA4 unter normalen Bedingungen zahlreiche, unterschiedlich geartete positive Effekte aufweisen. Das Holoprotein APP ist integraler Bestandteil der Plasmamembran (Kang et al. 1987, Jung et al. 1996), das Signale in der extrazellulären Matrix in die Zelle vermittelt und so die Aussprossung von Neuriten stimuliert (Qiu et al. 1995). Die Lebensfähigkeit von Neuronen wurde gesteigert und die neurale Polarität moduliert (Perez et al. 1997). APP interagiert mit der intrazellulären Signaltransduktion (Brouillet et al. 1999), vermittelt und potenziert neurotrophe Aktivität (Wallace et al. 1997a) in Bezug zur Tyrosinphosphorylierung im Insulinrezeptorsubtrat 1 (Wallace et al. 1997b), wodurch funktionelle Zusammenhänge zwischen APP und der Insulin-Signal-Transduktions-Kaskade deutlich werden. Das sekretierte Protein APPs besitzt Neuroprotektion vermittelnde Eigenschaften (Mattson et al. 1993), moduliert die synaptische Plastizität, wodurch die Gedächtnisleistung verbessert wird (Roch et al. 1994, Ishida et al. 1997, Meziane et al. 1998). In einem engen Zusammenhang damit ist die Erhöhung der Long-term Potentiation zu sehen (Ishida et al. 1997). Darüber hinaus stabilisiert APP die intrazelluläre

Ca^{2+}-Homöostase (Guo et al. 1998) und stimuliert die Proliferation neuraler Stammzellen (Ohsawa et al. 1999).

Der Vergleich zwischen den proteolytischen Fragmenten der α- und der β-Sekretase ergab, dass das durch die α-Sekretase erzeugte Fragment gegenüber dem durch die β-Sekretase erzeugten eine etwa 100fach höhere neuroprotektive Potenz bei glutamatinduzierter Exzitotoxizität, bei Glucosemangel und bei βA4-Neurotoxizität aufweist. Die neuroprotektive Potenz wird der Aminosäurensequenz 591–612 zugeordnet, die sich über die Schnittstelle der β-Sekretase erstreckt (Furukawa et al. 1996). Bereits unter physiologischen Bedingungen wird βA4 in niedriger Konzentration (225–625 pM) gebildet und ist im Blutserum und im Liquor cerebrospinalis nachweisbar (Haass et al. 1992b, Seubert et al. 1992). Hierbei handelt es sich vor allem um A$β_{1-40}$. In nanomolarer Konzentration bewirkt das βA4-Fragment Zellproliferation, aktiviert Phosphatidylinositol-4-Kinase und stimuliert die Tyrosinphosphorylierung sowie Proteinkinase C (Luo et al. 1996a, 1996b, 1997). βA4 hemmt jedoch auch die Acetylcholinfreisetzung, reduziert die intrazelluläre Acetylcholinkonzentration sowie die Aktivitäten von Pyruvatdehydrogenase und Cholinacetyltransferase. Mikromolare Konzentrationen schädigen offenbar die Acetylcholinerge muskarinerge Signaltransduktion (Auld et al. 1998). In Konzentrationen zwischen 1 und 10 μM und höher entfaltet βA4 neurotoxische Wirkung in einer konzertierten Aktion mit einem erhöhten Einstrom von Ca^{2+} in die Zellen und durch freie Radikale (Yankner et al. 1990, Behl et al. 1994, Shearman et al. 1994, Ueda et al. 1997).

> Somit wirkt sich die Reduktion der α- und/oder die Zunahme der β-Sekretaseaktivität (Balance der Sekretaseaktivitäten) in einem Verlust der neuroprotektiven und synaptogenetischen Eigenschaften von APP bzw. (niedrig konzentrierten) βA4 aus. Gleichzeitig werden vermehrt amyloidogene Derivate mit neurotoxischer Potenz gebildet.

In zahlreichen Studien ließ sich zeigen, dass die Bildung amyloidogener Derivate durch Veränderungen gefördert wird, die nachfolgend genregulatorische Auswirkungen haben, z. B. über die Aktivierung von Transkriptionsfaktoren. Diese Konstellation dürfte vor allem für die sporadische, spät einsetzende AD von Bedeutung sein.

■ Neurotoxizität und βA4

Die Beobachtung, dass βA4 auch unter nichtpathologischen Bedingungen sowohl in vivo als auch von in vitro kultivierten Zellen in das Zellkulturmedium freigesetzt wird, führte zu einer Vielzahl von In-vitro-Untersuchungen mit der Frage der toxischen Wirkung von extrazellulärem βA4 auf neuronale Zellen (Übersicht bei Yankner 1996). Dabei ergaben sich zunächst widersprüchliche Ergebnisse. Lediglich für das aggregierte, fibrilläre βA4 zeigten sich konformationsabhängig Hinweise auf Neurotoxizität, womit sich die stärkere neurotoxische Wirkung des „langen" A$β_{1-42/43}$ im Vergleich zum „kurzen" A$β_{1-40}$ erklären ließe. Die verstärkte Freisetzung des „langen" A$β_{1-42/43}$ bei den FAK-Mutationen ist Bestandteil der oben erörterten Amyloid-Kaskaden-Hypothese in ihrer einfachsten Form, nach der das extrazellulär vorliegende aggregierte βA4 toxisch auf Neuronen wirkt.

Daneben sind in jüngster Zeit nach Ergebnissen aus In-vitro-Studien noch einige andere schädigende Effekte des βA4 beschrieben worden, die für den Fortgang der Zellschädigung entscheidend sein können. Der C-Terminus des βA4-Peptids besitzt offenbar fusogene Eigenschaften mit der Zellmembran, die hierdurch in bestimmten Bereichen, die saure Phospholipide enthalten, zerstört wird (McLaurin u. Chakrabartty 1996, Pillot et al. 1996).

Es besteht jedoch Anlass dazu, das einfache Modell der Neurotoxizität von βA4 im Gehirngewebe zu modifizieren, da im Gehirn von Patienten mit sporadischer AD keine Neurotoxizität von βA4-Amyloid in unmittelbarer Nachbarschaft neuritischer Plaques nachgewiesen werden konnte, was durch Versuche an transgenen Tieren bestätigt wurde. Von der Degeneration betroffen waren vielmehr die in den Projektionsfeldern von neuritischen Plaques liegenden Neuronen. Des Weiteren dürften die in vivo vorhandenen lokalen extrazellulären βA4-Konzentrationen zur Entfaltung einer neurotoxischen Wirkung zu niedrig sein.

Insgesamt gesehen ist bisher noch nicht geklärt worden, ob βA4 nötig und potenziell ausreichend ist, eine sporadische AD mit ihrer Neurotoxizität und kognitiven Defiziten zu entwickeln (Joseph et al 2000). Es ließen sich jedoch Hinweise dafür finden, dass extrazelluläres βA4 mikrogliale Zellen stimuliert, die daraufhin freie Sauerstoffradikale freisetzen. In diesem Zusammenhang wird eine spezifische Bindung des βA4 an einen auf mikroglialen Zellen liegenden Rezeptor und/oder an den Rezeptor für RAGE diskutiert (Smith et al. 1995; Yan et al. 1996, 1997). Damit dürfte eine direkte neurotoxische Wirkung des βA4 als unwahrscheinlich gelten.

Im Gegensatz dazu und in Übereinstimmung mit der intrazellulären Bildung von βA4$_{(1-42/43)}$ (Hartmann et al. 1997, Tienari et al. 1997) ist aufgrund von In-vitro-Studien zu vermuten, dass hohe Konzentrationen des βA4$_{(1-42/43)}$ mit neuronalen Strukturen interferieren und damit die neuronale Funktion beeinträchtigen (Übersicht bei Sandbrink u. Beyreuther 1996). Die Annahme der intrazellulären βA4-Bildung wird auch dadurch gestützt, dass sich im Plasma von AD-Patienten wenn überhaupt nur geringe Mengen des βA4$_{(1-42/43)}$ fanden (Sandbrink u. Beyreuther 1996).

Cholesterin und sporadische Alzheimer-Demenz

Der für die sporadische AD existente genetische Risikofaktor Apolipoprotein E4 ist funktionell ein Cholesterintransportprotein (Mahley 1988). Die bei In-vitro-Studien gefundenen Zusammenhänge zwischen Cholesterinkonzentration und βA4-Bildung (Simons et al. 1998, Simons u. Ikonen 2000, Kojro et al. 2001), waren Grundlage für die Annahme, dass eine cholesterinsenkende Therapie sich günstig bei der AD auswirken würde. Die Auswertungen klinischer Studien, in denen bei Patienten über Jahre eine cholesterinsenkende Behandlung mit unterschiedlichen Statinen durchgeführt worden war, ergaben jedoch keine eindeutigen Hinweise darauf, dass eine solche Therapiestrategie bei der Entwicklung einer AD erfolgreich war. So konnten Jick et al. (2000) zwar feststellen, dass Statine das Risiko der Ausbildung einer Demenz ganz allgemein verminderten. Hinsichtlich der Risikoverminderung für die Entstehung einer sporadischen AD konnte jedoch keine Aussage getroffen werden. Das trifft auch auf die Auswertung mehrerer anderer Studien zu, in die Patienten mit der klinischen Diagnose „wahrscheinliche AD" einbezogen worden waren.

Das Risiko, an einer „wahrscheinlichen AD" zu erkranken, reduzierte sich zwar unter der Behandlung mit verschiedenen Statinen um 60–73% im Vergleich zu nicht behandelten Personen (Wolozin et al. 2000). Trotzdem liefern solche retrospektiven epidemiologischen Auswertungen von klinischen Daten – insbesondere ohne eine gesicherte Diagnosestellung – natürlich noch keine ausreichenden Hinweise darauf, dass Statine erfolgreich zur Behandlung der sporadischen AD eingesetzt werden könnten.

Eine In-vitro-Studie an fetalen Neuronen und tierexperimentelle Untersuchungen an gesunden, adulten Meerschweinchen ergaben, dass 200- bis 400fach höhere als beim Menschen eingesetzte Dosen eines Statins die extrazellulären Konzentrationen von βA40 und βA42 reduzierten, ohne dass jedoch der Gesamtgehalt an zerebralem Cholesterin beinflusst wurde (Fassbender et al. 2001). Die Versuche zeigten, dass sehr hohe Dosen eines Statins in der Lage sind, hinsichtlich βA40 und βA42 Veränderungen herbeizuführen, wie sie im spontanen Verlauf der sporadischen AD im Liquor cerebrospinalis beobachtet werden können (Schröder et al. 1997, Kanai et al. 1998, Tapiola et al. 2000). Ein anderes Blut-Hirn-Schranken-gängiges Statin reduzierte dagegen den Cholesteringehalt des Gehirns (Eckert et al. 2001), was auf eine Abnahme der De-novo-Synthese von Cholesterin zurückgeführt werden kann (Michikawa u. Yanagisawa 1999).

Dass Cholesterin vor allem gemeinsam mit arterieller Hypertension als Risikofaktor für die sporadische Demenz berücksichtigt werden muss, ist vor kurzem epidemiologisch dargestellt worden (Kivipelto et al. 2001). Neben diesen extrazellulär zu beobachtenden Veränderungen im Cholesterinstoffwechsel dürften die intrazellulär ablaufenden Störungen von weit größerer Bedeutung für die Pathogenese der sporadischen AD sei.

Die oben dargestellten altersabhängig auftretenden Veränderungen in der Zusammensetzung und Funktion von Membranen finden sich bei der sporadischen AD in verstärktem und erweitertem Umfang, sodass die Überlebensfähigkeit der Zelle in Frage gestellt werden muss (Übersicht bei Klein 2000). Unter dem Einfluss des herrschenden Energiemangels (Hoyer 1992, Sun et al. 1993) und der Lipidperoxidation (Subbarao et al. 1990) werden durch den Abbau der Membranphospholipide Lecithin und Cholin (Nitsch et al. 1992b) strukturelle Membranveränderungen hervorgerufen. Die geringere Verfügbarkeit von Acetyl-CoA (Perry et al. 1980) bedingt eine Verminderung der intrazellulären Cholesterinbildung (Michikawa u. Yanagisawa (1999). So wird es verständlich, dass die statinbedingte Hemmung der intrazellulären Cholesterinbildung den Cholesteringehalt des Gehirns reduziert (Eckert et al. 2001). Im postmortalem Gehirn bei sporadischer AD wurde dementsprechend das Verhältnis zwischen nichtverestertem Cholesterin und Phospholipiden um 30 % vermindert gefunden. Gleichzeitig verringerte sich offenbar cholesterinabhängig der Abstand zwischen den beiden innermembranösen Schichten um rund 4 Å, was gemeinsam mit Verschiebungen im Elektronendichteprofil der Membran (Mason et al. 1992), den Verlusten an Phospholipiden (Nitsch et al. 1992b) und dem Energiedefizit (Hoyer 1992) auf drastische Veränderungen der biophysikalischen Membraneigenschaften hinweist (Wu et al. 1996) mit ihren Auswirkungen auf Einbau und Funktion von z. B. Ionenkanälen, Rezeptoren wie z. B. dem Insulinrezeptor oder membranständigen Enzymen (Gustavsson et al. 1999).

Der zerebrale Verlust an Cholesterin aus Membranen (Svennerholm u. Gottfries 1994) bei der sporadischen AD spiegelt sich wieder in der reduzierten Cholesterinkonzentration im Liquor cerebrospinalis (Mulder et al. 1998) und in der angestiegenen Konzentration des Cholesterinmetaboliten 245-Hydrocholesterin im Plasma (Lütjohann et al. 2000, Papassotiropoulos et al. 2000). Andererseits konnte eine abnorme Akkumulation von Cholesterin in neuritischen Plaques von Alzheimer-Patienten nachgewiesen werden (Mori et al 2000). Die bedeutsame Abnahme des Cholinpools in der Membran könnte gemeinsam mit der reduzierten Verfügbarkeit von Acetyl-CoA die selektive Vulnerabilität der cholinergen Präsynapse bei der sporadischen AD erklären (Wurtman 1992).

> Die bisher bei der sporadischen AD vorliegenden Ergebnisse zur Beschaffenheit von Plasmamembranen lassen den Schluss zu, dass Letztere sich in einem Zustand befinden, der nicht nur die Funktion von Zellen, sondern auch deren Überleben massiv gefährden (Klein 2000). Deshalb müssen die Vorstellungen aus Ergebnissen von In-vitro-Studien und Vorschläge einer Cholesterindepletion in Membranen als therapeutischer Ansatz bei der AD (Wolzin 2000) in Frage gestellt werden.

Wie nun Cholesterin oder Vorstufen davon die Funktion von Proteinen wie APP beeinflussen, ist Gegenstand intensiver Forschung (Simons u. Ikonen 2000). Die Verteilung von Cholesterin über die Zellmembranen ist nicht einheitlich. Nicht nur nimmt der Cholesterinanteil während der Wanderung der Membranen vom endoplasmatischen Retikulum über den Golgi-Apparat bis zur Zellmembran zu, sondern der Cholesteringehalt innerhalb der Zellmembranen unterliegt auch Schwankungen. Regional enthalten manche Bereiche der Zellmembranen (sog. „lipid rafts") größere Mengen an Sphingolipiden, die für die Aktivität und Stabilität von Membranproteinen benötigt werden. Da aber Sphingolipide in der Membran sich nicht gut in höherer Dichte konzentrieren lassen, wird Cholesterin benötigt, um die hohe Packungsdichte der Sphingolipiden zu ermöglichen. Da Cholesterin ein sehr rigides Molekül ist, stellen diese „Lipid rafts" Bereiche geringer Membranfluidität dar. Die Aktivitäten von α-Sekretase finden sich eher in Bereichen größerer Membranfluidität und die der γ-Sekretase in Bereichen niedriger Membranfluidität/höherer Rigidität (Abb. 4.4).

Es wird daher modellhaft vermutet, dass in den Zellmembrananteilen, die durch hohen Cholesterinanteil gekennzeichnet sind, im Metabolismus des APP vermehrt βA4 anfällt, während in den Bereichen mit niedrigem Cholesterinanteil als Produkt der α-Sekretaseaktivität vermehrt das lösliche und vermutlich neuroprotektive APPsα anfällt. Auf diese physikochemische Weise ist also die Balance der Sekretasen vom Cholesteringehalt der Zellmembranen abhängig (Wolozin 2001). Wegen der physiologischen Funktion von Cholesterin in der Zellmembran wird deutlich, dass eine stärkere Cholesterindepletion aus der Zellmembran möglicherweise mit der Funktion anderer wichtiger Proteine interferiert und somit im Gehirn schädliche Effekte entfalten kann.

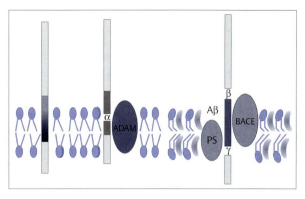

Abb. 4.**4** **Processing des Amyloidpräkursorproteins (APP) in Abhängigkeit von der Lipidkomposition der Zellmembranen:**
In den Anteilen der Zellmembran, die stärker phospholidhaltig sind, überwiegt die Aktivität der α-Sekretase als Abbauweg des APP, in den Bereichen, die stärker cholesterinhaltig sind, überwiegt die β- und γ-Sekretase-Aktivität für den Abbau des APP.

ADAM α-Sekretase
BACE β-Sekretase
PS Präseniline (γ-Sekretase)

■ Intrazelluläres Milieu und βA4; Konsequenzen des veränderten Metabolismus des Amyloid-Präkursor-Proteins

■ Nichtmutationsbedingte Störungen im Metabolismus des Amyloid-Präkursor-Proteins

Unterschiedliche metabolische Einflüsse können auf den Metabolismus von APP und damit auf die Bildung amyloidogener Derivate einwirken. Die Kenntnis dieser Entstehungsmechanismen ist deshalb von großer Bedeutung, weil mit einer Einflussnahme darauf wesentliche pathogenetische Faktoren in der zellulären molekularen Schädigungskaskade der sporadischen AD minimiert, möglicherweise sogar ausgeschaltet werden können.

Die den neuronalen Glucosemetabolismus kontrollierende Insulin-Signal-Transduktions-Kaskade, die gleichfalls den Transport von APP im Golgi-Apparat beeinflusst und die Freisetzung von APPs und Aβ4 beschleunigt (Solano et al. 2000, Gasparini et al. 2001) ist in ihrer Funktion auf Rezeptorebene bei der sporadischen AD deutlich eingeschränkt gefunden worden (Frölich et al. 1998). In beiden In-vitro-Studien (Solano et al. 2000, Gasparini et al. 2001) führte die Hemmung der Tyrosinkinase des Insulinrezeptors zur Abnahme der Sekretion von APPs und Aβ4 von intrazellulär nach extrazellulär und damit zur Anhäufung dieser beiden Derivate intrazellulär. Neuere postmortale Untersuchungen an Gehirnen von Alzheimer-Patienten haben eine intraneurale Akkumulation von $βA_{1-42}$ ergeben (Wilson et al. 1999, Gouras et al. 2000), wofür die

Störung in der Insulin-Signal-Transduktions-Kaskade (s. oben) verantwortlich gemacht werden kann.

Diese postmortale Pathologie spiegelt sich in In-vivo-Ergebnissen in βA_{1-40} und βA_{1-42} im Liquor cerebrospinalis wider. Ein Anstieg von βA4 konnte lediglich in der Anfangsphase der Erkrankung festgestellt werden, wobei sich eine negative Beziehung zwischen βA4 und Schwere der Demenz ergab (Nitsch et al. 1995). Eine gleichartige Inversion fand sich auch im spontanen Verlauf der Erkrankung: mit zunehmender Schwere der Demenz verminderten sich die (extrazellulären) Konzentrationen im βA_{1-40} und βA_{1-42} im Liquor cerebrospinalis bei sporadischer AD (Schröder et al. 1997, Kanai et al. 1998, Tapiola et al. 2000).

Während tierexperimentell erzeugte chronische Läsionen subkortikaler cholinerger Areale die Expression von APP mit zunehmender Tendenz im höheren Lebensalter erhöhten (Wallace et al. 1991, 1995), liegen hierzu kontroverse Befunde bei sporadischer AD im postmortalen Gehirn vor. Tanzi et al. (1993) fanden keine wesentlichen Abweichungen im Hippocampus von AD-Patienten. Im Kortex von AD-Patienten wurde eine Abnahme von APP-695 mRNA gefunden (Johnson et al. 1988), während in Pyramidenzellen des Hippocampus und entorhinalen Kortex das Verhältnis von APP-751/APP-695 mRNA anstieg und mit der Dichte neuritischer Plaques korrelierte (Johnson et al. 1990). Das Holoprotein APP (nicht differenziert in Isoformen) konnte im temporalen und parietalen Kortex von AD-Patienten reduziert gefunden werden (Davidsson et al. 2001), sodass die Vermutung nahe liegt, dass die Expression von APP bei der sporadischen AD herabgesetzt ist.

Die Bildung amyloidogener Derivate ist durch Veränderungen der Sekretasebalance vom pH-Wert abhängig, wobei vor allem der im endoplasmatischen Retikulum (Golgi-Apparat) herrschende von Bedeutung ist. Eine pH-Wert-Erniedrigung wirkt βA4-generierend, alkalisches Milieu hemmt dagegen die Bildung von βA4 (Estus et al. 1990, Dash u. Moore 1993, Haass et al. 1993, Schrader-Fischer u. Pagnetti 1996, Brewer 1997). In den beiden genannten intrazellulären Kompartimenten muss ATP-abhängig ein pH-Wert von etwa 6 aufrechterhalten werden, um die normale Funktionstüchtigkeit wie die Reifung von Proteinen über ihre Sulfatierung, Phosphorylierung und Glykolysierung zu garantieren (Hirschberg u. Snider 1987, Lannert et al. 1994, Seksek et al. 1995, Verde et al. 1995, Lannert et al. 1998). Ein pH-Wert-Anstieg im endoplasmatischen Retikulum/Golgi-Apparat, induziert etwa durch ATP-Mangel schränkt deren Funktionstüchtigkeit ein.

Eine eingeschränkte Funktion des Golgi-Apparats lässt sich histopathologisch als Größenverminderung erfassen, was bei der sporadischen AD für den Nucleus basalis magnocellularis Meynert und den Nucleus tuberomamillaris hypothalamicus gefunden wurde (Salehi et al. 1994, 1995). Die Größenverminderung der intrazellulären Kompartimente wird auf eine generelle Abnahme der neuronalen Aktivität bei neuronalem Hypometabolismus zurückgeführt (Swaab et al. 1998). Weitere Entstehungswege amyloidogener Derivate aus APP in vitro durch zellfunktionale Störungen sind in der Erhöhung der intrazellulären Konzentration von cAMP beschrieben worden, was zu einer Hemmung der konstitutionellen und Phorbolester-stimulierten α-Sekretase-Aktivität führte, wodurch gleichzeitig deutlich wurde, dass die Bildung von APPs durch Interaktionen der cAMP- und Proteinkinase-C-Signaltransduktionswege moduliert wird (Efthimiopoulos et al. 1996). Störungen im endosomal-lysosomalen Degradationsweg des APP durch Fehlen von Cathepsin D bewirken ebenfalls einen amyloidogenen Abbau des APP (Saftig et al. 1996).

Aus diesen Ergebnissen wird deutlich, dass die Beschaffenheit des intrazellulären Milieus einen erheblichen Einfluss nimmt auf den Abbau von APP, vor allem jedoch auf die Bildung von βA4. Die bei der sporadischen AD mit großer Wahrscheinlichkeit vorliegende Reduktion der βA4-Bildung könnte erklären, dass dieses Derivat nicht als Prädiktor kognitiver Einbußen in Betracht kommen kann (Crystall et al. 1988, Mackenzie et al. 1996). Des Weiteren wurden trotz deutlicher Abnahme der mentalen Kapazität über 2–4 Jahre klinischer Beobachtung bei Patienten mit sporadischer AD keine konsistenten Veränderungen in der numerischen Dichte neuritischer Plaques und Alzheimer-Fibrillen zwischen Biopsie und Autopsie gefunden (Bennet et al. 1993). In der Wiener Longitudinalstudie zur Morphologie der AD ergab sich, dass die Zahl neuritischer Plaques und die von Alzheimer-Fibrillen erst im sehr späten Stadium der Demenz anstiegen, wohingegen diese Veränderungen ein eher niedriges Kontinuum bei milder bis mäßig stark ausgeprägter Demenz darstellten (Bancher et al. 1996).

Weitere Untersuchungen haben ergeben, dass aus dem neuronalen Glucosestoffwechsel stammende Metabolite den APP-Stoffwechsel wesentlich beeinflussen. So führte die Blockade der acetylcholinvermittelten Neurotransmission über muskarinerge m_1- und m_3-Rezeptoren in vitro zu einer Reduktion der Bildung von APPs bei gleichzeitigem Anstieg der Bildung von βA4 (Nitsch et al. 1992a).

Es kann davon ausgegangen werden, dass Energiemangel die Expression des Holoproteins APP und dessen Prozessierung im endoplasmatischen Retikulum und Golgi-Apparat beeinflusst (Thinakaran et al. 1996, Wild-Bode et al. 1997, Greenfield et al. 1999). Die normale Funktion dieser beiden intrazellulären Kompartmente ist sowohl energie- als auch pH-abhängig, insofern dass bei Energiemangel der pH-Wert von etwa 6 nicht mehr aufrecht erhalten werden kann und damit das Prozessieren von Proteinen wie etwa dem APP gestört wird (Seksek et al. 1995, Verde et al. 1995). So konnte als Ergebnis eines Energiemangels eine Herabsetzung der Bildung von APPs gefunden werden (Gasparini et al. 1997, 1999). Webster et al. (1998) beobachteten als Folge einer Hemmung des oxidativen Energiestoffwechsels eine Reduktion des APP-like-

Proteins intra- und extrazellulär. Unter den gleichen Bedingungen beschrieben Gabuzda et al. (1994) die Bildung eines potenziell amyloidogen C-terminalen Fragments.

> Somit wird deutlich, dass Störungen im neuronalen Glucose-/Energiestoffwechsel sich direkt und nachteilig auf den Metabolismus des nicht genetisch veränderten APP auswirken.

Dieser Schädigungsmechanismus ist von dem zu unterscheiden, der für die Amyloid-Kaskaden-Hypothese vorgeschlagen wurde (Hoyer 1993, Hardy 1997, Selkoe 1997). Bei der sporadischen AD kann somit davon ausgegangen werden, dass Störungen in der Funktion des neuronalen Insulinrezeptors (Frölich et al. 1998) ein zerebrales Energiedefizit hervorrufen (Hoyer 1992). Beides verändert dann den Metabolismus von APP. Diese Sicht kann durch die Ergebnisse aus In vitro-Studien (Gasparini et al. 1997, 1999, 2001) und tierexperimentell gestützt werden (Lannert u. Hoyer 1998).

Es wird somit deutlich, dass mehrere genetisch bedingte Ursachen und zahlreiche zelluläre Mechanismen, mitunter ausgelöst durch exogene Faktoren, durch unterschiedliche Einflussnahme auf den Metabolismus von APP und damit auf die Bildung amyloidogener Derivate einwirken. Die Kenntnis dieser Entstehungsmechanismen ist deshalb von großer Bedeutung, weil mit einer Einflussnahme auf sie wesentliche pathogenetische Faktoren in der zellulären/molekularen Schädigungskaskade der AD minimiert oder ausgeschaltet werden können. Möglicherweise lösen zellulärer Energiemangel, Membranfunktionsstörungen und Veränderungen in den Leistungen von ER und/oder Golgi-Apparat in Abhängigkeit von der in der Zelle dominierenden Stoffwechselveränderung die Bildung von entweder mehr βA4 oder hyperphosphoryliertem tau-Protein oder aber beides aus. Die neurofibrillären Veränderungen werden im Folgenden detaillierter erörtert.

■ Mikrotubuli und tau-Protein-Veränderungen bei der Alzheimer-Demenz

Das neuronale Zytoskelett ist von herausragender Bedeutung für die Form und die Funktion von Nervenzellen. Es besteht aus einem hochgradig vernetzten System von Mikrofilamenten, Neurofilamenten, Mikrotubuli und spezifischen, daran assoziierten Proteinen. Die Mikrotubuli kommen im Zytoplasma vieler Zellen vor und sind tubuläre Strukturen, die mehrere μm lang sein können und untereinander über arm- bzw. brückenartige Ausstülpungen in Verbindung stehen. Monomerer Bestandteil der Mikrotubuli ist Tubulin, ein Heterodimer aus 2 globulären Proteinen mit einem MG von jeweils 50 000. Diese setzen sich zu linearen Polymeren in Form einer hohlen Röhre zusammen. Sie sind zusammen mit anderen Bestandteilen an wichtigen neuronalen Funktionen, wie an der Motilität des Axon- und Dendritenwachstums und dem Transport zytoplasmatischer Komponenten beteiligt.

An Mikrotubuli angelagert sind verschiedene Proteine, die als *mikrotubuliassoziierte Proteine* (MAP1-MAP5 sowie -tau) bezeichnet werden. Sie tragen wesentlich zur Stabilität und Dynamik der Mikrotubuli bei (Goedert et al. 1991 a). Alle MAP werden während der Entwicklung und in Abhängigkeit von ihrer Funktion variabel phosphoryliert.

> Auch das tau-Protein gehört zu dieser Gruppe von Phosphoproteinen (Cleveland et al. 1977) und konnte als wichtigster Bestandteil der von Alzheimer 1907 beschriebenen und nach ihm benannten neurofibrillären Bündel innerhalb von Nervenzellen erkannt werden.

Diese neurofibrillären Bündel bestehen aus paarigen helikalen Filamenten (PHF) (Kidd 1963), die im Wesentlichen aus abnorm hyperphosphoryliertem tau-Protein aufgebaut sind (Grundke-Iqbal et al. 1986a, Wood et al. 1986, Goedert et al. 1989, 1992, Jakes et al. 1991, Kosik 1992).

Normalerweise stimuliert das an 5 Epitopen phosphorylierte tau-Protein (Watanabe et al. 1993) die Bildung und Stabilisierung von Mikrotubuli (Tucker 1990), wodurch der axoplasmatische Flux garantiert wird. Mehrere Proteinkinasen wie die mitogenaktivierte Proteinkinase (Drewes et al. 1992), darunter PK^{erk40} (Roder u. Ingram 1991), tau-Proteinkinase-I-Glykogensynthasekinase-3β (Ishigura et al. 1992, 1993), tau-Proteinkinase-II-cyclinabhängige-Kinase-5 (Kobayashi et al. 1993), prolingerichtete Proteinkinase (Vulliet et al. 1992) und Proteinkinase FA bzw. Glykogensynthasekinase-3α (Mandelkow et al. 1992) phosphorylieren tau-Protein an Threonin- und Serinresten. Die Dephosphorylierung von tau-Protein wird von mehreren Proteinphosphatasen vorgenommen (Gong et al. 1994a–c, Wang et al. 1995). Unter normalen Bedingungen wird ein ausgewogenes Gleichgewicht zwischen den Aktivitäten von tau-Proteinkinasen und Proteinphosphatasen angenommen, sodass der Phosphorylierungsgrad des tau-Proteins an 5 Epitopen stabil gehalten wird (Watanabe et al. 1993).

Bei der AD wird das tau-Proteins an 21 Epitopen übermäßig phosphoryliert (Grundke-Iqbal et al. 1986b, Matsuo et al. 1994, Yan et al. 1994b, Iqbal u. Grundke-Iqbal 1995, Morishima-Kawashima et al. 1995). Als Folge davon bindet es nicht mehr an Mikrotubuli, wodurch diese instabil werden, eine Störung des axoplasmatischen Fluxes herbeiführen und in die Bildung von PHF einbezogen werden (Goedert et al. 1991 a, 1995). Als Ursache für die abnorme Hyperphosphorylierung wird ein funktionelles Ungleichgewicht zwischen Proteinkinasen und -phosphatasen angenommen. Eine Abnahme der Aktivität der Proteinphosphatasen ist denkbar (Gong et al. 1993, 1995, 1996). Wahrscheinlich ist eine Aktivierung von Proteinkinasen, ausgelöst etwa durch Heparin oder Heparansulfat oder durch Ganglioside, die Hyperphosphorylierung des tau-Proteins bewirken (Pelech et al. 1993, Yan et al. 1994b, Pelech 1995, Nuydens et al. 1995, Goedert et al. 1996).

Als weitere funktionell wichtige Faktoren, die zu einer Erhöhung der Aktivität von Proteinkinasen führen, sind beschrieben worden:
- ATP-Mangel im Zusammenhang mit PK^{erk36} und PK^{erk40} (Roder u. Ingram 1991) bzw. der tau-Kinase (Bush et al. 1995),
- Insulinmangel im Zusammenhang mit Glykogensynthasekinase-3 (Hong u. Lee 1997),
- Erhöhung der APP-Konzentration im Zusammenhang mit der mitogenaktivierten Proteinkinase ERK1 (Greenberg et al. 1994).

ATP und Insulin sind bei der sporadischen AD deutlich herabgesetzt gefunden worden (s. oben).

Neben der schon genannten Destabilisierung der Mikrotubuli und der damit verbundenen Beeinträchtigung des axoplasmatischen Fluxes konnte gezeigt werden, dass die Bildung von PHF zur Distorsion und gelegentlichen Fragmentierung des Golgi-Apparats führte (Stieber et al. 1996).

> Somit wird auch durch die Bildung von PHF das Prozessieren von Proteinen erheblich beeinträchtigt, was nicht unwesentlich zur Entstehung abnormer Proteinstrukturen und damit zur AD beitragen könnte.

Die abnorme Phosphorylierung von tau-Protein scheint somit sowohl die Bildung von PHF als auch die Dissoziation des mikrotubulären Systems zu fördern. Möglicherweise besitzt das tau-Protein außerhalb der repetitiven Sequenzen regulative Elemente, die normalerweise die Aggregation zu PHF verhindern. Werden diese Sequenzen jedoch phosphoryliert, kommt es zu einem Funktionsverlust und danach zur Bildung von PHF, was wiederum die Entstehung neurofibrillärer Bündel triggert. Allerdings scheint auch die Bildung neurofibrillärer Bündel ein kaskadenartiger Prozess zu sein, bei dem wahrscheinlich auch andere Faktoren neben der exzessiven Phosphorylierung von tau-Protein involviert sind (Wohlschläger u. Weiss 1997).

Neurofibrilläre Bündel finden sich bei der AD in größter Anzahl in den Gehirngebieten mit der stärksten neuronalen Degeneration (Brun u. Englund 1981, Braak u. Braak 1995). Auch in den Kerngebieten des Nucleus basalis magnocellularis Meynert, des Locus caeruleus, der dorsalen Raphekerne und im Hypothalamus treten verbreitet neurofibrilläre Bündel auf (Hirano u. Zimmermann 1962, Ishii 1966). Die PHF der neurofibrillären Bündel ähneln den Filamenten, die sich in den neuritischen Veränderungen der neuritischen Plaques finden (Merz et al. 1983, Wisniewski et al. 1984, Goedert et al. 1991b), sowie auch in den fädigen Strukturen des Neuropils (Braak et al. 1986).

■ Suszeptibilitätsgene (fakultative molekulargenetische Risikofaktoren): Apolipoprotein E

Als Suszeptibilitätsgen sowohl für die früh einsetzende als auch für die spät beginnende AD wurde das Apolipoprotein-E-Gen (ApoE-Gen) auf Chromosom 19 identifiziert (Corder et al. 1993, Übersicht bei Roses 1996, Sandbrink et al. 1996). Apo E ist als Lipidtransportprotein und als Regulator der Cholesterinaufnahme in Zellen entscheidend in den Stoffwechsel der Membranlipide einbezogen.

Allele des ApoE-Gens
- ε2 (in Europa etwa 7%),
- ε3 (78%),
- ε4 (15%).

Die entsprechenden Genprodukte unterscheiden sich in 2 Aminosäureresten an den Positionen 112 (C in ε2 und ε3, R in ε4) und 158 (C in ε2, R in ε3 und ε4).

> Das Vorhandensein des ApoE-ε4-Allels erhöht das AD-Risiko, indem es das durchschnittliche Erkrankungsalter senkt.

Nach einer älteren Metaanalyse mehrerer Studien beträgt die Allelfrequenz des ApoE-ε4 bei Personen mit spät beginnender familiärer AD 48% (95%-Konfidenzintervall [KI]: 45–51%) und in solchen mit spät beginnender sporadischer AD 37% (KI: 35–39%), während sie bei der früh einsetzenden AD niedriger liegt (KI: 42% bzw. 28%) (van Gool et al. 1995). Es wurde berichtet, dass sich in den Familien mit spät beginnender AD das Manifestationsalter der AD pro Kopie des ε4-Allels um etwa 5–9 Jahre erniedrigt. Im Vergleich zu Individuen ohne ApoE-ε4-Allel entspricht dem in homozygoten ApoE-ε4-Genträgern ein etwa 8fach und in heterozytogen ein etwa 3fach erhöhtes Risiko, im Alter von 70 Jahren oder älter an einer AD zu erkranken.

Eine neuere, umfassende Metaanalyse anhand von 5930 Patienten und mehr als 8000 Kontrollen ergab ein relatives AD-Risiko (Odds-Ratio) für ε4/ε4-Homozygote kaukasischer Abstammung von 14,9 (KI: 10,8–20,6), bei ε3/ε4 von 3,2 (2,3–3,8) und bei ε2/ε4 von 2,6 (1,6–4,0) im Vergleich zu ε3/ε3-Homozygoten (Farrer et al. 1997).

Nach einer anderen neueren Untersuchung ist der ApoE-ε4-Effekt in der Altersgruppe zwischen 61 und 65

Jahren besonders ausgeprägt, zugleich ist aber der Einfluss auf das Manifestationsalter deutlich geringer als ursprünglich berichtet. In mehreren Studien fanden sich Hinweise, dass das ApoE-ε2-Allel eine protektive Wirkung in Bezug auf das AD-Risiko besitzt, indem es den Erkrankungsbeginn hinauszögert bzw. das Erkrankungsrisiko senkt, so auch in der erwähnten neueren Metaanalyse: Hier betrug das relative Risiko, im Vergleich zu ε3/ε3, für ε2/ε2 und ε2/ε3 0,6 (KI: 0,2–2,0 bzw. 0,5–0,8) (Farrer et al. 1997). Der Einfluss des ε2-Allels wird in der Literatur kontrovers diskutiert (Übersicht bei Sandbrink et al. 1996).

> ApoE-ε4-Genträger besitzen ein noch deutlich höheres AD-Risiko, wenn zusätzlich arteriosklerotische Veränderungen bestehen (Hofman et al. 1997).

Da schon seit vielen Jahren eine Assoziation des ApoE-ε4-Allels mit arteriosklerotischen Veränderungen und Myokardinfarkten bekannt ist, vermuten diese Daten einen Zusammenhang zwischen arterioklerotischen Gefäßschäden und AD. Einschränkend ist dagegen zu halten, dass der „typische" Alzheimer-Patient keine arteriosklerotischen Veränderungen aufweist.

Ähnlich wie die FAK-Mutationen scheint auch das ApoE-ε4-Allel den Stoffwechsel des βA4-Amyloids zu modulieren. Dies stützt sich auf die mittlerweile mehrfach reproduzierte Beobachtung einer Assoziation des ApoE-ε4-Allels mit der Zahl und Dichte der βA4-Ablagerungen im Gehirn (Rebeck et al. 1993). Biochemische Untersuchungen weisen aber darauf hin, dass der AD-fördernde Effekt nicht, wie im Fall der FAK-Mutationen, auf einer veränderten Freisetzung des βA4-Proteins beruht, sondern durch eine Steigerung der Aggregation bzw. eine Hemmung des βA4-Abbaus erfolgen könnte. Im Sinn einer Chaperon-Funktion des ApoE ist hier auch eine reduzierte βA4-Bindung an ApoE denkbar, wie aufgrund von In-vitro-Untersuchungen vorgeschlagen wurde (Strittmatter et al. 1993). Die ganz überwiegende Mehrzahl der sporadischen AD-Patienten weist jedenfalls keine erhöhten $A\beta_{1-42/43}$-Mengen im Plasma auf, wie in mehreren Studien gezeigt werden konnte (Ida et al. 1996).

Es soll betont werden, dass das ApoE-ε4-Allel „nur" eine Risikoerhöhung für die Erkrankung bewirkt: Mehr als die Hälfte aller AD-Patienten besitzt kein ApoE-ε4-Allel, und nur ein Teil der ε4-Gen-Träger ist tatsächlich von der Erkrankung betroffen. So hat sich herausgestellt, dass 85% der über 80-Jährigen Apolipoprotein-ε4/ε4-Träger keine kognitiven Einbußen aufweisen (Hyman et al. 1996). Somit ist das ε4-Allel des Apolipoproteins E nur unter bestimmten, noch zu definierenden Bedingungen an der Pathogenese der AD beteiligt (Suszeptibilitätsgene, s. oben).

Das Konzentrationsverhältnis der verschiedenen Allele untereinander kann in diesem Zusammenhang von Bedeutung sein (Yamada et al. 1996). So kann eine stärkere Expression des ApoE-Gens mit einem erhöhten Risiko für eine AD einhergehen. Auch konnte gezeigt werden, dass eine bestimmte Variante des ApoE-Promotors, basierend auf einem Polymorphismus an Position 491 im APE-Gen, in dieser Form mit der AD assoziiert zu sein scheint (Bullido et al. 1998)

■ Mitochondriale Mutationen und andere Risikogene

Neben dem ApoE wurden in den letzten Jahren verschiedene weitere Risikogene vorgeschlagen, wie z.B. das A-Allel des α_1-Antichymotrypsin-Gens (ACT-A) und das 5-Repeat-Allel des VLDL-Rezeptor-Gens (VLDL-R), ohne dass sich bisher eindeutige Belege für die generelle Gültigkeit der vorgeschlagenen Assoziationen ergeben haben. Auch das HLA-A2-Gen scheint mit einem früheren Erkrankungsbeginn verbunden zu sein (diskutiert in Sandbrink et al. 1996). In jüngerer Zeit wurde u.a. berichtet, dass die K-Variante des Butyrylcholinesterasegens mit einem erhöhten Risiko einer spät beginnenden AD verbunden sei (Lehman et al. 1997) sowie dass eine Assoziation zwischen einem bestimmten Allel des Bleomycinhydroxylasegens und der AD bestehen könnte (Montoya et al. 1998).

Von besonderem Interesse sind jüngste Ergebnisse, die auf einen seit längerem postulierten Zusammenhang der AD mit bestimmten mitochondrialen Mutationen hinweisen. Schon früher hatten epidemiologische Untersuchungen ergeben, dass sich aufgrund einer mütterlichen AD ein höheres AD-Risiko der Nachkommen ergibt als bei einer väterlichen AD. Dies konnte bei einer neueren Metaanalyse aber nicht reproduziert werden (Lautenschlager et al. 1996). Seit Jahren ist bekannt, dass der Energiestoffwechsel im Gehirn von AD-Patienten abnorm erniedrigt ist (s. oben). In diesem Zusammenhang wurde berichtet, dass bei AD-Patienten in 2 mitochondrialen Genen, die für das katalytische Zentrum der Cytochromoxidase kodieren, CO1 und CO2, statistisch signifikant häufiger spezifische Mutationen nachweisbar sind. Hierbei handelt es sich um 5 Missense-Mutationen und eine Silent-Mutation an den Positionen 6366, 6483, 7146 (CO1) und 7650, 7868, 8021 (CO2) des mitchondrialen Genoms, die in den meisten Fällen zudem gemeinsam auftraten (Davies et al. 1997). Bei 60% der untersuchten AD-Patienten wiesen mehr als 20% der mitochondrialen Genome die mutierte Form auf, während nur in 20% der Kontrollpersonen ein derartig hoher Anteil an mitochondrialen Genomen mit diesen Mutationen gefunden wurde. (Davies et al. 1997). In vitro konnte gezeigt werden, dass diese Mutationen eine Störung der Atmungskette auslösen, die sich u.a. in einer erhöhten Freisetzung freier Sauerstoffradikale äußert. Diese können an der AD-Pathogenese beteiligt sein, z.B. über eine verstärkte Aggregation des βA4-Proteins und eine gesteigerte APP-Bildung als Folge einer gestörten Cytochromoxidase (Dyrks et al. 1992, Übersicht bei Davies et al. 1997).

■ Fazit

Aus der obigen Darstellung lässt sich der Schluss ziehen, dass derzeit unter dem Konzept AD mehrere ätiopathogenetisch unterschiedliche Krankheitsformen zusammengefasst werden. Trotz des weitgehend einheitlichen klinischen und morphologischen Phänotypus weist die Ätiopathogenese der familiären und der sporadischen Form der AD wesentliche Unterschiede auf (nosologische Heterogenität):

- Die zahlenmäßig eine untergeordnete Rolle spielende *familiäre AD* mit autosomal dominantem Erbgang lässt sich auf Mutationen in bisher 3 verschiedenen Genen zurückführen, die eine gemeinsame pathophysiologische Kaskade im Metabolismus des APP auslösen.
- Die zahlenmäßig dominierende *sporadische AD* ist in ihrer Ätiologie noch nicht aufgeklärt. Für diese Form lassen sich bisher keine auslösenden genetischen Faktoren, weder Mutationen noch Polymorphismen, beschreiben. Es gibt jedoch ausreichende und gut begründete Hinweise darauf, dass Suszeptibilitätsgene unter Hinzutreten von adulten Lifestyle-Risikofaktoren die für die sporadische AD-spezifische Pathophysiologie anstoßen. Somit wirken in der Ätiopathogenese zahlreiche, in sich heterogene Faktoren in Form einer konzertierten Aktion (Schädigungskaskade) am Zustandekommen dieser Form der AD mit. Es ist zu erwarten, dass zwischen den verschiedenen Startpunkten der Störungskaskaden im Gehirn Verbindungen bestehen, und dass Schädigungen in den Stoffwechselwegen sich gegenseitig verstärken. Somit könnte auf zellulärer Ebene der Prozess der neuronalen Degeneration bei der sporadischen AD auf verschiedene Weisen in Gang gesetzt werden (Frölich u. Riederer 1996). Damit lässt sich diese Form der AD am besten als eine Stoffwechselerkrankung des Gehirns beschreiben. Herauszuheben sind dabei:

- das Lebensalter mit seinen biologischen Konsequenzen auf das Gehirngewebe,
- eine Störung der neuronalen Insulinsignaltransduktion, die gleichzeitig eine Ursache des Acetyl-

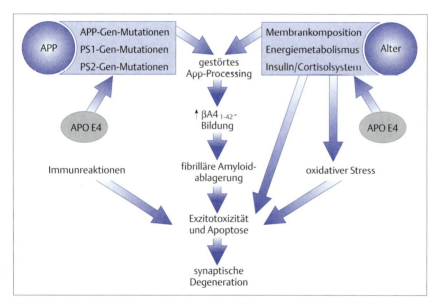

Abb. 4.5 Schematische Darstellung von Veränderungen des Amyloid-Präkursor-Protein-(APP-)Metabolismus bei der genetischen und sporadischen Form der AD:
Die genetischen Mutationen führen im Zusammenhang mit dem Metabolismus des APP zur Abnahme von APPs und zur Zunahme der βA4-Bildung (Amyloid-Kaskaden-Hypothese). Das Vorhandensein von APO E4 kann diesen Effekt verstärken. Alter als wichtigster Risikofaktor ruft über längere Zeit Veränderungen in der Zusammensetzung von Membranen, in der Kontrolle des Glucosemetabolismus und im Energiestoffwechsel hervor. Hierdurch wird ein hochvulnerables, zur pathologischen Entgleisung neigendes System geschaffen, das bei Vorhandensein endogener Faktoren wie z.B. APO E4 oder durch Hinzutritt exogener Faktoren beschleunigend und/oder verstärkt zum pathologischen Metabolismus von APP (Verminderung von APPs) und damit vermehrt zur βA4-Bildung führt (unterer Teil). Die vermehrte βA4-Bildung und deren nachfolgende Konsequenzen bis hin zur synaptischen Degeneration ist somit gemeinsamer Teil zweier ätiopathogenetisch unterschiedlicher Prozesse.

APPs   löslicher Teil des APP
βA4   β-Amyloidpeptid
APO E4 Isoform E4 des Apolipoprotein E

cholin- und Energiemangels ist und zu einem Ungleichgewicht in den Aktivitäten der zellulären Phosphatasen und Kinasen führt,
– die Membraninstabilität, an deren Zustandekommen u. a. oxidativer Stress beteiligt ist.

Ob sich entsprechende Unterformen der AD definieren lassen, wurde aus klinischer und morphologischer Sicht über die Jahrzehnte der Entwicklung des Konzepts der AD immer wieder anders beurteilt (Frölich et al. 1997). Momentan werden aus molekularbiologischer Sicht wieder quantitative Unterschiede in der Ausprägung der klinischen wie morphologischen Befunde zwischen der genetischen und der sporadischen Form der AD betont (Sisodia et al. 1999). Trotz der beschriebenen Unterschiede in der Ätiopathogenese sind auch Überlappungen bzgl. der pathophysiologischen Veränderungen zwischen der familiären und sporadischen Form der AD anzunehmen. Dieses wird deutlich bei der Leistung des endoplasmatischen Retikulums und des Golgi-Apparats. Bei der familiären Form der AD wird ein mutiertes Protein (APP) in diesen subzellulären Kompartimenten falsch prozessiert, bzw. andere mutierte Proteine (Präseniline) wirken an diesem Prozess mit. Bei der sporadischen Form der AD liegen keine Mutationen dieser Proteine vor, die normale Prozessierung des APP wird jedoch durch die energiemangelbedingte Dysfunktion dieser subzellulären Kompartimente beeinträchtigt (Abb. 4.5).

Nach dem bisherigen Kenntnisstand erscheint es zwar nicht gerechtfertigt, von unterschiedlichen Erkrankungen, jedoch von unterschiedlichen Typen einer Erkrankung mit vielfach sich überlappender Pathogenese zu sprechen (Hoyer 2001). Man muss bei der AD für den klinisch einheitlichen Phänotyp zumindest unterschiedliche Akzente in der Pathophysiologie der Erkrankungsformen (familiäre gegenüber sporadische Form) betonen, was auf die Bewertung neuer Therapiestrategien Einfluss nehmen kann. So lässt sich postulieren, dass z. B. die β- und γ-Sekretase-Inhibitoren besonders bei der familiären Form der AD wirksam sein dürften, während bei der sporadischen Form möglicherweise eine Kombinationstherapie, die an den verschiedenen Startpunkten der Schädigungskaskade ansetzt, sich als besonders wirksam erweisen könnte.

Literatur

Apelt J, Mehlhorn G, Schliebs R. Insulin-sensitive GLUT 4 glucose transporters are localized with GLUT3-expressing cells and demonstrate a chemically distinct neuron-specific localization in rat brain. J Neurosci Res. 1999; 57: 693–705.

Arido S, Kon K, Aino K et al. Increased levels of lipid peroxides in aged rat brain as revealed by direct assay of peroxide values. Neurosci Lett. 1990; 113: 199–204

Auld DS, Kar S, Quirion R. β-amyloid peptides as direct cholinerge neuromodulators: a missing link? Trends Neurosci. 1998; 21: 43–9

Azam M, Gupta BL, Gupta G, Jain S, Baquer NZ. Rat brain insulin degrading enzyme in insulin and thyroid hormones inbalances. Biochem Int. 1990; 21: 321–329

Bak P, Tang C, Wiesenfeld K Self-organized criticality. Phys Rev A. 1988; 38: 364–74

Bancher C, Jellinger K, Lassmann H, Fischer P, Leblhuber F. Correlations between mental state and quantitative neuropathology in the Vienna Prospective Longitudinal Study on Dementia. Eur Arch Psychiat Clin Neurosci. 1996; 246: 137–46

Barja de Quiroga G, Perez-Campo R, Lopez Torres M Antioxidant defences and peroxidation in liver and brain of aged rats. Biochem J. 1990; 272: 247–50

Baskin DG, Sipols AJ, Schwarz MW et al. Immunocytochemical detection of insulin receptor substrate-1 (IRS-1) in rat brain. Colocalization with phosphotyrosine. Regul Pept. 1993; 48: 257–66

Baskin DG, Schwartz MW, Sipols AJ, et al. Insulin receptor substrate-1 (IRS-1) expression in rat brain. Endocrinology. 1994; 134: 1952–1955

Bauer J. Die Alzheimer Krankheit. Neurobiologie, Psychosomatik, Diagnostik und Therapie. Stuttgart: Schattauer; 1994

Behl C, Davis JB, Lesley R et al. Hydrogen peroxide mediates amyloid b-protein toxicity. Cell. 1994; 77: 817–27

Bennett DA, Cochran EJ, Saper CB, Leverenz JB, Gilley DW, Wilson RS. Pathological changes in frontal cortex from biopsy to autopsy in Alzheimer's disease. Neurobiol Aging. 1993; 14: 589–96

Bertram L, Blacker D, Crystal A, et al. Candidate genes showing no evidence for association or linkage with Alzheimer's disease using family-based methodologies. Exp Gerontol. 2000; 35: 1353–61

Bigl V, Arendt T, Fischer S, et al. The cholinergic system in aging. Gerontology. 1987; 33: 172–80

Bissette G. Neuropeptides and Alzheimer's disease pathology. Ann NY Acad Sci. 1997; 814: 17–29

Blennow K, Wallin A Clinical heterogenity of probable Alzheimer's disease J Geriat Psychiat Neurol. 1992; 5: 106–13

Boado RJ Brain-derived peptides regulate the steady state levels and increase stability of the blood-brain barrier GLUT 1 glucose transporter mRNA. Neurosci Lett. 1995; 197: 179–82

Bowen DM. Cellular aging: selective vulnerability of cholinergic neurons in human brain. Monogr Dev Biol. 1984; 17: 42–59

Braak H, Braak E. Staging of Alzheimer's disease-related neurofibrillary changes. Neurobiol Aging. 1995; 16: 271–8

Braak H, Braak E, Grundke-Iqbal I, et al. Occurrence of neuropil threads in the senile human brain and in Alzheimer's disease: a third location of paired helical filaments outside of neurofibrillary tangles and neuritic plaques. Neurosci Lett. 1986; 65: 351–5

Brant AM, Jess TJ, Milligan G, et al. Immunological analysis of glucose transporters expressed in different regions of the rat brain and central nervous system. Biochem Biophys Res Commun. 1993; 192: 1297–1302

Breitner JCS, Gau BA, Welsh KA, et al. Inverse association of anti-inflammatory treatments and Alzheimer's disease. Neurology. 1994; 44: 227–32

Brett J, Schmidt AM, Yan SD et al. Survey of the distribution of a newly characterized receptor for advanced glycation end products in tissues. Am J Pathol. 1993; 143: 1699–1712

Brewer GJ. Effects of acidosis on the distribution and processing of the β-amyloid precursor protein in cultured hippocampal neurons. Mol Chem Neuropathol. 1997; 31: 171–86

Brouillet E, Trembleau A, Galanaud D, et al. The amyloid precursor protein interacts with Go heterotrimeric protein within a cell compartment specialized in signal transduction. J Neurosci. 1999; 19: 1717–27

Brown GG, Levine SR, Gorell JM, et al. In vivo 31 P-NMR profiles of Alzheimer disease and multiple subcortical infarct dementia. Neurology. 1989; 39: 1423–1427

Brownlee M. Advanced protein glycosylation in diabetes and aging. Annu Rev Med. 1995; 46: 223–34

Brun A, Englund E. Regional pattern of degeneration in Alzheimer's disease: neuronal loss and histopathological grading. Histopathology. 1981; 5: 549–64

Bullido MJ, Artiga MJ, Recuero M, et al. A polymorphism in the regulatory region of APOE associated with risk for Alzheimer's dementia. Nat Genet. 1998; 18: 69–71

Bush ML, Niyashiro JS, Ingram VM. Activation of a neurofilament kinase, a tau kinase and a tau phosphatase by decreased ATP levels in nerve growth factor-differentiated PC-12 cells. Proc Natl Acad Sci. 1995; 92: 1962–1965

Buttgereit F, Brand MD. A hierarchy of ATP-consuming processes in mammalian cells. Biochem J. 1995; 312: 163–7

Cai XD, Golde TE, Younkin SG Release of excess amyloid β-protein from a mutant amyloid β-protein precursor. Science. 1993; 259: 514–9

Carney JM, Starke-Reed PE, Oliver CN, et al. Reversal age-related increase in brain protein oxidation, decrease in enzyme activity, and loss in temporal and spatial memory by chronic administration of the spin-trapping compound N-tert-butyl-alpha-phenylnitrone. Proc Natl Acad Sci. 1991; 88: 3633–3636

Chan PH, Fishman RA. Brain edema: induction in cortical slices by polyunsaturated fatty acids. Science. 1978; 201: 358–60

Chang WJ, Rothberg GK, Kamen BA, Anderson RG. Lowering the cholesterol content of MA 104 cells inhibits receptor-mediated transport of folate. J Cell Biol. 1992; 118: 63–9

Cini M, Moreti A. Studies on lipid peroxidation and protein oxidation in the aging brain. Neurobiol Aging. 1995; 16: 53–7

Citron M, Diehl TS, Gordon G, et al. Evidence that the 42- and 40-amino acid forms of amyloid β-protein are generated from the b-amyloid precursor protein by different protease activities. Proc Natl Acad Sci. 1996; 93: 13170–13175

Citron M, Oltersdorf T, Haass C, et al. Mutation of the b-amyloid precursor protein in familial Alzheimer's disease increases b-protein production. Nature. 1992; 360: 672–4

Cleveland DW, Hwo SY, Kirschner MW. Physical and chemical properties of purified tau factor and the role of tau in microtubule assembly. J Mol Biol. 1977; 116: 227–47

Colaco CALS, Harrington CR. Inhibitors of the Maillard reaction. Potential in the treatment of Alzheimer disease. CNS Drugs. 1996; 3: 167–77

Cook DG, Forman MS, Sung IC et al. Alzheimer's A β (1–42) is generated in the endoplasmic reticulum/intermediate compartment of NT2 N cells. Nat Med. 1997; 3: 1021–1023

Corder EH, Saunders AM, Strittmatter WJ, et al. Gene dose of apolipoprotein E type 4 allele and the risk of Alzheimer's disease in late onset families. Science. 1993; 261: 921–3

Crystal H, Dickson D, Fuld P, et al. Clinico-pathologic studies in dementia: Nondemented subjects with pathologically confirmed Alzheimer's disease. Neurology. 1988; 38: 1682–7

Cullis PR, Hope MJ. Physical properties and functional roles of lipids in membranes. In: Vance DE, Vance J, (eds.). Biochemistry of lipids, lipoproteins and membranes. Amsterdam: Elsevier; 1991; pp. 1–40

Dash PK, Moore AN. Inhibitors of endocytosis, endosome fusion, and lysosomal processing inhibit the intracellular proteolysis of the amyloid precursor protein. Neurosci Lett. 1993; 164: 183–6

Davidsson P, Bogdanovic N, Lannfelt L, Blennow K. Reduced expression of amyloid precursor protein, presenilin-1 and rab 3 a in cortical brain regions in Alzheimer's disease. Dement Geriat Cogn Dis. 2001; 12: 243–50

Davies KJA, Goldberg AL. Oxyen radicals stimulate intracellular proteolysis and lipid peroxidation by independent mechanisms in erythrocytes. J Biol Chem. 1987; 262: 8220–8226

Davies RE, Miller S, Herrnstadt C, et al. Mutations in mitochondrial cytochrome c oxidase genes segregate with late-onset Alzheimer disease. Proc Natl Acad Sci. 1997; 94: 4526–4531

Devaskar SU, Giddings SJ, Rajakumar PA, et al. Insulin gene expression and insulin synthesis in mammalian neuronal cells. J Biol Chem. 1994; 269: 8445–8454

Drachman DA, Noffsinger D, Sahakian BJ, et al. Aging, memory and the cholinergic system: a study of dichotic listening. Neurobiol Aging. 1980; 1: 39–43

Drewes G, Lichtenberg-Kraag B, Döring F, et al. Mitogen activated protein (MAP) kinase transforms tau protein into an Alzheimer-like state. EMBO J. 1992; 11: 2131–2138

Duckworth WC. Insulin degradation: mechanisms, products, and significance. Endocrin Rev. 1989; 9: 319–45

Dyrks T, Dyrks E, Hartmann T, et al. Amyloidogenicity of βA4 and βA4-bearing amyloid protein precursor fragments by metalcatalyzed oxidation. J Biol Chem. 1992; 267: 18210–18217

Eckert GP, Kirch C, Müller WE. Differential effects of lovostectin treatment on brain cholesterol levels in normal and Apo E-deficient mice. NeuroReport. 2001; 12: 883–7

Eckman CB, Mehta ND, Crook R, et al. A new pathogenic mutation in the APP gene (I766 V) increases the relative proportion of Aβ 42(43). Hum Mol Genet. 1997; 6: 2087–2089

Edvinsson L, Mackenzie ET, McCulloch J, Uddmann R. Perivascular innervation and receptor mechanisms in cerebrovascular bed. In: Wood JH, (ed.). Cerebral blood flow. Physiologic and clinical aspects. New York: McGraw-Hill; 1987; pp. 145–72

Efthimiopoulos S, Punj S, Manolopoulos V, et al. Intracellular cyclic AMP inhibits constitutive and phorbol ester-stimulated secretory cleavage of amyloid precursor protein. J Neurochem. 1996; 67: 872–5

Erecinska M, Silver IA. ATP and brain function. J Cereb Blood Flow Metab. 1989; 9: 2–19

Esch FS, Keim PS, Beattie EC, et al. Cleavage of amyloid β-peptide during constitutive processing of its precursor. Science. 1990; 248: 1122–1124

Estus S, Golde TE, Kunishita I, et al. Potentially amyloidogenic carboxyterminal derivatives of the amyloid protein precursor. Science. 1990; 255: 726–8

Farber SA, Nitsch RM, Schulz JG, et al. Regulated secretion of β-amyloid precursor protein in rat brain. J Neurosci. 1995; 15: 7442–7451

Farrer LA, Cupples LA, Haines JL, et al. Effects of age, sex, and ethnicity on the association between apolipoprotein E genotype and Alzheimer disease: a meta-analysis. J Amer Med Ass. 1997; 278: 1349–1356

Fassbender K, Simons M, Bergmann C, et al. Simvastatin strongly reduces levels of Alzheimer's disease beta-amyloid peptides Abeta 42 and Abeta 40 in vitro and in vivo. Proc Natl Acad Sci. 2001; 98: 5856–61

Frölich L, Riederer P. Free radical mechanisms in dementia of Alzheimer type and the potential of antioxidative treatment. Arzneimittel Forsch/Drug Res. 1995; 45: 443–6

Frölich L, Riederer P. Stoffwechselhypothesen der Demenz vom Alzheimer Typ – Was gibt es neben dem Amyloid? Neuropsychiatrie. 1996; 10: 59–66

Frölich L, Ihl R, Maurer K, Hoyer S. Glucose- und Sauerstoffwechsel bei Demenz vom Alzheimer Typ. In: Lungershausen E (Hrsg.). Demenz: Herausforderung für Forschung, Medizin und Gesellschaft. Berlin: Springer; 1992; S 76–86

Frölich L, Blum-Degen D, Hoyer S, et al. Insulin, insulin receptors and IGF-I receptors in post-mortem human brain in ageing and in dementia of Alzheimer type. In: Iqbal K, Winblad B, Nishimura T, Takeda M, Wisniewski HM (eds.). Alzheimer's disease: biology, diagnosis and therapeutics. Chichester: Wiley; 1997 a; pp 457–65

Frölich L, Pieschl D, Maurer K. Die historische Entwicklung des Krankheitskonzeptes 'Demenz vom Alzheimer Typ' – Implikationen für Praxis und Forschung. Nervenheilkunde. 1997b; 16: 19–24

Frölich L, Blum-Degen D, Bernstein HG, et al. Insulin and insulin receptors in the brain in aging and in sporadic Alzheimer's disease. J Neural Transm. 1998; 105: 423–38

Fucci L, Oliver CN, Coon MJ, et al. Inactivation of key metabolic enzymes by mixed-function oxidation reactions: possible implication in protein turnover and ageing. Proc Natl Acad Sci. 1983; 80: 1521–1525

Fukuyama H, Ogawa M, Yamauchi H, et al. Altered cerebral energy metabolism in Alzheimer's disease: a PET study. J Nucl Med. 1994; 35: 1–6

Furukawa K, Sopher BL, Rydel RE, et al. Increased activity-regulating and neuroprotective efficacy of α-secretase-derived secreted amyloid precursor protein conferred by a C-terminal heparin-binding domain. J Neurochem. 1996; 67: 1882–1896

Gabuzda D, Busciglio J, Chen LB, et al. Inhibition of energy metabolism alters the processing of amyloid precursor protein and induces a potentially amyloidogenic derivative. J Biol Chem. 1994; 269: 13623–13628

Gasic GP, Heinemann S. Receptors coupled to ionic channels: the glutamate receptor family. Curr Opin Neurobiol. 1991; 1: 20–6

Gasparini L, Benussi L, Bianchetti A, et al. Energy metabolism inhibition impairs amyloid precursor secretion from Alzheimer's fibroblasts. Neurosci Lett. 1999;) 263: 197–200

Gasparini L, Racchi M, Benussi L, et al. Effect of energy shortage and oxidative stress in amyloid precursor protein metabolism in COS cells. Neurosci Lett. 1997; 231: 113–7

Gasparini L, Gorvas GK, Wang R, et al. Stimulation of β-amyloid precursor protein trafficking by insulin reduces intraneural β-amyloid and requires nitrogen-activated protein kinase signalicy. J Neurosci. 2001; 21: 2561–70

Geremia E, Baratta D, Zafarana S, et al. Antioxidant enzymatic systems in neuronal and glial cell-enriched fractions of rat brain during aging. Neurochem Res. 1990; 15: 719–23

Gerlach M, Ben-Stachar D, Riederer P, et al. Altered brain metabolism of iron as a cause of neurodegenerative diseases? J Neurochem. 1994; 63: 793–807

Gibson GE, Jope R, Blass JP. Decreased synthesis of acetylcholine accompanying impaired oxidation of pyruvic acid in rat brain minces. Biochem J. 1975; 148: 17–23

Gibson GE, Blass JP, Jendon DJ. Measurement of acetylcholine turnover with glucose used as a precursor: evidence for compartmentation of glucose metabolism in brain. J Neurochem. 1978; 30: 71–6

Gibson GE, Peterson C, Jenden DJ. Brain acetylcholine synthesis declines with senescence. Science. 1981; 213: 674–6

Goedert M, Spillantini MG, Jakes R, et al. Multiple isoforms of human microtubule-associated protein tau: sequences and localization in neurofibrillary tangles of Alzheimer's disease. Neuron. 1989; 3: 519–26

Goedert M, Crowther RA, Garner CC. Molecular characterization of microtubule-associated proteins tau and MAP2. Trends Neurosci. 1991a; 14: 193–9

Goedert M, Sisodia SS, Price DL. Neurofibrillary tangles and beta-amyloid deposits in Alzheimer's disease. Curr Opin Neurobiol. 1991b; 1: 441–7

Goedert M, Spillantini MG, Cairns NJ, et al. Tau proteins of Alzheimer paired helical filaments: abnormal phosphorylation of all six brain isoforms. Neuron. 1992; 8: 159–68

Goedert M, Spillantini MG, Jakes R, et al. Molecular dissection of the paired helical filament. Neurobiol Aging. 1995; 16: 325–34

Goedert M, Jakes R, Spillantini MG, et al. Assembly of microtubule-associated protein tau into Alzheimer-like filaments induced by sulphated glycosaminoglycans. Nature. 1996; 383: 550–3

Golde TE, Estus S, Younkin LH, et al. Processing of the amyloid protein precursor to potentially amyloidogenic derivatives. Science. 1992; 255: 728–30

Gong CX, Singh T, Grundke-Iqbal I, et al. Phosphoprotein phosphatase activities in Alzheimer disease brain. J Neurochem. 1993; 61: 921–7

Gong CX, Sinth T J, Grundke-Iqbal I, et al. Alzheimer disease abnormally phosphorylated tau is dephosphorylated by protein phosphatase 2 B (calcineurin). J Neurochem. 1994a; 62: 803–6

Gong CX, Grundke-Iqbal I, et al. Dephosphorylation of microtubule-associated protein tau by protein phosphatase-1 and -2c and its implication in Alzheimer disease. FEBS Lett. 1994b; 341: 94–8

Gong CX, Grundke-Iqbal I, Iqbal K. Dephosphorylation of Alzheimer disease abnormally phosphorylated tau by protein phosphatase-2 A. Neuroscience. 1994c; 61: 765–72

Gong CX, Shaikh S, Wang JZ, et al. Phosphatase activity toward abnormally phosphorylated tau: decrease in Alzheimer disease brain. J Neurochem. 1995; 65: 732–8

Gong CX, Shaikh S, Grundke-Iqbal I. Inhibition of protein phosphatase-2 B (calcineurin) activity towards Alzheimer abnormally phosphorylated tau by neuroleptics. Brain Res. 1996; 741: 95–102

Götz M, Freyberger A, Hauer E, et al. Susceptibility of brains from patients with Alzheimer's disease to oxygen-stimulated lipid peroxidation and differential scanning calorimetry. Dementia. 1992; 3: 213–22

Gouras GK, Tsai J, Naslund J, et al. Intraneural Aβ42 accumulation in human brain. Am J Pathol. 2000; 156: 15–20

Graham DG, Tiffany SM, Bell jr WR, et al. Autoxidation versus covalent binding of quinones as the mechanism of toxicity of dopamine, 6-hydroxydopamine, and related compounds towards C 1300 neuroblastoma cells in vitro. Mol Pharmacol. 1978; 14: 644–53

Green RC, Clarke VC, Thompson NJ, et al. Early detection of Alzheimer disease: methods, markers, and misgivings. Alzheimer Dis Ass Dis. 1997; 11: S1–S5

Greenberg SM, Koo EH, Selkoe DS, et al. Secreted β-amyloid precursor protein stimulates mitogen-activated protein kinase and enhances tau phosphorylation. Proc Natl Acad Sci. 1994; 91: 7104–7108

Greenfield JP, Tsai J, Gouras GK, et al. Endoplasmic reticulum and trans-Golgi network generate district populations of Alzheimer β-amyloid peptides Proc Natl Acad Sci. 1999; 96: 742–7

Grundke-Iqbal I, Iqbal K, Quinlan M, et al. Microtubule-associated protein tau: a component of Alzheimer paired medical filaments. J Biol Chem. 1986a; 261: 6084–6089

Grundke-Iqbal I, Iqbal K, Tung YC, et al. Abnormal phosphorylation of the microtubule-associated protein tau (tau) in Alzheimer cytoskeletal pathology. Proc Natl Acad Sci. 1986b; 83: 4913–4917

Gsell W, Conrad R, Hickethier M, et al. Decreased catalase activity but unchanged superoxide dismutase activity in brains of patients with dementia of Alzheimer type. J Neurochem. 1995; 64: 1216–1223

Guo Q, Robinson N, Mattson MP. Secreted β–amyloid precursor protein counteracts the proapoptotic action of mutant presenilin-1 activation of NF-KB and stabilization of calcium homeostasis. J Biol Chem. 1998; 273: 12341–51

Gustavsson J, Parfal S, Karlson M, et al. Localization of the insulin receptor in caveolae of adipocyte plasma membrane. FASEB J. 1999; 13: 1961–71

Haass C, de Strooper B. The presenilins in Alzheimer's disease – proteolysis holds the key. Science. 1999; 286: 916–9

Haass C, Koo EH, Mellon A, et al. Targeting of cell-surface β-amyloid precursor protein to lysosomes: alternative processing into amyloid-bearing fragments. Nature. 1992a; 357: 500–3

Haass C, Schlossmacher M, Hung A, et al. Amyloid β-peptide is produced by cultured cells during normal metabolism. Nature. 1992b; 359: 322–4

Haass C, Hung AY, Schlossmacher MG, et al. β-amyloid peptide and a 3 kD fragment are derived by distinct cellular mechanisms. J Biol Chem. 1993; 268: 3021–3024

Hardy J. Amyloid, the presenilins and Alzheimer's disease. Trends Neurosci. 1997; 20: 154–9

Harik Sl, McCracken KA. Age-related increase in presynaptic noradrenergic markers of the rat cerebral cortex. Brain Res. 1986; 381: 125–30

Harman D. The aging process. Proc Natl Acad Sci. 1981; 78: 7124–7128

Harr SD, Simonian NA, Hyman BT. Functional alterations in Alzheimer's disease: decreased glucose transporter 3 immunoreactivity in the perforant pathway terminal zone. J Neuropathol Exp Neurol. 1995; 54: 38–41

Hartmann T, Bieger SC, Brühl B, et al. Distinct sites of intracellular production for Alzheimer's disease Aβ 40/42 amyloid peptides. Nat Med. 1997; 3: 1016–1020

Held GA, Solina DH, Keane DT, et al. Experimental study of critical-mass fluctuations in an evolving sandpile. Physic Rev Lett. 1990; 69: 1120–1123

Henneberg N, Hoyer S. Short-term or long-term intracerebroventricular (icv) infusion of insulin exhibits a discrete anabolic effect on cerebral energy metabolism in the rat. Neurosci Lett. 1994; 175: 153–6

Henneberg N, Hoyer S. Desensitization of the neuronal insulin receptor: a new approach in the etiopathogenesis of late-onset sporadic dementia of the Alzheimer type (SDAT)? Arch Gerontol Geriat. 1995; 21: 63–74

Hill JM, Lesniak MA, Pert CB, Roth J, Autoradiographic localization of insulin receptors in rat brain: prominence in olfactory and limbic areas. Neuroscience. 1986; 17: 1127–1138

Hirano A, Zimmermann HM. Alzheimer neurofibrillay changes. A topographic study. Arch Neurol. 1962; 7: 227–42

Hirschberg CB, Snider MD. Topography of glycosylation in the rough endoplasmic reticulum and Golgi apparatus. Annu Rev Biochem. 1987; 56: 63–87

Hofman A, Ott A, Breteler MMB, et al. Atherosclerosis, apolipoprotein E, and prevalence of dementia and Alzheimer's disease in the Rotterdam Study. Lancet. 1997; 349: 151–4

Holness MJ, Langdown ML, Sugden MC. Early-life programming of susceptibility to dysregulation of glucose metabolism and the development of type 2 diabetes mellitus. Biochem J. 2000; 349: 657–65

Hong M, Lee VMY. Insulin and insulin-like growth factor-1 regulate tau phosphorylation in cultured human neurons. J Biol Chem. 1997; 272: 19547–19553

Hoyer S. Cerebral blood flow and metabolism in senile dementia. In: Brock M, Fieschi C, Ingvar D, Lassen NA, Schürmann K, (eds.). Cerebral blood flow. Clinical and experimental results. Berlin: Springer; 1969; pp. 235–6

Hoyer S. The effect of age on glucose and energy metabolism in brain cortex of rats. Arch Gerontol Geriat. 1985; 4: 193–203

Hoyer S. Glucose and related brain metabolism in dementia of Alzheimer type and its morphological significance. Age. 1988; 11: 158–66

Hoyer S. Oxidative energy metabolism in Alzheimer brain. Studies in early-onset and late-onset cases. Mol Chem Neuropathol. 1992; 16: 207–24

Hoyer S. Editor's note for debate. Sporadic dementia of Alzheimer type: role of amyloid in etiology is challenged. J Neural Transm Park Dis Dement Sect. 1993; 6: 159–65

Hoyer S. Age as risk factor for sporadic dementia of the Alzheimer type? Ann NY Acad Sci. 1994; 179: 248–56

Hoyer S. Age-related changes in cerebral oxidative metabolism. Implications for drug therapy. Drugs Aging. 1995; 6: 210–8

Hoyer S. Oxidative metabolism deficiencies in brains of patients with Alzheimer's disease. Acta neurol scand. 1996 (Suppl.); 165: 18–24

Hoyer S. Is sporadic Alzheimer disease the brain type of non-insulin dependent diabetes mellitus? A challenging hypothesis. J Neural Transm. 1998; 105: 415–22

Hoyer S. Brain glucose and energy metabolism abnormalities in sporadic Alzheimer disease. Causes and consequences. An update. Exp Gerontol. 2000; 35: 1363–72

Hoyer S, Krier C. Ischemia and the aging brain. Studies on glucose and energy metabolism in rat cerebral cortex. Neurobiol Aging. 1986; 7: 23–9

Hoyer S, Nitsch R. Cerebral excess release of neurotransmitter amino acids subsequent to reduced cerebral glucose metabolism in early-onset dementia of Alzheimer type. J Neural Transm Gen Sect. 1989; 75: 227–32

Hoyer S, Nitsch R, Oesterreich K. Ammonia is endogenously generated in the brain in the presence of resumed and verified dementia of Alzheimer type. Neurosci Lett. 1990; 117: 358–62

Hoyer S, Nitsch R, Oesterreich K. Predominant abnormality in cerebral glucose utilization in late-onset dementia of the Alzheimer type: a cross-sectional comparison against advanced late-onset dementia and incipient early-onset cases. J Neural Transm Park Dis Dement Sect. 1991; 3: 1–14

Hoyer S, Prem L, Sorbi S, Amaducci L. Stimulation of glycolytic key enzymes in cerebral cortex by insulin. NeuroReport. 1993; 4: 991–3

Hyman BT, Gomez-Isla T, Briggs M, et al. Apolipoprotein E and cognitive change in an elderly population. Ann Neurol. 1996; 40: 55–66

Ida N, Hartmann T, Pantel J, et al. Analysis of heterogenous βA4 peptides in human cerebrospinal fluid and blood by a newly developed sensitive Western blot assay. J Biol Chem. 1996; 37: 22908–22914

Ida Y, Tanaka M, Kohno Y, et al. Effects of age and stress on regional noradrenaline metabolism in the rat brain. Neurobiol Aging. 1982; 3: 233–6

Igbavboa U, Avdulow A, Schröder F, Wood WG. Increasing age alters transbilayer fluidity and cholesterol asymmetry in synaptic plasma membranes of mice. J Neurochem. 1996; 66: 1717–25

Iqbal K, Grundke-Iqbal I. Alzheimer abnormally phosphorylated tau is more hyperphosphorylated than the fetal tau and causes the disruption of microtubules. Neurobiol Aging. 1995; 16: 375–9

Ishida A, Furukawa K, Keller JN. Secreted form β–amyloid precursor protein shiffs the frequency dependency for induction of LTD, and enhauced LTP in hippocampal slices. Neuro Report. 1997; 8: 2133–7

Ishii T. Distribution of Alzheimer's neurofibrillary changes in the brain stem and hypothalamus of senile dementia. Acta neuropathol. 1966; 6: 181–7

Iwata, N. Tsubuki S, Takaki Y, et al. Identification of the major Ab 1–42-degrading catabolic pathway in brain parenchyma: suppression leads to biochemical and pathological deposition. Nature Med. 2000; 6: 143–50

Jakes R, Novak M, Darison M, et al. Identification of 3- and 4-repeat tau isoforms within the PHF in Alzheimer's disease. EMBO J. 1991; 10: 2725–2729

Jiang C H, Tsien JZ, Schultz PG, Hu Y. The effects of aging on gene expression in the hypothalamus and cortex of mice. Proc Natl Acad Sci. 2001; 98:1930–4

Jick H, Zornberg GL, Zick SS, Seshadri S, Drachman DA. Statins and the risk of dementia. Lancet. 2000; 356: 1627–31

Johnson SA, Mc Neill T, Cordell B, Finch CE. Relation of neuronal APP-751/APP-695 mRNA ratio and neuritic plaque density in Alzheimer's disease. Science. 1990; 248: 854–7

Johnson SA, Pasinetti GM, May PC, Ponte PA, Cordell A, Finch C E. Selective reduction of mRNA for the beta-amyloid precursor protein that lacks a Kunitz-type protease inhibitor domain in cortex from Alzheimer brains. Exp Neurol. 1988; 102: 264–8

Joseph J, Shukitt-Hale B, Denisova NA, Martin A, Perry G, Smith MA. Copernicus revisited: amyloid beta in Alzheimer's disease. Neurobiol Aging. 2001; 22: 131–46

Jung SS, Nalbantoglu J, Cashman NR. Alzheimer's β-amyloid precursor protein is expressed on the surface of immediately ex vivo brain cells: a flow cytometric study. J Neurosci Res. 1996; 46: 336–48

Kakio A. Nishimoto S, Yanagisawa K, Kozutsumi Y, Matsuzaki K. Cholesterol-dependent formation of GM 1 ganglioside – bound amyloid β-protein, an endogenous seed for Alzheimer amyloid. J Biol Chem. 2001; 276: 24985–90

Kanai M, Matsubara F, Isoe K, et al. Longitudinal study of cerebrospinal fluid levels of tau, Aβ 1–40, and Aβ 1–42 (43) in Alzheimer's disease: a study in Japan. Ann Neurol. 1998; 44: 17–26

Kang J, Lemaire HG, Unterbeck A, Salbaum JM, et al. The precursor of Alzheimer's disease amyloid A4 protein resembles a cell-surface receptor. Nature. 1987; 325: 733–6

Kidd M. Paired helical filaments in electron microscopy of Alzheimer's disease. Nature. 1963; 197: 192–3

Kivipelto M, Helkala EL, Laakso MP, et al. Midlife vascular risk factors and Alzheimer's disease in late life: A longitudinal, population based study. Brit Med J. 2000; 322: 1447–51

Klafki HW, Abramowski D, Swoboda R, et al. The carboxyl termini of β-amyloid peptides 1–40 and 1–42 are generated by distinct γ-secretase activities. J Biol Chem. 1996; 271: 28655–28659

Klein J. Membrane breakdown in acute and chronic neurodegeneration. Focus on choline containing phospholipids. J Neural Transm. 2000; 107: 1027–63

Kobayashi S, Ishiguro K, Omori A, et al. A cdc 2-related kinase PSSA-LRE/cdK5 is homologous with the 30 kDa subunit of tau protein kinase II, a proline-directed protein kinase associated with microtubule. FEBS Lett. 1993; 335: 171–5

Kojro E, Gimpl G, Lammich S, Marz W, Fahrenholz F. Low cholesterol stimulates the nonamyloidogenic pathway by its effect on the alpha-secretase AKAM 10. Proc Natl Acad Sci. 2001; 98: 5815–20

Kosik KSC. Tau protein and neurodegeneration. Mol Neurobiol. 1992; 4: 171–9

Kuo WL, Montag AG, Rosner MR. Insulin-degrading enzyme is differentially expressed and developmentally regulated in various rat tissues. Endocrinology. 1993; 132: 604–11

Kurochkin IV, Goto S. Alzheimer's β-amyloid peptide specifically interacts with and is degraded by insulin degrading enzyme. FEBS Lett. 1994; 345: 33–7

Kyriakis JM, Hausman RE, Peterson SW. Insulin stimulates choline acetyltransferase activity in cultured embryonic chicken retina neurons. Proc Natl Acad Sci. 1987; 84: 7463–7467

Lannert H, Hoyer S. Intracerebroventricular administration of streptozotocin causes long-term diminutions in learning and memory abilities and in cerebral energy metabolism in adult rats. Behav Neurosci. 1998; 112: 1199–1208

Lannert H, Bünning C, Jeckel D, et al. Lactosylceramide is synthesized in the lumen of the Golgi-apparatus. FEBS Lett. 1994; 342: 91–6

Lannert H, Gorgas K, Meißner I, et al. Functional organization of the Golgi apparatus in glycosphingolipid biosynthesis: lactosylceramide and subsequent glycosphingolipids are formed in the lumen of the late Golgi. J Biol Chem. 1998; 273: 2939–2946

Lautenschlager NT, Cupples LA, Rao VS, et al. Risk of dementia among relatives of Alzheimer's disease patients in the MIRAGE study: what is in store for the oldest old? Neurology. 1996; 46: 641–50

Lehmann DJ, Johnston C, Smith AK. Synergy between the genes for butyrylcholinesterase K variant and apolipoprotein E4 in late-onset confirmed Alzheimer's disease. Hum Mol Genet. 1997; 6: 1933–1936

Leibovitz BE, Siegel BV. Aspects of free radical reactions in biological systems: aging. J Gerontol. 1980; 35: 45–56

Lesch KP, Ihl R, Frölich L, et al. Endocrine responses to growth hormone releasing hormone and corticotropin releasing hormone in early-onset Alzheimer disease. Psychiatry Res. 1990; 33: 107–12

Li JJ, Surini M, Catsicas S, et al. Age-dependent accumulation of advanced glycosylation end products in human neurons. Neurobiol Aging. 1995; 16: 69–76

Li YM, Lai MT, Xu M, et al. Presenilin 1 is linked with gamma-secretase activity in the detergent solubilized state. Proc Natl Acad Sci. 2000; 97: 6138–43

Loeffler DA, Connor IR, Zuneau PL, et al. Transferrin and iron in normal, Alzheimer's disease, and Parkinson's disease brain regions. J Neurochem. 1995; 65: 710–6

Luo Y, Sunderland T, Roth GS, et al. Physiological levels of β-amyloid peptide promote PC 12 cell proliferation. Neurosci Lett. 1996a; 217: 125–8

Luo Y, Sunderland T, Wolozin B. Physiological levels of β-amyloid activate phosphatidylinositol 3-kinase with the involvement of tyrosine phosphorylation. J Neurochem. 1996b; 67: 978–87

Luo Y, Hawver DB, Iwasaki K, et al. Physiological levels of β-amyloid peptide stimulate protein kinase C in PC 12 cells. Brain Res. 1997; 769: 287–95

Lupien S, Lecours AR, Lussier I, et al. Basal cortisol levels and cognitive deficits in human aging. J Neurosci. 1994; 14: 2893–2903

Lütjohann D, Papassotiropoulos A, Björkhem I, et al. Plasma 24s-hydrocholesterol (cerebrosterol) is increased in Alzheimer and vascular demented patients. J Lipid Res. 2000; 41: 195–8

Mackenzie IRA, Mc Lachlan RS, Kubu CS, Miller LA. Prospective neuropsychological assessment of nondemented patients with biopsy proven senile plaques. Neurology. 1996; 46: 425–9

Mahley R. Apolipoprotein E: cholesterol transport protein with expanding role in cell biology. Science. 1988; 240: 622–30

Mandelkow EM, Drewes G, Biernet J, et al. Glycogen synthase kinase-3 and the Alzheimer-like state of microtubule-associated protein tau. FEBS Lett. 1992; 314: 315–21

Mariucci G, Ambrosini MV, Colarieti L, Bruschelli G. Differential changes in Cu, Zn and Mn superoxide dismutase activity in developing rat brain and liver. Experientia. 1990; 46: 753–5

Marklund SL, Adolfsson R, Gottfries CG, et al. Superoxide isoenzymes in normal brains and in brains from patients with dementia of Alzheimer type. J Neurol Sci. 1985; 67: 319–25

Mason RP, Shoemaker WJ, Shajenko L, Chambers TE, Herbette LG. Evidence for changes in the Alzheimer's disease brain cortical membrane structure mediated by cholesterol. Neurobiol Aging. 1992; 13: 413–9

Matsuo ES, Shin RW, Billingsley ML, et al. Biopsy-derived adult human brain tau is phosphorylated at many of the same sites as Alzheimer's disease paired helical filament tau. Neuron. 1994; 13: 989–1002

Mattson MP, Cheng B, Culwell AR, Esch FS, Lieeburg I, Rydel RE. Evidence for excitoprotective and intraneuronal calcium regulating role for secreted forms of the beta-amyloid precursor protein. Neuron. 1993; 10: 243–54

McCall AL, van Bueren AM, Huang L, et al. Forebrain endothelium expresses GLUT 4, the insulin-responsive glucose transporter. Brain Res. 1997; 744: 318–26

McDermott JR, Gibson AM. Degradation of Alzheimer's β-amyloid protein by human and rat brain peptidases: involvement of insulin-degrading enzyme. Neurochem Res. 1997; 22: 49–56

McGeer PL, Akiyima H, McGeer EG. . Immune system response in Alzheimer's disease. Canad J Neurol Sci. 1989; 16: 516–27

McLaurin J, Chakrabartty A. Membrane disruption by Alzheimer β-amyloid peptides mediated through specific binding to either phospholipids or gangliosides. Implications for neurotoxicity. J Biol Chem. 1996; 271: 26482–26489

Mecocci P, MacGarvey U, Kaufmann AE, et al. Oxidative damage to mitochondrial DNA shows marked age-dependent increase in human brain. Ann Neurol. 1993; 34: 609–16

Merz PA, Wisniewski HM, Somerville RA, Bobin SA, et al. Ultrastructural morphology of amyloid fibrils from neuritic and amyloid plaques. Acta neuropathol. 1983; 60: 113–24

Meziane H, Dodart JC, Mathis C, et al. Memoryenhancing effects of secreted forms of the β-amyloid precursor protein in normal and amnestic mice. Proc Natl Acad Sci. 1998; 95: 12683–8

Michikawa M, Yanagisawa K. Inhibition of cholesterol production but not of nonsterol isofrenoid products induces neuronal cell death. J Neurochem. 1999; 72: 2278–2285

Mielke R, Herholz K, Grond M, et al. Differences of regional cerebral glucose metabolism between presenile and senile dementia of Alzheimer type. Neurobiol Aging. 1992; 13: 93–8

Mielke R, Schröder R, Fink GR, et al. Regional cerebral glucose metabolism and postmortem pathology in Alzheimer's disease. Acta neuropathol. 1996; 91: 174–9

Mills J, Charest DL, Lam F, et al. Regulation of amyloid precursor protein catabolism involves the mitogen-activated protein kinase signal transduction pathway. J Neurosci. 1997; 17: 9415–9422

Minotti G, Aust SD. The requirement for iron (III) in the initiation of lipid peroxidation by iron (II) and hydrogen peroxide. J Biol Chem. 1987; 262: 1098–1104

Monnier VM, Cerami A. Nonenzymatic browning in vivo: possible process for aging of long-lived proteins. Science. 1981; 211: 491–3

Montoya SE, Aston CE, DeKosky ST. Bleomycin hydrolase is associated with risk of sporadic Alzheimer's disease. Nat Genet. 1998; 18: 211–2

Mori T, Paris D, Town T, et al. Cholesterol accumulates in senile plaques of Alzheimer disease patients and in transgenic APPsw mice. J Neuropathol Exp Neurol. 2001; 60: 778–85

Morishima-Kawashima M, Hasegawa M, Takio K, et al. Hyperphosphorylation of tau in PHF. Neurobiol Aging. 1995; 16: 365–71

Moss AM, Unger JW, Moxley RT, et al. Location of phosphotyrosine-containing proteins by immunocytochemisty in the rat forebrain corresponds to the distribution of the insulin receptor. Proc Natl Acad Sci. 1990; 87: 4453–4457

Mukherjee A, Song E, Kihiko-Ehmann M, et al. Insulysin hydrlyses amyloid β–peptides to products that are neither neurotoxic mor deposit on amyloid plaques. J Neurosci. 2000; 20: 8745–9

Mulder M, Ravid R, Swaab DF, et al. Reduced levels of cholesterol, phospholipids, and fatty acids in cerebral spinal fluid of Alzheimer disease patients are not related to apolipoprotein E 4. Alzheimer Dis Ass Dis. 1998; 12: 198–203

Mullany P, Conolly S, Lynch MA. Ageing is associated with changes in glutamate release, protein tyrosine kinase and Ca2 +/calmodulin-dependent protein kinase II in rat hippocampus. Eur J Pharmacol. 1996; 309: 311–5

Münch G, Thome J, Foley P, et al. Advanced glycation endproducts in ageing and Alzheimer's disease. Brain Res Rev. 1997; 23: 134–43

Nitsch RM, Slack BE, Wurtman RJ, et al. Release of Alzheimer amyloid precursor derivatives stimulated by activation of muscarinic acetylcholine receptors. Science. 1992a; 258: 304–7

Nitsch RM, Blusztajn JK, Pittas AG, et al. Evidence for a membrane defect in Alzheimer disease brain. Proc Natl Acad Sci. 1992b; 89: 1671–1675

Nitsch RM, Rebeck GW, Deng M, et al. Cerebrospinal fluid levels of amyloid beta-protein in Alzheimer's disease: inverse correlation with seventy of dementia and effect of apolipoprotein E genotype. Ann Neurol. 1995 a; 37: 512–8

Nitsch RM, Rebeck GW, Deng M, et al. cerebrospinal fluid levels of amyloid beta-protein in Alzheimer's disease: inverse correlation with seventy of dementia and effect of apolipoprotein E genotype. Ann Neurol. 1995 b; 37: 512–8

Novelli A, Reilly JA, Lysko PG, et al. Glutamate becomes neurotoxic via the N-methyl-D-aspartate receptor when intracellular energy levels are reduced. Brain Res. 1988; 451: 205–12

Nunomura A, Perry G, Alier G, et al. Oxidative damage is the earliest event in Alzheimer disease. J Neuropathol Exp Neurol. 2001; 60: 759–67

Nuydens R, Jong M de, Nuyens R, et al. Neuronal kinase stimulation leads to aberrant tau phosphorylation and neurotoxicity. Neurobiol Aging. 1995; 16: 465–75

Ohsawa I, Takamura C, Morimoto T, Ishiguro M, Kohsaka S. Amino-terminal region of secreted form of amyloid precursor protein stimulates proliferation of neural stem cells. Eur J Neurosci. 1999; 11: 1907–13

Papassotiropoulos A, Lütjohann D, Bagli M, et al. Plasma 24s-hydrocholesterol: a peripheral indicator of neuronal degeneration and potential state marker of Alzheimer's disease. Neuro Report. 2000; 11: 1959–62

Pardridge WM, Eisenber J, Yang J. Human blood-brain barrier insulin receptor. J Neurochem. 1985; 44: 1771–1778

Pardridge WM, Boado RJ, Farrell CR. Brain-type glucose transporter (GLUT-1) is selectively localized to the blood-brain barrier. J Biol Chem. 1990; 265: 18035–18040

Park CR. Cognitive effects of insulin in the central nervous system. Neurosci Biobehav Rev. 2001; 25: 311–23

Parker WD, Parks J, Filley CM, et al. Electron transport chain defects in Alzheimer's disease brain. Neurology. 1994; 44: 1090–1096

Payne J, Maker F, Simpson, et al. Glucose transporter Glut 5 expression in microglial cells. Glia. 1997; 21: 327–31

Pelech SL. Networking with proline-directed protein kinases implicated in tau phosphorylation. Neurobiol Aging. 1995; 16: 247–56

Pelech SL, Charest DL, Mordret GP, et al. Networking with mitogen-activated protein kinases. Mol Cell Biochem. 1993; 127: 157–69

Perego C, Vetrugno CC, De Simoni MG, Algeri S. Aging prolongs the stress-in-duced release of noradrenaline in rat hypothalamus. Neurosci Lett. 1993; 157: 127–30

Perez A, Morelli L, Cresto JC, Castano EM. Degradation of soluble amyloid β-peptides 1–40, 1–42, and the Dutch variant 1–40 Q by insulin degrading enzyme from Alzheimer disease and control brain. Neurochem Res. 2000; 25: 247–55

Perez RG, Zheng H, van der Ploog LHT, Koo EH. The β-amyloid precursor protein of Alzheimer's disease enhances neuron viability and modulates neuronal polarity. J Neurosci. 1997; 17: 9407–14

Pericak-Vance MA, Bass MP, Yamaoka LH, et al. Complete genomic screen in late-onset familial Alzheimer's disease. J Am Med Ass. 1997; 278: 1237–41

Pericak-Vance MA, Grübler J, Bailey LR, et al. Identification of novel genes in late-onset Alzheimer's disease. Exp Gerontol. 2000; 35: 1343–52

Perry EK, Perry RH, Tomlinson BE, Blessed G, Gibson PH. Coenzym-A acetylating enzymes in Alzheimer's disease: possible cholinergic "compartment" of pyruvate dehydrogenase. Neurosci Lett. 1980; 18: 105–10

Petryniak MA, Wurtman RJ, Slack BE. Elevated intracellular calcium concentration increases secretory processing of the amyloid precursor protein by a tyrosine phosphorylation-dependent mechanism. Biochem J. 1996; 320: 957–963

Pettegrew JW, Klunk WE, Kanal E, et al. Changes in brain membrane phospholipid and high-energy phosphate metabolism precede dementia. Neurobiol Aging. 1995; 16: 973–5

Pettegrew JW, Klunk WE, Panchalingam K, Mc Clure RJ, Stanley JA. Molecular insights into neurodevelopmental and neurodegenerative diseases. Brain Res Bull. 2000; 53: 455–69

Pillot T, Goethals M, Vanloo B, et al. Fusogenic properties of the C-terminal domain of the Alzheimer β-amyloid peptide. J Biol Chem. 1996; 271: 28757–28765

Plaschke K, Müller D, Hoyer S. Effects of adrenalectomy and corticosterone substitution on glucose and energy metabolism in rat brain. J Neural Transm. 1996; 103: 89–100

Plee-Gautier E, Grimal H, Aggerbeck M, et al. Cytosolic aspartate aminotransferase gene is a member of the glucose-regulated protein gene family in adipocytes. Biochem J. 1998; 329: 37–40

Qiu W Q, Ferreira A, Miller C, Koo E H, Selkoe DJ. Cell-surface β-amyloid precursor protein stimulates neurite outgrowth of hippocampal neurons in an isoform-dependent manner. J Neurosci. 1955; 15: 7450–4

Rayner DV, Thomas MEA, Trayhurn P. Glucose transporters (Glut 1 and 4) and their messenger mRNAs in regions of the rat brain insulin sensitive transporter expression in the cerebellum. Canad J Physiol Pharmacol. 1994; 72: 476–9

Rebeck GW, Reiter JS, Strickland DK, Hyman BT. Apolipoprotein E in sporadic Alzheimer's disease: allelic variation and receptor interactions. Neuron. 1993; 11: 575–80

Rehncrona S, Hauge HN, Siesjö BK. Enhancement of iron-catalyzed free radical formation by acidosis in brain homogenates: difference in effect by lactic acid and CO2. J Cereb Blood Flow Metab. 1989; 9: 65–70

Rinaudo MT, Curto M, Bruno R, et al. Evidence of an insulin generated pyruvate dehydrogenase stimulating factor in rat brain plasma membranes. Int J Biochem. 1987; 19: 909–13

Roberts jr, EL, Sick TJ. Aging impairs regulation of intracellular pH in rat hippocampal slices. Brain Res. 1996; 735: 339–342

Roch JM, Masliah E, Roch-Levecq AC, et al. Increase of synaptic density and memory retention by a peptide representing the trophic domain of the amyloid βA4 protein precursor. Proc Natl Acad Sci. 1994; 91: 7450–4

Roder HM, Ingram VM. Two novel kinases phosphorylate tau and the KSP site of heavy neurofilament subunits in high stoichiometric ratios. J Neurosci. 1991; 11: 3325–3343

Rogers J, Kirby LC, Hempelmann SR, et al. Clinical trial of indomethacin in Alzheimer's disease. Neurology. 1993; 43: 1609–11

Roses AK. Apolipoprotein E alleles as risk factors in Alzheimer's disease. Annu Rev Med. 1996; 47: 387–400

Rossner S, Ueberham U, Yu J, et al. In vivo regulation of amyloid precursor protein secretion in rat neocortex by cholinergic activity. Eur J Neurosci. 1997; 9: 2125–2134

Rupprecht R, Holsboer F. Neuroactive steroids: mechanism of action and neuropharmacological perspectives. Trends Neurosci. 1999; 22: 410–6

Saftig P, Peters C, von Figura K, et al. Amyloidogenic processing of human amyloid precursor protein in hippocampal neurons devoid of cathepsin D. J Biol Chem. 1996; 271: 27241–27244

Salehi A, Lucassen PJ, Pool CW, et al. Decreased neuronal activity in the nucleus basalis of Meynert in Alzheimer's disease as suggested by the size of the Golgi apparatus. Neuroscience. 1994; 59: 871–80

Salehi A, Heyn S, Gonatas NK, et al. Decreased protein synthetic activity of the hypothalamic tuberomamillary nucleus in Alzheimer's disease as suggested by smaller Golgi apparatus. Neurosci Lett. 1995; 193: 29–32

Salehi M, Hodgkins BJ, Merry BJ, Goyns MH. Age-related changes in gene expression in the rat brain revealed by differential display. Experentia. 1996; 52: 888–91

Sandbrink R, Beyreuther, K. Unraveling the molecular pathway of Alzheimer's disease: research about presenilins gather momentum. Mol Psychiat. 1996; 1: 438–44

Sandbrink R, Hartmann T, Masters CL, et al. Genes contributing to Alzheimer's disease. Mol Psychiat. 1996; 1: 27–40

Sapolsky RM. Glucocorticoids, stress and exacerbation of excitotoxic neuron death. Seminars in the Neurosciences. 1994; 6: 323–31

Sapolsky RM, Krey LC, McEwen BS. The neuroendocrinology of stress and aging: the glucocorticoid cascade hypothesis. Endocr Res. 1986; 7: 284–301

Sato A, Sato Y. Cholinergic neural regulation of regional cerebral blood flow. Alzheimer Dis Ass Dis. 1995; 9: 28–38

Sawada M, Sester U, Calson JC. Superoxide radical formation and associated biochemical alterations in the plasma membrane of brain, heart, and liver during the lifetime of the rat. J Cell Biochem. 1992; 48: 296–304

Schmidt AM, Yan SD, Stern DM. The dark side of glucose. Nat Med. 1995; 1: 1002–1004

Schnitzer JE, Oh P, Pinney E, Allard J. Filipin-sensitive caveolae-mediated transport in endothelium: reduced transcytosis, scavenger endocytosis, and capillary permeability of select macromolecules. J Cell Biol. 1994; 127: 1217–32

Schrader-Fischer G, Pagnetti PA. Effect of alkalizing agents on the processing of the β-amyloid precursor protein. Brain Res. 1996; 716: 91–100

Schröder J, Pantel J, Ida N, et al. Cerebral changes and cerebrospinal fluid á-amyloid in Alzheimer's disease: a study with quantitative magnetic resonance imaging. Mol Psychiat.1997; 2: 505–7

Seksek O, Biwersi J, Verkman AS. Direct measurement of trans-Golgi pH in living cells and regulation by second messengers. J Biol Chem. 1995; 270: 4967–4970

Selkoe DJ. Amyloid β-protein and the genetics of Alzheimer's disease. J Biol Chem. 1996; 271: 18295–18298

Selkoe DJ. Alzheimer's disease: genotypes, phenotype, and treatments. Science. 1997; 275: 630–1

Seubert P, Vigo-Pelfrey C, Esch F, et al. Isolation and quantification of soluble Alzheimer's β-peptide from biological fluids. Nature. 1992; 359: 325–7

Shearman M, Ragan C, Iversen L. Inhibition of PC 12 cell redox activity is a specific, early indicator of β-amyloid-mediated cell death. Proc Natl Acad Sci. 1994; 91: 1470–1474

Sherrington R, Rogaev EI, Liang Y, et al. Cloning of a gene bearing missense muations in early-onset familial Alzheimer's disease. Nature. 1995; 375: 754–60

Shi J, Xiang Y, Simpkins JW. Hypoglycemia enhances the expression of mRNA encoding β-amyloid precursor protein in rat primary cortical astroglial cells. Brain Res. 1997; 772: 247–51

Shigenaga MH, Hagen TM, Ames BN. Oxidative damage and mitochondrial decay in aging. Proc Natl Acad Sci. 1994; 91: 10771–10778

Simons K, Ikonen E. How cells handle cholesterol. Science. 2000; 290: 1721–6

Simons K, Keller P, De Strooper B, et al. Cholesterol depletion inhibits the generation of á-amyloid in hippocampal neurons. Proc Natl Acad Sci. 1998; 95: 6460–4

Simpson JA, Narita S, Gieseg S, et al. Long-lived reactive species on free-radical-damaged proteins. Biochem J. 1992; 282: 621–4

Simpson JA, Chundu KR, Davies-Hill T, et al. Decreased concentrations of GLUT 1 and GLUT 3 glucose transporters in the brains of patients with Alzheimer's disease. Ann Neurol. 1994; 35: 546–51

Sims NR, Bowen DM, Davison AN. (14 C) acetylcholine synthesis and (14 C) carbon dioxide production from (U-14 C) glucose by tissue prisms from human neocortex. Biochem J. 1981; 196: 867–76

Sims NR, Bowen DM, Neary D, et al. Metabolic processes in Alzheimer's disease: adenine nucleotide content and production of 14 CO2 from (U-14 C) glucose in vitro in human neocortex. J Neurochem. 1983; 41: 1329–1334

Sisodia SS, Kim SH, Thinakaran G. Function and dysfunction of the presenilins. Am J Hum Genet. 1999; 65: 7–12

Smith CD, Carney JM, Starke-Reed PE, et al. Excess brain protein oxidation end product dysfunction in normal aging and in Alzheimer disease. Proc Natl Acad Sci. 1991; 88: 10540–10543

Smith MA, Taneda S, Richey PL, et al. Advanced Maillard reaction end products are associated with Alzheimer disease pathology. Proc Natl Acad Sci. 1994; 91: 5710–5714

Smith MA, Sayre LM, Monnier VM, et al. Radical ageing in Alzheimer's disease. Trends Neurosci. 1995; 18: 172–6

Smith RM, Harada S, Smith JA, Zhang S, Jarett L. Insulin-induced protein tyrosine phosphorylation cascade and signalling molecules are localized in a caveolin-enriched cell membrane domain. Cell Signal. 1998; 10: 355–62

Söderberg M, Edlund C, Kristensson K. Lipid composition of different regions of the human brain during aging. J Neurochem. 1990; 54: 415–23

Söderberg M, Edlund C, Kristensson K, Dallner G. Fatty acid composition of brain phospholipids in aging and in Alzheimer's disease. Lipids. 1991; 26: 412–25

Sofic E, Frölich L, Riederer P, et al. Biochemical membrane constituents and activities of alkaline and acid phosphatase and cathepsine in cortical and subcortical brain regions in dementia of Alzheimer type. Dementia. 1991; 2: 39–44

Solano DC, Sironi M, Bonfini C, Solerte SB, Govoni S, Racchi M. Insulin regulates soluble amyloid precursor protein release via phosphatidyl inositol 3 Kinase-dependent pathway. FASEB J. 200; 14: 1015–22

Stadtman ER. Protein oxidation and aging. Science. 1992; 257: 1220–1224

Stadtman ER, Oliver CN. Metal-catalyzed oxidation of proteins. Physiological consequences. J Biol Chem. 1991; 266: 2005–2008

Starke-Reed PE, Oliver CN. Protein oxidation and proteolysis during aging and oxidative stress. Arch Biochem Biophys. 1989; 275: 559–67

Stieber A, Mourelatos Z, Gonatas NK. In Alzheimer's disease the Golgi apparatus of a population of neurons without neurofibrillary tangles is fragmented and atrophic. Am J Pathol. 1996; 148: 415–6

Strittmatter WJ, Saunders AM, Schmelchel D, et al. Apolipoprotein E: high-avidity binding to β-amyloid and increased frequency of type 4 allele in late-onset familial Alzheimer disease. Proc Natl Acad Sci. 1993; 90: 1977–1981

Subbarao KV, Richardson JS, Hug LC. Autopsy samples of Alzheimer's cortex show increased lipid peroxidation in vitro. J Neurochem. 1990; 55: 342–5

Sun FF, Fleming WE, Taylor BM. Degradation of membrane phospholipids in the cultured human astroglial cell line UC-11 MG during ATP depletion. Biochem Phamacol. 1993; 45: 1149–55

Suzuki N, Cheung TT, Cai XD, et al. An increased percentage of long amyloid β protein secreted by familial amyloid β protein precursor (βAPP717) mutants. Science. 1994; 264: 1336–1340

Svennerholm L, Gottfries CG. Membrane lipids, selectively diminished in Alzheimer brains, suggest synapse loss as a primary event in early-unset form (type I) and demyelination in late-onset form (type II). J Neurochem. 1994; 62: 1039–47

Svennerholm L, Boström K, Helander CG, et al. Membrane lipids in the aging human brain. J Neurochem. 1991; 56: 2051–2059

Svennerholm L, Boström K, Jungbjer B, et al. Membrane lipids of adult human brain: lipid composition of frontal and temporal lobe in subjects of age 20 to 100 years. J Neurochem. 1994; 63: 1802–1811

Swaab DF, Raadsheer FC, Endert EF, et al. Increases of cortisol levels in aging and Alzheimer's disease in postmortem cerebrospinal fluid. J Neuroendrocrinol. 1994; 6: 681–7

Swaab DF, Lucassen PJ, Salehi A, Scherder EJA, van Someren E JW, Verwer RWH. Reduced neuronal activity and reactivation in Alzheimer's disease. Prog Brain Res. 1998; 117: 343–77

Tapiola T, Pirttilä T, Mikkonen M, et al. Three-year follow-up of cerebrospinal fluid tau, β-amyloid 42- and 40 concentrations in Alzheimer's disease. Neurosci Lett. 2000; 280: 119–22

Tamaoka A, Odaka A, Ishibashi Y, et al. APP717 missense mutations affects the ratio of amyloid β protein species (A β 1–42/43 and a β 1–40) in familial Alzheimer's disease brain. J Biol Chem. 1994; 269: 32 721–32 724

Tanzi RE, Wenniger JJ, Hyman BT. Cellular specificity and regional distribution of amyloid beta protein precursor alternative transcripts are unaltered in Alzheimer hippocampal formation. Mol Brain Res. 1993; 18: 246–52

Terracina L, Brunetti M, Avellini L, et al. Arachidonic and palmatic acid utilization in aged rat brain areas. Mol Cell Biochem. 1992; 115: 35–42

Thinakaran G, Teplow D B, Siman R, Greenberg B, Sisodia SS. Metabolism of the "Swedish" amyloid precursor protein variant in Neuro2a (N2a) cells. J Biol Chem. 1996; 271: 9390–7

Tienari PJ, Ida N, Ikonen E, et al. Intracellular and secreted Alzheimer ?-amyloid species are generated by distinct mechanisms in cultured hippocampal neurons. Proc Natl Acad Sci. 1997; 94: 4125–4130

Tilley L, Morgan K, Kalsheker N. Genetic risk factors in Alzheimer's disease. J Clin Pathol Mol Pathol. 1998; 51: 293–304

Tucker RP. The roles of microtubule-associated proteins in brain morphogenesis: a review. Brain Res Rev. 1990; 15: 109–20

Ueda K, Shinohara S, Yagami T, et al. Amyloid β-protein potentiates Ca 2 + influx through L-type voltage-sensitive Ca 2 + channels. A possible involvement of free radicals. J Neurochem. 1997; 68: 265–71

Unger J, McNeill TH, Moxley RT. et al. Distribution of insulin receptor-like immunoreactivity in the rat forebrain. Neuroscience. 1989; 31: 143–57

Valtersson C, van Duyn G, Verkleij AJ, et al. The influence of dolichol, dolichol esters and dolichyl phosphate on phospholipid polymorphism and fluidity in model membranes. J Biol Chem. 1985; 260: 2742–2751

Van Gool WA, Evenhuis HM, van Duijn CM. A case-control study of apolipoprotein E genotypes in Alzheimer's disease associated with Down's syndrome. Ann Neurol. 1995; 38: 225–30

Vaucher E, Hamel E. Cholinergic basal forebrain neurons project to cortical microvessels in the rat: electron microscopic study with anterogradely transported Phaseolus vulgaris leucoagglutinin and choline acetyltransferase immunocytochemistry. J Neurosci. 1995; 15: 7427–7441

Vekrellis K, Ye Z, Qiu WQ, et al. Neurons regulate extracellular levels of amyloid beta-protein via proteolysis by insulin-degrading enzyme. [EmphasisI]J Neurosci.[EmphasisE] 2000; 20: 1657–65

Verde C, Pascale MC, Martive G, et al. Effect of ATP depletion and DTT on the transport of membrane proteins from the endoplasmic reticulum and the intermediate compartment to the Golgi complex. Eur J Cell Biol. 1995; 67: 267–74

Vertechy M, Cooper MB, Ghirardi O, et al. The effect of age on the activity of enzymes of peroxide metabolism in rat brain. Exp Gerontol. 1993; 28: 77–85

Vlassara H, Brownlee M, Cerami A. High-affinity-receptor-mediated uptake and degradation of glucose-modified proteins: a potential mechanism for the removal of senescent macromolecules. Proc Natl Acad Sci. 1985; 82: 5588–5592

Vlassara H, Bucala R, Striker L. Biology of disease. Pathogenetic effects of advanced glycosylation: biochemical, biologic, and clinical implications for diabetes and aging. Lab Invest. 1994; 70: 138–51

Vulliet R, Halloran SM, Braun RK, et al. Proline-directed phosphorylation of human tau protein. J Biol Chem. 1992; 267: 22570–22574

Wallace WC, Bragin V, Robakis NK, et al. Increased biosynthesis of Alzheimer amyloid precursor protein in the cerebral cortex of rats with lesions of the nucleus basalis of Meynert. Brain Res Mol Brain Res. 1991; 10: 173–8

Wallace WC, Lieberburg I, Schenk D, et al. Chronic elevation of secreted amyloid precursor protein in subcortically lesioned rats, and is exacerbation in aged rats. J Neurosci. 1995; 15: 4896–4905

Wallace WC, Akar CA, Lyons WE. Amyloid precursor protein potentiates the neurotrophic activity of NGF. Mol Brain Res. 1997a; 52: 201–12

Wallace WC, Akar CA, Lyons WE, Kole HK, Egan JE, Wolozin B. Amyloid precursor protein requires the insulin signaling pathway for neurotrophic activity. Mol Brain Res. 1997b; 52: 213–27

Wang JZ, Gong CX, Zaidi T, et al. Dephosphorylation of Alzheimer paired helical filaments by protein phosphatase-2 A and -2 B. J Biol Chem. 1995; 270: 4854–4860

Watanabe A, Hasegawa M, Suzuki T, et al. In vivo phosphorylation sites in fetal and adult rat tau. J Biol Chem. 1993; 268: 25712–25717

Webster MT, Pearce BR, Bowen DM, Francis PT. The effects of perturbed energy metabolism in the processing of amyloid precursor protein in PC12 cells. J Neural Transm. 1998; 105: 839–53

Weidemann A, König G, Bunke D, et al. Identification, biogenesis, and localization of precursors of Alzheimer's disease A4 amyloid protein. Cell. 1989; 57: 115–26

Werther GA, Hogg A, Oldfield BJ, et al. Localization and characterization of insulin receptors in rat brain and pituitary gland using in vitro autoradiography and computerized densitometry. Endocrinology. 1987; 121: 1562–1570

Wetzel DM, Bohn MC, Kazee AM, et al. Glucocorticoid receptor mRNA in Alzheimer's diseased hippocampus. Brain Res. 1995; 679: 72–81

Wild-Bode C, Yamazaki T, Capell A, et al. Intracellular generation and accumulation of amyloid β-peptide terminating at amino acid 42. J Biol Chem. 1997 a; 272: 16085–16088

Wild-Bode C, Yamazaki T, Capell A, et al. Intracellular generation and accumulation of amyloid β-peptide terminating at amino acid 42. J Biol Chem. 1997; 272: 16085–8

Wilson CA, Doms RW, Lee VMY. Intracellular APP processing and Aβ-production in Alzheimer disease. J Neuropathol Exp Neurol. 1999; 58: 787–94

Wisniewski HM, Merz PA, Iqbal K. Ultrastructure of paired helical filaments of Alzheimer's neurofibrillary tangle. J Neuropathol Exp Neurol. 1984; 43: 643–56

Wohlschläger J, Weis S. Molekularbiologie der Neurofibrillenpathologie. In: Weis S, Weber G, (Hrsg.). Handbuch Morbus Alzheimer. Neurobiologie, Diagnose, Therapie. Weinheim: Psychologie Verlagsunion; 1997; S. 351–410

Wolozin B. A fluid connection: cholesterol and Abeta. Proc Natl Acad Sci. 2001; 98: 5371–3

Wolozin B, Kellman W, Ruosseau P, Celesia GG, Siegel G. Decreased prevalence of Alzheimer disease associated with 3-hydroxy-3-methyglutaryl coenzyme A reductase inhibitors. Arch Neurol. 2000; 57: 1439–43

Wong KL, Tyce GM. Glucose and amino acid metabolism in rat brain during sustained hypoglycemie. Neurochem Res. 1983; 8: 401–15

Wood JG, Mirra SS, Pollock NJ, et al. Neurofibrillary tangles of Alzheimer disease share antigenic determinants with the axonal microtubule-associated protein tau. Proc Natl Acad Sci. 1986; 83: 4040–4043

Wozniak M, Rydzewski B, Baker SP, et al. The cellular and physiological actions of insulin in the central nervous system. Neurochem Int. 1993; 22: 1–10

Wu HC, Lee EHY. Identification of a rat brain gene associated with aging by PCR differential display method. J Mol Neurosci. 1997; 8: 13–18

Wu Y, Sun FF, Tong DM. Changes in membrane properties during energy depletion-induced cell injury studied with fluorescence microscopy. Biophys J. 1966; 71: 91–100

Wurtman RJ. Choline metabolism as a basis for the selective vulnerability of cholinergic neurons. Trends Neurosci. 1992; 15: 117–22

Yamada M, Itoh Y, Suematsu N. Apolipoprotein E genotype in elderly nondemented subjects without senile changes in the brain. Ann Neurol. 1996; 40: 243–5

Yan SD, Chen X, Schmidt AM, et al. Glycated tau protein in Alzheimer disease: a mechanism for induction of stress. Proc Natl Acad Sci. 1994a; 91: 7787–7791

Yan SD, Yu JS, Shiah SG, et al. Protein kinase FA/glycogen synthase kinase-3 after heparin potentiation phosphorylates tau on sites abnormally phosphorylated in Alzheimer's disease brain. J Neurochem. 1994b; 63: 1416–1425

Yan SD, Chen X, Fu J, et al. RAGE and amyloid-β peptide neurotoxicity in Alzheimer's disease. Nature. 1996; 382: 685–91

Yan SD, Zhu H, Fu J, et al. Amyloid-β peptide-receptor for advanced glycation endproduct interaction elicits neuronal expression of macrophage-colony stimulation factor: a proinflammatory pathway in Alzheimer disease. Proc Natl Acad Sci. 1997; 94: 5296–5301

Yankner BA. Mechanisms of neuronal degeneration in Alzheimer's disease. Neuron. 1996; 16: 921–32

Yankner BA, Duffy LK, Kirschner DA. Neurotrophic and neurotoxic effects of amyloid β-protein: reversal by tachykinin neuropeptides. Science. 1990; 250: 279–82

Young WS. Periventricular hypothalamic cells in the rat brain contain insulin mRNA. Neuropeptides. 1986; 8: 93–97

Zhang Y, Appelkvist EL, Kristensson K, et al. The lipid composition of different regions of rat brain during development and aging. Neurobiol Aging. 1996; 17: 869–75

Zubenko GS. Hippocampal membrane alterations in Alzheimer's disease. Brain Res. 1986; 385: 115–21

Molekulare Pathologie Teil 2

T. Hartmann und K. Beyreuther

Die molekulare Erforschung der AD blickt jetzt auf fruchtbare 15 Jahre zurück. Ausgehend von der Beschreibung der amyloiden Plaques durch Virchow 1854 (Virchow 1854, Sipe u. Cohen 2000) und 52 Jahre später mit der Korrelation dieser Pathologie durch Alois Alzheimer (1907) mit dem später nach ihm beschriebenen Krankheitsbild beginnen wir nun allmählich die molekularen Grundlagen der AD zu verstehen. Die größten Fortschritte dabei beruhen auf Forschungsarbeiten, die allerdings erst $1^1/_2$ Jahrzehnte zurück liegen, da es bis 1985 (Master et al. 1985) bzw. 1987 (Kang et al. 1987) dauerte, bis die Identität der amyloide Plaques bildenden Substanz vollständig aufgeklärt werden konnte. Erst damit waren die Grundvoraussetzungen für die molekulare Analyse der AD erfüllt. Die mittlerweile erworbenen Erkenntnisse zeigen ein außerordentlich komplexes Zusammenspiel unterschiedlichster Proteine und anderer Moleküle die auf den ersten Blick wenige Gemeinsamkeiten aufweisen. Diese Zusammenhänge darzustellen ist der Inhalt dieses Kapitels.

> Deutlichstes charakteristisches pathologisches Kennzeichen der AD ist die Anwesenheit einer großen Zahl an amyloiden Plaques und neurofibrillärer Bündel bei gleichzeitiger Neurodegeneration.

Erstere bestehen im Wesentlichen aus quasikristallinen Ablagerungen des Aβ-Peptids, Letztere aus nicht weniger regelmäßig angeordneten intrazellulären Ablagerungen des Stabilisatorproteins des axonalen Transports tau.

■ Aβ40 und Aβ42

Das in den amyloiden Plaques gefundene Aβ ist ein Abbauprodukt eines wesentlich größeren Vorläuferproteins, des *Alzheimer-Amyloid-Präkursor-Proteins (APP)* (Kang et al. 1987). Obwohl verschiedene Aβ-Formen durch Nerven und andere Zellen gebildet werden scheint hauptsächlich eine bestimmte Form mit der Entstehung der Krankheit in Zusammenhang zu stehen. Bei dieser Form handelt es sich um das 42 Aminosäuren lange *Aβ42* (Jarrett et al. 1993, Younkin 1995). Allerdings ist weniger die genaue Länge hierbei von Bedeutung als vielmehr die exakte Lage des Carboxylterminus dieses Peptids.

Unter physiologischen Bedingungen produzieren Zellen größtenteils Aβ40, also ein 40 Aminosäuren langes Peptid (Suzuki et al. 1994, Wang et al. 1996). Der Carboxylterminus des pathologischen Aβ ist genau um 2 Aminosäuren länger und diese 2 zusätzlichen Aminosäuren verändern die Eigenschaften dieses Moleküls drastisch. Es aggregiert deutlich schneller und wird wesentlich resistenter gegenüber proteolytischen Abbauprozessen. Beide Eigenschaften zusammen führen wahrscheinlich zu der bereits anfangs erwähnten Ablagerung des Aβ in amyloiden Plaques.

Im Verlauf der Krankheit verändern diese Plaques allmählich ihre Morphologie und z. T. auch ihre Zusammensetzung. Die sehr frühen Plaques sind diffuser Natur und werden unabhängig von dem klinischen Bild der AD gefunden. Bei Alzheimer-Patienten dagegen sind diese Plaques gereift und bilden eine deutliche Abgrenzung zu ihrer Umgebung aus (Mann et al. 1989, Iwatsubo et al. 1994).

■ γ-Sekretase

Aβ selbst entsteht durch die Spaltung seines Vorläuferproteins APP. APP wird von mehreren Proteasen gespalten deren wichtigste als α-, β- und γ-Sekretasen bezeichnet werden (Hartmann, 1999). Die γ-Sekretase wiederum ist entscheidend für die genaue Lage des carboxylterminalen Schnitts, dieses Enzym ist daher letztlich entscheidend dafür ob Aβ40 oder das „toxische" Aβ42 entsteht (Abb. 4.6).

Die genaue Zusammensetzung des γ-Sekretase-Proteinkomplex ist noch nicht entschlüsselt worden. Bekannt ist, dass 2 Proteine, das *Präsenilin* (Abb. 4.7) und das *Nicastrin* wesentlich zu dessen Funktion beitragen (Levy Lahad et al. 1995, Sherrington et al. 1995, Yu et al. 2000).

Zwar wird bei *sporadischer AD* von einem 30- bis 100%igen genetischen Einfluss ausgegangen, die AD also eine sehr deutliche erbliche Komponente besitzt, spielt diese Komponente bei praktischen Erwägungen selten eine Rolle. Einerseits erschwert die multifaktorelle Natur dieser Gene die Analyse erheblich, andererseits werden Gene, die sich erst sehr spät auswirken werden, nur für einen kleinen Teil der Betroffenen von Bedeutung sein. Lediglich das Apolipoprotein-E-Gen mit dem Allel ε4 konnte bisher als eindeutiger Risikofaktor identifiziert werden (Czech et al. 1993, Saunders et al. 1993). Träger dieses Allels erkranken nicht häufiger, dafür aber früher, an der AD. Bedingt durch den späten Beginn der Krankheit ist damit die Anzahl der Träger dieses Allels unter Erkrankten jedoch höher als in der gesunden Bevölkerung. Erwartungsgemäß ist dieser Effekt bei homozygoten Trägern dieses Gens am deutlichsten. Eine weitere Wechselwirkung mit Umweltfaktoren ist ebenfalls möglich.

Grundsätzlich hiervon zu unterscheiden sind die rein erblichen Formen der Krankheit. Dominant vererbliche Formen der AD *(familial Alzheimer's disease [FAD])* sind sehr selten und betreffen zumeist eines der beiden Präsenilingene (Sandbrink et al. 1996). Jeder Träger eines derartig mutierten Gens erkrankt. Bisher sind über 70 Mutationen in den Präsenilingenen gefunden worden und gewöhnlich führen diese Mutationen zu einem sehr frühen Beginn der AD. Die meisten FAD-Mutationen wurden bei Präsenilin I beobachtet, auch sind dieses Mutationen we-

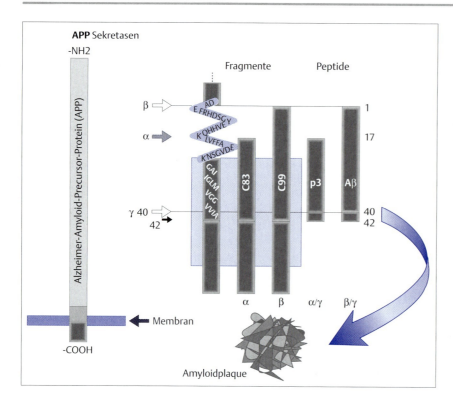

Abb. 4.**6 Sekretase:**
Das Alzheimer-Amyloid-Precursor-Protein (APP) wird von mehreren Proteasen (Sekretasen) gespalten. Zuerst erfolgen die Schnitte der α- bzw. β-Sekretase. Die verbleibenden Fragmente (C99 bzw. C87) können darauf durch die γ-Sekretase zu p3 oder Aβ abgebaut werden. Eine Besonderheit der γ-Sekretase ist, dass sie sowohl bei 40/41, als auch 42/43 schneiden kann. Besonders das resultierende Aβ42 gilt als krankheitsrelevant.

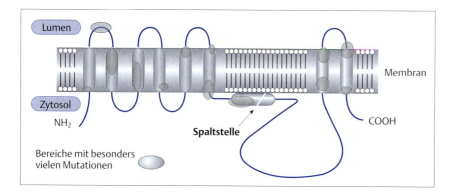

Abb. 4.**7 γ-Sekretase:**
Ein wesentlicher Bestandteil der noch nicht vollständig charakterisierten γ-Sekretase ist das Präsenilin (hier Präsenilin I gezeigt). Eine große Anzahl an Mutationen sind bei diesem Protein bekannt. Fast alle bekannten Mutationen führen zur AD.

sentlich aggressiver als Präsenilin-II-Mutationen, die zu einem deutlich späteren, oft sehr späten, Ausbruch der Krankheit führen.

Die Gründe für dieses unterschiedliche Verhalten sind noch unbekannt, könnten aber mit der geringeren Proteinmenge des Präsenilin II in Zusammenhang stehen. Viele dieser Mutationen befinden sich innerhalb einer der vielen membranständigen Regionen des Präsenilins, was einen Rückschluss auf funktionelle Eigenschaften dieser Domänen bei der Aβ-Produktion nahe legt. Die Anwesenheit der vielen Transmembranregionen innerhalb dieser Proteine ist vermutlich direkt korreliert mit der sehr ungewöhnlichen Lokalisation des APP-Schnitts durch die γ-Sekretase. Diese Schnittstelle befindet sich genau in der Mitte der APP-Transmembranregion. Nach heutigem Kenntnisstand werden nur sehr wenige Proteine innerhalb ihrer Transmembrandomäne gespalten. Allerdings existieren auch nur wenige Untersuchungen, die zweifelsfrei eine Spaltung der Transmembrandomäne zeigen. Bei den Proteinen, für die dieses postuliert wurde, konnte dies bisher erst bei APP eindeutig gezeigt werden.

> Obwohl für APP die Spaltung innerhalb der Transmembrandomäne gezeigt ist, bedeutet dies nicht notwendigerweise, dass die eigentliche Spaltung innerhalb der Membran stattfindet (Lichtenthaler et al. 1999).

Theoretisch wäre auch ein Modell denkbar, bei dem APP, oder dessen Transmembrandomäne, zuerst aus der umgebenden Membran entfernt wird und erst dann die Spaltung erfolgt. Dies ist jedoch unwahrscheinlich, u. a., da sich die Schnittstelle des APP exakt in der Mitte der Transmembrandomäne befindet. Diese Position erscheint thermodynamisch besonders günstig für eine Spaltung innerhalb von Membranen.

Diese Beobachtung wird dadurch bekräftigt, dass innerhalb der dünnen Membranen des endoplasmatischen Retikulums, in dem nur Aβ42 aber kein Aβ40 gefunden wird, die Mitte der APP-Transmembrandomäne zu Aβ42 verschoben ist. Daher stimmt auch hier die Mitte der APP-Transmembrandomäne genau mit der in diesem Organell gefundenem Aβ-Spezies überein.

Der genaue Mechanismus der γ-Sekretase-Spaltung bleibt jedoch weiterhin ungeklärt. Auch die molekularen Untersuchung des Wirkmechanismus der Präsenilinmutationen führte lediglich zu dem Ergebnis, dass diese Mutationen grundsätzlich zu einem Anstieg der Aβ42-Produktion führen. Dies ist zwar von nicht zu unterschätzender Bedeutung für die Einschätzung der Rolle des Aβ42 bei der molekularen Pathogenese der AD, trägt jedoch kaum dazu bei, die Funktion der γ-Sekretase aufzuklären (St George-Hyslop 2000).

Für *Nicastrin*, dem zweiten identifizierten Protein des γ-Sekretase-Protein-Komplexes, wurden bisher noch keine natürlich vorkommenden Mutationen gefunden. Künstlich in das Nicastringen eingeführte Mutationen jedoch führen ebenfalls zu einem, sogar sehr drastischen, Anstieg der Aβ42-Produktion (Yu et al. 2000). Daher kann vermutet werden, dass natürlich vorkommende Nicastrinmutationen dieser Art mit dem Leben nicht vereinbar wären.

Selten besitzen Proteasen nur ein einziges Substrat. Zumindest die Präseniline, aber vermutlich der gesamte γ-Sekretase-Komplex, sind neben der Spaltung des APP auch an der Spaltung anderer Proteine beteiligt. Eines dieser Proteine ist das Entwicklungsprotein *Notch*. Unterbleibt die Spaltung von Notch, kommt es zu schweren Störungen in der Organentwicklung (Wong et al. 1997). Aber auch beim Erwachsenen scheint Notch von Bedeutung zu sein, hier ist Notch u. a. an der Blutbildung und Immunzellreifung beteiligt. Die Spaltung von Notch und APP ist allerdings offensichtlich nicht vollständig identisch. Dies ist um so mehr von Bedeutung, als gegenwärtig intensiv versucht wird, die γ-Sekretase-vermittelte APP-Spaltung zu inhibieren, denn es wird erwartet, dass die resultierenden geringeren Aβ42-Spiegel das Risiko einer Erkrankung verringern können (Jensen et al. 1999).

Aber auch natürliche Substanzen können die Sekretasenaktivität beeinflussen. Ein Zusammenhang zwischen Lipiden, wie z. B. Cholesterin, und der AD kann aus dem großen Einfluss der Variante des Lipidtransporters *Apolipoprotein E* auf die AD geschlossen werden. Dieses Protein ist auch bekannt für seine Rolle bei erhöhten Serumcholesterinwerten (Hofman et al. 1997).

Zusätzlich ist seit kurzem offensichtlich, dass die Aktivität des γ-Sekretase-Komplexes mit der Lipidzusammensetzung der Zellmembranen korreliert (Li et al. 2000). Wird dem γ-Sekretase-Komplex das Cholesterin teilweise oder gänzlich entzogen, kann dieser Komplex APP nicht mehr spalten. In Zellkultur- und Tierexperimenten bewirken die cholesterinproduktionhemmenden Medikamente (*Statine*) eine drastische Reduktion der Aβ-Produktion (Simons et al. 1998).

Allerneueste epidemiologische Untersuchungen zeigen, dass Patienten, die aufgrund erhöhter Cholesterinspiegel mit derartigen Medikamenten behandelt wurden, seltener erkrankten (Jick et al. 2000). Allerdings ist es bisher noch nicht geklärt, ob diese Statine gezielt zur Prävention der AD eingesetzt werden können. Ebenso ist die Wirkung bei bereits erkrankten Patienten unbekannt.

Für eine Aβ-vermittelte Toxizität in diesem Zusammenhang spricht ebenfalls die Beobachtung, dass transgene APP-Mäuse nur dann starke Amyloidablagerungen zeigen wenn sie gleichzeitig ApoE produzieren. ApoE-Knockout-Mäuse zeigen eine deutlich verringerte Plaquebildung (Bales et al. 1997).

Dass das Fortschreiten der AD prinzipiell verlangsamt werden kann und dass sogar eine Heilung möglich sein könnte, deuten Impfexperimente der Firma Elan bei APP/PS-transgenen Mäusen an. Diese Tiere wurden 6 Wochen nach der Geburt bis zum Alter von 13 Monaten mit synthetischem Aβ42 geimpft und zeigten keine Bildung von Amyloidplaques mehr (Schenk et al. 1999). Die Plaquebildung tritt bei diesen Mäusen gewöhnlich etwa im Alter von 12 Monaten auf. Sollten diese Befunde auf den Menschen übertragbar sein und nicht nur die pathologischen Veränderungen betreffen, sondern auch die Krankheitssymptome, würde dies tatsächlich bedeuten, dass die Progression der AD aufgehalten oder zumindest verlangsamt werden könnte. Werden hingegen Mäuse, die bereits eine massive Amyloidplaquebildung aufweisen, für mehrere Monate geimpft, verschwinden die meisten Amyloidplaques. Ihre Reste sind nur noch in den Fresszellen des Gehirns, den Mikrogliazellen, nachweisbar. Für den Menschen wiederum könnte dies bedeuten, vorausgesetzt, die Impfung wird toleriert und ist erfolgreich, dass die AD heilbar wäre.

■ β- und α-Sekretasen

Neben den Präsenilingenen wurde auch das APP-Gen als typischer Ort für FAD-Mutationen identifiziert. Besonders interessant ist hierbei, dass sich diese im Fall der APP-Mutationen in direkter Nachbarschaft zu den Schnittstellen der Sekretasen befinden. Auch wenn der Wirkmechanismus unterschiedlich ist, führen doch alle bekannten APP-FAD-Mutationen zu einem Anstieg an stark aggregierendem Aβ bzw. Aβ 42. Durch die besondere Lage der APP-Mutationen wurde der Wirkmechanismus dieser Mutationen relativ schnell aufgeklärt. Ebenso wie bei den erst später identifizierten Präsenilinmutationen führen Mutationen in der Nähe der γ-Sekretase Schnittstelle im APP direkt zu einer Überproduktion an Aβ 42. Anders ist dies bei einer Mutation in der Nähe der aminoterminalen Schnittstelle des Aβ.

Dieser Schnitt ist aus zweierlei Gründen von Bedeutung:
- einerseits bestimmt er sowohl die Menge als auch den genauen Aminoterminus des entstehenden Aβ,
- andererseits steht er in direkter Konkurrenz zu einem weiterem Sekretaseschnitt, der innerhalb des Aβ schneidet und es somit zerstört.

Der erste Schnitt wird von der β-Sekretase (BACE I [(Vassar et al. 1999]) ausgeführt. Neben der aminoterminalen Spaltung an der ersten Aminosäure des Aβ-Sequenz wurde eine Spaltung nach Rest 10 der Aβ-Sequenz durch BACE I gefunden. Auch diese verkürzte Form des Aβ (p3,5) wird als Ablagerung in Alzheimer-Gehirnen gefunden. Die genaue Bedeutung dieser Aβ-Form für die Pathologie der AD ist allerdings im Wesentlichen unbekannt.

BACE ist eine membranständige Aspartyltypprotease, was sehr gut mit den beobachteten zellulären Vorraussetzungen für die β-Sekretase-Spaltung übereinstimmt. Obwohl ein sehr homologes Enzym, BACE II (Acquati et al. 2000, Farzan et al. 2000), bekannt ist, führt zumindest in der Maus bereits die Deletion des BACE-I-Gens zu einem vollständigen Verlust an β-Sekretase-Aktivität, nicht jedoch zur Letalität. Dies ist von nicht zu unterschätzender Bedeutung für die Entwicklung therapeutisch aktiver Substanzen. Denn einerseits eröffnet dies die Möglichkeit gezielt ein einziges Enzym der Alzheimer-Kaskade zu beeinflussen und damit mögliche Nebenwirkungen begrenzen zu können, da nicht auf eine Vielzahl anderer Enzyme mit gleichartiger Aktivität Rücksicht genommen werden muss. Andererseits würde eine, noch nicht bekannte aber mögliche, essentielle Spaltung weiterer Proteine durch BACE die Nutzung dieses Enzyms als therapeutisches Ziel wesentlich erschweren oder gar unmöglich machen. Allerdings ist es sehr selten, dass essentielle enzymatische Funktionen lediglich von einem einzigen Protein durchgeführt werden können. Dies deutet darauf hin, dass entweder die Spezies Maus mit der exklusiven β-Spaltung durch BACE I eine Ausnahme darstellt, oder dass die Funktion von BACE tatsächlich nicht essentiell ist.

Der Wirkmechanismus der FAD-Mutation an der β-Sekretase-Schnittstelle ist indirekt, da er zuerst direkt zu einer deutlich erhöhten Aktivität der β-Sekretase führt, was wiederum indirekt über eine Substratanreicherung zu einer Aktivierung der γ-Sekretase und damit einer erhöhten Freisetzung an Aβ 42 führt. Der Grund für diese streng sequentielle Abfolge liegt an einer Beschränkung der γ;-Sekretase, die im Gegensatz zu allen anderen APP-Sekretasen erst durch eine vorhergehende Spaltung des APP durch eine der anderen Sekretasen aktiviert wird. Die genaue Funktion dieser Restriktion ist noch unbekannt, es könnte sich aber um einen Regulationsmechanismus handeln, der die Bindung von Liganden der großen außerhalb der Zelle liegenden APP-Bereiche einbezieht.

Derartige Beschränkungen sind nicht unüblich zur Regulation von Proteaseaktivitäen. So erfolgt die Spaltung des Cholesterinregulators SREBP nach fast dem gleichen Muster und auch Notch wird zuerst durch eine Furinprotease und TACE oder ein funktionelles Homolog gespalten, bevor die endgültige präsenilinabhängige Spaltung erfolgt (Brown u. Goldstein 1999). Interessanterweise werden bei der Notch-Spaltung gleich 2 der bekannten APP-Sekretasen gefunden, der bereits erwähnte γ-Sekretase-Proteinkomplex bzw. zumindest Teile dieses Komplexes, und TACE, das bei APP ein Kandidat für den α-Sekretase-Schnitt ist. Lediglich für BACE wurde bisher keine Notch-Spaltung gefunden.

Die α-Sekretase-Spaltung ist die häufigste Spaltung von APP in peripheren Zellen und führt zu der erwähnten Spaltung innerhalb der Aβ-Sequenz. Obwohl das membranständige Restfragment (C87) ebenfalls durch den γ-Sekretase-Proteinkomplex gespalten wird, scheint das Produkt dieser beiden Spaltungen von geringerer Bedeutung bei der Entstehung der AD zu sein. Daher wird der Schnitt durch die α-Sekretase häufig als gutartig bezeichnet, derjenige der β-Sekretase als pathologisch. Dies ist sicherlich eine Übertreibung, da beide Schnitte in allen bisher untersuchten Systemen gleichzeitig vorkamen. Auch sind detaillierte Untersuchungen von p3 leider selten.

Neben dem hauptsächlichen Schnitt nach Aminosäure 16/17 in der Aβ-Sequenz durch die α-Sekretase existiert eine Vielzahl weiterer Schnitte, die vermutlich durch TACE und weitere Enzyme mit α-Sekretase-Aktivität durchgeführt werden. Im Gegensatz zu BACE I ist TACE mit Sicherheit nicht das einzige Enzym, das einen α-Sekretase-Schnitt durchführen kann.

■ Funktion und Toxizität von Aβ und Alzheimer-Amyloid-Präkursor-Protein

Auffällig ist die Verteilung der APP-Sekretasenaktivität in unterschiedlichen Zelltypen. Besonders groß ist hierbei der Unterschied zwischen Nervenzellen und peripheren Zelltypen. Nervenzellen bevorzugen eindeutig den β-Sekretaseschnitt, der α-Sekretaseschnitt wird zwar weiterhin durchgeführt, tritt aber deutlich hinter der β-Sekretaseaktivität zurück (De Strooper et al. 1995, Simons et al. 1996). Da die γ-Sekretase-Aktivität offensichtlich keinen begrenzenden Faktor darstellt, führt dies zu einer erheblichen Aβ-Produktion durch Nervenzellen, die in diesem Ausmaß bisher bei keinem anderem Zelltyp gefunden wurde.

> Nervenzellen besitzen die größte bisher beobachtete APP-Menge. Zusammen mit den begrenzten Möglichkeiten des Gehirns zu regenerieren und geschädigte Zellen zu ersetzen, mag dies ein Grund für die Gehirnspezifität der AD sein.

Verstärkt wird dieses Problem noch durch eine weitere Besonderheit von Nervenzellen. Während periphere Zellen Aβ sofort ausscheiden, produzieren Nervenzellen große Mengen an intrazellulärem Aβ (Wertkin et al. 1993). Hierbei unterscheidet sich der Produktionsort des Aβ40 und Aβ42 deutlich. Aβ40 wird größtenteils im Trans-Golgi-Netzwerk, Aβ42 im Lumen des endoplasmatischen Retikulums gefunden (Hartmann et al. 1997). Das Aβ40 wird dabei vermutlich schnell sekretiert, Aβ42 dagegen reichert sich intrazellulär an (Yang et al. 1999). Da Aβ42 besonders leicht aggregiert, Proteasen gegenüber resistent ist und im Lumen des endoplasmatischen Retikulums besonders hohe lokale Konzentration in Abwesenheit von Aβ40 vorliegen, werden hier nahezu ideale Bedingungen für eine Aggregation vorgefunden. Das genau Schicksal dieses intrazellulären Aβ42 ist unbekannt, doch muss es in vivo eine Möglichkeit geben dieses zu entsorgen, da ansonsten innerhalb weniger Monate das intrazelluläre Aβ42 die Funktion der Nervenzellen behindern, oder diese sogar töten würde. Dies wird allerdings frühestens mit dem Beginn der AD beobachtet.

Im Krankheitsfall treten tatsächlich intrazelluläre Ablagerungen noch vor den extrazellulären Ablagerungen auf (Gouras et al. 2000). Es wäre daher denkbar, dass im Fall der Krankheit irgendwann das Gleichgewicht zwischen intrazellulärer Aβ42-Produktion und dem Abbau dieses Aβ42 gestört wird. Eventuell ist intrazelluläres Aβ42 damit die Urform des Aβ-Plaque, oder die eigentliche Ursache der AD. Dies ist aber umstritten und es bedarf sicherlich einer detaillierteren Beantwortung der Frage über welchen Mechanismus Aβ42 zu einer Neurodegeneration führt bevor diese Frage geklärt werden kann.

Anhand der zugrunde liegenden Evidenzen lässt sich theoretisch nicht ausschließen, dass der eigentliche toxische Mechanismus ein anderer als Aβ42 ist, und die Produktion von Aβ42 oder die gesteigerten Aggregation von Aβ lediglich ein Nebenprodukt darstellt. Um die potenzielle Toxizität von Aβ zu ergründen mag es wichtig sein, die biologische Funktion von Aβ und APP zu kennen. Leider ist man sich bis heute weder über die physiologische Funktion des APP noch über die des Aβ vollkommen im Klaren. Vermutet wird für APP eine Rolle bei der Kontrolle der Kontakte, die Zellen zueinander ausbilden. APP-transgene Fruchtfliegen (Drosophila melanogaster), bei denen APP im sich entwickelnden Flügel synthetisiert wird, zeigen eine ausgeprägte Blasenbildung (Fossgreen et al. 1998). Die präzise Interaktion beider Zellschichten, aus denen die Flügel der Fliege aufgebaut sind, wird durch APP gestört.

Wichtige vergleichbare Zell-Zell-Kontakte stellen im ZNS die Synapsen dar. Die Funktion des Aβ im ZNS ist unklar, allerdings ist die Funktion der Aβ-Domäne innerhalb des APP bekannt. Wird auch nur ein kleiner Teil der Aβ-Domäne aus der APP-Sequenz deletiert, kann APP nicht mehr normal innerhalb von Nervenzellen transportiert werden (Tienari et al. 1996). APP wird in Nervenzellen zuerst aus dem Zellkörper, seinem Produktionsort, bis in die Axonspitzen transportiert und darauf bis in die Spitzen der Dendriten (Simons et al. 1995). Es wandert also von der Präsynapse bis zur Postsynapse. Dies ist ein außerordentlich langer und nur von sehr wenigen Proteinen beschrittener Weg der mehrere Stunden dauern könnte. In Versuchen mit lebenden Nervenzellen konnte sogar gezeigt werden wie sich ganze Gruppen von APP-Molekülen auf dem Weg zur Präsynapse mit APP-Molekülen auf dem Rückweg kreuzen (Kaether et al. 2000). Der Grund für dieses Verhalten ist unbekannt. Eine Aufnahme eines Proteins oder eines anderen Moleküls als Ligand von APP an der axonalen Spitze der Zelle und des Transport in die Dendriten wurde postuliert aber bisher nicht bewiesen (Multhaup et al. 1996).

Interessant ist in diesem Zusammenhang, dass ein anderes Protein, das sich neben Aβ in großer Menge bei der AD ablagert, ein Protein ist, welches andere Proteine in beide Richtungen entlang des Axons transportiert. Dieses Protein (*tau*) aggregiert ebenfalls und wird als intrazelluläres Neurofibrillenbündel innerhalb degenerierter Nervenzellen bei der AD aber auch anderen schweren neurodegenerativen Krankheiten gefunden (Schönknecht et al. 2000). Die Funktion von tau wird offensichtlich durch sehr unterschiedliche Phosphorylierungen reguliert. Die tau-Ablagerungen sind besonders stark und an unüblichen Stellen phosphoryliert, was auf Probleme der Nervenzellen mit der Regulation der tau-Funktion, bzw. axonalem Transport hinweisen könnte. Eine mögliche Erklärung für eine toxische Wirkung von Aβ könnte eine Kompetition des im Übermaß vorhandenem Aβ und der Aβ-Domäne des APP um APP/Aβ-Domäne-Sortierungsrezeptoren darstellen. Als Folge würde APP nicht mehr in ausreichendem Maße in die Axone transportiert werden. Gleichzeitig käme es zu einer ADkumulation von APP, das wiederum zu Aβ abgebaut würde. Damit würde der Aβ42 Toxizität ein zelluläres Transportproblem zugrunde liegen und dessen eigentliche neurodegenerative Wirkung auf einem Mangel an APP und anderer axonaler Proteine in den geeigneten Organellen beruhen.

Dass neben APP und tau auch andere Proteine bei der AD einem Transportproblem unterliegen könnten, zeigt das Beispiel des α-*Synuklein* (Bayer et al. 1999, Culvenor et al. 1999), dieses axonale Protein wird häufig bei Alzheimer-Kranken in Form von Aggregaten gefunden, die der Pathologe als Lewy-Körperchen erkennt.

Weitere Erklärungsmöglichkeiten gehen aus der Beobachtung hervor, das synthetisches Aβ die Bildung von reaktiven Sauerstoffradikalen fördern kann (Multhaup et al. 1997). Dies könnte zu einer Schädigung der Mitochondrien und als deren Folge zur Selbstauflösung (Apoptose) der Nervenzellen führen. Beobachtet wurde ebenfalls eine starke Neurodegeneration, unbekannter Ursache, in der Nähe von lokal appliziertem Aβ (Geula et al. 1998). Dabei ist auffällig, dass die damit verbundenen Läsion um so größer war, je näher die benutzte Tierspezies mit dem Menschen verwandt und je älter das verwendete Tier war. Ebenfalls kann Aβ zu einer Aktivierung von Mikrogliazellen führen (Ishii et al. 2000). Bei Alzheimer-Kranken wird in den späteren Phasen der Krankheit diese Aktivierung ebenfalls beobachtet und es wird vermutet, dass Mikrogliazellen einen wesentlichen Anteil an dem Krankheitsbild in den letzten Phasen der Krankheit haben. An der Entstehung der Krankheit sind Mikrogliazellen aber vermutlich nicht beteiligt (Fassbender et al. 2000).

■ Fazit

Die zurückliegenden Jahre haben uns einen detaillierten Einblick in die molekulare Pathogenese der AD erlaubt. Auch wenn noch viele Fragen unbeantwortet geblieben sind und viele Fragen neu aufgeworfen wurden, werden diese Erkenntnisse bereits zur Entwicklung neuer Therapien angewendet, daher ist die Hoffnung nicht unbegründet, dass auch diese Krankheit ihren Schrecken verlieren wird.

Literatur

Acquati, F., Accarino, M., Nucci, C., et al. The gene encoding DRAP (BACE2), a glycosylated transmembrane protein of the aspartic protease family, maps to the down critical region. FEBS Lett. 2000; 468: 59–64

Alzheimer, A. Über eine eigenartige Erkrankung der Hirnrinde. Allg Z Psychiatrie Psychisch-Gerichtlich Med. 1907; 64: 146–8

Bales, K. R., Verina, T., Dodel, R. C., et al. Lack of apolipoprotein E dramatically reduces amyloid beta-peptide deposition. Nature Genet. 1997; 17: 263–4

Bayer, T. A., Jakala, P., Hartmann, T., et al. Alpha-synuclein accumulates in Lewy bodies in Parkinson's disease and dementia with Lewy bodies but not in Alzheimer's disease beta-amyloid plaque cores. Neurosci Lett. (1999) 266: 213–6

Brown, M. S., Goldstein, J. L. A proteolytic pathway that controls the cholesterol content of membranes, cells, and blood. Proc Natl Acad Sci. 1999; 96: 11 041–8

Culvenor, J. G., McLean, C. A., Cutt, S., et al. Non-Abeta component of Alzheimer's disease amyloid (NAC) revisited. NAC and alpha-synuclein are not associated with Abeta amyloid. Am J Pathol. 1999; 155: 1173–81

Czech, C., Mönning, U., Tienari, P. J., et al. Apolipoprotein E-e4 allele and Alzheimer's disease. Lancet. 1993; 342: 1309

De Strooper, B., Simons, M., Multhaup, G., Van Leuven, F., Beyreuther, K., Dotti, C. G. Production of intracellular amyloid-containing fragments in hippocampal neurons expressing human amyloid precursor protein and protection against amyloidogenesis by subtle amino acid substitutions in the rodent sequence. Embo J. 1995; 14: 4932–8

Farzan, M., Schnitzler, C. E., Vasilieva, N., Leung, D., Choe, H. BACE2, a beta-secretase homolog, cleaves at the beta site and within the amyloid-beta region of the amyloid-beta precursor protein. Proc Natl Acad Sci. 2000; 97: 9712–7

Fassbender, K., Masters, C., Beyreuther, K. Alzheimer's disease: an inflammatory disease? Neurobiol Aging. 2000; 21: 433–6; discussion 451–3

Fossgreen, A., Bruckner, B., Czech, C., Masters, C. L., Beyreuther, K., Paro, R. Transgenic Drosophila expressing human amyloid precursor protein show gamma-secretase activity and a blistered-wing phenotype. Proc Natl Acad Sci. 1998; 95: 13 703–8

Geula, C., Wu, C. K., Saroff, D., Lorenzo, A., Yuan, M., Yankner, B. A. Aging renders the brain vulnerable to amyloid beta-protein neurotoxicity. Nat Med. 1998; 4: 827–31

Gouras, G. K., Tsai, J., Naslund, J., et al. Intraneuronal Abeta42 accumulation in human brain. Am J Pathol. 2000; 156: 15–20

Hartmann, T. Intracellular biology of Alzheimer's disease amyloid beta peptide. Eur Arch Psychiat Clin Neurosci. 1999; 249: 291–8

Hartmann, T., Bieger, S. C., Bruhl, B., et al. Distinct sites of intracellular production for Alzheimer's disease A beta40/42 amyloid peptides. Nat Med. 1997; 3: 1016–20

Hofman, A., Ott, A., Breteler, M. M., et al. Atherosclerosis, apolipoprotein E, and prevalence of dementia and Alzheimer's disease in the Rotterdam Study. Lancet. 1997; 349: 151–4

Ishii, K., Muelhauser, F., Liebl, U., et al. Subacute NO generation induced by Alzheimer's beta-amyloid in the living brain: reversal by inhibition of the inducible NO synthase. Faseb J. 2000; 14: 1485–9

Iwatsubo, T., Odaka, A., Suzuki, N., Mizusawa, H., Nukina, N., Ihara, Y. Visualization of A beta 42(43) and A beta 40 in senile plaques with end-specific A beta monoclonals: evidence that an initially deposited species is A beta 42(43). Neuron. 1994; 13: 45–53.

Jarrett, J. T., Berger, E. P., Lansbury Jr., P. T. The carboxy terminus of the beta amyloid protein is critical for the seeding of amyloid formation: implications for the pathogenesis of Alzheimer's disease. Biochemistry. 1993; 32: 4693–7

Jensen, M., Schroder, J., Blomberg, M., et al. Cerebrospinal fluid A beta42 is increased early in sporadic Alzheimer's disease and declines with disease progression. Ann Neurol. 1999; 45: 504–11

Jick, H., Zornberg, G. L., Jick, S. S., Seshadri, S., Drachman, D. A. Statins and the risk of dementia. Lancet. 2000; 356: 1627–31

Kaether, C., Skehel, P., Dotti, C. G. Axonal membrane proteins are transported in distinct carriers: a two- color video microscopy study in cultured hippocampal neurons. Mol Biol Cell. 2000; 11: 1213–24

Kang, J., Lemaire, H. G., Unterbeck, A., et al. The precursor of Alzheimer's disease amyloid A4 protein resembles a cell-surface receptor. Nature. 1987; 325: 733–6

Levy Lahad, E., Wasco, W., Poorkaj, P., et al. Candidate gene for the chromosome 1 familial Alzheimer's disease locus. Science. 1995; 269: 973–7

Li, Y. M., Lai, M. T., Xu, M., et al. Presenilin 1 is linked with gamma-secretase activity in the detergent solubilized state. Proc Natl Acad Sci. 2000; 97: 6138–43

Lichtenthaler, S. F., Wang, R., Grimm, H., Uljon, S. N., Masters, C. L., Beyreuther, K. Mechanism of the cleavage specificity of Alzheimer's disease gamma- secretase identified by phenylalanine-scanning mutagenesis of the transmembrane domain of the amyloid precursor protein. Proc Natl Acad Sci. 1999; 96: 3053–8

Mann, D. M., Brown, A., Prinja, D., et al. An analysis of the morphology of senile plaques in Down's syndrome patients of different ages using immunocytochemical and lectin histochemical techniques. Neuropathol Appl Neurobiol. 1989; 15: 317–29

Master, B., Simms, G., Weinmann, N. A., Multhaup, G., McDonald, B. L., Beyreuther, K. Amyloid plaque core protein in Alzheimer's disease and Down syndrome. Proc Natl Acad Sci. 1985; 82: 4245–9

Multhaup, G., Schlicksupp, A., Hesse, L., et al. The amyloid precursor protein of Alzheimer's disease in the reduction of copper(II) to copper(I). Science. 1996; 271: 1406–9

Multhaup, G., Ruppert, T., Schlicksupp, A., et al. Reactive oxygen species and Alzheimer's disease. Biochem Pharmacol. 1997; 54: 533–9

Sandbrink, R., Hartmann, T., Masters, C., Beyreuther, K. Genes Contributing to Alzheimer's Disease. Molec Psychiat. 1996; 1: 27–40

Saunders, A. M., Strittmatter, W. J., Schmechel, et al. Association of apolipoprotein E allele epsilon 4 with late-onset familial and sporadic Alzheimer's disease. Neurology. 1993; 43: 1467–72

Schenk, D., Barbour, R., Dunn, W., et al. Immunization with amyloid-beta attenuates Alzheimer-disease-like pathology in the PDAPP mouse. Nature. 1999; 400: 173–7

Schönknecht, P., Pantel, J., Werle, E., et al. Tauproteinspiegel in der Diagnostik der Alzheimer-Demenz. Fortschr Neurol Psychiat. 2000; 68: 439–46

Sherrington, R., Rogaev, E. I., Liang, Y., et al. Cloning of a gene bearing missense mutations in early-onset familial Alzheimer's disease. Nature. 1995; 375: 754–60

Simons, M., Ikonen, E., Tienari, P. J., et al. Intracellular routing of human amyloid protein precursor: axonal delivery followed by transport to the dendrites. J Neurosci Res. 1995; 41: 121–8

Simons, M., de Strooper, B., Multhaup, G., et al. Amyloidogenic processing of the human amyloid protein precursor in primary cultures of rat hippocampal neurons. J Neurosci. 1996; 16: 899–908

Simons, M., Keller, P., De Strooper, B., et al. Cholesterol depletion inhibits the generation of beta-amyloid in hippocampal neurons. Proc Natl Acad Sci. 1998; 95: 6460–4

Sipe, J. D., Cohen, A. S. Review: history of the amyloid fibril. J Struct Biol. 2000; 130: 88–98

St. George-Hyslop, P. H. Molecular genetics of Alzheimer's disease. Biol Psychiat. 2000; 47: 183–99

Suzuki, N., Cheung, T. T., Cai, X. D., et al. An increased percentage of long amyloid β protein secreted by familial amyloid β protein precursor (βAPP717) mutants. Science. 1994; 264: 1336–40

Tienari, P. J., De Strooper, B., Ikonen, E., et al. The beta-amyloid domain is essential for axonal sorting of amyloid precursor protein. Embo J. 1996; 15: 5218–29

Vassar, R., Bennett, B. D., Babu-Khan, S., et al. Beta-secretase cleavage of Alzheimer's amyloid precursor protein by the transmembrane aspartic protease BACE. Science. 1999; 286: 735–41

Virchow, R. Virchows Arch. 1854; 6: 135–8

Wang, R., Sweeney, D., Gandy, S. E., Sisodia, S. S. The profile of soluble amyloid beta protein in cultured cell media. Detection and quantification of amyloid beta protein and variants by immunoprecipitation-mass spectrometry. J Biol Chem. 1996; 271: 31894–902

Wertkin, A. M., Turner, R. S., Pleasure, S. J., et al. Human neurons derived from a teratocarcinoma cell line express solely the 695-amino acid amyloid precursor protein and produce intracellular beta-amyloid or A4 peptides. Proc Natl Acad Sci. 1993; 90: 9513–7

Wong, P. C., Zheng, H., Chen, H., et al. Presenilin 1 is required for Notch1 and Dll1 expression in the paraxial mesoderm. Nature. 1997; 387: 288–92

Yang, A. J., Chandswangbhuvana, D., Shu, T., Henschen, A., Glabe, C. G. Intracellular accumulation of insoluble, newly synthesized abetan-42 in amyloid precursor protein-transfected cells that have been treated with Abeta1–42 [In Process Citation]. J Biol Chem. 1999; 274: 20650–6

Younkin, S. G. Evidence that A beta 42 is the real culprit in Alzheimer's disease. Ann Neurol. 1995; 37: 287–8

Yu, G., Nishimura, M., Arawaka, S., et al. Nicastrin modulates presenilin-mediated notch/glp-1 signal transduction and betaAPP processing. Nature. 2000; 407: 48–54

Neuronale Pathologie

T. Arendt

Alzheimer-Demenz als Paradigma der biologischen Psychiatrie

Die pathologisch-anatomische Betrachtungsweise zerebraler Funktionsstörungen als Grundlage der biologischen Psychiatrie erhält Anfang des Jahrhunderts wesentliche neue Impulse als *Aloys Alzheimer* 1904 bei seniler Demenz das Vorkommen seniler Drusen beschreibt, die zuvor bereits durch *Redlich* bei seniler Hirnatrophie beobachtet worden waren. 1906 berichtet Alzheimer über das Vorkommen dieser senilen Drusen gemeinsam mit den durch die von *Max Bielschowsky* entwickelten Versilberungstechniken darstellbaren neurofibrillären Veränderungen im Gehirn einer im Alter von 51 Jahren an einer progredienten Demenz erkrankten Frau.

Ähnliche Beobachtungen werden unabhängig von Alzheimer etwa zur gleichen Zeit von *Oskar Fischer* und von *Gaetano Perusini* gemacht. Insbesondere *Emil Kraepelin* befördert die Verwendung von Alzheimers Namen für die Bezeichnung dieser Form der präsenilen Demenz als eigenständige Entität, um somit das biologische Verständnis psychiatrischer Erkrankungen zu betonen. Es wird damit die bis dahin übliche Klassifizierung der klinischen Manifestation der Demenz auf der Basis des psychischen Aktivitätszustands (Manie, Melancholie) und des Lebensabschnitts (Adoleszenz, Menopause, Senium) aufgegeben und durch eine Klassifizierung ersetzt, die zerebrale Störungen als Substrat psychischer Veränderungen begreift.

So begann auch die Psychiatrie das zu dieser Zeit bereits in anderen Disziplinen der Medizin z.T. vorhandene Verständnis der klinisch-pathologischen Beziehung als Grundlage der Abgrenzung von Entitäten zu nutzen.

Zelluläre Pathologie

■ Neuronenverluste in kortikalen und subkortikalen Hirnstrukturen – kortikokortikale Dyskonnektion und kortikale Deafferentierung

Neurodegeneration. Die Neurodegeneration bei der AD zeigt eine deutliche Bevorzugung bestimmter Gehirnregionen und Neuronentypen, was im Bereich des zerebralen Kortex (s. Kap. Neuroanatomie) bzw. in subkortikalen Gehirnregionen zu einer erkrankungstypischen Neuroanatomie führt. Besonders frühzeitig lässt sich eine Neurodegeneration *in limbischen und paralimbischen Gehirnregionen* wie im cholinergen Projektionssystem des basalen Vorderhirns, im entorhinalen Kortex und im Hippocampus nachweisen.

Projektionsneurone. Projektionsneurone, d. h. Neuronen, die durch ihre langen Axone verschiedene Gehirnregionen miteinander verbinden, sind gegenüber der neuronalen Degeneration bei der AD besonders vulnerabel. Dies gilt zum einen für Faserverbindungen innerhalb der Hirnrinde (kortikokortikale Verbindungen) als auch für solche zwischen subkortikalen Kerngebieten und Hirnrinde (Afferentierung der Hirnrinde). Neuronen, die verschiedene Abschnitte der Hirnrinde miteinander verbinden, besitzen als Neurotransmitter vorzugsweise Glutamat. Ihr Zelluntergang führt zu einem *kortikokortikalen Dyskonnektionssyndrom.* In ähnlicher Weise sind Neuronen betroffen, die in tieferen Hirnstrukturen liegen und deren Fasern in der Hirnrinde endigen. Dies gilt vor allem für die cholinergen Neuronen des basalen Vorderhirns sowie für die noradrenergen bzw. serotoninergen Neuronen im Hirnstamm (Abb. 4.8). Folge hiervon ist ein *Syndrom der kortikalen Deafferentierung.*

Tab. 4.1 gibt eine Übersicht über das Ausmaß der Neurodegeneration in den verschiedenen kortikalen und subkortikalen Gehirnstrukturen. Im Bereich des zerebralen Kortex sind Neuronenuntergänge insbesondere in den oberen Größenklassen nachweisbar und erreichen hier ein Ausmaß von etwa 30%.

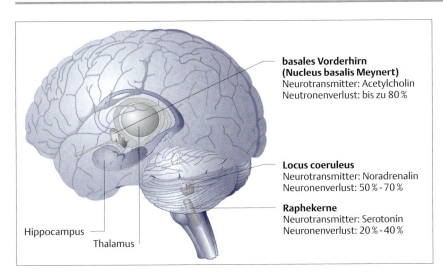

Abb. 4.**8** **Schematische Darstellung der subkortikalen cholinergen, noradrenergen und serotoninergen Kerngebiete:** Diese Kerngebiete innervieren mit ihren lang-axonigen Neuronen die Hirnrinde und sind bei der AD von starken neurodegenerativen Veränderungen betroffen.

Tabelle 4.**1** Verteilungsmuster neuronaler Pathologie bei Alzheimer-Erkrankung

Gehirnregion	Pathologie		
	NFT	NP	Neuronenverlust
Zerebraler Kortex			
Periarchikortex:			
• transentorhinaler Kortex	+++	++	n. d.
• entorhinaler Kortex	+++	++	n. d.
Archikortex:			
• Subiculum/CA1 Region des Hippocampus	+++	++	30–70 %
• Brodmann-Area 51	+++	++	n. d.
Proisokortex (limbischer Kortex):			
• Brodmann-Areae 24, 23, 35	++	++	10–30 %
Assoziationskortex:			
• Brodmann-Areae 7, 11,12, 18, 19, 22, 21, 20, 32, 36, 37, 38, 40, 46	+/++	++	10–20 %
Primär sensorischer und motorischer Kortex:			
• Brodmann-Areae 17, 41, 4			
Olfaktorisches und subkortikales limbisches System			
Bulbus olfactorius:			
• Mitralzellen	(+)	–	72 %
• *Tufted*-Neuronen	(+)	–	35 %
Area olfactoria basalis:			
• Nucleus olfactorius anterior	++	++	n. d.
Nuclei amygdalae:			
• Nucleus basalis accessorius	+++	+++	30–80 %
• Nucleus frontalis basalis medialis			
• Nucleus corticalis			
Kortikoamygdaloide Übergangszone:			
• Nucleus medialis	+	+	20–50 %
• Nucleus lateralis			
• Nucleus basalis lateralis			
• Nucleus centralis			

Fortsetzung ▶

Tabelle 4.1 Fortsetzung

Gehirnregion	Pathologie		
	NFT	NP	Neuronenverlust
Klaustrum	+	++	n. d.
Cholinerge Projektionsneuronen des basalen Vorderhirns:			
• Nucleus medialis septi	+++	+++	50–90%
• Nucleus tractus diagonalis	+++	+++	50–90%
• Nucleus basalis Meynert	+++	+++	50–90%
Thalamus			
• Nucleus reticularis thalami	(+)	(+)	–
• Nucleus peripeduncularis	+/++	n. d.	n. d.
• Nuclei ventrales:			
– Nucleus ventralis anterior	++	++	n. d.
– Nucleus ventralis lateralis	++	++	n. d.
– Nucleus ventralis posterior	++	++	n. d.
• Nuclei anteriores	++	++	n. d.
• Nuclei laterales:			
– Nucleus lateralis posterior	++	++	n. d.
– Nucleus lateralis dorsalis	(+)/+	(+)/+	n. d.
• Nucleus medialis	++	++	n. d.
• Corpus geniculatum mediale	(+)	(+)	n. d.
• Corpus geniculatum laterale	(+)	(+)	n. d.
• Nuclei posteriores	(+)/+	(+)+	n. d.
• Nuclei intralaminares	++	++	n. d.
Hypothalamus			
Präoptische Region:			
• Sexually Dimorphic Nucleus	+	(+)	–
Medialer Hypothalamus:			
• Nuclei anteriores:			
– Nucleus supraopticus	–	–	0–60%
– Nucleus paraventricularis	(+)	(+)	0–30%
– Nucleus suprachiasmaticus	(+)	–	50–70%
• Nuclei intermedialis:			
– Nucleus dorsomedialis	++/+++	++/+++	n. d.
– Nucleus ventromedialis	+/++	+/++	n. d.
• Nuclei posteriores:			
– Nuclei mamillares	++	++	n. d.
– Nucleus tuberomamillaris	++	++	n. d.
– Nucleus posterior hypothalami	++	++	n. d.
Lateraler Hypothalamus:			
• Area hypothalami lateralis/Nuclei laterales tuberales	++/+++	++/+++	10–40%
Tegmentum			
Mesokortikolimbisches-System:			
• Area tegmentalis ventralis:	++	n. d.	n. d.
– Nucleus. paranigralis/	++	n. d.	n. d.
– Nucleus parabrachialis pigmentosus	n. d.	n. d.	47%
– Nucleus interpeduncularis	(+)	n. d.	n. d.
Aszendierendes retikuläres Systems			
Mediane Nuclei, Nuclei raphes:			
• Nuclei raphe dorsalis und medialis	++	++	0–80%
• Nucleus raphe centralis superior	++	++	0–36%
• Nucleus tegmentalis dorsalis	+	+	11%

Fortsetzung ▶

Tabelle 4.1 Fortsetzung

Gehirnregion	Pathologie		
	NFT	NP	Neuronenverlust
Mediale Nuclei, Formatio reticularis medialis:			
• Nucleus cuneiformis	(+)	–	n. d.
• Nucleus reticularis gigantocellularis	+	+	n. d.
• Nucleus reticularis tegmenti pontis	++	n. d.	n. d.
Laterale Nuclei, Formatio reticularis lateralis:			
• Nucleus parabrachialis medialis	++	n. d.	n. d.
• Locus coeruleus	++	++	50–80%
• Nucleus dorsalis nervi vagi	+	–	36%
• Nucleus tegmenti pedunculopontinus	+	(+)	0–50%
• Nucleus tegmenti laterodorsalis	+	(+)	–
Motorische Systeme			
Sog. „extrapyramidales System":			
• Striatum	+	++ (large neurons)	80%
Subthalamische Anteile:			
• Pallidum	(+)	(+)	0–10%
• Nucleus subthalamicus	+		0–15%
Tegmentale Anteile:			
• Nucleus Darkschewitsch	+	–	–
• Substantia nigra	(+)/+	(+)	8–25%
Okulomotorischer Komplex:			
• Nucleus nervi trochlearis	–	–	n. d.
• Nucleus Edinger Westphal	+	–	–
Sekundär motorische Hirnnervenkerne:			
• Nucleus motorius nervi trigemini	–	–	n. d.
Sensible und sensorische Systeme			
• Nucleus lemnisci lateralis	(+)	n. d.	n. d.
• Nucleus origin. nervi cochlearis ventralis et dorsalis	(+)	n. d.	n. d.

Anmerkung:
In der Tabelle sind nur solche Regionen berücksichtigt, zu denen Angaben über entsprechende Untersuchungen vorliegen.

+++ stets in hoher Dichte nachweisbar
++ regelmäßig nachweisbar
+ gelegentlich nachweisbar
(+) sehr selten nachweisbar
– nicht nachweisbar

Zusammenhang zwischen neuronaler Pathologie und Gedächtnisstörung

Cholinerge Hypothese von Lern- und Gedächtnisstörungen

> Durch biochemische und morphologische Untersuchungen konnte gezeigt werden, dass neben einer Vielzahl von Veränderungen in einer Reihe von Neurotransmittersystemen die *Degeneration im cholinergen System* besonders frühzeitig im Verlauf der AD auftritt und *mit dem Schweregrad der Demenz korreliert*.

Im Nucleus basalis Meynert, dem im basalen Vorderhirn gelegenen Ursprungsgebiet der cholinergen Innervation der Hirnrinde, erreicht der Neuronenverlust in fortgeschrittenen Erkrankungsstadien ein Ausmaß von bis zu 80% (Abb. 4.9).

Eine Degeneration der cholinergen Neuronen des basalen Vorderhirns tritt auch bei einer Reihe von anderen Erkrankungen des amnestischen bzw. dementiellen Formenkreises auf:
- idiopathischer Morbus Parkinson,
- Trisomie 21 (Morbus Langdon Down),
- Morbus Pick,
- postalkoholisches Korsakow-Syndrom,
- posttraumatische Demenz,
- CJD.

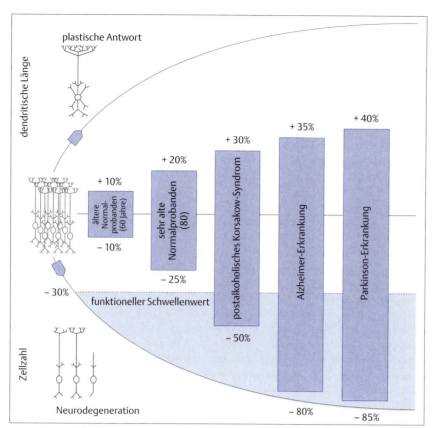

Abb. 4.**9** **Veränderungen in der Zahl der Neuronen sowie in der mittleren dendritischen Länge eines Neurons im Bereich des Nucleus basalis Meynert:** Diese Veränderungen treten während des normalen Alterns sowie bei einer Reihe unterschiedlicher neurodegenerativer Erkrankungen auf. Neurodegenerative Veränderungen sind nur dann mit Krankheitswert verbunden, wenn das Ausmaß des Neuronenverlusts eine kritische Schwelle von etwa 30 % überschreitet. Reaktive dendritische Wachstumsprozesse verhalten sich etwa spiegelbildlich zur Neurodegeneration, bleiben jedoch quantitativ hinter diesen zurück.

Ein Untergang von etwa 30 % dieser Neuronen, wie er etwa während des normalen Alterungsprozesses nachweisbar ist, wird jedoch toleriert, ohne funktionell bedeutsam zu werden (Abb. 4.9). Dies ist Ausdruck der relativ großen funktionellen Reservekapazität dieses Systems. Erst beim Unterschreiten einer kritischen Anzahl funktionsfähiger Neuronen kommt es zur Dekompensation und zur funktionellen Beeinträchtigung. Folge des Zellutergangs im Nucleus basalis Meynert und Ausdruck des Verlusts cholinerger Synapsen im Bereich der Hirnrinde ist hier die biochemisch nachweisbare Verminderung der Aktivität der Cholinacetyltransferase, des transmittersynthetisierenden Enzyms im cholinergen System.

> Es wird angenommen, dass durch diese Verminderung der cholinergen Aktivität Mechanismen der neuronalen Aktivierung in der Hirnrinde als wesentliche Voraussetzungen der Gedächtnisbildung gestört sind.

Cholinerge Hypothese:
Befunde zur Induktion von Lern- und Gedächtnisstörungen nach pharmakologischer Blockade zentraler cholinerger Rezeptoren, die Ähnlichkeit dieser pharmakologisch induzierten Amnesie mit den im Alter und bei amnestischen Erkrankungen auftretenden kognitiven Störungen sowie die Entdeckung der Neurodegeneration im cholinergen Neurotransmittersystem bei AD führten zu Beginn der 80er Jahre zur Formulierung der cholinergen Hypothese. Diese besagt, dass die im Alter sowie bei einigen primär degenerativen Erkrankungen des dementiellen Formenkreises auftretenden Gedächtnisstörungen unabhängig von der Ätiopathogenese der zugrunde liegenden Erkrankung und unabhängig von möglichen Veränderungen in anderen Neuronensystemen in direktem kausalen Zusammenhang zu Störungen im cholinergen Neurotransmittersystem stehen.

Die cholinerge Hypothese stellt bis heute den konzeptionellen Ausgangspunkt für die Mehrzahl der therapeutischen Ansätze dar. Leider sind diese nur unzureichend von Erfolg gekrönt, was z. T. wohl auf den meist wenig beachteten strukturell-funktionellen Organisationsprinzipien der cholinergen Afferentierung der Hirnrinde beruht, die insgesamt eine nur sehr eingeschränkte pharmakotherapeutische Intervention erlauben.

■ Strukturell-funktionelle Organisation der cholinergen Afferentierung der Hirnrinde

Die cholinergen Neuronen des basalen Vorderhirns sind an der Realisierung einer Vielzahl physiologischer Funktionen wie Lernen und Gedächtnis, Schlaf-wach-Rhythmus, Arousal und Aufmerksamkeit beteiligt. Diese Neuronen verfügen über die strukturellen und elektrophysiologischen Eigenschaften, die es ihnen erlauben, die neuronale Erregbarkeit in weiten Teilen des Gehirns, einschließlich des zerebralen Kortex, Hippocampus und Thalamus zu kontrollieren.

Die cholinergen Neuronen des basalen Vorderhirns stellen den am weitesten rostral gelegenen Anteil des *aszendierenden retikulären aktivierenden Systems* nach Moruzzi u. Magoun dar, welches sich entlang der Hirnachse vom Rückenmark über die retikuläre Formation, den oberen Hirnstamm und das Dienzephalon bis hin zum basalen Vorderhirn im Bereich des Telenzephalons erstreckt. Die im basalen Vorderhirn gelegenen cholinergen Neuronen erreichen mit ihren axonalen Fortsätzen weite Teile des Gehirns, insbesondere den gesamten kortikalen Mantel, d. h. den zerebralen Kortex, den Hippocampus und die Amygdala. Sie bilden in diesen Zielgebieten *cholinerge Synapsen*, an denen sie durch Ausschüttung von Acetylcholin die Erregbarkeit der postsynaptischen Neuronen regulieren.

> Somit bilden die vom basalen Vorderhirn ausgehenden cholinergen Projektionen die eigentliche strukturelle Grundlage für die neokortikale Aktivierung.

Die Innervation des kortikalen Mantels durch die cholinergen Neuronen des basalen Vorderhirns folgt einem bestimmten topographischen Muster. Während Neokortex und Amygdala vom Nucleus basalis Meynert innerviert werden, erhält der Hippocampus seine cholinergen Eingänge hauptsächlich aus dem medialen Septum und dem Broca-Diagonalband. Aus Untersuchungen am Nagergehirn ist bekannt, dass ein einzelnes cholinerges Neuron im basalen Vorderhirn nur einen relativ kleinen, etwa säulenförmigen Bereich im Kortex mit einem Durchmesser von 1–2 mm innerviert, was etwa der Größe einer *kortikalen Makrokolumne*, der strukturell-funktionellen Grundeinheit der kortikalen Organisation, entspricht.

Obgleich die Axone der cholinergen Neuronen des basalen Vorderhirns also insgesamt weite Bereiche des Gehirns erreichen, versorgen die Einzelneuronen nur ganz umschriebene Zielgebiete und entsprechen damit der modulären Organisation kortikaler Funktionen.

Die strukturellen, elektrophysiologischen und pharmakologischen Eigenschaften der cholinergen Projektionen des basalen Vorderhirns und der durch sie vermittelte Einfluss auf die kortikale neuronale Erregbarkeit zeigen, dass diesem System eine wesentliche Bedeutung bei der Feinabstimmung kortikaler Aktivität im Prozess der kortikalen Informationsverarbeitung zukommt. Die Fähigkeit von Acetylcholin, das Kaliumruhepotenzial, ebenso wie das spannungsabhängige Kaliumpotenzial kortikaler Neuronen zu vermindern, erlaubt eine *Erhöhung der Ansprechbarkeit kortikaler Neuronen gegenüber sensorischen Eingängen*. Neben diesen erregenden Effekten von Acetylcholin verfügt es auch über hemmende Eigenschaften, die im Wesentlichen über GABAerge Interneuronen realisiert werden. Hierdurch ist zusätzlich zu der durch die moduläre Organisation der Innervation realisierten *regionalen Begrenzung kortikaler Erregung* die Möglichkeit gegeben, die Erregungsausbreitung und den Informationsfluss zu steuern.

Die cholinergen Neuronen des basalen Vorderhirns regulieren die kortikale Aktivierung über einen dualen Mechanismus. Neben den direkten kortikalen Eingängen erfolgt dies über eine *Hemmung der Schrittmacherneuronen im retikulären Thalamuskern*, einer wesentlichen Relaisstation der zum zerebralen Kortex aufsteigenden Information, deren Aktivität kortikale Informationsverarbeitung unterdrückt.

■ Syndrom der partiellen cholinergen Deafferentierung

Eine Zerstörung der cholinergen Ursprungsneuronen im basalen Vorderhirn bzw. die Beeinträchtigung der von hier ausgehenden cholinergen Innervation und synaptischen Transmission im Bereich des zerebralen Kortex führt zu einer komplexen Störung kognitiver Funktionen. Im Wesentlichen sind solche Funktionen besonders betroffen, an deren Realisierung der jeweils von der cholinergen Deafferentierung betroffene kortikale Abschnitt beteiligt ist, da dieser nicht mehr in gleicher Weise wie zuvor in die cholinerg gesteuerten Mechanismen der Aktivitätsregulation einbezogen ist.

Bei der AD, wie auch bei anderen Erkrankungen, die mit einer Störung der cholinergen Afferentierung des kortikalen Mantels verbunden sind, kommt es zu einer diffusen Verlangsamung des EEG, deren Ausmaß mit dem Schweregrad der Erkrankung parallel geht (s. Kap. Neurophysiologie). Zu einer gleichartigen Verschiebung des EEG-Spektrums führt die experimentelle Zerstörung des Nucleus basalis am Tier. Darüber hinaus werden nach derartigen Läsionen am Tier Verminderungen der REM-Schlafphasen und Veränderungen des REM-Schlaf-EEG beobachtet, wie sie in ähnlicher Weise bei der Alzheimerschen Erkrankung auftreten.

Der im Wachzustand und während REM-Schlafphasen zu EEG-Desynchronisation und Arousal führende Mechanismus der *kortikalen Aktivierung* lässt sich unter Vermittlung thalamokortikaler Neuronen entsprechend dem klassischen Konzept des aktivierenden retikulären Systems nach Moruzzi u. Magoun über eine Stimulierung der cholinergen Neuronensysteme des oberen Hirnstamms sowie des basalen Vorderhirns auslösen. Die Beteiligung der cholinergen Innervation des zerebralen Kortex an der Vermittlung dieser Mechanismen des Arousals wird dabei durch Untersuchungen belegt, denen zufolge eine Aktivierung kortikaler muskarinerger Rezeptoren eine elektrokortikale Desynchronisation bewirkt, und eine spontane oder durch Stimulation im oberen Hirnstamm induzierte EEG-Desynchronisation mit einer Erhöhung des Efflux von Acetylcholin von der Kortexoberfläche verbunden ist.

Neben der Kontrolle des Arousals als Vorfeldfunktionen von Gedächtnisprozessen ist die cholinerge Afferentierung des kortikalen Mantels durch eine Abstimmung der kortikalen neuronalen Errgebarkeit gegenüber sensorischen Eingängen möglicherweise auch direkt an *Prozessen des Encodings* und damit der Gedächtnisbildung beteiligt. Dies steht auch mit neuropsychologischen Befunden im Einklang, wonach bei Erkrankungen mit gestörter cholinerger Afferentierung des kortikalen Mantels Attention, primäres Gedächtnis, Retention und Retrival im Wesentlichen erhalten bleiben. Eine mögliche Erklärung für die Störung von Lern- und Gedächtnisprozessen nach cholinerger Deafferentierung des kortikalen Mantels erlaubt die *Hippocampal Memory Indexing Theory* nach Teyler u. DiScenna (Abb. 4.**10**).

Diese Theorie geht davon aus, dass das durch sensorische Information hervorgerufene räumlich-zeitliche Muster der Aktivierung neokortikaler Module, als Grundelement kortikaler Informationsverarbeitung, durch Effekte der Langzeitpotenzierung über neokortikolimbische Bahnverbindungen im Hippocampus abgebildet und dort als *hippokampaler Index* gespeichert wird. Überschreitet die Aktivierung im Hippocampus eine bestimmte Schwelle, so wird dieser hippokampale Index aktiviert, führt im Neokortex zur Reaktivierung des dem primären Ereignis entsprechenden räumlich-zeitlichen Aktivitätsmusters kortikaler Module und wird so als Gedächtnisereignis registriert. In ähnlicher Weise führt die wiederholte Einwirkung des primären Ereignisses durch identische Aktivierungsmuster neokortikaler Module zur Reaktivierung des hippokampalen Index und wird so ebenfalls als Gedächtnisereignis registriert. Der erste Fall entspricht neuropsychologisch der *Recall-Memory*, der zweite Fall der *Recognition-Memory*.

Sowohl die Entstehung des hippokampalen Index als Abbild des neokortikalen Erregungsmusters als auch die Reaktivierung dieses Index und seine erneute Abbildung im Neokortex setzen einen abgestimmten Mechanismus der neokortikalen und hippokampalen Aktivierung und deren Koordination mit sensorischen Eingängen voraus. Die strukturellen und elektrophysiologischen Eigenschaften der im basalen Vorderhirn entspringenden cholinergen Afferentierung des zerebralen Kortex erlauben die subtile Abstimmung der thalamischen, neokortikalen und hippokampalen Aktivität, als eine wesentliche Voraussetzung für das Processing und Encoding von Information.

Das *Muster der Degeneration* innerhalb der unterschiedlichen Anteile des cholinergen Systems des basalen Vorderhirns unterscheidet sich zwischen einzelnen Patienten sehr stark.

> Als eine allgemeine Tendenz wird jedoch beobachtet, dass in früheren Erkrankungsstadien eine stärkere Degeneration im Bereich der im Wesentlichen aus dem Septum entspringenden cholinergen Innervation des Hippocampus zu verzeichnen ist, während sich in den fortgeschritteneren Erkrankungsstadien die Degeneration

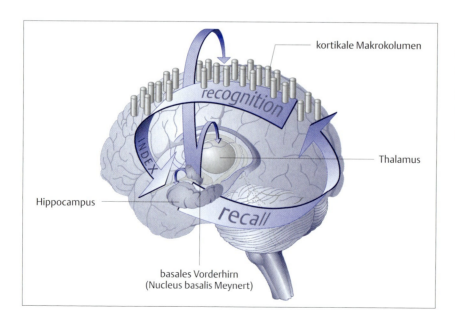

Abb. 4.**10 Schematische Darstellung der Beteiligung der cholinergen Afferentierung des kortikalen Mantels an Prozessen der Gedächtnisbildung:** Die Darstellung basiert auf der Hippocampal Memory Indexing Theory nach Teyler u. DiScenna (Erläuterungen s. Text).

mehr uniform auf die Innervation von Hippocampus und Neokortex erstreckt.

Diese zeitliche Abfolge der Degeneration findet sich auch in funktionellen Ausfällen wieder. Die an hippokampale Aktivierung gebundene Recall-Memory ist im Allgemeinen bereits in frühen Erkrankungsphasen gestört, während die an neokortikale Aktivierung gebundene Recognition-Memory erst in fortgeschritteneren Erkrankungsphasen beeinträchtigt ist.

> Das heißt, die partielle cholinerge Deafferentierung des kortikalen Mantels führt zu einer *Beeinträchtigung kognitiver Funktionen*, die sich nicht nur *quantitativ* unterscheiden, sondern deren *qualitative Ausprägung* wesentlich von der Beteiligung des entsprechenden Subsystems abhängt.

Die im basalen Vorderhirn entspringende cholinerge Projektion erlaubt als Voraussetzung für eine effektive Informationsverarbeitung die abgestimmte Aktivierung thalamischer, hippokampaler und neokortikaler Neuronensysteme. Die tonische pharmakologische Manipulation der im Prozess der Neurodegeneration verbliebenen Neuronen dürfte höchstens einen Einfluss auf deren entsprechende Zielgebiete haben. Sie erscheint jedoch wenig geeignet, den als Voraussetzung für die Informationsverarbeitung notwendigen phasischen Prozess der abgestimmten thalamischen, hippokampalen und neokortikalen Aktivierung zu simulieren. Es ist im Gegenteil nicht auszuschließen, dass durch pharmakologische Intervention Imbalanzen zwischen den einzelnen Subsystemen entstehen, die das klinische Bild verschlechtern.

Subzelluläre Pathologie

■ Veränderungen der Zusammensetzung und Eigenschaften von Membranen

Zahlreiche transmembrane Proteine wie APP (Amyloid-Präkursor-Protein), Präseniline, Na$^+$/K$^+$-ATPase sowie Na$^+$-Kanäle besitzen strukturell-funktionelle Beziehungen zu zytoskeletalen Proteinen und bilden so den *Membran-Zytoskelett-Komplex*. Veränderungen von Zusammensetzung und Eigenschaften der Membranen können somit Auswirkungen auf posttranslationale Modifikationen bzw. den Metabolismus von transmembranalen Proteinen als auch von zytoskeletalen Proteinen besitzen.

Zahlreiche Untersuchungen zeigen, dass es bei der AD zu Veränderungen in der molekularen Dynamik neuronaler und nichtneuronaler Membranen kommt. Obgleich die Ergebnisse insgesamt nicht ganz konsistent sind, deuten die Befunde auf Veränderungen in Zusammensetzung und Metabolismus der Membranphospholipide sowie auf eine Erhöhung der Membranfluidität hin, was zu einer Destabilisierung der Membran führen kann. Folgen von Veränderungen in der Membranstruktur und ihrer Dynamik sowie im Turn-over ihrer Bestandteile betreffen am Neuron in erster Linie synaptische Funktionen und dürften darüber hinaus Einfluss auf den Metabolismus transmembranaler Proteine wie von APP, Präsenilinen oder von Neurotransmitterrezeptoren ausüben.

■ Veränderungen von Rezeptoren

Unter allen Neurotransmitterrezeptoren zeigen die Rezeptoren des cholinergen Systems die konstantesten Veränderungen. Während *cholinerge muskarinerge Rezeptoren* weitgehend erhalten bleiben, sind *nikotinerge Rezeptoren* vermindert. *Serotoninerge und glutamaterge Rezeptoren* zeigen ebenfalls Verminderungen. *Kainsäure-Rezeptoren* sind vermehrt nachweisbar, *NMDA-Rezeptoren* dagegen vermindert. α- *und* β-*adrenerge Rezeptoren* sowie *dopaminerge Rezeptoren* bleiben im Wesentlichen nahezu unverändert. Im Bereich der Neuropeptide sind Verminderungen der Rezeptoren für Somatostatin bzw. Neuropeptid Y gefunden worden, *CRF-Rezeptoren* sind demgegenüber erhöht.

> Insgesamt gilt, dass die Veränderungen jeweils nur die Anzahl der Rezeptoren betreffen während die Affinitäten unverändert bleiben.

■ Synaptische Pathologie

Als chronisch neurodegenerative Erkrankung ist die synaptische Pathologie ein wesentliches Merkmal der AD. Die Dichte der Synapsen im Bereich des Neokortex vermindert sich um etwa 30–50%. Diese degenerativen Veränderungen sind von plastisch-adaptiven Prozessen begleitet. In dem Maße, wie sich die Anzahl der Synapsen vermindert, weisen die verbliebenen Synapsen eine kompensatorische Größenzunahme ihrer Kontaktflächen auf. Der Synapsenverlust ist im Bereich von unreifen als auch reifen Plaques am größten. Das Vorkommen synaptischer Proteine in Plaques deutet ebenfalls auf einen Zusammenhang zwischen synaptischer Pathologie und Plaqueentstehung hin.

Molekulare Pathologie

■ Neurofibrilläre Degeneration

Die Spezifik der Neurodegeneration bei der AD, die zu einem progredienten Verlust von Synapsen und Neuronen führt, besteht darin, dass sie mit der extrazellulären Bildung neuritischer Plaques (s. Kap. Amyloidpathologie und Genetik) sowie der intrazellulären Akkumulation abnormer fibrillärer Strukturen einhergeht (Abb. 4.11 a). Diese intrazelluläre Ablagerung von Filamenten mit einem Durchmesser von 10–20 nm, die paarweise helikal umeinander verwunden sind (*paired helical filaments [PHF]*) (Abb. 4.11 b) wird als neurofibrilläre Degeneration bezeichnet.

Die elektronenoptisch als PHF erscheinenden Strukturen lassen sich lichtoptisch im Zellsoma und proximalem Axonbereich als *neurofibrilläre Tangles* nachweisen und finden sich ebenso in den neuritischen Anteilen von Plaques sowie als disseminierte Ablagerung im Neuropil (*Neuropil-Threads*).

> Auf dem quantitativen Nachweis neuritischer Plaques und neurofibrillärer Tangles, die sich hauptsächlich in bestimmten Abschnitten der Hirnrinde (s. Kap. Neuroanatomie) sowie darüber hinaus in subkortikalen Kerngebieten nachweisen lassen, beruht auch heute noch die neuropathologische Verifizierung der klinischen Diagnose der AD. Neuritische Plaques sowie neurofibrilläre Tangles, deren molekulare Zusammensetzung heute weitgehend aufgeklärt ist, sind bei entsprechender quantitativer Ausprägung für die AD typisch, jedoch nicht spezifisch.

Sie kommen in ähnlicher Weise bei einer Reihe anderer neurodegenerativer Erkrankungen unterschiedlichster Ätiologie vor (Tab. 4.2). So lässt sich ihre Genese u. a. gleichermaßen mit postenzephalitischen und posttraumatischen Zuständen sowie der Trisomie 21 in Zusammenhang bringen.

> Zwischen dem Ausmaß der bei AD auftretenden neurofibrillären Degeneration und dem Schweregrad der Demenz besteht eine quantitative Beziehung.

■ Veränderungen des Zytoskeletts/Tau-Protein

Molekularer Hauptbestandteil der PHF ist das *mikrotubuliassoziierte Tau-Protein*, ein Protein des neuronalen Zytoskeletts, welches sich in einem abnorm stark phosphorylierten Zustand befindet. Die physiologische Funktion des Tau-Proteins besteht in einer Stabilisierung der Mikrotubulistruktur, wobei die Wechselwirkung zwischen Mikrotubuli und Tau durch den Phosphorylierungsgrad von Tau-Protein reguliert wird. Infolge der bei der AD auftretenden *Hyperphosphorylierung* von Tau kommt es zur Labilisierung der Wechselwirkung zwischen Mikrotubuli und Tau-Protein, und damit zur Destabilisierung der axonalen Zytoskelettstruktur und zur Beeinträchtigung des axonalen Transports. Das nicht mehr mikrotubulibindungsfähige Tau wird aus dem axonalen in das somatodendritische Kompartiment rückverlagert und aggregiert zu neurofibrillären Tangles. Durch eine Störung axonaler Transportmechanismen sowie durch die im Zusammenhang mit der Tangle-Bildung stehende zunehmende metabolische Beeinträchtigung der Zelle tragen die Veränderungen der Proteinphosphorylierung möglicherweise mittelbar zum Untergang der Neuronen bei.

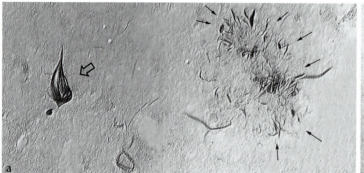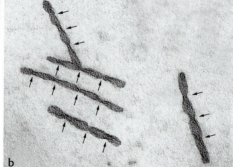

Abb. 4.11 a, b Licht- (a) und elektronenmikroskopische (b) Aufnahme der neurofibrillären Degeneration:
a Typischer neurofibrillärer Tangle (offener Pfeil) und dystrophe Neuriten im Bereich eines neuritischen Plaques (Pfeile) (Vergrößerung 200fach).
b Paired Helical Filaments (PHF), präpariert aus Gehirngewebe eines Patienten mit AD. Die durch Pfeile markierte Periodizität längs der Filamente beträgt etwa 78 nm (Vergrößerung 65000fach).

Tabelle 4.2 Erkrankungen, die mit dem Auftreten von neurofibrillärer Degeneration bzw. Plaques verbunden sind

Erkrankung	Neurofibrilläre Degeneration	Plaques
AD	+++	+++
Trisomie 21/Morbus Langdon Down	+++	+++
Amyotrophe Lateralsklerose/Parkinsonismus-Demenz-Komplex von Typ des West-Pacific (Guam)	+++	(+)
Präsenile argyrophile subkortikale Dystrophie (progressive supranuclear palsy)	++	+
Idiopathischer Morbus Parkinson	++	+
Postenzephalitischer Parkinsonismus	++	+
Dementia pugilistica/ posttraumatische Demenz	+++	++
Morbus Pick	(+)	–
Subakute sklerosierende Panenzephalitis	+	–

+++ stets in hoher Dichte nachweisbar
++ regelmäßig nachweisbar
+ gelegentlich nachweisbar
(+) sehr selten nachweisbar
– nicht nachweisbar

Neuronale Reparaturprozesse und ihre Störungen

Die neurodegenerativen Veränderungen bei der AD sind von dem Auftreten umschriebener axonaler sowie dendritischer *proliferativer Prozesse* begleitet, wie sie innerhalb neuritischer Plaques bereits zu Anfang dieses Jahrhunderts beschrieben wurden. An diesen reaktiven neuritischen Wachstumsprozessen innerhalb neuritischer Plaques des zerebralen Kortex sind auch die im basalen Vorderhirn entspringenden Axone der cholinergen Projektionsneuronen sowie Axone anderer Neurotransmittersysteme beteiligt.

Dendritische Wachstumsprozesse lassen sich bei der AD darüber hinaus im Neokortex und Hippocampus sowie an den cholinergen Neuronen des basalen Vorderhirns nachweisen. Da dendritisches Sprouting in ähnlicher Weise während des normalen Alterns sowie bei chronischen neurodegenerativen Veränderungen auftritt, liegt der Schluss nahe, dass es sich hierbei um *kompensatorische und reparative Prozesse* handelt (Abb. 4.9).

Die bei der AD mit den Wachstumsprozessen verbundene Remodellierung der dendritischen Organisation orientiert sich offenbar nicht an den jeweils vorhandenen synaptischen Feldern. Sie erscheint damit völlig regellos und unterscheidet sich so in ihrem Muster grundsätzlich von dem gerichteten dendritischen Wachstum, welches im Alter und u.a. neurodegenerativen Bedingungen auftritt. Es wird daher als *aberrantes Wachstum* bezeichnet.

Tabelle 4.3 Gegenüberstellung der regionalen Unterschiede im Ausmaß der neuronalen Plastizität sowie der Vulnerabilität gegenüber neurofibrillärer Degeneration

Kortikale Region	Ausmaß der an Pyramidenzellen nachweisbaren Plastizität während des normalen Alternsprozesses	Neurofibrilläre Degeneration bei AD
Limbischer Kortex: • transentorhinaler Kortex • entorhinaler Kortex • Subiculum/CA1	Prozesse des Wachstums und der Reorganisation am apikalen und an basalen Dendriten nachweisbar	+++
Nicht primärer Assoziationskortex: • Brodmann Area 37 • Brodmann Area 40 • Brodmann Area 46	Prozesse des Wachstums und der Reorganisation am apikalen, jedoch nicht an basalen Dendriten nachweisbar	++
Primär-sensorischer Assoziationskortex: • Brodmann Area 7 • Brodmann Area 18 • Brodmann Area 22	kein Nettowachstum nachweisbar	+
Primär sensorischer und motorischer Kortex: • Brodmann Area 17 • Brodmann Area 41 • Brodmann Area 4	überwiegend regressive Prozesse nachweisbar	(+)

+++ stets in starker Ausprägung nachweisbar
++ regelmäßig nachweisbar
+ gelegentlich nachweisbar
(+) sehr selten nachweisbar

In ähnlicher Weise wie bei der Neurodegeneration gilt auch hier, dass bestimmte Gehirngebiete und Neuronentypen von diesen neuritischen Wachstumsprozessen vorrangig betroffen sind.

> Ganz allgemein lässt sich sagen, dass die regionalen Unterschiede im Ausmaß der während des Alterns sowie unter neurodegenerativen Bedingungen auftretenden plastischen neuronalen Veränderungen dem Muster der neuronalen Vulnerabilität folgen. Das heißt, ein *hoher Grad an neuronaler Plastizität* bedingt offenbar zugleich eine *hohe neuronale Vulnerabilität* im Prozess der Neurodegeneration (Tab. 4.**3**).

Die reaktiven Wachstumsprozesse sind bei der AD in besonderem Maße mit der Re-Expression verschiedener entwicklungsabhängiger Proteine verbunden. Es entsteht so ein Zustand der *neuronalen Dedifferenzierung*, der durch seine „Unreife" tumorähnliche Merkmale besitzt.

■ Aberrantes Wachstum und mitogen wirksame Faktoren

Das bei der AD auftretende aberrante Wachstum ist bei bestimmten Neuronen, wie im Bereich des basalen Vorderhirns sowie an einigen kortikalen Neuronen, mit einer verstärkten Expression des Rezeptors für den Nervenwachstumsfaktor (nerve growth factor [NGF]) verbunden. Dabei handelt es sich um eine im Erkrankungsverlauf relativ frühzeitig auftretende Veränderung, die der neurofibrillären Degeneration vorausgeht. Es liegt daher die Vermutung nahe, dass eine verstärkte neuronale Stimulierung durch trophische oder mitogene Faktoren für die oben genannten Wachstumsprozesse ursächlich eine Bedeutung besitzt.

In den letzten Jahren konnte gezeigt weden, dass entgegen der ursprünglichen Annahme, die Neurodegeneration bei der AD sei mit einer Verminderung trophischer Faktoren verbunden, tatsächlich eine Erhöhung *trophischer und mitogen wirksamer Faktoren* zu beobachten ist. Zu diesen Faktoren gehören:
- Nerve Growth Factor (NGF),
- Basic Fibroblast Growth Factor (bFGF),
- Epidermal Growth Factor (EGF),
- Platelet Derived Growth Factor (PDGF),
- Insulin-like Growth Factor 1 und 2 (IGF-1, IGF-2),
- Hepatozyte Growth Factor (HGF),
- Interleukin-1, -2 und -6 (IL-1, IL-2, IL-6).

Gleichzeitig kommt es zu einem lokalen Anstieg der Expression von Rezeptoren für eine Reihe dieser Wachstumsfaktoren, die sich insbesondere in neuritischen Plaques, also im Bereich verstärkten neuritischen Sproutings nachweisen lässt.

Neben den Veränderungen relativ gut charakterisierter trophischer Faktoren gibt es zahlreiche experimentelle Befunde, die darauf hindeuten, dass auch das *Amyloid-Präkursor-Protein (APP)* und seine Fragmente selbst eine mitogene Wirkung besitzen (s. Kap. Amyloidpathologie und Genetik). Der Mechanismus dieser proliferativen Wirkung wird offenbar über die intrazelluläre Signaltransduktionskaskade des Nervenwachstumsfaktors (NGF) vermittelt (s. unten).

■ Störungen intrazellulärer Signaltransduktionsmechanismen

Aberrantes neuritisches Wachstum und Neurodegeneration, ein erhöhter Gehalt an trophischen und mitogen wirksamen Faktoren und die Überphosphorylierung von Tau-Protein lassen sich möglicherweise durch Störungen der intrazellulären Signaltransduktion in einen kausalen Zusammenhang bringen.

Die intrazelluläre Transduktion trophischer und mitogener Signale erfolgt über hierarchisch gegliederte Kasakaden an denen zahlreiche Proteinkinasen bzw. Phosphatasen beteiligt sind (Abb. 4.**12**).

So erfolgt nach Aktivierung des High-Affinity-NGF-Rezeptors durch Bindung von NGF die intrazelluläre Signalübertragung durch Aktivierung des kleinen G-Proteins p21 ras, welches seinerseits die sequenzielle Aktivierung der Kinasen B-raf, MAP-Kinase-Kinase (MEK) und der MAP-Kinasen (ERK1, ERK2) reguliert. Die aktivierten MAP-Kinasen wiederum sind an der Regulation der Genexpression beteiligt und sind In-Vitro-Untersuchungen zufolge in der Lage, das Tau-Protein in einer Weise zu phosphorylieren, die dem PHF-Tau ähnlich ist. Zahlreiche Elemente dieser MAP-Kinase-Kaskade (trk, p21 ras, raf-1), die während der Entwicklung an der Regulation von Proliferations- und Differenzierungsprozessen beteiligt sind, stellen *Protoonkogene* dar.

> Bei der AD kommt es zu einer Induktion verschiedener molekularer Komponenten dieser Signaltransduktionskaskade.

Diese Veränderungen lassen sich insbesondere im Bereich neuritischer Plaques aber auch in Tangle-tragenden Neuronen nachweisen und zeigen einen quantitativen Zusammenhang zur lokal nachweisbaren Menge abnorm phosphorylierter Tau-Proteine. Eine erhöhte Expression des p21 ras findet sich jedoch teilweise bereits in Erkrankungsfrühphasen in Gehirngebieten, in denen noch keine Plaques oder Tangles nachweisbar sind, was daraufhin weist, dass es sich hierbei um Veränderungen mit primärer Bedeutung im Pathomechanismus handeln könnte.

Neuere Befunde deuten daraufhin, dass nicht nur Signaltransduktionskaskaden, die an der intrazellulären Verten Neuronen nicht nachweisbar sind. Es liegt daher der Schluss nahe, dass die neurofibrilläre Degeneration mit dem Versuch von Neuronen verbunden ist, wieder in den Zellzyklus einzutreten.

> In diesem Sinne umfasst der Prozess der Neurodegeneration molekulare Mechanismen, die in teilungsfähigen Zellen zur malignen Transformation führen.

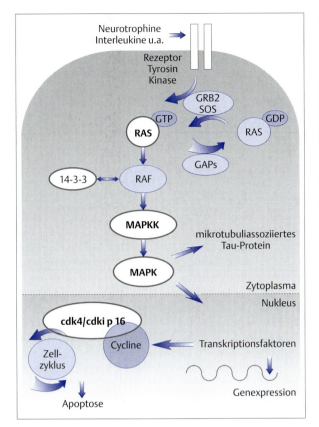

Abb. 4.12 Schematische Darstellung der p21 ras-abhängigen MAP-Kinase-Kaskade:
Nach Bindung des Liganden an den Rezeptor erfolgt die Autophosphorylierung des intrazellulären Rezeptorabschnitts, welches eine Tyrosinkinase darstellt. Dies führt unter Beteiligung von GRB2 und SOS zur Aktivierung von p21 ras durch Übergang in den GTP-gebundenen Zustand, wodurch es wiederum zur sequentiellen Aktivierung der Proteinkinasen B-RAF, MAP-Kinase-Kinase (MAPKK) und MAP-Kinase (MAPK) kommt. Das mikrotubuliassoziierte Tau-Protein sowie Transkriptionsfaktoren stellen wesentliche Substrate der MAPK dar. In einer noch ungenügend verstandenen Art und Weise ist in diesen Prozess auch die Aktivierung cyclinabhängiger Kinasen (cdk4) sowie ihrer Inhibitoren (p16) einbezogen, die ein Zeichen dafür sind, dass ein partieller Wiedereintritt differenzierter Neuronen in den Zellzyklus erfolgt, was letztlich zur Apoptose führt. Die im Schema stark umrandeten molekularen Komponenten lassen sich in neuritischen Plaques sowie in Tangle-tragenden Neuronen nachweisen.

mittlung von Proliferationssignalen beteiligt sind, im Prozess der Neurodegeneration aktiviert werden, sondern dass darüber hinaus der *Wiedereintritt terminal differenzierter Neuronen in den Zellzyklus* ursächlich am Untergang dieser Neuronen beteiligt ist. So kommt es zu einer erhöhten, mit Tangles kolokalisierten Expression von Effektormolekülen (Cycline, Inhibitoren cyclinabhängiger Kinasen), die physiologische Regulatoren des Zellzyklus darstellen, und die unter Normalbedingungen in differenzier-

Literatur

Arendt Th. Alzheimer's disease as a disorder of mechanisms underlaying structural brain self-organization. Commentary. Neuroscience 2001; 102: 723–65

Arendt T, Holzer M, Stobe A, et al. Activated mitogenic signaling induces a process of dedifferentiation in Alzheimer's disease that eventually results in cell death. Ann N Y Acad Sci. 2000; 920: 249–55

Arnold SE. Part III. Neuropathology of Alzheimer's disease. Dis Mon. 2000; 46: 687–705

Bayer TA, Wirths O, Majtenyi K, et al. Key factors in Alzheimer's disease: beta-amyloid precursor protein processing, metabolism and intraneuronal transport. Brain Pathol. 2001; 11: 1–11

Behl C. Apoptosis and Alzheimer's disease. J Neural Transm. 2000; 107: 1325–44

Braak H, Del Tredici K, Schultz C, Braak E. Vulnerability of select neuronal types to Alzheimer's disease. Ann N Y Acad Sci. 2000; 924: 53–61

Chen M, Fernandez HL. Where do Alzheimer's plaques and tangles come from? Aging-induced protein degradation inefficiency. Front Biosci. 2001: 6: E1–E11

Cotman CW, Anderson AJ. The brain's microenvironment, early functional loss, and the conversion to Alzheimer's disease. Ann N Y Acad Sci. 2000; 924: 112–6

Davies P. A very incomplete comprehensive theory of Alzheimer's disease. Ann N Y Acad Sci; 2000; 924: 8–16

Dickson DW. Neuropathology of Alzheimer's disease and other dementias. Clin Geriatr Med. 2001; 17: 209–28

Goedert M, Ghetti B, Spillantini MG. Tau gene mutations in frontotemporal dementia and parkinsonism linked to chromosome 17 (FTDP-17). Their relevance for understanding the neurogenerative process. Ann N Y Acad Sci. 2000; 920: 74–83

Hoozemans JJ, Rozemuller AJ, Veerhuis R, Eikelenboom P. Immunological aspects of alzheimer's disease: therapeutic implications. BioDrugs. 2001; 15: 325–37

Hoyer S. Brain glucose and energy metabolism abnormalities in sporadic Alzheimer disease. Causes and consequences: an update. Exp Gerontol. 2000; 35: 1363–72

Kalaria RN, Ballard CG, Ince PG, et al. Multiple substrates of late-onset dementia: implications for brain protection. Novartis Found Symp. 2001; 235: 49–60; discussion 60–5

Law A, Gauthier S, Quirion R. Say NO to Alzheimer's disease: the putative links between nitric oxide and dementia of the Alzheimer's type. Brain Res. 2001; 35: 73–96

Ludolph AC, Sperfeld A, Collatz BM, Storch A. Tauopathies – a new class of neurodegenerative diseases. Nervenarzt. 2001; 72: 78–85

Martin LJ. Neuronal cell death in nervous system development, disease, and injury. Int J Mol Med. 2001; 7: 455–78

Mesulam MM. A plasticity-based theory of the pathogenesis of Alzheimer's disease. Ann N Y Acad Sci. 2000; 924: 42–52

Munoz DG, Feldman H. Causes of Alzheimer's disease. CMAJ. 2000; 162: 65–72

Nagy Z. Cell cycle regulatory failure in neurones: causes and consequences. Neurobiol Aging. 2000; 21: 761–9

Neve RL, McPhie DL, Chen Y. Alzheimer's disease: a dysfunction of the amyloid precursor protein (1). Brain Res. 2000; 886: 54–66

Neuroanatomie

H. Braak und E. Braak†

Die AD ist eine unerbittlich voranschreitende Erkrankung des menschlichen ZNS. Die mit dieser Krankheit verbundenen morphologischen Veränderungen entwickeln sich über einen ungewöhnlich langen Zeitraum. Innerhalb der Hirnrinde entstehen die ersten Veränderungen in einem kleinen Feld, von dem aus sie sich in einer kennzeichnenden Weise über weitere Gebiete des Gehirns ausbreiten.

> Ein wesentliches Merkmal der Krankheit ist der selektive Untergang von nur wenigen Nervenzellarten in umschriebenen Feldern und Schichten der Hirnrinde, sowie Teilbereichen subkortikaler Kerngebiete. Im Verlauf der Erkrankung kommt es daher zu einer weitgehenden Vernichtung einiger Gebiete des Gehirns, während andere Bereiche bis zum Endzustand wohl erhalten bleiben.

Zum besseren Verständnis der alzheimertypischen pathologischen Veränderungen erscheint es sinnvoll, den weiteren Erörterungen eine kurze Einführung in die anatomischen Gegebenheiten vorauszuschicken:

Anatomische Vorbemerkungen

Die Hirnrinde ist das höchstentwickelte Steuerorgan des ZNS und das Ergebnis eines langen Entwicklungsprozesses in der Entstehungsgeschichte der Arten. Im Verlauf dieses Prozesses erfährt sie relativ zu den übrigen Abschnitten des Gehirns eine erhebliche Vergrößerung.

> Sämtliche höheren Gehirnleistungen, durch die sich der Mensch von anderen Säugetierarten unterscheidet, sind an die volle Ausreifung und die strukturelle Unversehrtheit seiner Hirnrinde gebunden.

Die Hirnrinde zeigt nicht in allen ihren Teilen einen gleichen Aufbau. Fundamentale Unterschiede bestehen vor allem zwischen den iso- bzw. neokortikalen Bereichen und den allokortikalen Formationen (Braak 1980, Zilles 1990, Braak et al. 1996). Beim Menschen ist der phylogenetisch spät entstehende und in großen Teilen auch ontogenetisch spät ausreifende *Isokortex* die alles beherrschende Struktur. Etwa 95 % der Endhirnrinde gehören allein zum Isokortex; der Rest wird dem Allokortex zugerechnet. Allokortikale Felder weichen in ihrem Schichtenbau deutlich von dem viel einheitlicher gebauten Isokortex ab. Sie sind allesamt wichtige Zentren des limbischen Systems und für Gedächtnisleistungen und den gefühlsbetonten Hintergrund einer Persönlichkeit von erheblicher Bedeutung.

Innerhalb des Isokortex besteht eine Grundgliederung in *Primärfelder* für eine erste Verarbeitung der aus den verschiedenen Sinnesorganen einlangenden Informationen und für die Motorik. Jedes der Primärfelder wird von *Sekundärgebieten* umgeben, an welche die beim Menschen z. T. sehr ausgedehnten isokortikalen Assoziationsregionen anschließen. Viele der Assoziationsfelder entstehen spät im Lauf der Stammesentwicklung und reifen auch während der Individualentwicklung spät aus. Für weite Bereiche dieser Rindenareale, zu denen auch die Sprachzentren gehören, kennen wir keine Entsprechung im Gehirn von Tieren.

Die aus der Außenwelt über die Sinnesorgane hereinkommenden somatosensiblen, akustischen und visuellen Informationen gelangen zunächst über die Primär- und Sekundärfelder auf die zugehörigen *Assoziationsgebiete* und werden von hier aus über z. T. sehr lange kortikokortikale Bahnen auf den *frontalen Assoziationskortex* übertragen (Abb. 4.13 a, c).

Von dieser höchsten Entscheidungsebene des Gehirns führen die Wege wieder zu untergeordneten Feldern zurück, letztendlich also über die motorischen Sekundärgebiete zur primär motorischen Rinde. In diesen Weg sind *Schleifen* eingebaut, über die große Teile des Datenstroms laufen. Durch diese Schleifen werden Teile der Stammganglien, viele Kerngebiete des unteren Hirnstamms und auch das Kleinhirn in die Regulation der kortikalen Efferenzen einbezogen (Abb. 4.13 c).

An der entscheidenden Stelle, nämlich bei der Übertragung der Daten aus den sensorischen Assoziationsfeldern auf den frontalen Assoziationskortex wird das *limbische System* eingeschaltet. Die Komponenten der sich so ergebenden limbischen Schleife empfangen ihre Afferenzen hauptsächlich aus den sensorischen Assoziationsgebieten und sie senden ihre Efferenzen überwiegend zum frontalen Assoziationskortex (Abb. 4.13 b, d).

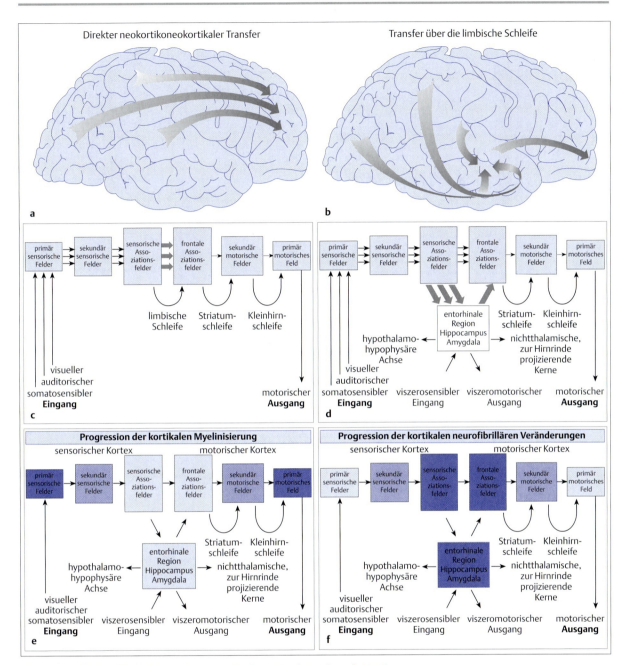

Abb. 4.13 a–f **Kortikale Informationsverarbeitung** (nach Braak et al. 1997):

a, c Die der Hirnrinde zugeführten somatosensiblen, akustischen und visuellen Informationen gelangen über die Primär- und Sekundärfelder des Isokortex auf eine Vielzahl zugehöriger Assoziationsgebiete und werden von hier aus über lange kortikokortikale Bahnen auf den frontalen Assoziationskortex übertragen. Von hier aus führt der Datenstrom größtenteils über Schleifen und unter Einbeziehung subkortikaler Zentren über die sekundär motorische Region zum primär motorischen Feld.

b, d Bei der Informationsübertragung aus den sensorischen Assoziationsfeldern auf den frontalen Assoziationskortex wird das limbische System eingeschaltet. Die Komponenten der sich so bildenden limbischen Schleife empfangen ihre wesentlichen Afferenzen aus den sensorischen Assoziationsgebieten. Sie entsenden Efferenzen überwiegend zum frontalen Assoziationskortex und damit zur höchsten Entscheidungsebene des menschlichen Gehirns.

e, f Das Muster in der Ausbreitung der neurofibrillären Veränderungen über die verschiedenen Felder der Hirnrinde bei AD ähnelt dem der kortikalen Markreifung. Nur in der Reihenfolge der Felder und in der Ausbreitungsrichtung sind beide Prozesse gegenläufig. Ausbreitungsrichtung und Reihenfolge sind in den Diagrammen durch die Hintergrunddarstellung der Kästchen symbolisiert. Sie reichen von dunkelblau dargestellten am frühesten myelinisierenden (**e**), bzw. neurofibrilläre Veränderungen aufweisenden (**f**) Feldern über eine Zwischenstufe zu den in hellblau gehaltenen Feldern, welche die entsprechenden Prozesse am spätesten zeigen.

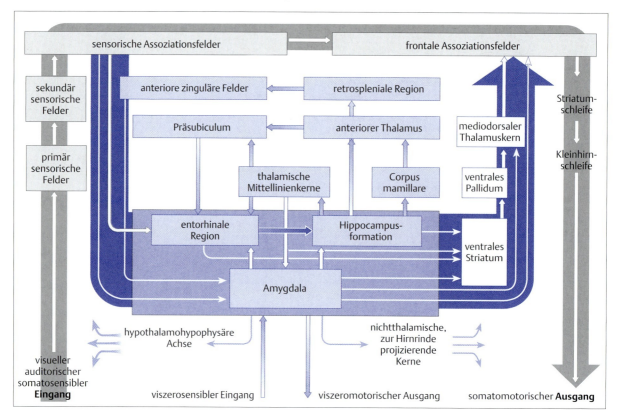

Abb. 4.14 Vereinfachtes Schema wichtigster Komponenten der limbischen Schleife:
Der grau unterlegte Pfeil soll das Wiedererkennen des Basisdiagramms aus Abb. 4.13 a – d erleichtern und zeigt den isokortikalen Datenstrom (Abb. 4.13 a, c), während der blaue innere U-förmige Pfeil 1 die limbische Schleife repräsentiert (Abb. 4.13 b, d). Die Leitstrukturen der Schleife, kenntlich gemacht durch das blau unterlegte Kästchen, werden von der entorhinalen Region, der Hippocampusformation und der Amygdala gebildet. Alle 3 Gebiete sind durch Bahnverbindungen eng miteinander verknüpft (nach Braak et al. 1997).

Die wichtigsten Komponenten der limbischen Schleife zeigt ein immer noch stark vereinfachtes Schema in Abb. 4.14. Der blau unterlegte, U-förmige Pfeil soll die Übertragung vom Grundschema (Abb. 4.13 a – d) erleichtern und auf die strategische Position der Schleife zwischen den sensorischen Assoziationsfeldern auf der einen und dem frontalen Assoziationskortex auf der anderen Seite hinweisen. Die Leitstrukturen der Schleife werden von 2 zentralen Bestandteilen des Allokortex, nämlich der *entorhinalen Region* und der *Hippocampusformation* gebildet. Als 3. Komponente kommt der benachbarte *subkortikale Kernkomplex der Amygdala* hinzu. Alle 3 Gebiete sind durch Bahnverbindungen eng miteinander verknüpft. Im Verlauf der Entwicklung zu höheren Primaten und dem Menschen erfahren gerade diese Teile eine interne Reorganisation, die für das Verständnis der AD von Bedeutung ist (Abb. 4.15).

Bei makrosmatischen Säugetieren dienen große Teile der entorhinalen Region und der Amygdala noch im Wesentlichen der Verarbeitung olfaktorischer Informationen. In der Entwicklung zu mikrosmatischen höheren Primaten und dem Menschen verlieren diese Gebiete weitgehend ihre Funktion als sekundär olfaktorische Areale. Sie gewinnen jedoch durch die parallel erfolgende Entwicklung der isokortikalen Assoziationsregionen eine Fülle neuer Faserbeziehungen zum Isokortex und erhalten damit auch neue Funktionen.

> Im Gehirn des Menschen bildet die entorhinale Region also ein hochdifferenziertes multimodales Assoziationszentrum des Allokortex (Braak u. Braak 1992).

Eines ihrer kennzeichnenden Merkmale ist eine Schicht großer multipolarer Nervenzellen, die in inselartige Formationen aufgeteilt ist (Abb. 4.16 a, f).

Faserzuflüsse aus allen Assoziationsgebieten des Isokortex konvergieren über zahlreiche Zwischenstationen auf die entorhinale Region und versorgen sie mit einer Fülle somatosensibler, akustischer und visueller Informa-

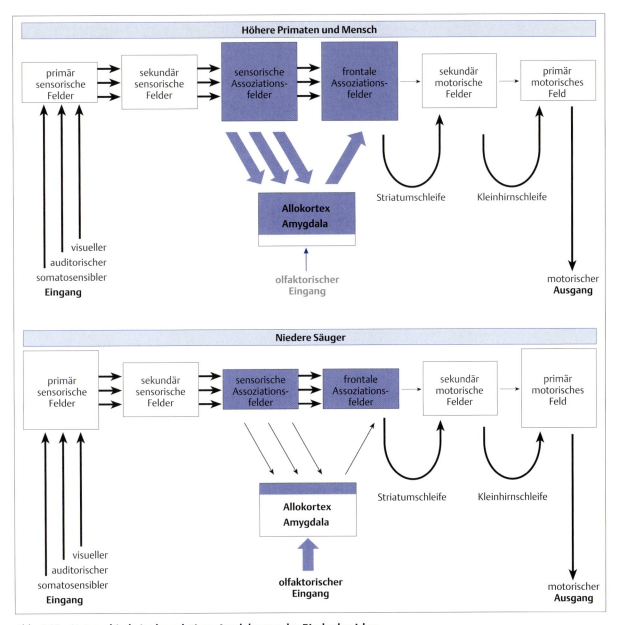

Abb. 4.15 Unterschiede in der relativen Ausdehnung der Rindenbezirke:
Im Verlauf der Entwicklung zu mikrosmatischen höheren Primaten und dem Menschen verlieren insbesondere die entorhinale Region und die Amygdala weitgehend ihre Funktion als sekundär olfaktorische Areale. Zugleich gewinnen sie durch die parallel erfolgende Entwicklung der isokortikalen Assoziationsfelder eine Fülle neuer Faserbeziehungen zum Isokortex und erhalten damit auch neue Funktionen. Die unterschiedlich großen Flächen der Kästchen sollen auf die erheblichen Unterschiede in der relativen Ausdehnung der verschiedenen Rindenbezirke hinweisen.

tionen. Von den äußeren Zellschichten – insbesondere von der in inselartige Formationen aufgeteilten Schicht – werden die so erhaltenen Informationen dann zur Hippocampusformation weitergeleitet und damit in weitere limbische Schaltkreise eingespeist (Abb. 4.14). Die aus den sensorischen Assoziationsarealen des Isokortex einlangenden Informationen müssen gewissermaßen durch das Nadelöhr der entorhinalen Region, um über die Hippocampusformation zum frontalen Assoziationskortex zu gelangen. Das gilt auch für den Rückweg, der, von der Hippocampusformation ausgehend, zwingend über eine der tiefen Schichten der entorhinalen Region führt (Abb. 4.16 b, c).

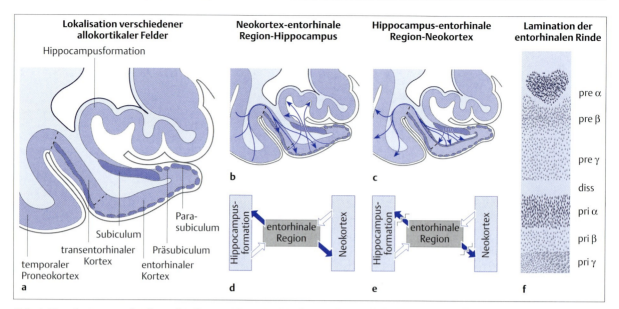

Abb. 4.16 a–f   Lage und Bahnverbindungen der entorhinalen Region und der Hippocampusformation (nach Braak et al. 1997):

a–c Schematische Übersicht über Lage (a) und Bahnverbindungen (b, c) der entorhinalen Region und der Hippocampusformation. Daten aus dem Isokortex erreichen über die entorhinale Region und die Hippocampusformation den frontalen Assoziationskortex. Im Verlauf der AD entstehende frühe Veränderungen konzentrieren sich vor allem auf die oberfläche Zellschicht der entorhinalen Region, die Informationen vom Isokortex aufnimmt und zur Hippocampusformation führt. Es folgen Veränderungen in einer tiefen Zellschicht, die für die Rückprojektion von Daten aus der Hippocampusformation zum Isokortex verantwortlich ist.

d, e Das Resultat ist eine weitgehende Isolierung der Hippocampusformation vom Isokortex.

f Die entorhinale Rinde lässt äußere und innere Hauptschichten erkennen, die durch eine zellarme Lamina dissecans (diss) getrennt werden. pre-α, -β, -γ sind Laminae der äußeren Hauptschicht (= Stratum principale externum) und pri-α, -β, -γ solche der inneren Hauptschicht (= Stratum principale internum).

> Die entorhinale Region ist damit der eigentliche Dreh- und Angelpunkt der Beziehung zwischen Isokortex auf der einen Seite und dem limbischen System auf der anderen (Abb. 4.16 d).

Bemerkenswerterweise erleiden nun ausgerechnet die umorganisierten Teile der entorhinalen Region, der Amygdala und der Hippocampusformation bei der AD besonders frühzeitig einsetzende und schwerwiegende pathologische Veränderungen. Nervenzellen in den Teilbereichen des limbischen Systems, die Faserverbindungen zum Isokortex unterhalten, zeigen die ersten alzheimertypischen Veränderungen.

Degenerativer Prozess

Im Verlauf der AD entstehen erhebliche Mengen abnormer Proteine, die normalerweise im ZNS des Menschen nicht vorkommen. Faserige Massen von Eiweißkörpern, die sich in dem schmalen, die Nervenzellen und ihre Fortsätze umgebenden extrazellulären Raum befinden, müssen dabei von Ablagerungen in den Nervenzellen selbst unterschieden werden. Die extrazellulären Fasermassen bestehen vor allem aus einem spezifischen *β-Amyloid-Protein (A4-Protein)*. Das innerhalb der Nervenzellen sich ansammelnde Material enthält dagegen vorwiegend veränderte Bestandteile des Zytoskeletts und wird unter dem Begriff der *Alzheimer-Neurofibrillenveränderungen* zusammengefasst (Duyckaerts et al. 1995, Esiri et al. 1997). Ob Beziehungen zwischen den extrazellulären und den intraneuronalen Ablagerungen bestehen, ist nicht abschließend geklärt.

Wahrscheinlich sind Nervenzellen an der Bildung des β-Amyloid-Proteins beteiligt. Das Material bildet im extrazellulären Raum unter den im lebenden Gehirn herrschenden Bedingungen weitgehend unlösliche, stabile und feine Fasern, die von den Abwehrzellen (Mikroglia, Makrophagen) nicht in ausreichend kurzer Zeit aus dem Hirngewebe entfernt werden können (Beyreuther u. Masters 1991, Selkoe 1994). Die ersten meist mehr oder weniger kugelförmigen β-Amyloid-Plaques entstehen in den basalen Teilen des Isokortex, häufig in den basalen Teilen des Temporallappens und hier wieder in der Tiefe der Hirnfurchen. Hinzukommende Ablagerungen breiten sich von basal aufsteigend in weiteren Bereichen der isokortikalen Assoziationsfelder aus. Vergleichsweise spät entstehen Ablagerungen in den Zentren der limbischen Schleife, also der entorhinalen Region, der Amygdala und der Hippocampusformation. Im Endstadium der Erkrankung treten sie allerdings in nahezu allen Teilen der Hirnrinde und in vielen subkortikalen Gebieten auf.

Die intraneuronalen Veränderungen entstehen vorwiegend aus mikrotubuliassoziierten Tau-Proteinen, also aus Bestandteilen des Zytoskeletts. Das Tau-Protein geht zunächst in eine abnorm phosphorylierte Form über und verliert bei diesem Vorgang seine normale Fähigkeit, die Mikrotubuli der Nervenzellen zu stabilisieren. Die Mikrotubuli dienen u. a. dem Transport verschiedenartiger Substanzen von einem Zellort zum anderen. Einschränkungen dieser für Nervenzellen mit ihren z. T. sehr langen Fortsätzen wichtigen Funktion führen daher frühzeitig zu Fehlfunktionen (Goedert et al. 1991, Goedert 1993, Iqbal et al. 1994, Trojanowski et al. 1995). Die ersten Ablagerungen entstehen meist in unmittelbarer Nähe zu den Lipofuszinkörnchen des Nervenzellleibs. Möglicherweise kommt es gerade an diesem Zellort zu sekundären Veränderungen des Tau-Proteins und zu oxidativer Vernetzung des fibrillären Materials. Die sich ergebenden, sehr widerstandsfähigen Ablagerungen können durch die zelleigenen Enzymsysteme nicht abgebaut werden und sammeln sich daher in den Zellleibern und Zellfortsätzen betroffener Nervenzellen allmählich an. Größere Bündel der neurofibrillären Knäuel oder Tangles in den Zellleibern und der Neuropilfäden in den dendritischen Zellfortsätzen erweisen sich auch als mechanisch steif und fest. Überraschenderweise können viele der betroffenen Nervenzellen mit den Veränderungen noch einige Zeit leben. Sie sterben letztendlich jedoch ab. Die Reste der zerfallenden Zellen werden von Makrophagen abgebaut. Nur die widerstandsfähigen neurofibrillären Tangles und die Lipofuszinkörnchen liegen noch für eine längere Zeit als extraneuronale „Geister-Tangles" oder „Grabstein-Tangles" frei im Gewebe. Gliazellen und Makrophagen nehmen auch diese Reste auf und bauen sie im Verlauf einiger Jahre ab.

Regionales Verteilungsmuster der neurofibrillären Veränderungen

Nur wenige der zahlreichen Nervenzelltypen im Gehirn des Menschen neigen zur Bildung neurofibrillärer Veränderungen (Hyman u. Gomez-Isla 1994). Im Bereich des Isokortex sind nur bestimmte Arten von Projektionsneuronen, also Zellen, die Verbindungen zu anderen Bereichen der Hirnrinde oder zu tiefer gelegenen Kerngebieten aufbauen, zur Tangle-Bildung fähig. Die Interneurone der Hirnrinde, welche die Tätigkeit der Projektionsneurone regulieren, bleiben frei von diesen pathologischen Bildungen. Es ist nicht bekannt, weshalb die eine Zellart eine besondere Neigung zu Veränderungen des Zytoskeletts zeigt, während eine andere gegen solche Änderungen bis zum Endstadium der Erkrankung geschützt bleibt. Unter den zu Veränderungen neigenden Zelltypen finden sich zahlreiche Neurone, die in der Stammesentwicklung spät entstehen und die in Gehirnen für experimentelle Untersuchungen vielfach herangezogener Säugetiere noch gar nicht entwickelt sind. Viele der noch unbeantworteten Fragen zur Entstehung der Zytoskelettveränderungen können daher durch Verwendung ungeeigneter Versuchstiere oder gar durch Zuhilfenahme von Nervenzellkulturen nicht gelöst werden.

Mit Hilfe immunozytochemischer Techniken gelingt es, die ersten Veränderungen des neuronalen Zytoskeletts bereits dann nachzuweisen, wenn die Zellen noch gar keinen neurofibrillären Tangle entwickelt haben, wenn also das Tau-Protein lediglich abnorm phosphoryliert aber noch nicht zu unlöslichen argyrophilen Fibrillen vernetzt ist (Bancher et al. 1989, E. Braak et al. 1994). Zellen mit derartigen Veränderungen zeigen noch keine lichtmikroskopisch erkennbaren Schäden des Zellleibs und der Zellfortsätze. Es ist unbekannt, wie lange Nervenzellen in einem solchen „Prä-Tangle"-Stadium verweilen können. Letztendlich treten doch Veränderungen auf, zunächst in Form eigentümlich lockenartiger Gebilde an den Enden der dendritischen Zellfortsätze. Ein Teil der Zellfortsätze erscheint wie abgetrennt vom Zellleib. Im Innern der betroffenen Nervenzellen entwickelt sich dann ein argyrophiler, nicht mehr rückbildungsfähiger neurofibrillärer Tangle (E. Braak et al. 1994). Alle Zellen, die im Verlauf der AD erkranken, durchschreiten eine solche Frühphase der Veränderung, in der sie weitgehend intakte Zellfortsätze aufweisen und noch keinen Tangle gebildet haben.

Wahrscheinlich sind Zellen in diesem „Prä-Tangle"-Stadium besonders geeignet für eine wirksame Therapie. Die Herausforderung bestünde darin, ein Mittel zu finden, welches die abnorme Phosphorylierung des Tau-Proteins umkehrt und den normalen Zustand wieder herstellt, bevor sich aus dem veränderten Material nicht mehr rückbildungsfähige Tangles gebildet haben.

Die ersten kortikalen neurofibrillären Veränderungen entstehen in einem kleinen definierten Feld. Von dieser umschriebenen Prädilektionsstelle ausgehend, breiten sie sich in vorhersagbarer Weise über weitere Teile der Hirnrinde aus (Abb. 4.17). Der destruktive Prozess folgt also einem kennzeichnenden Muster, das als Basis für eine Gliederung der pathologischen Veränderungen in Stadien dienen kann (Braak u. Braak 1991, Braak et al. 1994, Hyman u. Trojanowski 1997, Nagy et al. 1997).

Mit dem Auftreten erster mit Silbersalzen schwärzbarer neurofibrillärer Tangles ist das Stadium I erreicht. Insgesamt können im Verlauf einer AD 6 Stadien durchlaufen werden. Die neurofibrillären Veränderungen nehmen dabei an Schweregrad zu und breiten sich zugleich flächenmäßig weiter aus (Abb. 4.17).

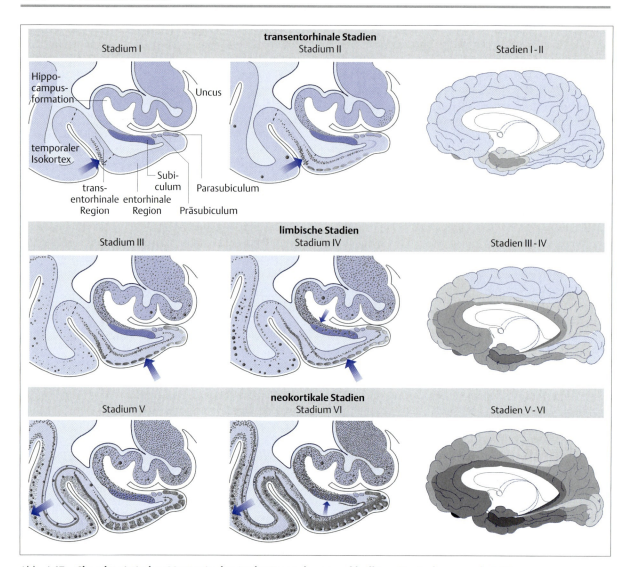

Abb. 4.17 **Charakteristisches Muster in der Ausbreitung der neurofibrillären Veränderungen bei AD:**
Im linken und mittleren Bildteil sind die Veränderungen von Stadium I bis zu Stadium VI in Frontalschnitten durch den Uncusbereich der Hippocampusformation und vordere Abschnitte des Gyrus parahippocampalis dargestellt. Die Pfeile weisen auf Schlüsselmerkmale hin, die für die jeweiligen Stadien besonders typisch sind und das Bestimmen der Stadien erleichtern. Im rechten Bildteil ist die Ausbreitung der Veränderungen über eine rechte Hemisphäre in der Betrachtung von medial wiedergegeben (nach Braak et al. 1997).

Das Ergebnis einer solchen Stadiengliederung, vorgenommen an 3261 nicht selektierten Autopsiefällen, ist in Abb. 4.18 dargestellt (Braak et al. 1997). Die Säulen zeigen jeweils den prozentualen Anteil der Fälle in den einzelnen Stadien und den jeweiligen Altersgruppen. Weiße Anteile der Säulen geben die relative Häufigkeit der Fälle wieder, die keinerlei alzheimerassoziierte neurofibrilläre Veränderungen aufweisen. Hellblaue Anteile der Säulen stehen für die der präklinischen Stadien I und II, in mittlerem Blau gefärbte Anteile für die limbischen Stadien III und IV mit deutlichen Veränderungen in den Komponenten der limbischen Schleife und die dunkelblauen Anteile für die isokortikalen Endstadien V und VI, dem Vollbild der AD. Die weißen Anteile lassen erkennen, dass es durchaus Individuen gibt, die – frei von jedweden neurofibrillären Veränderungen – ein hohes Alter erreichen. Zugleich zeigt sich, dass der prozentuale Anteil dieser Individuen in höheren Altersklassen deutlich abnimmt.

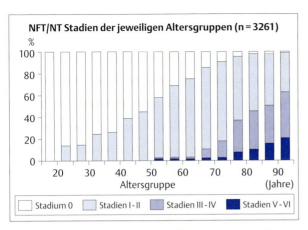

Abb. 4.**18** Prozentualer Anteil verschiedener Stadien der AD in verschiedenen Altersgruppen: Das Diagramm basiert auf neuropathologischen Untersuchungen, die an insgesamt 3261 nicht selektierten Autopsiefällen durchgeführt wurden. Weiße Anteile der Säulen stehen für Fälle ohne alzheimerassoziierte neurofibrilläre Veränderungen (NFT/NT). Hellblaue Anteile der Säulen entsprechen der prozentualen Häufigkeit der Stadien I und II, mittelblaue denen der Stadien III und IV. Dunkelblaue Anteile zeigen die Prävalenz der Stadien V und VI (nach Braak et al. 1997).

> Die alzheimertypischen neurofibrillären Veränderungen werden bei älteren Menschen häufig gefunden, können jedoch nicht zu den normalen Altersveränderungen des Gehirns gerechnet werden (Dickson et al. 1991, Braak et al. 1995).

Vom Erscheinen des ersten neurofibrillären Tangle bis zum klinischen Endzustand benötigt der Prozess einen ungewöhnlich langen Zeitraum von etwa 50 Jahren (Ohm et al. 1995). Die Krankheit entwickelt sich in den ersten Dekaden langsam und sie wird vom Patienten und seinen Angehörigen in dieser Zeitspanne auch gar nicht bemerkt, da sie sich während dieser Zeit in den symptomfreien, präklinischen Stadien I und II befindet. Es folgen die Stadien III und IV mit schleichend einsetzenden Symptomen. Abhängig von den unterschiedlichen Reservekapazitäten eines Individuums zeigen sich geringgradige Einbußen intellektueller Fähigkeiten und erste Veränderungen der Persönlichkeit (Jellinger et al. 1991, Braak et al. 1993, Bancher et al. 1996). Erst die Endphase der Krankheit in den Stadien V und VI mit ihrer deutlichen klinischen Symptomatik führt zu schweren Zerstörungen großer Bereiche des Gehirns (Abb. 4.17).

Keines der 3261 Gehirne zeigt an den von Veränderungen befallenen Stellen ausschließlich extraneuronale „Geister-Tangles". Derartige Fälle sollten vorkommen, gäbe es bei der AD länger anhaltende Remissionen oder womöglich eine spontane Ausheilung. In allen Fällen des Untersuchungsguts sind jedoch neben den extraneuronalen „Geister-Tangles" stets auch frische, neu gebildete intraneuronale Tangles zu beobachten; die Krankheit ist also nicht erloschen.

> Der pathologische Prozess bei der AD schreitet unaufhaltsam voran, zeigt keine Remissionen und bietet keine Chance zu einer spontanen Ausheilung.

■ Transentorhinale Stadien I und II

Die ersten kortikalen neurofibrillären Tangles entstehen immer in einem Randbereich der entorhinalen Rinde, der transentorhinalen Region, die als Eintrittspforte für den isokortikalen Datenstrom angesehen werden kann (Abb. 4.17). Klinisch zeigen die transentorhinalen Stadien I und II noch keine Symptome, da die Veränderungen insgesamt so gering ausgeprägt sind, dass die Schwelle für das Auftreten erster Symptome nicht überschritten wird.

Ein nicht geringer Anteil der Fälle überrascht mit einem auffällig frühen Beginn des pathologischen Prozesses. In der Altersklasse zwischen 25 und 35 Jahren sind bereits etwa 20% der Fälle im Stadium I oder II (s. hellblaue Anteile der Säulen im linken Bereich von Abb. 4.**18**). Erste neurofibrilläre Veränderungen können sich also durchaus in sonst vollkommen gesunden, jungen Gehirnen entwickeln.

> Die AD ist also keine Alterskrankheit. Altern ist zwar ein Risikofaktor für seine klinisch erkennbare Phase; ein alterndes Gehirn ist jedoch keine Voraussetzung für den Beginn des degenerativen Prozesses. Die AD benötigt lediglich eine ungewöhnlich lange Zeit zu ihrer Entwicklung und tritt daher klinisch erst in höherem Alter in Erscheinung (Braak et al. 1997).

■ Limbische Stadien III und IV

Das Stadium III ist durch bereits schwere Zerstörungen der entorhinalen Region charakterisiert. Der pathologische Prozess konzentriert sich zunächst auf die oberflächliche Zellschicht, die Informationen vom Isokortex aufnimmt und zur Hippocampusformation führt (van Hoesen et al. 1991, Gomez-Isla et al. 1996). Im Stadium IV treten Veränderungen in einer tiefen Schicht hinzu, die für die Rückprojektion von Daten aus der Hippocampusformation zum Isokortex verantwortlich ist (Abb. 4.**16 b – e**). Das Resultat ist eine weitgehende Isolierung der Hippocampusformation vom Isokortex (Kemper 1978, Hyman et al. 1984, van Hoesen u. Hyman 1990). Insgesamt beschränken sich die Veränderungen noch weitgehend auf den vorderen und medialen Bereich des Temporallappens, also auf die limbischen Zentren:

- Hippocampusformation,
- Amygdala,
- entorhinale Region.

Im Stadium IV besteht darüber hinaus auch eine deutliche isokortikale Beteiligung, allerdings ist die Affektion sehr ungleichmäßig und betrifft nur wenige an den Allokortex angrenzende Felder (Abb. 4.17). Der noch weitgehend auf Teile des Temporallappens begrenzte Prozess in den Stadien III und IV kann bereits zu ersten funktionellen Störungen führen, weil er bilateral symmetrisch in beiden Hemisphären gleichzeitig auftritt und sich überdies auf die übergeordneten Zentren der limbischen Schleife konzentriert.

> Die Stadien III und IV markieren in vielen Fällen die klinische Initialphase der AD (mittelblau gefärbte Anteile der Säulen in Abb. 4.18).

■ Isokortikale Stadien V und VI

Das klinische Vollbild der AD korrespondiert mit den Stadien V und VI.

> Wesentliches Merkmal ist das Vorkommen großer Mengen neurofibrillärer Veränderungen in nahezu allen Teilbereichen der Hirnrinde, vor allem aber in den ausgedehnten Assoziationsarealen des Isokortex (Abb. 4.17).

Kennzeichnender klinischer Befund ist neben einer ausgeprägten und tiefen Demenz das Hinzutreten höherer Werkzeugstörungen, die auf eine Beteiligung isokortikaler Assoziationsfelder schließen lassen, wie:
- Aphasien,
- Apraxien,
- Agnosien.

Der in diesen Stadien einsetzende starke Verlust an kortikalen Projektionsneuronen ist mit Schrumpfungen der Hirnrinde und einem entsprechenden Verlust an Gehirngewicht verbunden. Insbesondere in frontalen und temporalen Bereichen der Hirnrinde sind die Windungen im Vergleich zu altersentsprechenden Kontrollgehirnen verschmälert und die Furchen entsprechend erweitert. Die dunkelblauen Anteile der Säulen in Abb. 4.18 zeigen die Prävalenzdaten der Stadien V und VI.

Vulnerable und resistente Gehirnstrukturen

Der *Ablauf der Zerstörungen* lässt sich übersichtlich unter Zuhilfenahme der eingangs beschriebenen Grundskizze erfassen (Abb. 4.19):
- Nach Einsetzen der Krankheit beginnt ein nicht mehr aufhaltbarer Prozess, der nach Durchlaufen einer langen, klinisch stummen Phase in den Stadien I und II zur klinischen Initialphase führt.
- In den Stadien III und IV kommt es zu zahlreichen Unterbrechungen des Datenflusses in der limbischen Schleife. Insbesondere wird der vom limbischen System ausgeübte Einfluss auf den frontalen Assoziationskortex durch Unterbrechung von Bahnverbindungen abgeschwächt oder zunichte gemacht.
- Erst mit Übergreifen des pathologischen Prozesses auf die isokortikalen Assoziationsregionen in den Stadien V und VI kommt es durch Zerstörungen langer kortikokortikaler Verbindungen (Lewis et al. 1987) zu einer weitgehenden Isolierung der postzentralen parietookzipitotemporalen Areale des Isokortex von seinen präzentralen Anteilen, also dem frontalen Assoziationskortex und den zum motorischen System gehörigen Feldern.

Dies gibt dazu Anlass, nochmals zu betonen, dass die AD durch einen hochgradig selektiven Untergang von Nervenzellen gekennzeichnet ist. Einige Systeme werden nahezu vollständig vernichtet (Zentren der limbischen Schleife, sensorische und frontale Assoziationsfelder), dagegen bleiben andere wohl erhalten (primäre und sekundäre Felder des Neokortex).

> Umfangreiche Teile des Gehirns erleiden bis zum Endzustand keine Veränderungen oder zeigen nur geringe Schäden.

Dieser zunächst unerwartete Aspekt führt zu der Frage, ob die Funktionsfähigkeit der dem destruktiven Prozess weniger ausgesetzten Anteile des Gehirns durch geeignete therapeutische Einwirkungen gestärkt werden könnte. Das auditorische System bleibt in allen seinen Anteilen weitgehend frei von alzheimertypischen Veränderungen. Es folgt das motorische System mit insgesamt geringgradigen Schädigungen, die nur in späten Stadien der Erkrankung vor allem durch neurofibrilläre Veränderungen in dopaminergen Projektionsneuronen des Mittelhirns ein hyperton hypokinetisches Syndrom hervorrufen können. Es wäre zu erproben, ob durch geeignete Beanspruchung und Übung des insgesamt in einem guten Erhaltungszustand bleibenden Systems die motorischen Funktionen bei Alzheimer-Patienten länger aufrechterhalten werden können als bisher.

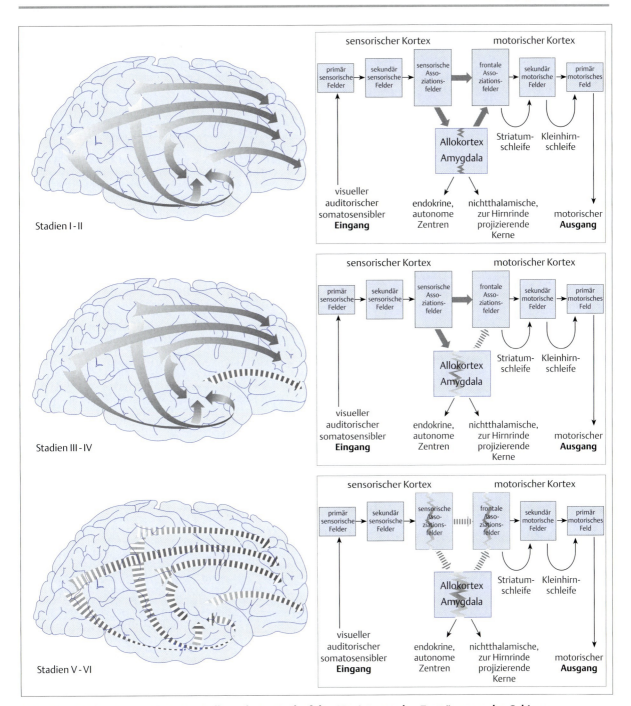

Abb. 4.**19 Stark schematisierte Darstellung der im Verlauf der AD eintretenden Zerstörungen des Gehirns:**
Nach Überwindung der klinisch stummen Phase in den Stadien I und II kommt es in den Stadien III und IV zu Unterbrechungen des Datenflusses in der limbischen Schleife. Dies führt zu einer erheblichen Schwächung des vom limbischen System ausgehenden Einflusses auf den frontalen Assoziationskortex. Mit Übergreifen des pathologischen Prozesses auf die isokortikalen Assoziationsfelder kommt es in den Stadien V und VI zur zunehmenden Isolierung des postzentralen parietookzipitotemporalen Isokortex (linke Randbereiche des Schemas) von den praezentralen, frontalen Abschnitten (rechter Randbereich des Schemas). Die Grundbereiche, d. h. die primären und sekundären Felder der voneinander isolierten Rindenteile, bleiben weitgehend frei von Veränderungen (nach Braak et al. 1998).

Beziehung zur Markreifung der Hirnrinde

Das eigenartige Muster in der Ausbreitung der alzheimertypischen neurofibrillären Veränderungen über die verschiedenen Felder der Hirnrinde zeigt eine überraschende Ähnlichkeit zu einem entsprechenden Muster in der zeitlichen Abfolge der kortikalen Markreifung. Nur in der Reihenfolge der Felder und in der Ausbreitungsrichtung sind beide Prozesse gegenläufig (Braak u. Braak 1996). Im Verlauf der frühkindlichen Gehirnentwicklung entstehen die ersten Spuren von Myelin in den primären Feldern des Isokortex. Von diesen ausgehend, schreitet die Myelinisierung voran, ergreift die Sekundärregionen und dann – in Richtung auf den Allokortex – die nachfolgenden Assoziationsgebiete. Im Endergebnis erweisen sich die Primärfelder des Isokortex im Gehirn des Erwachsenen als besonders kräftig myelinisiert, während in Richtung auf die allokortikalen Felder die Myelindichte in feinen Abstufungen immer geringer wird.

> In den am schwächsten myelinisierten Feldern entstehen nun gerade die ersten alzheimertypischen Veränderungen.

Sie breiten sich – gegenläufig zum Prozess der Myelinisierung – allmählich in Richtung auf die Primärfelder des Isokortex aus (Abb. **13 e, f**). Da Nerven- und Oligodendrogliazellen sich gegenseitig beeinflussen, ist es denkbar, dass Letztere nicht nur die axonumhüllenden Markscheiden aufbauen, sondern auch einen Einfluss auf das axonale Zytoskelett ausüben. Unter dieser Voraussetzung könnten Funktionseinbußen von Oligodendrogliazellen, die spät mit dem Aufbau einer Myelinscheide beginnen, eine Rolle bei der Entstehung der AD spielen.

Literatur

Bancher C, Brunner C, Lassmann H, et al. Accumulation of abnormally phosphorylated τ precedes the formation of neurofibrillary tangles in Alzheimer's disease. Brain Res. 1989; 477: 90–9

Bancher C, Jellinger K, Lassmann H, Fischer P. Correlations between mental state and quantitative neuropathology in the Vienna longitudinal study on dementia. Europ Arch Psychiat Clin Neurosci. 1996; 246: 137–46

Beyreuther K, Masters CL. Amyloid precursor protein (APP) and beta amyloid-4 in the etiology of Alzheimer's disease: precursor product relationships in the derangement of neuronal function. Brain Pathol. 1991; 1: 241–52

Braak E, Braak A, Mandelkow EM. A sequence of cytoskeleton changes related to the formation of neurofibrillary tangles and neuropil threads. Acta Neuropathol. 1994; 87: 554–67

Braak H. Architectonics of the human telencephalic cortex. Berlin: Springer; 1980: 1–147

Braak H, Braak E. Neuropathological stageing of Alzheimer-related changes. Acta Neuropathol. 1991; 82: 239–59

Braak H, Braak E. The human entorhinal cortex: Normal morphology and lamina-specific pathology in various diseases. Neurosci Res. 1992; 15: 6–31

Braak H, Braak E. Pathology of Alzheimer's disease. In: Calne DB, ed. Neurodegenerative diseases. Philadelphia: Saunders; 1994; 585–613

Braak H, Braak E. Development of Alzheimer-related neurofibrillary changes in the neocortex inversely recapitulates cortical myelogenesis. Acta Neuropathol. 1996; 92: 197–201

Braak H, Braak E. Frequency of stages of Alzheimer-related lesions in different age categories. Neurobiol Aging. 1997; 18: 351–7

Braak H, Duyckaerts C, Braak E, Piette F. Neuropathological staging of Alzheimer-related changes correlates with psychometrically assessed intellectual status. In: Corian B, Iqbal K, Nicolini M, Winblad B, Wisniewski H, Zatta PF, eds. Alzheimer's disease. advances in clinical and basic research. Chichester: Wiley; 1993; 131–7

Braak H, Braak E, Yilmazer D, Schultz C, Bohl J. Age-related changes of the human cerebral cortex. In: Cruz-Sanchez FF, Ravid R, Cuzner ML, eds. Neuropathological diagnostic criteria for brain banking. Amsterdam: Biomedical Health Research IOS Press; 1995; 14–9

Braak H, Braak E, Yilmazer D, Bohl J. Functional anatomy of the human hippocampal formation and related structures. J Child Neurol. 1996; 11: 265–75

Braak H, Griffing K, Braak E. Neuroanatomy of Alzheimer's disease. Alzheimer's Res. 1997; 3: 235–47

Braak H, de Vos RAI, Jansen ENH, Bratzke H, Braak E. Neuropathological hallmarks of Alzheimer's and Parkinson's disease. Progr Brain Res. 1998; 117:267–85

Dickson DW, Crystal HA, Mattiace LA, et al. Identification of normal and pathological aging in prospectively studied nondemented elderly humans. Neurobiol Aging. 1991; 13: 179–89

Duyckaerts C, Delaère P, He Y, et al. The relative merits of tau- and amyloid markers in the neuropathology of Alzheimer's disease. In: Bergener M, Finkel SI, eds. Treating Alzheimer's and other dementias. Berlin: Springer 1995; 81–9

Esiri MM, Hyman BT, Beyreuther K, Masters C. Aging and dementia. In: Graham DL, Lantos Pl, eds. Greenfield's neuropathology. London: Arnold; 1997; 153–234

Goedert M. Tau protein and the neurofibrillary pathology of Alzheimer's disease. Trends Neurosci. 1993; 16: 460–5

Goedert M, Sisodia SS, Price DL. Neurofibrillary tangles and ß-amyloid deposits in Alzheimer's disease. Curr Opinion Neurobiol. 1991; 1: 441–7

Gomez-Isla T, Price JL, McKeel DW, Morris JC, Growdon JH, Hyrnan BT. Profound loss of layer II entorhinal neurons occurs in very mild Alzheimer's disease. J Neurosci. 1996; 16: 4491–500

van Hoesen GW, Hyman BT. Hippocampal formation: Anatomy and the patterns of pathology in Alzheimer's disease. Progr Brain Res. 1990; 83: 445–57

van Hoesen GW, Hyman BT, Damasio AR. Entorhinal cortex pathology in Alzheimer's disease. Hippocampus. 1991; 1: 1–8

Hyman BT, van Hoesen GW, Damasio AR, Barnes CL. Alzheimer's disease: cell-specific pathology isolates the hippocampal formation Science. 1984; 225: 1168–70

Hyman BT, Gomez-Isla T. Alzheimer's disease is a laminar, regional, and neural system specific disease, not a global brain disease. Neurobiol Aging. 1994; 15: 353–4

Hyman BT, Trojanowski JQ. Editorial on consensus recommendations for the postmortem diagnosis of Alzheimer disease from the National Institute on Aging and the Reagan Institute working group on diagnostic criteria for the neuropathological assessment of Alzheimer disease. J Neuropathol Exp Neurol. 1997; 56: 1095–7

Iqbal K, Alonso AC, Gong CX, Khatoon S, Singh TJ, Grundke-Iqbal I. Mechanism of neurofibrillary degeneration in Alzheimer's disease. Molec Neurobiol. 1994, 9: 119–23

Jellinger K, Braak H, Braak E, Fischer P. Alzheimer lesions in the entorhinal region and isocortex in Parkinson's and Alzheimer's diseases. Ann New York Acad Sci. 1991; 640: 203–9

Kemper TL. Senile dementia: a focal disease in the temporal lobe. In: Nandy E, ed. Senile dementia: a biomedical approach. Amsterdam: Elsevier; 1978; 105–13

Lewis DA, Campbell MJ, Terry RD, Morrison JH. Laminar and regional distributions of neurofibrillary tangles and neuritic plaques in Alzheimer's disease: a quantitative study of visual and auditory cortices. J Neurosci. 1987; 7: 1799–808

Nagy Z, Vatter-Bittner B, Braak H, Braak E, et al. Staging of Alzheimer-type pathology: an interrater-intrarater study. Dementia. 1997; 8: 248–51

Ohm TG, Müller H, Braak H, Bohl J. Close-meshed prevalence rates of different stages as a tool to uncover the rate of Alzheimer's disease- related neurofibrillary changes. Neuroscience. 1995; 64: 209–17

Selkoe DJ. Alzheimer's disease: a central role for amyloid. J Neuropathol Exp Neurol. 1994; 53: 438–47

Trojanowski JQ, Shin RW, Schmidt UL, Lee VMY. Relationship between plaques, tangles, and dystrophic processes in Alzheimer's disease. Neurobiol Aging. 1995; 16: 335–45

Zilles K. Cortex. In: Paxinos G, ed. The human nervous system. New York: Academic Press; 1990; 757–802

Neuroradiologie

F. Hentschel

Neben der Diagnostik von Ursachen reversibler Demenzformen können mit bildgebenden Verfahren bei Demenzen Hirnsubstanzverlust und konsekutive Liquorraumerweiterung und die damit verknüpften Veränderungen funktioneller Parameter erfasst werden (Tab. 4.4). Die Akzentuierung der morphologischen und funktionellen Muster gibt diagnostische und differenzialdiagnostische Hinweise auf Ursache und Ausprägung der zugrundeliegenden Störung (Tab. 4.5). Im Zentrum des Interesses steht die AD, die klinisch per exclusionem diagnostiziert wird. Die Übereinstimmung der klinischen und der neuropathologischen Diagnose zu 80% lässt sich durch Einbeziehung der morphologischen und funktionellen Bildgebung auf 95% verbessern (Aicher et al. 1996).

Die (Röntgen-)CT registriert Dichteunterschiede in einem durchstrahlten Volumen. Bei der MRT werden in einem Permanentmagneten die paramagnetischen Moleküle in einem Körpervolumen ausgerichtet und durch zusätzliche elektromagnetische Felder gezielt ausgelenkt. In Abhängigkeit von der gewebetypischen Relaxations- und Echozeit, bei speziellen Sequenzen auch von der Inversionszeit, werden aus dem angeregten Volumen Signale einer Restmagnetisierung detektiert, aus denen Schichtbilder zu errechnen sind.

Die Ergebnisse bildgebender morphologischer und funktioneller Verfahren zur Differenzialdiagnostik der klinisch diagnostizierten Demenz sind in ihrer Spezifität unter Berücksichtigung altersassoziierter Veränderungen (Tab. 4.6) zu bewerten. Die (Lebens-)Zeit wird damit zur vierten Dimension in der Diagnostik mit bildgebenden Verfahren. Die Quantifizierung von normalen, altersassoziierten gegenüber pathologischen Veränderungen ist problematisch und ein derzeit nicht gelöstes Problem (Yue et al. 1997, Hentschel et al. 1998).

Bei der Analyse des Hirnvolumens über 11 Lebensdekaden ist bis zum 65. Lebensjahr ein minimaler Hirnvolumenverlust von konstant 0,24%/Jahr zu verzeichnen. „Alte gesunde Alte" haben dabei keine größere Verlustrate als „junge gesunde Alte" (Mueller et al. 1998). Geschlechtsabhängige morphologische Differenzen der grauen und wei-

Tabelle 4.4 Bildgebende Verfahren zur Diagnostik und Differenzialdiagnostik der Demenzen

Erkrankung	Bildgebende Verfahren				
	CT	MRT	MRS	fMRT	SPECT/PET
Kortikal:					
• AD	(+)	++	+	–	+
• Lewy-Körperchen-Demenz	(+)	++	–	–	+
• frontotemporale Degeneration	+	++	+	–	++
Subkortikal:					
• vaskuläre Demenz	+	++	+	–	++
• subkortikale Degeneration (Morbus Parkinson, Chorea Huntington, PSP)	(+)	++	+	–	+
Metabolisch-infektiös:					
• Hypoxie, Hypoglykämie, Folsäuremangel, Alkohol, HIV, renale und hepatische Enzephalopathie	(+)	++	(+)	–	+
Symptomatisch:					
• Tumor; SDH, EDH; NDH	++	++	(+)	–	(+)

++ richtungsweisender Beitrag
+   bedeutsamer Beitrag
(+) gering bedeutsamer Beitrag
–   kein relevanter Beitrag

Tabelle 4.5 Atrophiemuster bei Demenz

Demenz	Frontal	Temporal	Hippokampal	Parietal	Okzipital	Stammganglien	Zerebellum
AD	+	++	++	+			
Lewy-Körperchen-Demenz	++	+	(+)	+	+		
Frontotemporale Demenz	++	++	(+)			(+)	
Morbus Parkinson	+	+	(+)	+	(+)		
Chorea Huntington						++	
Systemdegeneration	++			(+)		+	+

++ Merkmal deutlich ausgeprägt
+   Merkmal vorhanden
(+) Merkmal gering ausgeprägt

Tabelle 4.6 Altersassoziierte Veränderungen

Hirnatrophie mit konsekutiver Liquorraumerweiterung
Hirnsubstanzläsionen (Leukoaraiose, WML usw.)
Periventrikuläres Band
Eisenablagerungen, vorwiegend in den Stammganglien
Zerebrale Durchblutung und Glucoseutilisation

ßen Substanz stehen in Beziehung zur Kognition (Double et al. 1996, Gur et al. 1999). Der geschlechtsgebundene Dimorphismus der kortikalen grauen Substanz ist korreliert mit dem Metabolismus (Schlaepfer et al. 1995). Die geschlechtsdifferenten, signifikant unterschiedlichen Blutflusswerte (Marionini et al. 1998) und altersabhängige Veränderung der zerebralen Blutflussrate von etwa 4,8 ml/min/Jahr können bedeutsam sein für die Interpretation von Phasenkontrast-MRT (Buijs et al. 1998) und in der funktionellen MRT eine größere Signaländerung als das Stimulationsparadigma erzeugen können (Taoka et al. 1999).

Bei der altersassoziierten Eisenablagerung besonders im Nucleus ruber und in der Substantia nigra, aber auch als „freies Eisen" ist die lokalen Toxizität des Eisens bedeutsam (Koeppen 1995). Die Anreicherung von Eisen führt zu Suszeptibilitätsstörungen im zerebralen Kortex und in den basalen Kernstrukturen (Imon et al. 1998). Der Nachweis in der MRT ist invers proportional zur Feldstärke des Magneten (Schenk, 1995). Davon zu differenzieren sind Folgen von „altersnormalen" Mikroblutungen, die mit 6,4% „häufig" (Roob et al. 1999) in der MRT bei gesunden Alten gefunden werden.

Eine Alterskorrelation ergibt sich für den Glucosestoffwechsel, der bei „normalem Altern" eine frontale Minderung von 2% in 10 Jahren aufweist (Brooks, 1997). Auch für die Bindung von speziellen Liganden wird eine Abhängigkeit von Alter und Geschlecht registriert (Volkow et al. 1996, Baeker et al. 1998). Altersassoziierte Veränderungen in der HMPAO-SPECT können größer als der krankheitsbedingte Effekt sein (Krausz et al. 1998).

Apparativ-technische Grundlagen bildgebender Verfahren werden in einer Übersicht von Ewen (1998), klinische Möglichkeiten und Probleme der bildgebenden Verfahren in der Psychiatrie von Hentschel (2000) dargestellt.

Pathologische morphologische Befunde

Die fokale Erweiterung der subarachnoidalen Liquorräume und des Ventrikelsystems sind seit der Einführung der Pneumenzephalographie 1918 durch Dandy intravital darzustellen. Mit Einführung der CT in den 70er und der MRT Mitte der 80er Jahre wurde die zugrundeliegende Hirnatrophie im Bild sichtbar und mit neuropathologischen Befunden vergleichbar. Damit bekam die Erforschung der Demenzen einen erheblichen Auftrieb, die Bildgebung revolutionierte Diagnostik und Differenzialdiagnostik der Demenzen (Corey-Bloom et al. 1995) (Abb. 4.20).

Die Ergebnisse von visueller Quantifizierung (rating) und einfachen linearen Messungen von Ventrikelparametern und kortikalen Furchen mit einer Spezifität bis 90–95%, aber einer Sensitivität von nur 40–85% befriedigen nicht (Hampel et al. 1997).

Bei differenzierterer Betrachtung war im retrospektiven Vergleich die Atrophierate des medialen Temporallappens bei Patienten mit histopathologisch gesicherter AD 10-mal größer als in der Kontrollgruppe. Während die Probanden im Verlauf in einem alterskorrigierten Korridor von ± 5% verblieben, fielen die Patienten heraus, bei denen eine AD gesichert wurde. Es wurde diskutiert, ob auf diese Weise die Identifikation asymptomatischer Proban-

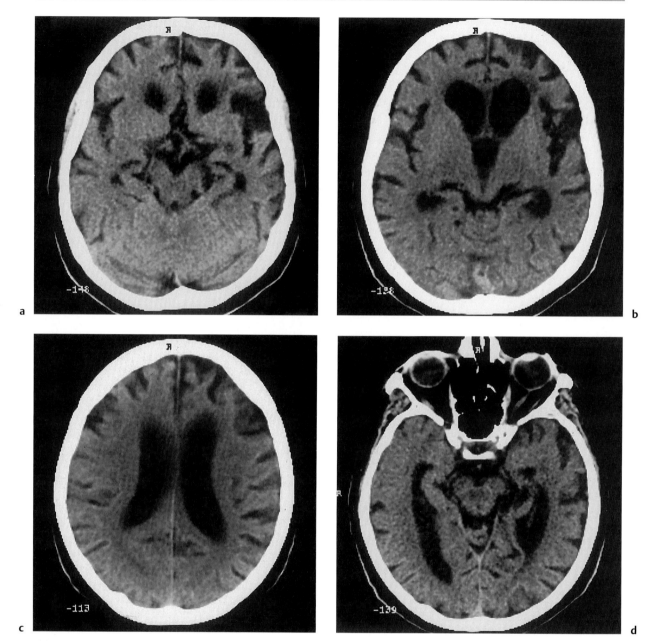

Abb. 4.**20a–d Neurodegenerativer Prozess:**
CT transversal. 65-jährige Patientin mit Merkfähigkeits- und Antriebstörungen, Echolalie seit ca. 2 Jahren; MMSE 2 Punkte. Neuroradiologische Diagnose: neurodegenerativer Prozess; Differenzialdiagnose: frontotemporale Degeneration. Das CT zeigt eine seitendifferente Erweiterung der Inselzisternen, links weiter als rechts, Erweiterung der frontalen Subarachnoidalräume (SAR), geringe Erweiterung der Fissurae parahippocampi (**a** Hirnstamm-/Cisterna-Sylvii-Ebene); hydrozephal e vacuo erweiterte Vorderhörner der Seitenventrikel, geringe, seitendifferente Erweiterung der frontalen SAR, links stärker als rechts; vaskuläre Läsionen frontal links (**b** Vorderhornebene, bzw. **c** Cella-media-Ebene); deutliche Erweiterung der perimesenzephalen Zisternen bei Erweiterung der Fissura parahippocampii und Verschmälerung des medialen Temporallappens links in Differenz zur transversalen Schichtorientierung (**d** Schichtorientierung entsprechend der Temporallappenachse).

den möglich sei, bei denen sich später eine AD entwickelt (Smith et al. 1996a). In gleicher Weise zeigten die Messungen in z. B. koronarer Bildorientierung in der MRT für die „mediale Temporallappendistanz" eine Abnahme von 0,3 mm/Jahr in der Kontrollgruppe, für Patienten aber 1,4 mm/Jahr bei gleichzeitiger Verschlechterung der kognitiven Testergebnisse. Auch hier glaubte man, einen „early marker" zur frühen präklinischen Erfassung von Patienten mit AD aus der Gruppe der sog. „cognitive complainers" gefunden zu haben (Smith u. Jobst 1996).

Mehr oder weniger aufwendige volumetrische Kalkulationen konnten bedeutsame Unterschiede von klinisch gut definierten Gruppen von AD unterschiedlichen Schweregrads gegenüber Kontrollpatienten, nicht aber einen Beitrag im Einzelfall leisten (Übersicht bei Förstl et al. 1995, Hentschel et al. 1996). Mit dieser Technik war eine Trennung der Gruppen mit bis zu 94%iger Sicherheit in Abhängigkeit von der gewählten Variablen möglich. Der Effekt wurde erklärt mit der Atrophie der grauen Substanz mit Erweiterung des Subarachnoidalraums bzw. der Atrophie der weißen Hirnsubstanz mit Erweiterung der Ventrikel bei den Patienten mit klinisch diagnostizierter AD. In der Kontrollgruppe dagegen waren die Liquorraumerweiterungen allein mit dem Alter signifikant korreliert (Förstl et al. 1995). Mit statistisch hochsignifikanten Volumenminderungen waren unterschiedliche Strukturen wie globale graue Substanz, Ventrikel- und Vorderhornvolumen, temporale graue Substanz, Temporalhorn und Hippocampus geeignet für ein Beurteilung von Langzeitveränderungen (Kidron et al. 1997) (Tab. 4.7).

Die Atrophie der kortikalen grauen Substanz und die Abnahme der weißen Substanz waren unabhängig voneinander verknüpft mit dem Schweregrad der Demenz. Die Abnahme der grauen Substanz war signifikant korreliert mit dem Schweregrad der Demenz in der Mattis Dementia Rating Scale (MDRS), nicht aber mit der kognitiven Leistung in der Mini-Mental State Examination (MMSE) (Stout et al. 1996).

Die MRT mit einer gegenüber der CT deutlich besseren Sensitivität für Gewebe und der Möglichkeit der beliebigen Schichtorientierung im Raum (Abb. 4.21 u. 4.22) erschloss analog zu neuropathologischen Befunden differenzierte Strukturen wie Hippocampus, entorhinaler Kortex und Corpus callosum, im Weiteren auch Kernstrukturen im Hirnstamm (Wahlund 1996). Entsprechend den neurophysiologischen und neuropathologischen Befunden kommt der Darstellung des Hippocampus bzw. der Hippocampusatrophie (HA) eine zentrale Bedeutung zu. Der morphologisch gesicherte Volumen- und Neuronenverlust verläuft für normales Altern und neurodegenerative Erkrankungen quantitativ unterschiedlich (Simic et al. 1997). Die linearen Messungen des Hippocampus und der Stärke des medialen Temporallappens ließen eine Differenzierung von früher AD gegenüber Kontrollgruppe mit einer Sensitivität von bis zu 87% zu (Frisoni et al. 1996).

Tabelle 4.7 Befunde bildgebender Diagnostik bei AD

Verfahren	Befund
MRT/CT	Atrophie/konsekutive Liquorraumerweiterung fokal temporal (frontal, parietal) akzentuierte Hippocampusatrophie WML
H-MRS	NAA ↓ entsprechend dem neuronalen Zellverlust μIno ↑ als Marker der Gliose (?)
P-MRS	PME ↑ bzw. PDE ↓ (Membranumbau, Phospholipidsynthese)
fMRT	(noch) keine gut gesicherten Befunde
SPECT/PET	Durchblutung und Glucosemetabolismus global reduziert: • korreliert mit der Schwere der Demenz • akzentuiert in Assoziationskortizes • regelhaft symmetrisch (in der Entwicklung) • gestörter Hirnmetabolismus bei autosomal vererbter AD *vor* klinischer Manifestation

NAA N-Acetylaspartat   ↓ vermindert
PDE Phosphodiester   ↑ erhöht
PME Phosphomonoester
WML White Matter Lesion

Die Spezifität ist gering, da die HA neben AD und anderen neurodegenerativen (Laakso et al. 1996; Convit et al. 1997), aber auch bei nichtneurodegenerativen Erkrankungen (Tab. 4.8), z. B. nach Intoxikationen oder Schädel-Hirn-Traumen, vorkommt (Bigler et al. 1997). Die bei Kontrollpersonen zu registrierenden intraindividuellen Seiten- und interindividuellen Unterschiede von Hippocampus und Amygdala sind bedeutsam für die Beurteilung der Ergebnisse im Einzelfall und im Vergleich von unterschiedlich definierten Populationen (Bilir et al. 1998).

Die HA ist korreliert mit Gedächtnis- und kognitiver Einbuße, bei kognitiv Gesunden mit dem Alter (deLeon et al. 1997). Die fehlende Beziehung zu einer Atrophie in definierten kortikalen Volumina wird erklärt mit einer Dissoziation der unterschiedlichen Beiträgen von hippokampalen und kortikalen Gedächtnisleistungen (Fama et al. 1997).

Die HA ist damit unspezifisch, wird aber als positiv mit 41%, negativ prädiktiv mit 91% für AD und bei kognitiv Gesunden als Prädiktor für eine Demenzentwicklung bewertet (Golomb et al. 1996). Auch nach eigenen Erfahrungen besteht die diagnostische Wertigkeit der HA für die Frühdiagnostik der AD in der Differenz von früher HA und (noch) geringer Atrophie des Kortex (Laakso et al. 1998). Diese ist besonders ausgeprägt bei autosomal dominant vererbter familiärer AD (Scheltens 1999).

Die Volumenminderung der Amygdala (Abb. 4.23) beträgt ohne Seitendifferenz bei AD 37% gegen „andere De-

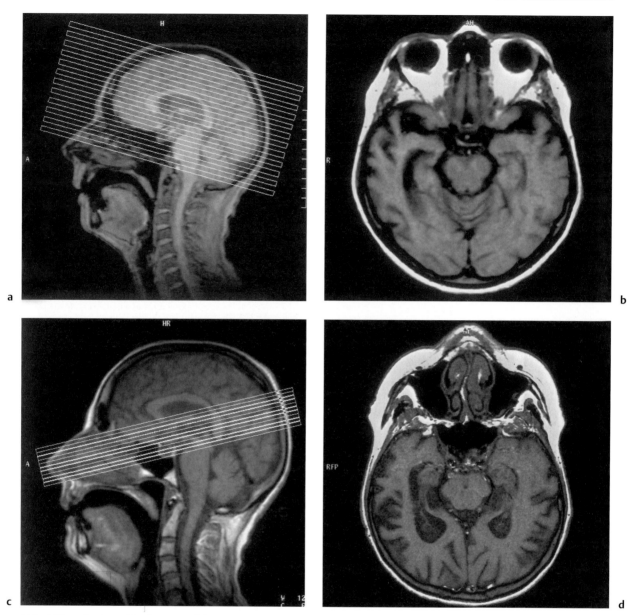

Abb. 4.21 a–d **Atrophie des Amygdala-Hippocampus-Komplexes:** T1-gewichtete MRT. 72-jährige Patientin mit AD. Neuroradiologische Diagnose: Atrophie des Amygdala-Hippocampus-Komplexes; Differenzialdiagnose: neurodegenerativer Prozess, AD. Übliche transversale Schichtorientierung (**a** scout view) ohne relevante Veränderung im medialen Temporallappen (**b**); bei spezieller Angulierung, entsprechend der Temporallappenachse (**c** scout view) Nachweis der diagnostisch relevanten Erweiterung perimesenzephaler Zisternen bzw. der Fissura parahippocampii und Substanzdefekt des medialen Temporallappens beiderseits (**d**).

menzen" und 41 % gegenüber der Kontrollgruppe, während keine signifikante Differenz zwischen „andere Demenzen" und Kontrollgruppe zu sichern war (Manoury et al. 1996). Der Veränderung des Amygdala-Volumens wird eher eine Beziehung zur Emotionalität als zur kognitiven Beeinträchtigung bei AD zuerkannt (Mori et al. 1999).

Entorhinaler Kortex und Hippocampus sind bei Patienten mit AD schmaler als bei Kontrollprobanden. Für die HA und die Atrophie des entorhinalen Kortex sind die statistischen Ergebnisse vergleichbar (Tab. 4.9). Die Trennung erreicht das höchste statistische Niveau bei Analyse der HA links. Zudem ist die HA besser, d. h. einfacher zu erfassen (Juottonen et al. 1999). Messungen des entorhina-

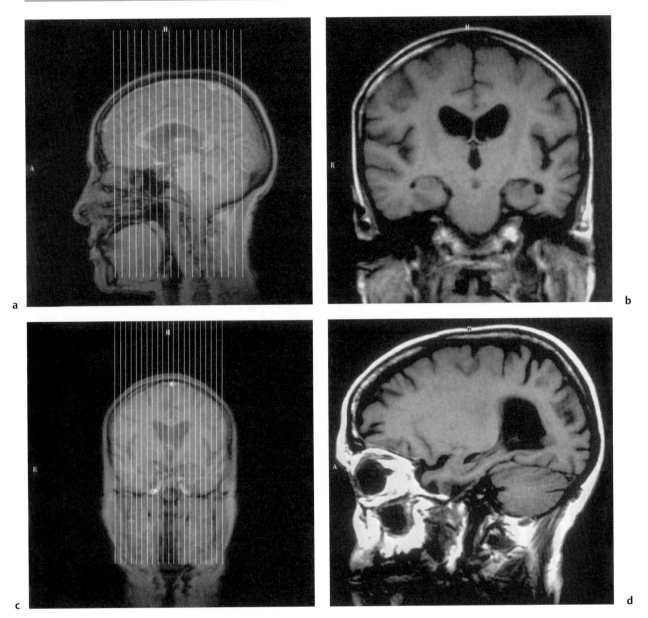

Abb. 4.22 a–d **Neurodegenerativer Prozess:**
T1-gewichtete MRT des Amygdala-Hippocampus-Komplexes. 68-jährige Patientin mit progredienten Gedächtnis- und Orientierungsstörungen seit 6 Monaten; Drehschwindel; Differenzialdiagnose vertebrobasilare Insuffizienz. Neuroradiologische Diagnose: neurodegenerativer Prozess; Differenzialdiagnose: AD. Scout View mit koronaler (**a**) bzw. sagittaler Schichtorientierung (**c**); Atrophie des Amygdala-Hippocampus-Komplexes links bei normaler Konfiguration rechts (**b** koronale Schichtorientierung; **d** links-paramedial-sagittale Schichtorientierung).

len – ebenso wie auch perirhinalen und frontopolaren – Kortex zeigen deutliche Unterschiede zwischen Patientengruppen mit leichter und mittelschwerer AD gegenüber Kontrollpersonen. Die Ergebnisse korrelieren ausschließlich mit dem Demenzstadium, nicht mit dem Alter. Damit scheint eine „früheste Diagnostik" möglich. Die besten Ergebnisse werden in der Kombination der Daten von rechtem und linkem entorhinalem Kortex unter Berücksichtigung des Geschlechts erreicht (Yuottonen et al. 1998).

Bei manueller Markierung ist die Fläche des Corpus callosum im mediosagittalen Schnittbild bei Patienten mit klinisch diagnostizierter AD geringer als in der Kontrollgruppe. Neue Aspekte ergeben sich mit der Messung der Diffusionsgewichtung bzw. des Magnetization Transfer in speziellen MR-Sequenzen. Die sensitiv erfassten struktu-

4 Alzheimer-Demenz

Tabelle 4.8 Globale Beurteilung der Hippocampusatrophie bei nichtneurodegenerativen Erkrankungen

Neurodegenerative Erkrankung	Hippocampusatrophie
AD	relativ früh, stärker als Atrophie über der Konvexität
Lewy-Körperchen-Demenz	seltener und geringer als bei AD ausgeprägt
Frontotemporale Degeneration	kaum oder spät ausgeprägte Atrophie
VD	gleiche Ausprägung wie über der Konvexität
Parkinson-Demenz	bei PD mit Demenz, stärker als bei AD

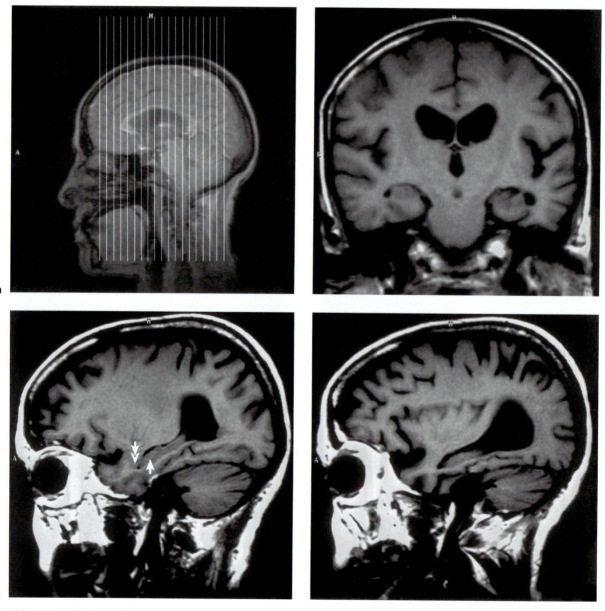

Abb. 4.23 a – d **Neurodegenerativer Prozess:** T1-gewichtete MRT des Amygdala-Hippocampus-Komplexes. Gleiche Patientin sowie gleiche Untersuchung wie in Abb. 4.22. Scout View mit koronaler Schichtorientierung (a Doppelpfeil = Amygdala, Pfeilspitze = Hippocampus); Hippocampus- und Amygdala-Atrophie links in koronaler (b) und sagittaler Schichtorientierung (c normal, d Atrophie).

Tabelle 4.9 Beitrag morphologischer Untersuchungen zur Diagnose und Differenzialdiagnose der Demenzen

Autor	Variable	Region	Sensitivität	Spezifität	Korrekte Klassifikation
Juottonen et al. (1998)	Early-AD gegenüber KG	entorhinaler Kortex	80%	94%	87%
		perirhinaler Kortex	73%	81%	77%
		temporopolarer Kortex	73%	78%	76%
		totaler perirhinaler Kortex	83%	84%	84%
		entorhinaler Kortex links + rechts + Geschlecht	94%	90%	92%
Juottonen et al. (1999)	AD gegenüber KG	Hippocampus	80%	91%	86%
		entorhinaler Kortex	80%	94%	87%
		Hippocampus + Alter	87%	94%	90%
		entorhinaler Kortex +Alter	90%	94%	92%

rellen Änderungen im Corpus callosum wurden mit Axonverlust erklärt (Hanyu et al. 1999a). Die Reduktion der Fläche ist damit Folge und gleichzeitig Indikator für das Ausmaß der Diskonnektion der Hemisphären bei AD (Hampel et al. 1998). Die Teilflächen des Rostrums und Splenium corporis callosi korrelieren signifikant mit den kognitiven Defiziten, nicht aber mit dem Alter. Es besteht keine Beziehung zwischen Teilflächen des Corpus callosum und Hirnparenchymläsionen (Synonym: white matter lesions [WML]). Sie wurde aber von anderen als negative Korrelation zwischen WML-Score und Areal des Corpus callosum bei Patienten mit seniler, nicht aber mit präseniler AD beschrieben (Vermersch et al. 1996).

Bedeutsam ist die Korrektur der Wertigkeit von Hirnparenchymläsionen (WML) bei der AD. Danach handelt es sich nicht um die Komorbidität von primär degenerativer und vaskulärer Demenz, den sog. „Mischtyp" (Wallin 1998), sondern um ein Phänomen der AD selbst. Die Tatsache, dass WML bei 46% von 28 asymptomatischen Familienangehörigen von Patienten mit AD im Alter von etwa 53 Jahren, aber bei keinem (!) von 13 altersangeglichenen Angehörigen von Kontrollen zu diagnostizieren waren, weist auf eine mögliche genetische Disposition bei AD hin, die bereits präklinisch Läsionen im Marklager bedingt (Coffman et al, 1990). Das Ergebnis in seiner Eindeutigkeit überrascht, zumal keiner der Probanden mit WML eine Hypertonieanamnese hatte (Abb. 4.24).

WML bei bis zu 60% der Patienten mit AD werden auf eine krankheitsassoziierte Hypo-/ Malnutrition des Hirngewebes zurückgeführt. Als Ursache werden Gefäßsklerose, autonome Dysregulation bzw. Demyelinisierungsprozesse bei gestörter vaskulärer Permeabilität ebenso wie Amyloidangiopathie und AD-assoziierter Neuronenverlust postuliert (Wallin 1998). Fibrohyalinose und WML waren bei AD mit etwa 38% gegenüber der SVE mit 48% seltener, aber deutlich häufiger als bei gesunden Kontrollen (23 %) zu finden. Neuropathologisch wurden Amyloidablagerungen vornehmlich im meningokortikalen Segment bei 82%, in der weißen Substanz aber mit nur etwa 5% selten, aber ausschließlich bei AD gefunden (Tomimoto et al. 1999).

Pathologische funktionelle Befunde

Für die Magnetresonanzspektroskopie (MRS) liegen Befunde vor, die für die weitere Erforschung gestörter funktioneller Abläufe auf Transmitter- und Metabolitenebene richtungsweisend sein können. Erste Ergebnisse bezogen sich auf postmortale MRS von Hirnextrakten mit dem Nachteil, Metabolitenveränderungen in nicht bekanntem Ausmaße durch in Sekunden ablaufende postmortale Veränderungen verfälscht darzustellen. Die Ergebnisse waren daher mit Vorbehalt zu interpretieren. Dies bezog sich auf eine AD-spezifische Zunahme von myo-Inositol (μIno), Aspartat, l-Glutamat. Alantoin, Phosphocholin, PDE und deren Veränderungen wurden als unspezifisch auch bei Non-AD gesehen. Ebenso waren Verminderung von Phosphoethanolamin und NAA unspezifisch. Sie wurden als Steigerung von Membran- und exzitatorischen Neurotransmissionsprozessen und gleichzeitiger Reduzierung neuraler Integrität und inhibitorischer Prozesse bei AD interpretiert (Klunk et al. 1996).

Aktuelle Untersuchungen werden intravital als lokalisierte Einzelvolumenspektroskopie oder als MRS-Imaging mit gleichzeitiger Erfassung einer Vielzahl von Einzelvolumina durchgeführt (Tedeschi et al. 1996). Die Ergebnisse bestätigen im Wesentlichen erste Befunde. Danach ist in der Protonenspektroskopie (H-MRS) bei AD im Vergleich zur Kontrollgruppe der Quotient von N-Acetylaspartat/ Cholin (NAA/Cho) im Marklager signifikant vermindert (Miller et al. 1993). Die signifikante Differenz von Cholin/ Kreatin (Cho/Cr) in der okzipitalen grauen Substanz lässt bei Vergleich klinisch definierter Gruppen die korrekte

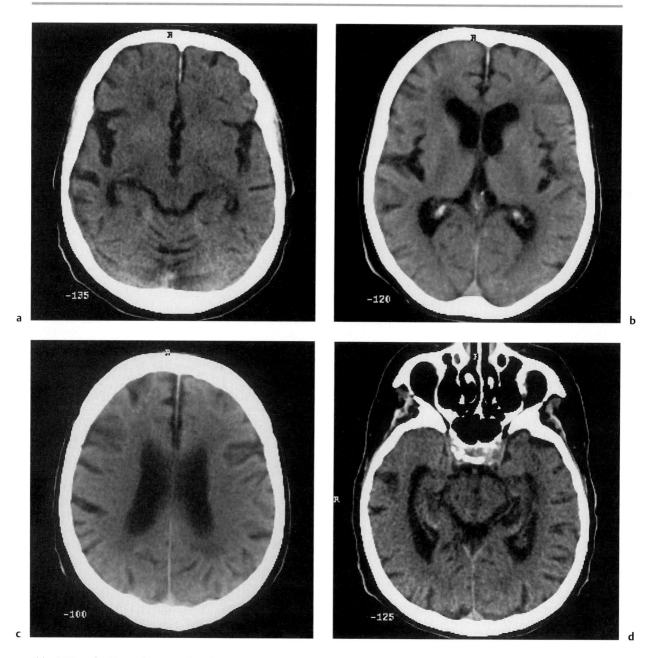

Abb. 4.**24 a–d Neurodegenerativer Prozess:**
CT transversal. 74-jährige Patientin mit Gedächtnis- und Wortfindungsstörungen, Einschränkung der örtlichen und zeitlichen Orientierung seit 10 Monaten; familiäre Belastung mit AD (Eltern, Tante). Neuroradiologische Diagnose: neurodegenerativer Prozess; Differenzialdiagnose: AD; geringe Zeichen der vaskulären Enzephalopathie, Typ Mikroangiopathie. Im CT zeigt sich eine Erweiterung der Inselzisternen beiderseits, rechts deutlicher als links (**a** Ebene der Inselzisternen); geringe Erweiterung der Vorderhörner der Seitenventrikel mit geringen periventrikulären subkortikalen hypodensen Läsionen (**b** Vorderhornebene bzw. **c** Cella media-Ebene); different markante Erweiterung der perimesenzephalen Liquorräume bei Atrophie des medialen Temporallappens mit Erweiterung der perihippocampalen Zisternen beiderseits, links deutlicher als rechts (**d** Schichtorientierung Temporallappenachse).

Klassifikation KG gegenüber AD, nicht aber gegenüber VD zu (MacKay et al. 1996).

Die H-MRS gestattet die Unterscheidung von AD gegenüber alten wie auch jungen Kontrollprobanden über eine analog zur Reduzierung der kortikalen grauen Substanz zu erfassende Verminderung des kortikalen Cholins bei der AD als Folge einer zellulären Degeneration. Die Reduzierung von NAA als „Indikator intakter Neuronen" korreliert mit klinischen Symptomen gestörten Verhaltens. Relativ einheitlich sind bei der AD das NAA in der grauen und weißen Substanz vermindert. Der absolut ermittelte Wert für μIno in der grauen Substanz korreliert mit der Dauer und Schwere der Demenz, nicht aber mit dem Alter. Der Quotient von NAA/μIno differenziert signifikant die AD gegenüber der Kontrollgruppe (Parnetti et al. 1997).

Die funktionelle Relevanz ergibt sich aus der Korrelation von Gedächtnisleistung und NAA in der grauen kortikalen Substanz bei alten Kontrollpersonen und Patienten mit AD, und nur bei AD zu registrierender Erhöhung von Cr und Cho. Mit Bezug auf die zu berücksichtigenden altersassoziierten Veränderungen sind das Volumen der weißen Substanz und NAA-Gehalt von alten Kontrollprobanden und Patienten mit AD nicht signifikant unterschiedlich (Pfefferbaum et al. 1999).

Ergebnisse der Spektroskopie bei AD
- signifikante Minderung von NAA/Cr im frontalen, temporalen und parietalen Kortex als Folge einer neuronalen Schädigung
- signifikante Minderung von Cho/Cr in der weißen Substanz als Folge einer regionalen Störung des Phospholipidmetabolismus
- kein Nachweis von Lactat bei AD und der Kontrollgruppe als Zeichen dafür, dass im Gegensatz zur VD keine anaerobe Glykolyse stattfindet
- Nachweis von μIno mit unklarer Vorstellung über die Bedeutung („Glia-Marker", Osmolyt, Transmitter?).

Die Entwicklungen der MR-Techniken zur funktionellen MRT (fMRT) ermöglichen Aussagen zu definierten Funktionsabläufen. Bei großer Variabilität selbst gut definierter neurophysiologischer Leistungen ist die Darstellung psychischer Prozesse und deren Störungen problematisch. Da (überwiegend) eine aktive Mitarbeit zur Prüfung definierter neuropsychologischer Funktionsabläufe notwendig ist, ergeben sich zusätzliche Schwierigkeiten bei der Untersuchung von dementen Patienten, denen der Untersuchungsablauf und ihre Mitarbeit nur eingeschränkt zu vermitteln sind. Daraus erklärt sich, weshalb noch keine wesentlichen Ergebnisse zur Diagnostik und Differenzialdiagnostik der Demenzen vorliegen. Ansätze ergeben sich mit der Beobachtung, dass bei kognitiver Stimulation gleiche Aktivierungsmuster bei jungen und alten Kontrollpersonen über dem medialen Temporallappen und dem Neokortex zu registrieren sind. Ebenso weisen bei Aktivierung des Altgedächtnisses junge und alte Kontrollpersonen ein gleiches Aktivierungsmuster im dorsolateralen frontalen Kortex und medialen Temporallappen auf. Bei Prüfung des semantischen Gedächtnisses werden okzipitaler und temporookzipitaler Kortex, dorsolateraler präfrontaler Kortex, Pars orbitalis (Brodman 47), Broca-Area (44 und 45), Motokortex (4 und 6), Gyrus cinguli, Gyrus angularis, supplementär-motorischer Assoziationskortex, weniger Wernicke-Area und Area 9 und 10 bei Kontrollpersonen aktiviert (Gonzales 1996). Daraus ergeben sich die bisher nicht beantworteten Fragen, ob bei AD mit gleichen, aber in der Intensität veränderten Aktivierungsmustern oder aber mit völlig anderen Mustern zu rechnen ist, die die Funktionsverluste unter Einbeziehung von alternativen Verschaltungen kompensieren.

Die nuklearmedizinischen Untersuchungsmethoden Single Photon Emission Computed Tomography (SPECT) und Proton Emission Tomography (PET) haben in der Vergangenheit zur Diagnostik und Differenzialdiagnostik der Demenzen beigetragen. Ihre Bedeutung wird aber durch die Entwicklung der MR-Verfahren mit Spektroskopie bzw. diffusions- und perfusionsgewichteten Sequenzen relativiert. Die Tatsache, dass diese Verfahren ohne Exposition mit ionisierender Strahlung arbeiten, ermöglicht wiederholte wissenschaftliche Untersuchungen auch von Kontrollpersonen.

Die Einschätzung der aktuellen Bedeutung nuklearmedizinischer Methoden differiert. In einem Konsenspapier der Nuklearmedizin (Kuwert et al. 1998) wird die Bedeutung überwiegend sehr positiv gesehen. Realistisch erscheint die Einschätzung bei der Untersuchung z. B. von Transmitterfunktionen (Herholz 1997). Aus klinischer Sicht werden die Verfahren gegenüber der breiten methodischen Palette von MR-Bildgebung in Kombination mit der Elektroneurodiagnostik aber zumindest teilweise für verzichtbar (Hegerl 1999) bzw. unter Kostengesichtspunkten für verzichtbar gehalten (Scheltens 1999).

Eine Übersicht zu nuklearmedizinischen Verfahren mit besonderer Berücksichtigung der Anwendung in der Psychiatrie geben Goworski u. Munz (2000). Zur konkreten Anwendung in der Diagnostik und Differenzialdiagnostik der Demenzen sei auf Pietrini et al. (1998) oder Stoppe et al. (2000) verwiesen.

Mit der SPECT wird mit unterschiedlichen Liganden die zerebrale Durchblutung, mit PET die Glucoseutilisation regional und global ermittelt. Spezielle Liganden gestatten eine Aussage zur Transmitterbelegung. Diese Befunde können bei der Differenzialdiagnose der Demenzen nützlich sein (Tab. 4.**10**).

Regionale zerebrale Durchblutung (rCBF) bzw. Sauerstoffutilisation im frontalen, parietalen und temporalen Kortex korrelieren mit der Schwere der Demenz bei AD. Dieser Befund wird im Zusammenhang mit der verminderten Vasodilatation durch das cholinerge System gese-

Tabelle 4.10 Dopaminerges System und neurodegenerative Demenz (nach Stoppe et al. 2000)

Erkrankung	Ligandenbelegung	
	Präsynaptisch ^{18}F-DOPA ^{11}C-WIN ^{11}C-Nomifensin β-CIT (SPECT)	Postsynaptisch ^{11}C-Raloprid ^{123}I-IBZM (SECT)
AD	normal	normal
Frontotemporale Degeneration	(↓)	(↓)
Kortikobasale Degeneration	↓↓	↓↓
Lewy-Körperchen-Demenz	↓	↓
Morbus Parkinson	↓↓ (Put < Caud)	normal
Systemdegeneration	↓↓ (Put = Caud)	↓↓
Chorea Huntington	normal	↓↓
Morbus Wilson	(?)	(↓)

(↓) gering
↓ deutlich vermindert
↓↓ stark vermindert
Caud Nucleus caudatum
Put Putamen

hen (Toghi et al. 1998). Dagegen korreliert die signifikante Minderung der regionalen Glucoseutilisation in Gyrus cinguli und Gyrus temporalis medialis rechts mit Desorientierung bei Patienten mit AD (Hirano et al. 1998). Die Minderung der Glucoseutilisation im medialen Temporallappen und Gyrus cinguli zeigt eine statistisch signifikante Beziehung zu Defiziten im episodischen Gedächtnis von Patienten mit AD (Eustache et al. 1999). Die Beziehung von Corpus-callosum-Fläche und regionalem Glucosemetabolismus in zugehörigen kortikalen Arealen folgt einer linearen Funktion (Teipel et al. 1999).

Im ^{15}O-PET stellt sich bei verbaler Wiedergabe einer Episode bei Aktivierung teilweise gleicher kortikaler Areale ein unterschiedliches Aktivierungsmuster bei AD und Kontrollpersonen dar. Während bei der Kontrollgruppe der linke parietale Kortex und der linke Hippocampus differierent prominente Anstiege aufweisen, sind dies bei der AD der orbitale präfrontale Kortex und das Zerebellum linksseitig in Abhängigkeit vom klinischen Verlaufsstadium. Initial scheint das neuronale Netzwerk noch weitgehend intakt, mit Zunahme der AD-assoziierten Symptomatik werden Aktivierungen sichtbar, die als Kompensationsmechanismen diskutiert werden (Bäckman et al. 1999).

Die medikamentöse Substitution führt bei einem Teil der Patienten mit AD zu einer Verbesserung der regionalen Glucoseutilisation mit der Tendenz des Angleichs an das Muster von kognitiv Gesunden. Dieser Effekt ist ausschließlich bei Patienten mit AD, nicht bei anderen Formen der Demenz zu beobachten (Brooks 1996).

Die rCBF lässt sich in der SPECT für AD temporoparietal, zentral und frontal als normal und ohne Beziehung zur Zahl der Worte in der Zeiteinheit, Alter und Krankheitsdauer in speziellen Tests ermitteln. Hier ergeben sich Möglichkeiten der Differenzialdiagnose, da bei der frontotemporalen Degeneration (FTD) eine Verminderung im präfrontalen Kortex zu registrieren ist (Warkentin u. Passant 1997, Geula et al 1998). Der Vergleich von SPECT und DSC- (Dynamic-Susceptibility-Contrast-)MRT zeigt, dass die DSC-Untersuchung sicherer und billiger als die SPECT die rCBF erfasst und Patienten mit AD differenziert (Harris et al. 1998) (Tab. 4.11).

Bei der AD sind Hippocampusfläche und regionale Glucoseutilisation temporal, temporookzipital und frontal beidseits signifikant verknüpft (Yamagushi et al. 1997). Relevante Unterschiede gibt es auch für den Glucosemetabolismus bei Kontrollpersonen gegenüber AD mit WML gegenüber AD ohne WML. Danach unterscheiden sich Kontrollpersonen gegenüber AD signifikant. Bei Patienten mit AD ohne WML besteht eine signifikante Beziehung

Tabelle 4.11 Sensitivität und Spezifität von DSC-MRT gegenüber SPECT bei der Beurteilung der rCBV (nach Harris et al. 1998)

Variable	DSC	SPECT
Sensitivität:		
• moderate AD	95 %	74 %
• milde AD	88 %	50 %
Spezifität	96 %	87 %

zwischen Minderung des Metabolismus im Assoziationskortex und dem Ergebnis im Task-Performace-Test. Patienten mit AD mit WML haben eine höhere Differenz der Glucoseutilisation parietal, geringer frontal und temporal gegenüber der Kontrollgruppe. Mit Hilfe des FDG-PET ist damit eine signifikante Differenzierung zwischen den Gruppen der Patienten mit WML gegenüber ohne WML möglich. Dies gelingt mit neuropsychologischen Tests nur für Kontrollgruppe gegenüber AD, nicht aber für die Untergruppen mit und ohne WML (DeCarli et al. 1996).

Tabelle 4.12 Befunde bildgebender Diagnostik bei Lewy-Körperchen-Demenz

Verfahren	Befund
CT/MRT	frontobitemporale kortikale Atrophie Hippocampusatrophie gering ausgeprägt
SPECT/PET	^{123}I-IBZM Bindung im Nucleus caudatus vermindert (Differenzialdiagnose zu AD und PD)

Differenzialdiagnose der Alzheimer-Demenz gegenüber anderen Erkrankungen mit Demenz mit bildgebenden Verfahren

Zur Differenzialdiagnose der AD können bildgebende Verfahren einen Beitrag leisten (Tab. 4.4). Wesentliche Befunde zur Differenzierung gegenüber der AD sollen exemplarisch aufgeführt werden, ohne den Inhalten der folgenden speziellen Beiträge vorgreifen zu wollen.

■ Lewy-Körperchen-Demenz

Die Abgrenzung der Lewy-Körperchen-Demenz gegenüber der AD ist allein mit klinischen Methoden zu weniger als 50 % korrekt möglich. Die frontale (Duara et al. 1999) bzw. bitemporale kortikale Atrophie ist der bei der AD ähnlich. Dagegen ist die Atrophie des Hippocampus mit Erweiterung der perimesenzephalen Zisternen bei der Lewy-Körperchen-Demenz im Vergleich zur AD geringer ausgeprägt (Tab. 4.8). Dies entspricht auch dem neuropathologischen Befund, wonach die Neuronenverluste in dieser Region bei Lewy-Körperchen-Demenz geringer als bei AD sind.

Im Gegensatz zu AD und VD korreliert nur bei der Lewy-Körperchen-Demenz die fokale Atrophie mit dem Alter (Barber et al. 1999a).
Eine ausgeprägte Demenz ohne Temporallappenatrophie und Erweiterung der perimesenzepahalen Zisternen kann als Hinweis auf eine Lewy-Körperchen-Demenz gewertet werden (Tab. 4.12).

■ Frontotemporale Degeneration

Die Gruppe der frontotemporalen Degenerationen beinhaltet eine Vielzahl von neuropathologisch unterschiedlichen Erkrankungen, die klinisch nur teilweise zu differenzieren sind. Weitgehend gemeinsam sind in der morphologischen Diagnostik frontotemporale Atrophie mit Betonung des Gyrus temporalis anterior (Abb. 4.25).

Eine Follow-up-Studie zeigte über 2–6 Jahre keine relevante morphologische Veränderung des Ausgangsbefunds. Nur die WML nahmen in diesem Zeitraum zu (Pasquier et al. 1999). Im Gegensatz zur AD ist die Atrophie des Amygdala-Hippocampus-Komplexes weniger stark ausgeprägt (Tab. 4.8) und die frontotemporale Atrophie eher asymmetrisch. Eine Hippocampusatrophie ist in schweren Stadien der Erkrankung zu registrieren, ist damit aber kein früher Marker für die frontotemporale Degeneration (Frisoni et al. 1999). Vielmehr ist der Nachweis einer Hippocampusatrophie in frühen Stadien der Demenz ein Ausschlusskriterium für eine frontotemporale Degeneration (Neary et al. 1998).

Im Gegensatz zu einer okzipitalen Verdünnung des Corpus callosum bei der AD ist dieser Befund bei der frontotemporalen Degeneration frontal zu erheben. Dieser Befund allein gestattet eine korrekte Differenzierung gegenüber der AD zu 91 %. Der Quotient von Corpus-callosum-Fläche zur Fläche der perikallosalen Zisternen korreliert invers mit dem MMSE-Testergebnis bei frontotemporaler Degeneration (Kaufer et al. 1997) (Tab. 4.13).

Die Befunde der H-MRS sind mit Minderung von NAA, Glutamin und Glutamat bzw. Zunahme von μIno denen der AD sehr ähnlich. Im Unterschied zur AD ist Lactat nachzuweisen. Der Schweregrad der Demenz, ermittelt nach der MDRS, nicht aber für MMSE, korreliert signifikant mit der Abnahme von NAA bzw. Zunahme von μIno frontal und temporoparietal. Die Zunahme von μIno ist früher als die Abnahme von NAA zu registrieren. Ein Zusammenhang zwischen Grad der Atrophie und den Metabolitenveränderungen besteht nicht (Ernst et al. 1997).

Mit HMPAO-SPECT ist eine verminderte Aufnahme frontal zu verzeichnen (Pasquier et al. 1999).

■ Kortikobasale Degeneration

Die kortikobasale Degeneration ist als eine der frontotemporalen Atrophien differenzialdiagnostisch bedeutsam. Richtungsweisend ist die perirolandische Atrophie gegenüber der frontalen Atrophie bei frontotemporaler Degeneration und die Atrophie des unteren und mittleren temporalen Gyrus (Snowden 1999). Die progressive Atrophie des Nucleus caudatus war bereits mit der CT zu erfassen (Tsu-

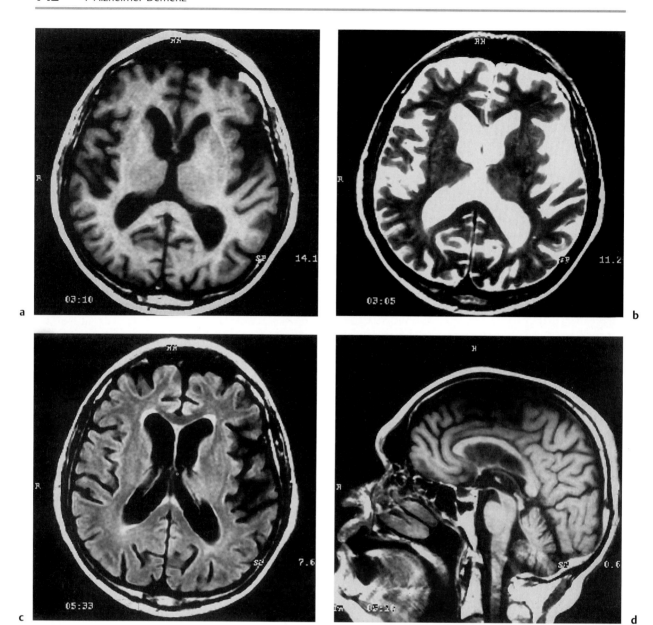

Abb. 4.**25a–d** **Neurodegenerativer Prozess:**
MRT. 79-jähriger Patient mit Einschränkung der Kognition seit 5 Monaten, Desorientierung; mnestische Aphasie; depressive Verstimmung, sozialer Rückzug. Neuroradiologische Diagnose: neurodegenerativer Prozess; Differenzialdiagnose: frontotemporale Degeneration. Im MRT zeigt sich eine Erweiterung der Cisterna Sylvii beiderseits, links deutlicher als rechts; geringe hydrozephale Erweiterung der Seitenventrikel (**a** Vorderhorn-Cisterna-Sylvii-Ebene: T1-gewichtete SE: TR = 600 ms, TE = 17 ms, 2 Akquisitionen; **b** T2-gewichtete TSE: TR = 3400 ms, TE = 105 ms, 2 Akquisitionen); schmale periventrikuläre Randsäume, keine relevanten vaskulären Parenchymläsionen (**c** Celle-media-Ebene: FLAIR: TR = 9000 ms, TI = 2500 ms, TE = 12 ms, 2 Akquisitionen); Erweiterung der frontalen und frontoapikalen SAR bzw. des Interhemisphärenspalts, Verschmälerung des Corpus callosum im dorsalen Anteil/Splenium (**d** sagittale Bildorientierung: T1-Gewichtung).

chiya et al. 1997). Im Gegensatz zur AD (Tab. 4.8) ist bei der kortikobasalen Degeneration keine wesentliche Atrophie des Amygdala-Hippocampus-Komplexes zu registrieren (Tokumaru et al. 1996). Das Corpus callosum ist im mittleren Drittel, die Gesamtfläche gegenüber KG auf 64% vermindert. Die Atrophie des Corpus callosum ist mit dem Grad kognitiver Verluste korreliert (Yamauchi et al. 1998, Winkelmann et al. 1999). Subkortikale Hyperintensitäten werden neuropathologisch im Motokortex beschrieben und mit einer sekundären Axondegeneration korreliert

Tabelle 4.13 Befunde bildgebender Diagnostik bei frontotemporaler Degeneration	
Verfahren	**Befund**
CT/MRT	kortikale frontale, temporale (Gyrus temporalis anterior) symmetrische Atrophie; konsekutive Erweiterung besonders der Frontalhörner **Cave:** • *Lewy-Körperchen-Demenz:* asymmetrische Liquorraumerweiterung; Signaldifferenz Substantia nigra, subkortikale Hyerintensität • *Primär progressive Aphasie (PPA):* asymmetrische perisylvische Atrophie initial **Differenzialdiagnose zur AD:** • kaum Atrophie des Hippocampus-Amygdala-Komplexes • keine Atrophie parietal und okzipital
H-MRS	NAA ↓ Glutamat und Glutamin ↓ (Zellverlust) μIno ↑ (Zunahme des glialen Kompartiments) Lactat (↑)
SPECT/PET	asymmetrische Minderung der Durchblutung und Glucoseutilisation frontotemporal und in den Stammganglien; Reduzierung der muskarinergen Rezeptoren temporofrontal **Cave:** • *kortikobasale Degeneration:* ^{15}O-PET: asymmetrische Reduktion in Stammganglien und mediofrontal ^{18}F-DOPA: Anreicherung im Kaudatum, dorsalen Putamen und Kortex mediofrontal ^{123}I-IBZM: verminderte Anreicherung im Striatum • *primär progressive Aphasie (PPA):* Glucoseutilisation und Gehirndurchblutung linkstemporal deutlich vermindert; 100% Sensitivität und Spezifität **Differenzialdiagnose zur AD:** • ^{123}I-IBZM bei kortikobasaler Degeneration vermindert, bei AD normal anreichernd im frontalen Kortex

↓ vermindert
↑ erhöht
(↑) gering erhöht

(Doi et al. 1996). Dieser Befund wird zumindest teilweise in sensitiven MR-Sequenzen in primären und supplementären motorischen Arealen repliziert (Winkelmann et al. 1999), wird aber augenscheinlich im Verlauf durch Atrophie überlagert und ist zumindest im Einzelfall nicht regelmäßig nachzuweisen. Auch gelingt es, neuropathologische Befunde in der Substantia nigra, Pars compacta (Tokumaru et al. 1996, Ikeda et al. 1996) mit speziellen T2*-gewichteten MR-Sequenzen intravital zu replizieren und differenzialdiagnostisch gegen AD einerseits, gegen ein Hemi-Parkinson-Syndrom andererseits abzugrenzen (Hentschel et al. 1995).

Nuklearmedizinische Verfahren erfassen eine Minderung der Glucoseutilisation und der Durchblutung frontotemporal und in den Stammganglien in Differenz zu AD. Besonders ^{123}I-IBZM eignet sich mit der Minderung im frontalen Kortex bei der kortikobasalen Degeneration zur Differenzialdiagnostik gegenüber der normalen Anreicherung bei AD. Auch zeigt sich bei der kortikobasalen Degeneration im Gegensatz zu AD und VD eine Minderung der ^{123}I-IBZM-Bindung im Nucleus caudatus (Tab. 4.10).

■ Motoneuronenerkrankung

Bei der Motoneuronenerkrankung wird häufig auch eine Demenz beschrieben. Bei unspezifischen morphologischen Befunden wie frontale Atrophie und die Atrophie des rostralen Corpus callosum (Gentileschi et al. 1999) wird diese von einigen Autoren der frontotemporalen Degeneration zugeordnet. Bei hoher Sensitivität der MRT kommt dem Nachweis von Hyperintensitäten im Verlauf der kortikospinalen Bahnen keine relevante Spezifität zu. Auch andere Untersuchungen, einschließlich EEG und evozierte Potenziale haben bisher keinen diagnostisch-differenzialdiagnostischen Beitrag erbracht (Bak et al. 1999).

■ Parkinson-Erkrankung

> Die Demenz bei der Parkinson-Erkrankung ist mit dem Grad der subkortikalen Atrophie korreliert.

Mit morphologischen Methoden sind eine eher milde bifrontale kortikale Atrophie und die Hippocampusatrophie zu diagnostizieren, deren Ausprägung eine Beziehung zur Demenz aufweist (Tab. 4.8). Lactatsignale in der H-MRS weisen auf einen gestörten Energiemetabolismus, wobei der „oxidative Stress" besonders stark bei Parkinson-Erkrankung mit Demenz ausgeprägt ist. Der Quotient von Lac/NAA lässt eine Differenzierung zwischen Parkinson-Erkrankung mit und ohne Demenz zu (Bowen et al. 1995). Analog dazu ist auch die Glucoseutilisation entsprechend dem Grad der Demenz kortikal vermindert (Tab. 4.14). In den Stammganglien ist entgegen den Erwartungen, am ehesten methodisch bedingt, kein pathologischer Befund zu registrieren (Zijlmans et al. 1994). Die kortikale Belegung mit F-DOPA ist bereits präklinisch vermindert.

Tabelle 4.14 Befunde bildgebender Diagnostik bei Parkinson-Erkrankung	
Verfahren	**Befund**
CT/MRT	milde bifrontale kortikale Atrophie Hippocampusatrophie subkortikale Atrophie, korreliert mit dem kognitiven Defizit
H-MRS	NAA nicht verändert Lac ↑ (gestörter Energiemetabolismus, „oxidativer Stress") Lac ↑ ↑ bei Parkinson-Erkrankung mit Demenz
SPECT/PET	Glukoseutilisation kortikal gemindert, entsprechend dem Grad der Demenz kein relevanter Befund in den Stammganglien ^{18}F-DOPA: bereits präklinisch verminderte Belegung

↑   erhöht
↑ ↑ stark erhöht

■ Progressive supranukleäre Paralyse

Die morphologischen Befunde bei der progressiven supranukleären Paralyse sind eher uncharakteristisch gegenüber den anderen kortikalen und subkortikalen Demenzen, einschließlich AD. Hinweisend können eine Erweiterung der Cisternae interpeduncularis, ambiens, cerebellaris superior bzw. eine Mittelhirnatrophie („Mikey-Mouse-Zeichen") sein. Die Erweiterung der Seitenventrikel und des Aquädukts sind nicht spezifisch. Dagegen lassen nuklearmedizinische Befunde eine Differenzierung gegenüber der AD zu. Mit FDG-PET wird eine subkortikofrontale Minderung des Metabolismus als Zeichen des Verlusts von funktionellen Verknüpfungen zwischen Mittelhirn/Tegmentum, Zerebellum, pallidären und temporalen Strukturen registriert (Garraux et al. 1999). Die Glucoseaufnahme lässt auch die Differenzierung gegenüber der frontotemporalen Degeneration zu, da sie striatofrontal bei progressiver supranukleärer Paralyse geringer, mesenzephal jedoch höher als bei frontotemporaler Degeneration ist.

■ Multisystematrophie

Die Multisystematrophie weist in sensitiven MR-Sequenzen mit einer Ponshyperintensität und Atrophie der Kleinhirnschenkel, des Mesenzephalons und des Putamens Befunde mit hoher Spezifität, aber geringer Sensitivität auf (Schrag et al. 1998). Fehlende Befunde schließen die Multisystematrophie nicht aus. Eine hohe Spezifität wird der Kombination von hypointensem Signal im dorsalen Putamen in Verbindung mit einem hyperintensen Saum zugeordnet (Kraft et al. 1999), während die Putamenhypointensität allein auch bei Patienten mit Parkinson-Demenz, progressiver supranukleärer Paralyse und Multisystematrophie beobachtet wurde.

■ Vaskuläre Demenz

Die Differenzialdiagnose einer VD gegenüber der AD ist bedeutsam. Gegenüber dem Goldstandard Neuropathologie wurde die Diagnose früher klinisch zu häufig gestellt, in der Folge mit etwa 10% (Stoppe et al. 2000) seltener als neuropathologisch diagnostiziert.

In bildgebenden Verfahren nachgewiesene vaskuläre Läsionen sind per definitionem Voraussetzung für die Diagnose einer VD nach NINDS-AIREN-Kriterien (Roman et al. 1993). In der Kombination von klinischer und bildgebender Diagnostik ist eine Diagnosesicherheit von 75–90 % zu erreichen (Aicher et al. 1996).

Die VD ist Resultat unterschiedlicher pathophysiologischer Vorgänge, die intravital mit bildgebenden Verfahren zu differenzieren sind (Tab. 4.15). Die Befunde sind als Ischämiefolge oder als Blutung mit CT bzw. Blutungsresiduen über das veränderte Signal von Blutabbauprodukten im MRT nachzuweisen (Abb. 4.26).

Daneben sind die unspezifischen Zeichen einer kortikalen und subkortikalen Atrophie zu registrieren. Sowohl CT als auch MRT bilden die Folgen einer Vaskulitis am Hirnparenchym ab und liefern einen Beitrag zur breiten Differenzialdiagnostik der primären und sekundären Vaskulitis (Ferro et al. 1998, Fieschi et al. 1998). Sensitive MR-Sequenzen, z. B. FLAIR, gestatten die Erfassung von WML, die ebenso wie die lakunären Infarkte Folgen einer Small Vessel Disease sind und damit einen prädiktiven bzw. differenzialdiagnostischen Hinweis auf die Genese der ischämischen Läsion geben können (Mäntylä et al. 1999).

Die vaskulären Läsionen sind in Lokalisation und Ausprägung unterschiedlich entsprechend der Ursache

Tabelle 4.15 Ätiologie und Pathogenese der VD	
Ätiologie	**Pathogenese**
Thromboembolie	Gefäßverschluss Gefäßinfarkt
Zerebrovaskuläre Insuffizienz	Differenz zwischen Blutfluss und funktionellem Bedarf des Hirngewebes mit WML als „inkomplette Infarkte"
Hyperviskosität	Veränderung der Fließeigenschaften durch veränderte Zusammensetzung mit Thromboembolie oder „zerebrovaskularer Insuffizienz"
Hirngefäßruptur	Hirnblutung
(Nutritiv-) Toxische Störung der Blut-Hirn-Schranke bzw. des Blut-Hirn-Transports	

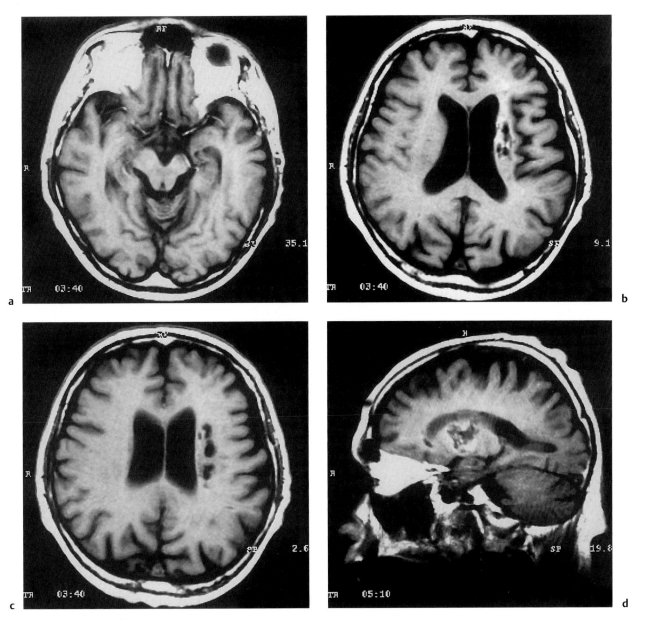

Abb. 4.**26 a – d Waller-Degeneration:**
T1-gewichtete MRT. 63-jähriger Patient mit Zustand nach Mediainfarkt; depressive Entwicklung. Neuroradiologische Diagnose: Infarktresiduum im Stromgebiet der Aa. centrales anterolaterales links mit Waller-Degeneration. Im MRT zeigt sich eine Waller-Degeneration mit Verschmälerung des Hirnschenkels links (**a**), eine hypo-hyperintense Läsion linshemispheriell mit konsekutiver Liquorraumerweiterung in transversaler (**b**, **c**) und sagittaler Bildorientierung, links paramedial (**d**).

(Tab. 4.16), eine postulierte Beziehung zwischen Infarktvolumen und Demenzrisiko (Mielke et al. 1996, Pullicino et al. 1996) hat sich als nicht relevant erwiesen (Trojano et al. 1998). Vielmehr kommt der („strategischen") Lokalisation und besonders der Doppelseitigkeit von Befunden eine Bedeutung zu, die die Kompensationsfähigkeit (Plastizität) des Gehirns begrenzt. In Provokationstests mit z. B. Acetazolamid ist die vasomotorische Kapazität bei VD geringer als bei AD (Meyer et al. 1996).

Ein wesentliches differenzialdiagnostisches Kriterium ist der Nachweis von Lactat in der H-MRS entsprechend der anaeroben Glykolyse bei ischämischen Läsionen. Die initiale Peakhöhe bzw. der Wert der Absolutmessung sind ebenso wie die Penumbra mit der Prognose eines Infarkts

Tabelle 4.16 Ursache der VD

Ursache	Befund
Thromboembolischer Prozess	multiple Infarkte, einschließlich kortikale Infarkte (Neurologie!) strategische Infarkte Waller-Degeneration
Gefäßwandprozesse	WML subkortikal lakunare Infarkte, Synonym: SVE (Morbus Binswanger)
Andere Prozesse	Vaskulitis nichtentzündliche Angiopathien
Ohne strukturelle Gefäßprozesse	ischämisch-hypoxische, nutritive und toxische Prozesse
Hyperviskosität	Thromboembolie oder ischämisch-hypoxische Läsionen generalisiert
Zerebrale Blutung	Gewebeuntergang in der Region der Blutung und funktionell abhängigen Strukturen

Tabelle 4.17 Befunde bildgebender Diagnostik bei VD

Verfahren	Befund
CT/MRT	kortikale und subkortikale Atrophie konsekutive Erweiterung der äußeren und inneren Liquorräume zeitabhängige Densitäts-/Intensitätsmuster in CT und MRT
H-MRS	Lac ↑ initial, korreliert mit Prognose später Lac und NAA ↓ ↓
P-MRS	PCr und ATP ↓ (Energieträger!) pH-Wert-Änderung im Gewebe Cave: • Penumbra und Ausmaß der anaeroben Glykolyse bedeutsam für Prognoseabschätzung des Infarkts
SPECT/PET	Hypoperfusion und Hypometabolismus in Infarktareal, fleckig multifokal Diachisis in funktionell verknüpften Regionen

↑   erhöht
↓   vermindert
↓ ↓ stark vermindert

korreliert. Im späteren Stadium sind Lactat und NAA vermindert. Analog dazu sind in der Phosphorspektroskopie (P-MRS) die Energieträger PCr und ATP im ischämischen Gewebe reduziert. Außerdem sind Änderungen im Gewebe-pH intravital zu registrieren (Tab. 4.17).

Der Beitrag der nuklearmedizinischen Methoden zur Differenzialdiagnose gegenüber der AD ist in Tab. 4.18 zusammengefasst.

Im Gegensatz zur kortikalen Reduktion bei AD besteht eine fleckige, multifokale Hypoperfusion und ein Hypometabolismus im Infarktareal (Meyer et al. 1996). In funktionell verknüpften Regionen läßt sich eine Diachisis nachweisen. Den Befunden kommt eine hohe Sensitivität, aber nur eine geringe Spezifität zu. PET ist sensitiver als SPECT für kleine vaskuläre Läsionen und daraus resultierende Funktionsverluste (Mielke et al. 1996). Befunde können selbst bei ausgeprägter subkortikaler vaskulärer Enzephalopathie (SVE) stumm sein, da kein optimaler Tracer zur Verfügung steht, um bei geringem Fluß Durchblutungsstörungen in der weißen Substanz sensitiv zu erfassen.

■ Normaldruckhydrozephalus

Eine weitere relevante Differenzialdiagnose gegenüber der AD ist der Normaldruckhydrozephalus (Synonym: normal pressure hydrocephalus). Die Ursache des „idiopathischen" Normaldruckhydrozephalus ist nach heutigen Vorstellungen eine Veränderung der Compliance des periventrikulären Hirngewebes. Diese steht in Beziehung zu den WML, deren Ausprägung invers mit dem Shunterfolg korreliert (Krauss et al. 1997).

Sowohl im CT als auch in der MRT sind typische, aber nicht spezifische Kriterien mit Ventrikelerweiterung, periventrikulärer Randunschärfe (Liquordiapedese) am Vor-

Tabelle 4.18 Nuklearmedizinischer Beitrag zur Differenzialdiagnostik von AD gegenüber VD

Variable	AD	VD
Durchblutung, Glucoseutilisation	↓	↓
Korrelation mit kognitivem Verlust	fluktuierend	−
Befund vor klinischer Manifestation	nein	2 Jahre
Glucosereduzierung:		
• Muster	gleichförmig	fleckig, multifokal
• Akzentuierung	parietookzipital	frontal (WML!)

↓ vermindert

derhorn und besonders früh auch am Temporalhorn(spitze) neben engem apikalen subarachnoidalen Liquorräumen, einschließlich apikalen Interhemisphärenspalt zu diagnostizieren (Hentschel, 1994, Larsson et al. 1999) (Tab. 4.**19**).

Dazu sind im MRT funktionelle Befunde mit Flussphänomenen im Aquädukt bzw. im kraniozervikalen Übergang als Folge einer gestörten Liquorzirkulation mit passageren Druckspitzen zu erfassen. Besonders das Flusssignal im Aquädukt ist unspezifisch und auch bei Hydrozephalus anderer Genese und bei 30% gesunder Alter nachzuweisen. Das Corpus callosum ist bei Erweiterung des III. Ventrikels ausgezogen, verdünnt.

> Eine weite Sylvische Fissur und Cisterne sind im Gegensatz zu früheren Meinungen ausdrücklich mit der Diagnose vereinbar (Kitaki et al. 1998).

Als prädiktiv wird die Weite der Fissura hippocampi angesehen, die im Gegensatz zur AD eng ist (Holodny et al. 1998). Die funktionellen Befunde der MRT sind mit Einschränkung prädiktiv, ihr Fehlen schließt aber einen Normaldruckhydrozephalus nicht aus (Krauss et al. 1997). Obsolet ist die CT-Zisternoventrikulographie mit jeweils mehr als 25% falsch positiven bzw. negativen Befunden.

In der H-MRS ist der NAA-Peak initial vermindert, nach erfolgreicher Shuntoperation aber reversibel bis zu Ausgangswerten. Die Liquorraumszintigraphie ist ebenso wie die Registrierung von Durchblutung und Glucoseutilisation verzichtbar, da sie keine prädiktive Aussage zu einem möglichen Therapieerfolg geben.

■ Wernicke-Korsakow-Syndrom

Das Wernicke-Korsakow-Syndrom weist neuropathologische Befunde mit Verminderung der Größe der Corpora mamillaria und periaquäduktale Gliose auf. Diese Befunde sind bildmorphologisch mit einer geringen Sensitivität von 53% für die Corpora mamillaria nachzuweisen (Antunez et al. 1998), die periaquäduktale Hyperintensität ist unspezifisch und kommt ebenso bei Hydrozephalus wie auch im höheren Altern vor. Daneben sind unspezifische nutritiv-toxische Veränderungen des Hirngewebes mit konsekutiver Liquorraumerweiterung zu finden.

■ Depressionen im höheren Lebensalter

Depressionen im höheren Lebensalter gehen mit kognitiven Defiziten einher, die als Demenz imponieren können, wobei eine Korrelation mit der Ausprägung der WML besteht (Kramer-Ginsberg et al. 1999). Die kognitiven Störungen sind bei Depressiven mit WML schwerer ausgeprägt als bei Patienten mit Depression ohne WML bzw. bei Nichtdepressiven mit WML.

> WML werden als Prädiktor für eine schlechte Prognose der Depressionen im höheren Lebensalter angesehen (Baldwin et al. 1999).

Als Ursache wird von einigen Autoren die länjährige Störung der HPA-Achse mit sekundärer glucocorticoidinduzierter Hippocampusatrophie diskutiert (Meijer u. deKloet 1998, Palsson et al. 1999).

Lineare Messungen in der CT brachten keinen Beitrag zur Differenzialdiagnose von Depression gegenüber Depression im Alter oder Dysthymie bzw. gesunde Kontrollpersonen. Die Beziehung von Depression und Atrophie war vorhanden, aber nicht sehr eng (Abb. 4.**27**). Die Weite des medialen Temporallappens war bei früh- ebenso wie bei spät einsetzender Depression größer als bei der AD. Die korrekte Klassifikation AD gegenüber Depression war mit dieser Messgröße zu 84–89% Sicherheit möglich (Ebmeier et al. 1997). Hingegen waren die Patienten mit Depression gegenüber einer Kontrollgruppe mit volumetrischen Messungen des Temporallappens und des Hippocampus nicht zu trennen (Ashtari et al. 1999).

Die nuklearmedizinische Diagnostik mit ^{99m}Tc-HMPAO-SPECT zeigte eine linkstemporoparietale kortikale Perfusionsminderung im Gegensatz zur AD mit Perfusionsminderung im parietookzipitalen Kortex, dem Hippocampus und Neokortex. In der Ausprägung des Befunds

Tabelle 4.**19** Befunde bildgebender Diagnostik bei Normaldruckhydrozephalus	
Verfahren	**Befund**
CT/MRT	Erweiterung der Seitenventrikel (Vorder- und Temporalhörner) mit Unschärfe (Liquordiapedese) weiter III. gegenüber schmaler IV. Ventrikel enger apikaler Subarachnoidalraum, einschließlich Interhemisphärenspalt Verdünnung des Corpus callosum Verplumpung der Recessus des III. Ventrikels prädiktiv: • Fissura parahippocampi • Strömungsphänomen (fluid void sign) im Aquädukt und kraniozervikal • weite Insel- und basale Zisternen bzw. fokale Sulkuserweiterung
H-MRS	NAA ↓ periventrikulär reversibel bei erfolgreichem Shunt
SPECT/PET	Liquorraumszintigraphie (In-DTPA), Durchblutung und Glucoseutilisation • ohne prädiktive Aussage

↓ vermindert

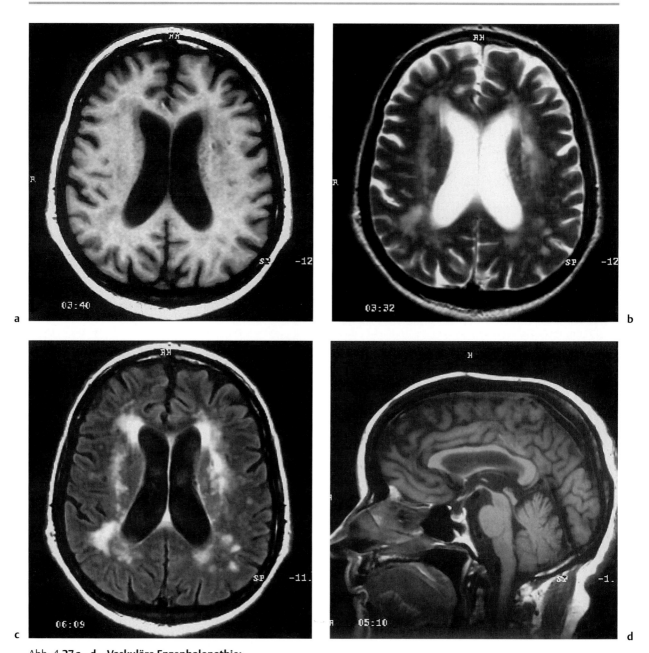

Abb. 4.27 a–d **Vaskuläre Enzephalopathie:**
MRT. 68-jähriger Patient mit Depression, seit einigen Jahren rezidivierend, demenzielle Entwicklung; Parkinson-Syndrom. Neuroradiologische Diagnose: vaskuläre Encephalopathie, Typ SVE. Im MRT zeigen sich fleckige hypointense Läsionen im periventrikulären Marklager, erweiterte Virchow-Robin-Räume, frontale periventrikuläre Kappen (transversale Bildorientierung: **a** T1-gewichtete SE transversal: TR = 600 ms, TE = 17 ms, 2 Akquisitionen; **b** T2-gewichtete TSE: TR = 3400 ms, TE = 105 ms, 2 Akquisitionen; **c** FLAIR: TR = 9000 ms, TI 2500 ms, TE 12 ms, 2 Akquisitionen) und Verschmälerung des Corpus callosum im rostralen und dorsalen Corpus bei normalem Splenium (**d** sagittale Bildorientierung: T1-Gewichtung).

Tabelle 4.20 Befunde bildgebender Diagnostik bei weiteren Erkrankungen mit Demenz

Begriff	Ursache	Exemplarischer Befund (Quelle)
CADASIL	genetisch (Genlocus Chromosom 19q12)	WML/Leukenzephalopathie unter Aussparung der Rinde Befunde auch in Pons, Zerebellum, Hirnschenkel (Dichgans et al. 1997, Otto et al. 1997, Trojano et al. 1998)
Morbus Huntington	genetisch (autosomal dominant, vollständige Penetranz; Chromosom 4)	H-MRS: Cholin und Lactat erhöht in Stammganglien NAA/Cr in Korrelation mit motorischer Dysfunktion vermindert (Sanchez-Pern et al. 1999) Glucoseutilisation in Nucleus caudatus und lentiformis vermindert, korreliert mit Schwere der Demenz; schon bei asymptomatischen Merkmalsträgern nachzuweisen
Prionosen (CJD)	Prionen	globale Atrophie Hyperintensität in T2- und Protonendichtegewichtung in Nucleus caudatus und Putamen (Stoppe et al. 2000) NAA-Reduktion in H-MRS, noch vor Atrophie kortikale Signalanhebung in DW-MRT
AIDS-Dementia-Komplex	infektiös	generalisierte Atrophie progrediente WML NAA-Reduktion in H-MRS, reversibel unter Therapie multifokale Defekte kortikal und subkortikal in Hirnperfusion

liegt die spät einsetzende Depression zwischen denen der früh einsetzenden Depression und der Demenz (Ebmeier et al. 1997).

■ Weitere Erkrankungen mit Demenz

Die bildmorphologischen Befunde einiger Erkrankungen, die auch mit Demenz einhergehen (können) sind in Tab. 4.20 aufgelistet:

■ Beziehungen von kognitiven Defiziten und Hirngewebeläsionen

Einer weiteren Klärung bedürfen die Beziehungen von kognitiven Defiziten und Hirngewebsläsionen (WML). Sie sind als altersassoziierte Veränderungen im Hirnparenchym gegenüber mikroangiopathischen Läsionen (Abb. 4.28) in Quantität und Lokalisation diagnostisch bedeutsam (Takao et al. 1999, Förstl u. Hentschel, 2000).

Der Untersuchungstechnik kommt dabei eine besondere Bedeutung zu. So werden in der CT nur Befunde sicher beschrieben, die in der MRT mindestens 5 mm Durchmesser aufweisen. Aber auch die MR-Sequenzen (Abb. 4.28) sind für WML unterschiedlich sensitiv. Daneben ist die Benutzung geeigneter sensitiver neuropsychologischer Tests bedeutsam. Der Zusammenhang wird deutlich, wenn bei 39% klinisch-testpsychologisch definierten Gesunden zwischen dem 45. und 65. Lebensjahr WML gefunden werden. Diese „Gesunden" weisen in differenzierten neuropsychologischen Tests diskrete kognitive Ausfälle auf (Tab. 4.21; nach Baum et al. 1996).

Für die Läsionen im Hirnparenchym wurden Hypertonie ebenso wie Hypotonie bei Kreislaufdysregulation verantwortlich gemacht (Leys et al.1999, Schirmer u. Fels 1999). Der „Hauptrisikofaktor" jedoch ist das Alter. Die Prävalenz der WML nimmt von 11% im 4. auf 83% im 7. Lebensjahrzehnt und älter zu (Fazekas, 1998). Die WML sind damit nicht Ursache für Ischämien, dementielle Entwicklung oder schlechtere Überlebensrate, sondern lassen sich wie auch die anderern Variablen gemeinsam auf die Lipo-

Tabelle 4.21 Klinische Symptome bei WML

Symptom	Klinik
Kognitive Flexibilität	eingeschränkt kognitive Prozesse verlangsamt
Aufmerksamkeit	reduziert Interesse eingeschränkt
Gedächtnis	spontan eingeschränkt Wiedererkennen besser
Persönlichkeit	Apathie Abulie
Affekt	emotionale Labilität Inkontinenz
Orientierung	fluktuierende Desorientierung
Fokale kortikale Leistung	selten definitiv eingeschränkt im Sinne von Dyspraxie

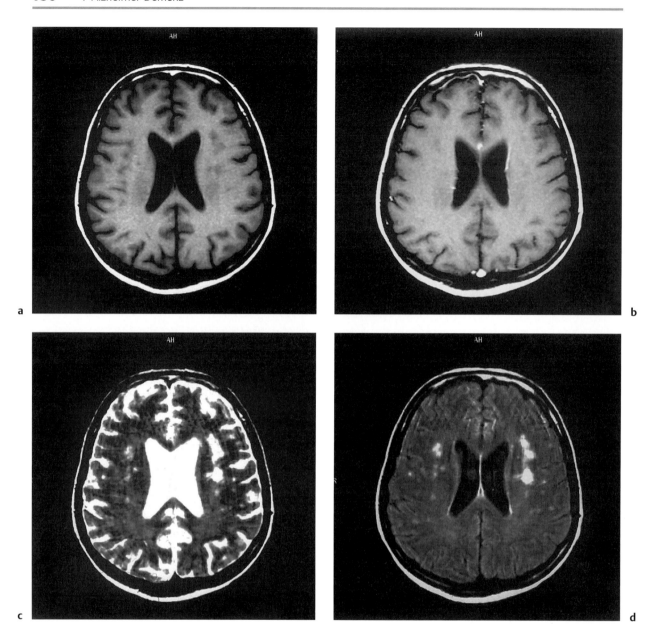

Abb. 4.**28 a – d Vaskuläre Enzephalopathie:**
MRT-Sequenzen zur Detektion von White Matter Lesions (WML). 46-jährige Patientin mit einer Demenz nach globaler Hypoxie. Neuroradiologische Diagnose: vaskuläre Encephalopathie, Typ Mikroangiopathie. Transversale Schichtorientierung, Cella-media-Ebene. In T1-Gewichtung (TR = 600 ms, TE = 17 ms, 2 Akquisitionen) nativ (**a**) diskrete hypointense Läsionen entsprechend der inneren Grenzzone, links deutlicher als rechts, ohne Enhancement nach Kontrastmittelgabe (**b**). Fleckförmige, konfluierende Hyperintensitäten in T2-Gewichtung (TR = 3400 ms, TE = 105 ms, 2 Akquisitionen) (**c**). (**c**) Gut zu differenzierende WML in der für vaskuläre Läsionen sensitiven FLAIR-Sequenz (TR = 9000 ms, TI = 2500 ms, TE = 12 ms, 2 Akquisitionen) im periventrikulären Marklager beiderseits, links stärker als rechts (**d**).

Tabelle 4.22 Häufigkeit von WML bei Demenzen (nach Barber et al. 1999)

Demenz	Kontrollgruppe	Lewy-Körperchen-Demenz	AD	VD
Anzahl (n)	26	27	28	25
Alter (Jahre)	76,2	75,9	77,4	76,8
Häufigkeit (%)	76	85	89	96

bzw. Fibrohyalinose der penetrierenden Markarterien zurückführen (Inzitari et al. 1997). Gefunden wurde ein Zusammenhang von initialem Score und Progredienz der WML. Patienten mit hohem Score hatten ein um Faktor 2,6 höheres Risiko für die Zunahme der Läsionen im Zeitraum von 3 Jahren (Schmidt et al. 1999).

WML sind invers korreliert mit der vasomotorischen Reaktivität (Bakker et al. 1999). Die beste Korrelation von WML ergibt sich für MR-Untersuchungen mit Magnetization Transfer und kognitiver Einbuße im MMSE (Hanyu et al. 1999b). Dagegen korrelieren WML in der MRT nicht mit kortikalen Läsionen in der SPECT (Ott et al. 1997).

WML kommen bei dementiellen Erkrankungen unterschiedlich stark ausgeprägt vor (Barber et al. 1999b) (Tab. 4.22).

In der Vergangenheit wurden die WML einerseits als ubiquitär vorkommende, altersassoziierte Läsionen im Hirngewebe ohne eigenständige pathologische Bedeutung angesehen (Zimmerman et al. 1986). Andererseits wurden ihnen die Rolle eines Indikators für die Entwicklung einer Demenz oder für das Mortalitätsrisiko alter Menschen zugesprochen (Rockwood et al. 2000). Dabei ermöglichen sensitive MR-Sequenzen (FLAIR) und neuropsychologische Tests unter Berücksichtigung der Speed-Komponente eine differenziertere Aussage. WML sind danach in ihrer lokalen Ausprägung mit diskreten neuropsychologischen Defiziten korreliert. Dieser Zusammenhang erklärt sich damit, dass die WML primär optimal konditionierte zerebrale Verschaltungen stören. Diese Störungen werden durch suboptimale Verschaltungen kompensiert, was mit einer Minderung der Geschwindigkeit verbunden ist (Luszcz u. Bryan 1999). Die Plastizität des Gehirns ist aber abhängig von der Ausprägung der WML in der Lokalisation und besonders bei bihemisphäriellem Vorkommen eingeschränkt (Rao, 1996). Dies erklärt auch, warum frühere quantitative Abschätzungen des Zusammenhangs zwischen Läsionen und neuropsychologischer Störung wenig aussagekräftig waren, und unterstreicht die Bedeutung von sog. strategischen Läsionen.

Literatur

Aicher F, Wagner M, Kremser C, Felber S. MR-imaging of non-Alzheimer dementia. J Neural Transm. 1996; 47(Suppl): 143–153

Antunez E, Estruch R, Cardenal C, Nicolas JM, Fernandez-Sola J, Urbano-Marquez A. Usefulness of CT and MR imaging of acute Wernicke's encephalopathy. Am J Neuroradiol. 1998; 171: 1131–1137

Ashtari M, Greenwald BS, Kramer-Ginsberg E, et al. Hippocampal/amygdala volumes in geriatric depression. Psychological Med. 1999; 29: 629–638

Bäckman L, Andersson JLR, Nyberg L, Winblad B, Nordberg A, Almkvist O. Brain regions associated with episodic retrieval in normal aging and Alzheimer's disease. Neurology. 1999; 52: 1861–1870

Baeker C, D'haenen H, Flamen P, et al. ^{123}I-5-I-R91 150, a new single-photon emission tomography ligand for 5-HT$_{2A}$ receptors: influence of age and gender in healthy subjects. Eur J Nucl med. 1998; 25: 1617–1622

Bak HB, Hodges JR. Cognition, language and behaviour in motor neurone disease: evidence of frontotemporal dysfunction. Dement Geriatr Cogn Disord. 1999; 10(suppl1) 29–32

Bakker SLM, de Leeuw FE, de Groot JC, Hofman A, Koudstaal PJ, Breteler MMB. Cerebral vasomotor reactivity and cerebral white matter lesions in the elderly. Neurology. 1999; 52: 578–583

Baldwin RC, Walker S, Jackson A, Simpson SW, Burns A. Further investigation of deep white matter lesions is necesary. BMJ. 1999; 318: 738

Barber R, Gholkar A, Scheltens P, et al. Medial temporal lobe atrophy on MRI in dementia with Lewy bodies. Neurology. 1999a; 52: 1153–1158

Barber R, Scheltens P, Gholkar A, et al. White matter lesions on magnetic resonance imaging in dementia with Lewy bodies, Alzheimer's disease, vascular dementia, and normal aging. J Neurol Neurosurg Psychiat. 1999b; 67: 66–72

Baum KA, Schulte C, Girke W, Reischies FM, Felix R. Incidental white-matter foci on MRI in ("healthy") subjects: evidence of subtle cognitive dysfunction. Neuroradiology. 1996; 38: 755–760

Bigler ED, Blatter DD, Anderson CV, Johnson SC, Gale SD, Hopkins RO, Burnett B. Hippocampal volume in normal aging and traumatic brain injury. Am J Neuroradiol. 1997; 18: 1–13

Bilir E, Craven W, Hugg J, Gilliam F, Martin R, Faught E, Kuzniecky R. Volumetric MRI of the limbic system: anatomic determinants. Neuroradiology 1998; 40: 138–144

Bowen BC, Block RE, Sanchez-Ramos J, et al. Proton MR spectroscopy of the brain in 14 patients with Parkinson disease. Am J Neuroradiol 1995; 16: 61–68

Brooks DJ. Functional imaging techniques in the diagnosis of non-Alzheimer dementias. J Neural Transm. 1996; 47 (Suppl): 155–167

Brooks DJ. Mortor disturbance and brain functional imaging in Parkinson's disease. Eur Neurol. 1997; 38 (suppl2): 26–32

Buijs PC, Krabbe-Hartkamp MJ, Bakker CJG, et al.: Effect of age on cerebral blood flow maesurement with ungated two-dimensional phase-contrast MR angiography in 250 adults. Radiology. 1998; 209: 667–674

Coffman JA, Torello MW, Bornstein RA, Chakeres D, Burns E, Nasrallah HA. Leukoaraiosis in asymptomatic adult offspring in individuals with Alzheimer's disease. Biol Psychiat. 1990; 27: 1244–1248

Convit A, deLeon MJ, Tarshish C, deSanti S, Tsui W, Rusinek H, George A. Specific hippocampal volume reduction in individuals ar risk for Alzheimer's disease. Neurobiol Aging. 1997; 18: 131–138

Cory-Bloom J, Thal LJ, Galasko D, et al. Diagnosis and evaluation of dementia. Neurology. 1995; 45: 211–218

DeLeon MJ, George AE, Golomb J, et al. Frequency of hippocampal formation atrophy in normal aging and Alzheimer's disease. Neurobiol Aging. 1997; 18: 1–11

Dichgans M, Mayen M, Brüning R, Ebke M, Gasser T. Erbliche Mikroangiopathie: CADASIL. Dtsch Ärztebl. 1997; 94: A227–A230

Doi T, Iwasa K, Makifuch T, Takimori M. White matter hyperintensities on MRI in a patient with corticobasal degeneration. Acta neurol scand. 1999; 99: 199–201

Double KL, Halliday GM, Kril JJ, et al. Topography of brain atrophy during normal aging and Alzheimer's disease. Neurobiol Aging. 1996; 17: 513–521

Duara R, Barker W, Luis CA. Frontotemporal dementia and Alzheimer's disease: differential diagnosis. Dement Geriat Cogn Dispord. 1999; 10 (suppl 1): 37–42

Ebmeier KP, Prentice N, Ryman A, et al. Temporal lobe abnormalities in dementia and depression: a study using high resolution single photon emission tomography and magnetic resonance imaging. J Neurol Neurosurg Psychiat. 1997; 63: 597–604

Ernst T, Chang L, Melchor R, Mehringer CM. Frontotemporal dementia and early Alzheimer disease: differentiation with frontal lobe H-1 MR spectroscopy. Radiology 1997; 203 :829–836

Eustache F, Desgranges B, Baron JC. Les substrats neuronaux des alterations cognitives liees a la maladie d`Alzheimer et au viellissement normal: etudes par tomographie a emission de positrons. Medicine/sciences 1999; 15: 467–474 (extended English summary)

Ewen K (Hrsg.) Moderne Bildgebung; Referenz-Reihe Radiologische Diagnostik. Stuttgart. Thieme; 1998

Fama R, Sullivan EV, Shear PK, et al. Selective cortical and hippocampal volume correlates of Mattis dementia rating scale in Alzheimer's disease. Arch. Neurol. 1997; 54: 719–728

Fazekas F. Magnetic resonance signal abnormalities in asymptomatic individuals: their incidence and functional correlates. Eur Neurol. 1998; 29: 164–168

Ferro JM. Vasculitis of the central nervous system. J Neurol. 1998; 245: 766–776

Fieschi C, Rasura M, Anzini A, Beccia M. Central nervous system vasculitis. J Neurol Sci. 1998; 153: 159–171

Förstl H., Zerfaß R, Geiger-Kabisch C, Sattel H, Besthorn C, Hentschel F. Brain atrophy in normal ageing and Alzheimer's disease: Volumetric discrimination and clinical correlations. Br J Psychiat. 167; 1995: 739–746

Förstl H, Hentschel F. Contribution of neuroimaging to the differential diagnosis of dementias and other late life psychiatric disorders. Rev Clin Gerontol. 2000;1 0: 55–68

Frisoni GB, Beltramello A, Weiss C, Geroldi C, Bianchetti A, Trabucci M. Linear measures of atrophy in mild Alzheimer disease. Am J Neuroradiol. 1996; 17: 913–923

Frisoni GB, Laakso MP, Beltramello A, et al. Hippocampal and entorhinal cortex atrophy in frontotemporal dementia and Alzheimer's disease. Neurology. 1999; 52: 91–100

Garraux G, Salmon E, Degueldre C, Lemaire C, Laureys S, Franck G. Comparison of impaired subcortico-frontal metabolic networks in normal aging, subkortico-frontal dementia, and cortical frontal dementia. Neuroimage. 1999; 10: 149–162

Gentileschi V, Muggia S, Poloni M, Spinnler H, Fronto-temporal dementia and motor neuron disease: a neuropsychological study. Acta neurol scand. 1999; 100: 341–349

Geula C. Abnormalities of neuronal circuitry in Alzheimer's disease. Hippocampus and cortical cholinergic innervation. Neurology. 1998; 51 (Suppl 1): S18–S29

Geworski L, Munz DL. Einzelphotonen-Emissionstomographie (SPET) und Positronen-Emissionstomographie (PET). In: Stoppe G, Hentschel F, Munz DL (Hrsg.). Bildgebende Verfahren in der Psychiatrie. Stuttgart: Thieme; 2000

Golomb J, Kluger A, deLeon MJ, et al. Hippocampal formation size predicts declinining memory performance in normal aging. Neurology. 1996; 47: 810–813

Gonzales RG. Molekular and functional magnetic resonance neuroimaging for the study of dementia. Ann New York Acad Sci .1996; 17: 37–48

Gur RC, Turetsky BI, Marsui M, Yan M, Bilker W, Hughett P, Gur RE. Sex differences in brain gray and white matter in healthy young adults: correlations with cognitive performance. J Neuroscience. 1999; 19: 4065–4072

Hampel H, Teipel SJ, Kötter HU, et al. Strukturelle Magnetresonanztomographie in der Diagnose und Erforschung der Demenz vom Alzheimer-Typ. Nervenarzt. 1997; 68: 365–378

Hampel H, Teipel SJ, Alexander GE, et al. Corpus callosum atrophy is a possible indicator of region- and cell type-specific neuronal degeneration in Alzheimer disease. Arch Neurol. 1998; 55: 193–198

Hanyu H, Asano T, Sakurai H, et al. Diffusion-weighted and magnetization transfer imaging of the corpus callosum in Alzheimer's disease. J Neurol Sci. 1999 a; 167: 37–44

Hanyu H, Asano T, Sakurai H, et al. Magnetization transfer ratio in cerebral white matter lesions of Binswanger's disease. J Neurol Sci. 1999 b; 166: 85–90

Harris GJ, Lewis RF, Satlin A, et al. Dynamic susceptibility contrast MR imaging of regional cerebral blood volume in Alzheimer disease. A promising alternative to nuclear medicine. Am J Neuroradiol. 1998; 19: 1727–1732

Hegerl U. Der Stellenwert des EEG in der Demenzdiagnostik. Psycho. 1999; 25 (Sonderausgabe): 19–23

Hentschel F. Bildgebende Diagnostik bei dementiellen Erkrankungen. Klin Neuroradiol. 1994; 4: 131–146

Hentschel F, Braus DF, Zerfaß R, Förstl H. Die kortikobasale Degeneration (KBD) in Computertomographie und Magnetresonanztomographie. Fortschr Röntgenstr. 163; 1995: 88–90

Hentschel F, Zerfaß R, Förstl H. Morphometrische Unterschiede im kranialen Computertomogramm zwischen Patienten mit Alzheimer Demenz und normalem Altern. Klin Neuroradiol. 1996; 5: 61–70

Hentschel F, Sattel H, Zerfaß R, Besthorn C. Definition eines Normalwertebereiches in Abgrenzung zur zerebralen Atrophie. Klin. Neuroradiol. 1998; 8: 1–7

Hentschel F. Bildgebende radiologische Verfahren in der Psychiatrie. In: Stoppe G, Hentschel F, Munz DL (Hrsg.) Bildgebende Verfahren in der Psychiatrie. Stuttgart: Thieme; 2000

Herholz K. Diagnostic imaging of dementia in the elderly. Arch Gerontol Geriat. 1997; 25: 5–12

Hirono N, Mori E, Ishii K, et al. Hypofunction in the posterior cingulate gyrus correlates with desorientation for time and place in Alzheimer's disease. J Neurol Neurosurg Psychiat. 1998; 64: 552–554

Holodny AI, Waxman R, George AE, Rusinek H, Kalnin AJ, Deleon M. MR differential diagnosis of normal-pressure hydrocephalus and Alzheimer disease: significance af perihippocampal fissures. Am J Neuroradiol. 1998; 19: 813–819

Ikeda K, Akijama H, Iritani S, et al. Corticobasal degeneration with primary progressive aphasia and accentuated cortical lesion in superior temporal gyrus: case report and review. Acta Neuropathol. 1996; 92: 534–539

Imon Y, Yamaguchi S, Katayama S, et al. A decrease in cerebral cortex intensity on T2-weighted with ageing images of normal subjects. Neuroradiology. 1998; 40: 76–80

Inzitari D, Cadelo M, Marranci ML, Pracucci G, Pantoni L. Vascular deaths in elderly neurological patients with leucoaraiosis. J Neurol Neurosurg Psychiat. 1997; 62: 177–181

Juottonen K, Laakso MP, Insausti R, et al. Volumes of the entorhinal and perirhinal cortices an Alzheimer's disease. Neurobiol Aging. 1998; 19: 15–22

Juottonen K, Laakso MP, Partanen K, Soininen H. Comparative MR analysis of the entorhinal cortex and hippocampus in diagnosing Alzheimer disease. Am J Neuroradiol 1999; 20: 139–144

Kaufer DI, Miller BL, Fairbanks LA, et al. Midline cerebral morphometry distinguishes frontotemporal dementia and Alzheimer's disease. Neurology. 1997; 48: 978–985

Kidron D, Black SE, Stanchev P, et al. Quantitative MR volumetry in Alzheimer's disease. Neurology. 1997; 49: 1504–1512

Kitagaki H, Mori E, Ishii K, Yamaji S, Hirono N, Imamura T. CSF spaces in idiopathic normal pressure hydrocephalus: morphology and volumetry. Am J Neuroradiol. 1998; 19: 1277–1284

Klunk WE, Xu C, Panchalingam K, Mcclure RJ, Pettegrew JW. Quantitative ^{1}H and ^{31}P MRS of PCA extracts of postmortem Alzheimer's disease brain. Neurobiol Aging. 1996; 17: 349–357

Koeppen AH. The history of iron in the brain. J Neurological Sci. 1995; 134 (suppl): 1–9

Kraft E, Schwarz J, Trenkwalder C, Vogl T, Pfluger T, Oertel WH. The combination of hypointense and hyperintense signal changes on T_2-weighted magnetic resonance imaging sequences. Arch Neurol. 1999; 56: 225–228

Kramer-Ginsberg E, Greenwald BS, Krishnan KRR, et al. Neuropsychological functioning and MRI signal hyperintensities in geriatric depression. Am J Psychiat. 1999; 156: 438–444

Krauss JK, Droste DW, Mergner T. Der idiopathische Normaldruckhydrozephalus. Dtsch Ärztebl. 1997; 95: A589–A595

Krausz Y, Bonne O, Gorfine M, Karger H, Lerer B, Chisin R. Age-related changes in brain perfusion of normal subjects detected by ^{99m}Tc-HMPAO SPECT. Neuroradiology. 1998; 40: 428–434

Kuwert T, Bartenstein P, Grünwald F, et al. Klinische Wertigkeit der Positronen-Emissions-Tomographie in der Neuromedizin. Nervenarzt. 1998; 69: 1045–1060

Laakso MP, Partanen K, Riekkinen P, et al. Hippocampal volumes in Alzheimer's disease, Parkinson`s disease, with and without dementia, and in vascular dementia: An MRI study. Neurology. 1996; 46: 678–681

Laakso MP, Soininen H, Partanen K, et al. MRI of the hippocampus in Alzheimer's disease: swensitivity, specifity, and analysis of the incorrectly classified subjects. Neurobiol Aging. 1998; 19: 23–31

Larsson A, Stephensen H, Wikkelso C. Adult patients with "asymptomatic" and "compensated" hydrocephalus benefit from surgery. Acta neurol scand 1999; 99: 81–90

Leys D, Englund E, DelSer T, et al. White matter changes in stroke patients. Eur Neurol. 1999; 42: 67–75

Luszcz MA, Bryan J. Toward understanding age-related memory loss in late adulthood. Gerontology. 1999; 45: 2–9

MacKay S, Ezekiel F, DiSclafani V, et al. Alzheimer disease and subcortical ischemic vascular dementia: evaluation by combining MR imaging segmentation ans H1-MR spectroscopic imaging. Radiology. 1996; 198: 537–545

Mäntylä R, Aronen HJ, Salonen OS, et al. Magnetic resonance imaging white matter hyperintensities and mechanism of ischemic stroke. Stroke. 1999; 30: 2053–2058

Manoury C, Michot JL, Caillet H, et al. Specifity of temporal amygdala atrophy in Alzheimer's disease: quantitative assessment with magnetic resonance imaging. Dementia. 1996; 7: 10–14

Marinioni M, Ginanneschi A, Inzitari D, Mugnai S, Amaducci L. Sex-related differences in human cerebral hemodynamics. Acta neurol scand. 1998; 97: 324–327

Meijer OC, deKloet ER. Corticosterone and serotogenic neurotransmission in the hippocampus: functional implications of central corticosteroid receptor diversity. Clin Rev Neurobiol. 1998; 12: 1–20

Meyer JS, Shirai T, Akiyama H. Neuroimaging for differentiating vascular from Alzheimer's dementia. Cerebrovasc Brain Metab Rev. 1996; 8: 1–10

Mielke R, Kessler J, Szelies B, Herholz K, Wienhard K, Heiss WD. Vascular dementia : perfusional and metabolic disturbances and effects of therapy. J Neural Transm. 1996; 47 (Suppl): 183–191

Miller BL, Moats RA, Shonk T, Ernst T, Woolley S, Ross BD. Alzheimer disease: despiction of increased cerebral myo-Inositol with proton MR spectroskopy. Radiology. 1993; 187: 433–437

Mori E, Ikeda M, Hirono N, Kitagaki H, Imamura T, Shimomura T. Amygdalar volume and emotional memory in Alzheimer's disease. Am J Psychiat. 1999; 156: 216–222

Mueller EA, Moore MM, Kerr DCR, et al. Brain volume preserved in healthy elderly through the eleventh decade. Neurology. 1998; 51: 1555–1562

Neary D, Snowden SJ, Gustafson L, et al. Frontotemporal lobar degeneration. A consensud on clinical diagnostic criteria. Neurology. 1998; 51: 1546–1554

Ott BR, Faberman RS, Noto RB, et al. A SPECT imaging study of MRI white matter hyperintensity in patients with degenerative dementia. Dement Geriatr Cogn Dis. 1997; 8: 348–354

Otto V, Kaps M, Burgmann T, Kömpf D. CADASIL: Zwei Falldarstellungen einer hereditären Multiinfarktdemenz. Fortschr Röntgenstr. 1997; 65: 90–95

Palsson S, Aevarsson O, Skoog I. Depression, cerebral atrophy, cognitive performance and incidence of dementia. Br J Psychiat. 1999; 174: 249–253

Parnetti L, Tarducci R, Presciutti O, et al. Proton magnetic resonance spectroscopy can differentiate Alzheimer's disease from normal aging. Mech Aging Dev. 1997; 97: 9–14

Pasquir F, Lebert F, Lavenu I, Guillaume B. The clinical picture of frontotemporal dementia: diagnosis and follow-up. Dement Geriatr Cogn Dis. 1999;10 (suppl 1): 10–14

Pfefferbaum A, Adalsteinsson E, Spielman D, Sullivan EV, Lim KO. In vivo brain concentrations of N-acetyl compounds, creatine, and choline in Alzheimer disease. Arch Gen Psychiat. 1999; 56: 185–192

Pietrini P, Teipel SJ, Bartenstein P, Rapoport SI, Möller HJ, Hampel H. PET and the effects of aging and neurodegeneration on brain function: basic principles. Drug news Perspect. 1998; 11: 161–165

Pullicino P, Benedict RHB, Capruso DX, Vella N, Withiam-Leitch S, Kwen, PL. Neuroimaging criteria for vascular dementia. Arch Neurol. 1996; 53: 723–728

Rao SM. White matter and demetia. Brain and Cognition. 1996; 3: 250–268

Rockwood K, Wenzel C, Hachinski V, Hogan DB, MacKnight C, McDowell I. Prevalence and outcome of vascular cognitive impairment. Neurology. 2000; 54: 447–451

Roman GC, Tatemichi TK, Erkinjuntti T, et al. Vascular dementia: diagnostic criteria for research studies. Report of the NINDS-AIREN International Workshop. Neurology. 1993; 43: 250–260

Roob G, Schmidt R, Kapeller P, Lechner A, Hartung HP, Fazekas F. MRI evidence of past cerebral microbleeds in a healthy elderly population. Neurology. 1999; 52: 991–994

Sanchez-Pernaute R, Segura-Garcia JM, delBarrio Alba A, Viano J, deYebenes JG. Clinical correlation of strial ^{1}H MRS changes in Huntington`s disease. Neurology. 1999; 53: 806–812

Scheltens P. Early diagnosis of dementia: neuroimaging. J Neurol. 1999; 246: 16–20

Schenk JF. Imaging of brain iron by magentic resonance: T2 relaxation at different field strengths. J Neurol Sci. 1995; 134 (Suppl): 10–18

Schirmer M, Fels S. Severe deep white matter lesions and outcome in major depressive disorder. BMJ. 1999; 318: 737–738

Schlaepfer TE, Harris GJ, Tien AY, Peng L, Lee S, Pearlson GD. Structural differences in the cerebral cortex of healthy female and male subjects: a magnetic resonance imaging study. Psychiat Res, Neuroimag. 1995; 61: 129–135

Schmidt R, Fazekas F, Kapeller P, Schmidt H, Hartung HP. MRI white matter hyperintensities. Three-year follow-up of the Austrian Stroke Prevention Study. Neurology. 1999; 53: 132–139

Schrag A, Kingsley D, Phatouros C, et al. Clinical usefulness of magnetic resonance imaging in multiple system atrophy. J Neurol Neurosurg Psychiat. 1998; 65: 65–71

Simic G, Kostivic I, Winblad B, Bogdanovic N. Volume and number of neurons of the human hippocampal formation in normal aging and Alzheimer's disease. J Comp Neurol. 1997; 379: 482–494

Smith AD, Jobst KA, Edmonds Z, Hindley NJ, King EMF. Neuroimaging and early Alzheimer's disease. Lancet. 1996a; 348: 830

Smith AD, Jobst KA. Use of structural imaging to study the progression of Alzheimer's disease. Brit Med Bull. 1996b; 52: 575–586

Snowden JS. Sementic dysfunction in frontotemporal lobar degeneration. Dement Geriatr Cogn Dis. 1999; 10 (suppl): 33–36

Stoppe G, Bruhn H, Finkenstaedt M, Meller J, Becker W. Hirnleistungsstörungen und Demenzen. In: Stoppe G, Hentschel F, Munz DL (Hrsg.) Bildgebende Verfahren in der Psychiatrie. Stuttgart: Thieme; 2000

Stout JC, Jernigan TL, Archibald SL, Salmon DP. Association of dementia severity with cortical gray matter and abnormal whithe matter volumes in dementia of the Alzheimer type. Arch Neurol. 1996; 53: 742–749

Taoka T, Iwasaki S, Uchida H, et al. Age correlation of the time lag in signal change on EPI-fMRI. J Comput Assist Tomogr. 1998; 22: 514–517

Takao M, Koto A, Tanahashi N, Fukuuschi Y, Takagi M, Morinaga S. Pathologic findings of silent hyperintense white matter lesions on MRI. J Neurol Sci. 1999; 167: 127–131

Tedeschi G, Bertolino A, Lundbom N, et al. Cortical and subcortical chemical pathology in Alzheimer's disease as assessement by multislice proton magnetic resonance spectroscopic imaging. Neurology. 1996; 47: 696–704

Teipel SJ, Hampel H, Pietrini P, et al. Region-specific corpus callosum atrophy correlates with the regional pattern of cortical glucose metabolism in Alzheimer disease. Arch Neurol. 1999; 56: 467–473

Tohgi H, Yonnezewa H, Takahashi S, et al. Cerebral blood flow and oxygen metabolism in senile dementa of Alzheimer's typ and vascular dementia with deep white matter changes. Neuroradiology. 1998; 40: 1313–137

Tokumaru AM, O'uchi T, Kuru Y, Maki T, Murayama S, Horichi Y. Corticobasal degeneration: MR with histopathologic comparison. Am J Neuroradiol. 1996; 17: 1849–1852

Tomimoto H, Akiguchi I, Akiyama H, et al. Vascular changes in white matter lesions of Alzheimer's disease. Acta Neuropathol. 1999; 97: 629–634

Trojano L, Ragano M, Manca A, Caruso G. A kind affected by cerebral autosomal dominant arteriopathy with subcortical infarcts and leucoencephalopathy (CADASIL). J Neurol. 1998; 245: 217–222

Tsuchiya K, Miyazaki H, Ikeda K, et al. Serial brain CT in corticobasal degeneration: radiological and pathological correlation of two autopsy cases. J Neurol Sci. 1997; 152: 23–29

Vermersch P, Roche J, Hamon M, et al. White matter magnetic resonance imaging hyperintersity in Alzheimer's disease: correlations with corpus callosum atrophy. J Neurol. 1996; 243: 231–234

Volkow ND, Ding YS, Fowler JS, et al. Dopamine transporters decrease with age. J Nucl Med. 1996; 37: 554–559

Wahlund LO. Magnetic resonance imaging and computed tomography in Alzheimer's disease. Acta neurol scand. 1996; 168 (Suppl): 50–53

Wallin A. The overlap between Alzheimer's disease and vascular dementia: the role of white matter changes. Dement Geriatr Cogn Dis. 1998; 9 (suppl l): 30–35

Warkentin S, Passant U. Functional imaging of the frontal lobes in organic dementia. Dement Geriatr Cogn Dis. 1997; 8: 105–109

Winkelmann J, Auer DP, Lechner C, Elbel G, Trenkwalder C. Magnetic resonance imaging findings in corticobalsal degeneration. Movement Dis. 1999; 14: 669–673

Yamaguchi S, Meguro K, Itoh M, et al. Decreased cortical glucose metabolism correlates with hippocampal atrophy in Alzheimer's disease as shown by MRI and PET. J Neurol Neurosurg Psychiat. 1997; 62: 596–600

Yamauchi H, Fukuyama H, Nagahama Y, et al. Atrophy of the corpus callosum, cortical hypometabolism, and cognitive impairment in corticobasal degeneration. Arch Neurol. 1998; 55: 609–614

Yue NC, Arnold AM, Longstreth WT, et al. Sulcual, ventricular, and white matter changes at MR imaging in the aging brain: data from the cardiovascular health study. Radiology. 1997; 202: 33–39

Zijlmans JCM, deKoster A, van't Hoff MA, Thijssen HMO, Horstink MWIM, Heerschap A. Proton magnetic resonance spectroscopy in suspected vascular ischemic parkinsonism. Acta neurol scand. 1994; 90: 405–411

Zimmerman RD, Fleming CA, Lee BCP, Saint-Louis LA, Deck MDF. Periventricular hyperintensity as seen by magnetic resonance: prevalence and significance. Am J Radiol. 1986; 146: 443–445

Neurophysiologie

U. Hegerl und O. Pogarell

Der Verdacht auf eine AD stützt sich überwiegend auf die klinische Untersuchung. Im Prozess der Diagnose und Differenzialdiagnose der AD kommen jedoch apparative Zusatzuntersuchungen vor allem zur Ausschlussdiagnostik zum Einsatz und hierbei zählt das EEG neben der strukturellen Bildgebung (cCT oder MRT) und der Labordiagnostik zu den wichtigsten und obligatorischen Verfahren. Dieser Stellenwert des EEG gerade bei der Diagnose der AD ergibt sich aus einigen Besonderheiten (Tab. 4.23).

■ Das EEG reflektiert als einziges Verfahren unmittelbar kortikale, neuronale Massenaktivität

Für die Beurteilung der kortikalen neuronalen Funktion ist das EEG nach wie vor das beste der zur Verfügung stehenden Instrumente. Die elektrischen Potenziale des EEG, wie sie an der Kopfhaut gemessen werden, ergeben sich unmittelbar aus der Summation intrakortikaler Ströme (exzitatorische [EPSP] und inhibitorische postsynaptische Potenziale [IPSP]), die Folge der Öffnung von postsynaptischen Ionenkanälen nach Freisetzung von Neurotransmittern aus den Synapsen sind.

> Das EEG reflektiert deshalb unmittelbar kortikale neuronale Aktivität.

Andere Instrumente wie SPECT, PET oder fMRT spiegeln die neuronale Aktivität mehr indirekt über Änderungen des Blutflusses, der Glucoseutilisation oder anderer metabolischer Aspekte. Bei einer gemessenen Aktivitätszunahme kann bei den indirekten Verfahren beispielsweise nicht unterschieden werden, ob diese Ausdruck einer vermehrten exzitatorischen oder inhibitorischen Aktivität ist.

cCT und MRT wiederum haben zwar heute das EEG für die Strukturdiagnostik entbehrlich gemacht, liefern jedoch keine Informationen zur Hirnfunktion.

> Die neurodegenerativen Prozesse der AD mit Neuronen- und Synapsenverlust betreffen vor allem die Hirnrinde. Das EEG wird durch synaptische kortikale Aktivität generiert und ist deshalb in besonderer Weise geeignet, um die Folgen dieser Veränderungen auf die kortikale Funktion abzubilden.

■ Das EEG wird durch die zentrale cholinerge Neurotransmission moduliert

Bei der AD ist die Funktionsstörung des cholinergen Transmittersystems ein wichtiger pathophysiologischer Faktor. Dies ist von wesentlicher Bedeutung für die elektrophysiologische Diagnostik, da das EEG ebenfalls durch die zentrale cholinerge Aktivität beeinflusst wird.

Tierexperimentelle Untersuchungen zeigen, dass durch Aktivitätssteigerung der zentralen cholinergen Neurotransmission die langsame rhythmische kortikale Aktivität sistiert und durch rasche Tätigkeit aus dem Beta-Bereich ersetzt wird (Desynchronisierung). Maßgeblich daran beteiligt ist die Aktivität des cholinergen Nucleus basalis Meynert im Vorderhirn. Seine diffusen Projektionen in den gesamten Kortex vermitteln eine Erregbarkeitssteigerung der Pyramidenzellen, die mit einer Unterbrechung langsamer Tätigkeit und dem Auftreten von Beta-Tätigkeit in Verbindung gebracht wird. Bedeutsam hierfür sind außerdem die cholinergen Nervenzellpopulationen der pontomesenzephalen Formatio reticularis. Diese beeinflussen über Faserverbindungen zum Nucleus reticularis thalami die rhythmische Alpha-Tätigkeit. Diese pontomesenzephalen cholinergen Neuronen sind ein wichtiger Teil des *aufsteigenden retikulären Arousal-Systems (ARAS)*, welches einen maßgeblichen Einfluss auf Vigilanz und Arousal des Organismus ausübt.

Tabelle 4.23 Vorteile neurophysiologischer Untersuchungsmethoden (EEG, ereigniskorrelierte Potenziale-EKP)
EEG und EKP reflektieren als einzige Verfahren unmittelbar und in empfindlicher Weise kortikale neuronale Aktivität
Hohe zeitliche Auflösung – im Zeitbereich (ms) kognitiver Prozesse
Nichtinvasive, kostengünstige Untersuchungsverfahren
Für Verlaufsuntersuchungen (z. B. zur Therapiekontrolle) geeignet, da kaum belastend
Auch bei eingeschränkt kooperationsfähigen Patienten durchführbar

Der Zusammenhang zwischen cholinerger Aktivität und EEG-Tätigkeit ist in weitgehend konsistenter Weise belegt. Durch tierexperimentelle Läsionen des Nucleus basalis Meynert kam es zur Verstärkung der Delta-Aktivität im EEG. Ähnliche Ergebnisse wurden im Tierversuch und beim Menschen durch die Gabe anticholinerg wirkender Pharmaka erzielt. Umgekehrt findet sich bei Verabreichung von Cholinagonisten oder durch elektrische Reizung der pontomesenzephalen Formatio reticularis eine rasche kortikale Aktivität bei verminderter langsamer Tätigkeit (Überblick z. B. bei Ebert u. Kirch 1998, Gallinat u. Hergerl 1998).

Eine dem cholinergen System vergleichbare enge Beziehung zum EEG wurde für die anderen sog. neuromodulatorischen Systeme (serotonerges, dopaminerges oder noradrenerges System) nicht beobachtet. Zum Beispiel ergaben neurochemische post mortem Untersuchungen bei der AD, dass die Verlangsamung der Grundaktivität zu der zentralen cholinergen, nicht aber der dopaminergen, noradrenergen oder serotonergen Funktion in Beziehung steht (Soininen et al. 1992).

■ **Durch die hohe zeitliche Auflösung des EEG können hirnfunktionelle Korrelate kognitiver Leistungen und Leistungsstörungen erfasst werden**

Ein wichtiger Vorteil des EEG ist die hohe zeitliche Auflösung. Bei Untersuchung der EEG-Veränderungen, die in zeitlicher Koppelung zu einem bestimmten Ereignis, z. B. einem sensorischen Stimulus oder einer kognitiven Aufgabe auftreten (ereigniskorrelierte Potenziale [EKP]), kann die Modulation der kortikalen Aktivität im Bereich von Millisekunden analysiert werden, also in einem Zeitbereich, in dem auch kognitive Verarbeitungsprozesse ablaufen. Das am besten untersuchte EKP ist die P300, die mit einer Latenz von ca. 300 ms nach seltenen oder aufgabenrelevanten Ereignissen auftritt und eine Beziehung zu kognitiven Aspekten aufweist (Abb. 4.29).

Auch wenn P300-Veränderungen bei Patienten mit AD seit langem und in konsistenter Weise beschrieben sind, hat dieses Untersuchungsverfahren wegen methodischer Probleme und unbefriedigender diagnostischer Trennschärfe bisher keinen Eingang in die Routinediagnostik gefunden. Durch methodische Weiterentwicklungen ist jedoch die Reliabilität und Validität der P300-Parameter verbessert worden, sodass dieses Untersuchungsverfahren erneutes Interesse gewinnt und in den folgenden Ausführungen ebenfalls behandelt werden soll.

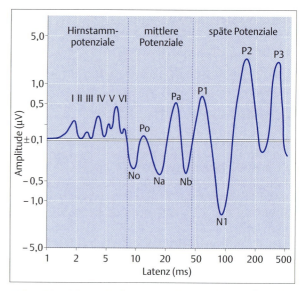

Abb. 4.29 Schematische, im Zeitbereich logarithmische Darstellung der akustisch evozierten Potenziale:
Die P3-Komponente (P300) kommt nur unter besonderen Bedingungen, wie z. B. nach seltenen und aufgabenrelevanten Ereignissen zur Darstellung.

EEG/EKP und Alzheimer-Demenz

Die klassischen Veränderungen bei visueller und quantitativer EEG-Analyse von Patienten mit leichter und mittelschwerer AD sind in Tab. 4.24 angegeben.

> Bei Einsatz des quantitativen EEG ist der Anstieg der relativen Theta-Aktivität der sensitivste Parameter, der Patienten mit AD von gleichaltrigen gesunden Personen unterscheidet (Coben et al. 1985 u. 1990, Penttitilä et al. 1985, Soininen et al. 1991, Szelies et al. 1994).

Eine Verlangsamung der Alpha-Grundaktivität auf 8 Hz oder darunter findet sich bereits bei ca. 40 % der Patienten mit leichter (Prinz u. Vitiello 1989) und bei der Mehrzahl der Patienten mit mittelschwerer AD.

Die meisten Studien zeigen bei der diagnostisch schwierigen Patientengruppe mit leichter bzw. beginnender AD eine lediglich mäßige Sensitivität der EEG-Parameter (Prozentsatz der Patienten mit AD und pathologischem EEG: 20–40 %), wenn gleichzeitig die Spezifität (Prozentsatz der Patienten ohne AD und mit unauffälligem EEG) bei nahe 100 % liegt und somit keine Person der Kontrollgruppe fälschlich in die AD-Gruppe eingruppiert wird (Brenner et al. 1986, Prinz u. Vitiello 1989, Coben et al. 1990).

Eine höhere Sensitivität von bis zu 83 % bei leichter AD kann erreicht werden, wenn sowohl die Frequenz als auch

Tabelle 4.24 Neurophysiologische Befunde (EEG, EKP) bei leicht- bis mittelgradiger AD
Verlangsamung der Alpha-Grundaktivität
Zunahme der relativen und absoluten Theta-Aktivität
Zunahme der Delta-Aktivität
Amplitudenabnahme und Latenzzunahme der P300

die Kohärenz der EEG-Aktivität berücksichtigt wird (Leuchter et al. 1987). Kohärenz ist ein Parameter der quantitativen EEG-Analyse und stellt ein Maß für die Synchronizität verschiedener Gehirnregionen dar. Der Grad der Kohärenz ist abhängig von der Funktion synaptischer Verbindungen zwischen den jeweiligen Gehirnarealen und erlaubt im Rahmen von Verlaufsstudien die Beurteilung von Diskonnektionsstörungen sowie der synaptischen Plastizität (Cook u. Leuchter 1996). Eine Abnahme der EEG-Kohärenz ist ein konsistenter Befund bei Patienten mit AD (Besthorn et al. 1994).

> Eine zusätzliche Verbesserung der diagnostischen Aussagekraft ist möglich, wenn Voruntersuchungen herangezogen werden können. Durch den Vergleich mit einer früheren EEG-Ableitung kann dann auch eine Verlangsamung der Grundaktivität innerhalb des normalen Spektrums, z.B. von 11/s auf 9/s erkannt und als pathologisch eingestuft werden.

Das EEG eines Patienten mit leichtgradiger AD im Vergleich zu einem Normalbefund zeigt Abb. 4.**30**.

Bei Patienten mit mittelgradiger bis schwerer Demenz erhöht sich die Sensitivität des EEG auf Werte über 90% (z.B. Robinson et al. 1994). Bei Patienten mit post mortem histologisch gesicherter AD mittlerer oder schwerer Ausprägung lag die Sensitivität noch höher (96%; Soininen et al. 1992).

Unabhängig vom Ausmaß des Schweregrads der Demenz konnten Lehtovirta et al. (1996) zeigen, dass AD-Patienten mit einem oder 2 Apolipoprotein-E-ε4-Allelen niedrigere mittlere Frequenzen sowie höhere relative Theta-Amplituden in der quantitativen EEG-Analyse als ε4-negative Patienten aufweisen. Da das EEG u.a. durch das zentrale cholinerge System moduliert wird (s. oben), deuten diese Befunde möglicherweise auf eine Beziehung zwischen dem Apolipoprotein-E-Genotyp und dem cholinergen Defizit bei AD-Patienten hin.

Im Hinblick auf den Krankheitsverlauf der AD fanden verschiedene Arbeitsgruppen in Langzeitstudien eine raschere Progression bei Patienten, die bereits im frühen Krankheitsstadium deutliche EEG-Veränderungen aufwiesen, sodass die initale EEG-Diagnostik auch von prädiktiver Bedeutung sein kann (Förstl et al. 1996).

■ Schlaf-EEG und Polysomnographie

Die zentrale cholinerge Neurotransmission beeinflusst die Schlafarchitektur und ist nach tierexperimentellen Untersuchungen insbesondere für die Triggerung und Aufrechterhaltung von REM-Schlaf-Phasen von Bedeutung.

> Der REM-Schlaf ist ein gut definierter Gehirnfunktionszustand ohne die im Routine-EEG üblicherweise vorhandenen Vigilanzfluktuationen. Daher können sich gerade in diesem Funktionszustand AD-bedingte Veränderungen gut darstellen.

Die Bedeutung des REM-Schlaf-EEG für die Frühdiagnose wurde unter Verwendung autoregressiver Techniken und Spektralanalyseverfahren untersucht (Prinz et al. 1992).

39 Patienten mit leichter AD (MMSE = 23 ± 0,9) wurden mit 43 gesunden Kontrollen verglichen. Dabei konnten 74–92% der Patienten und 95–98% der gesunden Kontrollen korrekt klassifiziert werden. Diese Ergebnisse wurden von anderen Autoren bestätigt (Petit et al. 1992, Montplaisir et al. 1996).

Auch bei der Differenzialdiagnose depressiver Störungen und demenzieller Entwicklungen können polysomnographische Schlaf-EEG-Ableitungen hilfreich sein. Die REM-Schlaf-Parameter verhalten sich bei diesen Störungen z.T. gegensätzlich: Bei älteren depressiven Patienten fand sich ein höherer, bei Demenzkranken ein niedrigerer relativer Anteil des REM-Schlafs (Reynolds et al. 1985). Dies stimmt mit der Hypothese einer cholinergen Überaktivität bei der ersten und eines cholinergen Defizits bei der zweiten Gruppe überein.

Dykierek et al. (1998) führten eine Studie zur Wertigkeit der REM-Schlaf-Parameter in der Differenzialdiagnose depressiver und demenzieller Erkrankungen (old age depression gegenüber AD) durch. Anhand der REM-Schlaf-Analyse konnten etwa 86% der Patienten korrekt der jeweiligen Patientengruppe zugeordnet werden, wobei die Gruppe der demenzkranken Patienten eine signifikant geringere Ausprägung des REM-Schlafs (REM-Dichte, relativer REM-Anteil) aufwies.

■ Ereigniskorrelierte Potenziale (P300)

Weitgehend übereinstimmen weisen Patienten mit Demenz eine Amplitudenabnahme und Latenzzunahme der P300 auf. In älteren Studien, in denen demente Patienten mit neuropsychiatrischen Patienten ohne Demenz verglichen wurden, lag die Spezifität der P300-Latenz durchweg bei über 80%, während die Sensitivität zwischen 13 und 80% angegeben wurde (Pfefferbaum et al. 1990). Die Studien mit schwerer dementen Patienten berichteten erwartungsgemäß meist höhere Sensitivitäten. Die akustische P300-Latenz erwies sich der visuellen P300-Latenz

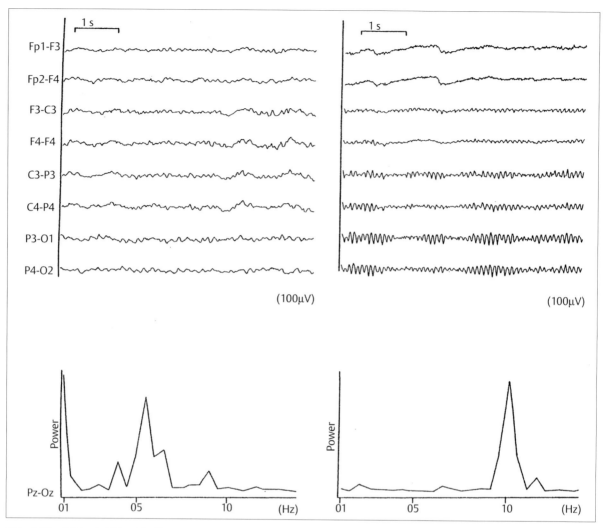

Abb. 4.30 AD im leichten Stadium:
EEG eines 72-jährigen Patienten mit AD im leichten Stadium (Mini-Mental-State-Examination: 25 von 30 Punkten) im Vergleich zu einem Normalbefund (rechts). Bei dem Patienten findet sich eine verlangsamte Grundaktivität um 6/s (gegenüber 10/s im Normalbefund), die zudem eine Ausbreitung über vordere Hirnabschnitte zeigt. Der erhöhte Anteil langsamerer Frequenzen wird durch die Powerspektralanalysen verdeutlicht und quantifizierbar.

als überlegen. In diesen älteren Arbeiten wurden neue technische Möglichkeiten (Dipolquellenanalyse, Vielkanalableitungen) nur wenig genutzt und meist lediglich die P300-Aktivität im Bereich der zentralen und parietalen Elektroden berücksichtigt.

Durch den Einsatz neuerer Verfahren konnten methodische Schwierigkeiten bei der Bestimmung von P300 (begrenzte Reliabilität, überlappende Subkomponenten) verringert werden.

Die *Dipolquellenanalyse* zeigt im Vergleich zur Einzelkanalableitung eine deutlich verbesserte Reliabilität und ermöglicht eine genauere Differenzierung überlappender, funktionell unterschiedlicher P300-Subkomponenten.

Dabei konnte gezeigt werden, dass diese Komponenten eine unterschiedliche Altersabhängigkeit aufweisen:
- der temporobasale Dipol (entsprechend der parietalen Komponente P3b) ist im höheren Alter geringer ausgeprägt,
- der temporosuperiore Dipol (frontale P3a-Komponente) bleibt im Alter weitgehend unbeeinflusst.

Diese Differenzierung ermöglicht einen gezielteren Einsatz dieser Methodik in der Demenzdiagnostik, da nun auch elektrophysiologisch die vorwiegend temporoparietale Degeneration im Rahmen der AD gezielter erfasst werden kann (Hegerl u. Frodl-Bauch 1997). Dadurch ist insbesondere im Frühstadium der Demenzerkrankungen eine verbesserte Sensitivität zu erwarten. In einer vor kurzem abgeschlossenen konfirmatorischen Untersuchung an 26 Patienten mit leicht- bis mittelgradiger AD sowie 43 gesunden Kontollpersonen wies das Verfahren eine diagnostische Spezifität von 81,5% und Sensitivität von 88,5% auf und zählt damit zu den besten derzeit zur Verfügung stehenden biologischen Diagnosemarkern (Frodl et al. 1999, 2002).

■ Diagnostischer und differenzialdiagnostischer Wert von EEG/EKP

Der diagnostische und differenzialdiagnostische Wert von EEG und EKP hängt von der jeweiligen klinischen Konstellation ab:

Stellenwert von EEG/EKP für Diagnose/Differenzialdiagose

- Die hohe Spezifität der EEG-Veränderungen bei Patienten mit AD gegenüber nichtdementen Kontrollpersonen bedeutet, dass eine Zunahme der relativen Theta-Aktivität oder eine Verlangsamung der Alpha-Grundaktivität auf kleiner oder gleich 8/s bei Patienten mit leichten kognitiven Einbußen ein starkes Argument für das Vorliegen einer Demenzerkrankung ist und gegen das alleinige Vorliegen z. B. einer Pseudodemenz bei depressiver oder dissoziativer Störung spricht. Auch eine alleinige Frontallappendegeneration kann in diesem Fall weitgehend ausgeschlossen werden, da diese Differenzialdiagnose meist mit einem unauffälligen EEG einhergeht. Gerade die Abgrenzung einer beginnenden AD von depressiven Störungen gehört zu den häufigsten differenzialdiagnostischen Problemen bei der Frühdiagnose der AD, sodass das EEG hier sehr hilfreich sein kann. Nicht selten ist ein pathologisches EEG der einzige apparativ fassbare Parameter, der den klinischen Verdacht auf das Vorliegen einer leichten AD unterstützt.
- Bei schwerer ausgeprägter Demenz weisen die meisten Patienten mit AD ein – zumindest bei quantitativer Auswertung – pathologisches EEG auf. Ein unauffälliger EEG-Befund sollte hier Anlass sein, die Diagnose einer AD zu überdenken und Differenzialdiagnosen wie z. B. subkortikale Demenzformen oder Frontallappendegeneration (s. unten) in Erwägung zu ziehen.
- Die mäßige Sensitivität des EEG wie auch der EKP bei leichtgradiger AD bedeutet, dass ein unauffälliger EEG-Befund bei entsprechendem klinischen Bild für den Kliniker nur wenig hilfreich ist. Da Vorbefunde meist fehlen, kann beim individuellen Patienten eine als pathologisch zu wertende Verlangsamung innerhalb des Alpha-Spektrums (z. B. eine Abnahme der Grundfrequenz von 11 auf 9/s) nicht erkannt werden.

EEG/EKP und Differenzialdiagnosen der Alzheimer-Demenz

■ Demenzen bei Frontallappendegeneration (z. B. Pick-Erkrankung)

Patienten mit einer Demenz im Rahmen einer Frontallappendegeneration zeigen meist ein unauffälliges EEG. Dies dürfte dadurch zu erklären sein, dass das EEG überwiegend durch den okzipitalen und parietalen Kortex generiert wird und hinsichtlich Veränderungen in diesen Bereichen ein empfindliches Instrument darstellt, jedoch weniger bei frontalen kortikalen Veränderungen. Nicht selten steht das normale EEG in Kontrast zu dem schweren klinischen Bild. Dies wurde z. B. von Förstl et al. (1996) in einer Studie an 10 Patienten mit klinisch diagnostizierter Frontallappendegeneration (FLD) beobachtet: Obwohl die meisten Patienten eine mittelgradige oder schwere Demenz aufwiesen (mittlerer Score in der Mini Mental State Examination, MMSE = 15.4) unterschieden sich die FLD-Patienten bzgl. der EEG-Aktivität nicht von gesunden Kontollen.

Ein pathologisches EEG bei leichter bis mittelgradiger Demenz ist deshalb eher ein Argument für das Vorliegen einer AD und spricht gegen eine alleinige Frontallappendegeneration. Umgekehrt sollte bei normalem EEG bei Patienten mit klinisch schwerer Demenz differenzialdiagnostisch insbesondere an eine Frontallappendegeneration gedacht werden (Abb. 4.31)

■ Subkortikale Demenzen (z. B. bei Stammganglienerkrankungen, Alkoholenzephalopathie, Normaldruckhydrozephalus)

Da das EEG kortikal generiert wird, kommen die hirnfunktionellen Änderungen bei subkortikalen Demenzen nur indirekt und weniger zuverlässig und eindrücklich zur Darstellung. Bei Demenzen bei *Alkoholabhängigkeit*, *Parkinson-Krankheit* und *Normaldruckhydrozephalus* sind die EEG-Befunde meist unauffällig (Brown u. Goldensohn 1973, Newman 1978, Stigsby et al.1981, Gustafson et al. 1990, Mitsuyama 1993, Rosén et al.1993, Julin et al. 1995).

Bei Patienten mit *Morbus Huntington* wird häufig ein niedrigamplitudiges, lediglich unspezifisch verändertes EEG beobachtet.

Von einigen Autoren wurde postuliert, dass sich subkortikale von kortikalen Demenzen anhand der EKP differenzieren lassen (Goodin u. Aminoff 1986). Es wurde festgestellt, dass Patienten mit AD (kortikal) nur eine Verlängerung der akustisch evozierten P300-Latenz (AEP), Patienten mit einem demenziellen Syndrom im Rahmen eines Morbus Huntington oder Morbus Parkinson (d. h. mit subkortikaler Demenz) dagegen zusätzlich Latenzverlän-

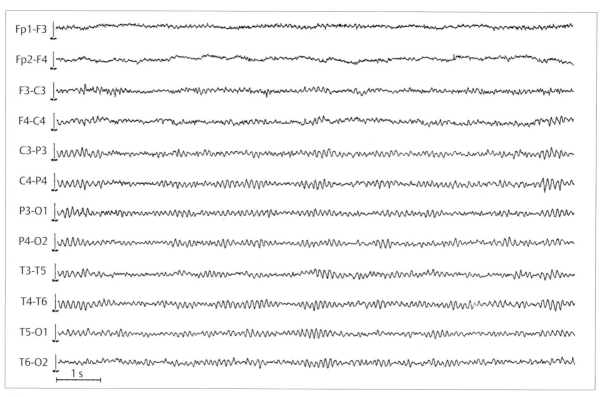

Abb. 4.**31** **Frontotemporale lobäre Degeneration:**
EEG eines 60-jährigen Patienten mit einem schweren demenziellen Syndrom im Rahmen einer Lobäratrophie bei deutlichen frontalen Atrophiezeichen in der strukturellen Bildgebung (cCT): Alpha-EEG, 9/s, Normalbefund.

gerungen früher AEP-Komponenten (N1- und P2-Komponente, s. Abb. 4.**29**) aufweisen. Etwas im Widerspruch hierzu stehen jedoch Arbeiten, die auch bei Patienten mit AD Latenzverlängerungen der frühen Komponenten fanden (St. Clair et al. 1985, Pollock et al. 1989).

Bei 7 Patienten mit *Normaldruckhydrozephalus nach Subarachnoidalblutung* wurden vor Anlage eines ventrikuloperitonealen Shunts verlängerte P300-Latenzen nachgewiesen. Postoperativ kam es bei allen Patienten zu einer Latenzabnahme, die jedoch in keinem klaren Verhältnis zu den Besserungen in den neuropsychologischen Tests stand (Naka et al.1996). Inwieweit der Erfolg einer geplanten Shuntoperation mit Hilfe der Elektrophysiologie in Verbindung mit probatorischen Liquorpunktionen prädiziert werden kann, ist nicht systematisch untersucht wurden.

■ Lewy-Körperchen-Demenz

Neben den klinischen und anamnestischen Charakteristika bei Patienten mit Lewy-Körperchen-Demenz liefert das EEG zusätzliche differenzialdiagnostische Hinweise. Briel et al. (1999) fanden bei Patienten mit post mortem neuropathologisch gesicherter Lewy-Körperchen-Demenz eine deutlichere Grundrhythmusverlangsamung als bei AD-Patienten mit vergleichbarer Ausprägung der kognitiven Beeinträchtigung. Zusätzlich fanden sich bei 50% der Patienten mit Lewy-Körperchen-Demenz temporal betonte Gruppen steiler Transienten (temporal lobe slow wave transients), die signifikant mit anamnestisch berichteten Episoden von Bewusstseinsstörungen korrelierten.

■ Vaskuläre Demenz

Die VD (z. B. Demenz bei hypertensiver Enzephalopathie mit periventrikulären Marklagerischämien oder Multiinfarktdemenz nach mehreren (umschriebenen) Infarkten) ist eine der wichtigsten Differenzialdiagnosen der AD. Hier ist die strukturelle Bildgebung hilfreich, um Informationen über die Lokalisation und das Ausmaß der Läsionen zu gewinnen. Von klinischer Bedeutung ist jedoch, dass auch das EEG einen Beitrag zur Diagnose liefern kann.

> Fokale und asymmetrische langsame Aktivität (Herdbefunde) sprechen differenzialdiagnostisch eher für eine VD und finden sich hier insbesondere beim Multiinfarkttyp (Logar et al. 1987, Erkinjuntti et al. 1988, Sloan u. Fenton 1993).

Leuchter et al. (1987) berichteten, dass mit Hilfe der quantitativen EEG-Parameter Frequenz und Kohärenz 92% (22 von 24) der untersuchten Personen korrekt den Gruppen Multiinfarktdemenz (n = 6), AD (n = 12) oder gesunde Kontollen (n = 6) zugeordnet werden konnten.

In einer weiteren Studie, in der 50 Patienten mit AD, 37 VD-Patienten und 36 ältere gesunde Probanden verglichen wurden (Signorino et al. 1995), konnte gezeigt werden, dass bei 97% der VD-Patienten, aber nur bei 44% der Patienten mit AD eine Grundaktivität im Frequenzbereich zwischen 6,5 – 12 Hz erhalten war. Der Verlust einer abgrenzbaren Grundaktivität wäre demnach ein starkes Argument gegen das Vorliegen einer VD. Ähnliche Ergebnisse wurden von Rosén et al. (1993) berichtet. Diese Befunde dürften dadurch zu erklären sein, dass bei VD, z. B. im Rahmen einer arteriellen Hypertonie mit Mikroangiopathie (hypertensive Enzephalopathie), überwiegend subkortikale Läsionen gesetzt werden. Elektrisch wird das EEG jedoch kortikal generiert und ist deshalb bei subkortikal bedingten Demenzformen trotz schwerem demenziellem Abbau in manchen Fällen nicht oder nur gering pathologisch verändert, sofern kortikale Strukturen und/oder die thalamischen Rhythmusgeneratoren nicht betroffen sind. Das EEG kann somit durchaus, insbesondere bei unklaren Befunden der bildgebenden Diagnostik, für die Differenzialdiagnose AD gegenüber VD hilfreich sein.

■ Spongiforme Enzephalopathien

Die Mehrzahl der Patienten mit *sporadischer CJD* entwickelt in Abhängigkeit vom Prionproteingenotyp (Zerr et al. 2000) ein typisches periodisches EEG-Muster mit generalisierten repetitiven mono-, bi- oder triphasischen Wellen in einem Zeitintervall von 0,5 – 1,5 s (Abb. 4.**32**).

Diese Veränderungen können häufig durch akustische Stimuli getriggert werden. Im klinischen Kontext können diese EEG-Muster entscheidend zur Stützung der Diagnose beitragen, obwohl es sich nicht um pathognomonische Befunde handelt, da derartige Veränderungen vereinzelt auch bei Patienten mit rasch progredienter AD oder anderen schweren Enzephalopathien beschrieben worden sind. In einer kontrollierten Untersuchung dieser EEG-Veränderungen bei CJD ermittelten Steinhoff et al. (1996) eine Sensitivität und Spezifität von 67% bzw. 86%. Die Sensitivität kann durch wiederholte EEG-Ableitungen mit bipolaren Montagen über die Mittellinie und Präsentation externer akustischer, taktiler und/oder visueller Stimuli verbessert werden (Übersicht bei Steinhoff et al. 1998).

Bei den *übrigen familiären oder übertragbaren spongiformen Enzephalopathien*, einschließlich der sog. *neuen Variante der CJD*, finden sich in der Regel keine periodischen Muster, sondern lediglich unspezifische elektroenzephalographische Befunde (Johnson u. Gibbs 1998).

■ Demenz bei HIV-Enzephalopathie

Das EEG kann frühzeitig Hinweise auf eine zerebrale Beteiligung bei HIV-Infektion liefern. Bei einem Vergleich asymptomatischer HIV-seropositiver und -seronegativer Probanden wiesen bei visueller EEG-Auswertung initial 30%, bei einer Nachuntersuchung nach 6 – 9 Monaten 40% der seropositiven Probanden EEG-Auffälligkeiten auf, dagegen keiner der seronegativen Kontollen. Die häufigsten abnormen Befunde waren:
- Verlangsamungen der Grundaktivität,
- mangelhafte visuelle Blockadereaktion,
- frontozentral betonte polymorphe Theta-Wellen,
- diffuse niedrigamplitudige Theta-Unterlagerung (Koralnik et al. 1990).

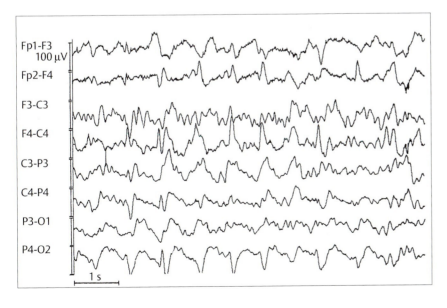

Abb. 4.**32** **Sporadische CJD:** EEG eines 73-jährigen Patienten mit post mortem gesicherter sporadischer CJD. Periodische Muster mit teils triphasischen Wellen, die besonders deutlich in den frontozentralen Ableitungen zur Darstellung kommen.

Ähnliche Befunde wurden von anderen Arbeitsgruppen vorgelegt (Parisi 1989, Parisi et al. 1989, Elovaara et al. 1991).

Bei (nichtdementen) Patienten mit symptomatischer HIV-Infektion beschrieben mehrere Autoren eine verlängerte P300-Latenz im Vergleich zu gesunden Kontrollen (Ollo et al. 1991, Baldeweg et al. 1993, Schroeder et al. 1994). Auch bei asymptomatischer HIV-Infektion fanden einigen Autoren P300-Latenzverlängerungen, auch dann, wenn konfundierende Variablen wie Drogenkonsum oder vorbestehende zentralnervöse Störungen kontrolliert wurden. Diese Ergebnisse sind jedoch nicht durchweg konsistent (Messenheimer et al. 1992, Ragazzoni et al. 1993, Connolly et al. 1994, Schroeder et al. 1994).

In Längsschnittuntersuchungen an HIV-positiven Personen wurden im Verlauf über 1 Jahr signifikante P300-Latenzzunahmen nachgewiesen und übereinstimmend wird von mehreren Autoren ein Zusammenhang zwischen der P300-Latenzverlängerung und der psychomotorischen Verlangsamung als ein Frühsymptom der zentralnervösen Beteiligung berichtet (Messenheimer et al. 1992, Arendt et al. 1993, Baldeweg et al. 1993).

■ Organisches amnestisches Syndrom (Wernicke-Korsakow-Syndrom)

Umschriebene dienzephale und mediotemporale Läsionen oder Funktionsstörungen bei erhaltener neokortikaler Funktion sind klinisch nicht immer leicht von Demenzerkrankungen abzugrenzen und können differenzialdiagnostische Probleme bereiten. Es ist deshalb auch von klinischem Interesse, dass bei derartigen umschriebenen Funktionsstörungen trotz schwerster mnestischer Störungen neben unspezifischen elektrophysiologischen Veränderungen (z.B. diffuse unterlagerte Theta-Aktivität) oft auch unauffällige Befunde erhoben werden. Bei Patienten mit alkoholbedingtem Wernicke-Korsakow-Syndrom wurde von mehreren Autoren trotz schwerer Gedächtnisstörungen eine unauffällige P300 beobachtet, bei allerdings gegenüber gesunden Kontrollen verkleinerten (frühen) N1- und P2-Komponenten (St. Clair et al. 1985, Noldy u. Carlen 1990). Eine ähnliche Konstellation wurde von Squires et al. (1979) bei einem amnestischen Syndrom infolge einer Herpesenzephalitis beschrieben.

Die unauffälligen bzw. unspezifischen neurophysiologischen Befunde können dem Kliniker den wichtigen Hinweis geben, dass die Ursache der mnestischen Störung nicht wie bei der AD in einer kortikalen, sondern einer tiefer gelegenen Funktionsstörung liegt.

■ Demenz bei metabolischer Enzephalopathie

Bei metabolisch-toxischer Enzephalopathie ist das EEG meist irregulär verlangsamt bzw. allgemein verändert. Bei der hepatischen Enzephalopathie zeigt sich ein Zusammenhang zwischen der Frequenzabnahme im EEG und dem Ammoniakspiegel im Blut. Bei schwerer hepatischer Enzephalopathie finden sich oft repetitive triphasische Wellen (Intervall von 1,5–3,0/s), ein für metabolische (hepatische) Enzephalopathien relativ spezifisches EEG-Muster. Als ein sehr empfindlicher Parameter für die Frühdiagnose einer (subklinischen) hepatischen Enzephalopathie hat sich, verglichen mit neuropsychologischen Testverfahren oder Ruhe-EEG-Ableitungen, die Zunahme der P300-Latenz erwiesen (Hollerbach et al. 1997).

■ Delir

Das EEG kann wichtige Hinweise nicht nur auf das Vorliegen, sondern auch auf die Ursache eines Delirs liefern. Die meisten Patienten weisen im Delir eine deutliche Allgemeinveränderung mit höher gespannter langsamer Aktivität aus dem Theta- und Delta-Bereich auf. Das Ausmaß der Verlangsamung korreliert mit der Schwere der Bewusstseinsstörung und ist zur Verlaufsbeurteilung geeignet (Brenner 1991). Eine Ausnahme bilden Patienten mit Entzugsdelir bei Alkohol- oder Benzodiazepinabhängigkeit. Diese Patienten zeigen eine niedrigamplitudige rasche Aktivität. Demnach würde ein diffus verlangsamtes EEG bei einem deliranten Bild eher gegen, ein niederamplitudiges EEG mit rascher Aktivität und ohne diffuse Verlangsamung für das Vorliegen eines Entzugsdelirs sprechen.

Für die Differenzialdiagnose des Delirs gegenüber einer Demenz ist es hilfreich, dass die EEG-Veränderungen beim Delir in der Regel deutlicher ausgeprägt sind als bei Demenz (Ausnahme: Entzugsdelir, s. oben). Es findet sich meist eine irreguläre, höher gespannte langsame Aktivität aus dem Delta- und Theta-Bereich. Oft kommen auch frontal betonte, intermittierende, rhythmische Delta-Wellen (FIRDA) zur Darstellung, die generell mit akuten oder subakuten, möglicherweise reversiblen zerebralen Dysfunktionen in Verbindung gebracht werden (Durwen u. Penin 1992) und nur selten bei der AD gefunden werden (Striano et al. 1981). Das Auftreten dieser EEG-Muster bei einem Patienten mit der Verdachtsdiagnose AD sollte zu einer verstärkten Ausschlussdiagnostik Anlass geben.

Differenzialdiagnostisch hilfreich ist das EEG auch zur Abgrenzung rein aphasischer Syndrome, die klinisch als Verwirrtheitszustand imponieren können. Eine möglicherweise zugrunde liegende linkshemisphärische Durchblutungsstörung kann initial der strukturellen Bildgebung entgehen. In diesen Fällen kann ein linksseitiger Herdbefund im EEG die Diagnose einer umschriebenen Hirnfunktionsstörung mit Aphasie stützen.

Komplex-partielle epileptische Anfälle und Temporallappenepilepsie

Epileptische Anfälle zeigen einen zweiten Häufigkeitsgipfel im höheren Alter (ab ca. 60 Jahre). In über 50 % der Fälle handelt es sich dabei um komplex-partielle Anfälle mit Ursprung im Temporallappen. Neben Stereotypien und oralen Automatismen treten im Anfall kognitive Störungen und Amnesie bei erhaltenem Bewusstsein auf, die auch postiktal für einen längeren Zeitraum persistieren können. Gallassi et al. (1992) beschrieben 13 Patienten mit Temporallappenepilepsie, die sich initial wegen fluktuierender Gedächtnisstörungen vorstellten und bei denen aufgrund nur minimaler weiterer Symptome die korrekte Diagnose erst mit Verzögerung gestellt werden konnte.

Auch Tatum et al. (1998) wiesen darauf hin, dass Serien komplex-partieller Anfälle, die z. B. bei nächtlichem Auftreten klinisch unerkannt bleiben, zu anhaltenden kognitiven Störungen und gegenüber demenziellen Syndromen zu differenzialdiagnostischen Schwierigkeiten führen können („epileptische Pseudodemenz").

> Der Nachweis von Anfallsmustern oder epilepsietypischen Potenzialen im EEG ist von entscheidender diagnostischer Bedeutung.

Allerdings zeigt bis zu der Hälfte der Patienten interiktual ein unauffälliges EEG. Aufgrund der therapeutischen Konsequenzen sollten bei allen Patienten mit atypischen und fluktuierenden Gedächtnisstörungen wiederholte EEG-Ableitungen erfolgen und ggf. auch die Durchführung eines Langzeit-EEG erwogen werden.

Nichtkonvulsiver Status epilepticus

Der *generalisierte, nichtkonvulsive Status epilepticus* (Petit-Mal-Status, Absence-Status) kann differenzialdiagnostische Schwierigkeiten bereiten, inbesondere dann, wenn er mit lediglich geringer Bewusstseinsstörung einhergeht und über Tage anhält. Einige Patienten weisen nur leichte Konzentrations- und Orientierungsstörungen auf, bei anderen besteht ein stuporöses Bild mit verminderter, inadäquater Reaktion auf Ansprache. Teilgeordnetes und sinnvolles Handeln ist manchem Patienten noch möglich. Die Dauer eines derartigen Status kann von Stunden über mehrere Tage bis zu Wochen andauern. Wiederholt wurde insbesondere bei älteren Patienten ein derartiger nichtkonvulsiver generalisierter Status epilepticus als Ursache eines plötzlich aufgetretenen Verwirrtheitszustands ohne vorbekannte Epilepsie beschrieben.

In einer retrospektiven Untersuchung von 100 konsekutiven Krankenhausaufnahmen wegen unklarer Verwirrtheitssyndrome, lag bei 7 Patienten ursächlich ein nichtkonvulsiver Status epilepticus zugrunde (Purdie et al. 1981). Nur bei einem Teil dieser Patienten war eine vorbestehende Epilepsie bekannt.

Differenzialdiagnostisch kann die bei einem Status epilepticus bestehende vollständige oder teilweise Amnesie sowie der plötzliche Beginn der Symptomatik hilfreich sein. Auch können einfache Automatismen wie Nesteln und Schmatzen oder leichte klonische Bewegungen der Augenlider oder Hände auf ein epileptisches Geschehen hinweisen.

> Diagnostisch wegweisend ist jedoch das EEG, das typischerweise eine 2–4/s-Spike-Wave-Aktivität, aber auch irregulärere Poly-Spike-Waves zeigt.

In Abb. 4.33 ist das EEG eines Patienten zu sehen, der sich mit einem Verwirrtheitszustands in der Poliklinik vorstellte. Anhand des EEG konnte die Diagnose eines generalisierten, nichtkonvulsiven Status epilepticus gestellt werden. Dass die regelmäßige, frontal betonte Delta-Aktivität Ausdruck eines Status epilepticus ist, wird nur in den Abschnitten deutlich, in denen sich auch die Spitzen im Oberflächen-EEG abbilden und vollständige epilepsietypische Muster erkennbar werden.

Der *fokale, nichtkonvulsive Status epilepticus* ist ein Krankheitsbild, das klinisch ebenfalls als Delir in Erscheinung treten kann. Der Status kann über mehrere Tage, vereinzelt auch über Wochen anhalten. Im EEG sind häufig uni- oder bilaterale, temporale epilepsietypische Potenziale nachzuweisen, z. T. auch lediglich als rhythmische temporale Theta- oder Delta-Aktivität ohne im Oberflächen-EEG sichtbare Spitzen (Blume et al. 1984).

EEG gegenüber funktioneller und struktureller Bildgebung bei Demenz

Funktionelle Bildgebung:

In neueren Studien wurde die diagnostische Aussagekraft des EEG mit der der funktionellen Bildgebung (SPECT, PET) verglichen (Sloan et al. 1995). In einer Untersuchung an 43 Patienten mit AD, 25 Patienten mit VD und 29 Patienten mit depressiver Störung zeigte sich, dass EEG und HMPAO-SPECT eine vergleichbare Sensitivität aufweisen, die SPECT in Bezug auf die Spezifität jedoch schlechter abschneidet, da viele depressive Patienten fälschlicherweise einer der Demenzgruppen zugeordnet werden. Bei visueller EEG-Auswertung durch hinsichtlich der Diagnose verblindete Rater wurden 77 % der Patienten mit AD, 76 % der Patienten mit VD und 79 % der Patienten mit depressiver Störung durch das EEG richtig klassifiziert. Mit Hilfe der HMPAO-SPECT, die ebenfalls verblindet ausgewertet wurde, wurden 63 % der Patienten mit AD, 80 % der Patienten mit VD und nur 55 % der Patienten mit depressiver Störung richtig klassifiziert. Die Überlegenheit des quantitativen

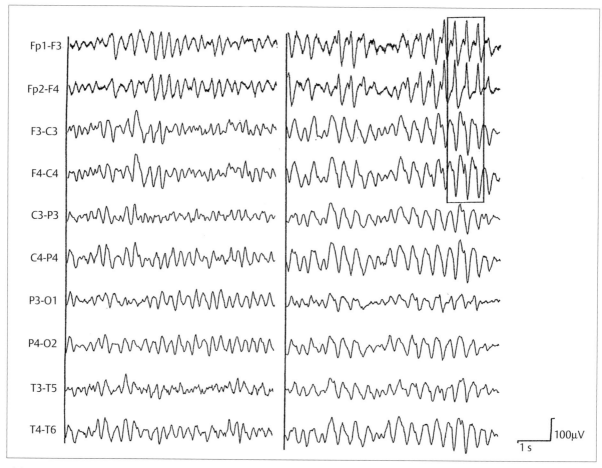

Abb. 4.33 **Generalisierter, nichtkonvulsiver Status epilepticus:**
EEG eines 20-jährigen Mannes, der sich mit einem unklaren Verwirrtheitszustand in der Poliklinik vorstellte. Es finden sich vorherrschend generalisierte, hochamplitudige, sinusoidale 3–4/s-Wellen. Diese geben sich erst im späteren Ableiteverlauf, als auch die dazugehörigen steilen Wellen zur Darstellung kommen, als Teil einer iktualen Aktivität zu erkennen. Anhand des EEG kann die Diagnose eines generalisierten, nichtkonvulsiven Status epilepticus gestellt werden.

EEG gegenüber der HMPAO-SPECT bei der Abbildung der kortikalen Funktionsstörungen bei Patienten mit AD wurde von anderen Autoren bestätigt (Montplaisir et al. 1996).

Auch bei einer vergleichenden Untersuchung der relativen diagnostischen Wertigkeit des quantitativen EEG und des FDG-PET an 24 Patienten mit AD (leicht- bis mittelgradig), 19 VD-Patienten und 15 Kontrollen wiesen einfache EEG-Parameter wie die relative Theta-Power und der okzipitofrontale Alpha-Quotient eine vergleichbare Trennschärfe auf, wie globale oder regionale Maße der Glucoseutilisation. Die diagnostische Spezifität der Verfahren konnte durch eine Kombination von PET und EEG verbessert werden (Szelies et al. 1994).

Verschiedene Arbeitsgruppen fanden einen Zusammenhang zwischen Parametern der quantitativen EEG-Analyse (Power-Spektren) und dem zerebralen Blutfluss oder der regionalen zerebralen Glucoseutilisation (Szelies et al. 1991 u. 1995, Passero et al. 1995). Die Alpha-Power korreliert dabei positiv, die Delta- und Theta-Power negativ mit metabolischen Parametern. Dies gilt nicht nur für globale Veränderungen, sondern auch für fokale bzw. regional betonte Störungen wie z. B. bei der AD oder den VD. Bei der AD zeigen sowohl die quantitative EEG-Analyse wie auch die PET korrespondierende Befunde im Bereich des parietotemporalen Kortex, bei VD finden sich Befundkonstellationen, die auf subkortikale Läsionen hinweisen (Buchan et al.; Szelies et al. 1999).

Auf die ergänzende Rolle von EEG und funktioneller Bildgebung wurde von Sloan et al. (Sloan et al. 1995) hingewiesen. Bei Kombination von EEG und SPECT konnten 100% der Patienten mit AD und 96% der VD-Patienten richtig klassifiziert werden.

Müller et al. (Müller et al. 1997) folgerten aus einer EEG/HMPAO-SPECT-Vergleichsstudie bei Patienten mit AD

Tabelle 4.25 Organische psychische Störungen mit pathologischem EEG bei unauffälliger struktureller Bildgebung

Störung	EEG-Befund
Ischämie ohne Infarktdemarkierung	Herdbefund
Enzephalopathie z. B. bei Nierenversagen, Intoxikation, Medikamentenneurotoxizität	Allgemeinveränderung
Hepatische Enzephalopathie	triphasische Wellen
Creutzfeldt-Jakob-Erkrankung (CJD)	generalisierte, periodische Muster
Generalisierter, nichtkonvulsiver Status epilepticus	generalisierte SW-Aktivität
Fokaler, nichtkonvulsiver Status epilepticus	fokal betonte, iktuale Erregungssteigerung

in verschiedenen klinischen Stadien, dass der Verlauf der kognitiven Störungen allerdings eher mit EEG-Parametern als mit der Hirnperfusion korreliert.

Strukturelle Bildgebung:
Zur strukturellen Bildgebung steht das EEG als Verfahren zur Funktionsdiagnostik in einem komplementären Verhältnis (Förstl et al. 1996). Die unter den üblichen klinischen Bedingungen zur Verfügung stehenden Verfahren der strukturellen Bildgebung weisen eine ähnliche diagnostische Sensitivität bei AD wie das EEG auf, während die Spezifität niedriger liegt. Dies stimmt mit der klinischen Erfahrung überein, dass viele ältere Patienten im cCT Zeichen einer Atrophie aufweisen, ohne dass kognitive Störungen bestehen. Durch aufwendige volumetrische CT-Analysen lassen sich Spezifität und Sensitivität deutlich verbessern, insbesondere dann, wenn Verlaufsdaten vorliegen. Derartige Verfahren stehen dem Kliniker bisher jedoch in der Regel nicht zur Verfügung. Das EEG weist zudem einen engeren Bezug zu kognitiven Dysfunktionen und Verlaufsaspekten auf als Atrophiezeichen im cCT (Kaszniak et al. 1978 u. 1979, Schreiter-Gasser et al. 1994). Darüber hinaus liefert die EEG differenzialdiagnostisch wichtige Informationen über epileptische Aktivität, metabolische oder endokrinologische Störungen.

Umgekehrt gibt es eine Reihe wichtiger Differenzialdiagnosen der AD, für deren Ausschluss die strukturelle Bildgebung unbedingt benötigt wird (z.B. Multiinfarktdemenz, Normaldruckhydrozephalus, subdurales Hämatom, Hirntumoren).

In Tab. 4.25 sind Störungen aufgelistet, die bei unauffälliger struktureller Bildgebung mit einem pathologischen EEG einhergehen können und die das komplementäre Verhältnis zwischen EEG und struktureller Bildgebung verdeutlichen.

Fazit

Die Ausführungen zeigen, dass dem EEG als nichtinvasivem, funktionsdiagnostischem Instrument zur Abbildung kortikaler neuronaler Massenaktivität ein wichtiger Stellenwert im diagnostischen Prozess der AD zukommen kann. Durch methodische Weiterentwicklungen im Bereich der EEG-/EKP-Analyse und durch Grundlagenforschung ist das Wissen über die Elektrogenese des EEG und damit über Zusammenhänge zwischen der neuroelektrischen Aktivität an der Kopfhaut, den zugrundeliegenden neuroanatomischen Strukturen und neurophysiologischen bzw. neurochemischen Prozessen entscheidend vertieft worden. Die EEG gewinnt hierdurch Anschluss an andere Bereiche der biologischen Alzheimer-Forschung.

Die Möglichkeiten des EEG im Rahmen der klinischen Routine dürfen nicht unterschätzt werden, können jedoch nur bei großer Sorgfalt in der Untersuchungsdurchführung und Einbeziehung neuer technischer Entwicklungen voll ausgeschöpft werden. Entscheidend ist nicht nur die Qualität der EEG-Ableitungen, sondern auch die adäquate Interpretation im klinischen Kontext.

Neben dem Beitrag der Elektrophysiologie zur (Früh-)Diagnose und Differenzialdiagnose demenzieller Erkrankungen sind zukünftige wissenschaftliche Fragestellungen, inwieweit mit elektrophysiologischen Methoden das individuelle Ansprechen der Patienten z.B. auf Acetylcholinesterasehemmer prädiziert werden kann und ob EEG oder EKP als Verlaufsparameter zur Therapiekontrolle geeignet sind.

Zusätzliche objektive Kriterien zur Beurteilung, ob und inwieweit beim individuellen Patienten die Medikation z.B. mit einem Acetylcholinesterasehemmer zu einer Verbesserung der zentralnervösen Funktionen geführt hat oder wegen Unwirksamkeit besser abzusetzen ist, sind nicht zuletzt wegen der oftmals schwierigen klinischen Einschätzung und angesichts hoher Therapiekosten wünschenswert.

Dass sich sowohl Verschlechterungen des klinischen Bildes als auch kognitive Besserungen unter Nootropika in EEG- und P300-Parametern widerspiegeln können, wurde vielfach gezeigt (Coben et al. 1995, Saletu et al. 1995, Semlitsch et al. 1995, Heiss et al. 1997).

Zusammenfassend sind EEG und andere neurophysiologische Untersuchungsmethoden unter klinisch-differenzialdiagnostischen Aspekten, zur Verlaufsdokumentation wie auch für wissenschaftliche Fragestellungen unverzichtbare Untersuchungsverfahren und gehören bei demenziellen Störungen neben der strukturellen Bildgebung zum diagnostischen Routineprogramm.

Literatur

Arendt G, Hefter H, Jablonowski H. Acoustically evoked event-related potentials in HIV associated dementia. Electroenceph clin Neurophysiol. 1993; 86: 152–60

Baldeweg T, Gruzelier JH, Catalan J, et al. Auditory visual event-related potentials in a controlled investigation of HIV infection. Electroenceph clin Neurophysiol. 1993; 88: 356–68

Besthorn C, Förstl H, Geiger-Kabisch C, Sattel H, Gasser T, Schreiter-Gasser U: EEG coherence in Alzheimer disease. Electroencephalogr clin Neurophysiol. 1994; 90: 242–5

Blume WT, Young GB, Lemieux JF. EEG morphology of partial epileptic seizures. Electroenceph clin Neurophysiol. 1984; 57: 295–302

Brenner RP. Utility of EEG in delirium: Past views and current practice. International Psychogeriatrics. 1991; 3: 211–29

Brenner R, Ulrich RF, Spiker DG, et al. Computerized EEG spectral analysis in elderly normal, demented and depressed subjects. Electroenceph clin Neurophysiol. 1986; 64: 483–92

Briel RC, McKeith IG, Barker WA, et al. EEG findings in dementia with Lewy bodies and Alzheimer's disease. J Neurol Neurosurg Psychiat. 1999; 66: 401–3

Brown DG, Goldensohn ES. The electroencephalogram in normal pressure hydrocephalus. Arch Neurol. 1973; 29: 70–1

Buchan RJ, Nagata K, Yokoyama E, et al. Regional correlations between the EEG and oxygen metabolism in dementia of Alzheimer's type. Electroencephalogr clin Neurophysiol. 1997; 103: 409–17

Coben LA, Danziger W, Storandt M. A longitudinal EEG study of mild senile dementia of Alzheimer type: changes at 1 year and at 2.5 years. Electroenceph clin Neurophysiol. 1985; 61: 101–12

Coben LA, Chi D, Snyder AZ, Storandt M. Replication of a study of frequency analysis of the resting awake EEG in mild probable Alzheimer's disease. Electroenceph clin Neurophysiol. 1990; 75: 148–54

Connolly S, Manji H, McAllister RH, et al. Long-latency event-related potentials in asymptomatic human immunodeficiency virus 1 infection. Ann Neurol. 1994; 35: 189–196

Cook IA, Leuchter AF. Synaptic dysfunction in Alzheimer's disease: clinical assessment using quantitative EEG. Behav Brain Res. 1996; 78: 15–23

Dykierek P, Stadtmüller G, Schramm P, et al. The value of REM sleep parameters in differentiating Alzheimer's disease from old-age depression and normal aging. J Psychiat Res. 1998; 32: 1–9

Durwen HE, Penin H. Elektroenzephalographische Befunde bei dementiellen Krankheitsbildern. Fortschr Neurol Psychiat. 1992; 60: 460–70

Ebert U, Kirch W. Scopolamine model of dementia: electroencephalogram findings and cognitive performance. Eur J Clin Invest. 1998; 28: 944–49

Elovaara I, Saar P, Valle SL, Hokkanen L, Livanainen M, Lahdevirta J. EEG in early HIV-1 infection is characterized by anterior dysrhythmicity of low maximal amplitude. Clin Electroencephalogr. 1991; 22: 131–40

Erkinjuntti T, Larsen T, Sulkava R, Ketonen L, Laaksonen R, Palo J. EEG in differential diagnosis between Alzheimer's disease and vascular dementia. Acta neurol scand. 1988; 77: 36–43

Förstl H, Besthorn C, Sattel H, et al. Volumetrische Hirnveränderungen und quantitatives EEG bei normalem Altern und Alzheimer-Demenz. Nervenarzt. 1996a; 67: 53–61

Förstl H, Sattel H, Sarochan M, et al. Alzheimer-Demenz und normales Altern. Nervenarzt. 1996b; 67: 730–38

Förstl H, Besthorn C, Hentschel F, Geiger-Kabisch C, Sattel H, Schreiter-Gasser U. Frontal lobe degeneration and Alzheimer's disease: a controlled study on clinical findings, volumetric brain changes and quantitative electroencephalography data. Dementia. 1996c; 7: 27–34

Frodl T, Bürger K, Stübner S, et al. Auditory evoked P300 subcomponents in patients with cognitive disturbances and probable dementia of the Alzheimer's type. Pharmacopsychiatry. 1999; 32: 180

Frodl T, Hampel H, Juckel G, et al. Value of event-related P300 subcomponents in the clinical diagnosis of mild cognitive impairment and Alzheimer's disease. Psychophysiology. 2002 (in press)

Gallassi R, Morreale A, DiSarro R, Lugaresi E. Epileptic amnesic syndrome. Epilepsia. 1992; 33 (S6): S21–S25

Gallinat J, Hegerl U. Elektroenzephalographie. In: Hegerl U, Hrsg. Neurophysiologische Untersuchungen in der Psychiatrie. Berlin: Springer; 1998; 7–94

Goodin DS, Aminoff MJ. Eletrophysiological differences between subtypes of dementia. Brain. 1986; 109: 1103–13

Gustafson L, Brun A, Risberg J, eds. Frontal lobe dementia of non-Alzheimer type. New York: Raven; 1990; 65–71

Hegerl U, Frodl-Bauch T. Dipole source analysis of auditory evoked P300: a methodological advance? Psychiat Res Neuroimag. 1997; 74: 109–18

Heiss WD, Kessler J, Mielke R, Szelies B, Herholz K. Long-term effects of phosphatidylserine, pyritinol, and cognitive training in Alzheimer's disease. A neuropsychological, EEG, and PET investigation. Dementia. 1997; 5: 88–98

Hollerbach S, Kullmann F, Frund R, et al. Auditory event-related cerebral potentials (P300) in hepatic encephalopathy – topographic distribution and correlation with clinical and psychometric assessment. Hepatogastroenterology. 1997; 44: 1002–12

Johnson RT, Gibbs CJ. Creutzfeldt-Jakob disease and related transmissible spongiform encephalopathies. N Engl J Med. 1998; 339: 1994–2004

Julin P, Wahlund LO, Basun H, Persson A, Mare K, Rudberg U. Clinical diagnosis of frontal lobe dementia and Alzheimer's disease: relation to cerebral perfusion, brain atrophy and electroencephalography. Dementia. 1995; 6: 142–47

Kaszniak AW, Fox JH, Gandell DL, Garron DC, Huckman MS, Ramsey RG. Predictors of mortality in presenile and senile dementia. Ann Neurol. 1978; 3: 246–52

Kaszniak AW, Garron DC, Fox JH, Bergen D, Huckman M. Cerebral atrophy, EEG slowing, age, education, and cognitive functioning in suspected dementia. Neurology. 1979; 29: 1273–79

Koralnik J, Beaumanoir A, Hausler R, et al. A controlled study of early neurologic abnormalities in man with asymptomatic human immundeficiency virus infection. N Engl J Med. 1990; 323: 864–70

Lehtovirta M, Partanen J, Könönen M, et al. Spectral analysis of EEG in Alzheimer's disease: relation to apolipoprotien E polymorphism. Neurobiol Aging. 1996; 17: 523–26

Leuchter AF, Spar JE, Walter DO, Weiner H. Electroencephalographic spectra and coherence in the diagnosis of Alzheimer's-type and multi-infarct dementia. Arch Gen Psychiat. 1987; 44: 993–98

Logar C, Grabmair W, Schneider G, Lechner H. EEG-Veränderungen bei seniler Demenz vom Alzheimer Typ. Z EEG-EMG. 1987; 18: 214–16

Messenheimer JA, Robertson KR, Wilkins JW, Kalkowski JC, Hall CD. Event-related potentials in human immunodeficiency virus infection. A prospective study. Arch Neurol. 1992; 49: 396–400

Mitsuyama Y. Presenile dementia with motor neuron disease. Dementia. 1993; 4: 137–42

Montplaisir J, Petit D, McNamara D, Gauthier S. Comparisons between SPECT and quantitative EEG measures of cortical impairment in mild to moderate Alzheimer's disease. Eur Neurol. 1996; 36: 197–200

Müller TJ, Thome J, Chiaramonti R, et al. A comparison of qEEG and HMPAO-SPECT in relation to the clinical severity of Alzheimer's disease. Eur Arch Psychiatry Clin Neurosci. 1997; 247: 259–63

Naka D, Maeshima S, Mizushima A, et al. Changes in P300 latency in mormal pressure hydrocephalus before and after ventriculo-peritoneal shunt. In: Ogura C, Koga Y, Shimokochi M, eds. Recent advances in event-related brain potential research. Amsterdam: Elsevier; 1996; 452–56

Newman SE. The EEG manifestations of chronic ethanol abuse: relation to cerebral cortical atrophy. Ann Neurol. 1978; 3: 299–304

Noldy NE, Carlen PL. Acute, withdrawal, and chronic alcohol effects in man: event-related potential and quantitative EEG techniques. Ann Med. 1990; 22: 333–39

Ollo C, Johnson R Jr, Grafman J. Signs of cognitive change in HIV disease: an event-related brain potential study. Neurology. 1991; 41: 209–15

Parisi A, DiPerri G, Stosselli M, Nappi G, Minoli L, Roudanelli EG. Usefullness of computerized electroencephalography in diagnosing, staging and monitoring AIDS-dementia complex. AIDS. 1989; 3: 209–13

Parisi A. Neurophysiological diagnosis of AIDS dementia complex: importance of electroencephalography. G Ital Med Lav. 1989; 11: 19–21

Passero S, Rocchi R, Vatti G, Burgalassi L, Battistini N. Quantitative EEG mapping, regional cerebral blood flow, and neuropsychological function in Alzheimer's disease. Dementia. 1995; 6: 148–56

Penttitilä M, Partanen JV, Soininen H, Riekkinen PJ. Quantitative analysis of occipital EEG in different stages of Alzheimer's disease. Electroenceph clin Neurophysiol. 1985; 60: 1–6

Petit D, Montplaisir J, Lorrain D, Gauthier S. Spectral analysis of the rapid eye movement sleep electroencephalogram in right and left temporal regions: a biological marker of Alzheimer's disease. Ann Neurol. 1992; 32: 172–76

Pfefferbaum A, Ford JM, Kraemer HC. Clinical utility of long latency "cognitive" event-related potentials (P3): the cons. Electroenceph clin Neurophysiol. 1990; 76: 6–12

Pollock VE, Schneider LS, Chui HC, Henderson V, Zermansky M, Sloane RB. Visual evoked potentials in dementia: a meta analysis and empirical study of Alzheimer's disease patients. Biol Psychiat. 1989; 25: 1003–13

Prinz PN, Larsen LH, Moe KE, Vitiello MV. EEG markers of early Alzheimer's disease in computer selected tonic REM sleep. Electroenceph clin Neurophysiol. 1992; 83: 36–43

Prinz PN, Vitiello MV. Dominant occipital (alpha) rhythm frequency in early stage of Alzheimer's disease and depression. Electroenceph clin Neurophysiol. 1989; 73: 427–32

Purdie FR, Hareginin B, Rosen P. Acute organic brain syndrome: review of 100 cases. Ann Emerg Med. 1981; 10: 455–461

Ragazzoni A, Grippo A, Ghidini P, et al. Electrophysiological study of neurologically asymptomatic HIV1 seropositive patients. Acta neurol scand. 1993; 87: 47–51

Reynolds CF, Kupfer DJ, Taska LS, et al. EEG sleep in elderly depressed, demented, and healthy subjects. Biol Psychiat. 1985; 20: 431–42

Robinson DJ, Merskey H, Blume WT, Fry R, Williamson PC, Hachinski VC. Electroencephalography as an aid in the exclusion of Alzheimer's disease. Arch Neurol. 1994; 51: 280–84

Rosén I, Gustafson L, Risberg J. Multichannel EEG frequency analysis and somatosensory-evoked potentials in patients with different types of organic dementia. Dementia. 1993; 4: 43–9

Saletu B, Paulus E, Linzmayer L, et al. Nicergoline in senile dementia of Alzheimer type and multi-infarct dementia: a double-blind, placebo-controlled, clinical and EEG/ERP mapping study. Psychopharmacology. 1995; 117: 385–95

Schreiter-Gasser U, Gasser T, Ziegler P. Quantitative EEG analysis in early onset Alzheimer's disease: a correlations with severity, clinical characteristics, visual EEG and CCT. Electroenceph clin Neurophysiol. 1994; 90: 267–72

Schroeder MU, Handelsman L, Torres L, et al. Early and late cognitive event-related potentials mark stages of HIV-1 infections in drug user risk group. Biol Psychiat. 1994; 35: 54–69

Semlitsch HV, Anderer P, Saletu B, Binder GA, Decker KA. Cognitive psychophysiology in nootropic drug research: effects of ginkgo biloba on event-related potentials (P300) in age-associated memory impairment. Pharmacopsychiat. 1995; 28: 134–42

Signorino M, Pucci E, Belardinelli N, Nolfe G, Angeleri F. EEG spectral analysis in vascular and Alzheimer dementia. Electroenceph clin Neurophysiol. 1995; 94: 313–25

Sloan EP, Fenton GW. EEG power spectra and cognitive change in geriatric psychiatry: a longitudinal study. Electroenceph clin Neurophysiol. 1993; 86: 361–7

Sloan EP, Fenton GW, Kennedy NS, Mac Lennan JM. Electroencephalography and single photon emission computed tomography in dementia: a comparative study. Psychol Med. 1995; 25: 631–38

Soininen H, Partanen J, Paakkonen A, Koivisto E, Riekkinen PJ. Changes in absolute power values of EEG spectra in the follow-up of Alzheimer's disease. Acta neurol scand. 1991; 83: 133–36

Soininen H, Reinikainen KJ, Partanen J, Helkala E-L, Paljärvi L, Riekkinen PJ. Slowing of electroencephalogram and choline acetyltransferase activity in post mortem frontal cortex in definite Alzheimer's disease. Neuroscience. 1992; 49: 529–35

Squires K, Goodin D, Starr A. Event related potentials in development, aging and dementia. In: Lehmann D, Callaway E, eds. Human evoked potentials. Plenum Publishing Corporation; 1979; 383–96

St. Clair DM, Blackwood DH, Christie JH. P3 and other long latency auditory evoked potentials in presenile dementia of Alzheimer type and alcoholic Korsakoff syndrome. Biol Psychiat. 1985; 147: 702–6

Steinhoff BJ, Räcker S, Herrendorf G, et al. Accuracy and reliability of periodic sharp wave complexes in Creutzfeld-Jakob disease. Arch Neurol. 1996; 53: 162–6

Steinhoff BJ, Kropp S, Riedemann C, Eckardt KM, Herrendorf G, Poser S. Elektroenzephalographische Charakteristika der Creutzfeld-Jakobschen Krankheit und ihre Differenzialdiagnose. Fortschr Neurol Psychiat. 1998; 66: 357–65

Stigsby B, Johannesson G, Ingvar DM. Regional EEG analysis and regional cerebral blood flow in Alzheimer's and Pick's diseases. Electroenceph clin Neurophysiol. 1981; 51: 537–47

Striano S, Vacca G, Bilo L, Meo R. The electroencephalogram in dementia: differential diagnostic value in Alzheimer's disease, senile dementia and multi-infarct dementia. Acta neurol. 1981; 36: 727–34

Szelies B, Grond M, Herholz K, Heiss WD. Functional disturbance in Alzheimer's dementia: EEG power mapping versus PET of glucose metabolism. J Cereb Blood Flow Metab. 1991; 11 (S2): S169

Szelies B, Mielke R, Herholz K, Heiss WD. Quantitative topographical EEG compared to FDG-PET for classification of vascular and degenerative dementia. Electroenceph clin Neurophysiol. 1994; 91: 131–39

Szelies B, Mielke R, Kessler J, Heiss WD. EEG power changes are related to regional cerebral glucose metabolism in vascular dementia. Clin Neurophysiol. 1999; 110: 615–20

Tatum WO, Ross J, Cole AJ. Epileptic pseudodementia. Neurology. 1998; 50: 1472–5

Zerr I, Schulz-Schaeffer WJ, Giese A, et al. Current Clinical diagnosis in Creutzfeldt-Jakob disease: identification of uncommon variants. Ann Neurology. 2000; 48:323–9

Klinik

A. Kurz

Die AD ist ein sehr langsam fortschreitender neurodegenerativer Prozess, der viele Jahre vor dem Offenbarwerden der ersten klinischen Symptome in limbischen und paralimbischen Gehirnregionen beginnt. Erste Leistungseinschränkungen treten auf, wenn die Neurodegeneration den mittleren Temporallappen erreicht und die für die Informationsspeicherung verantwortlichen Strukturen des Hippocampus und des Mandelkerns irreversibel schädigt. Das charakteristische Krankheitsbild der kortikalen Demenz mit hochgradigen Gedächtnisausfällen, vielfältigen Werkzeugstörungen und massiven Einschränkungen der Alltagsbewältigung entsteht erst dann, wenn der Krankheitsprozess auf die Assoziationszentren der temporalen und parietalen Rinde übergreift. Es ist daher gerechtfertigt, 3 Entwicklungsphasen der AD zu unterscheiden:

Entwicklungsphasen der AD
- klinisch stumme Phase
- Prädemenzphase
- Demenzphase

Aus praktischen Erwägungen, besonders zur Beschreibung der Pflegebedürftigkeit, hat es sich bewährt, die Demenzphase in 3 Stadien einzuteilen, die jedoch fließend ineinander übergehen:

Stadien der Demenzphase
- frühes Demenzstadium
- mittleres Demenzstadium
- spätes Demenzstadium

Frühes, mittleres und spätes Demenzstadium dauern im Mittel 3 Jahre. Zwischen der präsenilen Form der AD und ihrer weitaus häufigeren senilen Variante, die man auch als „Altersdemenz" oder „senile Demenz" bezeichnet hat, gibt es keine grundlegenden histopathologischen, neurochemischen oder klinischen Unterschiede. Beide gelten heute als Ausdruck desselben Krankheitsgeschehens (Albert 1964).

Die klinische Diagnose der AD orientiert sich an Defiziten der kognitiven Leistung und der Alltagsbewältigung. Das klinische Bild ist aber keineswegs auf diese Symptome beschränkt. Es umfasst auch eine Reihe von Veränderungen des Antriebs und des Affekts, psychosenahe Phänomene sowie im mittleren und späten Demenzstadium körperliche Krankheitszeichen. Auch ist die AD keineswegs ein passiv erlittenes geistiges Verdämmern. Viele Verhaltensweisen von Alzheimer-Patienten und einige der typischen Schwierigkeiten, die sich im Zusammenleben mit ihnen ergeben, sind ableitbar aus dem Zusammentreffen von gestörten kognitiven Funktionen, Bewältigungsversuchen und Abwehrmechanismen, erhaltenen Fähigkeiten, weiterwirkenden Werthaltungen und Grundbedürfnissen sowie einfühlbaren gefühlsmäßigen Reaktionen.

Klinisches Bild und Verlauf

Das klinische Bild ist seit den Originalarbeiten von Alois Alzheimer (1906, 1911) von zahlreichen Autoren beschrieben worden (Grünthal 1926, Sjögren 1952, Lauter 1968, Reisberg 1983, Gauthier 1996).

Abnahme der kognitiven Leistungen. Am leichtesten erkennbar ist eine fortschreitende Abnahme der kognitiven Leistungen, besonders des Gedächtnisses, des Denkvermögens, der Sprache, der praktischen Fertigkeiten und der räumlichen Funktionen. Der kognitive Leistungsverlust folgt einer sigmoidalen Kurve.

> Zu Beginn der Demenzphase verläuft die Abnahme der kognitiven Leistungen relativ flach. Im mittleren Demenzstadium ist die Abnahmerate am größten, während sie im späten Demenzstadium wieder geringer wird.

Einschränkung der Alltagsbewältigung. Parallel zur Abnahme der kognitiven Fähigkeiten kommt es zu einer schrittweisen Einschränkung der Alltagsbewältigung. Zuerst betroffen sind instrumentelle Aktivitäten, die ein hohes Maß an mnestischen, kommunikativen und organisatorischen Anforderungen beinhalten. Grundlegende Alltagsaktivitäten, die ein Leben lang ausgeübt wurden und z.T. auf automatisierten motorischen Abläufen beruhen, bleiben dagegen erheblich länger erhalten (Galasko et al. 1995). Kognitive Störungen und Abnahme der Alltagskompetenz sind zwar eng miteinander verwoben, lassen sich aber dennoch nicht ohne weiteres auseinander ableiten. Ein Grund dafür ist, dass die Alltagskompetenz nicht allein vom kognitiven Leistungsniveau abhängt, sondern auch von der Unversehrtheit des Hörens, Sehens und der Motorik. Daher darf man aus dem schlechten Abschneiden eines Patienten in kognitiven Tests nicht den Schluss ziehen, er bringe auch im täglichen Leben nichts mehr zustande. Umgekehrt kann bestürzend sein, in welchem Umfang Patienten mit recht gut erhaltenen kognitiven Fähigkeiten im Alltag beeinträchtigt sind.

Veränderungen von Antrieb und Affekt/psychosennahe Phänomene. Ein dritter klinischer Merkmalsbereich sind Veränderungen von Antrieb und Affekt. Teilweise handelt es sich um verständliche Reaktionen der Patienten auf ihre zunehmenden Defizite oder um Bewältigungsversuche und Abwehrmechanismen. Weitere problematische Verhaltensweisen, die im Verlauf der AD auftreten können, sind psychosenahe Phänomene wie Wahngedanken, illusionäre Verkennungen und Sinnestäuschungen (Förstl et al. 1993).

Körperliche Symptome. Eine weitere klinische Facette der AD sind die körperlichen Symptome, die im Stadium der mittleren Demenz erkennbar werden und im Endstadium das klinische Bild beherrschen (Burns et al. 1991).

Fazit. Der allmähliche Verlust der kognitiven Leistungen und der Alltagskompetenz sind kontinuierliche Vorgänge, die einer überindividuellen Gesetzmäßigkeit folgen und in einer engen Beziehung zur Ausbreitung des neurodegenerativen Prozesses im Gehirn stehen, vor allem zum Ausfall von Nervenzellen und synaptischen Verbindungen (Terry et al. 1994). Die nichtkognitiven Krankheitssymptome stellen dagegen diskontinuierliche Erscheinungen dar, deren Auftreten kaum eine Regelhaftigkeit erkennen lässt. Ihre neurobiologischen Korrelate sind weit weniger gut bekannt als jene der kognitiven Störungen. Auch stehen sie als Gegenstand der Forschung weit weniger im Vordergrund – zu Unrecht, denn nichtkognitive Symptome tragen erheblich stärker zur Belastung der Familie oder der Pflegepersonen bei als die kognitiven Störungen (Coen et al. 1997) und sie geben häufig den Anstoß zu einer Heimunterbringung.

■ Störungen kognitiver Funktionen
(Tab. 4.26)

■ Prädemenzphase

Bevor die Symptome der AD die Schwelle des Demenzsyndroms überschreiten, entsprechen sie einer ätiologisch unspezifischen leichtgradigen kognitiven Beeinträchtigung (s. Kap. 3). Rund 5–7 Jahre vor dem Zeitpunkt, an dem die klinische Diagnose gestellt wird, lässt sich mit sensitiven neuropsychologischen Verfahren bereits ein Muster kognitiver Störungen erkennen (Linn et al. 1995). Herausragendes Symptom ist die reduzierte Fähigkeit, neue Information zu speichern. Auch in ihrer Prädemenzphase ist die AD jedoch keine reine Amnesie. Die Lernschwäche ist zwar das für die Patienten und für ihre Bezugspersonen deutlichste Symptom, daneben bestehen aber auch bereits eine Einschränkung der Denkvorgänge, die erst bei komplexen Aufgaben zutage tritt, und ein erschwerter Zugriff zum semantischen Speicher, der in einer verminderten Wortflüssigkeit zum Ausdruck kommt.

■ Frühes Demenzstadium

Die Lernschwäche ist auch in diesem Stadium das auffälligste klinische Merkmal. Sie äußert sich im Vergessen von Gesprächsinhalten, Namen, gelesenen Texten oder Verabredungen. Diese Fehlleistungen treten nicht nur gelegentlich auf, wie es auch bei gesunden älteren Personen vorkommen kann, sondern regelmäßig, und sie schlagen sich in einer Minderung der Alltagsleistung nieder. Der Abruf von alten Erinnerungen ist bei oberflächlicher Prüfung intakt; die genaue Untersuchung zeigt jedoch das Fehlen von Details und eine Unsicherheit bei der zeitlichen Einordnung von Ereignissen. Neben den Gedächtnisstörungen liegen Einschränkungen des Denkvermögens vor. Sie werden zunächst nur bei komplexen Aufgabenstellungen offenkundig etwa bei der Bewältigung der gewohnten beruflichen Aufgaben oder beim Führen des Bankkontos. Viele Patienten haben Schwierigkeiten, im Uhrentest die Zeiger korrekt einzuzeichnen (Abb. 4.34). Die Krankheitseinsicht ist in diesem Stadium erhalten oder nur leicht getrübt. Beginnende Störungen der Sprache äußern sich in Unsicherheiten beim Benennen von Gegenständen (Chobor u. Brown 1990) und beim Generieren von Wortfamilien (Locascio et al. 1995) sowie in einer verminderten Präzision des Ausdrucks und einer Reduktion des aktiven Wortschatzes. Wegen der flüssigen Sprachproduktion und der korrekten Aussprache kann die Sprachstörung bei einer normalen Unterhaltung unbemerkt bleiben, vor allem wenn man den früheren Sprachstil des Patienten nicht kennt. Eine Störung der räumlichen Leistung ist im frühen Demenzstadium nicht immer vorhanden. Sie äußert sich in Unsicherheiten beim Einschätzen räumlicher Verhältnisse und beim Handeln im Raum, beispielsweise beim Autofahren oder beim Abwärtsgehen einer Treppe. Fehler beim Abzeichnen geometrischer Figuren können das erste Anzeichen für eine zentrale Sehstörung sein (Mendez et al. 1990) (Abb. 4.35).

Tabelle 4.26 Störungen kognitiver Funktionen im Krankheitsverlauf

Symptombereiche	Prädemenzphase	Demenzphase		
		Frühes Stadium	Mittleres Stadium	Spätes Stadium
Lernen und Gedächtnis	Speichern und Abruf neuer Information erschwert	Lernschwäche nimmt zu; auch „Altgedächtnis" betroffen	hochgradige Vergesslichkeit; Erinnerung an eigene Biographie verblasst	alle höheren psychischen Funktionen erlöschen allmählich; die sprachlichen Äußerungen reduzieren sich auf wenige Wörter; Echolalie und Logoklonie treten auf; für nichtverbale Kommunikation bleiben die Patienten empfänglich; Krankheitseinsicht nur noch punktuell
Denkvermögen	Intelligenzniveau sinkt unter prämorbides Niveau	Bewältigung komplexer Aufgaben nicht mehr möglich; Arbeitsleistung nimmt ab; Krankheitseinsicht kann vermindert sein	logisches Schließen, Erkennen von Zusammenhängen und Planen erheblich eingeschränkt; Krankheitseinsicht schwindet	
Sprache	Generieren von Wortfamilien kann eingeschränkt sein	Wortfindung und Benennen erschwert; unpräzise Ausdrucksweise, verringerter Mitteilungsgehalt	Paraphasien; Perseverationen; floskelhafte Sprache; reduzierter Informationsgehalt; Fähigkeit des Lesens und Schreibens gehen verloren	
Zerebrale Sehstörungen	normal	Erkennen von Gegenständen kann erschwert sein	Nichterkennen vertrauter Personen oder sogar des eigenen Gesichts; Balint-Syndrom	
Räumliche Leistungen	normal	Einschätzung räumlicher Verhältnisse und Nachzeichnen von geometrischen Figuren erschwert	Störungen der räumlichen Orientierung; optische Apraxie; Störung visuell geleiteter Handlungen	
Praxie	normal	ideomotorische Apraxie	ideatorische Apraxie	

■ **Mittleres Demenzstadium**

Das Gedächtnis kann aktuelle Eindrücke nur noch für wenige Augenblicke festhalten (Beatty et al. 1988). Deutlich betroffen ist nun auch das Altgedächtnis. Erinnerungen aus dem mittleren Erwachsenenalter können leichter abgerufen werden als Ereignisse der zurückliegenden Jahre (Morris 1994). Diese mnestische Diskonnektion begünstigt das „Leben in der Vergangenheit": Die Patienten fühlen sich so, als stünden sie noch in der Blüte ihrer Jahre.

Das hochgradig eingeschränkte Denkvermögen macht logisches Schließen, Planen und Organisieren unmöglich. Damit geht eine vermehrte Suggestibilität und Ablenkbarkeit der Patienten einher. Die Krankheitseinsicht wird undeutlicher. Verstärkte Sprachstörungen sind jetzt sowohl für den Patienten selbst als auch für seine Bezugspersonen offenkundig. Sie äußern sich nun in einem häufigen Suchen nach Wörtern, im Gebrauch von Umschreibungen oder Ersatzausdrücken, in der Häufung von sprachlichen Wiederholungen, in Satzabbrüchen sowie in der Verwechslung oder Verdrehung von Silben und Wörtern (Paraphasie). Die sprachlichen Äußerungen werden umständlicher, floskelhafter und inhaltsärmer (Romero et al. 1995). Das Lesen von einzelnen Sätzen oder kürzeren Texten muss nicht beeinträchtigt sein, jedoch fassen die Patienten den Sinn des Gelesenen nur teilweise oder gar nicht auf (Cummings et al. 1986). Später kommen sie beim Vorlesen ins Stocken oder verfallen ins Buchstabieren, lassen Wörter aus oder fügen im Text nicht enhaltene Wörter hinzu. In der Schrift bemerkt man neben einer zunehmend unsicheren Handschrift orthographische Fehler und Auslassungen (Neils et al. 1989). Auch nehmen die Einschränkungen des Sprachverständnisses zu, sodass die Sprachstörung insgesamt einer transkortikalen sensorischen Aphasie ähnelt.

Im mittleren Demenzstadium haben viele Patienten dyspraktische Störungen. Zuerst ist die Organisation von Handlungssequenzen betroffen (*ideatorische Apraxie*). Sie führt im täglichen Leben zu charakteristischen Fehlleistungen und Behinderungen, etwa bei der Benutzen des

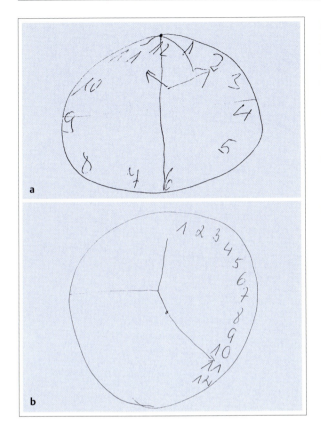

Abb. 4.34 a, b Uhrentest zum Nachweis von Denk- und räumlichen Störungen:
a Frühes Demenzstadium.
b Mittleres Demenzstadium.

Essbestecks, beim Anlegen von Kleidungsstücken, beim Bedienen von Haushaltsgeräten oder bei der Handhabung von Werkzeug. Später wird auch die Organisation von Einzelbewegungen in Mitleidenschaft gezogen (*ideomotorische Apraxie*) (Edwards et al. 1991).

Zerebrale Sehstörungen äußern sich in der Unfähigkeit, Gegenstände (*visuelle Agnosie*) oder Gesichter (*Prosopagnosie*) zu erkennen. Die tophographische Orientierungsstörung führt dazu, dass sich die Patienten zuerst in einer neuen Umgebung, später auch in vertrauten Verhältnissen und schließlich sogar innerhalb der eigenen Wohnung nicht mehr zurechtfinden (Liu et al. 1990, Haupt et al. 1991). Eine besonders auffällige Form der räumlichen Störung ist das *Balint-Syndrom* (Hof et al. 1990). Es tritt bei einem Befall der visuellen Assoziationszentren auf. Die Patienten haben Schwierigkeiten, den Blick gezielt auf ein Objekt zu richten (*Blickapraxie*) und einen Gegenstand unter optischer Kontrolle zu ergreifen (*optische Ataxie*).

Spätes Demenzstadium

Bei Patienten mit fortgeschrittener Demenz fällt es schwer, einzelne kognitive Leistungen unabhängig voneinander zu prüfen und voneinander abzugrenzen. Die biographische Erinnerung ist nicht selten völlig verschüttet. Die Sprache reduziert sich bei vielen Kranken auf wenige Wörter oder einfache Sätze. Das Sprachverständnis kann erheblich eingeschränkt oder sogar ganz aufgehoben sein (Bayles et al. 1992). Die Krankheitseinsicht ist in der Regel aufgehoben. Punktuell jedoch, anlässlich von Fehlleistungen und Konflikten, nehmen die Patienten ihre Defizite noch immer wahr und leiden darunter. Die gemütsmäßige Ansprechbarkeit und Ausdrucksfähigkeit sowie die Grundmerkmale der Persönlichkeit bleiben auch bei einer fortgeschrittenen Demenz verhältnismäßig gut erhalten.

Einschränkungen der Alltagskompetenz
(Tab. 4.27)

Prädemenzphase

Schon in diesem klinischen Stadium können die Patienten alltägliche Aufgaben nicht mehr so gut erfüllen wie früher. Bei Berufstätigen sinkt die Arbeitsleistung. Die vorhandenen Defizite können durch Notizzettel oder verbesserte Selbstorganisation weitgehend ausgeglichen werden und fallen daher nach außen nicht unbedingt auf. Auch bemühen sich die Patienten, überfordernden Situationen aus

Tabelle 4.27 Einschränkungen der Alltagskompetenz im Krankheitsverlauf

Prädemenzphase	Demenzphase		
	Frühes Stadium	Mittleres Stadium	Spätes Stadium
Leistungsfähigkeit bei komplexen Tätigkeiten vermindert Arbeitsleistung sinkt	zunehmende Probleme bei gewohnten Aufgaben in Haushalt und Beruf, beim Autofahren und beim Führen des Bankkontos Reisen ohne Begleitung ist nicht mehr möglich	Probleme bei einfachen Alltagsaktivitäten wie Auswahl der Kleidung, Ankleiden, Körperpflege die Patienten sind nicht mehr alleine lebensfähig	zunehmende Hilfsbedürftigkeit bei einfachsten Verrichtungen des Alltags wie Aufstehen, Zubettgehen, Einnehmen von Mahlzeiten, Aufsuchen der Toilette, Gehen

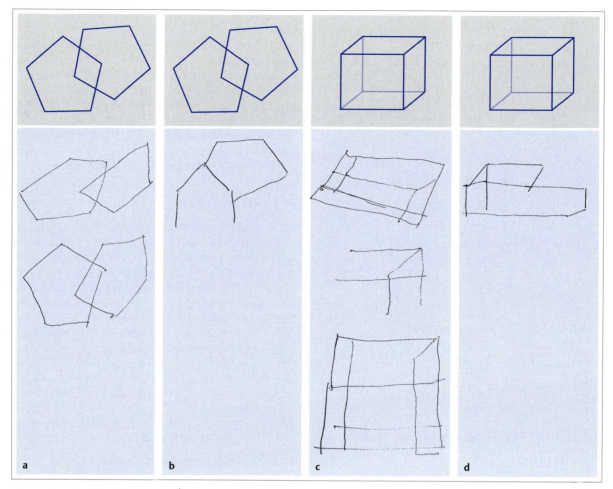

Abb. 4.**35 a – d Abzeichnen geometrischer Figuren:**
a, c Frühes Demenzstadium.
b, d Mittleres Demenzstadium.

dem Weg zu gehen, um sich nicht bloßzustellen. Gegenüber ihren Bezugspersonen spielen sie ihre Probleme herunter und wenden sich in der Regel nicht an einen Arzt.

> Diese Kompensations- und Verschleierungsmechanismen sind ein Grund, weshalb die AD in diesem Verlaufsabschnitt meist nicht erkannt wird.

■ Frühes Demenzstadium

Die gleichzeitige Beeinträchtigung mehrerer kognitiver Leistungsbereiche hat erhebliche Auswirkungen auf die Alltagskompetenz. Instrumentelle Aktivitäten wie Führen des Haushalts, Regeln von Geldangelegenheiten oder Reisen können ohne Hilfestellung nicht mehr ausgeführt werden. In der Regel können die Patienten ihrer bisherigen Arbeit nicht mehr nachgehen, sodass die Berentung eingeleitet werden muss. Schon im Stadium der leichtgradigen Demenz ist die AD mit einer stark erhöhten Unfallgefahr beim Autofahren verbunden (Trobe et al. 1996). Die Patienten dürfen daher kein Kraftfahrzeug führen. Obwohl einfache Alltagsaktivitäten nicht deutlich eingeschränkt sind, müssen für alleinstehende Patienten Haushaltshilfen und andere Serviceleistungen organisiert werden, um ihren Verbleib in der eigenen Wohnung aufrecht zu erhalten.

■ Mittleres Demenzstadium

In diesem Krankheitsabschnitt kommt es zu einem raschen Verfall der Fähigkeit zur Alltagsbewältigung. In zunehmendem Maß sind Hilfestellungen auch bei einfachen Alltagsaktivitäten erforderlich, sodass die Bezugspersonen immer mehr Aufgaben übernehmen müssen. Die Patienten sind nicht mehr in der Lage, wichtige persönliche Angelegenheiten selbst zu erledigen wie Finanzen, Arztbesuche oder Errichtung eines Testaments. Aus diesem

Grund ist in der Regel die Errichtung einer gesetzlichen Betreuung erforderlich. Elektro- und Gasgeräte im Haushalt können Gefahrenquellen darstellen und müssen durch entsprechende Vorrichtungen gesichert werden. Die selbständige Lebensführung ist erheblich eingeschränkt.

> Wenn für alleinstehende Patienten keine ausreichend dichte ambulante Versorgung arrangiert werden kann, ist schon in diesem Stadium der AD die Aufnahme in einem Pflegeheim nicht zu vermeiden.

■ Spätes Demenzstadium

In diesem Krankheitsstadium kommt es zum Verlust auch der grundlegenden Alltagskompetenzen wie Einnehmen von Mahlzeiten, Aufstehen aus dem Bett, Aufsuchen der Toilette, schließlich sogar der körperlichen Mobilität.

> Die Patienten werden völlig pflegebedürftig und abhängig von ihren Bezugspersonen.

■ Veränderungen von Antrieb und Affekt sowie psychosenahe Phänomene
(Tab. 4.28)

Die häufigsten Veränderungen von Affekt und Antrieb bei Alzheimer-Patienten sind Unruhe und zielloses Wandern. Sie treten in der Hälfte aller Fälle auf. Die Häufigkeit von depressiven Verstimmungen ist geringer, wobei typische depressive Episoden („endogene Depression") mit vegetativen Symptomen selten sind. Wahnhafte Überzeugungen, illusionäre Verkennungen und Sinnestäuschungen sind bei $1/10$ aller Patienten zu beobachten (Devanand et al. 1997).

■ Prädemenzphase

Depressive Verstimmungen und sozialer Rückzug können schon mehrere Jahre vor dem Erreichen der Demenzschwelle auftreten (Jost 1995). Es gibt auch Hinweise für Züge eines passiven, submissiven Verhaltensstils im Vorfeld der AD (Bauer et al. 1995). Es ist nicht endgültig geklärt, ob es sich dabei um Prodromi handelt oder um einen vorbestehenden Persönlichkeitstyp, der das Auftreten der Krankheitssymptome begünstigt.

■ Frühes Demenzstadium

Veränderungen von Affekt und Antrieb sind viel häufiger, als es die auf kognitive Defizite ausgerichteten diagnostischen Kriterien vermuten lassen (Haupt et al. 1992). Im Stadium der frühen Demenz stehen depressive Verstimmungen im Vordergrund (Burns et al. 1990). Sie sind in der Regel leichtgradig, an Intensität fluktuierend, und erreichen nur selten die Ausprägung einer typischen depressiven Episode. Zum Teil handelt es sich um verständliche emotionale Reaktionen auf die zunehmenden Leistungseinbußen und Fehlleistungen, die durch die Aufgabe von Tätigkeiten und durch die Schrumpfung der sozialen Kontakte verstärkt werden. Möglicherweise tragen aber Nervenzellverluste in noradrenergen und serotonergen Hirnstammkernen zur Entstehung depressiver Symptome bei (Zubenko et al. 1989).

Auf jeden Fall sind die depressiven Verstimmungen auch ein Ausdruck einer erhöhten emotionalen Labilität. Viele Patienten zeigen eine Minderung der Spontaninitiative. In welcher Weise psychologisch ableitbare Reaktionen auf die eingeschränkte Handlungsfähigkeit mit neurobiologischen Ursachen – vor allem mit Funktionsstörungen im Frontallappen (Craig et al. 1996) – zusammenwirken, ist nicht geklärt.

Tabelle 4.28 Störungen von Antrieb und Affekt sowie psychotische Phänomene im Krankheitsverlauf

Symptombereiche	Prädemenzphase	Demenzphase		
		Frühes Stadium	Mittleres Stadium	Spätes Stadium
Veränderungen von Affekt und Antrieb	Depression sozialer Rückzug	Aspontaneität Depression Antriebsmangel Reizbarkeit Stimmungslabilität	Unruhe aggressive Verhaltensweisen Wutausbrüche	Unruhe Nesteln Schreien Störung des Tag-Nacht-Rhythmus
Psychosenahe Phänomene	keine	keine	illusionäre Verkennungen wahnhafte Befürchtungen optische Sinnestäuschungen	Wahnphänomene Sinnestäuschungen

Mittleres Demenzstadium

Eine ziellose Unruhe löst die Depression als häufigstes Krankheitssymptom im Bereich von Affekt und Antrieb ab (Devanand). In diesem Verlaufsabschnitt sind auch aggressive Verhaltensweisen und Wutanfälle besonders häufig. Dabei handelt es sich einerseits um verständliche Überforderungsreaktionen, die typischerweise bei Fehlleistungen oder bei Konflikten mit den Bezugspersonen entstehen. Andererseits zeigen sie die weitere Schwächung der Emotionskontrolle an. Bei 20–30% der Patienten kommt es zur Entwicklung von wahnähnlichen Phänomenen und illusionären Verkennungen (Reisberg 1983). Nicht in jedem Fall handelt es sich um psychotische Symptome, denn teilweise sind die wirklichkeitsfernen Überzeugungen auf der Grundlage der hochgradig eingeschränkten Gedächtnisleistung und Denkfähigkeit durchaus nachvollziehbar.

Inhaltlich geht es meist um Bestohlenwerden, Anwesenheit von fremden Menschen im Haus oder Eifersucht. Sehr eigenartig sind die illusionären Verkennungen vieler Patienten. Beispielsweise halten sie ihre Angehörigen für Fremde (Capgras-Syndrom) oder Fernsehbilder für tatsächliche stattfindende Geschehnisse. Sinnestäuschungen meist von optischer Qualität erleben 10–20% der Patienten.

Mit den abnehmenden kognitiven Leistungen schwindet auch die Wahrnehmung des eigenen Krankseins (McDaniel et al. 1995), geht aber nicht völlig verloren. Sie kann punktuell in der Form von Bestürzung oder Verzweiflung angesichts von Fehlleistungen wieder aufflammen.

Spätes Demenzstadium

Unruhe und Störungen des Tag-Nacht-Rhythmus stehen im Vordergrund. Manche Patienten schreien unaufhörlich oder nesteln beständig herum. Unruhe kann auch ein Ausdruck von Schmerzen sein, die der Kranke anders nicht mehr zu artikulieren vermag. Eine entgegengesetzte Störung des Antriebs ist die bei manchen Patienten zu beobachtende Apathie.

Störungen körperlicher Funktionen
(Tab. 4.29)

Körperliche Krankheitszeichen, vor allem fokale neurologische Symptome, gehören im frühen und mittleren Stadium des Verlaufs nicht zum klinischen Bild der AD. Dies ist ein wichtiges Unterscheidungsmerkmal gegenüber zerebrovaskulär bedingten kognitiven Störungen. Unspezifische Störungen des Bewegungsablaufs und der Körperhaltung sowie Beeinträchtigungen der Sphinkterkontrolle treten jedoch schon im mittleren Demenzstadium in Erscheinung. Im Endstadium zeigt sich der hochgradige zerebrale Abbau in Primitivreflexen, vollständiger Inkontinenz und ausgeprägtem Rigor.

Prädemenzphase und frühes Demenzstadium

Mit präzisen Untersuchungstechniken lässt sich nachweisen, dass sehr feine und komplexe motorische Handlung beeinträchtigt sein können (Kluger et al. 1997). Bei der normalen neurologischen Untersuchung und im Alltag fallen sie nicht auf.

Mittleres Demenzstadium

Viele Patienten entwickeln ein kleinschrittiges, unsicheres Gangbild und eine nach vorne gebeugte Körperhaltung (Förstl et al. 1992). Die Kontrolle der Blasenfunktion kann verloren gehen. Eine tatsächliche Inkontinenz muss von einer Scheininkontinenz unterschieden werden, die durch Schwerfälligkeit beim Umgehen mit Kleidungsstücken und durch Schwierigkeiten beim rechtzeitigen Auffinden der Toilette entsteht. Selten treten im mittleren Demenzstadium Grand-Mal-Anfälle auf.

Spätes Demenzstadium

Die Inkontinenz erstreckt sich bei schwer dementen Patienten auch auf die Kontrolle der Stuhlausscheidung. Schluckstörungen können die Ernährung der Kranken sehr erschweren, sodass in manchem Fällen eine Magensonde gelegt werden muss. Eine schwer gestörte Kontrolle der Körperhaltung äußert sich manchmal in grotesken Schiefhaltungen des Kopfes, des Halses und des oberen Rumpfes (Pisa-Syndrom). Typischerweise entwickelt sich ein ausgeprägter Rigor mit Gegenhalten und es bilden sich Primitivreflexe aus. Myoklonien treten vorwiegend bei Patienten mit einem frühen Krankheitsbeginn auf. Im Finalstadium werden die Patienten bettlägerig und immobil, dadurch auch anfällig für Dekubitus, Beugekontrakturen und Infektionen (Franssen et al. 1993). Die häufigste Todesursache ist eine Bronchopneumonie (Burns et al. 1990).

Verlaufsdauer, Heimunterbringung und Mortalität

Verlaufsdauer

Die Länge der klinisch stummen Phase und der Prädemenzphase der AD sind schwer zu schätzen. Dagegen ist die Dauer der Demenzphase aus zahlreichen Längsschnittstudien recht gut bekannt. Sie beträgt durchschnittlich zwischen 5 und 8 Jahren, zeigt aber eine ausgeprägte interindividuelle Streuung (Burns et al. 1991, Bracco et al. 1994).

Tabelle 4.29 Kriterien für Demenz bei AD nach ICD-10, DSM-IV und NINCDS-ADRDA

Merkmal	ICD-10	DSM-IV[1]	NINCDS-ADRDA[2]
Syndromdefinition	Demenz	Demenz	Demenz
Verlauf	bei frühem Beginn: • relativ plötzlicher Beginn • rasche Progredienz bei spätem Beginn: • sehr langsamer Beginn • allmähliche Progredienz	allmählicher Beginn und kontinuierliche Verschlechterung	fortschreitende Verschlechterung von Gedächtnis und anderen kognitiven Funktionen
Klinisches Bild	bei frühem Beginn: • zusätzlich zu Gedächtnisstörung: – Aphasie – Alexie – Akalkulie – Apraxie bei spätem Beginn: • Vorherrschen der Gedächtnisstörung		Defizite in mindestens 2 kognitiven Funktionen
Ausschlussbedingung	kein Hinweis auf eine andere Ursache der Demenz	keine anderen zerebralen oder systemischen oder funktionellen Krankheiten, die eine Demenz verursachen können	keine systemischen oder zerebralen Krankheiten, die als Ursache der fortschreitenden Defizite des Gedächtnisses und anderer kognitiver Funktionen in Frage kommen
Stützende Merkmale			fortschreitende Störung von Sprache, Praxie, Gnosie, Beeinträchtigung von Alltagfunktionen, Verhaltensänderungen Sekundärfälle in der Familie normaler Liquor normales oder unspezifisch verändertes EEG Atrophie im CT mit Zunahme bei wiederholter Untersuchung
Mit der Diagnose vereinbare Merkmale			Plateaus im Fortschreiten der Krankheit affektive und psychotische Symptome erhöhter Muskeltonus Myoklonus und Gangstörung im fortgeschrittenen Stadium normales CT
Der Diagnose widersprechende Merkmale			plötzlicher, apoplektischer Beginn fokale neurologische Befunde Krampfanfälle oder Gangstörung früh im Krankheitsverlauf
Alter			Beginn zwischen dem 40. und 90. Lebensjahr

[1] auf Achse III muss 331 = AD eingetragen werden
[2] Kriterien für wahrscheinliche AD

■ **Heimunterbringung**

Rund 80 % aller Alzheimer-Patienten werden in der häuslichen Umgebung durch ihre Angehörigen versorgt. Meist fällt diese Aufgabe dem Ehepartner oder einem erwachsenen Kind zu (Haley 1997). Bei $3/4$ aller Patienten führt das Auftreten von problematischen Verhaltensweisen oder von körperlichen Symptomen zu einer Überforderung der pflegenden Angehörigen und zu einem Zusammenbruch der häuslichen Pflege sodass eine Heimunterbringung unumgänglich wird (Steele et al. 1990, Jost u. Grossberg 1995). Neben einem höheren Schweregrad der kognitiven Defizite (Heyman et al. 1987) sind es vor allem Aggressivität, hochgradige Unruhe, ausgeprägte Desorientierheit, psychosenahe Symptome und Inkontinenz, die den Zusammenbruch des familiären Versorgungssystems herbeiführen (Haupt u. Kurz 1993, Stern et al. 1997).

■ **Mortalität**

Die Lebenserwartung von Patienten mit AD ist gegenüber der Bevölkerung vergleichbaren Alters auf rund $1/3$ herabgesetzt (Heyman et al. 1987).

Wichtigste Faktoren, die auf die Mortalität von Alzheimer-Patienten Einfluss nehmen

(Burns et al. 1991, Kurz u. Greschniok 1994, Bowen et al. 1996)
- höheres Alter
- männliches Geschlecht
- stärkere Ausprägung der Krankheitssymptome
- längere Dauer der Symptome
- Vorliegen von körperlichen Begleiterkrankungen

Klinische Heterogenität

Der klinische Eindruck einer ausgeprägten Variabilität des Erscheinungsbilds und Verlaufs der AD hat zu zahlreichen Versuchen Anlass gegeben, *Sonderformen* abzugrenzen. Dabei kann man unterscheiden:
- qualitative Subtypen,
- quantitative Subtypen.

Qualitative Sonderform. Unter einer qualitativen Variante sind Fälle zu verstehen, bei denen exklusiv bestimmte Symptome auftreten, die sich bei der Mehrheit der Patienten nicht finden. Allerdings darf eine solche Sonderform nicht lediglich ein anderes Verlaufsstadien darstellen, was durch Längsschnittuntersuchungen ausgeschlossen werden muss.

Quantitative Sonderform. Von quantitativen Sonderformen spricht man, wenn es Gruppen von Patienten gibt, die sich durch einen besonders raschen oder langsamen Verlauf auszeichnen (Jorm 1985). Zum Nachweis einer quantitativen Sonderform muss belegt werden, dass die Verteilung der klinischen Progressionsraten mehrgipflig ist.

■ **Qualitative Heterogenität**

■ **Alzheimer-Demenz und senile Demenz**

Deutliche Störungen der Sprache, der praktischen Fertigkeiten und der räumlichen Leistungen kennzeichnen nach traditioneller Auffassung den Phänoyp der präsenilen AD im Vergleich zu ihrer spät einsetzenden Form (= senile Demenz), bei der Gedächtnis-und Intelligenzeinbußen im Vordergrund des klinischen Bilds stehen. Die aphasischen, apraktischen und räumlichen Symptome charakterisieren aber keine qualitative Sonderform, denn sie kommen auch bei der spät beginnenden Variante der AD vor, wenn auch in durchschnittlich geringerer Ausprägung (Lauter 1968, Koss et al. 1996, Reid et al. 1996). Auch in neurochemischer (Rossor et al. 1984) und histopathologischer Hinsicht (Terry 1995) ist das Erkrankungsalter nur mit quantitativen Unterschieden verbunden.

Dass sich der Zeitpunkt der klinischen Manifestation nicht zur Abgrenzung zwischen klinischen Sonderformen eignet geht auch aus epidemiologischen Studien hervor, die einen kontinuierlichen Anstieg der Inzidenzrate mit dem Alter zeigen.

■ **Familiäre und sporadische Krankheitsformen**

Das psychopathologische Merkmal überproportional ausgeprägter aphasischer Symptome wurde zur Unterscheidung zwischen genetisch bedingten und sporadischen Krankheitsfällen herangezogen (Breitner u. Folstein 1984). Eine Reihe von späteren Studien hat aber gezeigt, dass zwischen familären und sporadischen Formen der AD keine qualitativen klinischen (Edwards 1991, Haupt et al. 1992, Duara et al.1993), radiologischen (Luchins et al. 1992) und histopathologischen (Nochlin et al. 1993) Unterschiede bestehen.

■ **Klinisches Spektrum**

Auch anhand von apraktischen Zeichen oder Parietallappensymptomen ist es nicht überzeugend gelungen, klinische Sonderformen der AD nachzuweisen. Der Einsatz multivariater statistischer Verfahren trug ebenfalls nicht zur Identifikation von qualitativen Subtypen bei (Martin et al. 1986, Kurz et al. 1992). Die ergebnislose Suche nach besonderen Symptomkonstellationen innerhalb der AD stimmt mit der Erkenntnis auf neuropathologischer Seite überein, dass der degenerative Prozess zwar stets in der entorhinalen Rinde beginnt, sich aber im weiteren Verlauf in unterschiedlicher Weise über die Hirnrinde ausbreiten kann, sodass die regionale Intensität der morphologischen Krankheitsmerkmale eine breite interindividuelle Streuung aufweist (Arnold et al. 1991). Aus dieser Perspektive ist das klinische Bild der AD ein breitgefächertes Spektrum.

■ Atypische Fälle

An den Endpunkten dieses Spektrums liegen „atypische" Fälle, zwischen denen aber alle Übergangsformen vorkommen. Zu den aus dem Rahmen des Üblichen fallenden klinischen Bildern zählen Patienten, bei dene Störungen der Sprache als frühestes und über weite Strecken des Verlaufs dominierendes Symptom vorhanden sind. In diesen Fällen findet sich eine besonders ausgeprägte linkshemisphärische Stoffwechseminderung (Foster et al. 1983). Andererseits gibt es Patienten mit herausragenden Störungen der räumlichen Leistungen, denen ein ungewöhnlich starker Befall der parietalen Assoziationsareale zugeordnet werden kann (Pietrini et al. 1996). Die fokalisierten Randformen der AD werfen große diagnostische Probleme auf. Die sprachbetonte Form ist von der primär progressiven Aphasie schwer zu unterscheiden, die räumlich akzentuierte Variante von der posterioren kortikalen Atrophie.

■ Quantitative Heterogenität

Längsschnittstudien zur klinischen Progressionsrate der AD zeigen übereinstimmend eine sehr große interindividuelle Streuung. Die Ursachen dieser quantitativen Heterogenität sind bis heute nicht bekannt. Damit hängt zusammen, dass es auch keine befriedigenden Möglichkeiten gibt, den Krankheitsverlauf im Einzelfall vorherzusagen.

■ Abnahme der kognitiven Leistungen

Gruppenstatistisch sind mit einer besonders raschen kognitiven Verlustrate folgende Merkmale verbunden:
- extrapyramidalmotorische Symptome oder psychosenahe Phänomene (Stern et al. 1994),
- stärkere initiale Abnahmerate der kognitiven Leistungen (Haxby et al. 1992).

Keinen wesentlichen Einfluss auf das Tempo des kognitiven Leistungsverlusts haben dagegen:
- Alter (Burns et al. 1991),
- Geschlecht (Stern et al. 1992),
- Ausbildung,
- Sekundärfälle in der Familie (Haxby et al. 1992),
- Apolipoprotein-E-Genotyp (Kurz et al. 1996),
- Ausmaß der Hirnatrophie (Förstl et al. 1993),
- kognitives Leistungsniveau im Querschnitt bei Erstuntersuchung (Salmon et al. 1990).

Widersprüchlich sind die Befunde zu der Frage, ob ein früher Beginn der klinischen Symptome ebenfalls mit einer rascheren Abnahme der kognitiven Leistungen einhergeht. Falls ein solcher Zusammenhang besteht, ist er nur schwach (Stern u. Jacobs 1995).

■ Abnahme der Alltagsbewältigung

Dieser Aspekt des Krankheitsverlaufs ist weniger gut untersucht als die kognitive Progressionsrate. Alter und Familienvorgeschichte (Drachman et al. 1990) haben keine prädiktive Aussagekraft. Bei männlichen Patienten wurde ein rascherer Kompetenzverlust in Verbindung mit einer positiven Familienanamnese gefunden (Farrer et al. 1995). Die Ergebnisse zur Bedeutung frühen oder späten Beginns sind auch hier uneinheitlich (Jacobs et al. 1994). Ein positiver Zusammenhang mit einem rascheren Verlust funktioneller Fähigkeiten besteht für extrapyramidalmotorische Symptome und pychosenahe Phänomene (Stern et al. 1990) sowie für eine stärkere kognitive Beeinträchtigung (Galasko et al. 1995) bei Erstuntersuchung.

Klinische Diagnostik

Die AD ist auch heute noch eine klinische Diagnose. Die wichtigsten Informationsquellen für den diagnostischen Entscheidungsweg sind:
- kognitive Prüfung,
- Befragung einer Bezugsperson,
- körperliche Untersuchung.

Laboruntersuchungen des Bluts und bildgebende Verfahren dienen vor allem dem Ausschluss anderer Ursachen der Demenz. In zunehmendem Maße können zur Sicherung der Diagnose aber Befunde aus neurochemischen Bestimmungen und aus der funktionellen Bildgebung herangezogen werden, die den neurodegenerativen Prozess und seine zerebrale Lokalisation unmittelbar nachweisen. Deshalb ist die klinische Diagnose der AD kein reines Ausschlussverfahren mehr. Nur in den seltenen autosomal dominant vererbten Fällen lässt sich die Diagnose der AD unabhängig von klinischen Befunden auch durch den Nachweis pathogener Mutationen sichern.

Funktionen der Diagnose
- Sie stellt klar, dass die Leistungsverluste und Verhaltensänderungen des Patienten durch ein Krankheit bedingt sind und weder eine Folge des Alters noch den Ausdruck einer Persönlichkeitsveränderung darstellen. Das entlastet den Kranken und vermeidet Missverständnisse, Schuldzuweisungen und Konflikte innerhalb der Familie.
- Die Diagnose ist Grundlage für die rechtzeitige Lebensplanung des Patienten und seiner Angehörigen. Dazu gehören die Entscheidungen, welches Familienmitglied primär

für die Versorgung verantwortlich sein soll und wie die Pflege zu organisieren ist, aber auch Vorausverfügungen hinsichtlich der ärztlichen Behandlung, des Aufenthaltsorts und der Vermögensverwaltung.
- Die Diagnose ist die Voraussetzung für die Therapie, vor allem im Hinblick auf den Einsatz der aktuellen für die Behandlung der AD spezifischen Medikamente.

Ein ethisches Problem im Zusammenhang mit der klinischen Diagnose betrifft die Frage, wer sie eigentlich wünscht. Nicht selten wird der diagnostische Prozess nicht vom Patienten selbst initiiert, sondern von den Angehörigen. In solchen Fällen muss darauf geachtet werden, das Recht des Kranken auf Nichtwissen zu beachten und ihm weder die zur Diagnosefindung nötigen Untersuchungen noch die Aufklärung über deren Ergebnisse aufzuzwingen.

■ Entscheidungsschritte

Die gegenwärtigen Kriteriensätze beschreiben die klinische Diagnose der AD als einen 3-schrittigen Vorgang:
- Der *1. Schritt* besteht im Erkennen eines Demenzsyndroms (s. Kap. 3).
- Der *2. Schritt* besteht in der Identifikation des typischen Verlaufs und klinischen Erscheinungsbilds.
- Den *3. Schritt* bildet der Ausschluss aller anderen Ursachen einer Demenz (Tab. 4.**30**).

Diese Entscheidungsschritte reichen zwar zur Klassifizierung eines Einzelfalls aus, die darin enthaltenen Informationen stellen aber weder für die therapeutischen Entscheidungen noch für die Beratung der Patienten und ihrer Angehörigen eine ausreichende Grundlage dar. Aus diesem Grund muss die Diagnostik ergänzt werden um:
- eine Einstufung des Schweregrads,
- die Erfassung von problematischen Verhaltensweisen,
- eine Bestandsaufnahme erhaltener Kompetenzen.

Tabelle 4.**30** Laborprogramm zum Ausschluss anderer Demenzursachen

Anwendung	Labormethode
Alle Patienten	großes Blutbild klinische Chemie Elektrolyte TPHA Vitamin B$_{12}$ und Folat TSH basal
Risikopersonen	HIV-Test

■ Diagnostische Kriteriensätze

Die Kriterien des *ICD-10* (Dilling et al. 1991) nehmen Bezug auf die traditionelle Unterscheidung zwischen der präsenilen und der senilen Variante der AD und heben den Einfluss des Erkrankungsalters auf das klinische Bild und den Verlauf etwas zu stark hervor. Aphasische und apraktische Symptome kommen auch bei Krankheitsfällen mit einem späten Beginn vor, ebenso wie ein schleichendes Einsetzen der Symptome bei früh erkrankenden Patienten beobachtet wird.

Die Kriterien des *DSM-IV* (American Psychiatric Association 1994) gelten unabhängig vom Erkrankungsalter.

Für Forschungszwecke haben sich international die Kriterien der *NINCDS-ADRDA-Arbeitsgruppe* (National Institute of Neurologic and Communicative Disorders and Stroke; Alzheimer's Disease and Related Disorders Association) bewährt (McKhann et al. 1984). Sie unterscheiden 3 Sicherheitsgrade der klinischen Diagnose:
- Definitiv liegt die AD nur dann vor, wenn sie durch eine Biopsie oder durch die Autopsie auch neuropathologisch gesichert ist.
- Die Definition der wahrscheinlichen AD entspricht den Merkmalen, die zur Stützung der Diagnose beitragen und solche, die gegen sie sprechen.
- Die diagnostische Kategorie der möglichen AD wurde für Fälle vorgesehen, bei denen die klinische Diagnose aufgrund von unzureichender Information oder wegen zusätzlich bestehender Erkrankungen von potenzieller ätiologischer Bedeutung offenbleibt.

■ Ausschließende und verträgliche Befunde

Wichtige Informationen für den Ausschluss anderer demenzverursachender zerebraler, systemischer oder substanzinduzierter Erkrankungen liefern neben einer gründlichen körperlich-neurologischen Untersuchung Laborbestimmungen (Tab. 4.**30**) sowie strukturdarstellende bildgebende Verfahren. Die cCT oder die MRT geben Auskunft über Hirninfarkte, Tumoren, Blutungen oder Missbildungen.

Bei der Erstuntersuchung eines Demenzpatienten sollte zumindest ein CT angefertigt werden. Als Ausnahme davon können nur Patienten mit einem typischen klinischen Bild gelten, bei denen ein langer Verlaufszeitraum überblickbar ist und die keinerlei neurologische Symptome aufweisen. Einzelne lakunäre Infarkte an nichtstrategischen Stellen sind mit der Diagnose verträglich. Der Nachweis hirnatrophischer Veränderungen ist ein unspezifischer Befund und beweist die Diagnose nicht; ebenso wenig spricht das Fehlen einer Hirnatrophie gegen sie. Das Vorhandensein von periventrikulären Dichteminderungen der weißen Substanz (Leukoaraiose) ist ebenfalls unspezifisch (Bowen et al. 1990).

■ Validität der klinischen Diagnose

Die klinischen Diagnosekriterien erreichen eine bemerkenswert hohe Treffsicherheit im Vergleich zum neuropathologischen Befund bei Autopsie. Besonders gut untersucht ist in dieser Hinsicht die Definition der NINCDS-ADRDA-Arbeitsgruppe. Aufgrund von mehreren Studien an großen Patientenkollektiven liegt die Validität der klinischen Diagnose zwischen 80 und 90 % (Rasmusson et al. 1996). Diese hohen Validitätsraten werden vermutlich aber nur von spezialisierten Zentren erreicht, die sich mit ausgelesenen Stichproben beschäftigen und z. T. mehrjährige Krankheitsverläufe überblicken.

Unter Praxisbedingungen und bei Patienten, die nur ein einziges Mal und obendrein in einem frühen Krankheitsstadium gesehen werden, dürfte die diagnostische Trefferrate weit unter den genannten Zahlen liegen.

■ Sicherung der Diagnose

Die klinische Diagnose der AD ist lediglich eine Wahrscheinlichkeitsaussage. Der Sicherheitsgrad der Diagnose lässt sich durch bildgebende Verfahren, durch neurochemische Untersuchungen und durch genetische Bestimmungen erhöhen.

■ Strukturdarstellende Bildgebung

Die Hippocampusformation gehört zu den Gehirnarealen, die am frühesten und am stärksten von den morphologischen Veränderungen betroffen sind. Atrophische Veränderungen des Hippocampus sind bei Alzheimer-Patienten häufiger anzutreffen als bei gleichaltrigen kognitiv Gesunden (Jack et al. 1992) und finden sich bereits im frühen Demenzstadium (Lehinicy et al. 1994). Für die Einzelfalldiagnostik lässt sich der Befund einer Hippocampusatrophie wegen der breiten Überlappung zwischen Patienten und Kontrollpersonen aber nicht nutzen. Darüber hinaus kommen atrophische Veränderungen der Temporallappenstrukturen nicht nur bei der AD vor, sondern auch bei anderen Demenzursachen, beispielsweise bei zerebrovaskulären Krankheiten und bei der Parkinson-Krankheit (Laakso et al. 1996). Eine größere Aussagekraft als Querschnittsbefunde haben Verlaufsuntersuchungen. Bei Alzheimer-Patienten lässt sich im Abstand von rund 1 Jahr eine Zunahme der atrophischen Veränderungen von rund 10 % nachweisen, während bei kognitiv gesunden gleichaltrigen Personen die Atrophierate 10-mal geringer ist (Smith et al. 1996).

■ Funktionsdarstellende Bildgebung

Untersuchungen des regionalen Glucosestoffwechsels mit der PET und die etwas weniger sensitive Messung der regionalen Gehirnduchblutung mit der SPECT gestatten es, bei vielen Patienten die typische temporoparietale Lokalisation des neurodegenerativen Prozesses in vivo darzustellen (Herholz 1995, Waldemar 1995). Bei Patienten mit leichtgradiger Demenz ist die Schädigung des Gehirngewebes aber oft nicht ausgeprägt genug, um sich in einer Minderung des Stoffwechsels oder der Gehirnperfusion niederzuschlagen. In diesen Fällen können die Befunde der funktionsdarstellenden bildgebenden Verfahren negativ sein, ohne dass dies der Diagnose widerspräche.

Erschwert wird die klinische Interpretation von PET- und SPECT-Ergebnissen auch durch den Umstand, dass nicht genügend Erfahrung über die Häufigkeit von falsch positiven Befunden bei kognitiv gesunden älteren Personen vorliegen. Bei der Bewertung der funktionellen Verfahren müssen die hirnstrukturellen Befunde berücksichtigt werden.

■ Elektrophysiologische Methoden

Während das native EEG für die Sicherung der Diagnose der AD wenig hilfreich ist, kann die quantitative und topographische EEG-Auswertung ähnlich wie die funktionellen bildgebenden Verfahren Information über die Verteilung des Krankheitsprozesses im Gehirn liefern (Passero et al. 1995).

■ Apolipoprotein-E-Genotypisierung

Das ε4-Allel des Apolipoprotein-E- (ApoE-)Gens auf Chromosom 12 ist nach dem höheren Lebensalter der wichtigste derzeit bekannte Risikofaktor für die AD (Roses 1995). Zur Sicherung der klinischen Diagnose kann die ApoE-Genotypisierung jedoch nicht beitragen. Der Nachweis des Allels erhöht lediglich die Wahrscheinlichkeit, dass eine vorliegende Demenz durch die AD verursacht wird, schließt aber andere Demenzursachen keineswegs aus (Müller et al. 1996).

Bisher liegen keine Untersuchungen darüber vor, ob der Beitrag der ApoE-Genotypsierung einen höheren Stellenwert zur Sicherung der klinischen Diagnose hat als die oben beschriebenen Verfahren. Als prädiktiver Test bei asymptomatischen Personen eignet sich die ApoE-Genotypisierung beim gegenwärtigen Wissensstand auf keinen Fall (American College of Medical Genetics 1995).

■ Neurochemische Indikatoren

Die Suche nach neurochemischen Indikatoren der AD geht von der Überlegung aus, die pathophysiologische Vorgänge an Nervenzellen und Synapsen im Blut, im Liquor oder in peripheren Geweben nachweisen zu können. Solche Indikatoren könnten nicht nur bei der Verbesserung der Diagnostik eine Rolle spielen. Möglicherweise würden sie sich auch dazu eignen, das Ansprechen auf bestimmte Therapieformen vorherzusagen, was auf klinischer

Grundlage bisher nicht möglich ist. Beim Untergang von Nervenzellen wird die zytosolische Fraktion des Tau-Proteins in den Extrazellulärraum freigesetzt und gelangt von dort aus in den Liquor.

Untersuchungen von zahlreichen Arbeitsgruppen haben übereinstimmend ergeben, dass die Tau-Konzentration im Liquor bei Alzheimer-Patienten im Vergleich zu gleichaltrigen kognitiv gesunden Personen deutlich erhöht ist (Riemenschneider et al. 1996, Galasko et al. 1998). Allerdings handelt es sich hierbei um einen nosologisch unspezifischen Befund, denn eine Tau-Erhöhung findet sich auch bei anderen demenzverusachenden Krankheiten, etwa bei frontotemporalen Degenerationen und zerebrovaskulären Krankheiten.

Ein weiterer unspezifischer Liquormarker der neuronalen Degeneration ist die Erhöhung eines Präsenilin-1-Schleifenfragments (Müller-Thomsen et al. 1998). Als Folge der verstärkten Amyloidablagerung im Hirngewebe ist die Konzentration von β-Amyloid im Liquor bei Alzheimer-Patienten im Vergleich zu gesunden Kontrollpersonen herabgesetzt (Galasko et al. 1998). Über die nosologische Spezifität dieses Befunds ist bisher wenig bekannt. Die Kombination von erhöhtem Tau und erniedrigtem β-Amyloid im Liquor erlaubt eine Unterscheidung zwischen Alzheimer-Patienten und gesunden Probanden mit einer sehr hohen Sensitivität und Spezifität. Interessante Kandidaten für neurochemische Indikatoren im peripheren Blut sind β-Amyloid im Plasma (Graff-Radford et al. 1998) und Isoformen des Amyloid-Vorläuferproteins in Thrombozyten (Padovani et al. 1998). Nachweisverfahren im Blut hätten gegenüber Liquormarkern den Vorteil einer erheblich einfacheren Anwendung.

■ Diagnostische genetische Tests

In einigen wenigen Familien mit autosomal dominant vererbter AD können die pathogenen Mutationen in den Genen für das Amyloid-Vorläuferprotein, für Präsenilin-1 und für Präsenilin-2 bei den betroffenen Familienmitgliedern nachgewiesen werden, wodurch die Diagnose gesichert ist (Lovestone 1996). Im Unterschied zu einer klinischen Diagnose erstreckt sich die Aussage eines diagnostischen Tests auf genetischer Grundlage auch auf andere Familienmitglieder, denn die Geschwister und Nachkommen des Trägers einer pathogenen Mutation haben eine Wahrscheinlichkeit von 50%, das Krankheitsgen ebenfalls geerbt zu haben.

> Der Nachweis einer Mutation bei einem einzelnen Familienmitglied kann das Krankheitsrisiko bei mehreren anderen Familienmitgliedern deutlich erhöhen.

Aufgrund der damit verbundenen psychologischen und ethischen Probleme sollten genetisch-diagnostische Tests ebenso wie genetisch-prädiktive Tests nur durch humangenetische Institute vorgenommen werden.

■ Früherkennung

Ein wichtiges Ziel der Forschung besteht darin, den neurodegenerativen Prozess der AD bereits in einem Stadium seiner Entwicklung zu identifizieren, wo er lediglich leichtgradige oder sogar überhaupt keine klinischen Symptome verursacht. Die zu prüfenden diagnostischen Instrumente sind bisher bei Patienten mit leichten kognitiven Störungen und bei asymptomatischen Trägern pathogener Mutationen eingesetzt worden. Praktikable Möglichkeiten der Früherkennung sind eine entscheidende Voraussetzung für künftige Behandlungsverfahren, die sich zum Ziel setzen, das Eintreten des Demenzzustands erheblich hinauszuzögern oder sogar ganz zu verhindern. Gegenwärtig werden bereits mehrere Substanzen in prospektiven klinischen Studien geprüft, von denen man sich eine Verlangsamung des Krankheitsprozesses erhofft. Dazu gehören u. a. Vitamin E, entzündungshemmende Präparate und Östrogen.

■ Strukturdarstellende bildgebende Verfahren

Atrophische Veränderungen des Hippocampus im MRT grenzen zwar Patienten mit leichten kognitiven Störungen als Gruppe von gesunden älteren Personen ab, jedoch zeigen die Befunde eine breite Überlappung, sodass keine diagnostische Aussage im Einzelfall möglich ist (De Leon et al. 1997). Längsschnittuntersuchungen mittels CT oder MRT können vermutlich mehr zur Früherkennung der AD im Stadium der Prädemenz beitragen. Bei Patienten mit leichter kognitiver Störung ist eine erhöhte Rate der Hippocampusatrophie mit dem Fortschreiten der kognitiven Symptome verbunden (Fox et al.1996). Auch die Seitenventrikel zeigen bei wiederholter Untersuchung eine deutliche Größenzunahme.

■ Funktionsdarstellende bildgebende Verfahren

PET-Studien an Alzheimer-Patienten mit unterschiedlichen Schweregraden der kognitiven Beeinträchtigung ergeben zwar im Mittel eine geringere Stoffwechselaktivität bei mittelgradigen als bei leichten Demenzzuständen (Szelies u. Heiss 1998), es ist aber bisher nicht zweifelsfrei gezeigt worden, dass PET-Befunde die Krankheit schon in der Prädemenzphase identifizieren kann. Die frühesten Auffälligkeiten in der PET scheint eine Asymmetrie der Stoffwechselraten zwischen dem linken und rechten Temporallappen zu sein.

Neurochemische Indikatoren

Die Konzentration des Tau-Proteins im Liquor ist bereits bei Patienten im leichtesten klinisch diagnostizierbaren Stadium (Mini-Mental-Status-Wert von 25 und darüber) deutlich erhöht (Seubert et al. 1996, Riemenschneider et al. 1997). An wenigen Einzelfällen konnte gezeigt werden, dass bei Patienten mit leichtgradigen kognitiven Beeinträchtigungen, die zu einer Demenz vom Alzheimer-Typ fortschreiten, Tau ebenfalls erhöht ist (Terajima et al. 1996).

Ob auch die β-Amyloid-Konzentration im Liquor oder andere neurochemische Indikatoren bei Alzheimer-Patienten mit leichtestgradiger Demenz oder sogar bei Patienten mit leichter kognitiver Beeinträchtigung im Sinne einer Reduktion verändert ist, steht bisher noch nicht fest.

Prädiktive genetische Tests

Wenn bei einem Alzheimer-Patienten eine pathogene Mutation in den betreffenden Genen auf den Chromosomen 1, 14 oder 21 nachgewiesen worden ist, lässt sich durch einen prädiktiven genetischen Test bei asymptomatischen Familienmitgliedern feststellen, ob sie ebenfalls eine solche Mutation tragen. Diese Untersuchung darf ausschließlich bei Erwachsenen, nur auf ausdrücklichen Wunsch der betreffenden Person vorgenommen werden und sie muss eingebettet sein in ein Programm der ausführlichen genetischen Beratung und psychologischen Betreuung an einem humangenetischen Institut vor, während und nach dem eigentlichen Test (Lennox et al. 1994).

Das größte ethische Probleme von prädiktiven genetischen Tests zum Nachweis der AD bestehet wie bei der Huntington-Krankheit darin, dass gegenwärtig keine vorbeugende und keine ausreichend wirksame symptomatische Therapie zur Verfügung steht. Darüber hinaus steht noch nicht mit letzter Sicherheit fest, dass alle gegenwärtig bekannten pathogenen Mutationen eine vollständige Penetranz haben. Darüber hinaus schließt ein negatives Testergebnis keineswegs aus, die AD aus anderen Gründen zu bekommen.

Differenzialdiagnose

Die Gegenüberstellung von klinischen und neuropathologischen Diagnosen gibt Aufschluss über die wichtigsten Fehlermöglichkeiten. Am häufigsten werden als AD fehldiagnostiziert (Klatka et al. 1996):
- zerebrovaskuläre Krankheiten,
- Parkinson-Krankheit,
- frontotemporale Degeneration,
- Lewy-Körperchen-Krankheit.

Hauptgründe für differenzialdiagnostische Entscheidungsschwierigkeiten

(Tab. 4.31)
- unspezifische zerebrovaskuläre Befunde
- neurologische Symptome
- einseitige Akzentuierung des psychopathologischen Bilds

Interpretation zerebrovaskulärer Befunde

Der häufigste Grund, sich zu unrecht gegen die Diagnose einer AD zu entscheiden, ist die Überbewertung von zerebrovaskulären Zufallsbefunden als Ursache einer vorliegenden Demenz (s. Kap. 5). Um diesen Fehler zu vermeiden, muss nach diagnostischen Kriterien für die *zerebrovaskuläre Demenz* (Román et al. 1993) das Vorliegen einer zerebrovaskulären Krankheit mit Hilfe von bildgebenden Verfahren, zusätzlich aber auch durch den Nachweis von fokalen neurologischen Symptomen belegt werden. Darüber hinaus fordern diese Kriterien die Begründung eines ursächlichen Zusammenhangs, der sich aus einem plötzlichen Beginn der kognitiven Störungen unmittelbar nach einem Schlaganfall oder durch eine eindeutig schrittweise Verschlechterung ergeben kann.

Natürlich können AD und zerebrovaskuläre Krankheiten auch als Ursachen einer Demenz zusammentreffen. Für diese Mischformen sieht der ICD-10 die Kategorie der atypischen oder gemischten Form der AD vor, gibt aber keine weiteren Erläuterungen. Im DSM-IV gelten Mischfälle als Demenzen mit multipler Ätiologie; alle in Frage kommenden Diagnosen werden nebeneinander verschlüsselt. Nach den NINCDS-ADRDA-Kriterien werden die Mischformen der Möglichen AD zugeordnet.

Interpretation neurologischer Symptome

Zu einem zweiten differenzialdiagnostischen Abgrenzungsproblem führen die neurologischen Symptome, die im mittleren klinischen Stadium der AD auftreten können. Sie legen die Verwechslung mit Krankheiten nahe, die ebenfalls Bewegungsstörungen, Harninkontinenz und Myoklonie hervorrufen können (s. Kap. 6 u. 9):
- Bei der *Parkinson-Krankheit* gehen die typischen motorischen Phänomene den kognitiven Veränderungen zeitlich lange voraus. Das kognitive Symptomprofil ist durch eine ausgeprägte Verlangsamung gekennzeichnet, während Sprachstörungen fehlen (Growdon 1990).
- Die *diffuse Lewy-Körperchen-Krankheit* unterscheidet sich von der AD durch leichtgradige extrapyramidalmotorische Störungen, schwankendes kognitives Leistungsniveau, ausgeprägte optische Halluzinationen und Unverträglichkeit von Neuroleptika (McKeith et al. 1996). Die Harninkontinenz ist wegweisend für die

4 Alzheimer-Demenz

Tabelle 4.31 Wichtige Differenzialdiagnosen der AD

Klinische Besonderheit	Differenzialdiagnostische Erwägung	Gegen die Diagnose AD spricht
Zerebrovaskuläre Befunde	Demenz bei zerebrovaskulärer Krankheit	zerebrovaskuläre Ursachen in zeitlichem Zusammenhang mit Auftreten oder Verschlechterung der Demenz
Parkinsonähnliche Bewegungsstörungen	Demenz bei Parkinson-Krankheit	motorische Störungen zeitlich vor kognitiven Störungen ausgeprägte Verlangsamung, keine Sprachstörung
	Demenz bei diffuser Lewy-Körperchen-Krankheit	optische Halluzinationen starke Schwankungen des kognitiven Befunds Unverträglichkeit von Neuroleptika
Myoklonus	Demenz bei CJD	sehr rasche Progredienz Ataxie kein temporoparietales Muster in funktioneller Bildgebung
Harninkontinenz	Demenz bei Normaldruckhydrozephalus	Inkontinenz zeitlich vor Demenz hochgradige Ventrikelerweiterung verstrichene Hirnwindungsfurchen
Gedächtnisstörung im Vordergrund	Demenz bei Hippocampussklerose	nur temporale Defizite in funktioneller Bildgebung
Persönlichkeitsveränderung im Vordergrund	Demenz bei frontotemporaler Degeneration	Persönlichkeitsveränderung tritt vor Gedächtnisstörung auf Verödung der Sprache nur frontale Defizite in funktioneller Bildgebung
Sprachstörungen im Vordergrund	primär progressive Aphasie	nichtflüssige Aphasie Gedächtnisstörungen gering keine Leistungsminderung im Alltag nur temporale Defizite in funktioneller Bildgebung
Störung räumlicher Leistungen im Vordergrund	posteriore kortikale Atrophie	Gedächtnisstörungen gering keine Leistungsminderung im Alltag nur parietale Defizite in funktioneller Bildgebung
Depressive Verstimmung im Vordergrund	depressive Episode	affektive Veränderung zeitlich vor kognitiver Störung Orientierung erhalten keine Minderung der Alltagskompetenz durch kognitive Einschränkungen

Diagnose eines Normaldruckhydrozephalus. Hier tritt sie jedoch zeitlich nach einer Gangapraxie und vor einer Demenz auf.
- Das Vorhandensein von Myoklonien lässt differentialdiagnostisch an eine *CJD* denken. Diese verläuft jedoch erheblich rascher als die AD, geht häufig mit einer Ataxie einher und zeigt in der funktionellen Bildgebung kein temporoparietales Ausfallsmuster (s. Kap. 7).

■ **Interpretation atypischer klinischer Bilder**

Die dritte Art der differenzialdiagnostischen Schwierigkeiten entsteht aus einer einseitigen Akzentuierung der psychopathologischen Symptome:
- Ein gedächtnisbetontes kognitives Störungsprofil, wie es besonders bei sehr alten Alzheimer-Patienten vorkommt, findet sich auch bei der seltenen *Hippocampussklerose* (Corey-Bloom et al. 1997). Das auf den Temporallappen beschränkte Defizit in funktionellen bildgebenden Verfahren kann bei der Unterscheidung von der AD helfen.
- Die sprachbetonte Variante der AD nähert sich phänomenologisch dem Bild *der primär progressiven Aphasie*. Diese ist der klinische Ausdruck einer unspezifischen Degeneration des Temporallappens mit allmählich fortschreitenden, isolierten Sprachstörungen, die über viele Jahre nicht zu wesentlichen Behinderungen im Alltag führen und erst im Endstadium in eine generalisierte Demenz von frontaler Prägung übergehen (Mesulam 1987). Auch hier sind die Ausfälle in der funktionellen Bildgebung auf den Temporallappen begrenzt, ferner hat die Sprachstörung den Charakter einer nichtflüssigen Aphasie.
- Wenn bei der AD die Störungen räumlicher Leistungen im Vordergrund des klinischen Bilds stehen, liegt eine Verwechslung mit der *posterioren kortikalen Atrophie*

nahe (Benson et al. 1988). Sie äußert sich in fortschreitenden Störungen bei visuokonstruktiven Aufgaben trotz gut erhaltener Gedächtnisleistung und Urteilsfähigkeit und führt nicht zu einer Minderung der Alltagskompetenz.
- Das Vorherrschen von Veränderungen der Persönlichkeit und des Sozialverhaltens kann zur Verkennung der AD als *frontotemporale Degeneration* Anlass geben. Zur Abgrenzung ist die zeitliche Reihenfolge des Auftretens von Symptomen wegweisend. Bei der AD treten Gedächtnis- und Orientierungsstörungen immer vor den Persönlichkeitsveränderungen auf, bei den frontotemporalen Degenerationen ist die Reihenfolge umgekehrt. Weitere Hinweise geben die Art der Sprachstörung und die funktionelle Bildgebung. Depressive Verstimmung und Antriebsminderung sind besonders im frühen Stadium der AD häufig. Sie können die noch gering ausgeprägten kognitiven Störungen überlagern, sodass die Symptomatik zunächst als rein affektiv imponiert.
- Kognitive Störungen im Rahmen einer *depressiven Episode* sind zeitlich den affektiven Veränderungen nachgeordnet und in der Regel leichtgradig. Sie führen nicht zu Orientierungsstörungen, gehen nicht mit Einschränkungen der Sprache, der Handhabung von Objekten, des Gegenstandserkennens oder der räumlichen Leistungen einher und rufen für sich betrachtet keine Beeinträchtigung der Alltagskompetenz hervor (Stoppe u. Staedt 1994).

■ Aufklärung

Wie bei anderen chronischen oder unheilbaren Krankheiten ist die Aufklärung des Patienten und seiner Angehörigen eine schwierige aber unvermeidliche ärztliche Aufgabe. Insbesondere Allgemeinärzte scheuen sich aber davor, Alzheimer-Patienten über ihre Diagnose zu informieren. Die wichtigsten Gründe für diese Zurückhaltung ist ein mangelndes Vertrauen in die Zuverlässigkeit der klinischen Diagnose (Vassilas u. Donaldson 1998) und das Unbehagen, Patienten mit einer sehr negativen Information zu konfrontieren, die sich nur noch eingeschränkt verarbeiten können:
- Ohne Aufklärung werden die Patienten im Unklaren über ihren Zustand und dessen Konsequenzen gelassen und damit der Möglichkeit der Mitentscheidung über ihre eigene Zukunft beraubt. Darüber hinaus setzt jede ärztliche Behandlung bei willensfähigen Patienten deren Zustimmung voraus, die sich nur auf die Kenntnis der eigenen Diagnose gründen kann. Die alleinige Aufklärung der Angehörigen ist ohne Zustimmung des Patienten nicht statthaft, sofern nicht ohnehin eine Betreuung mit dem Wirkungskreis der ärztlichen Behandlung besteht.
- Die Forderung einer *vollständigen Aufklärung* geht andererseits davon aus, dass jeder Patient ein Recht darauf hat, umfassend informiert zu werden und an den aus der Diagnose folgenden Entscheidungen mitzuwirken. Umfragen zeigen, dass die meisten, aber nicht alle älteren Menschen von diesem Recht Gebrauch machen möchten, falls sie an der AD leiden würden (Holroyd et al. 1996). Viele Patienten wünschen aber keine detaillierte Information. Es muss also auch das Recht respektiert werden, die Diagnose nicht zu erfahren. Die psychologischen Abwehrmechanismen der Patienten dürfen nicht unbedacht unterlaufen werden.
- Ein Mittelweg ist die *individuelle Aufklärung*. Darunter versteht man das Bemühen, den Umfang und den Zeitpunkt der diagnostischen Information an das Auffassungs- und Verarbeitungsvermögen des Patienten anzupassen. Dieses Vorgehen ist zeitaufwendig und setzt ein Vertrauensverhältnis und eine gute Kommunikationsbasis zwischen Arzt und Patient voraus. Wieviel der Patient wann über seine Krankheit erfährt, hängt von seinem Vorwissen und von seinen Befürchtungen ab, aber auch vom Grad der kognitiven Leistungseinschränkungen. Vielfach empfiehlt es sich, die Aufklärung in mehreren Schritten vorzunehmen und den Patienten jeweils zu fragen, ob er mehr wissen möchte. Auch sollte der Patient darüber bestimmen können, ob das Aufklärungsgespräch im Beisein einer Person seines Vertrauens vorgenommen werden soll. In jedem Fall muss darauf hingewiesen werden, dass die klinische Diagnose der AD mit einer Irrtumswahrscheinlichkeit von 10–20% behaftet ist.

Die *Reaktionen der Patienten* auf die ärztliche Aufklärung können sehr unterschiedlich sein. Bei einem abrupten und unsensiblen Vorgehen kann die Aufklärung Verzweiflung, Wut und sogar Suizidimpulse auslösen. Die meisten Patienten sind sich jedoch darüber klar, dass etwas nicht in Ordnung ist und empfinden die Aufklärung als entlastend, weil sie für die Leistungseinschränkungen und Verhaltensänderungen eine medizinische Erklärung gibt.

Die ärztliche Aufklärung muss in ein *Beratungsgespräch* münden. Viele Patienten und Angehörige haben realitätsferne Vorurteile gegenüber der AD, die sich oft aus übertriebenen Berichten in den Medien nähren. Besonders wichtig ist es darauf hinzuweisen, dass die Krankheit keineswegs alle Fähigkeiten und Persönlichkeitseigenschaften in Mitleidenschaft zieht und dass der Verlauf interindividuell sehr verschieden sein kann. Eine häufige Sorge der Angehörigen gilt dem erblichen Risiko. Allgemein lässt sich dazu ausführen, dass ein weiterer Krankheitsfall in der Familie keine genetische Form der AD bedeutet und dass erstgradige Verwandte von Patienten zwar eine statistisch erhöhte Krankheitserwartung haben, die jedoch im Hinblick auf die altersbezogenen Inzidenzraten in der Bevölkerung noch immer gering ist. Angehörige von Familien mit einer klaren autosomal dominanten Vererbung der AD sollten zur Beratung an ein Humangenetisches Institut vermittelt werden.

Schließlich muss das Beratungsgespräch den Bogen zu den *therapeutischen Möglichkeiten* schlagen. Dabei sollte nicht nur auf medikamentöse Behandlungsverfahren hingewiesen werden, sondern auch auf die aktive Rolle der pflegenden Angehörigen in der Therapie. Dies ist der Zeitpunkt, die rechtzeitige Klärung rechtlicher und finanzieller Fragen innerhalb der Familie unter Mitwirkung des Patienten anzusprechen.

Literatur

Albert E. Senile Demenz und Alzheimersche Krankheit als Ausdruck des gleichen Krankheitsgeschehens. Fortschr Neurol Psychiat. 1964; 32: 625–73

Alzheimer A. Über einen eigenartigen, schweren Erkrankungsprozess der Hirnrinde. Neurol Cbl. 1906; 25: 1134

Alzheimer A. Über eigenartige Krankheitsfälle des späteren Alters. Z ges Neurol Psychiat. 1911; 4: 356–85

American College of Medical Genetics. Consensus statement: statement on use of apolipoprotein E testing for Alzheimer disease. JAMA. 1995; 274: 1627–9

American Psychiatric Association. Diagnostic and Statistical Manual of Mental Disorders, 4th ed. DSM-IV. Washington: American Psychiatric Association; 1994

Arnold SE, Hyman BT, Flory J, Damasio AR, Van Hoesen GW. The topographical and neuroanatomical distribution of neurofibrillary tangles and neuritic plaques in the cerebrall cortex of patients with Alzheimer's disease. Cerebral Cortex. 1991; 1: 103–16

Bauer J, Hüll M, Berger M. Pathogenetische Faktoren der Alzheimer-Krankheit. Z Gerontol Geriat. 1995; 28: 155–62

Bayles KA, Tomoeda CK, Trosset MW. Relation of linguistic communication abilities of Alzheimer's patients to stage of disease. Brain Lang. 1992; 42: 454–72

Beatty WW, Salmon DP, Butters N, Heindel WC, Granholm EL. Retrograde amnesia in patients with Alzheimer's disease or Huntington's disease. Neurobiol Aging. 1988; 9: 181–6

Benson DF, Davis RJ, Snyder BD. Posterior cortical atrophy. Arch Neurol. 1988; 45: 789–93

Bowen BC, Barker WW, Loewenstein DA, Sheldon J, Duara R. MR signal abnormalities in memory disorder and dementia. AJNR. 1990; 11: 283–90

Bowen JD, Malter AD, Sheppard L, et al. Predictors of mortality in patients diagnosed with probable Alzheimer disease. Neurology. 1996; 47: 433–9

Bracco L, Gallato R, Gricoletto F, et al. Factors affecting course and survival in Alzheimer's disease. A 9-year longitudinal study. Arch Neurol. 1994; 51: 1213–9

Breitner JC, Folstein MF. Familial Alzheimer dementia: a prevalent disorder with specific clinical features. Psychol Med. 1984; 14: 63–80

Burns A, Jacoby R, Levy R. Psychiatric phenomena in Alzheimer's disease. III: Disorders of mood. Brit J Psychiat. 1990; 157: 81–6

Burns A, Jacoby R, Luthert P, Levy R. Cause of death in Alzheimer's disease. Age Ageing. 1990; 19: 341–4

Burns A, Jacoby R, Levy R. Neurological signs in Alzheimer's disease. Age Ageing. 1991 a; 20: 45–51

Burns A, Jacoby R, Levy R. Progression of cognitive impairment in Alzheimer's disease. J Am Geriat Soc. 1991 b; 39: 39–45

Burns A, Lewis G, Jacoby R, Levy R. Factors affecting survival in Alzheimer's disease. Psychol Med. 1991 c; 21: 363–70

Chobor KL, Brown JW. Semantic deterioration in Alzheimer's: the patterns to expect. Geriatrics. 1990; 45: 68–75

Coen RF, Swanwick GRJ, O'Boyle CA, Coakley D. Behaviour disturbance and other predictors of carer burden in Alzheimer's disease. Int J Geriat Psychiat. 1997; 12: 331–6

Corey-Bloom J, Sbbagh MN, Bondi MW, et al. Hippocampal sclerosis contributes to dementia in the elderly. Neurology. 1997; 48: 154–60

Craig AH, Cummings JL, Fairbanks L, Itti L, Miller BL, Li J, Mena I. Cerebral blood flow correlates of apathy in Alzheimer disease. Arch neurol. 1996; 53: 1116–20

Cummings JL, Houlhan JP, Hill MA. The pattern of reading deterioration in dementia of the Alzheimer type: observations and implications. Brain Lang. 1986; 29: 315–23

DeLeon MJ, George AE, Golomb J, et al. Frequency of hippocampal formation atrophy in normal aging and Alzheimer's disease. Neurobiol Aging. 1997; 18: 1–11

Devanand DP, Jacobs DM, Tang MX, et al. The course of psychopathology in mild to moderate Alzheimer's disease. Arch Gen Psychiat. 1997; 54: 257–63

Dilling H, Mombour W, Schmidt MH. Weltgesundheitsorganisation: Internationale Klassifikation psychischer Störungen. ICD-10 Kapitel V (F). Klinisch-diagnostische Leitlinien. Bern: Huber; 1991

Drachman DA, O'Donnell BF, Lew RA, Swearer JM. The prognosis in Alzheimer's disease. 'How far' rather than 'how fast' bests predicts the course. Arch Neurol. 1990; 47: 851–6

Duara R, Lopez-Alberola RF, Barker WW, et al. A comparison of familial and sporadic Alzheimer's disease. Neurology. 1993; 43: 1377–84

Edwards DF, Deuel RK, Baum CM, Morris JC. A quantitative analysis of apraxia in senile dementia of the Alzheimer type: Stage-related differences in prevalence and type. Dementia. 1991; 2: 142–9

Edwards JK, Larson EB, Hughes JP, Kukull WA. Are there clinical and epidemiological differences between familial and non-familial Alzheimer's disease? J Am Geriat Soc. 1991; 39: 477–83

Farrer LA, Cupples A, VanDuijn CM, Connor-Lacke L, Kiely DK, Growdon JH. Rate of progression of Alzheimer's disease is associated with genetic risk. Arch Neurol. 1995; 52: 918–23

Förstl H, Burns A, Levy R, Cairns N, Luthert P, Lantos P. Neurological signs in Alzheimer's disease. Arch Neurol. 1992; 49: 1038–42

Förstl H, Besthorn C, Geiger-Kabisch C. Psychotic features and the course of Alzheimer's disease: relationship to cognitive, electroencephalographic and computerized tomography findings. Acta psychiat scand. 1993; 87: 395–9

Foster NL, Chase TN, Fedio P, Patronas NJ, Brooks RA, DiChiro G. Alzheimer's disease: focal cortical changes shown by positron emission tomography. Neurology. 1983; 33: 961–5

Fox NC, Warrington EK, Stevens JM, Rossor MN. Atrophy of the hippocampal formation in early familial Alzheimer's disease. A longitudinal MRI study of at-risk members of a family with an amyloid precursor protein 717 Val-Gly mutation. Ann NY Acad Sci. 1996; 777: 226–32

Franssen EH, Kluger A, Torossian CL, Reisberg B. The neurologic syndrome of severe Alzheimer's disease. Relationship to functional decline. Arch Neurol. 1993; 50: 1029–39

Galasko D, Edland SD, Morris JC, Clark C, Mohs R, Koss E. The Consortium to Establish a Registry for Alzheimer's Disease (CERAD). Part XI. Clinical milestones in patients with Alzheimer's disease followed over 3 years. Neurology. 1995; 45: 1451–5

Galasko D, Chang L, Motter R, et al. High cerebrospinal fluid tau and low amyloid beta 42 levels in the clinical diagnosis of Alzheimer disease and relation to apolipoprotein E genotype. Arch Neurol. 1998; 55: 937–45

Gauthier S. Clinical diagnosis and management of Alzheimer's disease. London: Dunitz; 1996

Graff-Radford NR, Hutton ML, Perez-Tur J, et al. Plasma A-beta level in first degree relatives of Alzheimer's disease patients. Neurobiol Aging. 1998; 19: S160

Grünthal E. Über die Alzheimersche Krankheit. Eine histo-pathologisch-klinische Studie. Z ges Neurol Psychiat. 1926; 101: 128–57

Haley WE. The family caregiver's role in Alzheimer's disease. Neurology. 1997; 48: S25–S29

Haupt M, Kurz A. Predictors of nursing home placement in patients with Alzheimer's disease. Int J Geriat Psychiat. 1993; 8: 741–6

Haupt M, Pollmann S, Kurz A. Disoriented behavior in familiar surroundings is strongly associated with perceptual impairment in mild Alzheimer's disease. Dementia. 1991; 2: 259–61

Haupt M, Kurz A, Pollmann S. Severity of symptoms and rate of progression in Alzheimer's disease: a comparison of cases with early and late onset. Dementia. 1992a; 3: 21–4

Haupt M, Kurz A, Romero B, Pollmann S. Psychopathologische Störungen bei beginnender Alzheimerscher Krankheit. Fortschr Neurol Psychiat. 1992b; 60: 3–7

Haxby JV, Raffaele K, Gillette J, Schapiro MB, Rapoport SI. Individual trajectories of cognitive decline in patients with dementia of the Alzheimer type. J Clin Exp Neuropsychol. 1992; 14: 575–92

Herholz K. FDG PET and differential diagnosis of dementia. Alz Dis Ass Dis. 1995; 9: 6–16

Heyman A, Wilkinson WE, Hurwitz BJ, et al. Early-onset Alzheimer's disease: clinical predictors of institutionalization and death. Neurology. 1987; 37: 980–4

Hof PR, Bouras C, Constantinidis J, Morrison JH. Selective disconnection of specific visual association pathways in cases of Alzheimer's disease presenting with Balint's syndrome. J Neuropath Exp Neurol. 1990; 49: 168–84

Holroyd S, Snustad DG, Chalifoux ZL. Attitudes of older adults on being told the diagnosis of Alzheimer's disease. J Am Geriat Soc. 1996; 44: 400–03

Jack CR, Petersen RC, O'Brien PC, Tangalos EG. MR-based hippocampal volumetry in the diagnosis of Alzheimer's disease. Neurology. 1992; 42: 183–8

Jacobs D, Sano M, Marder K, et al. Age at onset of Alzheimer's disease: relation to pattern of cognitive dysfunction and rate of decline. Neurology. 1994; 44: 1215–20

Jorm AF. Subtypes of Alzheimer's disease: A conceptual analysis and critical review. Psychol Med. 1985; 15: 543–53

Jost BC, Grossberg GT. The natural history of Alzheimer's disease: A brain bank study. J Am Geriat Soc. 1995; 43: 1248–55

Klatka LA, Schiffer RB, Powers JM, Kazee AM. Incorrect diagnosis of Alzheimer's disease. A clinicopathologic study. Arch Neurol. 1996; 53: 35–42

Kluger A, Gianutsos JG, Golomb J, et al. Patterns of motor impairment in normal aging, mild cognitive decline, and early Alzheimer's disease. J Gerontol: Psychol Sci. 1997; 52 B: 28–39

Koss E, Edland S, Fillenbaum G, et al. Clinical and neuropsychological differences between patients with earlier and later onset of Alzheimer's disease. A CERAD analysis, part XII. Neurology. 1996; 46: 136–41

Kurz A, Greschniok P. Überlebenswahrscheinlichkeit bei Alzheimer-Krankheit. Versicherungsmedizin. 1994; 270: 59–62

Kurz A, Haupt M, Pollmann S, Romero B. Alzheimer's disease: is there evidence of phenomenological subtypes? Dementia. 1992; 3: 320–7

Kurz A, Egensperger R, Haupt M, et al. Apolipoprotein E e4 allele, cognitive decline, and deterioration of everyday performance in Alzheimer's disease. Neurology. 1996; 47: 440–3

Laakso MP, Partanen K, Riekkinen P, et al. Hippocampal volumes in Alzheimer's disease, Parkinson's disease with and without dementia, and in vascular dementia: an MRI study. Neurology. 1996; 46: 678–81

Lauter H. Zur Klinik und Psychopathologie der Alzheimerschen Krankheit. Psychiat clin. 1968; 1: 85–108

Lehinicy SM, Baulac M, Chivas J. Amygdalo-hippocampal MR volume measurements in the early stages of Alzheimer disease. AJNR. 1994; 15: 927–37

Lennox A, Karlinsky H, Meschino W, Buchanan JA, Percy ME, Berg JM. Molecular genetic predictive testing for Alzheimer's disease: deliberations and preliminary recommendations. Alz Dis Ass Dis. 1994; 8: 126–47

Linn RT, Wolf PA, Bachman DL, et al. The 'preclinical phase' of probable Alzheimer's disease. A 13-year prospective study of the Framingham cohort. Arch Neurol. 1995; 52: 485–90

Liu L, Gauthier L, Gauthier S. Spatial disorientation in persons with early senile dementia of the Alzheimer type. Am J Occup Ther. 1990; 45: 67–74

Locascio JH, Growdon JH, Corkin S. Cognitive test performance in dtecting, staging, and tracking Alzheimer's disease. Arch Neurol. 1995; 52: 1087–99

Lovestone S. The genetics of Alzheimer's disease- new opportunities and new challenges. Int J Geriat Psychiat. 1996; 11: 491–7

Luchins DJ, Cohen D, Hanrahan P, et al. Are there clinical differences between familial and nonfamilial Alzheimer's disease? Am J Psychiat. 1992; 149: 1023–7

Martin A, Brouwers P, Lalonde F, Teleska P, Fedio P. Towards a behavioral typology of Alzheimer's patients. J Clin Exp Neuropsychol. 1986; 8: 594–610

McDaniel KD, Edland SD, Heyman A. Relationship between level of insight and severity of dementia in Alzheimer's disease. Alz Dis Ass Dis. 1995; 9: 101–4

McKeith IG, Galasko D, Kosaka K, et al. Consensus guidelines for the clinical and pathologic diagnosis of dementia with Lewy bodies (DLB): Report of the consortium on DLB international workshop. Neurology. 1996; 47: 1113–24

McKhann G, Folstein M, Katzman R, Price D, Stadlan EM. Clinical diagnosis of Alzheimers disease: Report of the NINCDS-ADRDA work group under the auspices of Department of health and Human Services Task Force on Alzheimer's Disease. Neurology. 1984; 34: 939–44

Mendez MF, Tomsak RL, Remler B. Disorders of the visual system in Alzheimer's disease. J clin Neuro-Ophthalmol. 1990; 10: 62–9

Mesulam MM. Primary progressive aphasia- differentiation from Alzheimer's disease. Ann Neurol. 1987; 22: 533–1

Morris RG. Recent developments in the neuropsychology of dementia. Int Rev Psychiat. 1994; 6: 85–107

Müller U, Kurz A, Lauter H, Altland K. Aktuelle Gesichtspunkte zur Genetik neurodenegerativer dementieller Erkrankungen. In: Wächtler C, RD Hirsch, R Kortus, G Stoppe (Hrsg). Demenz: die Herausforderung. Singen: Ramin; 1996; 15–24

Müller-Thomsen T, Müller D, Deng A, et al. A novel secretory presenilin 1 loop fragment in cerebrospinal fluid: elevated levels in sporadic Alzheimer's disease. Neurobiol Aging. 1998; 19: S82

Neils J, Boller F, Gerdeman B, Cole M. Descriptive writing abilities in Alzheimer's disease. J Clin Exp Neuropsychol. 1989; 11: 692–8

Nochlin D, Van-Belle G, Bird TD, Sumi SM. Comparison of the severity of neuropathlogic changes in familial and sporadic Alzheimerüs disease. Alz Dis Ass Dis. 1993; 7: 212–22

Padovani A, Pastorino L, Colciaghi F, et al. Abnormal pattern of platelet APP isoforms: an early diagnostic marker of Alzheimer disease. Neurobiol Aging. 1998; 19: S165

Passero S, Rocchi R, Vatti G, Burgalassi L, Battistini N. Quantitative EEG mapping, regional cerebral blood flow, and neuropsychological function in Alzheimer's disease. Dementia. 1995; 6: 148–156

Pietrini P, Furey ML, Graff-Radford N, et al. Preferential metabolic involvement of visual cortical areas in a subtype of Alzheimer's disease: clinical implications. Am J Psychiat. 1996; 153: 1261–8

Rasmusson DX, Brandt J, Steele C, Hedreen JC, Troncoso JC, Folstein MF. Accuracy of clinical diagnosis of Alzheimer disease and clinical features of patients with non-Alzheimer disease neuropathology. Alz Dis Ass Dis. 1996; 10: 180–8

Reid W, Bore G, Creasey H, et al. Age at onset an pattern of neuropsychological impairment in mild early-stage Alzheimer disease. Arch Neurol. 1996; 53: 1056–61

Reisberg B. Alzheimer's Disease. New York: The Free Press; 1983

Reisberg B, Auer SR, Bonteiro I, Boksay I, Sclan SG. Behavioral disturbances of dementia: an overview of phenomenology and methodologic concerns. Int Psychogeriat. 1996; 8: 169–80

Riemenschneider M, Buch K, Schmolke M, Kurz A, Guder WG. Cerebrospinal protein tau is elevated in early Alzheimer's disease. Neurosci Lett. 1996; 201: 209–11

Riemenschneider M, Buch K, Schmolke M, Kurz A, Guder WG. Diagnosis of Alzheimer's disease with cerebrospinal fluid tau protein and aspartate aminotransferase. Lancet; 1997; 350: 784

Román GC, Tatemichi TK, Erkinjuntti T, et al. Vascular dementia: diagnostic criteria for research studies: report of the NINDS-AIREN International Workshop. Neurology. 1993; 43: 250–260

Romero B, Pulvermüller F, Haupt M, Kurz A. Pragmatische Sprachstörungen in frühen Stadien der Alzheimer Krankheit: Analyse der Art und Ausprägung. Z Neuropsychol. 1995; 6: 29–42

Roses AD. Apolipoprotein E genotyping in the differential diagnosis, not prediction, of Alzheimer's disease. Ann Neurol. 1995; 38: 6–14

Rossor MN, Iversen LL, Reynolds GP, Mountjoy CY, Roth M. Neurochemical characteristics of early and late onset types of Alzheimer's disease. Brit Med J. 1984; 288: 961–4

Salmon DP, Thal LJ, Butters N, Heindel WC. Longitudinal evaluation of dementia of the Alzheimer type: a comparison of 3 standardized mental status examinations. Neurology. 1990; 40: 1225–30

Seubert P, Motter R, Schenk D, et al. Elevation of CSF tau in early stage Alzheimer's disease. Neurology. 1996; 46: A161

Sjögren, T. A genetic study of morbus Alzheimer and morbus Pick. Acta psychiat scand. 1952 (Suppl.); 82: 9–66

Smith AD, Jobst KA, Edmonds Z, Hindley NJ, King EMF. Neuroimaging and early Alzheimer's disease. Lancet; 1996; 348: 829–30

Steele C, Rovner B, Chase GA, Folstein M. Psychiatric symptoms and nursing home placement of patients with Alzheimer's disease. Am J Psychiat. 1990; 147: 1049–51

Stern RG, Mohs RC, Bierer LM, et al. Deterioration on the Blessed test in Alzheimer's disease: longitudinal data and their implications for clinical trials and identification of subtypes. Psychiat Res. 1992; 42: 101–10

Stern Y, Jacobs DM. Preliminary findings from the Predictors Study: Utility of clinical signs for predicting disease course. Alz Dis Ass Dis. 1995; 9: S14–S18

Stern Y, Hesdorffer D, Sano M, Mayeux R. Measurement and prediciton of functional capacity in Alzheimer's disease. Neurology. 1990; 40: 8–14

Stern Y, Albert M, Brandt J, et al. Utility of extrapyramidal sings and psychosis as predictors of cognitive and functional decline, nursing home admission, and death in Alzheimer's disease. Prospective analyses from the Predictors Study. Neurology. 1994; 44: 2300–7

Stern Y, Tang MX, Albert MS, et al. Predicting time to nursing home care and death in individuals with Alzheimer disease. JAMA. 1997; 277: 806–12

Stoppe G, Staedt J. Die frühe diagnostische Differenzierung primär dementer von primär depressiven Syndromen im Alter – ein Beitrag zur Pseudodemenzdiskussion. Fortschr Neurol Psychiat. 1994; 61: 172–82

Szelies B, Heiss WD. Funktionelles Neuroimaging: Positronen-Emissions-Tomographie (PET). In: Weis S, Eber G W. Handbuch Morbus Alzheimer – Neurobiologie, Diagnose, Therapie. Weinheim: Psychologie Verlags Union; 1998; 803–33

Terajima M, Arai H, Itabashi S, et al. Elevated cerebrospinal fluid tau levels: implications for the early diagnosis of Alzheimer's disease. J Am Geriat Soc. 1996; 44: 1012–3

Terry RD. Biologic differences between early- and late-onset Alzheimer disease. Alz Dis Ass Dis. 1995; 9: S26–S27

Terry RD, Masliah E, Hansen LA. Structural basis of the cognitive alterations in Alzheimer disease. In: Terry RD, R Katzman, KL Bick (Hrsg.). Alzheimer Disease. New York: Raven; 1994; 179–96

Trobe JD, Waller PF, Cook-Flannagan CA, Teshima SM, Bielianskas LA. Crashes and violations among drivers with Alzheimer disease. Arch Neurol. 1996; 54: 411–6

Vassilas CA, Donaldson J. Telling the truth: what do general practitioners say to patients with dementia or terminal cancer? Bri J Gen Pract. 1998; 48: 1081–2

Waldemar G. Functional brain imaging with SPECT in normal aging and dementia. Methodological, pathophysiological, and diagnostic aspects. Cerebrovasc Brain Metab Rev. 1995; 7: 89–130

Walsh JS, Welch HG, Larson EB. Survival of outpatients with Alzheimer-type dementia. Ann Intern Med. 1990; 113: 429–34

Zubenko GS, Moossy J, Martinez AJ, Rao GR, Kopp U, Hanin I. A brain regional analysis of morphologic and cholinergic abnormalities in Alzheimer's disease. Arch Neurol. 1989; 46: 634–8

Therapie und Prävention

A. Kurz und K. Jendroska

Die Behandlung von Patienten mit AD hat innerhalb weniger Jahre große Fortschritte gemacht. Erstmals stehen zur symptomatischen Behandlung der kognitiven Störungen und der Behinderung im Alltag Medikamente mit zweifelsfrei belegter Wirksamkeit und Verträglichkeit zur Verfügung. Die Möglichkeiten zur Milderung oder Behebung von nichtkognitiven Symptomen haben sich durch neue nebenwirkungsarme Antidepressiva und Neuroleptika erheblich erweitert. Die rasch voranschreitende Aufklärung der Krankheitsursachen und pathogenetischen Mechanismen lassen erste Ansatzpunkte für eine verlaufsbeeinflussende Therapie erkennen. Noch lässt sich aber der neurodegenerative Prozess weder verhindern noch nennenswert verzögern. Nach wie vor müssen sich Patienten und ihre Angehörigen über viele Jahre mit den allmählichen Niedergang der geistigen Leistungsfähigkeit, dem Verlust der praktischen Lebensbewältigung und den damit verbundenen Veränderungen der persönlichen Beziehung auseinandersetzen. Aus diesem Grund haben die Förderung erhaltener Fähigkeiten und die Beratung der Angehörigen im Gesamtkonzept der Therapie einen unverändert hohen Stellenwert.

Allgemeine Behandlungsprinzipien

Die AD schneidet sehr tief in das Leben der unmittelbar oder mittelbar von ihr Betroffenen ein. Für die Patienten bedeutet sie eine fortschreitende Minderung der kognitiven Leistungen, eine unaufhaltsame Abnahme der Alltagsbewältigung, verbunden mit nichtkognitiven Symptomen wie Angst, Depression, Antriebslosigkeit oder Unruhe. Den Angehörigen bürdet sie völlig ungewohnte pflegerische und kustodiale Pflichten auf, fordert ihnen schwere Entscheidungen ab, kehrt die gewohnten Rollenverhältnisse völlig um und verlangt die Lösung komplizierter organisatorischer Aufgaben. Aus diesen Gründen gehen die Aufgaben des Arztes bei der Behandlung von Demenzkranken über seine gewohnte medizinische Rolle hinaus. Es fallen ihm zusätzlich die Funktionen zu, pflegende Familienmitglieder zu beraten und zu stützen, ihnen bei vielen scheinbar geringen Alltagsproblemen und bei den schwierigen Entscheidungen weiterzuhelfen, aber auch die Versorgung des Patienten mitzugestalten. Der Verlauf der AD erstreckt sich über viele Jahre. Vom leichtesten bis zum schwersten Krankheitsstadium wandeln sich die Krankheitssymptome, die Bedürfnisse des Patienten und die Probleme ihrer Bezugspersonen ständig.

> Deswegen ist die Behandlung eines Alzheimer-Kranken keine kurzfristige ärztliche Maßnahme, sondern ein jahrelanges Bemühen, dem Patienten und seiner Familie mit allen zur Verfügung stehenden Mitteln beizustehen.

Ein wichtiges, aber häufig zu wenig beachtetes Element der Behandlung ist die *allgemeinmedizinische Basistherapie*. Die im Alter häufigen körperlichen Krankheiten und Behinderungen treten natürlich auch bei Demenzkranken auf, vor allem Erkrankungen der Atemwege, des Herzens und des Kreislaufs sowie Hörminderung, Katarakt und Glaukom (Förstl 1990, Förstl et al. 1991, Passant et al. 1997). Aufgrund einer veränderten Schmerzempfindung nehmen viele dieser Patienten vorhandene Symptome aber weniger deutlich wahr und können sie wegen Sprachschwierigkeiten oft nicht zum Ausdruck bringen, sodass der Arzt ganz besondere Sorgfalt auf die Erkennung von körperlichen Alterskrankheiten verwenden muss. Die Behandlung von Diabetes mellitus, Hyperlipidämie, Bluthochdruck und Herzrhythmusstörungen bei Demenzkranken hat besondere Aktualität gewonnen seit diese somatischen Störungen in epidemiologischen Studien als bedeutende Risikofaktoren nicht nur der zerebrovaskulären Demenz, sondern auch der AD erkannt worden sind (Skoog et al. 1999).

> Durch eine konsequente Behandlung dieser Risikofaktoren lässt sich die Inzidenz der AD senken (Forette et al. 1998). Der Ausgleich von Einschränkungen des Hör-, Seh- und Gehvermögens setzt die Patienten in den Stand, in den Grenzen der Grunderkrankung einen maximalen Grad an Selbständigkeit und Handlungsfähigkeit zu erreichen.

Aufgrund der Fülle an medizinischen, psychologischen sozialen, pflegerischen, organisatorischen, rechtlichen und finanziellen Problemen, die die Krankheit mit sich bringt, muss die Behandlung interdisziplinär und multimodal angelegt werden (Kurz 1998). Solange die pharmakologi-

Tabelle 4.32 Bestandteile der Therapie der AD	
Bestandteil	**Eingesetzte Mittel und Verfahren**
Allgemeinmedizinische Basistherapie	Behandlung von körperlichen Begleitkrankheiten und Behinderungen
Verbesserung und Stabilisierung von kognitiver Leistung und Alltagsbewältigung	Antidementiva
Milderung oder Behebung nichtkognitiver Symptome	Antidepressiva Neuroleptika Antikonvulsiva Anxiolytika
Beeinflussung des Krankheitsverlaufs	Antioxidanzien entzündungshemmende Substanzen Östrogen
Förderung vorhandener Fähigkeiten	kognitive Aktivierung Respektieren der Person Milieutherapie
Beratung und Entlastung der pflegenden Angehörigen	Beratung in finanziellen und rechtlichen Fragen Angehörigengruppen Vermittlung von ambulanten, teilstationären oder stationären Versorgungseinrichtungen

schen Behandlungsmöglichkeiten nicht an die Wurzeln des neurodegenerativen Prozesses heranreichen, ist es das Ziel der Therapie, Wohlbefinden und Leistungsfähigkeit des Patienten nach Möglichkeit zu verbessern oder zumindest über einen gewissen Zeitraum aufrecht zu erhalten.

> Eine Stabilisierung des Krankheitsbildes über ein $1/2$ Jahr oder länger ist angesichts des fortschreitenden Nervenzellunterganges unbedingt als Behandlungserfolg anzusehen.

Die wichtigsten Bestandteile der Therapie sind in Tab. 4.32 aufgeführt.

Behandlung mit Antidementiva

Ein hochrangiges Ziel der Behandlung von AD besteht darin, die kognitiven Leistungen und die Alltagsbewältigung zu verbessern oder zumindest über einen möglichst langen Zeitraum aufrechtzuerhalten. Medikamente, die hierfür eingesetzt werden können, bezeichnet man unabhängig von ihrem pharmakologischen Wirkprinzip als Antidementiva. Dazu gehören die schon seit längerer Zeit zugelassenen *Nootropika* und die erst seit wenigen Jahren verfügbaren *Cholinesteraseinhibitoren (ChE-I)*.

Die Nootropika setzen an verschiedenen unspezifischen Folge- und Begleiterscheinungen des neurodegenerativen Prozesses an. Die wichtigsten davon sind reduzierte neuronale Stoffwechselaktivität, übermäßiger Einstrom von Calcium in Nervenzellen mit verminderter Energieproduktion sowie Aktivierung von Mikrogliazellen und die daraus resultierende übermäßige Entstehung freier Sauerstoffradikale. Diese pathogenetischen Mechanismen finden sich auch bei anderen demenzverursachenden zerebralen Erkrankungen, namentlich bei der zerebralen Mikro- und Makroangiopathie. Aus diesem Grund werden Nootropika auch zur Behandlung der VD eingesetzt.

Die inkonsistenten Wirksamkeitsnachweise für diese Substanzen, aber auch methodische Mängel wie zu geringe Stichprobengrößen und ungeeignete Beurteilungsinstrumente stellte aber lange Zeit die Behandlung mit Nootropika insgesamt in Frage. Daher erarbeitete 1992 eine Expertenkommission des Bundesgesundheitamts Kriterien für die Wirksamkeitsbewertung von Nootropika (Kern u. Menges 1992). Diese Kriterien fordern, dass die Messung der Befundänderung auf mehreren voneinander unabhängigen Ebenen erfolgen soll. Diese Beurteilungsebenen umfassen die kognitive Leistungsfähigkeit, den klinischen Gesamteindruck, den psychopathologischen Befund und die Aktivitäten des täglichen Lebens. Im Rückgriff auf bereits vorliegende Studienergebnisse wurde anhand dieser Kriterien eine kritische Bewertung der Wirksamkeit von Nootropika vorgenommen. Nachfolgend werden nur die Vertreter dieser Substanzgruppe näher beschrieben, die aufgrund dieser Bewertung als wirksam angenommen und daher in Deutschland zugelassen wurden.

Das pharmakologische Prinzip der Cholinesterasehibitoren bezieht sich zwar auf einen wichtigen pathogenetischen Mechanismus der AD, ist jedoch ebenfalls nicht krankheitsspezifisch. Diese Substanzen erhöhen die Konzentration von Acetylcholin im Kortex und eignen sich deshalb grundsätzlich zur Behandlung aller Erkrankungen, die mit einem zerebralen cholinergen Defizit einhergehen. Dazu gehören neben der AD die Parkinson-Krankheit, die Lewy-Körperchen-Krankheit und möglicherweise auch einige Formen der zerebrovaskulären Krankheit. Die umfangreichen klinischen Studienprogramme, die zum Nachweis der Wirksamkeit und Verträglichkeit der ChE-I durchgeführt wurden, haben einen neuen Standard der Prüfung von Antidementiva definiert. In diesen Studien wurde die Forderung nach mindestens 3 voneinander unabhängigen Beurteilungsebenen konsequent verwirklicht. Für jede dieser Ebenen wurden reliable und valide Erhebungsinstrumente entwickelt (Tab. 4.33). Darüber hinaus waren die Patientenstichproben durch genaue Ein- und Ausschlusskriterien festgelegt.

Mit dieser anspruchsvollen Methodik sind bisher 3 der älteren Antidementiva geprüft worden, *Nimodipin, Memantine* und *Ginkgo biloba*. Für Ginkgo biloba und Memantine (Winblad u. Poritis 1999) konnte ein therapeutischer Nutzen belegt werden. Die Stärke, Wahrscheinlichkeit und Dauer der beobachteten Effekte sowie die Konsistenz der Behandlungsergebnisse zwischen den einzelnen Studien und zwischen den verschiedenen Substanzen sprechen jedoch dafür, dass die Strategie der cholinergen Substitution gegenüber den älteren therapeutischen Konzepten einen Fortschritt darstellt.

Für den rationalen und ökonomischen Einsatz der Antidementiva wäre ein direkter Vergleich zwischen den neuen und älteren Antidementiva bei Patienten unterschiedlichen Ausgangsschweregrads eine unentbehrliche Voraussetzung. Bedauerlicherweise sind derartige Untersuchungen bisher nicht durchgeführt worden. Die vergleichende Bewertung anhand von Daten aus unterschiedlichen Studienkollektiven ist sehr problematisch. Die gegenüber der jeweiligen Plazebogruppe beobachtbaren Therapieeffekte hängen in erheblichem Maß vom kognitiven Leistungsverlust in der Plazebogruppe ab (Wettstein 1999), der wegen des nichtlinearen Symptomverlaufs der

Tabelle **4.33** Untersuchungsinstrumente für die klinische Prüfung von Antidementiva

Bereich	Instrument	Kürzel	Eigenschaften
Kognitive Leistung	Alzheimer's Disease Assessment Scale, kognitiver Teil (Mohs u. Cohen 1988, Ihl u. Weyer 1993)	ADAS-cog	bester Wert = 0 schlechtester Wert = 70 Verschlechterung bei unbehandelten Patienten = 7–8 Punkte pro Jahr, eine Verbesserung um ≥ 4 Punkte gilt als klinisch relevant hohe Veränderungssensitivität
	Syndrom-Kurztest (Erzigkeit 1989)	SKT	bester Wert = 0 schlechtester Wert = 27 Veränderung pro Jahr bei unbehandelten Patienten etwa 3 Punkte
Klinischer Gesamtzustand	Clinician's Interview Based Impression of Change, unter Einbeziehung der Information von einer Bezugsperson (Schneider et al. 1997)	CIBIC plus	7-stufige Skala von 1 = stark verbessert über 4 = unverändert bis 7 = stark verschlechtert jede Verbesserung gilt als klinisch relevant geringe Veränderungssensitivität
Alltagsaktivitäten	Progressive Deterioration Scale (De Jong et al. 1989)	PDS	Fremdbeurteilungsinstrument mit 29 Items, bester Wert = 100, schlechtester Wert = 0 Verbesserungen um 10% oder mehr relativ zum Ausgangswert sind klinisch relevant
	Disabilitiy Assessment for Dementia (Gelinas 1995)	DAD	Fremdbeurteilungsinstrument mit 46 Items
	Alzheimer's Disease Cooperative Study Activities of Daily Living Scale (Galasko et al. 1997)	ADCS / ADL	bester Wert = 78 schlechtester Wert = 0
	Geriatric Evaluation by Relative's Rating Instrument (Schwartz 1985)	GERRI	49 Items, die in 3 Cluster fallen (kognitive Leistung, soziales Verhalten, Stimmung) keine reine ADL-Skala bester Mittelwert = 1 schlechtester Mittelwert = 5
Nichtkognitive Symptome	Neuropsychiatric Inventory (Cummings et al. 1994)	NPI	standardisiertes Interview mit 11 Items bester Wert = 0 schlechtester Wert = 120

AD seinerseits vom Ausgangsschweregrad der Stichprobe bestimmt wird. Darüber hinaus muss bei einem Vergleich zwischen verschiedenen Studien die jeweils angewandte Auswertungsstrategie berücksichtigt werden. Auswertungen der Patienten, die eine Studie protokollgemäß abgeschlossen haben (observed cases [OC]) führen durch überzufälliges vorzeitiges Ausscheiden von Patienten mit schlechtem Ansprechen oder Unverträglichkeit zu einer Überschätzung der Wirksamkeit. Die konservativere Strategie, sämtliche Fälle in die Auswertung einzubeziehen, bei denen eine Behandlung vorgesehen war (intent to treat [ITT]) zeigt dagegen eher einen zu geringen Therapieerfolg an, weil sie auch Patienten einschließt, die nur kurze Zeit behandelt worden sind. Manche Auswertungen verwenden den zuletzt gemessenen Wert als Endwert (last observation carried forward [LOCF]). Bei der nachfolgenden Vorstellung einzelner Präparate wird bevorzugt auf ITT-Daten Bezug genommen.

■ Nootropika mit anerkannter Wirksamkeit

Die in Tab. 4.34 aufgeführen Substanzen wurden in der Regel an relativ kleinen Patientenkollektiven mit AD oder VD geprüft. Die beobachteten Wirkungen waren von der Ätiologie unabhängig. Dies unterstreicht, dass die Wirkungsweise dieser Pharmaka nicht krankheitsspezifisch ist. Es sind keine klinischen Prädiktoren bekannt, die eine Vorhersage erlauben, welcher Patient auf welches Nootropikum gut anspricht. Auch sind Vergleiche zwischen verschiedenen Nootropika bisher nur vereinzelt durchgeführt worden. In einer Studie ergab sich eine signifikante Überlegenheit von Nimodipin und Dihydroergotoxin gegenüber Plazebo sowie ein deutlicher Vorteil von Nimodipin gegenüber Dihydroergotoxin (Kanowski et al. 1988). Wegen der unterschiedlichen pharmakologischen Wirkansätze erscheint eine Kombination verschiedener Nootropika durchaus interessant. Einen wissenschaftlichen Beleg für die Überlegenheit einer Mehrfachbehandlung gegenüber einer Monotherapie gibt es bisher allerdings nicht.

■ Dihydroergotoxin

Dihydroergotoxin ist das am häufigsten untersuchte Nootropikum; die Literatur enthält mehr als 150 klinische Studien. Bis zur Zulassung von Tacrin 1993 war es in den USA die einzige für die Behandlung von Alzheimer-Patienten verfügbare Substanz. Das Mutterkornalkaloid mit einer Halbwertszeit von etwa 2–4 Stunden wird überwiegend über die Galle und zu weniger als 2% über den Urin ausgeschieden. Die Substanz sollte 3-mal täglich vor dem Essen eingenommen werden. Die Tagesdosis liegt zwischen 3 und 6 mg.

Eine plazebokontrollierte Studie an einer kleinen Stichprobe von Patienten mit leichtgradiger primär degenerativer Demenz zeigte leichte Verbesserungen des Gedächtnisses unter der aktiven Medikation, jedoch keine Effekte auf Affekt oder Verhalten (Thienhaus et al. 1987). Eine weitere Studie konnte jedoch keinerlei Unterschiede zwischen Dihydroergotoxin und Plazebo hinsichtlich der Wirkung auf Kognition oder Gesamtzustand feststellen (Thompson et al. 1990). Eine Metaanalyse über 47 plazebokontrollierte Studien kommt zu dem Ergebnis, dass die Substanz in Globalbeurteilungen und kombinierten neuropsychologischen Tests wirksamer ist als Plazebo und dass die Effekte bei Patienten mit VD ausgeprägter sind als bei Patienten mit AD (Schneider u. Olin 1994).

Nebenwirkungen
- Das Alkaloid kann neben gastrointestinalen Beschwerden eine ausgeprägte Hypotension verursachen und ist somit bei Patienten mit niedrigem Blutdruck kontraindiziert, bei hohem Blutdruck jedoch von Vorteil.
- Bei sehr hoher Dosierung wurde eine Nasenschleimhautschwellung mit Behinderung der Nasenatmung beobachtet.

■ Ginkgo biloba

Dabei handelt es sich um einen Extrakt aus den Blättern des Gingko-biloba-Baums. Die handelsüblichen Auszüge sind standardisiert bzgl. des Anteils von Gingko-Flavon-Glykosiden (25%) und Terpinoiden (6%). Ginkgo hat multiple Wirkungen, u. a. auf:
- zerebrale Durchblutung,
- Nervenzellstoffwechsel,
- Hämorheologie,

Tabelle 4.34 Nootropika mit anerkannter Wirksamkeit

Substanz	Tagesdosis	Mögliche Nebenwirkungen
Dihydroergotoxin	3–6 mg	Hypotonie, Schwindel
Ginkgo-biloba-Trockenextrakt	120 mg	Übelkeit, Kopfschmerzen
Nicergolin	15–30 mg	Hypotonie, Schwindel, Sedation, Schlafstörungen
Nimodipin	90 mg	Hypotonie, Unruhe
Piracetam	2,4–4,8 g	Unruhe, Aggressivität, sexuelle Enthemmung
Pyritinol	600–800 mg	Appetitstörung

- Mikroperfusion,
- Elimination freier Radikale,
- muskarinisches cholinerges System.

Es ist unbekannt, ob die Wirkungen nur auf einen einzelnen Inhaltsstoff zurückzuführen sind, oder ob deren Kombination für die Wirkung verantwortlich ist. Die Wirksamkeit des Gingko-Extrakts EGb 761 wurde 1995 in einer 24 Wochen dauernden Studie (216 Patienten, 240 mg/Tag) untersucht, deren Methodik insofern den Empfehlungen der Expertenkommission des BGA entsprach, als bei der Beurteilung des Behandlungserfolgs die Ebenen der Kognition, des ärztlichen Globalurteils und der Alltagsbewältigung berücksichtigt wurden (Kanowski et al. 1995). Leider werden nur Daten über den protokollgemäßen Abschluss der Studie (OC, 70 % der Ausgangsstichprobe) berichtet. Unter Ginkgo biloba zeigte sich ein etwas deutlicher Anstieg der kognitiven Leistungen und ein höherer Anteil von Patienten mit Verbesserungen im ärztlichen Globalurteil, jedoch keine signifikanten Unterschiede bzgl. der Alltagsbewältigung.

> Zwischen Patienten mit AD und mit zerebrovaskulär verursachter Demenz fand sich kein Wirksamkeitsunterschied.

Eine aktuelle klinische Prüfung von Ginkgo biloba an eingangs 327 Patienten mit relativ leichtgradiger AD (mittlerer MMST Ausgangswert 21 Punkte) und VD entsprach den modernen methodischen Standards insofern, als auf der kognitiven Ebene die ADAS-cog und im ärztlichen Globalurteil die CIBIC eingesetzt wurden (LeBars et al. 1997). Die Ebene der Alltagsbewältigung wurde nur unzureichend abgebildet. Das hierfür verwendete Geriatric Rating by Relative's Rating Instrument (GERRI) ist keine reine ADL-Skala, sondern eine Mischskala, die auch kognitive und affektive Aspekte berücksichtigt. Die Behandlungsdauer betrug 1 Jahr, die Dosierung war 120 mg/ Tag. Die Studie wurde nur von 137 Patienten (42 % der Ausgangsstichprobe) protokollgemäß abgeschlossen, sodass die 52-Wochen-Ergebnisse kaum zu interpretieren sind. Nach 26 Wochen befanden sich noch 75 % der Patienten in der Studie, sodass die Verfälschung durch nichtzufälliges Ausscheiden nicht so erheblich ist. Zu diesem Zeitpunkt hatten sich in der Alzheimer-Gruppe die mit aktiver Medikation behandelten Patienten auf der ADAS-cog um 0,3 Punkte verbessert, während in der Plazebogruppe eine Verschlechterung um 1,03 Punkte eingetreten war (Differenz 1,06 Punkte, p < 0,05, ITT). Im ärztlichen Globalurteil ließ sich nach 52 Wochen kein Unterschied zwischen Verum und Plazebo feststellen (für 26 Wochen keine Angaben).

Eine weitere neue Studie an 214 Patienten, von denen $^2/_3$ eine leichte kognitive Beeinträchtigung, $^1/_3$ eine leichtgradige Demenz aufwiesen, konnte keine Wirksamkeit von Ginkgo biloba gegenüber Plazebo feststellen (van Dongen et al. 2000).

Nebenwirkungen

- Die Nebenwirkungsrate des Extrakts ist gering. Die Häufigkeit unerwünscher Arzneimittelwirkungen wird in den klinischen Studien nur mit etwa 0,5 % angegeben.
- Gastrointestinale Beschwerden, Schwindel und Kopfschmerzen werden am häufigsten genannt.
- Eine wichtige Nebenwirkung ist allerdings die Verlängerung der Blutungszeit, die in Einzelfällen zu intrazerebralen Blutungen geführt hat.

■ Nicergolin

Nicergolin ist ein Ergotderivat mit einer Halbwertszeit von etwa 2,5 Stunden. Ein Teil der Metabolite hat allerdings eine Halbwertszeit von über 12 Stunden. Nicergolin wird zu 75 % renal und zu 25 % über die Fäzes ausgeschieden. Für Nicergolin werden unterschiedliche Wirkmechanismen postuliert. So soll es gestörte neuronale Stoffwechselprozesse aktivieren, u.a. durch Steigerung des zerebralen Dopamin- und Noradrenalinumsatzes. Es hat darüber hinaus calciumantagonistische Eigenschaften und soll durch hämorheologische Effekte die zerebrale Durchblutung verbessern. Nicht zuletzt wurden auch cholinerge Effekte berichtet.

Eine Studie an 112 Patienten, davon jeweils die Hälfte mit AD bzw. VD ergab nach 8 Wochen in beiden diagnostischen Gruppen eine signifikant stärkere Verbesserung des klinischen Schweregrads (MMST), des ärztlichen Globalurteils (CGI) und des psychopathologischen Befunds (Sandoz Clinical Assessment Geriatric, SCAG [Shader et al. 1974]) unter Nicergolin (60 mg/Tag) als unter Plazebo (Saletu et al. 1995). Aus heutiger Perspektive erscheint die Studiendauer zu kurz. Eine 6 Monate dauernde klinische Prüfung an 136 Patienten mit VD (Herrmann et al. 1997) zeigte jedoch ebenfalls eine signifikante Überlegenheit der aktiven Medikation gegenüber Plazebo bzgl. des psychopathologischen Befunds (SCAG) und des mit dem MMST beurteilten klinischen Schweregrads (ITT).

Nebenwirkungen

- Die Nebenwirkungsrate lag für Verum niedriger als in der Plazebogruppe, allerdings waren sie häufiger, wenn nur die für Ergotderivate zu erwartenden Nebenwirkungen wie Mundtrockenheit und gastrointestinale Beschwerden bewertet wurden.

Nimodipin

Calciumionen stehen im Zentrum vieler intrazellulärer Regulationsprozesse. Es ist von großer Bedeutung, dass der Calciumgradient zwischen Intra- und Extrazellulärraum genau eingestellt ist. Die extrazelluläre Konzentration von Calcium liegt etwa 10 000fach höher als die intrazelluläre. Calciumionen stabilisieren die Zellmembran, erhalten das Ruhepotential aufrecht und steuern die Freisetzung von Neurotransmittern. Dysregulationen des Calciummetabolismus scheinen eine wichtige Rolle bei altersabhängigen Abbauprozessen zu spielen. In experimentellen Modellen können altersabhängige Calciumstörungen durch Blockade von Calciumkanälen rückgängig gemacht werden. Nimodipin ist ein Dihydropyridin, das L-Typ-Calciumkanäle blockiert. Es hat eine hohe Plasmaeiweißbindung und eine relativ niedrigere Konzentration im Liquor. Es ist jedoch lipophil und erreicht auch im Hirngewebe hohe Spiegel. Die Eliminationshalbwertszeit liegt bei etwas unter 2 Stunden. Es wird vollständig metabolisiert. Die Metabolite werden überwiegend renal, zu $^1/_3$ auch über die Fäzes ausgeschieden.

In einer Gegenüberstellung von Nimodipin (90 mg/Tag), Codergocrinmesilat und Plazebo an 202 Patienten mit „hirndiffusem Psychosyndrom" zeigten sich nach 12 Wochen unter beiden aktiven Substanzen signifikant stärkere positive Veränderungen im SKT und in der SCAG als unter Plazebo (Kanowski et al. 1988). Zusätzlich ergab sich im Hinblick auf diese beiden Maße eine signifikante Überlegenheit von Nimodipin gegenüber der Vergleichssubstanz. Eine Studie an 227 Alzheimer-Patienten verglich Tagesdosen von 90 mg und 120 mg Nimodipin über 12 Wochen mit Plazebo (Tollefson 1990) anhand von insgesamt 33 Wirksamkeitsparametern. Bei einer Dosis von 90 mg zeigten sich knapp signifikante Differenzen zugunsten von Nimodipin in einigen Gedächtnistests (OC).

Neben Ginkgo biloba ist Nimodipin das einzige ältere Nootropikum, das auch den gegenwärtigen Standards der Antidementivaprüfung unterzogen wurde. In 2 großen amerikanischen Studien an insgesamt 1648 Patienten konnten weder auf der Ebene der kognitiven Leistungsfähigkeit (ADAS-cog) noch im ärztlichen Globalurteil (CIBIC) eine signifikante Überlegenheit von Nimodipin gegenüber Plazebo festgestellt werden (Morich et al. 1996).

Nebenwirkungen
- An unerwünschten Nebenwirkungen ist besonders auf eine Erniedrigung des Blutdrucks zu achten, die zu Schwindel und Tachykardie führen kann.
- Neben Hypotonie gelten auch Leberfunktionsstörungen als Kontraindikation.

Piracetam

Piracetam ist eines der ältesten Nootropika. Es handelt sich um ein Derivat der Gammaaminobuttersäure, das 1967 synthetisiert wurde. Die Substanz wirkt neuroprotektiv, besonders unter hypoxischen Bedingungen, verbessert aber auch die Mikrozirkulation. Piracetam wird nach oraler Gabe fast vollständig resorbiert, hat eine Plasmahalbwertszeit von etwa 5 Stunden und wird ohne wesentliche Metabolisierung über den Urin ausgeschieden. Bei Alzheimer-Patienten führt die i. v. Behandlung in einer Dosierung von 12 g/Tag zu einem signifikanten Anstieg des zerebralen Glucosestoffwechsels (Heiss et al. 1988). Die klinisch beobachtbaren Effekte bestehen vor allem in einer Steigerung von Aktivität und Aufmerksamkeit.

In einer klinischen Studie an 130 älteren Patienten mit „organischem Psychosyndrom" wurde Piracetam (4,8 g/Tag) mit Plazebo verglichen (Herrmann u. Kern 1987). Nach 3 Monaten zeigten sich Verbesserungen im ärztlichen Globalurteil (CGI), in der kognitiven Leistungsfähigkeit (SKT), im psychopathologischen Befund (SCAG) und hinsichtlich der Pflegebedürftigkeit. Die hochdosierte (8 g/Tag) Behandlung mit Piracetam über 1 Jahr im Vergleich zu Plazebo bei 33 Patienten mit leichtgradiger AD führte in keiner der beiden Gruppen zu einer Verbesserung, jedoch nahm die Gedächtnisleistung in der Verumgruppe langsamer ab (Croisile et al. 1993). Die meisten Autoren empfehlen eine Tagesdosis von Piracetam zwischen 2,4 und 4,8 g/die.

Nebenwirkungen
- Die Nebenwirkungen psychomotorische Unruhe, sexuelle Stimulation und Schlaflosigkeit treten meist erst bei einer Tagesdosis über 4,8 g auf.

Pyritinol

Pyritinol ist ein Pyridoxin-Derivat, das die zerebrale Glucoseutilisation, die neuronale Acetylcholinfreisetzung und die Acetylcholinaufnahme steigert. Die Substanz wird nach oraler Gabe rasch metabolisiert; die Halbwertszeit beträgt nur 2 Stunden. Die Metaboliten werden zu 75 % renal eliminiert. Therapiestudien mit Pyritinol wurden überwiegend an Patientenkollektiven durchgeführt, die sowohl degenerative als auch VD einschlossen. Anders als bei Piracetam ließen sich keine Effekte auf den zerebralen Metabolismus feststellen.

In einer plazebokontrollierten Studie an 130 Altenheimbewohnern mit leichtem bis mittelschwerem „organischen Psychosyndrom" zeigten sich unter aktiver Medikation nach 10 Wochen Verbesserungen der Gedächtnisleistung und der Stimmung (Oswald u. Oswald 1988).

In einer kleinen plazebokontrollierten Studie an nur 31 Patienten ergab sich nach 10 Behandlungswochen in der Gruppe mit aktiver Medikation eine um 1,25 Punkte ausgeprägtere Verbesserung auf der ADAS-cog und eine um 0,98 Punkte stärkere Veränderung im SKT als in der Placebogruppe. Die Veränderungen des psychopathologischen Befundes (SCAG) waren zwischen den beiden Gruppen nicht verschieden (Knesevic et al. 1989).

Die Tagesdosis von 600 mg wird über auf 3 Einzeldosen pro Tag verteilt. Die Substanz ist auch als Infusion verfügbar; es gibt aber keinen sicheren Hinweis dafür, dass die parenterale Behandlung der oralen Verabreichung überlegen ist.

Nebenwirkungen
- Häufige Nebenwirkungen von Pyritinol sind:
  - Schlafstörungen
  - psychomotorische Unruhe
  - Appetitverlust
  - Erbrechen
  - Durchfall
- Selten wird ein Anstieg der Transaminasen bis hin zur Cholestase beobachtet.
- Nicht häufig sind Hautreaktionen und Arthralgien.
- Rheumatische und andere Autoimmunerkrankungen gelten allerdings als Kontraindikationen.
- Die Nebenwirkungen von Antirheumatika, insbesondere von Penicillamin und von Goldpräparaten können durch Pyritinol verstärkt werden.

■ Cholinesteraseinhibitoren (ChE-I)

Diese medikamentöse Behandlungsstrategie setzt an dem Mangel des Neurotransmitters Acetylcholin in der Hirnrinde von Patienten mit AD an. Das „cholinerge Defizit" wurde schon in der Mitte der 70er Jahre entdeckt (Bowen et al. 1976). Man führt es darauf zurück, dass sich der Nervenzelluntergang nicht auf kortikale Regionen beschränkt, sondern subkortikale Kerngebiete in Mitleidenschaft zieht, besonders den Basalkern von Meynert (Whitehouse et al. 1981). Von dessen cholinergen Neuronen geht ein weit verzweigtes aszendierendes Fasersystem aus, das den gesamten Kortex innerviert. Der Verlust von Nervenzellen in diesem Kern hat eine Reduktion der kortikalen cholinergen Aktivität um 50–70 % zur Folge (Procter et al. 1988).

> Der klinische Schweregrad der Demenz ist mit dem präsynaptischen cholinergen Defizit eng verknüpft (Francis et al. 1999).

Das cholinerge Defizit ist nicht spezifisch für die AD, sondern kommt auch bei der Parkinson- und Lewy-Körperchen-Krankheit sowie bei zerebrovaskulären Krankheiten vor. Durch Hemmung der hydrolisierenden Enzyme Acetylcholinesterase (AChE) oder Butyrylcholinesterase (BuChE) wird das cholinerge Defizit teilweise ausgeglichen und die zerebrale Funktion verbessert. Die physiologische Rolle der BuChE ist bisher unzureichend erforscht; man diskutiert eine purifizierende Funktion. Das Enzym zeigt einen Konzentrationsanstieg im Alter und findet sich bei der AD bevorzugt in den Plaques. Daraus hat man die Vermutung abgeleitet, dass es an der Ablagerung von β-Amyloid beteiligt sein könnte. Einige Hemmstoffe der AChE hemmen auch die BuChE und werde deshalb als nicht-selektiv bezeichnet.

Kürzlich wurde in einer Autopsiestudie nachgewiesen, dass erst bei dem klinischen Bild einer fortgeschrittenen AD eine deutliche Verminderung der cholinergen Aktivität im Kortex vorliegt (Davis et al. 1999). Andererseits kommt es im Gehirn von Alzheimer-Patienten schon frühzeitig zu einem Verlust von nikotinischen Acetylcholinrezeptoren (Whitehouse et al. 1986). Es ist also denkbar, dass ChE-I schon bei sehr leichtgradiger klinischer Symptomausprägung wirksam sein können.

> Ein grundsätzlicher Nachteil des Therapieprinzips der Cholinesterasehemmung ist seine Abhängigkeit von der präsynaptisch noch vorhandenen cholinergen Aktivität.

Aus diesem Grund sind die Behandlungserfolge der ChE-I notwendigerweise hinsichtlich Ausmaß und Dauer begrenzt. Sowohl die Wirkungen als auch die häufigsten Nebenwirkungen nehmen mit der Dosis zu. Daraus folgt für die Praxis, dass die Behandlung mit der höchsten individuell noch verträglichen Dosis erfolgen sollte. Weil die cholinergen Nebenwirkungen auch von den Schwankungen des Enzymspiegels abhängen, müssen alle ChE-I langsam aufdosiert werden. Ende 2001 sind 4 Substanzen dieses Wirkprinzips in Deutschland zugelassen (Tacrin, Donepezil, Rivastigmin, Galantamin) (Tab. 4.35).

Nach zahlreichen erfolglosen Behandlungsversuchen mit Physostigmin (Kurz et al. 1986) machte erstmals eine kalifornische Arbeitsgruppe durch eine kleine Studie mit Tacrin auf das therapeutische Potenzial der ChE-I aufmerksam (Summers et al. 1986). Ihre Ergebnisse wurde zwar wegen methodischer Unzulänglichkeiten in Zweifel gezogen, dennoch gaben sie den Anstoß für die weitere Entwicklung der Substanz. Inzwischen sind Wirksamkeit und Verträglichkeit der ChE-I in umfangreichen klinischen Prüfungen belegt. Sie sind zwischen den einzelnen Substanzen ähnlich. Im Durchschnitt der hochdosiert behandelten Patienten tritt nach 1–3 Monaten eine geringfügige Steigerung der kognitiven Leistungen ein, die über einen Zeitraum von 9–12 Monaten erhalten bleibt. Danach unterschreiten die Patienten ihr eigenes Ausgangsniveau und verschlechtern sich allmählich. Dennoch ist ihr kognitiver Leistungsstand signifikant höher als bei unbehandel-

Tabelle 4.35 Cholinomimetische Substanzen

Substanz	Halbwertszeit	Tagesdosen	Art der Enzymhemmung	Besondere Eigenschaften
Cholinesteraseinhibitoren:				
• Tacrin	sehr kurz	4	reversibel	Hemmung von AChE und BuChE
• Donepezil	lang	1	reversibel	selektive Hemmung von AChE
• Rivastigmin	kurz	2	pseudoirreversibel	Hemmung von AChE und BuChE
Modulatoren der nikotinischen Acetylcholinrezeptoren:				
• Galantamin	kurz	2	reversibel	Hemmung von AChE und BuChE Potenzierung nikotinischer ACh-Rezeptoren

ten Patienten. Auf der Ebene der Alltagsaktivitäten kommt es nicht zu einem Leistungsanstieg, immerhin aber zu einer vorübergehenden Stabilisierung. Nur bei rund ¹/₄ der hochdosiert behandelten Patienten ist eine Leistungszunahme zu beobachten, die auch im Alltag spürbar wird, vor allem im Hinblick auf Interesse, Aktivität, Auffassungskraft und Orientierungsvermögen. Die AChE-I haben darüber hinaus positive Effekte auf nichtkognitive Symptome wie Antriebslosigkeit, Wahn, Sinnestäuschungen oder Depressivität.

■ Tacrin

Tacrin ist ein Acridin-Derivat, das mit relativ geringer Spezifität zentrale und periphere Cholinesterasen hemmt. Die Substanz hat einen ausgeprägten hepatischen First-Pass-Effekt, weswegen die orale Dosis relativ hoch ist. Die kurze Halbwertszeit erfordert 4 tägliche Einzeldosen. Die Zulassungsstudie (Knapp et al. 1994) verglich 3 Dosierungen (80, 120 und 160 mg/Tag) mit Plazebo. Es kam zu einer dosisabhängigen Ausfallrate; in der Hochdosisgruppe schlossen nur 27% der Patienten die Studie protokollgemäß ab. Hauptgrund dafür war neben den gastrointestinalen Nebenwirkungen das Auftreten von reversiblen Leberenzymerhöhungen bei 54% der Teilnehmer. In der höchsten Dosis (160 mg/Tag) erreichte Tacrin auf der ADAS-cog eine Verum-Plazebo-Differenz von 2,2 Punkten (ITT). Auch das ärztliche Gobalurteil und die Einschätzung der Alltagsbewältigung zeigte einen signifikanten Vorteil gegenüber Plazebo (Gracon 1996).

Eine offene Anschlussbehandlung wies nach, dass der Therapieeffekt über längere Zeit aufrechterhalten bleibt. Besonders bemerkenswert ist die Beobachtung, dass Patienten, die über einen Zeitraum von rund 2¹/₂ Jahren mit einer Tacrin-Dosis von mehr als 80 mg pro Tag behandelt worden waren, erheblich seltener in einem Pflegeheim untergebracht werden mussten als Patienten, die Tacrin entweder in einer niedrigeren Dosis oder gar nicht erhalten hatten (Knopman et al. 1986). Allerdings lässt sich aufgrund der unkontrollierten Studienanordnung nicht ausschließen, dass eine positive Selektion von Patienten oder von pflegenden Angehörigen am Zustandekommen dieses Effekts beteiligt waren.

Nebenwirkungen
- Spezifische Kontraindikationen für Tacrin sind Lebererkrankungen.
- Wegen der beträchtlichen Nebenwirkungen wird für diesen ChE-I ein Aufdosierungsschema mit Dosissteigerungen um 40 mg alle 4 Wochen, begleitet von 2-wöchigen Leberwertkontrollen empfohlen.
- Die Zieltagesdosis beträgt 160 mg, jedoch kann eine eine Wirkung schon ab 80 mg/die beobachtet werden.
- Obwohl Tacrin ein wirksames Medikament ist, hat es sich wegen seiner hepatotoxischen Effekte und der damit verbundenen Notwendigkeit von Laborkontrollen, aber auch wegen der umständlichen Anwendung in 4 Einzeldosen pro Tag, nicht durchsetzen können.

■ Donepezil

Donepezil ist ein Piperidin-Derivat mit geringer hepatischer Metabolisierung und somit im Vergleich zu Tacrin niedriger Einnahmedosis. Donepezil hat eine orale Bioverfügbarkeit von 100% und erreicht seine volle Plasmakonzentration nach 3–4 Stunden. Die Halbwertszeit beträgt etwa 70 Stunden; ein Fließgleichgewicht stellt sich bei regelmäßiger Einnahme erst nach etwa 2 Wochen ein. Die Substanz besitzt eine hohe Spezifität für die AChE. Die Behandlung erfolgt in einer einzigen Dosis pro Tag. Donepezil hat keine hepatotoxischen Eigenschaften und auch die cholinergen Nebenwirkungen sind vermutlich wegen der längeren Halbwertszeit und der dadurch bedingten gleichmäßigeren Enzymhemmung seltener als bei Tacrin. Durchfälle und Muskelkrämpfe werden nur gelegentlich in der Aufdosierungsphase beobachtet. Die Häufigkeit von gastrointestinalen Beschwerden liegt auf Plazeboniveau, wenn die empfohlene Steigerung der Dosis von 5 mg pro Tag auf 10 mg pro Tag frühestens 4 Wochen nach Behandlungsbeginn vorgenommen wird.

> Aufgrund der guten Verträglichkeit ist die Zahl der vorzeitigen Therapieabbrüche sehr gering.

In einer Dosis von 10 mg/Tag erreicht Donepezil auf der ADAS-cog nach 24 Wochen einen Verum-Plazebo-Abstand von 2,9 Punkten (ITT-LOCF). Ein signifikanter Vorteil gegenüber Plazebo ergab sich auch auf der Ebene des ärztlichen Globalurteils. Leider wurden die Alltagsaktivitäten in den Zulassungsstudien nicht durch eine geeignete Skala abgebildet (Rogers et al. 1998).

Nebenwirkungen
- Kontraindikationen gegen Donepezil bestehen bei bekannter Hypersensitivität gegenüber Piperidin-Derivaten.
- Vorsicht ist wie bei allen ChE-I geboten bei supraventrikulären Bradykardien und bei Patienten mit erhöhten Risiko für gastrointestinale Blutungen, einschließlich solcher Patienten, die mit nichtsteroidalen Antiphlogistika behandelt werden.
- Die häufigsten Nebenwirkungen sind:
  – Übelkeit
  – Erbrechen
  – Appetitlosigkeit
  – Diarrhö.
- Unter der Behandlung mit 5 mg/Tag treten sie bei 2–9 % der Patienten auf, unter 10 mg bei 7–17 %. In der Regel sind sie leichtgradig und vorübergehend.
- Wegen der cholinergen Effekte ist bei Patienten mit Bronchialasthma und Harnblasenobstruktion auf Verstärkung ihrer Beschwerden zu achten, obwohl in den Studien hier keine spezifischen Komplikationen berichtet wurden.
- Auch ein prokonvulsives Potenzial könnte vorliegen, sodass bei Epilepsie erhöhte Aufmerksamkeit geboten ist.
- Diese Nebenwirkungen sind in der Wirkungsweise der Substanzklasse begründet und gelten somit in ähnlicher Weise für alle ChE-I.

Über die Langzeitwirkung von Donepezil liegen Erfahrungen aus 2 plazebokontrollierten Einjahresstudien vor. Auf der kognitiven Ebene zeigte sich, dass die Plazebogruppe im Mini Mental Status Test (MMST) nach 1 Jahr um 2,5 Punkte abgesunken war, die mit Donepezil behandelten Patienten dagegen nur um 0,2 Punkte (Winblad et al. 2001). Auf der Ebene der Alltagsbewältigung ergab sich, dass die Behandlung einen signifikanten Verlust an Alltagsaktivität um rund 5 Monate hinauszögerte (Mohs et al. 1999).

> Die Ergebnisse dieser Untersuchungen belegen, dass die therapeutischen Effekte von Donepezil auf jeden Fall über 1 Jahr erhalten bleiben.

Donepezil wurde auch bei Patienten in Pflegeheimen mit mittelgradiger bis fortgeschrittener Demenz bei AD plazebokontrolliert untersucht. Dabei zeigte sich, dass auch sie von der Behandlung mit einem ChE-I profitieren. Besonders deutliche Effekte wurden im Bereich der Alltagsaktivitäten und der nichtkognitiven Symptome beobachtet. Die Häufigkeit von Nebenwirkungen war nicht höher als bei leichtergradigen Patienten.

■ Rivastigmin

Rivastigmin ist ein ChE-I aus der Klasse der Carbamate. Die Substanz verhält sich wie ein Substrat des Zielenzyms und lagert sich an dessen anionische Bindungsstelle an. Dadurch bildet sich ein Carbamat-Komplex, der rund 10–12 Stunden stabil bleibt. Für diesen Zeitraum wird die Bindung und damit die Spaltung von Acetylcholin unterbunden. Man bezeichnet diesen Wirkmechanismus als pseudoirreversible Hemmung. Aufgrund der relativ langen Enzymhemmung kann Rivastigmin in 2 Einzeldosen pro Tag gegeben werden. Eine weitere praktisch wichtige Eigenschaft der Substanz ist, dass der durch die Carbamat-Komplexbildung entstehende Metabolit von Rivastigmin pharmakologisch inaktiv ist und nicht durch das Cytochrom-P450-System der Leber metabolisiert wird. Das ist der Grund dafür, dass Rivastigmin keine nennenswerten Interaktionen mit anderen Arzneimitteln aufweist. Die Substanz hat eine 6-mal größere Affinität zur monomeren G1-Form der Acetylcholinesterase als zur tetrameren G4-Form und somit eine gewisse Spezifität für Synapsen im Kortex, vor allem im Hippocampus. Sie hemmt sowohl die AChE als auch die BuChE.

Die zur Wirksamkeit von Rivastigmin vorliegenden Informationen sind nicht völlig konsistent. In der US-amerikanischen Zulassungsstudie (B 352) (Corey-Bloom et al. 1998) betrug die nach 26 Wochen erreichte Verum-Plazebo-Differenz auf der ADAS-cog 3,78 Punkte (ITT). Rivastigmin war in dieser Studie auch auf den Ebenen des ärztlichen Globalurteils und der Alltagsaktivitäten dem Scheinpräparat überlegen. Die Ergebnisse einer multinationalen Studie (B 303) dagegen sind nicht ganz so überzeugend (Rösler et al. 1999). Hier betrug der Abstand zwischen der aktiven Medikation und Plazebo nur 1,6 Punkte auf der ADAS-cog (ITT, nicht signifikant) und auch auf der Ebene der Alltagsbewältigung ergab sich kein signifikanter Unterschied. Die unterschiedlichen Resultate der beiden Studien sind wahrscheinlich dadurch begründet, dass die Symptomprogression in der Plazebogruppe in der US-Studie erheblich ausgeprägter war (4,15 Punkte auf der ADAS-cog) als in der multinationalen Studie (1,41 Punkte).

Die Langzeitwirkung von Rivastigmin wurde im Rahmen einer an 2 plazebokontrollierte Studien anschließenden offenen Weiterbehandlung untersucht. Die Ergebnisse bestätigen die Erfahrungen mit Donepezil, dass die Wirkung von ChE-I länger als 1 Jahr anhält.

Nebenwirkungen
- Die Häufigkeit der tpyischen Nebenwirkungen (Übelkeit, Erbrechen, Appetitlosigkeit) ist dosisabhängig.
- In der Aufdosierungsphase treten sie unter 1–4 mg/Tag bei 8–17% der Patienten auf, unter 6–12 mg bei 17–50%.
- In der Erhaltungsphase geht die Häufigkeit der gastrointestinalen Nebenwirkungen auf rund die Hälfte zurück.

Modulatoren der nikotinischen Acetylcholinrezeptoren

Galantamin

Galantamin ist ein in Schneeglöckchen und anderen Narzissenarten vorkommendes natürliches Alkaloid. Im Vergleich zu den ChE-I ist die Substanz ein schwacher Enzymhemmer mit einer Spezifität von 10:1 für AchE (Thomsen u. Kewitz 1990). Für die klinische Wirkung wichtiger ist die zusätzliche Eigenschaft, dass Galantamin an einer anderen Stelle als der natürliche Ligand Acetylcholin an nikotinische Rezeptoren bindet und auf diese Weise die Wirkung des Transmitters auf den Ionenfluss durch den Rezeptorkanal potenziert. Wegen dieses Wirkprinzips bezeichnet man Galantamin als *allosterisch potenzierenden Liganden* (Schrattenholz et al. 1996). Diese zusätzliche Wirkung bezieht sich vor allem auf die präsynaptischen Rezeptoren und führt zu einer verstärkten Freisetzung von Acetylcholin (Maelicke u. Albuquerque 1996). Weil nikotinische Acetycholinrezeptoren auch an Neuronen lokalisiert sind, die andere Neurotransmitter synthetisieren, führt Galantamin zu einer Verstärkung anderer Transmittersysteme. Die Eliminationshalbwertszeit von rund 7 Stunden erlaubt eine Behandlung in 2 Tagesdosen.

Wie Donepezil und Rivastigmin ist auch Galantamin in mehreren Einzelstudien an insgesamt mehr als 2000 Patienten bei leichtem bis mittlerem Schweregrad klinisch geprüft worden. Publizierte Ergebnisse liegen über eine 6-monatige Studie (GAL-USA-1) (Raskind et al. 2000) mit offener Weiterbehandlung über ein weiteres halbes Jahr (GAL-USA-3), über eine 5-monatige Studie (GAL-USA-10) (Tariot et al. 2000) und über eine weitere 6-monatige Studie (GAL-INT-1) (Wilcock et al. 2000) vor.

In den Plazebogruppen sank die kognitive Leistung nach 6 bzw. 5 Monaten um rund 2 Punkte auf der ADAS-cog ab. Demgegenüber stieg sie bei einer Dosierung von 16 mg pro Tag um 1,5 Punkte, unter der Behandlung mit 24 mg pro Tag sogar um bis zu 3 Punkte an, sodass die Verum-Plazebo-Differenz zwischen 3,1 und 3,9 Punkten auf dieser Skala lag (ITT-LOCF). Dabei ist bemerkenswert, dass die Verbesserung der kognitiven Leistungsfähigkeit schon nach 3 Wochen eintritt. Ein signifikanter Vorteil von Galantamin gegenüber Plazebo ergab sich im Hinblick auf das ärztliche Globalurteil in beiden Studien und für beide Dosierungen, bzgl. der Aktivitäten des täglichen Lebens nur in der Studie GAL-USA-10, bei der als Erhebungsinstrument die ADCS-ADL verwendet wurde, jedoch ebenfalls für 16 mg und 24 mg pro Tag.

Erstmals wurde in einer kontrollierten Studie (GAL-USA-10) auch die Wirkung eines Cholinesterasehemmers auf nichtkognitive Symptome nachgewiesen. Während diese in der Plazebogruppe zunahmen, traten unter der Behandlung mit Galantamin keine neuen Verhaltensstörungen auf. Unter der offenen Weiterbehandlung sank die kognitive Leistung der Patienten, die von Anfang an mit einer Dosis von 24 mg pro Tag behandelt wurden, auch nach 12 Monaten nicht unter den Ausgangswert ab.

Nebenwirkungen
- Wie bei den anderen Cholinesterasehemmern sind die wichtigsten unerwünschten Effekte:
  Übelkeit
  Erbrechen
  Appetitlosigkeit
- Unter der Behandlung mit 16 mg pro Tag treten diese Nebenwirkungen bei 6–13% der Patienten auf, unter der Therapie mit 24 mg/Tag sind sie rund doppelt so häufig.

Acetylcholinrezeptoragonisten

Da die Wirksamkeit der ChE-I durch den Funktionszustand des präsynaptischen cholinergen Systems begrenzt wird und da die postsynaptischen Acetylcholinrezeptoren bei der AD relativ gut erhalten sind, hoffte man durch cholinerge Rezeptoragonisten einen therapeutischen Fortschritt zu erreichen. Leider haben sich die Erwartungen in diese pharmakotherapeutische Strategie bisher nicht erfüllt. Der muskarinerge M1-Agonist Xanomelin zeigte zwar positive Effekte auf nichtkognitive Symptome, jedoch keine befriedigende Wirkung auf kognitive Leistung und Alltagsbewältigung (Bodick et al. 1997). Darüber hinaus traten häufige gastrointestinale und kardiale Nebenwirkungen auf. Die klinische Prüfung des M1-Agonisten Milamelin wurde wegen auzureichender Wirksamkeit bei der Zwischenauswertung abgebrochen. Die Substanz *SB 202 026* erzielte positive Wirkungen auf der Ebene der Kognition, die sich aber keinen Niederschlag im klinischen Globalurteil fanden, sodass auch diese Produktentwicklung nicht weitergeführt wurde.

Praktische Anwendung von Antidementiva

Auswahl des Präparats

Die Überlegenheit der ChE-I gegenüber den Nootropika ist bisher nicht durch direkte Vergleiche bewiesen. Die Gesamtheit der vorliegenden Erkenntnisse spricht aber dafür, dass die neuen Substanzen stärkere Effekte auf die kognitive Leistungsfähigkeit haben und dass sie auch auf den Ebenen des ärztlichen Globalurteils und der Alltagsbewältigung wirksam sind, wo für die Nootropika kein überzeugender Wirksamkeitsnachweis vorliegt. Aus diesen Gründen sind die ChE-I gegenwärtig die Mittel der ersten Wahl.

Bei der Abwägung zwischen den einzelnen ChE-I kann man sich an praktischen Gesichtspunkten orientieren. Wegen der einfachen Handhabung (eine einzige Dosis pro Tag, nur eine Dosiserhöhung) ist *Donepezil* besonders geeignet für die Behandlung von Patienten, die alleine leben oder bei denen aus anderen Gründen die regelmäßige Medikamenteneinnahme nicht gewährleistet ist. Andererseits kann die lange Halbwertszeit dieses Präparats bei unabwendbaren Operationen ein Problem darstellen. Bei *Rivastigmin* kann die Dosierung individueller gestaltet werden als bei Donepezil, zumal auch Zwischenstufen der empfohlenen Tagesdosen von 3, 6, 9 und 12 mg möglich sind. Die Verträglichkeit der ChE-I ist bei langsamer Dosissteigerung in der Regel gut.

Aufgrund des cholinomimetischen Wirkprinzips dürfen ChE-I nicht eingesetzt werden bei Patienen mit akuten Magenulzera oder gastrointestinalen Blutungen in der Vorgeschichte, mit Herzrhythmusstörungen (AV-Block Grad II oder höher, Bradykardie < 50/min).

> Besondere Vorsicht ist bei Patienten mit AV-Block Grad I, Asthma bronchiale, Prostatahypertrophie und Magenulcera in der Vorgeschichte geboten.

Welches Antidementivum als erste Alternative zu den ChE-I in Betracht kommt, ist aufgrund der uneinheitlichen Datenlage schwer zu entscheiden. Aus dem Blickwinkel der modernen Evaluationsmethoden ist die Wirksamkeit von *Ginkgo biloba* und *Memantine* am besten belegt. Für die Kombination verschiedener Antidementiva gibt es bisher keine empirisch begründbaren Empfehlungen.

■ Auswahl der Patienten

Alter und Körpergewicht der Patienten spielt bei der Präparatwahl keine entscheidende Rolle. Der *klinische Schweregrad* ist insofern ein Auswahlkriterium, als sämtliche Antidementiva nur für die Behandlung von Patienten mit leichter bis mittelgradiger Demenz zugelassen sind. In die klinischen Prüfungen der ChE-I wurden Patienten mit einem Summenwert im Mini-Mental-Status-Test (MMST) von rund 24–10 Punkten eingeschlossen. Daraus lässt sich aber nicht ableiten, dass diese Medikamente bei Patienten mit einem höheren oder niedrigeren MMST unwirksam sind. Zunehmend stellen sich in allgemeinärztlichen und nervenärztlichen Praxen sowie in spezialisierten Zentren Patienten mit leichtgradigen Demenzzuständen vor, die zwar im Alltag bereits Defizite aufweisen, im MMST aber oberhalb der konventionellen Demenzschwelle von 24 Punkten liegen. Diese Patienten sollten nicht von einer Behandlung ausgeschlossen werden, sofern die Krankheitsdiagnose mit hinreichender Sicherheit gestellt werden kann.

Neueste Erfahrungen zeigen ferner, dass auch Patienten in Pflegeheimen mit nur noch geringen kognitiven Leistungen durchaus von der Behandlung mit einem ChE-I profitieren. Vor allem werden Verbesserungen der Kooperationsfähigkeit und der nichtkognitiven Symptome beobachtet.

■ Beginn und Beendigung der Therapie

Um das leistungserhaltende Potenzial der Antidementiva auszuschöpfen, muss mit der Behandlung so früh wie möglich begonnen werden. Sehr viel schwerer ist die Frage zu beantworten, wann die Behandlung mit einem Antidementivum beendet werden soll. Auch in dieser Hinsicht liegen die meisten Erkenntnisse zu den ChE-I vor. Langzeitstudien zeigen, dass im Durchschnitt der behandelten Patienten die kognitive Leistung und die Alltagsbewältigung über einen Zeitraum von 6–12 Wochen oberhalb des individuellen Ausgangsniveaus bleiben. Danach tritt durch den fortschreitenden Krankheitsprozess eine allmähliche Verschlechterung ein, deren Gradient ungefähr jener entspricht, die bei plazebobehandelten Patienten beobachtet wird. Der therapeutische Gewinn gegenüber Patienten, die zu keinem Zeitpunkt mit der aktiven Medikation behandelt worden sind, bleibt somit erhalten.

> Daraus folgt, dass die Wirkung von ChE-I auf jeden Fall länger als 1 Jahr anhält.

Die Gesamtheit der vorliegenden Erkenntnisse spricht dafür, dass die Behandlung mit einem Antidementivum so lange fortgesetzt werden sollte, so lange keine rasche Verschlechterung erfolgt oder Unverträglichkeit auftritt.

Eine Beendigung der Therapie ist zu erwägen, wenn:
- die Verträglichkeit schlecht ist,
- eine regelmäßige Medikamenteneinnahme nicht gewährleistet werden kann,
- die Symptome trotz fortgesetzter Behandlung rasch fortschreiten,
- ein Auslassversuch ohne erkennbaren Effekt bleibt.

Entschließt man sich zu einem Auslassversuch, muss der Patient in kurzen Abständen gesehen werden, weil es zu einer rapiden Verschlechterung kommen kann. In diesem Fall muss die Behandlung möglichst rasch wieder angesetzt werden, weil schon eine Medikamentenpause von 3 Wochen nicht mehr aufzufangen ist. In jedem Fall muss die Beendigung der Therapie mit dem Patienten und mit seinen Angehörigen ausführlich erörtert werden.

Prüfung des Behandlungserfolgs

Um im Einzelfall den Nachweis führen zu können, dass die Behandlung mit einem Antidementivum dem Patienten einen Nutzen bringt, muss vor Beginn der Therapie eine *Bestimmung des Ausgangspunkts* erfolgen (Lovestone et al. 1997). Sie sollte sich auf den kognitiven Leistungsstand, auf die Alltagsbewältigung und auf nichtkognitive Symptome erstrecken. Es ist unbedingt empfehlenswert, für diese Bestandsaufnahme standardisierte Erhebungsinstrumente zu verwenden und ein Gespräch mit einer Bezugsperson einzubeziehen.

Der MMST ist für die Therapiebeurteilung aus verschiedenen Gründen kein optimales Maß, in der Praxis aber oft das einzig durchführbare. Eine interessante Alternative ist der Syndrom-Kurztest (SKT), weil er bei kaum größerem Zeitaufwand eine höhere Veränderungssensitivität aufweist und weil Altersnormen sowie mehrere Parallelversionen vorliegen (Erzigkeit 1989).

Rund 3 Monate nach Behandlungsbeginn sollten dieselben Erhebungen wiederholt werden. In vielen Fällen sind positive Effekte aber schon vorher zu erkennen; sie äußern sich in einer Zunahme von Interesse, Aktivität und Initiative (Ham 1997). Zeigt sich bei der Verlaufskontrolle eine Verbesserung oder ein Gleichstand gegenüber den Ausgangswerten, ist von der Wirksamkeit des eingesetzten Medikaments auszugehen. Der Therapieerfolg sollte nach weiteren 3 Monaten erneut überprüft werden.

Auch die Arzneimittelkommission der deutschen Ärzteschaft und der Krankenkassen schreibt eine Therapiekontrolle nach 3 Monaten anhand des MMST vor. Bei Cholinesteraseblockern beträgt die empfohlene Behandlungsdauer 24 Wochen. Falls nach 3- bis 6-monatiger Behandlung weder eine Verbesserung der kognitiven Leistungen oder der Alltagskompetenz, noch ein Stillstand der Symptomprogression feststellbar ist, sollte die Therapie beendet oder mit einem anderen Medikament fortgesetzt werden.

Wechsel des Präparats

Die Erfahrungen mit den ChE-I haben gezeigt, dass es trotz des gemeinsamen pharmakologischen Wirkprinzips sinnvoll sein kann, bei Unwirksamkeit oder Unverträglichkeit eines Präparats auf ein anderes umzustellen. Dies dürfte in ebenso oder noch mehr für die herkömmlichen Antidementiva gelten, weil sie sich bzgl. ihrer pharmakologischen Eigenschaften und Angriffspunkte erheblich stärker voneinander unterscheiden.

Ansätze zur Beeinflussung des Krankheitsverlaufs

Alle gegenwärtig verfügbaren pharmakotherapeutischen Möglichkeiten zur Behandlung der AD zielen darauf ab, die Funktionsfähigkeit von Nervenzellen zu verbessern. Sie versuchen dieses Ziel auf unterschiedlichen Weise zu erreichen, jedoch sind die Effekte insgesamt gering und werden vom fortschreitenden Nervenzelluntergang nach relativ kurzer Zeit aufgezehrt.

Die rasch voranschreitenden Erkenntnisse über die pathogenetischen Mechanismen der AD lassen neue Ansatzpunkte für Therapieformen erkennen, die unmittelbar auf eine Beeinflussung des neurodegenerativen Prozesses gerichtet sind. Sie zielen einerseits darauf ab, die Entstehung von β-Amyloid zurückzudrängen, andererseits den Abbau und Abtransport von β-Amyloid aus dem Gehirn zu fördern.

Sekretaseblocker

Es ist gelungen, die Enzyme zu identifizieren, die das pathogene β-Amyloid-Fragment aus dem erheblich größeren Vorläufermolekül herausschneiden (Sinha et al. 1999, Vassar et al. 1999). Durch die Blockade dieser Enzyme könnte die Amyloidbildung verlangsamt werden. Allerdings lassen sich die Nebenwirkungen und Gefahren einer solchen Behandlung noch nicht absehen. Bedenken ergeben sich daraus, dass die γ-Sekretase mit den Präsenilinen interferieren könnte, die einen wichtigen Beitrag zur Signalübertragung in der Zelle leisten. Eine Blockade der Präseniline führt möglicherweise zu einer Störung des blutbildenden Systems.

Anti-Amyloid-Immunisierung

Großes Aufsehen haben die Versuche einer Amyloid-Impfung erregt. Sie wurden an transgenen Mäusen vorgenommen, die eine zur übermäßigen Amyloidproduktion führende Mutation im Gen für das β-Amyloid-Vorläufermolekül tragen. Im Gehirn dieser Tiere entstehen im Alter von 11 Monaten typische amyloidhaltige Plaques. Immunisiert man die Mäuse im Alter von wenigen Wochen aktiv mit β-Amyloid oder passiv mit einem synthetischen Antikörper gegen β-Amyloid, so bleibt die Plaquebildung im Alter von rund 1 Jahr nahezu völlig aus. Wendet man die aktive oder passive Immunisierung bei Mäusen an, die bereits Amyloidablagerungen aufweisen, so bilden sich die bereits vorhandenen Plaques z.T. wieder zurück (Schenk et al. 1999). Die Wirkung soll in einer Aktivierung von Mikrogliazellen bestehen. Die Amyloid-Immunisierung wird gegenwärtig in einer Phase-II-Studie an Patienten erprobt. Allerdings gibt es Hinweise darauf, dass lösliches, noch nicht in Plaques deponiertes β-Amyloid neurotoxisch ist, nicht dagegen das abgelagerte Protein, gegen das sich die

Immunisierung richtet. Ferner hat man bisher angenommen, dass die Aktivierung von Mikrogliazellen zum Nervenzelluntergang beiträgt, weil sie mit einer vermehrten Entstehung von toxischen Sauerstoffradikalen einhergeht.

■ Plaque-Busters

Eine weitere Anti-Amyloid-Strategie besteht in der Anwendung kleiner synthetischer Peptide, die sich an das β-Amyloid-Fragment anlagern und dadurch deren Zusammenlagerung verhindern. Problematisch hierbei ist, wie diese Peptide verabreicht werden sollen und wie sie die Blut-Hirn-Schranke durchdringen können (Soto 1999). Während die bisher genannten pharmakotherapeutischen Strategien noch weit in der Zukunft liegen, sprechen mehrere Beobachtungen dafür, dass die Beeinflussung des Krankheitsverlaufs auch auf anderen, rascher zugänglichen Wegen möglich sein könnte.

■ Cholinesteraseinhibitoren

Die Vermutung, dass die ChE-I nicht nur eine Transmittersubstitution bewirken, sondern darüber hinaus auch verlaufsbeeinflussende Effekte haben könnten, gründet sich auf 2 Befunde:
- Erstens konnte in Zellversuchen gezeigt werden, dass die Stimulation muskarinerger Acetylcholinrezeptoren die Verstoffwechslung des Amyloid-Vorläuferproteins beeinflusst und die Produktion von β-Amyloid vermindert (Nitsch et al. 1992).
- Zweitens findet man, wie bereits erwähnt, die Butyrylcholinesterase im Gehirn von Alzheimer-Kranken nahezu ausschließlich in Plaques. Es wird vermutet, dass dieses Enzym die Amyloidablagerung begünstigt und dass seine Hemmung der Plaquebildung entgegenwirken könnte.

Diese Überlegungen bilden den Hintergrund für die vor kurzem begonnenen angelaufenen Studien, in denen Patienten mit leichter kognitiver Beeinträchtigung über mehrere Jahre entweder mit einem ChE-I oder mit Plazebo behandelt werden. In einer solchen Stichprobe beträgt die Häufigkeit des Fortschreitens zu einer Demenz 15% pro Jahr. Man hofft zeigen zu können, dass die aktive Medikation das Eintreten einer Demenz hinauszögert.

■ Östrogen

Die mögliche Rolle von Östrogen in der Behandlung der AD bei Frauen nach der Menopause wird gegenwärtig eingehend untersucht. Östrogen hat ähnliche Eigenschaften wie ein Nervenwachstumsfaktor, darüber hinaus wirkt es vermutlich antioxidativ. Östrogen verlängert die Überlebenszeit von Nervenzellen im Hippocampus und im Meynert-Basalkern (McEwen et al. 1997). Im Tierversuch hat die Ovarektomie eine vermehrte Produktion von β-Amyloid zur Folge, die sich unter Östrogen wieder normalisiert (Xu et al. 1998).

> Retrospektive Studienauswertungen haben gezeigt, dass eine hochdosierte und mehrjährige Östrogensubstitution das Alzheimer-Risiko um die Hälfte senken kann (Tang et al. 1996).

Die symptomatischen Effekte von Östrogen bei Alzheimer-Patientinnen sind dagegen gering (Mulnard et al. 2000). Interessant ist aber die Beobachtung aus einer Tacrin-Studie, dass Patientinnen, die zusätzlich zu dem ChE-I auch Östrogen erhalten hatten, besonders gut auf die Behandlung ansprachen (Schneider et al. 1996). Um die mögliche protektive Wirkung nachzuweisen, hat die amerikanische Women's Health Initiative mit einer mehrjährigen prospektiven, randomisierten und plazebokontrollierten Studie an mehr als 7000 gesunden Frauen begonnen.

■ Antioxidanzien

α-*Tocopherol (Vitamin E)* ist ein Antioxidans. Es wurde in einer 2-jährigen 4-armigen Studie mit dem ebenfalls antioxidativ wirkenden *Selegilin* (s. unten), mit der Kombination von Vitamin E und Selegilin und mit Plazebo verglichen (Sano et al. 1997). Dieser Behandlungsversuch leitete sich von Befunden ab, die eine Beteiligung toxischer freier Radikale im Rahmen der pathogenetischen Kaskade der AD belegten. In die Studie wurden Patienten mit mittelschwerer Demenz aufgenommen. Als Maßstab für die Beurteilung des Behandlungserfolgs wurde die Zeit bis zum Erreichen eines der folgenden klinischen Endpunkte herangezogen:
- Heimunterbringung,
- Übergang in das nächst schwerere klinische Krankheitsstadium,
- Unfähigkeit zur Ausführung von Alltagstätigkeiten,
- Tod.

Die Patienten der Plazebogruppe erreichten mindestens einen dieser Endpunkte im Mittel nach 440 Tagen, die mit Selegilin behandelten Patienten nach 655 Tagen und die mit Vitamin E therapierten Patieten nach 670 Tagen. Entgegen der Erwartung brachte die Kombination von Selegilin und Vitamin keinen zusätzlichen therapeutischen Nutzen. Die antioxidativen Behandlungsstrategien gingen nicht mit einer Verbesserung von kognitiven Fähigkeiten einher. Aufgrund der guten Verträglichkeit wurde Vitamin E als Nahrungszusatz empfohlen.

Entzündungshemmende Substanzen

Mehrere retrospektive Studienauswertungen haben Hinweise dafür ergeben, dass bei Personen, die über einen längeren Zeitraum mit entzündungshemmenden Substanzen behandelt worden sind, die AD seltener auftritt (Breitner 1996). Das gilt beispielsweise für Leprakranke, die mit einem Antirheumatikum therapiert wurden (McGeer et al. 1992). Man erklärt die mögliche präventive Wirkung damit, dass bei der AD in der Hirnrinde mehrere Entzündungszeichen wie aktivierte Mikroglia, Komplementfaktoren und Zytokine zu beobachten sind. Entzündungshemmende Substanzen können diese inflammatorischen Reaktionen unterbinden und auf diese Weise die Lebensbedingungen der Nervenzellen verbessern.

In mehreren kleinen Studien wurde versucht, einen symptomatischen Effekt von entzündungshemmenden Substanzen bei Alzheimer-Patienten nachzuweisen. *Indomethazin* stabilisierte zwar die kognitive Leistungsfähigkeit über einen Zeitraum von 6 Monaten, war jedoch mit einer sehr hohen Rate von Behandlungsabbrüchen verbunden (Rogers et al. 1993).

Prednison zeigte in einer 1-Jahres-Studie keinen Effekt bzgl. der kognitiven Leistungsfähigkeit. Gegenwärtig sind neuere Antirheumatika mit günstigerem Nebenwirkungsprofil – *COX-II-Inhibitoren* – Gegenstand klinischer Prüfungen. Eine 3-Jahres-Studie mit *Rofecoxib* geht der verlaufsbeeinflussenden Wirkung bei Patienten mit leichter kognitiver Beeinträchtigung nach. In einer 1-Jahres-Studie vergleichen die amerikanischen Alzheimer-Zentren die symptomatischen Effekte von Rofecoxib und *Naprosyn* bei Alzheimer-Patienten.

Ginkgo biloba

Auch der in Europa seit Jahrzehnten als Nootropikum eingesetzte Pflanzenextrakt kommt möglicherweise für eine verlaufbeeinflussende Therapie in Betracht. Bei diesem Einsatz könnten die Radikalfängereigenschaften der Substanz besonders wichtig sein. Wie ernst diese Substanz genommen wird, geht daraus hervor, dass die amerikanische Gesundheitsbehöde eine große Studie mit Ginkgo biloba fördert, die von gesunden älteren Probanden ausgeht.

Propentofyllin

Eine weitere Substanz, die sich zur Beeinflussung des Krankheitsverlaufs eigenen könnte, ist Propentofyllin. Der Xanthin-Abkömmling simuliert den Effekt von Adenosin auf Second-Messenger-Systeme und wirkt zudem als Phosphodiesteraseinhibitor. Klinische Studien mit Propentofyllin an Alzheimer-Patienten in Europa wandten erstmals ein aufwendiges Studiendesign an, das dazu geeignet ist, zwischen symptomatischen und verlaufbeeinflussenden Medikamenteneffekten zu unterscheiden.

Diese Studien zeigten, dass Propentofyllin zwar relativ geringe symptomatische Wirkungen hat, aber ein nicht zu unterschätzendes verlaufsbeeinflussendes Potenzial besitzt (Rother 1998).

Behandlung nichtkognitiver Symptome

Das klinische Erscheinungsbild der AD ist nicht nur durch einen allmählichen Niedergang der kognitiven Leistungen und durch einen schrittweisen Verlust der Alltagskompetenz gekennzeichnet, sondern auch durch zahlreiche *nichtkognitive Symptome*. Die häufigsten davon sind:
- Unruhe,
- Depression,
- Aggressivität,
- wahnhafte Überzeugungen,
- Halluzinationen (Teri et al. 1989, Devanand et al. 1997).

Sie tragen zur Belastung der Bezugspersonen stärker bei als die kognitiven Symptome (Coen et al. 1997) und zählen zu den wichtigsten Anlässen für eine Heimunterbringung (Steele et al. 1990, Haupt u. Kurz 1993). Es handelt sich in der Regel um diskontinuierliche Phänomene von kurzer Dauer.

> Unruhe ist das stabilste nichtkognitive Symptom, Wahnbildungen dagegen klingen in vielen Fällen spontan ab.

An der Entstehung der nichtkognitiven Störungen ist der neurodegenerative Prozess selbst und seine Auswirkungen auf mehrere Neurotransmittersysteme beteiligt. Beispielsweise konnte gezeigt werden, dass bei Alzheimer-Patienten mit ausgeprägter Depression die Zellzahl im Locus caeruleus besonders niedrig ist (Förstl et al. 1994). Teilweise handelt es sich aber auch um einfühlbare Reaktionen und Bewältigungsversuche der Patienten. Depressive Verstimmungen stehen häufig in Zusammenhang mit Enttäuschung und Beschämung; Wutausbrüche und aggressives Verhalten können Ausdruck einer Überforderung sein; Unruhe tritt nicht selten als Folge von mangelnder Beschäftigung und Anregung auf (Alzheimer Europe 1999).

Aus diesen Gründen sind medikamentöse Interventionen zur Milderung oder Behebung von nichtkognitiven Symptomen als Therapie der zweiten Wahl zu betrachten. Falls diese Krankheitszeichen nicht akut auftreten und eine erhebliche Belastung oder Gefahr für den Patienten oder seine Bezugspersonen darstellen, sollte vor dem Einsatz von Psychopharmaka versucht werden, sie auf nichtmedikamentöse Weise zu beeinflussen, also durch *verhaltenstherapeutische Maßnahmen*. Der empirische Hintergrund für die Pharmakotherapie von nichtkognitiven

Symptomen bei der AD ist noch immer sehr schmal. Es gibt nur wenige kontrollierte Studien. Die meisten Empfehlungen stützen sich auf offene Studien an kleinen Stichproben oder auf kasuistische Berichte (American Psychiatric-Association 1997) (Tab. 4.36).

Alzheimer-Patienten sind besonders anfällig für Nebenwirkungen psychotroper Medikamente. Meist sind bei ihnen aufgrund des höheren Lebensalters die pharmakokinetischen und pharmakodynamischen Verhältnisse verändert. Häufig leiden sie an körperliche Begleiterkrankungen wie Bluthochdruck, koronarer Herzerkrankung oder Herzinsuffizienz oder an sonstigen metabolischen Erkrankungen, die eine umfangreiche Begleitmedikation erforderlich machen.

> Deshalb muss streng darauf geachtet werden, dass durch die zusätzlich eingesetzten Psychopharmaka keine ungünstigen Arzneimittelwechselwirkungen auftreten und dass sich Nebenwirkungen unterschiedlicher Medikamente nicht potenzieren.

Schwer demente Patienten verlieren häufig die Fähigkeit, Nebenwirkungen festzustellen und zu beschreiben. Bei der Präparatwahl ist zu beachten, dass klassische Neuroleptika und Antidepressiva ausgeprägte anticholinerge Eigenschaften haben und das kognitive Leistungsvermögen verschlechtern können, manchmal aber auch delirante Zustände provozieren.

■ Wahnhafte Überzeugungen und Sinnestäuschungen

Bei rund $1/3$ aller Alzheimer-Patienten treten irgendwann im Krankheitsverlauf wahnhafte Überzeugungen auf. Meist kreisen die Befürchtungen um die Themen, bestohlen oder beeinträchtigt zu werden. Von derartigen Wahnphänomenen müssen illusionäre Verkennungen und Fehlidentifikationen unterschieden, deren Zustandekommen in einem engen Zusammenhang mit der Ausprägung der kognitiven Defizite steht. Bei diesen psychopathologischen Erscheinungen ist weder klar, ob sie medikamentös behandelt werden sollen noch wie sie auf eine solche Behandlung ansprechen.

Tabelle 4.36 Pharmakotherapie von nichtkognitiven Symptomen

Substanzgruppe	Zielsymptome	Substanzbeispiel	Dosis (mg/Tag)	Typische Nebenwirkungen
Neuroleptika	Wahnphänomene Halluzinationen Unruhe Feindseligkeit emotionale Labilität Schlafstörungen	Haloperidol Thioridazin Melperon Pipamperon Clozapin Risperidon	0,5–5 10–150 25–150 40–360 12,5–100 0,25–4	extrapyramidale Symptome Akathisie anticholinerge Effekte Sedierung Orthostase bei Clozapin Agranulozytose
Antidepressiva	Depressivität Agitiertheit Unruhe Schlafstörung	Citalopram Sertralin Paroxetin Moclobemid Mianserin Trazodon	10–40 50–150 10–40 300–600 30–90 50–400	Übelkeit Appetitlosigkeit Nervosität Schlafstörung Sedierung Schwindel Orthostase Hypotension
Anxiolytika	Angst Unruhe	Lorazepam Oxazepam Buspiron	1–4 20–60 5–60	Sedierung Stürze Gangstörung Übelkeit Kopfschmerzen Schwindel
Antikonvulsiva	Unruhe Reizbarkeit Angst	Carbamazepin Valproat	100–800[1] 250–500[2]	Sedierung Ataxie gastrointestinale Störungen Ataxie

[1] Serumspiegel 4–8 ng/ml
[2] Serumspiegel 50 ng/ml

Die umfangreichsten Erfahrungen zur Behandlung von psychosenahen Symptomen bei Alzheimer-Patienten liegen über *Haloperidol* und *Thioridazin* vor. Haloperidol wirkt stark antipsychotisch und schwach sedierend, Thioridazin dagegen hat schwächere antipsychotische, mittelstarke sedierende und leicht antidepressive Effekte. Weitere bei Alzheimer-Patienten häufig eingesetzte Neuroleptika sind *Chlorprothixen* und *Melperon*. Besonders gut sprechen Misstrauen, Schlaflosigkeit, Feindseligkeit, emotionale Labilität, Unruhe, Gespanntheit, Angst, Aggression, Verweigerung und Gereiztheit auf eine Behandlung mit Neuroleptika an. Zwischen verschiedenen Neuroleptika bestehen keine überzeugenden Unterschiede hinsichtlich der Wirksamkeit (Schneider et al. 1990). Die Präparatwahl hängt daher in erster Linie vom Nebenwirkungsspektrum ab. Wegen der extrapyramidal-motorischen und anticholinergen Nebenwirkungen der klassischen Neuroleptika sollten bei Demenzkranken bevorzugt die neuentwickelten Substanzen *Risperidon* und *Olanzapin* eingesetzt werden (Katz et al. 1999). Wenn psychosenahen Symptome mit ausgeprägter Unruhe und Aggressivität einhergehen, hat sich *Clomethiazol* bewährt. In einer niedrigen Dosierung sind keine schwerwiegenden Nebenwirkungen wie Atemhemmung zu erwarten. Der Einsatz von Depotneuroleptika wird bei Demenzkranken nicht empfohlen, einerseits aufgrund der schlechten Steuerbarkeit, andererseits wegen der Gefahr einer Überdosierung. Bei sehr unkooperativen Patienten kann die Gabe eines Depotpräparats aber die einzige therapeutische Möglichkeit darstellen. In diesem Fall sollte ein nebenwirkungsarmes Präparat wie *Fluspirilen* verwendet werden.

■ Depressivität

Depressive Syndrome treten bevorzugt im leichtgradigen Stadium der AD auf. Meist sind sie leichtgradig, situationsabhängig und flüchtig. Schwere und anhaltende depressive Verstimmungen sind dagegen relativ selten. Bezüglich der Pharmakokinetik von Antidepressiva gibt es bei geriatrischen Patienten insofern Besonderheiten, als sie im allgemeinen zwar Plasmawirkkonzentrationen wie junge Menschen brauchen, diese jedoch meist schon bei einer erheblich geringeren Dosis erreichen. Zur medikamentösen Behandlung einer Depression bei Demenzkranken sollten heute bevorzugt die selektiven Serotoninwiederaufnahmehemmer *Citalopram*, *Sertralin*, *Paroxetin*, *Fluoxetin*, *Fluvoxamin* sowie der reversible Monoaminoxidasehemmer *Moclobemid* eingesetzt werden (American Psychiatric-Association 1997). Während diese Antidepressiva keine sedierenden Eigenschaften haben, wirkt *Mianserin* leicht beruhigend (wegen Leukopenien und Agranulozytosen sind wöchentliche Blutbildkontrollen erforderlich), *Trazodon* stark sedierend und schlafanstoßend (Sultzer et al. 1997). Diese Substanzen haben keine anticholinergen Effekte, die sich ungünstig auf die kognitiven Leistungen auswirken und zur Provokation von deliranten Zuständen führen können.

Als nichtpharmakologische Behandlungsstrategie ist die *Phototherapie* in kleinen Studien gegen die bei vielen Demenzkranken regelhaft zu beobachtenden verstärkten Verwirrtheit und Unruhe in den Abendstunden eingesetzt worden. Dabei wurden die Patienten in den frühen Abendstunden für 1–2 Stunden einer hellen weißen Lichtquelle von etwa 2500 Lux gegenübergesetzt (Satlin et al. 1992).

■ Antriebsstörungen und Aggressivität

Das Spektrum der Antriebsstörungen im Rahmen der AD reicht von ausgeprägter Apathie bis zur schweren Agitiertheit. Spezifische organische Korrelate für Antriebsstörungen und Aggressivität sind nicht gesichert, jedoch wird angenommen, dass Störungen des Serotoninstoffwechsels eine Rolle spielen. In der Vergangenheit wurden Antriebsstörungen und Aggressivität überwiegend mit Neuroleptika behandelt.

Heute haben *nichtneuroleptische Substanzen*, darunter Antikonvulsiva und Antidepressiva, insbesondere die selektiven Serotoninwiederaufnahmehemmer, eine zunehmende Bedeutung. *Carbamazepin* ist erfolgreich zur Behandlung aggressiver Verhaltensweisen eingesetzt worden (Tariot et al. 1994). Dieses Antikonvulsivum war auch bei paroxysmal auftretenden Affektentgleisungen wirksam, wobei Tagesdosen von 200–300 mg in vielen Fällen bereits ausreichten.

Valproat ist ein weiteres Antikonvulsivum, das in einigen kleineren klinischen Studien zur Behandlung von agitierten und agressiven Unruhezuständen eingesetzt wurde. Es wurden orale Dosen von 240–1500, maximal 2500 mg/die eingesetzt. Die Plasmaspiegel lagen meist zwischen 30 und 70 mg/l. Besonders günstig wirkte Valproat auf Schreien, Unruhe sowie physische und verbale Agressivität. Hervorzuheben ist auch hier eine im Vergleich zu Neuroleptika geringe Nebenwirkungsrate.

Benzodiazepine sind geeignet zur kurzfristigen Besserung von Agitiertheit, Gespanntheit und Schlafstörungen im Rahmen von Demenzerkrankungen. Sie haben zwar ein geringes toxisches Risiko, aber ein ungünstiges Nebenwirkungsprofil. Sedation, Koordinationsstörungen, Konzentrationserschwernis werden häufig beobachtet, seltener kommt es zur paradoxen Steigerung der Unruhesymptome. Beim Absetzen nach längerer Anwendung werden Entzugssymptome beobachtet.

Lorazepam und *Oxazepam* sind bei älteren Menschen wegen ihrer geringeren Akkumulationsneigung zu bevorzugen.

▪ Angst

Buspiron ist ein Anxiolytikum mit leicht antidepressiver Wirkung. Es zählt nicht zu den Benzodiazepinen und wirkt als als Agonist am Serotoninrezeptor. In einer Vergleichsstudie mit 15 mg/die Buspiron gegenüber 1,5 mg/die *Haloperidol* wirkten beide Substanzen gegen Erregtheit bei demenzkranken Heimbewohnern, jedoch bewirkte Buspiron eine deutlichere Reduktion von Angstsymptomen und Gespanntheit (Catillon et al. 1996). Buspiron hat eine sehr lange Wirklatenz; mit dem Eintritt der Wirkung ist erst nach mehreren Wochen zu rechnen. Mögliche Nebenwirkungen sind Schwindel, gastrointestinale Störungen, Kopfschmerzen und Benommenheit.

Förderung erhaltener Fähigkeiten

Die AD raubt den Patienten nach und nach immer mehr Fähigkeiten und und untergräbt damit ihr Selbstwertgefühl. Deswegen ist das Aufspüren und Nutzung des noch vorhandenen Leistungspotenzials ein unentbehrlicher Behstandteil der Behandlung. Allerdings darf die Förderung von kognitiven Leistungen und Alltagsfähigkeiten kein mechanisches und unpersönliches Training sein. Sie muss von einer sorgfältigen Sondierung der individuellen Entwicklungsmöglichkeiten und Schwächen ausgehen und Ziele anstreben, die für den Patienten sowohl nützlich als auch erreichbar sind. Für manche Patienten mag es ein vorrangiges Therapieziel sein, die Toilette alleine zu finden. Für Andere kann es wichtiger sein, sich selbständig ankleiden zu können oder sich in der Umgebung des Hauses zurechtzufinden. Wieder Anderen ist vielleicht am meisten mit einer Erleichterung der sozialen Kontakte gedient.

Da die meisten Demenzkrankheiten einen fortschreitenden Verlauf nehmen, können zeitlich begrenzte Maßnahmen zur Steigerung und zum Erhalt der Leistungsfähigkeit keinen dauerhaften Erfolg haben. Die kognitive Rehabilitation ist daher eine langfristige Behandlungsmaßnahme, deren Zielsetzung sich den wandelnden Bedürfnissen des Patienten und den wechselnden Erfordernissen der Krankheit anpassen muss (Woods 1996).

▪ Gedächtnistraining

Aus experimentellen Studien weiß man, dass trotz einer Demenzkrankheit Lernvorgänge möglich sind. Vor allem kommt es darauf an, die Vorgänge des Speicherns und des Abrufs zu unterstützen (Bäckman 1992). In klinischer Anwendung hat sich das Gedächtnistraining gegenüber einer unspezifischen Zuwendung als Kontrollbedingung als überlegen erwiesen (Günther et al. 1991). Es führt zu einer Verbesserung des Sozialverhaltens, der Stimmung und des Antriebsniveaus. Diese erwünschten Effekte auf das Befinden sind offenbar unabhängig vom Erfolg des Trainings auf der Ebene der kognitiven Leistung (Meier et al. 1996.) Besonders für Patienten in den Anfangsstadien einer Demenzkrankheit hat das Gedächtnistraining die wichtige zusätzliche Funktion, den zunehmende Verlust der geistigen Fähigkeiten aktiv zu bewältigen (Ermini-Fünfschilling u. Meier 1995).

Nach allen bisherigen Erfahrungen übertragen sich die Effekte eines Gedächtnistrainings jedoch nicht auf andere kognitive Leistungen und bewirken keine Verbesserung von Alltagsfunktionen. Darüber hinaus sind die Wirkungen sehr kurzlebig; sie halten nicht länger an als das Training durchgeführt wird. Diesen insgesamt bescheidenen Erfolgsaussichten steht die Frustration entgegen, die ein unbedacht durchgeführtes Training bei Demenzkranken auslösen kann, weil es sie an ihre Leistungsgrenzen heranführt und dadurch Überforderungsreaktionen provoziert.

> Übungsprogramme müssen aus diesem Grund sehr sorgfältig an den Leistungsstand und an die Frustrationstoleranz jedes einzelnen Patienten angepasst werden.

Durch die gleichzeitige Behandlung mit einem kognitionssteigernden Medikament könnte der Erfolg eines Gedächtnistrainings möglicherweise gesteigert werden. Derartige Kombinationstherapien sind aber bisher nur selten erprobt worden (Israel et al. 1994).

▪ Externe Gedächtnishilfen

Externe Gedächtnishilfen können das Auffinden von nützlicher Information erleichtern, sie müssen jedoch sehr spezifisch an die Person angepasst werden. Die Wirksamkeit solcher Interventionen ist vorwiegend durch Einzelfallstudien belegt worden (Hanley u. Lusty 1984). Die Patienten müssen den Gebrauch von Erinnerungshilfen wie *Uhr* und *Tagebuch* systematisch erlernen. Externe Gedächtnishilfen wie *Fotografien* können auch zur Verbesserung der Konversation bei Demenzkranken beitragen; ferner sind sie nützlich zur Unterstützung von Alltagsfunktionen wie Zubereiten von Mahlzeiten (Josephsson et al. 1993). Auch die *Hinweistafeln* und *Schilder*, die im Rahmen der Realitätsorientierung (s. unten) eingesetzt werden, sind im Grunde externe Gedächtnishilfen.

▪ Kognitive Aktivierung

> Verfahren der kognitiven Aktivierung zielen nicht auf eine Leistungsverbesserung ab, sondern auf die Ausschöpfung des vorhandenen kognitiven Potenzials.

Sie gehen von der Beobachtung aus, dass Demenzkranke oft unter einem Mangel an anregenden Impulsen leiden. Dieses Defizit kann bedingt sein durch die im Alter nachlassende Schärfe des Sehens und Hörens, durch eine eintönige und reizarme Lebensumgebung, aber auch durch den Rückzug des Patienten von überfordernden und verunsichernden Situationen. Kognitive und soziale Aktivierung hat einen positiven Einfluss auf Demenzkranke und ist als Bestandteil einer humanen Behandlung unumstritten. Sie führt zu einer in kontrollierten Studien nachweisbaren Verbesserung der kognitiven Leistung (Breuil et al. 1994), regt darüber hinaus die Kommunikation an, mildert Verhaltensstörungen, verbessert die Stimmung und hebt das Selbstwertgefühl.

Zu den *aktivierenden Maßnahmen* zählen:
- Beschäftigungstherapie (Ehlert 1996),
- Musiktherapie (Müller-Schwartz 1994),
- das Üben von normalen Haushaltsverrichtungen,
- Freizeitaktivitäten,
- Kontakt mit Haustieren (Elliott u. Milne 1991),
- Kunsttherapie bei Patienten mit leichtgradiger Demenz (Dunker 1994).

Man hat auch versucht, Computer für die kognitive Aktivierung einzusetzen (Hofmann et al. 1996). Ein Vorteil solcher Verfahren könnte sein, dass sie automatisierbar sind; andererseits brauchen Demenzkranke sehr viel persönliche Anleitung und werden durch die übliche Menüführung auf dem Bildschirm selbst bei bester Gestaltung der Oberfläche rasch überfordert. Die Wirksamkeit computergestützer Trainingsprogramme ist nicht belegt.

Die kognitive Aktivierung kann auch in die familiäre Pflege einbezogen werden. Schon eine systematische 1-stündige Aktivierung pro Tag durch die Angehörigen führt zu messbaren Verbesserungen der kognitiven Leistungen und zu einem Rückgang von Verhaltensstörungen (Quayhagen et al. 1995).

■ Realitätsorientierung

Diese Form der psychologisch begründeten Behandlung wird schon seit mehr als 30 Jahren bei Demenzkranken eingesetzt, vor allem in Einrichtungen der teilstationären und stationären Pflege.

Einteilung der Realitätsorientierung
(Kaschel et al. 1992)
- informelle Realitätsorientierung
- formelle Realitätsorientierung.

Informelle Realitätsorientierung. Die informelle Realitätsorientierung ist im Grunde eine systematische Gestaltung der Lebenswelt eines Patienten mit dem Ziel, einen kontinuierlichen Zufluss von orientierender Information zu gewährleisten. Dies geschieht durch klare Orientierungspunkte, externe Erinnerungshilfen wie Hinweistafeln und Schilder, aber auch durch ein aktiv orientierendes Verhalten der Pflegekräfte.

Formelle Realitätsorientierung. Die formelle Realitätsorientierung dagegen besteht aus strukturierten Gruppensitzungen, die mehrfach pro Woche stattfinden. Durch eine Vielzahl von Materialien werden die Patienten dazu angeregt, sich mit ihrer Umgebung auseinanderzusetzen und Kontakt mit ihren Mitbewohnern aufzunehmen.

Wirksamkeit der Realitätsorientierung. Die Wirksamkeit der Realitätsorientierung ist in mehreren Studien untersucht worden, die sich im Hinblick auf methodische Details stark voneinander unterscheiden, jedoch zu bemerkenswert einheitlichen Ergebnissen gelangen. Die geübten kognitiven Leistungen, also vor allem das Orientierungswissen, nimmt unter der Realitätsorientierung zu (Zanetti et al. 1995). Darüber hinaus kommt es zu Verbesserungen der sozialen Interaktion und der Kommunikation. Ein nicht zu unterschätzender Begleiteffekt von Programmen der Realitätsorientierung ist, dass die Pflegepersonen den Patienten mehr Aufmerksamkeit widmen und sie besser kennenlernen.

■ Respektieren der Person

Die Erfahrung, dass übende Verfahren wie Realitätsorientierung bei Demenzkranken Überforderungsreaktionen oder Rückzug hervorrufen können, ist der Ausgangspunkt für eine gegensätzliche therapeutische Einstellung. Sie versucht nicht, den Patienten an die Realität der Gesunden heranzuführen, sondern umgekehrt die Überzeugungen und Empfindungen der Patienten zur Geltung zu bringen, unabhängig davon, ob sie der Wirklichkeit entsprechen oder nicht.

> Die subjektive Sicht des Patienten auf sich selbst und auf die Welt wird anerkannt und verstärkt (Feil 1992).

Die Validation betrachtet die Wünsche nach Liebe und Zuwendung, nach Aktivität und Nützlichkeit, sowie nach vertrauensvoller Aussprache als Grundbedürfnisse aller Menschen, gleichgültig ob sie krank oder gesund sind.

Die verwendeten Techniken beinhalten zahlreiche Elemente der nichtverbalen Kommunikation wie Berührung, Augenkontakt und Stimmlage, sowie den Einsatz von Musik und Lebenserinnerungen. Vor dem Hintergrund der individuellen Biographie wird allen Verhaltensweisen der Patienten eine Bedeutung zugesprochen. Es geht vor allem darum, die Gefühle zu erkennen, die der Patient mitteilt und diese Äußerungen sowohl verbal als auch nonverbal aufzugreifen. Die Validation kann in Gruppenform eingesetzt werden, aber auch im Einzelgespräch. Wie bei anderen vorwiegend mit der Kommunikation arbeitenden Behandlungsformen können die Prinzipien der Validierung in die Pflegeroutine einfließen, aber auch in den Alltag der häuslichen Krankenversorgung übertragen werden. Allerdings ist die Wirksamkeit des Verfahrens bisher nicht hinreichend empirisch erforscht worden. Eine offene Studie an einer sehr kleinen Gruppe von Patienten zeigte eine Zunahme des Kommunikationsverhaltens, die nach der Beendigung der Validierungstherapie wieder zurückging (Morton u. Bleathman 1991).

■ Erinnerungstherapie

> Die Erinnerungstherapie basiert auf Erkenntnissen der Psychotherapie mit älteren Menschen, wonach der positive Rückblick auf das eigene Leben einen wichtigen Beitrag zur Bewältigung altersspezifischer Veränderungen leisten kann (Coleman 1988).

Das Verfahren des Lebensrückblicks ist bevorzugt in der Behandlung von depressiven Störungen eingesetzt worden. Es verlangt von den Patienten, Ereignisse und Erfahrungen aus der Erinnerung abzurufen und zu bewerten, um eine Stärkung des Selbstwertgefühls und eine Integration der Persönlichkeit zu erreichen. In dieser Form ist der Lebensrückblick nur für Patienten ohne nennenswerte kognitive Einschränkungen geeignet.

In einem weiteren Sinn verstanden kann die therapeutische Arbeit mit Erinnerungen aber auch andere Ziele verfolgen, beispielsweise die Kommunikation anzuregen, die sozialen Kontakte zu fördern und das Selbstwertgefühl zu stärken. So verstanden ist die Erinnerungstherapie auch für Demenzkranke hilfreich. Sie kann einzeln oder in Gruppenform durchgeführt werden. Meist bezieht sich eine Sitzung auf ein bestimmtes Thema und verwendet Erinnerungshilfen wie Fotos, Zeitungsausschnitte, Musikstücke oder Gegenstände. Über die Wirksamkeit des Verfahrens ist wenig bekannt.

Die *Selbst-Erhaltungs-Therapie* (Romero 1997) lässt sich als eine Verbindung von Validation und Erinnerungstherapie auffassen. Sie geht von dem Konstrukt des „Selbst" als einer kognitiven Instanz aus, die Information über die eigene Person und über die eigene Umgebung aufnimmt, verarbeitet und aufrecht erhält. Dieses „Selbst" wird bei der AD in verschiedener Weise gefährdet und in Frage gestellt. Der Patient muss einschneidende Veränderungen seiner gesamten Lebensführung hinnehmen, gleichzeitig schmälert die Krankheit die Anpassungsfähigkeit oder macht sie sogar völlig zunichte. Darüber hinaus ziehen die Gedächtnisstörungen einen Verlust des Selbstwissens nach sich. Die „Selbst-Erhaltungs-Therapie" strebt danach, durch eine Stärkung des „Selbst" das Leistungsvermögen der Patienten zu verbessern und die Häufigkeit von Verhaltensstörungen zu reduzieren. Diese Stärkung soll durch Strukturierung der Interaktion mit den Patienten, durch Übungsprogramme und durch psychotherapeutische Interventionen im engeren Sinne geschehen. Zur Strukturierung der Interaktionen gehört das Vermeiden von äußeren Veränderungen, das Konstanthalten der Bezugspersonen sowie ein bejahender, anerkennender und stützenden Stil der Begegnung. Bei der Planung von Aktivitäten soll nach Möglichkeit auf alte Vorlieben und Gewohnheiten zurückgegriffen werden. Die subjektive Realität der Patienten wird als gültig anerkannt. Hilfestellungen sollen nur in dem Umfang gegeben werden, wie sie tatsächlich nötig sind, um die Eigenständigkeit und das Selbstwertgefühl der Patienten nicht zu untergraben. Die vorgeschlagenen Übungen zur Aufrechterhaltung des Selbstwissens entsprechen im Wesentlichen der Erinnerungstherapie. Die psychotherapeutischen Interventionen zielen in erster Linie darauf ab, Patienten mit ausreichend erhaltener Reflexionsfähigkeit die Überzeugung und das Gefühl zu vermitteln, dass ihr Leben trotz aller vorhandenen Einschränkungen und Behinderungen einen Sinn hat. Kritisch ist zur „Selbst-Erhaltungs-Therapie" anzumerken, dass ihre Wirksamkeit bisher nicht empirisch überprüft wurde. Insbesondere stellt sich die Frage, ob das aufwendige Verfahren wirksamer ist als einfachere Behandlungsformen.

■ Milieutherapie

Die Gestaltung der unmittelbaren Lebensumgebung kann erheblich dazu beitragen, dass Demenzkranke ihre Leistungspotenziale ausspielen können. Zu den milieutherapeutischen Maßnahmen gehört die Ausstattung der Wohnung mit persönlichen Gegenständen und anderen Orientierungshilfen, ausreichende Beleuchtung, übersichtliche und gleichbleibende Tagesstruktur und feste Bezugspersonen (Wächtler et al. 1994). Wichtig ist ferner das Vermeiden von Reizüberflutung und irritierender Information, beispielsweise durch Fernsehen, Radio, Spiegel oder glatte Bodenflächen.

Beratung und Entlastung der Angehörigen

Die Voraussetzungen für die Betreuung von chronisch Kranken in der Familie werden in den entwickelten Ländern durch die Zunahme von Einpersonenhaushalten und durch das Ansteigen des Anteils berufstätiger Frauen immer ungünstiger. Dennoch findet die Versorgung Demenzkranker noch immer zum größten Teil in der Familie statt. Dabei stehen die pflegenden Angehörigen vor andersartigen und oft größeren Aufgaben als bei körperlichen Altersleiden. Die Patienten geraten in eine zunehmende Abhängigkeit von Hilfestellung, Beaufsichtigung und Pflege. Gleichzeitig erschweren die kognitiven Defizite die Kommunikation und das soziale Zusammenspiel. Die Demenz kann schwere Konflikte erzeugen und viele der früher gültigen psychologischen und sozialen Spielregeln in Partnerschaft und Familie außer Kraft setzen. Dadurch sind die Angehörigen Demenzkranker einer psychischen und physischen Dauerbelastung ausgesetzt; ferner geraten sie fast immer in eine soziale Isolation und verlieren ihren eigenen zwischenmenschlichen Rückhalt. Als Folge davon haben sie selbst eine erhöhte Inzidenz von psychiatrischen und psychosomatischen Krankheiten (Morris 1988).

Im *frühen Demenzstadium* brauchen die Angehörigen eine Aufklärung über die Art der vorliegenden Krankheit und über die zu erwartende Prognose. Für die Leistungsdefizite und Verhaltensänderungen muss eine medizinische Erklärung gegeben werden. Sie wirkt einer Krankheitsverleugnung entgegen und hilft Missverständnisse, Konflikte und Schuldzuweisungen zu vermeiden.

Im *mittleren Demenzstadium* müssen die pflegenden Angehörigen lernen, einerseits die zunehmende Hilfsbedürftigkeit des Patienten aufzufangen und andererseits mit Verhaltensstörungen wie Aggressivität, Wahn, Sinnestäuschungen, Unruhe oder Schlafstörungen zurechtzukommen. Diese Krankheitssymptome tragen erheblich stärker zu der subjektiven Belastung der gesunden Familienmitglieder bei als die kognitiven Störungen oder die körperliche Pflegebedürftigkeit (Coen et al. 1997).

Die besonderen Techniken der Pflege von Demenzkranken lassen sich am besten in Angehörigengruppen erwerben, die von örtlichen Alzheimer-Gesellschaften durchgeführt werden. Sie leiten sich aus den psychopathologischen Besonderheiten der Demenz ab (Knopman u. Sawyer-DeMaris 1990, Kurz 1991). Trotz ihrer Einfachheit sind sie für viele Gruppenteilnehmer schwer zu erlernen, weil sie den gewohnten Umgangsformen in Partnerschaft und Familie teilweise zuwiderlaufen. Demenzkranke sind nicht in der Lage, Widersprüche kognitiv aufzulösen, Konflikte emotional durchzustehen und aus Problemen zu lernen. Deswegen sind Kritik, Zurechtweisung und Korrektur fruchtlos und schädlich. Die subjektive Sicht des Patienten auf sich und auf seine Lebenssituation sollte so weit wie möglich als gültig anerkannt werden. Diese Interpretation ist Ausgangspunkt und Richtschnur für das Verhalten der pflegenden Angehörigen. Wegen der kurzen Nachhallzeit von Eindrücken sind Ablenkung und Beruhigung die wichtigsten Interventionen für pflegende Angehörige. Die Verunsicherung der Patienten, ihr angegriffenes Selbstwertgefühl, der Mangel an verstärkenden Impulsen und Erfolgserlebnissen erfordern ein ungewöhnliches Maß an Zuspruch, Ermutigung und Bestätigung. Die Identität der Person ist erschüttert; deswegen sind die Patienten auf Brücken zu ihrer eigenen Biographie, zu ihrer Bedeutung und Würde angewiesen. Die Einschränkungen des Sprachverständnisses und des sprachlichen Ausdrucks machen eine Vereinfachung und Strukturierung der Verständigung sowie den Rückgriff auf nichtsprachliche Wege der Kommunikation nötig.

Aufgrund der herabgesetzten Fähigkeit zur Informationsaufnahme und der Überforderung durch Mehrfachaufgaben muss eine Reizüberflutung vermieden werden (Fernseher, Radio, Spiegel, viele Menschen, unübersichtliche Wohnung, zu häufiger Umgebungswechsel). Sicherheit und Geborgenheit der Patienten, aber auch ihre Orientierungsfähigkeit und Handlungsfähigkeit lassen sich durch eine Reihe von Maßnahmen verbessern. Dazu gehören (Alzheimer Europe 1999):

- gleichbleibender Tagesablauf,
- Festhalten an Routinen (im Bad, bei den Mahlzeiten, bei Spaziergängen, beim Zubettgehen),
- Hinweisschilder (an den Türen zur Toilette, zum Bad, zur Küche, zum Schlafzimmer),
- helles Licht,
- Nachtbeleuchtung.

Über diese edukativen Funktionen hinaus bietet die Teilnahme an Angehörigengruppen die Möglichkeit, die eigenen Gefühle und Reaktionen zu klären, sich mit dem Verlust eines geliebten Menschen auseinander zu setzen und die eigene Zukunft zu planen (Bayer-Feldmann u. Greifenhagen 1995). Hierbei können die Erfahrungen und Lösungen gleichermaßen Betroffener Vorbild, Ermutigung und Trost geben. Methodisch sorgfältige Studien in Australien und in den USA (Mittelman et al. 1996, Brodaty et al. 1997) haben nachweisen können, dass eine intensive Beratung der Angehörigen die Tragfähigkeit der Familie erhöht und die Häufigkeit von Heimunterbringungen vermindert. Diese unter gesundheitsökonomischen Gesichtspunkten außerordentlich wichtigen Ergebnisse lassen sich aber nicht ohne weiteres auf europäische Länder mit unterschiedlichen Gesundheitssystemen übertragen.

Die systematische Beratung der Angehörigen wirkt sich auch mildernd auf nichtkognitive Symptome der Patienten wie Angst und Unruhe aus (Haupt et al. 2000).

Die Verhaltensstörungen können so stark ausgeprägt sein, dass sie auf Dauer in der häuslichen Umgebung nicht beherrschbar sind. Oft können die Patienten im mittleren Krankheitsstadium auch nicht mehr ohne Aufsicht gelassen werden. Die Angehörigen müssen Informationen darüber bekommen, welche Einrichtungen der Tagesbetreuung oder Kurzzeitpflege zu ihrer Entlastung oder zur Vertretung im Krankheits- oder Urlaubsfall zur Verfügung stehen. Darüber hinaus ist eine Beratung zur Pflegefinanzierung, zum Betreuungsrecht und in Versicherungsfragen erforderlich. Zur Entlastung der Familie habe sich unterschiedliche Konzepte bewährt. Dazu gehört die Entsendung von speziell ausgebildeten Helfern in die Familie. Eine weitere Möglichkeit sind Betreuungsgruppen. Hierbei wird eine Gruppe von Patienten durch erfahrene Helfer mit Unterstützung einer Pflegefachkraft in Räumen betreut, die von der Gemeinde oder von einer kirchlichen Institution zur Verfügung gestellt werden. Im mittleren Krankheitsstadium kann es ratsam sein, nach einem Heim zu suchen, das den Anforderungen des Patienten gerecht wird, und eine vorsorgliche Anmeldung vorzunehmen.

Im *späten Stadium einer Demenzkrankheit* verlagert sich der Schwerpunkt der Pflege auf die körperlichen Symptome wie Inkontinenz, Gangstörungen und Schluckschwierigkeiten. Das verlangt von den Angehörigen, pflegerische Fertigkeiten zu erlernen, von technischen Pflegehilfen Gebrauch zu machen und ggf. eine Wohnungsanpassung zur Ausschaltung von Gefahrenquellen vorzunehmen. Dazu gehören Sicherungsmechanismen wie Türschlösser, nächtliche Bewegungsmelder, schwellenlose Türen, feste Bodenbeläge, Sichern von elektrischen Kabeln oder Sicherungsvorkehrungen an Gas- und Elektrogeräten.

Ethische Fragen der Behandlung Demenzkranker

Einige der Besonderheiten, die bei der Behandlung von psychisch Kranken ganz allgemein berücksichtigt werden müssen, treten in der Therapie von Demenzpatienten in besonders ausgeprägtem Maße hervor. Weil eine Demenz bei den Betroffenen schon frühzeitig zur Trübung des Kankheitsbewusstseins führt, suchen sie den Arzt oft nicht aus eigenem Entschluss auf, sondern auf Veranlassung ihrer Angehörigen. Nicht selten geben auch weniger die Beschwerden des Patienten den Anlass für die Konsultation, sondern die Probleme, die die Bezugspersonen mit dem Patienten haben oder die Hoffnungen, die sie in eine Behandlung setzen.

Auch stellt sich aufgrund der bei Demenzkranken rasch abnehmenden Fähigkeit zur Aufnahme und Verarbeitung von Information besonders deutlich das Problem, dass eine ärztliche Intervention nur dann zulässig ist, wenn sie mit der Einwilligung des darüber aufgeklärten Patienten erfolgt.

> Daher muss bei einem demenzkranken Patienten geprüft werden, ob er noch über die Fähigkeit verfügt, in eine vorgeschlagene therapeutische Maßnahme einzuwilligen.

Anders als die Geschäftsfähigkeit ist die *Einwilligungsfähigkeit* ein relationales Merkmal. Bei einfachen Entscheidungen über die Behandlung kann ein Patient einwilligungsfähig sein, bzgl. komplexerer Entscheidungen aber nicht. Die Schwelle, ab der man die Einwilligungsfähigkeit verneint, kann bei einfachen Problemstellungen und bei einem klaren Überwiegen der Vorteile einer Behandlung viel höher angesetzt werden als bei komplizierten Entscheidungen, bei fragwürdigen Erfolgsaussichten oder bei zu erwartenden Risiken. Die psychiatrischen Beurteilungskriterien für die Einwilligungsfähigkeit sind einfach. Der Patient muss den wesentlichen Inhalt der Behandlungsaufklärung verstehen und mit eigenen Worten wiedergeben können. Er muss in der Lage sein anzugeben, aus welchen Gründen er der vorgeschlagenen ärztlichen Maßnahme zustimmt oder nicht zustimmt. Dabei sollte erkennbar sein, dass er die Information zu seiner gegenwärtigen krankheitsbedingten Lebenssituation und zu seinen persönlichen Werthaltungen in Beziehung setzt.

Eine ebenso schwierige Frage besteht darin zu entscheiden, unter welchen Umnständen eine *ärztliche Behandlungsmaßnahme unterlassen oder beendet* werden kann. Dieses Problem stellt sich vor allem, wenn eine Demenz bereits fortgeschritten ist, wenn zusätzliche lebensbedrohliche Krankheiten auftreten, oder wenn das Überleben des Patienten von künstlicher Nahrungs- und Flüssigkeitszufuhr abhängt. Falls ein noch einwilligungsfähiger Patient in einem solchen Fall den Abbruch weiterer Behandlungsmaßnahmen wünscht, muss man diesem Verlangen Rechnung tragen. Dabei ist jedoch sicherzustellen, dass der Betroffene nicht gleichzeitig unter einer schweren Depression oder einer anderen schwerwiegenden seelischen Störung leidet, und dass sein Wunsch nicht unter äußerem Druck zustande kommt.

Erheblich schwieriger sind derartige Entscheidungen bei nichteinwilligungsfähigen Patienten. Wenn in einer derartigen Situation eine *Vorausverfügung* vorliegt oder eine entsprechende Willenserklärung von Angehörigen verlässlich bezeugt wird, sollte sie berücksichtigt werden. Nicht immer lässt sich aber eine frühere Willensäußerung auf die gegenwärtige Krankheitssituation anwenden. Außerdem kann es sein, dass sie den zwischenzeitlich veränderten Bedürfnissen und Wünschen des Patienten nicht mehr entspricht. Sehr häufig liegen aber keine Willenserklärungen aus früherer Zeit vor, sodass der Arzt gemeinsam mit dem gesetzlichen Betreuer und den Angehörigen die Interessen des Patienten im Sinne eines stellvertretenden Urteils wahrnehmen muss. Bei diesen Entscheidungen darf nicht grundsätzlich davon ausgegangen werden, dass die Lebenqualität eines Demenzkranken in fortgeschrittenen Krankheitsstadien ausschließlich negativ ist. Unter bestimmten Umständen mag es z.B. gerechtfertigt sein, auf eine künstliche Nahrungszufuhr zu verzichten. Wir sollten aber nicht vergessen, dass die Gabe von Nahrung und Flüssigkeit über ihren unmittelbar lebenserhaltenden Zweck hinaus eine tiefe symbolische Bedeutung hat. Sie bezeugt den Respekt vor dem überschatteten „Selbst" des Patienten und stellt gerade in einer Zeit wachsender ökonomischer Restriktionen einen Schutz gegen die Tendenz dar, unproduktive, störende und belastende Personen zu vernachlässigen und aus der Gesellschaft auszuschließen.

Literatur

Alzheimer Europe. Handbuch der Betreuung und Pflege von Alzheimer-Patienten. Stuttgart: Thieme; 1999.
American Psychiatric-Association. Practice guideline for the treatment of patients with Alzheimer's disease and other dementias of late life. Am J Psychiat. 1997; 154: 1–32
Bäckman L. Memory training and memory improevement in Alzheimer's disease: rules and exceptions. Acta neurol scand. 1992 (Suppl); 139: 84–9
Bayer-Feldmann C, Greifenhagen A. Gruppenarbeit mit Angehörigen von Alzheimer-Kranken. Ein systemischer Ansatz. Psychother Psychosomat Med Psychol. 1995; 45: 1–8
Bodick NC, Offen WW, Levey A, et al. Effects of xanomeline, a selective muscarinic receptor agonist, on cognitive function and behavioral symptoms in Alzheimer's disease. Arch Neurol. 1997; 54: 465–73
Bowen DM, Smith CB, White P, Dawson AN. Neurotransmitter-related enzymes and indices of hypoxia in senile dementia and other abiotrophies. Brain. 1976; 99: 459–96
Breitner JCS. Inflammatory processes and antiinflammatory drugs in Alzheimer's disease: a current appraisal. Neurobiol Aging. 1996; 17: 789–94
Breuil V, de Rotrou J, Forette F, et al. Cognitive stimulation of patients with dementia: preliminary results. Int J Geriat Psychiat. 1994; 9: 211–7
Brodaty H, Gresham M, Luscombe G. The Prince Henry Hospital dementia caregivers' training programme. Int J Geriat Psychiat. 1997; 12: 183–92
Cantillon M, Brunswick R, Molina D, Bahro M. Buspirone vs. Haloperidol. A double-blind trial for agitation in a nursing home population with Alzheimer's disease. Am J Geriat Psychiat. 1996; 4: 263–7
Coen RF, Swanwick GRJ, O'Boyle CA, Coakley D. Behaviour disturbance and other predictors of carer burden in Alzheimer's disease. Int J Geriat Psychiat. 1997; 12: 331–6
Coleman P. Issues in the therapeutic use of reminiscence with elderly people. In: Gearing B, M Johnson,T Heller (eds.). Mental Health Problems in Old Age. Chichester: Wiley; 1988; 177–84
Corey-Bloom J, Anand R, Veach J. A randomized trial evaluating the efficacy and safety of ENA-713 (Rivastigmine tartrate), a new cholinesterase inhibitor, in patients with mild to moderately severe Alzheimer's disease. Int J Geriat Psychopharmacol. 1998; 1: 55–65
Croisile B, Trillet M, Fondarai J, Laurent B, Mauguière F, Billardon M. Long-term and high-dose piracetam treatment of Alzheimer's disease. Neurology. 1993; 43: 301–5
Cummings JL, Mega M, Gray K, Rosenberg-Thompson S, Carusi DA, Gornbein J. The Neuropsychiatric Inventory. Comprehensive assessment of psychopathology in dementia. Neurology. 1994; 44: 2308–14
Davis KL, Mohs RC, Marin D, et al. Cholinergic markers in elderly patients with early signs of Alzheimer disease. J Am Med Ass. 1999; 281: 1401–6
De Jong R, Ostersund OW, Roy GW. Measurement of quality-of-life changes in patients with Alzheimer's disease. Clin Ther. 1989; 11: 545–54
Devanand DP, Jacobs DM, Tang MX, et al. The course of psychopathologic features in mild to moderate Alzheimer disease. Arch Gen Psychiat. 1997; 54: 257–63
van Dongen MCJM, van Rossum E, Kessels AGH, Sielhorst HJG, Knipschild PG. The efficacy of ginkgo for elderly people with dementia and age-associated memory impairment: new results of a randomized clinical trial. J Am Geriat Soc. 2000; 48: 1183–94
Dunker D. Kunsttherapie bei demenzkranken. In Hirsch RD (Hrsg.). Psychotherapie bei Demenzen. Darmstadt: Steinkopff; 1994; 167–71
Ehlert C. Ergotherapie mit Demenzkranken. In: Wächtler C, RD Hirsch, R Kortus,G Stoppe (Hrsg.). Demenz – Die Herausforderung. Singen: Ramin; 1996; 331–7
Elliott V, Milne D. Patient's best friend? Nursing Times. 1991; 87: 34–5

Ermini-Fünfschilling D, Meier D. Gedächtnistraining: Wichtiger Bestandteil der Milieutherapie bei seniler Demenz. Z Gerontol Geriat. 1995; 28: 190–4
Erzigkeit H SKT. Ein Kurztest zur Erfassung von Gedächtnis- und Aufmerksamkeitsstörungen. Weinheim: Beltz; 1989
Feil N. Validation therapy with late-onset dementia populations. In: Jones G, Miesen B (Hrsg.). Care-giving in Dementia: Research and Applications. London: Routledge; 1992; 199–218
Forette F, Seux ML, Staessen JA, et al. Prevention of dementia in randomised double-blind placebo-controlled Systolic Hypertension in Euopre (Syst-Eur) trial. Lancet. 1998; 352: 1347–51
Förstl H. Internistische Vor-, Begleit- und Folgekrankheiten der Demenz vom Alzheimer-Typ. Med Klein. 1990; 85: 725–8
Förstl H, Burns A, Luthert P, Cairns N. Demenz und internistische Erkrankungen: Die Häufigkeit innerer Krankheiten bei Alzheimer-Demenz, vaskulärer Demenz und anderen dementiellen Erkrankungen. Z Gerontol. 1991; 24: 16–3
Förstl H, Burns A, Levy R, Cairne N. Neuropathological correlates of psychotic phenomena in confirmed Alzheimer's disease. Brit J Psychiat. 1994; 165: 53–9
Francis PT, Palmer AM, Snape M, Wilcock GK. The cholinergic hypothesis of Alzheimer's disease: a review of progress. J Neurol Neurosurg Psychiat. 1999; 66: 137–47
Galasko D, Bennett D, Sano M, et al. An inventory to assess the activities of daily living for clinical trials in Alzheimer's disease. The Alzheimer's Disease Cooperative Study. Alz Dis Ass Dis. 1997; 11, Suppl. 2: 533–39
Gelinas G. Disability assessment in Dementia. Can J Occup Ther. 1995; 62: 15
Gracon S I. Evaluation of tacrine hydrochloride (Congex) in two parallel-group studies. Acta neurol scand. 1996 (Suppl). 165: 114–22
Günther V, Fuchs D, Schett P, Meise U, Rhomberg HP. Kognitives Training bei organischem Psychosyndrom. Dtsch Med Wschr. 1991; 116: 846–51
Ham RJ Clinical efficacy of donepezil hydrochloride in patients with Alzheimer's disease: case studies. Adv Ther. 1997; 14: 223–33
Hanley IG, Lusty K. Memory aids in reality orientation: a single-case study. Behav Res Ther. 1984; 22: 709–12
Haupt M, Karger A, Baumgärtner D, Kuminoti D, Schneider MJF. Verbesserung von Unruhezuständen und Angst bei Demenzkranken nach psychoedukativer Gruppenarbeit mit pflegenden Angehörigen. Fortschr Neurol Psychiat. 2000; 68: 216–23
Haupt M, Kurz A. Predictors of nursing home placement in patients with Alzheimer's disease. Int J Geriat Psychiat. 1993; 8: 741–6
Heiss WD, Hebold I, Klinkhammer P, et al. Effect of piracetam on cerebral glucose metabolism in Alzheimer's disease as measured by positron emission tomography. J Cereb Blood Flow Metab. 1988; 8: 613–7
Herrmann WM, Kern U. Nootropika: Wirkungen und Wirksamkeit. Eine Überlegung am Beispiel einer Phase III-Prüfung mit Piracetam. Nervenarzt. 1987; 58: 358–64
Herrmann WM, Stephan K, Gaede K, Apeceche M. A multicenter randomized couble-blind study on the efficacy and safety of nicergoline in patients with multi-infarct dementia. Dement Geriat Cogn Dis. 1997; 8: 9–17
Hofmann M, Hock C, Kühler A, Müller-Spahn F. Interactive computer-based cognitive training in patients with Alzheimer's disease. J Psychiat Res. 1996; 30: 493–501
Ihl R, Weyer G. ADAS Alzheimer's Disease Assessment Scale Manual, Deutschsprachige Bearbeitung. Weinheim: Beltz; 1993
Israel L, Melac M, Milinkevitch D, Dubos G. Drug therapy and memory training programs: a double-blind randomized trial of general practice patient swith age-associated memory impairment. Int Psychogeriat. 1994; 6: 155–70
Josephsson S, Bäckman L, Borell L, Bernspang B, Nygard L, Rönnberg L. Supporting everyday activities in dementia: an intervention study. Int J Geriat Psychiat. 1993; 8: 395–400
Kanowski S, Fischhof P, Hiersemenzel R, Röhmel J, Kern U. Wirksamkeitsnachweis von Nootropika am Beispiel von Nimodipin – ein Beitrag zur Entwicklung geeigneter klinischer Prüfmodelle. Z Gerontopsychol Psychiat. 1988; 1: 35–44

Kanowski S, Herrmann WM, Stephan K, Wierich W, Hörr R. Proof of efficacy of the gikgo biloba special extract EGb 761 in outpatients suffering from primary degenerative dementia of the Alzheimer type and multi-infarct dementia. Pharmacopsychiat. 1995; 4: 149–58

Kaschel R, Zaiser-Kaschel H, Mayer K. Realitäts-Orientierungs-Training: Literaturüberblick und Implikationen für die neuropsychologische Gedächtnisrehabilitation. Z Gerontopsychol Psychiat. 1992; 5: 223–35

Katz IR, Jeste DV, Minther JE, Clyde C, Napolitano J, Brecher M. Comparison of risperidone and placebo for psychosis and behavioral disturbances associated with dementia: a randomized, double-blind trial, Risperidone Study Group. J Clin Psychiat. 1999; 60: 107–15

Kern U, Menges K. New Recommendations for review of data on the clinical efficacy of nootropics. Pharmacopsychiat. 1992; 25: 125–35

Knapp MJ, Knopman DS, Solomon PR, Pendlebury WW, Davis CS, Gracon SI. A 30-week randomized controlled trial of high-dose tacrine in patients with Alzheimer's disease. J Am Med Ass. 1994; 271: 985–91

Knesevic S, Mubrin Z, Risberg J, et al. Pyritinol treatment of SDAT patients: Evaluation by psychiatric and neurological examination, psychometric testing and rCBF measurements. Int J clin Psychopharmacol. 1989; 4: 25–38

Knopman DS, Sawyer-DeMaris S. Practical approach to managing behavioral problems in dementia patients. Geriatrics. 1990; 45: 27–35

Knopman DS, Schneider L, Davis K, et al. Long-term tacrine (Cognex) treatment: effects on nursing home placement and mortality. Neurology. 1996; 47: 166–77

Kurz A. Verhaltensmodifikation im natürlichen Umfeld. In: Möller HJ (Hrsg.). Hirnleistungsstörungen im Alter. Pathobiochemie, Diagnose, therapeutische Ansatzpunkte. Berlin: Springer; 1991; 127–31

Kurz A. AK: Elemente der ambulanten Behandlung und Familienhilfe. Münch Med Wschr. 1998; 140: 33–38

Kurz A, Rüster P, Romero B, Zimmer R. Cholinerge Behandlungsstrategien bei der Alzheimerschen Krankheit. Nervenarzt. 1986; 57: 558–69

LeBars PL, Katz MM, Berman N, Itil TM, Freedman AM, Schatzberg AF. A placebo-controlled, double-blind randomized trial of an extract of ginkgo biloba for dementia. J Am Med Ass. 1997; 278: 1327–32

Lovestone S, Graham N, Howard R. Guidelines on drug treatments for Alzheimer's disease. Lancet. 1997; 350: 232–3

Maelicke A, Albuquerque EX. New approach to drug therapy in Alzheimer's dementia. DDT. 1996; 1: 53–9

McEwen BS, Alves SE, Bulloch K, Weiland NG. Ovarian steroids and the brain: implications for cognition and aging. Neurology. 1997; 48: S8–15

McGeer PL, Harada N, Kimura I. Prevalence of dementia amongst elderly Japanese with leprosy: apparent effect of chronic drug therapy. Dementia. 1992; 3: 146–49

Meier D, Ermini-Fünfschilling D, Monsch AU, Stähelin HB. Kognitives Kompetenztraining mit Patienten im Anfangsstadium einer Demenz. Z Gerontopsychol. 1996; 9: 207–17

Mittelman MS, Ferris SH, Shulman E, Steinberg G, Levin B. A family intervention to delay nursing home placement of patients with Alzheimer disease. A randomized controlled trial. J Am Med Ass. 1996; 276: 1725–31

Mohs R, Doody R, Morris J, et al. Donepezil preserves functional status in Alzheimer's disease patients: Results from a 1-year prospective placebo-controlled study. Europ. Neuropsychopharmacol. 1999; 9: S328

Mohs RC, Cohen L. Alzheimer's Disease Assessment Scale (ADAS). Psychopharmacol Bull. 1988; 24: 627–8

Morich FJ, Bieber F, Lewis JM, et al. Nimodipine in the treatment of probable Alzheimer's disease. Results of two multicentre trials. Clin Drug Invest. 1996; 11: 185–95

Morris RG. Factors affecting the emotional wellbeing of the caregivers of dementia sufferers. Brit J Psychiat. 1988; 153: 147–56

Morton J, Bleathman C. The effectiveness of validation therapy in dementia: a pilot study. Int J Geriat Psychiat. 1991; 6: 327–30

Müller-Schwartz A. Musiktherapie mit Demenzkranken. In: Hirsch RD (Hrsg.). Psychotherapie bei Demenzen. Darmstadt: Steinkopff; 1994; 159–66

Mulnard RA, Cotman CW, Kawas C, et al. Estrogen replacement therapy for treatment of mild to moderate Alzheimer disease: a randomized controlled trial. Alzheimer's Disease Cooperative Study. J Am Med Ass. 2000; 283: 1007–15

Nitsch RM, Slack BE, Wurtman RJ, Growdon JH. Release of Alzheimer amyloid precursor derivatives stimulated by activation of muscarinic acetylcholine receptors. Science. 1992; 258: 303–7

Oswald WD, Oswald B. Zur Replikation von Behandlungseffekten bei Patienten mit hirnorganischen Psychosyndromen im Multizenter-Modell als Indikator für klinische Wirksamkeit. eine Placebo-kontrollierte Doppelblind-Studie mit Pyritinol. Z Gerontopsychol Psychiat. 1988; 1: 223–41

Passant U, Warkentin S, Gustafson L Orthostatic hypotension and low blood pressure in organic dementia: A study of prevalence and related clinical characteristics. Int J Geriat Psychiat. 1997; 12: 395–403

Procter AW, Lowe SL, Palmer AM, et al. Topographical distribution of neurochemical changes in Alzheimer's disease. J Neurol Sci. 1988; 84: 125–40

Quayhagen MP, Quayhagen M, corbeil RR, Roth PA, Rodgers JA A dyadic remediation program for care recipients with dementia. Nurs Res. 1995; 44: 153–9

Raskind MA, Peskind ER, Wessel T, Yuan W. Galantamine in AD. A 6-month, placebo-controlled trial with a 6-month extension. Neurology. 2000; 54: 2261–8

Rogers J, Kirby LC, Hempelman SR, et al. Clinical trial of indomethacin in Alzheimer's disease. Neurology. 1993; 43: 1609–11

Rogers SL, Farlow MR, Doody RS, Mohs R, Friedhoff LT. A 24-week, double-blind, placebo-controlled trial of donepezil in patients with Alzheimer's disease. Neurology. 1998; 50: 136–45

Romero B. Selbst-Erhaltungs-Therapie (SET): Betreuungsprinzipien, psychotherapeutische Interventionen und Bewahren des Selbstwissens bei Alzheimer Kranken. In: Weis SG Weber (Hrsg.). Handbuch Morbus Alzheimer. Weinheim: Psychologie Verlags Union. 1997; 1209–51

Rösler M, Anand R, Cicin-Sain A, et al. Efficacy and safety of rivastigmine in patients with Alzheimer's disease: international randomised controlled trial. Brit Med J. 1999; 318: 633–8

Rother M. Long-term efficacy and safety of propentofylline in patients with Alzheimer's diaease – Results of a 18 months placebo-controlled study. Neurobiol Aging. 1998; 19: S176

Saletu B, Paulus E, Linzmayer L, et al. Nicergoline in senile dementia of Alzheimer type and multi-infarct dementia: a double-blind, placebo-controlled, clinical and EEG/ERP mapping study. Psychopharmacology. 1995; 117: 385–95

Sano M, Ernesto C, Thomas RG, et al. A controlled trial of selegiline, alpha-tocopherol, or both as treatment for Alzheimer's disease. New Engl J Med. 1997; 336: 1216–22

Satlin A, Volicer L, Ross V, Herz L, Campbell S. Bright light treatment of behavioral and sleep disturbances in patients with Alzheimer's disease. Am J Psychiat. 1992; 149: 1028–32

Schenk D, Barbour R, Dunn W, et al. Immunization with amyloid-beta attenuates Alzheimer-disease-like pathology in the PDAPP mouse. Nature. 1999; 400: 172–7

Schneider LS, Farlow MR, Henderson VW, Pogada JM. Effects of estrogen replacement therapy on response to tacrin in patients with Alzheimer's disease. Neurology. 1996; 46: 1580–4

Schneider LS, Pollock VE, Lyness SA A metaanalysis of controlled trials of neuroleptic treatment in dementia. J Am Geriat Soc. 1990; 38: 553–63

Schneider LS, Olin JT. Overview of clinical trials of hydergine in dementia. Arch Neurol. 1994; 51: 787–98

Schneider LS, Olin JT, Doody RS, et al. Validity and reliability of the Alzheimer's Disease Cooperative Study Clinical Global Impression of Change. Alzheimer Dis Assoc Dis. 1997; 11: S22–32

Schrattenholz A, Pereira EFR, Roth U, Weber KH, Albuquerque EX, Maelicke A. Agonist responses of neuronal nicotinic acetylcholine receptors are potentiated by a novel class of allosterically cting ligands. Mol Pharmacol. 1996; 49: 1–6

Schwartz GE. Development and validation of the Geriatric Evaluation by Relative's Rating Instrument (GERRI). Psychol Rep. 1985; 534: 479–88

Shader RI, Harmatz JS, Salzman C. A new scale for clinical assessment in geriatric populations: Sandoz clinical Assessment – Geriatric (SCAG). J Am Geriat Soc. 1974; 22: 107–13

Sinha S, Anderson JP, Barbour R, et al. Purification and cloning of amyloid precursor protein beta-secretase from human brain. Nature. 1999; 402: 537–40

Skoog I, Kalaria RN, Breteler MM. Vascular factors and Alzheimer disease. Alzheimer Dis Ass Dis. 1999; 13: S106–14

Soto C. Plaque busters: strategies to inhibit amyloid formation in Alzheimer's disease. Molecular Medicine Today. 1999; 5: 343–50

Steele C, Rovner B, Chase GA, Folstein M. Psychiatric symptoms and nursing home placement of patients with Alzheimer's disease. Am J Psychiat. 1990; 147: 1049–51

Sultzer DL, Gray KF, Gunay I, Berisford MA, Mahler ME. A double-blind comparison of trazodone and haloperidol for treatment of agitation in patients with dementia. Am J Geriat Psychiat. 1997; 5: 60–9

Summers WK, Majovski LV, Marsh GM, Tachiki K, Kling A. Oral tetrahydroaminoacridine in long-term treatment of senile dementia, Alzheimer type. N Engl J Med. 1986; 315: 1241–5

Tang MX, Maestre G, Tsai WY, et al. Relative risk of Alzheimer disease and age-at onset distributions, based on APOE genotypes among elderly African Americans, Caucasians, and Hispanics in New York City. Am J Hum Genet. 1996; 58: 574–84

Tariot PN, Erb R, Leibovici A. Carbamazepine treatment of agitation in nursing home patients with dementia: a preliminary study. J Am Geriat Soc. 1994; 42: 1160–6

Tariot PN, Solomon PR, Morris JC, et al. A 5-month, randomized, placebo-controlled trial of galantamine in Alzheimer's disase. Neurology. 2000; 54: 2269–76

Teri L, Borson S, Kiyak HA, Yamagishi M. Behavioral disturbance, cognitive dysfunction, and functional skill. Prevalence and relationship in Alzheimer's disease. J Am Geriat Soc. 1989; 37: 109–16

Thienhaus OJ, Wheeler BG, Simon S, Zemlan FP, Hartford JT. A controlled double-blind study of high-dose dihydroergotoxine mesylate (Hydergine) in mild dementia. J Am Geriat Soc. 1987; 35: 219–23

Thompson TL, filley CM, Mitchell WD, Culig KM, LoVerde M, Byyny RL. Lack of efficacy of hydergine in patients with Alzheimer's disease. New Engl J Med. 1990; 323: 445–8

Thomsen T, Kewitz H. Selective inhibition of human acetylcholinesterase by galanthamin in vitro and in vivo. Life Sci. 1990; 46: 1553–8

Tollefson GD. Short-term effects of the calcium channel blocker nimodipine (Bay- e-9736) in the management of primary degenerative dementia. Biol Psychiat. 1990; 27: 1133–42

Vassar R, Bennett BD, Babu-Khan S, et al. Beta-secretase cleavage of Alzheimer's amyloid precursor protein by the transmembrane aspartic protease BACE. Science. 1999; 286: 735–41

Wächtler C, Jürgensen G, Maday A, Mittelstein U, Peters H. Entwicklung eines therapeutischen Milieus für Demenzkranke. In: Hirsch R (Hrsg.). Psychotherapie bei Demenzen. Darmstadt: Steinkopff; 1994; 149–58

Wettstein A. Cholinesterasehemmer und Ginkgoextrakte – in der Demenztherapie vergleichbar? Fortschr Med. 1999; 117: 11–18

Whitehouse PJ, Price DL, Clark AW, Coyle JT, DeLong MK. Alzheimer disease: evidence of selective loss of cholinergic neurons in the nucleus basalis. Ann Neurol. 1981; 10: 122–6

Whitehouse PJ, Martino AM, Antuono PG. Nicotinic acetylcholine binding sites in Alzheimer's disease. Brain Res. 1986; 371: 146–51

Wilcock GK, Lilienfeld S, Gaens E. Efficacy and safety of galantamine in patients with mild to moderate Alzheimer's disease: multicentre randomised controlled trial. Brit Med J. 2000; 321: 1445–9

Winblad B, Poritis N. Memantine in severe dementia. Results of the qM-Best Study. Int J Geriat Psychiat. 1999; 14: 135–46

Winblad B, Engedal K, Soininen H, et al. A 1-year, randomized, placebo-controlled study of donepezil in patients with mild to moderate AD. Neurology. 2001; 57: 489–95

Woods RT. Psychological „therapies" in dementia. In: Woods RT (Hrsg.). Handbook of the Clinical Psychology of Ageing. Chichester: Wiley; 1996; S 575–600

Xu H, Gouras GK, Greenfiled JP, et al. Extrogen reduces neuronal generation of Alzheimer beta-amyloid peptides. Nat Med. 1998; 4: 447–51

Zanetti O, Frisoni GB, De-Leo D, Dello-Buano M, Bianchetti A, Trabucchi M. Reality orientation therapy in Alzheimer disease: useful or not? A controlled study. Alz Dis Ass Dis. 1995; 9: 132–8

5 Demenz bei zerebrovaskulären Krankheiten

G. F. Hamann und M. Liebetrau

Definition	S. 212	**Epidemiologie**	S. 232
Diagnosekriterien	S. 213	**Formen der vaskulären Demenz**	S. 234
		Multiinfarktdemenz	S. 234
Diagnostik	S. 216	Morbus Binswanger (SAE)	S. 234
		Leukoaraiose	S. 234
Ätiopathogenese	S. 221	Status lacunaris	S. 235
		Gemischte Demenz (mixed dementia)	S. 235
Pathophysiologie	S. 228	Zerebrale Vaskulitis	S. 235
		Amyloidangiopathie	S. 236
Risikofaktoren	S. 231	CADASIL	S. 237
Alter	S. 231		
Hypertensive Enzephalopathie	S. 231	**Prognose**	S. 237
Diabetes	S. 231		
Herzerkrankungen	S. 232	**Therapie**	S. 238
Gerinnungsfaktoren	S. 232		

Die Gruppe der vaskulären Demenzen stellt nach der AD die zweithäufigste Ursache einer demenziellen Entwicklung in der westlichen Welt dar. Die früher weit verbreitete Vorstellung, dass fortschreitende arteriosklerotische Gefäßwandveränderungen („Verkalkung") zu einer chronischen Ischämie und damit zu einem kognitiven Abbau führen würden (Vorstellungen, die in den Diagnosen „chronische zerebrovaskuläre Insuffizienz" oder „Zerebralsklerose" ihren Ausdruck fanden), ist heute bis auf seltene Ausnahmesituationen verlassen. Vielmehr gehören die Patienten mit VD einer ätiopathogenetisch höchst heterogenen Gruppe an. In den letzten Jahren wird durch zunehmende Verbesserungen des pathophysiologischen Verständnisses und der diagnostischen (vor allem bildgebenden) Möglichkeiten ein vermehrtes Interesse an dieser Demenzform erkennbar. Hinzu kommt epidemiologischerseits, dass durch die zunehmende Alterung der Bevölkerung langfristig zerebrovaskuläre Erkrankungen im Ansteigen begriffen sind. Zusätzlich ist bei vaskulären Demenzen ein relativ gesicherter, z. T. kausal angreifender Therapieansatz durch Behandlung der vaskulären Risikofaktoren sowie eine effiziente Sekundärprophylaxe ischämischer Schlaganfälle gegeben. Auch wenn kritische Stimmen dem Konzept der VD „a rich history, a confusing present and an uncertain future" attestieren, bringen gerade die oben erwähnten neuen bildgebenden Befunde und pathophysiologischen Vorstellungen zunehmend Klarheit.

Im Folgenden soll eine Übersicht der derzeitigen diagnostischen und therapeutischen Überlegungen bei vaskulären Demenzen gegeben werden.

■ Definition

Es sind z. T. sehr unterschiedliche Definitionen der vaskulären Demenz entwickelt worden. Die Unterscheidung zwischen verschiedenen Ansätzen zur Definitionsentwicklung ist z. T. eher willkürlich. Tatemichi definiert die vaskuläre Demenz als „ein klinisches Syndrom mit erworbenen Beeinträchtigungen der intellektuellen Funktionen, die durch Hirnschäden auf dem Boden zerebrovaskulärer Erkrankungen ausgelöst werden". Eine relativ einfache Definition, die im Einzelfall problematisch ist, da der implizierte kausale Zusammenhang zwischen Demenz und zerebrovaskulärer Erkrankung sehr schwierig zu bestimmen sein kann. Der Begriff der VD selbst ist noch relativ neu, früher waren andere Begriffe wie das von Hachinski geprägte „Multiinfarktsyndrom" oder der noch von Alzheimer eingeführte Ausdruck der „arteriosklerotischen Demenz" üblich (Kloß et al. 1994, Loeb u. Meyer 1996).

Historisches zur vaskulären Demenz

Einige gängige historische Begriffe zur Benennung oder Umschreibung der VD sind in Tab. 5.1 zusammengefasst.

Binswanger beschrieb erstmals 1894 8 Autopsiefälle, die er über einen Zeitraum von 11 Jahren gesammelt hatte. Er grenzte diese Fälle zur damals allgegenwärtigen progressiven Paralyse mit dem Begriff der „Encephalitis subcorticalis chronica progressiva" ab (Binswanger 1894). Die Patienten, die eine progressive Demenz mit gleichzeitigen neurologischen Ausfällen entwickelten, zeigten in der makroskopischen Anatomie eine Marklageratrophie und Ventrikelerweiterung. Eine mikroskopische Untersuchung der Gehirne erfolgte durch Binswanger selbst nicht. Dies wurde durch Alzheimer (1902) nachgeholt. Er prägte auch den Begriff der Binswanger-Erkrankung und beschrieb mikroskopisch sichtbare Demyelinisierungen der weißen Substanz mit erhaltenen U-Fasern und unauffälligem Kortex. Er vermutete die arteriosklerotische Degeneration von langen penetrierenden Marklagerarterien. 1946 beschrieb erstmals Alvarez einige Fälle mit eindeutigem Bild einer später als Multiinfarktdemenz zu bezeichnenden Erkrankung.

Ausdruck des langjährigen Verständnisses der VD als chronische Minderversorgung des Gehirns gibt die Umschreibung in der ersten Edition des „Diagnostic and Statistical Manual – DSM-I" von 1952 (American Psychiatric Association 1952). Hier wird der Begriff „chronic brain syndrome associated with cerebral arteriosclerosis" benutzt. Olszewski griff 1962 die Veränderungen der Binswanger-Erkrankung nach Alzheimer erneut auf und betitelte die Erkrankung deskriptiv als subkortikale arterio-

Tabelle 5.1 Historische Begriffe der VD

Jahr	Autor	Begriff
1894	Binswanger	Encephalitis subcorticalis chronica progressiva
1898	Alzheimer	arteriosklerotische Demenz
1902	Alzheimer	Binswanger-Erkrankung
1962	Olszewski	SAE (subkortikale arteriosklerotische Enzephalopathie)
1974	Hachinski	Multi-infarct dementia
1985	Loeb	vaskuläre Demenz (VD)
1994	Hachinski	Vascular cognitive impairment (VCI)

sklerotische Enzephalopathie (SAE) (Olszewski 1965), einen auch noch heute gebräuchlichen Begriff. Die Arbeit von Tomlison et al. (1970) rückte zum erstenmal die, auch später bestätigte, Häufigkeitsrelation zwischen der degenerativen Demenzform, welche als AD bezeichnet wurde, und der VD ins rechte Licht. Er fand, dass ca. $^2/_3$ aller Gehirne alzheimertypische Veränderungen und nur etwa $^1/_3$ vaskuläre Veränderungen zeigten. Die früher vorherrschende Meinung der chronischen Hirnischämie als Ursache der meisten Altersabbauprozesse wurde somit revidiert. Tomlinson betonte auch, dass eher richtige Hirninfarkte als chronische Mangelversorgung den Boden der VD bereiten. Einen wesentlichen Meilenstein in dem Verständnis vaskulärer Demenzen bildet die Beschreibung der sog. Multiinfarktdemenz (MID) durch Hachinski et al. (1974). Damit wurde das von Tomlinson beschriebene Konzept eingehend verbalisiert, dass territoriale Hirninfarkte durch Erreichen einer kritischen Läsionsmasse zur Demenz führen können. Dieses Konzept beinhaltet noch heute aktuelle Aspekte und führt nur deshalb gelegentlich zur Konfusion, da es als pathophysiologisches Konzept der VD im Allgemeinen herangezogen wird.

Der Begriff der VD wurde erst später geprägt und v. a. nach 1985 zum wesentlichsten Begriff (Loeb 1985, Loeb u. Meyer 1996) zur Beschreibung einer demenziellen Entwicklung auf vaskulärer Grundlage.

Der neueste, kürzlich von Hachinski eingeführte Begriff des „vascular cognitive impairment" hat sich bisher noch nicht durchgesetzt (Hachinski 1994). Er beinhaltet jedoch einige attraktive Aspekte, wie die Erfassung auch therapeutisch relevanter Frühformen von kognitiven Beeinträchtigungen auf vaskulärem Boden, bei denen der Begriff der Demenz eindeutig noch nicht zutrifft (sog. „brain at risk stage").

■ Diagnosekriterien

Die Schwierigkeit der Definition und nachfolgend auch der differenzialdiagnostischen Erwägungen wird durch die Vielzahl der verschiedenen operationalisierten Diagnosekriterien deutlich. Sie sollen:
- die Demenz definieren,
- die vaskuläre Erkrankung erfassen und
- den Zusammenhang zwischen beiden Komplexen aufzeigen.

Zur Einordnung einer Demenz als VD sind einerseits derzeit gebräuchlich Definitionen aus generellen Krankheitsklassifikationssystemen wie ICD-10 (Internationale Klassifikation der Erkrankungen 10. Version, 1992) (Dilling et al. 1994) und DMS-IV (Diagnostic and Statistical Manual of Mental Diseases, 4. Version, 1994; American Psychiatric Association 1994) (Tab. 5.2). Eine alternative Klassifikation wird durch detaillierte und operationalisierte Spezialklassifikationen wie der des NINDS-AIREN (National Institute of Neurological Disorders and Stroke – Association Internationale pour la Recherche et l'Enseignement en Neurosciences, 1993) (Roman et al. 1993) oder des ADDTC (State of California Alzheimer's Disease Diagnostic and Treatment Centers, 1992) (Chui et al. 1992) (Tab. 5.3) gegeben. Die früher gebräuchlichen sog. Ischämiescores (z. B. nach Hachinski, Loeb oder Rosen) (Amar u. Wilcock 1996, Kukla et al. 1998) haben eher historischen Charakter und werden nur noch selten im klinischen Alltag benützt (Tab. 5.4).

Von einem kanadischen Konsortium wurde der Versuch unternommen, die wesentlichen Punkte der NINDS-AIREN und der ADDTC zusammenzufassen und in eine neue Skala (C5 R Vascular Dementia Checklist) zu inkorporieren (Rockwood et al. 1994). Diese sollte aber ebenso wie die obigen Diagnosemanuals im Hinblick auf ihre Validität einer empirischen Prüfung unterzogen werden.

Tabelle 5.2 Diagnosekriterien der VD nach DSM-IV

A	Entwicklung verschiedener kognitiver Defizite, die sich durch folgende Punkte manifestieren:
	• Gedächtnisstörungen (Beeinträchtigung in der Fähigkeit, neue Informationen zu lernen bzw. gelernte Informationen abzurufen)
	• eine (oder mehrere) der folgenden Störungen:
	  – Aphasie
	  – Apraxie
	  – Agnosie
	  – Störungen in exekutiven Funktionen

B	Gedächtnisdefizite verursachen eine signifikante Störung im sozialen oder beruflichen Umfeld und präsentieren eine signifikante Verschlechterung vom Ausgangszustand
C	fokal-neurologische Symptome (z. B. Steigerung der Muskeleigenreflexe, Trömner-Reflex, Pseudobulbärparalyse, Gangstörungen, Schwäche einer Extremität) oder zusätzliche Hinweise für das Vorliegen einer zerebrovaskulären Erkrankung (z. B. multiple Infarkte in der weißen Substanz und im Kortex), die mutmaßlich der Störung zugrunde liegen
D	die Symptome liegen nicht ausschließlich während eines Deliriums vor

Tabelle 5.3a Diagnostische Kriterien der NINDS-AIREN-Arbeitsgruppe für Demenz bei zerebrovaskulärer Krankheit (nach Roman et al. 1993)

Kriterium	Definition
Demenz	Kriterien der ICD-10
Zerebrovaskuläre Erkrankung	• fokale neurologische Zeichen oder Symptome, z. B. Hemiparese, faziale Parese, Babinski-Zeichen, Sensibilitätsstörungen, Hemianopsie, Dysarthrie • Nachweis von ischämischen Läsionen durch Bildgebung, Nachweis von multiplen Territorialinfarkten oder ein einzelner „strategisch" gelegener Infarkt (Gyrus angularis, Thalamus, basales Vorderhirn, im Territorium der A. cerebri anterior oder posterior) oder multiple Stammganglieninfarkte und lakunäre Infarkte mit Marklager oder ausgedehnte Marklagerhypodensitäten oder eine Kombination aus den oben genannten
Kausale Beziehung	• Beginn der Demenz innerhalb von 3 Monaten nach Apoplex • akute kognitive Verschlechterung • fluktuierendes bzw. schrittweises Fortschreiten der kognitiven Defizite
Diagnose einer möglichen Demenz wird gestützt durch	• Demenz mit fokal-neurologischen Symptomen, bei denen in der Bildgebung eindeutige Hinweise für eine VD fehlen, oder • Demenz und Schlaganfall, deren Auftreten zeitlich nicht eindeutig zusammenhängen, oder • variabler Verlauf der kognitiven Defizite mit ansonsten deutlichen Hinweisen für eine VD

Diagnose einer wahrscheinlichen VD wird gestützt durch	• früh einsetzende Gangstörung
	• anamnestische Hinweise für Stürze
	• Harninkontinenz nicht urologisch erklärt
	• Pseudobulbärparalyse:
	  – Persönlichkeits- und Stimmungsänderungen
	  – Abulie
	  – Depression
	  – emotionale Labilität
	  – psychomotorische Verlangsamung

Kriterien für eine sichere VD	• klinische Hinweise für eine wahrscheinliche VD • histopathologischer Nachweis einer VD (Biopsie oder Autopsie) • Fehlen von Neurofibrillen und neuritischer Plaques, die über die Altersnorm hinausgehen • Fehlen von anderen klinischen oder pathologischen Erkrankungen, die eine Demenz verursachen
Diagnose einer VD scheint unwahrscheinlich	• früh einsetzende Gedächtnisstörungen und progrediente Verschlechterung sowie Beeinträchtigung anderer kognitiver Funktionen wie Sprache, Motorik und Sinneswahrnehmungen ohne gleichzeitigen Nachweis von korrespondierenden fokalen Läsionen in der Bildgebung • Fehlen von weiteren fokal-neurologischen Symptomen als kognitive Störungen • Fehlen von zerebrovaskulären Läsionen im CT oder MRT

Beim Vergleich der verschiedenen Kriterien werden deutliche Unterschiede in der Diagnoserate offensichtlich. So konnte Wetterling unter 167 Patienten mit wahrscheinlicher Demenz mittels des DSM-IV bei 45, mittels ICD-10 bei 21 und über die NINDS-AIREN nur bei 12 Patienten die Diagnose einer VD stellen (Wetterling et al. 1996). Ähnlich wurde durch Verhey et al. (1996) festgestellt, dass von 124 Patienten mit Demenz nur 8 in allen sieben getesteten Skalen gleichermaßen die Diagnose VD erhielten. Die Diagnoserate einer VD lag zwischen 8% und 36%. Diese hohe Variabilität hat erhebliche Einschränkungen für die Interpretation von therapeutischen oder auch epidemiologischen Studien zur Folge, da je nach verwendetem Diagnosemanual erheblich abweichende Ergebnisse erzielt werden können.

Bowler u. Hachinski (1998) fassten die wesentlichsten Probleme der derzeit verwendeten Diagnosekriterien zusammen.

Tabelle 5.3b Diagnosekriterien nach ADDTC
(Criteria of the State of California Alzheimer's Disease Diagnostic and Treatment Centers)

Kriterium	Definition

Mögliche VD	klinisch diagnostiziertes demenzielles Syndrom (quantifizierbar und reproduzierbar durch neuropsychologische Tests) und mindestens eines der folgenden Kriterien:
	• anamnestisch Hinweise auf einen einzelnen ischämischen Insult ohne eindeutige zeitliche Beziehung zum Beginn des demenziellen Syndroms
	oder
	• Morbus Binswanger, für den alle der folgenden Punkte erfüllt sein müssen:
	  – früh einsetzende Harninkontinenz ohne hinreichende urologische Erkrankung oder Gangstörung ohne hinreichende periphere Erkrankung
	  – vaskuläre Risikofaktoren
	  – ausgedehnte Veränderungen der weißen Substanz in der bildgebenden Diagnostik

Wahrscheinliche VD	A. Kriterien, die erfüllt sein müssen: • klinisch diagnostiziertes demenzielles Syndrom (quantifizierbar und reproduzierbar durch neuropsychologische Tests) • Hinweise auf 2 oder mehr ischämische Infarkte (Anamnese, neurologische Untersuchung, Bildgebung) oder Auftreten eines einzelnen Infarkts mit einer eindeutigen zeitlichen Beziehung zum Auftreten des demenziellen Syndroms • Hinweis auf mindestens einen Infarkt außerhalb des Kleinhirns aufgrund von CT oder T1-gewichtetem MRT B. Unterstützung einer wahrscheinlichen vaskulären Demenz: • Hinweise für multiple Infarkte in Gehirnregionen, die für das Gedächtnis verantwortlich sind: • Anamnese für transitorische ischämische Attacken • Anamnese für vaskuläre Risikofaktoren • erhöhte Hachinski-Ischämieskala C. Klinische Hinweise, die möglicherweise mit einer VD assoziiert sein könnten, aber nicht gesichert sind: • frühes Auftreten von Gangstörungen und Harninkontinenz • Veränderungen periventrikulär und im Marklager in der T2-gewichteten MRT, die über die Altersnorm hinausgehen • fokale Veränderungen in der Elektrophysiologie (EEG, evozierte Potenziale) oder funktionellen Bildgebungen D. Andere klinische Zeichen, die weder gegen noch für die Diagnose einer wahrscheinlichen vaskulären Demenz sprechen: • langsam progrediente Symptome • Psychosen, Halluzinationen, Wahnvorstellungen • epileptische Anfälle E. Klinische Zeichen, die an der Diagnose einer wahrscheinlichen VD zweifeln lassen: • transkortikale sensorische Aphasie ohne Nachweis eines bildmorphologischen Substrats • Fehlen von weiteren zentralneurologischen Symptomen außer kognitiver Beeinträchtigung
Sichere VD	für diese Diagnosestellung ist eine histopathologische Untersuchung des Gehirns erforderlich; folgende Kriterien müssen erfüllt sein: • klinisch diagnostiziertes demenzielles Syndrom • histopathologischer Nachweis von multiplen Infarkten, einige außerhalb des Kleinhirns • falls sich histopathologisch Hinweise auf das Vorliegen einer Alzheimer- oder anderen Erkrankung ergeben, die für das demenzielle Syndrom verantwortlich sein kann, sollte die Diagnose einer gemischten vaskulären und Alzheimer-Demenz gestellt werden
Gemischte Demenz (mixed dementia)	die Diagnose einer gemischten Demenz sollte gestellt werden beim Vorliegen einer oder mehrerer systemischer oder neurologischer Erkrankungen, die vermutlich der Demenz zugrunde liegen

Tabelle 5.4 Ischämieskalen (nach Kloß et al. 1994 und Loeb u. Gandolfo 1983)

Symptome		Hachinski	Rosen	Loeb	Fisher
1	abrupter Beginn	2	2	2	2
2	stufenweise Verschlechterung	1	2		1
3	fluktuierender Verlauf	2			2
4	Nächtliche Verwirrtheit	1			1
5	erhaltene Persönlichkeit	1			1
6	Depression	1			1
7	somatische Beschwerden	1	1		1
8	Emotionale Inkontinenz	1	1		1
9	Hypertonie	1			1
10	Schlaganfälle in der Anamnese	2	2	1	2
11	begleitende Arteriosklerose	1	0		1
12	fokale neurologische Beschwerden	2	2	2	2
13	fokale neurologische Zeichen	2	2		
	ein hypodenses Areal im CCT			2	
	multiple Foki im CCT			3	
	sichere Infarkte im CCT				2
Maximale Punktzahl		18	12	12	18

Schwächen der Diagnosekriterien nach Bowler u. Hachinski:

- Mangelnde Berücksichtigung der *leichten demenziellen Syndrome* (insbesondere frühe Stadien können noch nicht sicher diagnostiziert werden, dies hat aufgrund der therapeutischen Konsequenzen, wie Sekundärprophylaxe weiterer Schlaganfälle, nachteilige Effekte auf die Behandelbarkeit an sich) (Hachinski 1994).
- *Gedächtnisstörung* als obligates Symptom (da einige VD-Formen erst spät oder nur sehr geringe Veränderungen der Temporallappen aufweisen, werden diese Formen unterdiagnostiziert). Insbesondere, da Kriterien, die vor allem für die Demenz bei AD zutreffen, auf die VD übertragen wurden, besteht die Gefahr, dass hierdurch VD-Fälle nicht erfasst werden.
- *Progression* als obligates Kriterium (die frühere Idee der fortschreitenden und unaufhaltsam sich verschlechternden Demenz wurde in den meisten aktuellen Kriterien der VD revidiert, in den NINDS-AIREN-Kriterien wird sogar eine Verbesserung erlaubt).
- Mangelnde *Differenzierung unterschiedlicher Ätiologien* (die meisten Kriterienkataloge behandeln die VD als eine Krankheit, in Zukunft muss stärker die ätiopathogenetische Variabilität der Erkrankungsgruppe herausgearbeitet werden).
- Überbewertung des *Infarktvolumens* (S. 223) (ein Rückschluss aus der Größe und Anzahl der Infarkte auf eine begleitende VD ist im Einzelfall nicht möglich).
- *Einschluss von intrakraniellen Blutungen* (diese können über andere als zerebrovaskuläre Veränderungen zu Demenzen führen, wie z.B. durch den Hydrocephalus aresorptivus nach Subarachnoidalblutung).

■ Diagnostik

> Für die Diagnosestellung einer VD ist die Verknüpfung von Symptomen einer Demenz mit Hinweisen für zerebrovaskuläre Störungen richtungsweisend (Amar u. Wilcock 1996, Kloß et al. 1994). Das Nebeneinanderbestehen beider Symptomenkomplexe allein reicht noch nicht aus, man muss eine kausale oder zeitliche Verknüpfung nachweisen können (Amar u. Wilcock 1996, Loeb u. Meyer 1996, Tatemichi 1995).

Die kausale Verknüpfung wäre gegeben, wenn die Demenz unmittelbar nach einem Schlaganfall auftreten würde. Eine Demenz nach dem ersten klinisch auffälligen Schlaganfall findet sich immerhin bei ca. 20–25% der Patienten je nach benutztem Diagnosekriterium (Pohjasvaara et al. 1997). Häufig wird jedoch weniger der kausale als ein zeitlicher Zusammenhang zwischen Schlaganfall und Demenz festzustellen sein. Neben der direkten kausalen oder zeitlichen Verknüpfung lassen als Verlaufsparameter schrittweise oder abrupte Verschlechterungen mehr an eine VD als an eine andere, z.B. degenerative Demenzform, denken (Amar u. Wilcock 1996, Kloß et al. 1994). Heute sind die bildgebenden Verfahren für die Diagnosestellung sehr wichtig. Mittels kranialem CT und MRT können vaskuläre Läsionen und Atrophien sehr gut nachgewiesen werden (Meyer et al. 1995).

> Eine endgültige Diagnosestellung sollte grundsätzlich nur gemeinsam mit der Anamnese, klinischem, neuropsychologischem und technischem Befund erfolgen (Hennerici 1995).

Diagnostisches Vorgehen zur Diagnosestellung der vaskulären Demenz

Es gibt verschiedene Ansatzmöglichkeiten, um praktisch den klinischen Verdacht einer VD diagnostisch abzusichern. Von Loeb u. Meyer (1996) wird ein 5-stufiger Weg vorgeschlagen.

5-stufiger Weg nach Loeb u. Meyer

1. *Klare Definition der Demenz* (Anamnese, neurologische Untersuchung, psychiatrische Exploration, testpsychologische Untersuchungen wie Mini-Mental-Test nach Folstein, SIDAM, Wechsler Erwachsenen Intelligenz- und Gedächtnistest usw.):
Typischerweise wird die Diagnose einer Demenz an der Gedächtnisminderung mit begleitender Beeinträchtigung von mindestens 2 kognitiven Bereichen (Orientierung, abstraktes Denken, Urteilsfähigkeit, Persönlichkeit, Verhalten, Aphasien, Apraxien oder Agnosien) festgemacht.
2. *Festlegung der zerebralen Läsion als vaskulärer Genese*:
Meist handelt es sich um Lakunen, Infarkte oder eine SAE. Hier sollten Anamnese, neurologische Untersuchung mit Herdnachweis und die bildgebenden Verfahren weiterhelfen.
3. *Ausschluss anderer, seltenerer Demenzursachen*.
4. *Differenzialdiagnose VD/AD*:
Die Differenzialdiagnose gelingt mittels der oben aufgezeigten diagnostischen Kriterien zumindest in ca. 70–80% der Fälle relativ klar (z. B. mittels des „modified ischemic score" nach Loeb u. Gandolfo [1983] oder den NINDS-AIREN-Kriterien [Roman et al. 1993]).
5. *Sichere Darlegung des zeitlichen Zusammenhangs zwischen vaskulärer Hirnläsion und der Entwicklung einer VD*:
In einer Arbeit von Roman et al. (1993) wird ein Zeitrahmen von 3 Monaten nach einem vaskulären Ereignis als zeitlich passend vorgeschlagen (Roman et al. 1993).

Anamnese

Es findet sich in der Regel eine positive Anamnese für vorangegangene zerebrovaskuläre Ereignisse (frühere Hirninfarkte oder zumindest intermittierende neurologische Ausfälle) in Kombination mit einem kognitiven Abbau. Dies wäre die klassische Anamnese des Patienten mit Multiinfarktsyndrom. In einigen Fällen liegen aber nur die typischen vaskulären Risikofaktoren wie Hypertonie, Rauchen, Diabetes mellitus oder Herzerkrankungen, zusammen mit der demenziellen Entwicklung vor. Diese Konstellation würde eher auf eine SAE hinweisen.

Früh im Verlauf der MID wird über Stürze, Gangstörungen (ohne orthopädische Ursache) und Inkontinenz (ohne urologische Ursache) berichtet. Neurologische Ausfälle bleiben z. T. trotz auffälliger Behinderung (wie Gangstörung durch Hemispastik) bei den Schilderungen der Beschwerden oft auffällig im Hintergrund. Dies könnte auf eine im Rahmen der Grunderkrankung verursachte Störung im Sinne einer Anosognosie (Unfähigkeit, die eigene Störung/Erkrankung zu erkennen) hindeuten und unterstreicht die Notwendigkeit einer objektiven Anamnese.

Deutungen der Patienten oder der Angehörigen auf die der demenziellen Entwicklung zugrunde liegende Störung weisen häufig auf gut erinnerliche oder einschneidende Ereignisse hin („erst nach der Notfallblinddarmoperation wurde mein Vater zunehmend verwirrt und dann fielen auch Erinnerungslücken auf"). Damit wird, einem allgemeinen menschlichen Bedürfnis folgend, zum einen eine zwar offensichtlich augenscheinliche Kausalität hergestellt, zum anderen aber beim Unerfahrenen der Eindruck einer schrittweisen Verschlechterung der demenziellen Erkrankung, wie es typisch für die VD wäre, hergestellt. Dieser Aspekt der schrittweisen Verschlechterung ist daher trotz Verwendung in verschiedenen Scores und Klassifikationssystemen stets sehr kritisch zu hinterfragen.

Klinische Symptomatik

Patienten mit VD. Ein einheitliches Bild der VD gibt es erwartungsgemäß nicht, daher sollte der Schwerpunkt der Untersuchung auf das Aufdecken *vaskulärer und kardialer Grunderkrankungen* gelegt werden (Karotisstenosegeräusch, Herzvitium, absolute Arrhythmie usw.) und vor allem auf das Vorliegen *fokal-neurologischer Ausfälle* geachtet werden. Wichtig sind hierbei:

- Hemiparesen,
- Reflexdifferenzen,
- Tonusdifferenzen,
- Hemianopsien oder Ataxien.

Besonders *Frontalhirnsyndrome*, *pseudobulbäre Störungen* und *extrapyramidale Ausfälle* sind bei Patienten mit VD häufig zu finden (Roman et al. 1993). Durch begleitende *Aphasien* kann das Erkennen einer postischämischen demenziellen Erkrankung sehr erschwert und bei gleichzeitiger Pflegebedürftigkeit fast unmöglich gemacht werden. So sind global aphasische Patienten mit Hemiplegie, Hemianopsie und kontralateraler Apraxie klinisch oder auch mit speziellen neuropsychologischen Tests kaum so detailliert untersuchbar, dass die Diagnose einer VD zu stellen ist.

Patienten mit AD. Die bei Patienten mit AD oft als subtile neurologische Störung feststellbare *transkortikale Aphasie* kann im Einzelfall Abgrenzungsprobleme zu postischämischen Aphasien machen (Loeb u. Meyer 1996).

Oft zeigen Patienten mit transkortikaler Aphasie in der Spontansprache starke Echolalien bei gut erhaltener Fähigkeit, auch längere Sätze oder Wörter nachzusprechen.

Patienten mit Multiinfarktsyndrom. Die klinische Symptomatik bei Patienten mit Multiinfarktsyndrom bietet häufig vor der Präsentation demenzieller Symptome eine *Periode mit unspezifischen Beschwerden* wie Kopfschmerzen, Benommenheit, Ohrensausen, Reizbarkeit, Ängstlichkeit und Depressivität. Insgesamt sollen in dieser Patientengruppe auch depressive Verstimmungen häufiger als bei AD zu finden sein (Reichmann u. Coyne 1995).

Eine Besonderheit stellen *Infarkte im beiderseitigen Thalamusgebiet* dar. Sie zeigen neben der demenziellen Entwicklung vor allem psychomotorische Verlangsamung, Aspontaneität, reduzierte Aufmerksamkeit und eine verminderte Urteils- und Einsichtsfähigkeit (Büttner et al. 1991).

Patienten mit Binswanger-Erkrankung. Bei Patienten mit Binswanger-Erkrankung hingegen besteht meist eine langjährige *Hypertonie* bei nur diskreten neurologischen Ausfällen. Begleitend finden sich häufig eine *Pseudobulbärparalyse*, *extrapyramidale Symptome* mit Hypokinese und Gangapraxie und eine *Harninkontinenz*. Aphasische, apraktische oder agnostische Symptome fehlen meist bei dieser Demenzform.

Kognitive Störungen

Die neuropsychologische Untersuchung von Patienten mit Verdacht auf VD ist grundsätzlich zu empfehlen, jedoch kann nicht die unmittelbare Testung nach einem Schlaganfall wesentlich sein, sondern jene in der rehabilitativen Phase.

Frühere Arbeiten stellten vornehmlich den Unterschied der eher subkortikalen Demenz bei der VD mit Aufmerksamkeits-, Konzentrations- und Exekutivfunktionsstörungen gegen den kortikalen Demenztyp bei der VD mit Gedächtnisstörungen heraus (Nyenhuis u. Gorelick 1998). Neuere Arbeiten zeigten bei gut vergleichbaren Gruppen (bzgl. Alter, Geschlechtsverteilung, Bildungsstand usw.) von Patienten mit AD und jenen mit VD, eher Defizite im deklarativen Gedächtnis bei VD und im prozeduralen bei AD (Libon et al. 1997).

Nichtkognitive Störungen

Depressive Verstimmungen nach Schlaganfall sind mit Raten von 18–54% häufig. Diese sog. Post-Stroke-Depression kann sowohl neuropsychologische Tests erschweren als auch allgemein die Fehldiagnose einer demenziellen Erkrankung begründen. Insgesamt sind psychiatrische Begleitsymptome wahrscheinlich häufiger bei der VD als bei der AD zu finden. Neben Depressionen fallen Ängstlichkeit und Verhaltensstörungen, wie z.B. emotionale Labilität, Reizbarkeit und Persönlichkeitsveränderungen, auf (Sultzer et al. 1993).

Bildgebende Zusatzuntersuchungen

Kraniale Computertomographie

Die kraniale CT ist die erste und als Routinemethode oft schon entscheidende bildgebende Methode (Bowler u. Hachinski 1998). Trotz auflösungstechnischer Nachteile kann diese Methode hilfreich sein Patienten mit AD von solchen mit VD zu differenzieren (Meyer et al. 1995).

Magnetresonanztomographie

Die vorteilhaftere Methode ist derzeit allerdings die MRT. Diese wird in Zukunft wohl auch das CT aus der Routinediagnostik verdrängen. Es werden wesentliche diagnostische und *differenzialdiagnostische Informationen* gewonnen wie:

- Infarktlokalisation,
- mikroangiopathische Veränderungen,
- Leukoaraiose,
- Hydrozephalus,
- Tumoren,
- Atrophien usw. (Schlegel u. Kretzschmar 1997).

MRT-Befunde sind mittlerweile schon Bestandteil von Diagnoseskalen (S. 215 und Tab. 5.3). Spezielle MRT-Methoden, wie z.B. die *Spektroskopie*, tragen weiter zur Differenzierung der beiden Hauptdemenztypen bei (MacKay et al 1996).

Heutige Protokolle zur akuten MRT-Diagnostik bei Schlaganfällen beinhalten:
- T1-, T2-gewichtete Sequenzen,
- diffusions- und evtl. perfusionsgewichtete Sequenzen,
- intrakranielle MR-Angiographie.

Diese Untersuchungen sind in ca. 15 Minuten durchführbar und an den meisten neuroradiologischen Abteilungen mittlerweile Routine (Baird u. Warach 1998). Sie werden langfristig auch auf postakute Patienten übertragen und erlauben so z.B. Zeiteinordnungen von ischämischen Läsionen (mittels diffusionsgewichteter MRT) oder die ätiopathogenetische Einordnung mittels MR-Angiographie

(Abb. 5.1 u. 5.2). Bei dem raschen Wandel der technischen Möglichkeiten und der stetigen Verfeinerung der Softwareapplikationen zur MRT-Diagnostik sind für die nächsten Jahre noch weitere Verbesserungen bzgl. Auflösung und differenzialdiagnostische Einordnungsmöglichkeiten zu erwarten. Aber auch neue Einsatzmöglichkeiten wie z. B. das *funktionelle MRT*, *Spektralanalyse* oder *Pixelvolumetrie* werden zur Anwendung kommen.

Problem Marklagerveränderungen. Problematisch ist die Zunahme von Marklagerveränderungen im Rahmen des normalen Alterungsprozesses. Durch die weitere Verbreitung der MRT-Diagnostik und ihren großzügigeren Einsatz wurde besonders bei älteren Patienten mit vaskulären Risikofaktoren (vor allem Hypertonie) eine große Zahl von anscheinend bisher asymptomatischen Marklagerläsionen gefunden (Roman 1996). In der bisher größten MRT-Bevölkerungsstudie wurden 3301 ältere Personen mittels Anamnese, klinischer Untersuchung, neuropsychologischer Tests, EKG, Labor, Lungenfunktionstest, Karotisultraschall und Herzecho sowie

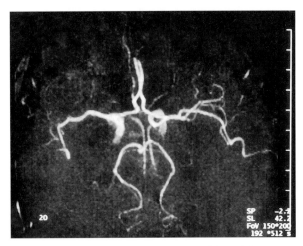

Abb. 5.**2** **M-2-Verschluss bei akutem Schlaganfall:**
MR-Angiographie mit Darstellung eines M-2-Verschlusses der rechten Seite bei einem Patienten mit akutem Schlaganfall. Deutlich tritt die Differenz der Mediatrifurkation rechts mit Gefäßrarefizierung gegenüber der gesunden linken Seite hervor (Abteilung für Neuroradiologie, Institut für Radiologische Diagnostik, Klinikum Großhadern, Ludwig-Maximilians-Universität München).

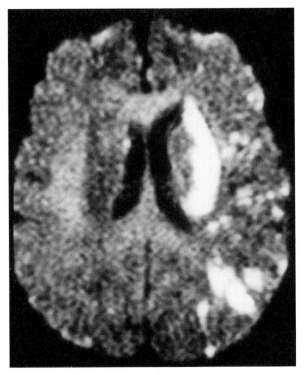

Abb. 5.**1** **Linksseitiger Mediainfarkt:**
Diffusionsgewichtete MRT eines Patienten mit einer kognitiven Beeinträchtigung nach linksseitigem Mediainfarkt. Deutlich ist die große Diffusionsstörung (hyperintenser Bereich) im linken Stammgangliengebiet. Viele kleinere Diffusionsstörungen finden sich im kortikalen Mediagebiet (sog. patchy infarct) (Abteilung für Neuroradiologie, Institut für Radiologische Diagnostik, Klinikum Großhadern, Ludwig-Maximilians-Universität München).

MRT untersucht. Marklagerläsionen waren in dieser Studie insbesondere mit höherem Alter, arterieller Hypertonie, eingeschränkter Lungenfunktion und schlechtem Einkommen assoziiert. Patienten mit Marklagerveränderungen hatten vermehrt kognitive Einschränkungen und Gangstörungen (Longstreth et al. 1996). Damit bleibt es möglich, dass Marklagerveränderungen als Gelegenheitsbefund nicht nur lediglich Ausdruck des normalen Alterns sind, sondern den Beginn der Veränderungen, welche in eine VD münden, darstellen. Eine finnische Arbeit konnte zeigen, dass Marklagerläsionen bei Patienten mit lakunären Infarkten gehäuft auftreten (Mäntylä et al. 1999). Dies könnte nach den Autoren darauf hinweisen, dass die zugrunde liegende Veränderung für lakunäre Infarkte, die Mikroangiopathie, auch eine Rolle bei der Entstehung der Marklagerläsionen spielen könnte.

Positronenemissionscomputertomographie (PET)

Die PET bietet gegenüber der MRT bei strittigen Fällen die Möglichkeit der Differenzialdiagnose zwischen AD und VD und stellt unterschiedliche Muster des Aktivitätsverlusts bei verschiedenen Unterformen der VD fest (De Reuck et al. 1998).

Single-Photon-Emissions-Computertomographie (SPECT)

Die SPECT erlaubt in späten Stadien der VD ähnliche Ergebnisse wie das PET. Diese kann schon in frühen Stadien eine enge Korrelation zum Schweregrad der kognitiven Einbußen bei VD erreichen (Mielke et al. 1994). Typischerweise finden sich bei der VD fleckförmige und asymmetrische Ausfallsmuster.

Laboruntersuchungen

Neben den routinemäßig bestimmten Werten wie Serumelektrolyte, Glucose, Leberwerte, Blutbild usw. gibt es einige Laborwerte mit großer differenzialdiagnostischer Bedeutung (Tab. 5.5) zur Abgrenzung der VD von anderen Demenzursachen. Andere Laborwerte sind vornehmlich zur Ursachenabklärung einer VD wichtig (Tab. 5.6) und deuten auf mögliche Risikofaktoren hin.

In den letzten Jahren konnten Auffälligkeiten von Gerinnungsfaktoren und Thrombozyten bei Patienten mit VD gefunden werden (Haverkate 1998). Diese Veränderungen lassen zumindest therapeutische Optionen möglich erscheinen und werden in den nächsten Jahren sicher weiter untersucht werden.

Die Liquoruntersuchung ist eher differenzialdiagnostisch wichtig (z. B. Abgrenzung von immunologisch bedingten Marklagerveränderungen). Unspezifisch finden sich gehäuft Eiweißerhöhungen bei VD-Patienten. Lediglich bei der primären ZNS-Vaskulitis spielt die Zellzahlerhöhung im Liquor eine wichtige differenzialdiagnostische Rolle, es finden sich hier Zellzahlen von bis zu 150/µl.

Technische Zusatzuntersuchungen

EEG. Das EEG wird bei niedergelassenen Ärzten am häufigsten als erste Zusatzuntersuchung bei Demenzen eingesetzt. Der Wert bei VD ist nur begrenzt. Bei AD wird eher eine Grundrhythmusverlangsamung und Frontalisierung festgestellt, während bei VD eher diffuse allgemeine Verlangsamungen, Anfallsmuster oder fokale Läsionen gefunden werden. Ob spezielle EEG-Auswertemethoden wie Brainmapping, Spektralanalyse usw. wesentliche Vorteile in der Diagnostik der VD haben, ist derzeit nicht gesichert.

> Besonders betont sei, dass ca. 60 % der VD-Patienten normale EEG-Ableitungen zeigen (Kloß et al. 1994). Aus diesem Grunde schließt ein normales EEG keinesfalls eine VD aus.

EKG, Langzeit-EKG und Herzecho sowie evtl. andere kardiologische Zusatzuntersuchungen. Sie sind bedeutsam zur Einordnung der oft begleitenden kardialen Erkrankungen und zur Abschätzung der weiteren Organwirkungen der Risikofaktoren des jeweiligen Patienten. Außerdem können bestimmte kardiale Probleme, und hier besonders das Vorhofflimmern durch multiple zerebrale Embolien, zu einer kognitiven Verschlechterung bis hin zur Demenz führen (O'Connell et al. 1998).

Tabelle 5.6 Laborwerte zur Einordnung der vaskulären Demenzformen (nach Amar u. Wilcock 1996, Kloß et al. 1994, Nyenhuis u. Gorelick 1998)

Unbedingt notwendige Basisinformationen:
- Blutsenkungsgeschwindigkeit (BSG)
- rotes Blutbild (Hb, Erythrozyten, Hämatokrit)
- Leukozyten
- Thrombozyten
- Glucose, Blutzuckertagesprofil
- Na, K, Quick, PTT, T_3, T_4, TSH
- Harnstoff, Kreatinin
- SGOT, SGPT, AP, GLDH, γ-GT, CK
- Gesamteiweiß, Elektrophorese
- Cholesterin, Triglyceride, Harnsäure

Laboruntersuchungen bei speziellen Fragestellungen:
- zusätzliche Gerinnungsuntersuchungen:
  - Fibrinogen, Protein C, Protein S, AT III, Fibrinogenspaltprodukte
  - Thrombozytenfunktionstest
- Lupusantikoagulans
- Anticardiolipin-AD
- zur Vaskulitisdiagnostik:
  - Immunelektrophorese
  - Komplementstudien
  - Liquorimmunologie
  - Rheumastatus
- Blutkulturen
- spezifische Entzündungsparameter wie Lues-, HIV-Serologie
- Lipidelektrophorese, HDL, LDL, VLDL, Apolipoproteine

Tabelle 5.5 Laborwerte und deren differenzialdiagnostische Bedeutung bei VAD

Laboruntersuchung	Syndrom
Plasmaviskosität	Hyperviskositätssyndrom
Harnstoff und Elektrolyte	Urämie
Leberwerte und Proteinelektrophorese	Leberfunktionsstörungen
Schilddrüsenfunktionstests	Hypothyreose
Luesserologie	Neurosyphilis
Vitamin B_{12}, Folsäure	Mangelernährung
Antiphospholipidantikörper, ANA, AMA ds-DNA	Antiphospholipid-AD-Syndrom
Protein C und S, Antithrombin III	Gerinnungsstörungen

> Vorhofflimmern ist deshalb ein wichtiger, oft vernachlässigter Risikofaktor für die Entwicklung einer VD.

Blutdruckwerte als Einmalmessung, Tagesprofil oder 24-Stunden-Dauermessung. Sie sind sehr wichtig zur Abschätzung des häufigsten und wichtigsten Risikofaktors der VD, der Hypertonie. Kommt es nächtlich nicht zu einer normalen Blutdrucksenkung, kann dies ein erster Ausdruck einer Blutdruckregulationsstörung oder beginnenden Hypertonie sein (Kukla et al. 1998). Inwieweit diese leichten, beginnenden Hypertonien für die Entwicklung einer VD relevant sind, bleibt derzeit noch unklar.

Ultraschall. Den Ultraschallmethoden (*extrakranielle und transkranielle Doppler- und Farbduplexsonographie*) kommt eine besondere Bedeutung für die Diagnosestellung von Stenosen und Verschlüssen zu (Widder 1999). Funktionell wird die transkranielle Doppler-Sonographie zur Bestimmung der sog. zerebrovaskulären Reservekapazität (CVR) (Stoll et al. 1994) eingesetzt. Es scheint sich ein Zusammenhang zwischen Einschränkung der CVR, z.B. mittels Reaktivität auf CO_2 bestimmt, und einer Mikroangiopathie mit VD zu ergeben (Marcos et al. 1997). Eventuell sind mit dieser Methode Aussagen zur funktionellen Beeinträchtigung der zerebralen Widerstandsgefäße zu machen und damit Rückschlüsse auf das Ausmaß der Arteriolosklerose zu ziehen.

Biopsien (Meningen, Gehirn, Haut, Nerven, Muskeln)

In Westeuropa werden selten, in den USA häufiger intravitale Biopsien durchgeführt, um die Diagnose einer VD zu sichern. Mögliche Indikationen sind:
- kombinierte meningeale und Hirnbiopsie:
  - Differenzialdiagnose zu VD/AD/Mixed Dementia (postischämische Schäden + Alzheimer-Pathologie),
  - isolierte zerebrale Vaskulitis (perivaskuläre lymphozytäre Infiltrate),
  - Differenzialdiagnose zu anderen Demenzen,
- Hautbiopsie:
  - CADASIL-Syndrom (s. auch S. 227, Ablagerung osmophiler Substanzen in der Basalmembran der kleinen Arteriolen der Haut),
- Muskel-, Nervenbiopsie:
  - Panarteriitis nodosa,
  - systemische Vaskulitiden.

Ätiopathogenese

Ätiopathogenese des Schlaganfalls

Ischämische Hirninfarkte können auf sehr unterschiedliche Weise verursacht werden. Während bei ischämischen Herzerkrankungen die Koronarsklerose mit Plaqueruptur und nachfolgender Thrombose entscheidend ist, spielen viele verschiedene Auslösemechanismen beim Hirninfarkt eine Rolle (Einhäupl et al. 1999, Hamann 1997). So unterscheidet man im Wesentlichen folgende Gruppen:
- kardiale Embolie (vor allem bei Mitralstenose mit Vorhofflimmern, frischem Herzinfarkt, Herzwandaneurysma, Vorhofthromben usw.),
- gekreuzte Embolien (bei Rechts-links-Shunt, wie einem offenen Foramen ovale, durch systemische Embolisation von venösen Thromben),
- arterioarterielle Embolien (vor allem aus Karotisstenosen oder -verschlüssen),
- autochthone Thrombosen (vor allem bei intrakranieller Arteriosklerose, wie z.B. eine Mediastenose mit ortsständiger Thrombose),
- hämodynamische Infarkte durch massive Strombahnhindernisse der großen hirnversorgenden, extrakraniellen Gefäße (z.B. Karotisverschluss beiderseits), hierbei entstehen die sog. Wasserscheideninfarkte oder Infarkte in der „letzten Wiese" (im Überlappungsgebiet zweier arterieller Territorien, wie zwischen A. cerebri media und anterior),
- lakunäre oder mikroangiopathische Infarkte durch Lipohyalinose oder sonstige Mikrogefäßveränderungen,
- seltene Ursachen wie Vaskulitiden, Dissektionen, Fisteln usw.

Ätiopathogenese der vaskulären Demenz

Wie es durch ischämische Läsionen zur Demenz kommt, kann durch folgende Hauptmöglichkeiten erklärt werden:
- *Summationstheorie*: Entsprechend der Vorstellung von der MID kommt es durch mehrere große Schlaganfälle zum Untergang einer kritischen Masse von Hirngewebe mit entsprechenden kognitiven Ausfällen (Desmond 1996, Hennerici 1995, Kloß et al. 1994) (Abb. 5.3).
- *Theorie des strategischen Infarkts*: Auch kleine Läsionen an der richtigen Stelle (beiderseits am Thalamus, hinteres Kapselknie, Gyrus angularis, frontales Marklager) führen zu schweren Ausfällen. Man könnte diese Theorie auch als „Sabotagetheorie" bezeichnen, ähnlich wie im Krieg der Feind nicht einzelne Strommasten, sondern die Verteilerstellen oder Elektrizitätswerke zerstört, betreffen diese Infarkte solche neuronalen Verteilerstellen (Bowler et al. 1998, Tatemichi 1995) (Abb. 5.4),

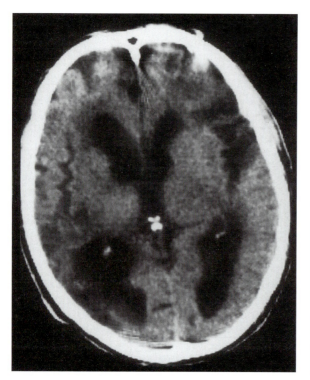

Abb. 5.3 Multiinfarktdemenz:
CT eines Patienten mit deutlicher kognitiver Beeinträchtigung bei Zustand nach mehreren Hirninfarkten (Multiinfarktdemenz). Deutlich sind Hypodensitäten im beiderseitigen Mediaversorgungsgebiet und in der vorderen Grenzzonenregion links und der hinteren Grenzzone rechts (Institut für Neuroradiologie der Universität des Saarlandes, Homburg/Saar).

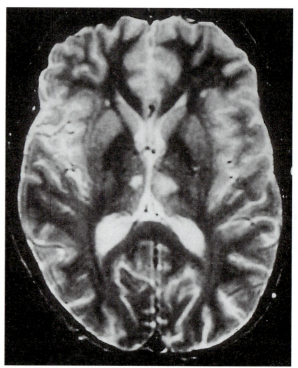

Abb. 5.4 Beidseitige Thalamusinfarkte:
MRT eines Patienten mit einer schweren Demenz aufgrund beidseitiger Thalamusinfarkte. Der Patient hatte eine deutliche Gedächtnis- und Orientierungsstörung und konfabulierte. Es sind in dieser T2-gewichteten Aufnahme deutliche Hyperintensitäten in beiden Thalami (links > rechts) erkennbar (Institut für Neuroradiologie der Universität des Saarlandes, Homburg/Saar).

- *Theorie der diffusen Schädigung („Schrotschusstheorie")*: Hier kommt es zu sehr kleinen disseminierten Läsionen wie z. B. bei lakunären Infarkten, die in ihrer Gesamtheit aber eine kritische Masse Hirngewebe wie bei der Summationstheorie zerstören können (Desmond 1996, Loeb u. Meyer 1996) (Abb. 5.5).

Neben dieser mehr pathophysiologischen Einteilung kann die von Loeb u. Meyer (1996) benützte Klassifikation eine gewisse Ordnung schaffen.

Klassifikation der VD nach ätiopathogenetischen Aspekten nach Loeb u. Meyer
- *Multiinfarktdemenz* (mehrere territoriale Infarkte führen nach der Summationstheorie zur Demenz): Die Ursache der multiplen Hirninfarkte kann in kardioembolischen, arterioarteriell-embolischen, thrombotischen oder hämodynamischen Gründen liegen. Multiple Infarkte der A. cerebri media, anterior oder posterior oder deren Äste werden beobachtet. Typischerweise finden sich:
  - Aphasien,
  - Dyslexien,
  - Dysgraphien,
  - Dyspraxien,
  - Amnesien,
  - Agnosien,
  - Störungen von Aufmerksamkeit und Urteilsvermögen.
- *Strategische Infarkte* (s. „Sabotagetheorie"): Diese finden sich vor allem im Thalamus, in den Stammganglien, im frontalen Marklager oder dem Gyrus angularis. Klassische Symptome sind:
  - Gedächtnisstörungen,
  - konstruktive Apraxien,
  - Orientierungsstörungen,
  - Störungen von Urteilsvermögen und Benennung.
- *Multiple lakunäre Infarkte* (Status lacunaris) (s. Schrotschusstheorie): Typische Symptome sind:
  - Apathie,
  - Denkverlangsamung,
  - psychomotorische Verlangsamung,
  - Bradykinesie,
  - Orientierungsstörungen,
  - Aufmerksamkeitsstörungen,
  - Gedächtnisstörungen,
  - Perseverationen.

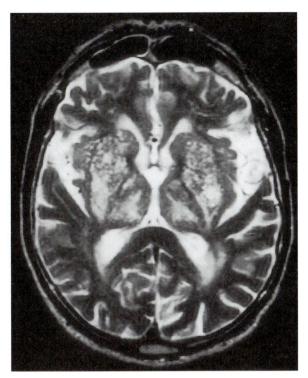

Abb. 5.**5 Diffuse Schädigung (Schrotschusstheorie):**
MRT eines 54-jährigen Rechtsanwalts mit deutlicher Gedächtnisstörung und Wesensänderung. Anamnestisch fanden sich Hinweise für rezidivierende TIA. In der T2-gewichteten Aufnahme ist ein „Status lacunaris" mit multiplen Läsionen in den beidseitigen Stammganglien und der Capsula interna (Schrotschüsse) erkennbar (Abteilung für Neuroradiologie, Institut für Radiologische Diagnostik, Klinikum Großhadern, Ludwig-Maximilians-Universität München).

- *Binswanger-Erkrankung* (subkortikale arteriosklerotische Enzephalopathie mit diffusen Marklagerveränderungen, analog der Summationstheorie zur Demenz führend): Im Extremfall ist eine schwere subkortikale Demenz mit Abulie, Inkontinenz und Rigidität verknüpft (Abb. 5.**6**).
- *Mischung der ersten 3 Formen* (z. B. Territorialinfarkte und lakunäre Infarkte), gemischte kortikale und subkortikale Demenz.
- *Einzelne oder multiple intrazerebrale Hämatome*: Verursacht durch hämorrhagische Diathesen, bluthochdruckbedingte Veränderungen, rupturierte Aneurysmen, Vasospasmen, arteriovenöse Malformationen oder die Amyloidangiopathie.
- *Subkortikale familiäre Demenz* (CADASIL-Syndrom): genetische Erkrankung mit gehäuften Hirninfarkten, Demenz, und Migränevorgeschichte (Chabriat 1995, Dichgans et al. 1998).
- *Mixed Dementia* (vaskuläre Demenz plus Alzheimer-Demenz): AD-Patienten mit intrakraniellen Blutungen durch die Amyloidangiopathie als auch Patienten mit AD und begleitenden zerebralen Infarkten.

Rolle des Infarktvolumens und der Infarktzahl

Tomlinson (1970) betonte die Bedeutung des Infarktvolumens für die Entwicklung einer VD. Er fand, dass das mittlere Volumen der Hirninfarkte bei dementen Patienten mit 48,9 ml gegenüber Nichtdementen mit 13,2 ml signifikant größer war. Des Weiteren konnte er zeigen, dass Infarkte > 50 ml bei 32% der Dementen und nur bei 7% der nichtdementen Patienten zu verzeichnen waren. Infarkte > 100 ml führten stets zur Demenz. Neuere Arbeiten (Erkinjuntii et al. 1988) fanden eher geringere Infarktvolumen bei VD mit größerer Überlappung zur nichtdementen

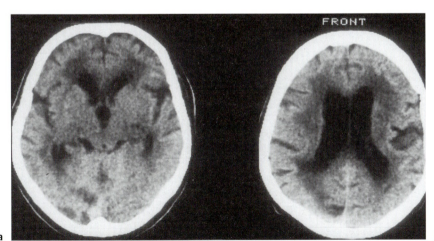

Abb. 5.**6 a, b Morbus Binswanger:**
CT einer 71-jährigen Patientin mit seit Jahren bekannter Wesensänderung und Gedächtnisstörung. Zusätzlich bestanden eine progrediente Gangstörung mit kleinschrittigem Gang und eine wechselnd ausgeprägte Inkontinenz. Die Patientin wurde seit Jahren mit Parkinson-Medikamenten behandelt. Es findet sich eine konfluierende Marklagerhypodensität beider Hemisphären, die die klinische Verdachtsdiagnose eines Morbus Binswanger unterstützten (Institut für Neuroradiologie der Universität des Saarlandes, Homburg/Saar).

Patientengruppe. Das Konzept der Multiinfarktdemenz wies aber von der reinen Volumenbestimmung hin zur zusätzlichen Beachtung der Anzahl der Läsionen. Trotz umfangreicher pathologischer und auch bildgebender Arbeiten (Martinez-Lage u. Hachinski 1998) blieb dieses Konzept eher theoretisch überzeugend. Viele Fragen sind hier noch ungeklärt, so etwa ob viele kleine Läsionen mit ähnlichem Volumen wie mehrere größere Läsionen einen gleichen Effekt haben (Desmond 1996), und damit letztlich, ob Volumen und Anzahl austauschbare Merkmale sind, die in einen relevanten Gesamtscore eingehen könnten.

Lokalisation der Infarkte

Zum einen können bei Patienten mit VD typische Lokalisationen von Infarkten festgestellt werden, zum anderen können strategische Infarkte auftreten.

Typische Lokalisationen von Infarkten bei Patienten mit MID nach Delay u. Brion
- *Posteriore Form*: Beteiligung des Gefäßgebiets der A. cerebri posterior, insbesondere mit temporookzipitalen und thalamischen Läsionen.
- *Basale Form*: Bilaterale Stammganglien- und Thalamusbeteiligung.
- *Frontale Form*: Beteiligung beider Aa. cerebri anteriores oder der mesialen Frontallappenregionen.

Dies wurde von späteren Untersuchungen insbesondere für Infarkte im Temporallappen und den Stammganglien bestätigt (Erkinjuntti et al. 1988).

Infarkte in beiden temporalen Versorgungsgebieten der A. cerebri posterior führen zu schweren Amnesien mit Verwirrtheit, kortikaler Blindheit und Prosopagnosie (Störung des Gesichtererkennens) (Abb. 5.7).

Wie auf S. 221 ausgeführt sind strategische Infarkte vornehmlich in folgenden Gehirnregionen zu finden:
- beiderseits im Thalamus,
- hinteres Kapselknie,
- Gyrus angularis,
- frontales Marklager.

Hier genügen Infarkte von wenigen Millilitern, um zu einer schweren Demenz zu führen.

Chronische Ischämie

Während früher diese Auslösung der VD als allgemein wichtigste Form angesehen wurde, findet sie sich nur in wenigen Sonderfällen. So konnten Skoog et al. (1993) bei 4,1 % von 147 dementen Patienten eine zerebrale Hypoperfusion als Ursache vermuten. In Einzelfällen kann die Hypoperfusion trotzdem eine Rolle spielen, so bei bilateralem Karotisverschluss oder bei einseitigen Prozes-

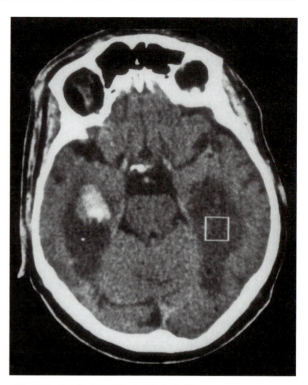

Abb. 5.7 Beidseitige Posteriorinfarkte:
CT eines 74-jährigen bisher gesunden Juristen. Nach einer Prostataoperation kam es zu einer akuten, über Wochen bestehenden Verwirrtheit mit schweren Gedächtnisstörungen, optischen Halluzinationen, Personenverkennungen und Orientierungsstörungen. Ursächlich konnten beidseitige Posteriorinfarkte festgestellt werden. Die CT zeigt hier die beidseitige Infarzierung der mesialen Temporallappenanteile, rechts mit hämorrhagischer Transformierung (Institut für Neuroradiologie der Universität des Saarlandes, Homburg/Saar).

sen mit schlechter intrakranieller Kollateralisierung (Abb. 5.8).

Ein wichtiger Kritikpunkt an vielen wenig und nur schlecht kontrollierten PET-Studien zur chronischen Ischämie ist durch das sog. „vasoneurale Coupling" bedingt: Eine gemessene CBF-Reduktion kann einerseits zwar Ursache sekundärer neuronaler Schäden sein, andererseits auch nur Ausdruck von Mikroinfarkten mit Gewebsuntergang und konsekutiver Durchblutungsabnahme. Dieses komplexe „Ei-Henne-Problem" bei der Bewertung von CBF-Messungen bei Patienten mit VD kann nur durch serielle Untersuchungen mit PET und MRT bei einer ausreichend großen Patientenzahl mit uniformer Ätiopathogenese (z. B. nur Patienten mit SAE) geklärt werden (Bowler u. Hachinski 1998, Kloß et al. 1994).

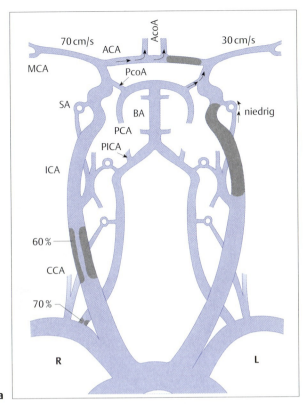

Abb. 5.8 a, b Rezidivierende TIA:
68-jährige Patientin mit rezidivierenden TIA des linken Mediaversorgungsgebiets. Zusätzlich fielen der Familie zunehmende Gedächtnisstörungen und ein Interesseverlust auf. Der Befund zeigt den Verschluss der linken A. carotis interna zwischen Bulbus caroticus und Abgang der A. ophthalmica. Kollateralen der linken Hemisphäre finden sich nur über die schwache A. supratrochlearis von der A. carotis externa und von der A. basilaris über die A. cerebri posterior und A. communicans posterior links. Die A. cerebri anterior ist links in ihrem A1-Abschnitt nicht angelegt. Die CT zeigt eine Hirnvolumenminderung der linken Hemisphäre (Abteilung für Neuroradiologie, Institut für Radiologische Diagnostik, Klinikum Großhadern, Ludwig-Maximilians-Universität München).

ACA	A. cerebri anterior
AcoA	A. communicans anterior
BA	A. basilaris
CCA	A. carotis communis
ICA	A. carotis interna
MCA	A. cerebri media
PCA	A. cerebri posterior
PcoA	A. communicans posterior
PICA	A. cerebelli inferior posterior
SA	A. subclavia

Klinisch stumme Infarkte

Klinisch stumme Infarkte werden durch verfeinerte bildgebende Methoden zunehmend erkannt. Insbesondere lakunäre Infarkte sind sehr häufig als asymptomatische Veränderungen festzustellen (Desmond 1996).

> Die Zahl der bisher asymptomatischen Läsionen korreliert sowohl mit dem Grad der kognitiven Einschränkung als auch mit der Zahl der Risikofaktoren, die vorliegen.

So spielen wohl insbesondere Herzerkrankungen eine wichtige Rolle.

Hierbei ist allerdings noch unklar, ob es durch typische kardioembolische Infarkte, subklinische, kleinere Embolisationen oder einen derzeit noch unbekannten Mechanismus zur Entstehung der Demenz kommt.

Bisher klinisch stumme Infarkte prädisponieren aber wohl nicht zur Entwicklung einer VD nach einem klinisch definierten Schlaganfall (Bornstein et al. 1996).

Risikofaktoren für stumme Infarkte im Marklager sind Alter und hoher Blutdruck, in den Stammganglien eher allgemeine Arteriosklerose der Karotiden und der Koronarien (Uehara et al. 1999) (Abb. 5.9).

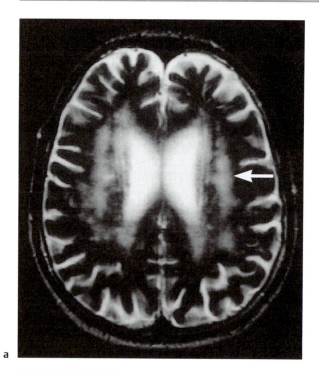

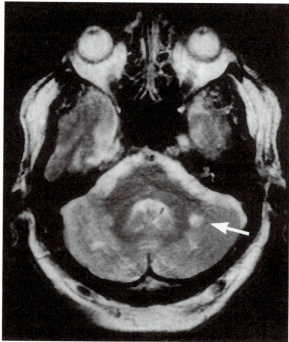

Abb. 5.9 a–c Klinisch stummer Infarkt (Abteilung für Neuroradiologie, Institut für Radiologische Diagnostik, Klinikum Großhadern, Ludwig-Maximilians-Universität München):

a, b Dopplersonographischer (**a**) und MRT-Befund (**b**) eines 72-jährigen Patienten mit demenzieller Entwicklung über mehrere Jahre. Durch zunehmende Orientierungs- und Gedächtnisstörungen beeinträchtigt, führte der Patient gewagte finanzielle Transaktionen mit katastrophalem Ausgang durch. Auffällig wurde er anlässlich einer urologischen Operation durch eine verzögerte postoperative Aufwachphase mit deutlicher Verwirrtheit. Die MRT zeigt in den T2-gewichteten Sequenzen deutliche diffuse Marklagerhyperintensitäten, die z.T. konfluieren (Pfeil in **a**). Des Weiteren konnten infratentorielle Infarkte in beiden Kleinhirnhemisphären festgestellt werden (Pfeil in **b**).

c Ursächlich war neben einem langjährigen Hypertonus mit zu vermutender Mikroangiopathie eine ca. 80 %ige Vertebralisstenose im V4-Segment R bei allgemeiner Gefäßwandverdickung.

ACA	A. cerebri anterior
AcoA	A. communicans anterior
BA	A. basilaris
CCA	A. carotis communis
ICA	A. carotis interna
MCA	A. cerebri media
PCA	A. cerebri posterior
PcoA	A. communicans posterior
PICA	A. cerebelli inferior posterior
SA	A. subclavia
VA	A. vertebralis

Intrakranielle Blutungen

Primäre intrazerebrale Blutungen aufgrund von hypertensiven Gefäßwandveränderungen führen nur selten zu der Entwicklung einer VD (Markesbery 1998).

Wichtig ist das Krankheitsbild der *zerebralen Amyloidangiopathie (CAA)* (s. auch S. 234). Hierbei werden nebeneinander größere lobäre Blutungen, kleinere subkortikale Blutungen, kleine kortikale und subkortikale Infarkte und Marklagerläsionen beobachtet. Ursächlich ist die Amyloiddeposition in den Wänden der zerebralen Arteriolen. Aufgrund der multiplen Blutungen alleine oder in Kombination mit den begleitenden sekundär-ischämischen Veränderungen entstehen kognitive Defizite. Schwer zu trennen sind diese dann von Veränderungen, die durch die begleitenden Alzheimer-Veränderungen selbst neuronal ausgelöst werden.

Die pathophysiologisch relevanten Veränderungen nach einer Subarachnoidalblutung können auf unterschiedliche Art und Weise zur Entwicklung einer VD führen:
- Basale Frontalhirnschädigungen beiderseits bei Aneurysma der A. communicans anterior durch direkte Blutungswirkung oder aber lokale Vasospasmen.
- Diffuse Vasospasmen mit multipler Infarzierung, kortikal und subkortikal.
- Entwicklung eines Hydrozephalus. Durch Resorptionsstörungen und leptomeningeale Fibrose kann es zur Entwicklung eines Hydrocephalus aresorptivus kommen. Typisch wären dann, ähnlich wie beim Normaldruckhydrozephalus, Gangstörung, Demenz und Blaseninkontinenz.

Genetische Faktoren

CADASIL. Die CADASIL-Erkrankung wurde zum Paradebeispiel einer genetisch bedingten VD durch mikrovaskuläre Veränderungen mit mittlerweile klar definiertem Genlokus der Mutation (auf Chromosom 19 im sog. Notch-3-Gen) bei autosomal dominantem Erbgang. Schon in den 70er Jahren wurde aus Schweden von einer familiären VD mit mikrovaskulären Infarkten in grauer und weißer Substanz, Pons und Zerebellum berichtet. Es handelte sich um Erwachsene beiderlei Geschlechts mit Erkrankungsbeginn zwischen 29 und 38 Jahren (Sourander u. Walinder 1977). Nach den 1994 mitgeteilten strukturellen Veränderungen ist anzunehmen, dass es sich hierbei um eine erste Beschreibung des CADASIL-Syndroms gehandelt hat (Zhang et al. 1994). In Japan wird über autosomal rezessive CADASIL-ähnliche Fälle mit gleichzeitigem Auftreten von dünner, gealtert wirkender Haut, Alopezie, Bandscheibenerkrankungen und spinalen Deformitäten ohne Gefäßwandveränderungen berichtet (Yamamura et al. 1987).

HERNS-Syndrom. 1997 wurde bei einer chinesischstämmigen amerikanischen Familie das sog. HERNS- (= hereditäre Endotheliopathie mit Retinopathie, Nephropathie und Schlaganfall) Syndrom beschrieben (Jen et al. 1997). Ein Zusammenhang zum CADASIL-Syndrom besteht nicht. Das HERNS-Syndrom wird autosomal dominant vererbt.

Familial British Dementia (FBD). Plant (1990) beschrieb eine Erkrankung, die nur in Großbritannien auftritt und dementsprechend als FBD bezeichnet wurde. Bei den betroffenen Patienten liegen Demenz, Spastik und Ataxie vor, ursächlich ist eine Amyloiddeposition in zerebralen Arteriolen. Es gelang 1999 eine Stopcodon-Mutation auf Chromosom 13 als Ursache zu ermitteln und gleichzeitig das Genprodukt aus Amyloidfibrillen zu isolieren (Vidal et al. 1999).

Familiäre Formen der zerebralen Amyloidangiopathie. Diese Formen werden auf S. 236 f beschrieben. Es gibt hier vor allem eine isländische und eine holländische Form (Haverkate 1998, Vinters 1998).

Andere genetisch determinierte Erkrankungen. Diese Erkrankungen betreffen Veränderungen im Apolipoprotein E. Ein Polymorphismus im ε4-Allel scheint gehäuft mit Arteriosklerose und auch MID kombiniert zu sein (Cruts u. Van Broeckhoven 1998). Wobei auch die AD mit diesem Genpolymorphismus kombiniert zu sein scheint. Eine Differenzierung zwischen AD und VD gelingt mit dieser Bestimmung nicht sicher (Chapman et al. 1998). In Zukunft ist mit der Detektion vieler weiterer spezifischer Krankheiten aus dem Bereich der VD zu rechnen, die ein klar definiertes genetisches Syndrom darstellen.

Andere bekannte hereditäre Mikroangiopathien wie MELAS, Fabry's Disease, Moya-Moya, SUSAC-Syndrom usw. Sie führen nicht regelhaft zu einer Demenz und sollen deshalb hier nicht besprochen werden.

Neuropathologie

Gemeinsame Kriterien zur Festlegung einer VD aus neuropathologischer Sicht sind mehrfach erarbeitet, aber z. T. relativ wenig validiert, z. B. nach NINDS-AIREN (Roman et al. 1993) oder die sog. CERAD-Kriterien (Huelette et al. 1997, Markesbery 1998).

Gemeinsame Befunde bei verschiedenen VD-Formen sind:
- fokale Infarkte,
- Vakuolisation der weißen Substanz (Spongiose),
- Arteriosklerose,

- Etat criblé (bilaterale multiple kleine Läsionen, die auf sog. lakunäre Infarkte zurückzuführen sind),
- Demyelinisierung.

Die Technik des neuropathologischen Brainmappings (Brun u. Englund 1997, Markesbery 1998) erlaubt eine gute Erfassung von auch kleineren Veränderungen. Hierbei werden koronare Ganzhirnschnitte in Abständen von 5–15 mm angefertigt und damit das gesamte Gehirn stichprobenartig untersuchbar gemacht.

Spezifische Kriterien werden bei den entsprechenden Erkrankungsbildern besprochen.

Pathophysiologie

Pathophysiologie des Hirninfarkts

Die wesentlichen Grundlagen können 2 Prinzipien zugeordnet werden (Barnett et al. 1998):
- Blutflussveränderungen,
- molekulare und zelluläre Störungen.

Das Wissen über Blutflussveränderungen bezieht sich meist auf Ergebnisse aus PET-Arbeiten. Hierbei konnten beginnend 1981 mit dem Konzept der ischämischen Penumbra sog. Thresholds oder Schwellenwerte für bestimmte zerebrale Blutflusswerte (CBF) festgestellt werden. Tab. 5.7 fasst diese Werte mit den entsprechenden sekundären Folgen zusammen.

> Wichtig ist in diesem Zusammenhang, dass unser Gehirn eine gewisse Kompensationsbreite durch Erhöhung der Sauerstoffausschöpfung aus dem arteriellen Blut hat und CBF-Reduktionen bis auf ca. 60 % des Normalen noch ohne Ausfälle kompensieren kann (Hamann 1997).

Ein Phänomen mit besonderer Bedeutung für die Entwicklung einer VD ist die sog. *Diaschisis*. Es handelt sich hier um CBF-Reduktionen in Regionen ohne direkte ischämische Läsion durch entferntere Läsionen. Typisch sind z.B. kontralaterale Kleinhirndurchblutungsabnahmen nach ipsilateralem Mediainfarkt. Verschiedene Muster von Diaschisisverteilungen wurden beschrieben (De Reuck et al. 1997) und als relevant für über kleinere Läsionen hinausgehende kognitive Defizite angesehen.

Durch zunehmende molekulargenetische Untersuchungen und neue zelluläre Einblicke konnten in den letzten Jahren viele verschiedene sekundäre Mechanismen entdeckt oder verstanden werden, die bei der Umsetzung neuronaler Folgen der Ischämie wichtig sind. Tab. 5.8 fasst einige der gängigen und wichtigen Veränderungen zusammen (s. für Überblick Dirnagl et al. 1999, Hamann 1997).

Verschiedene *Zeitphasenmodelle* versuchen die Veränderungen nach einer zerebralen Ischämie in einzelne Abschnitte mit jeweils vorherrschenden Störungen zu unterteilen. Obwohl diese Modelle die Gefahr der Vereinfachung und der Unterdrückung von nicht beachteten rele-

Tabelle 5.7 Darstellung der CBF-abhängigen zerebralen Veränderungen (nach Dirnagl et al. 1999 und Hamann 1997)

CBF-Situation	CBF-Wert in ml/100 g/min	% des Normalen	Schutzmechanismus	Elektrische Aktivität	Membranintegrität, Ionenpumpen	Schwellenwert
Normal	ca. 50	100	Autoregulation	++	++	–
Kompensiert eingeschränkt	ca. 35–45	70–90	erhöhte OEF anaerobe Glykolyse	++	++	Stoffwechselumstellung auf anaerob
Eingeschränkt	ca. 20–35	40–70	reduzierter Metabolismus	+	+	Beginn der exzitatorischen Phase
Deutlich eingeschränkt	ca. 10–20	20–40	–	–	+	elektrischer Fehler (Penumbra)
Schwerst eingeschränkt	< 10	< 20	–	–	–	Ionenfehler (Nekrose)

CBF Cerebral Blood Flow
OEF Oxygen Extraction Fraction, Penumbra (zwischen elektrischen + Ionenfehler)
++ normal
+ erniedrigt
– erloschen

Tabelle 5.8 Metabolische und molekulare Schädigungsmechanismen beim Hirninfarkt (nach Dirnagl et al. 1999 und Hamann 1997)

	Schädigung	Zeitfenster
1	Energiemangel (ATP-Verlust)	6–12 s
2	Freisetzung exzitatorischer Aminosäuren (Glutamat)	20–30 min
3	Calciumüberladung	30 min–6 h
4	freie Radikalbildung	30 min–12 h
5	Enzymdesaktivierung Enzymaktivierung	1–6 h
6	Membranstörungen (funktionell oder strukturell)	6–12 h
7	Proteinsynthesestörung	6–12 h
8	DNA- und Kernschäden (early genes, heat shock, Apoptosis, DNA-Brüche)	6–12 h
9	Ödementwicklung (vor allem im perizellulären Raum)	12–24 h
10	mikrovaskuläre Veränderungen	12–24 h

vanten Systeme beinhalten, sind sie didaktisch hilfreich, sich in dem immer komplizierteren Geflecht zurechtzufinden. Ein bekanntes Zeitphasenmodell stammt aus der Berliner Klinik um Dirnagl (1999).

Zeitphasenmodell nach Dirnagl
- *Exzitotoxizität*: Beginn in Minuten und Dauer von Stunden, vor allem durch Glutamat bedingt.
- *Periinfarktdepolarisation*: Stunden bis 1 Tag, zuerst als „spreading depression" beschriebene elektrische Aktivität, die sich wellenförmig vom Infarkt ausgehend ausbreitet und durch Erhöhung des Sauerstoff- und Substratverbrauchs zur sekundären Infarktvergrößerung führen kann.
- *Inflammation*: Beginn am 1. Tag, Dauer über Tage, Aktivierung von Leukozyten, Expression von Adhäsionsmolekülen, Freisetzung von Entzündungsmediatoren wie TNF-α usw.
- *Apoptose*: Nach Tagen bis Wochen, Anstoßung des sog. Selbstmordprogramms der Zellen mit verzögerter, programmierter Zellzerstörung (wichtig ist hierbei die Aktivierung von sog. Caspasen).

Besser mit der Realität korreliert die Vorstellung eines Netzwerks von unterschiedlichen Schädigungskaskaden, die sich gegenseitig bedingen und verstärken und die in der gemeinsamen Endstrecke, dem neuronalen Schaden, münden (Hamann 1997).

Mikrovaskuläre Veränderungen bei vaskulärer Demenz

Bei bestimmten Unterformen der VD spielen mikrovaskuläre Veränderungen eine wesentliche Rolle. Besonders sind hier die Veränderungen bei lakunären Infarkten, SAE und der Amyloidangiopathie zu nennen. Für lakunäre und Marklagerischämien scheint eine gemeinsame Degeneration der Wände der zerebralen Mikrogefäße pathogenetisch relevant zu sein, die unter dem Begriff der Lipohyalinose oder besser der Arteriolosklerose subsumiert wird (Hommel 1997). Erste Zeichen der mikrovaskulären Schädigung sind die Verdickung der Basalmembranen der zerebralen Mikrogefäße und die zusätzliche Bildung von Kollagen Typ IV und Laminin in dem Basalmembranbereich (Zhang et al. 1994). Diese Veränderungen kann man auch als Fibrose bezeichnen. Sekundär kommt es dann zur Störung der Blut-Hirn-Schranke in diesen fibrotischen Gefäßen. Als deren Folge werden dann weitere Plasmabestandteile in der Gefäßwand abgelagert, es kommt zu einem Ödem im perivaskulären Raum und sekundärer Blutungsentwicklung (Hamann et al. 1995, Hamann et al. 1996, Hommel 1997) (Abb. 5.10). Schließlich kommt es zu perivaskulären zellulären Reaktionen mit aktivierter Mikroglia, aktivierten Astrozyten und sekundärem neuronalem Schaden. Die Herkunft und Zusammensetzung des sog. Lipohyalins sind unklar, evtl. handelt es sich ebenfalls um vermehrte extrazelluläre Matrixproteine (wie Laminin und Kollagen).

Man kann die Veränderungen der Mikrogefäßwände in 3 verschiedene Grade einteilen (Hommel 1997):
- *Grad 1*:
  - Kaliberschwankungen,
  - Tortiositäten,
  - Einlagerungen von Calcium, Eisen, Zink, Phosphat und Aluminium in die Gefäßwand,
- *Grad 2*:
  - deutliche Fibrose der Basalmembran,
  - Lipohyalinose der Gefäßwand durch Plasmaextravasation,

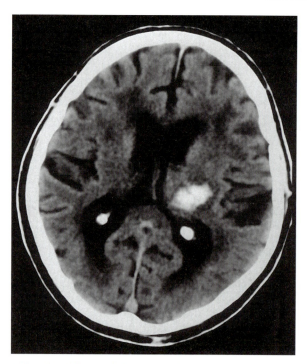

Abb. 5.10 Mikrovaskuläre Veränderungen:
CT eines 81-jährigen Patienten mit chronisch demenzieller Entwicklung, der bei deutlichen Marklagerveränderungen nun eine Thalamusblutung links erlitten hat (Institut für Radiologische Diagnostik, Klinikum Großhadern, Ludwig-Maximilians-Universität München).

- *Grad 3*:
    - schwere Lipohyalinose,
    - Wandhämatome,
    - Mikroaneurysmen,
    - thrombotische Mikrogefäßverschlüsse.

Je nach Lokalisation führen dann mikroangiopathisch schwer veränderte Gefäße zu lakunären Infarkten oder bei Betroffensein der langen penetrierenden Marklagerarterien zu z. T. konfluierenden Entmarkungen, die unter dem Begriff der Leukoaraiose oder der SAE klinisch imponieren.

Die Basalmembranveränderungen sind typisch durch langjährigen Hypertonus bedingt. Somit knüpfen die Mikrogefäßwandverdickung den Bogen vom globalen Risikofaktor Hypertonie zur pathogenetischen Schädigung der Basalmembranen. Nag (1996) konnte eine direkte Proportionalität der Basalmembranverdickung zu dem mittleren Blutdruck bei hypertensiven Ratten nachweisen.

Chronische Hypoperfusion durch beidseitige Karotisligatur führt bei der Ratte zu räumlichen Gedächtnisstörungen und selektivem Verlust von CA-1-Neuronen im Hippocampus. Ursächlich ist nach neueren Arbeiten (De Jong et al. 1999) ein Verlust von Kapillaren mit sekundärer neuronaler Schädigung. Diese Arbeiten weisen auf die sehr enge Beziehung zwischen Mikrogefäßveränderungen und nachfolgenden neuronalen Störungen hin.

Auf die Rolle vasoreaktiver Störungen wird bei der Frage der mikrovaskulären Veränderungen bei AD auf S. 231 eingegangen.

Eine Sonderform der mikrovaskulären Schädigung stellt die sog. *periventrikuläre venöse Kollagenose (PVC)* (Moody et al. 1997) dar. Hierbei scheinen ventrikelnahe venöse Gefäße durch einen Hydrozephalus oder eine Liquorabflussstörung chronisch geschädigt und fibrotisch zerstört zu werden. Diese venöse Veränderungen korrelieren sehr gut mit den begleitend auftretenden Veränderungen der weißen Substanz. Auch arteriovenöse Fisteln können zu demenziellen Syndromen evtl. über den Weg der venösen Druckerhöhung führen (Hurst et al. 1998).

Mikrovaskuläre Störungen bei der Alzheimer-Demenz

Mikrogefäßveränderungen sind auch in der Pathophysiologie der AD von Interesse und beleuchten eine Beziehung zwischen VD und AD, die weg von der herkömmlichen Dichotomie zu Verbindungen und Überschneidungen führen kann (Abb. 5.11).

Ähnlich wie bei der Lipohyalinose oder Arteriolosklerose werden auch bei Patienten mit AD Verdickungen der Basalmembranen mit erhöhter Deposition von extrazellulären Matrixproteinen beschrieben (Buee et al. 1997). Es findet sich eine reduzierte Kapillardichte, tortiose Arteriolen und Veränderungen, die denen bei VD sehr ähneln. Ähnliche Befunde wurden auch von anderen Arbeitsgruppen erhoben und mit der Störung der Blut-Hirn-Schranke bei AD in Zusammenhang gebracht (Luz 1996).

Eine weitere Verknüpfung mit mikrovaskulären Veränderungen bei AD kann durch die Störung der Gefäßinnervation getroffen werden. Zerebrale Mikrogefäße zeigen eine dichte cholinerge Innervation, die vornehmlich

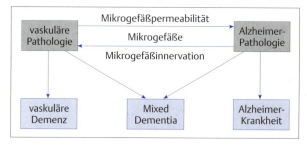

Abb. 5.11 Darstellung der Verknüpfung der mikrovaskulären Veränderungen bei DAT und VD:
Die vaskulären Veränderungen können zu Störungen der Blut-Hirn-Schranke mit sekundären neuronalen Veränderungen führen. Während Alzheimer-Veränderungen beispielsweise über innervationsbedingte Arteriolenveränderungen zu vaskulären Störungen führen können.

für die Erweiterung der präkapillaren Arteriolen und damit Kollateralisierungen und Blutflussregulationen wichtig ist. Durch Degeneration des Nucleus basalis Meynert bei Patienten mit AD kommt es zu einer Denervierung der cholinergen Einflüsse auf kortikale Mikrogefäße (Vaucher u. Hamel 1995) mit reduzierter Dilatationsfähigkeit und damit zu sekundären ischämischen kortikalen Veränderungen. Auch andere Autoren (Scheibel 1987) vermuten als Ursache der Mikrogefäßschäden bei AD eine Störung der Innervation. Besonders der Zusammenhang zu Blut-Hirn-Schranken-Störungen durch Leckage wird in denervierten Gefäßen beobachtet.

Risikofaktoren

Sicher sind alle Risikofaktoren für eine zerebrovaskuläre Erkrankung auch gültig für die Entwicklung einer VD, z. B:
- Hypertonie,
- Diabetes mellitus,
- Vorhofflimmern,
- Herzinsuffizienz,
- koronare Herzerkrankung,
- Rauchen,
- Blutfetterhöhung,
- Makroangiopathie,
- demographische Faktoren: hohes Alter und männliches Geschlecht (Desmond 1996).

In einer kanadischen Studie (Lindsay et al. 1997) wurden als Risikofaktoren einer VD identifiziert:
- anamnestisch bekannte Hypertonie (OR 2,8; 95% 1,29–3,35),
- Alkoholmissbrauch (OR 2,45),
- Herzerkankungen (OR 1,17),
- Umgang mit Herbiziden und Pestiziden (OR 2,45),
- Umgang mit flüssigen Kunststoffen oder Gummilösungen (OR 2,59),
- niedrige Schulbildung (< 6 Jahre) (OR 4,02).

Interessanterweise spielen vaskuläre Risikofaktoren auch für die AD eine Rolle. So sind insbesondere Hypertonie, KHK und Vorhofflimmern auch Risikofaktoren für die Entwicklung einer AD (Skoog 1998). Der Zusammenhang ist unklar.

Weitere Risikofaktoren auf die in den weiteren Unterpunkten nicht mehr eingegangen wird, sind (Gorelick 1998):
- Hyperhomozysteinämie: dieser Risikofaktor wurde bisher für Makroangiopathien (Karotisstenosen und -verschlüsse) diskutiert, mittlerweile konnte aber seine Bedeutung auch für Mikroangiopathien herausgearbeitet werden (Fassbender et al. 1999),
- Hyperlipidämie: erhöhtes LDL-Cholesterin war mit einem 4fach erhöhten Risiko für VD nach einem Schlaganfall verbunden (Moroney et al. 1999),

- erhöhter Hämatokritwert,
- asymptomatisches Halsgeräusch,
- EKG-Auffälligkeiten,
- hämatologische Erkrankungen,
- Rauchen,
- Karotisstenose,
- niedriger Bildungsgrad,
- männliches Geschlecht,
- APOE-ε4-Allel.

Alter

Normales Altern führt zu einer Vielzahl von Veränderungen des zerebralen Gefäßsystems, die in ihrer Gesamtheit zur Entwicklung einer VD beitragen oder diese sogar direkt verursachen können. Überspitzt lässt sich dies mit der für viele Demenzformen gültigen Feststellung charakterisieren, dass wir wohl alle eine VD entwickeln würden, wenn wir nur lange genug lebten.

Typische Altersveränderungen sind:
- eingeschränkte zerebrale Autoregulation,
- gestörte Blut-Hirn-Schranke mit Leckage und auch verlängerter Diffusionsstrecke über eine Kapillarverdickung,
- CBF-Reduktion für die graue Substanz,
- verminderte Widerstandsfähigkeit gegen globale und fokale Ischämien (Choi et al. 1998).

Hypertensive Enzephalopathie

Die Hypertonie wird als *Hauptrisikofaktor* für die Entwicklung einer Demenz angesehen. Hierfür sprechen eine Vielzahl von epidemiologischen und klinischen Studien (Hebert u. Brayne 1995). Besonders beeindruckend sind die Ergebnisse der SYST-EUR (Forette et al. 1998). Hierbei handelte es sich um eine doppelblinde, plazebokontrollierte Interventionsstudie zur Frage, ob die Behandlung eines erhöhten Blutdrucks die Rate von Demenzen beeinflusst. Überzeugend konnte festgestellt werden, dass die antihypertensive Behandlung von 1000 Patienten 19 Demenzfälle vermeidet. Behandelt wurde mit Nitrendepin in Kombination mit Enalapril und Hydrochlorothiazid bei Bedarf, Zielblutdruck war 150 mmHg. Durch die antihypertensive Therapie wurde der systolische Wert um 8,3 und der diastolische um 3,8 mmHg im Durchschnitt gesenkt. Die Inzidenz einer Demenz wurde von 7,7 auf 3,8/1000 gesenkt.

Diabetes

Dieser Risikofaktor ist fast exklusiv bei Patienten mit VD zu finden. AD-Patienten haben selten einen begleitenden Diabetes. In einer bevölkerungsbezogenen Untersuchung konnte gezeigt werden, dass 47,4% der Patienten mit VD an Diabetes litten, verglichen mit 6,1% der möglich an AD-Erkrankten (Tariot 1999). Ähnlich waren die Ergebnisse einer Untersuchung auf Hawaii, wo keine Beziehung zwischen pathologischer Glucosetoleranz und AD, aber eine hochsignifikante zu VD gezogen werden konnte (Curb et al. 1999). Diese beiden neuen Studien widersprechen etwas früheren Arbeiten, die auch für die AD eine Beziehung zu pathologischer Glucosetoleranz fanden.

Herzerkrankungen

Verschiedene kardiale Erkrankungen sind mit der Entwicklung einer Demenz verknüpft. Am wichtigsten erscheint das *Vorhofflimmern*. Dies ist sowohl mit der Entwicklung einer AD als auch mit der einer VD verbunden (Ott et al. 1997).

Weitere Herzerkrankungen mit Relevanz als Risikofaktor sind:
- koronare Herzkrankheit (KHK),
- abgelaufener Herzinfarkt,
- Herzinsuffizienz,
- Bradyarrhythmien (Ott et al. 1997).

Gerinnungsfaktoren

Im Rahmen der Rotterdamer Studie wurde eine Dutch Vascular Factors in Dementia Study durchgeführt. Hierbei konnten als Risikofaktoren für die Entwicklung einer Demenz die folgenden Gerinnungsparameter festgestellt werden:
- erhöhter Thrombin-Antithrombin-Komplex (TAT),
- erhöhte D-Dimere,
- verstärkte t-PA-Aktivität.

Alle diese Faktoren sind mit der erhöhten Generierung von Thrombin verknüpft (Bots et al. 1998). Die Autoren folgern aus dem erhöhten TAT einen hyperkoagulativen Zustand und sehen die D-Dimer- und t-PA-Erhöhungen als gegenregulatorische Zeichen an.

■ Epidemiologie

Wie in der Einleitung zu diesem Kapitel erwähnt, handelt es sich bei der VD um die zweithäufigste Demenzform in der westlichen Welt nach der AD (Bowler u. Hachinski 1998, Kloß et al. 1994). In einigen asiatischen Ländern wird sogar davon ausgegangen, dass die VD die häufigste Demenzform vor der AD ist. Hier kann die große Häufung und exzessive Ausprägung des Risikofaktors Hypertonie in japanischen und chinesischen Populationen eine wesentliche Rolle spielen.

Prävalenz

Verschiedene epidemiologische Studien sind hierbei z. T. widersprüchlich in ihren Angaben. Dies kann mit den auf S. 213 ff angegebenen unterschiedlichen Diagnosekriterien und dem jeweiligen Studiendesign zusammenhängen. In der Framingham-Studie, die vor allem bei Herz-Kreislauf-Erkrankungen die bedeutendste epidemiologische Studie darstellt, konnte unter 2180 Probanden eine Prävalenz von 1,48 % für VD und Mixed Dementia ermittelt werden (Hebert u. Brayne 1995). Die Abhängigkeit der Prävalenz vom Alter wird durch die Untersuchung von Skoog et al. (1993) deutlich. Hier zeigte sich bei über 85-Jährigen eine Prävalenz von rund 14 % für VD. Unter Zusammenfassung von 10 gut durchgeführten Studien kommen Hebert u. Brayne (1995) zu einer Prävalenz der VD bei Probanden über 65 Jahre von 1–4 % und von über 75-Jährigen von 2–8 %.

Mit zunehmendem Alter steigt die Prävalenz zwar deutlich an, der Anstieg ist jedoch bei weitem nicht so steil wie der der AD-Fälle (Ott et al. 1998). Lediglich die oben zitierte Studie von Skoog et al. (1993), die auch als Gothenburg-Studie bekannt ist, zeigte ein Überwiegen der VD gegenüber der AD und ein Überwiegen der erkrankten Frauen.

> Grundsätzlich sind, wie bei den meisten zerebrovaskulären Erkrankungen, Männer etwas häufiger betroffen als Frauen.

Das enorme sozialmedizinische Problem der Demenzerkrankungen an sich und auch der VD wurde durch eine schwedische Studie aus 1999 belegt (Andreasen et al. 1999), welche zeigen konnte, dass 2150/100 000 Menschen über 40 Jahre an Demenzen leiden und davon ca. 30 % an VD. Hiervon sind 300/100 000 pflegebedürftig und benötigen entsprechende Heimbehandlung oder intensive Betreuung zu Hause (Abb. 5.12).

Inzidenz

Auch hier gilt grundsätzlich die gleiche Einschränkung bei der Beachtung der unterschiedlichen Raten wie oben für die Prävalenz. Inzidenzraten werden von 6,4/1000 über 10/1000, 12/1000 bis zu 28/1000 angegeben (Hebert u. Brayne 1995). Wie bei der Prävalenz wird eine Zunahme in höherem Alter festgestellt und ein leichtes Überwiegen des männlichen Geschlechts. Das gesamte Lebenszeitrisiko, an einer VD zu erkranken, ist für Männer etwa doppelt so hoch wie für Frauen (Ott et al. 1998). (Tab. 5.9).

Epidemiologische Trends

Verschiedene Trends zeichnen sich für die Häufigkeit der VD ab. Hierzu liegen Daten aus Lund/Schweden, Rochester/USA und Hisayama/Japan vor (Leys et al. 1998). In Schweden blieb die Prävalenz zwischen 1957 und 1972 für Männer und Frauen für die Altersgruppe der bis 79-Jährigen relativ konstant. Es fand sich lediglich in der Alters-

1970–1974 auf die Hälfte. In Japan war vor allem der Trend auffällig, dass das Verhältnis VD/AD von ursprünglich 1,8 im Jahr 1985 auf 1,1 im Jahr 1992 absank.

Die Trends kann man in 3 Punkte zusammenfassen:
- Reduktion der Inzidenz VD,
- Verschieben der Ratio VD/AD in der asiatischen Population hin zur AD,
- Männer profitieren stärker vom Inzidenzrückgang.

Ursächlich könnte neben Lifestylefaktoren (Ernährung, Sport usw.) insbesondere die bessere Kontrolle der Risikofaktoren (S. 239) sein.

Demenz nach Schlaganfall

Unterschiedliche Daten liegen zur Frage der Häufigkeit der Entwicklung einer VD nach einem Schlaganfall vor. In einer finnischen Studie fanden sich unter 451 Patienten nach einem Schlaganfall 61,7% der Getesteten mit kognitiven Störungen und je nach benütztem Diagnosekriterium 6,0–25,5% mit einer manifesten Demenz (Pohjasvaara et al. 1997).

Risikoprofile, um Patienten zu charakterisieren, die besonders gefährdet sind, eine VD nach einem Schlaganfall zu entwickeln, beinhalten:
- höheres Alter,
- niedriger Bildungsstand,
- frühere Schlaganfälle,
- linkshirnige Infarkte,
- größerer Infarkt der dominanten Hemisphäre,
- Sprachstörungen,
- Gangstörungen,
- Harninkontinenz,
- Raucher,
- niedriger Blutdruck,
- Orthostasereaktion (Pohjasvaara 1998).

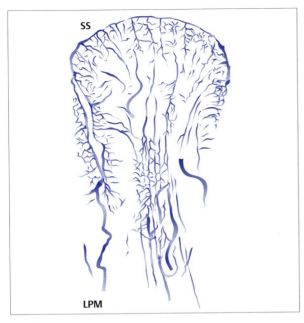

Abb. 5.12 Morbus Binswanger:
Zeichnung nach einem anatomischen Präparat mit Darstellung der kurzen kortikalen Perforatoren aus dem Subarachnoidalraum und der langen penetrierenden Marklagerarterien, die typischerweise beim Morbus Binswanger betroffen sind.

LPM lange penetrierende Marklagerarterien
SS Subarachnoidalraum

gruppe der 80- bis 89-Jährigen eine Halbierung der Rate der VD. Diese Abnahme war für Männer stärker als für Frauen. In der gleichen Untersuchung wurde auch eine allgemeine Inzidenzabnahme festgestellt. In den USA wurde eine Abnahme für VD gesehen, die der Abnahme der Schlaganfallrate an sich in etwa entsprach. So reduzierte sich die Inzidenz im Zeitraum von 1960–1964 bis

Tabelle 5.9 Inzidenz der VD (nach Hebert u. Brayne 1995 und Ott et al. 1998)

Studie	Alter	Follow-up	Inzidenz	90%-CI
Gothenburg (Schweden)	70–79 Jahre	7,3 Jahre	6,4/1000	3,93–8,86
New York (USA)	>75 Jahre	5,8 Jahre	10/1000	6,71–13,29
Lundby (Schweden)	>70 Jahre	>15 Jahre	11,8/1000	9,1–15,3
Cambridge (Großbritannien)	>75 Jahre	5 Jahre	12/1000	7–19
Rochester (USA)	>29 Jahre	10,3 Jahre	0,28/1000	0,2–0,36
Rotterdam (Niederlande)	>55 Jahre	5 Jahre	1,5/1000	unbekannt

Ein wesentlicher Faktor für die Entwicklung einer VD sind *Begleiterkrankungen*, die zu schlechter Oxygenierung oder globaler Ischämie führen können. Identifiziert wurden hierbei als gefährliche Mitauslöser (Moroney et al. 1996):
- kardiale Arrhythmien,
- Lungenentzündungen,
- epileptische Anfälle,
- Herzinsuffizienz.

Das relative Risiko der Entwicklung einer Demenz nach einem Schlaganfall stieg durch eine der oben erwähnten Begleiterkrankungen auf 4,3 (95%-Konfidenzintervall 1,9–9,6).

Interessanterweise tritt eine VD nach einem Schlaganfall meist im 1. Jahr auf (Treves et al. 1997). So konnte in einer israelischen Untersuchung gezeigt werden, dass das kumulative Risiko für eine VD nach dem 1. Jahr 19% und 34% nach dem 3. Jahr betrug.

Ein Hauptproblem aller Studien zur Häufigkeit der *Post-Stroke-VD* ist die unbekannte Rate von Demenzen vor der Entwicklung eines Schlaganfalls. Fälschlicherweise wird oft davon ausgegangen, dass die Demenz lediglich durch den Infarkt bedingt sei, aber Henon et al. (1997) konnten zeigen, dass ca. 16,3% (95%-Konfidenzintervall 11,2–21,4%) der Patienten mit einem Schlaganfall vorher eine Demenz hatten. Eine *Prä-Stroke-Demenz* fand sich gehäuft bei Frauen, positiver Familienanamnese für Demenzen, Hirnatrophie und einer Leukoaraiose. Nimmt man das Ergebnis der Untersuchung von Henon und rechnet es mit den typischen Angaben der Post-Stroke-Demenz auf, kann man von ca. 10–15% neuen Fällen mit VD nach einem Schlaganfall ausgehen.

■ Formen der vaskulären Demenz

Hier sollen einige typische Unterformen der VD exemplarisch besprochen werden. Die Auswahl erfolgte durch das wissenschaftliche Interesse für diese Formen. Bezüge zu anderen nicht erwähnten Unterformen können bei den jeweilige Unterpunkten gefunden werden.

Multiinfarktdemenz

Meist finden sich mehrere Territorialinfarkte mit überwiegend kortikaler Infarzierung. Typische Lokalisationen sind auf S. 224 zusammengefasst. Meist weisen diese Patienten die klassischen schrittweisen Verschlechterungen und kortikale Ausfallserscheinungen wie Aphasien, Apraxien, Hemineglekt oder Agnosien auf (Martinez-Lage u. Hachinski 1998) (s. Abb. 5.**3**).

Morbus Binswanger (SAE)

Neben der lange geführten Debatte, ob es sich um eine eigenständige pathophysiologisch begründete Erkrankung handelt, lässt sich zumindest klinisch eine Krankheitsentität abgrenzen. Es sind dies Patienten zwischen 60 und 80 Jahren, leicht überwiegt das männliche Geschlecht. Neben einer Hypertonie (in über 80% der Fälle) sind weitere vaskuläre Risikofaktoren vorhanden, so z. B. ein Diabetes mellitus oder eine allgemeine Arteriosklerose. Die demenzielle Entwicklung ist langsam und verläuft über ca. 3–10 Jahre. Klinisch findet sich eine Dysarthrie, Gangstörungen und eine Inkontinenz, daneben Ataxien, Spastik und Parkinson-Symptomatik (s. Abb. 5.**6**).

Den bildgebenden Befunden kommt eine wichtige Bedeutung zu. Typischerweise finden sich eine Ventrikelerweiterung, periventrikuläre Marklagerveränderungen sowie lakunäre Infarkte. Die Differenzialdiagnose zum Normaldruckhydrozephalus und einer Parkinson-Demenzform sind wichtig. Depressionen und Antriebsstörungen sind häufig zu finden. Sollte diese Symptomatik ohne vaskuläre Risikofaktoren auftreten, muss an eine Vaskulitis oder ein CADASIL-Syndrom gedacht werden (Bowler u. Hachinski 1998, Ghika u. Bogousslavsky 1998).

Bennett et al. (1990) schlugen die folgenden Kriterien für die Diagnose vor:
- klare Demenz,
- jeweils 1 Zeichen der beiden folgenden Gruppen:
  - Gruppe A:
    bekannte vaskuläre Risikofaktoren oder Erkrankung,
    Hinweis auf zerebrovaskuläre Erkrankung,
    Hinweis auf subkortikale Störung (Inkontinenz, Parkinson-Symptomatik, Gangstörung),
  - Gruppe B:
    vaskuläre Risikofaktoren für Mikroangiopathie,
    Hinweis auf fokale Gefäßveränderungen,
    Beweis der subkortikalen Demenz.

Pathologisch sind die langen penetrierenden Marklagerarterien betroffen, deshalb kommt es unter Aussparung der U-Fasern und des Kortex zu flächigen Entmarkungen der weißen Substanz (Abb. 5.**13**) (Ghika u. Bogousslavsky 1998).

Leukoaraiose

Viele verschiedene Erkrankungen können zu morphologisch ähnlichen und radiologisch verwechselbaren Veränderungen führen. Die wichtigsten Erkrankungen sind:
- vaskuläre Ursachen:
  - Morbus Binswanger (SAE),
  - Kollagenosen:
    Lupus erythematodes,

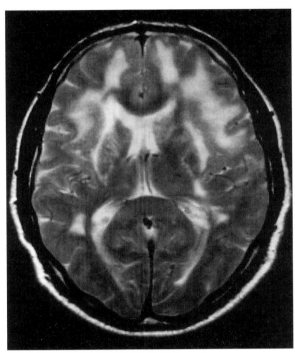

Abb. 5.**13 CADASIL:**
MRT eines Patienten mit CADASIL-Erkrankung. Deutlich sichtbar sind die Veränderungen des unmittelbar subkortikalen Marklagers und der Pyramidenbahn. T2-gewichtetes MRT.

- Panarteriitis nodosa,
- granulomatöse Angiitis,
  - CADASIL,
- infektiöse Ursachen:
  - HIV-Demenz,
  - progressive multifokale Leukenzephalopathie,
  - Syphilis,
  - post- und parainfektiöse Leukenzephalopathien,
  - Herpes zoster und Herpes simplex,
- metachromatische Leukodystrophie,
- Adrenoleukodystrophie,
- bestrahlungsinduzierte Leukenzephalopathie nach Rosenberg (1997).

Zur differenzialdiagnostischen Abklärung von unklaren Leukenzephalopathien gehören entsprechend die Liquoruntersuchung, immunologische Tests, Syphilis-, Herpes und HIV-Serologie und die Untersuchung auf langkettige Fettsäuren.

Eine Leukoaraiose muss nicht zwingend mit einer klinischen Diagnose der VD verknüpft sein. Vielmehr bestehen z. T. erhebliche Unterschiede zwischen kognitiven Ausfällen (eher leicht) und bildgebendem Befund (ausgeprägt). Deshalb muss die Abklärung einer Leukoaraiose vorsichtig und ohne Verunsicherung des Patienten erfolgen (Rosenberg 1997, Van Gijn 1998).

Die SAE kann typischerweise zur Leukoaraiose führen, wird jedoch die Diagnose einer Leukoaraiose anstelle der SAE gestellt, so hat man sich zur Ursacheneinordnung und Differenzialdiagnose nicht festgelegt.

Status lacunaris

Der Begriff der Lakune stammt aus dem französischen Sprachraum und wurde 1838 (Donnan u. Yasaka 1998) zuerst benützt. Später wurde er mit dem Etat criblé und mit dem Status lacunaris in Verbindung gebracht. Große Unsicherheit resultiert aus dem Gebrauch des Begriffs Lakune für mikroangiopathische Infarkte. Wird er im eigentlichen Sinne für Läsionen kleiner als 1,5 cm rein deskriptiv benützt, kommen Probleme durch sog. embolische Lakunen nicht zustande.

Typisch sind für die Patienten in der Vorgeschichte mehrere Schlaganfälle, wie z. B. mit einem „pure motor stroke" (reine motorische Halbseitenlähmung) oder einem „pure sensory stroke" (rein sensibel). Es gibt derzeit ca. 20 klinisch determinierte lakunäre Syndrome (Donnan u. Yasaka 1998). Die meisten lakunären Infarkte bleiben jedoch klinisch stumm.

Nach einem lakunären Infarkt entwickeln bis zu 23 % der Patienten eine Demenz (Loeb u. Meyer 1996). Patienten mit Lakunen entwickeln bis zu 5-mal häufiger eine VD als ihre Altersgenossen und 25-mal häufiger als in der Normalbevölkerung (Bowler u. Hachinski 1998, Loeb u. Meyer 1996) (s. Abb. 5.**5**).

Gemischte Demenz (mixed dementia)

Diese Kombination von AD und VD ist letztlich nur sicher durch Biopsie oder Autopsie zu klären. Nicht unerhebliche Argumente sprechen dafür, dass Fälle mit einer Mixed Dementia letztendlich Fälle von AD sind, bei denen koinzidenziell Hirninfarkte oder vaskuläre Veränderungen festzustellen sind (Gorelick et al. 1996). Unbefriedigend sind die Diagnosekriterien zur Feststellung einer gemischten Demenzform (s. S. 213 ff).

Nach kanadischen Untersuchungen scheint die vaskuläre Komponente der Mixed Dementia stärker ausgeprägt zu sein und die Mixed Dementia näher an der VD zu liegen (Bowler et al. 1997).

Zerebrale Vaskulitis

Vaskulitiden können als systemische Vaskulitis auftreten und dann das ZNS mitbetreffen (typisches Beispiel wäre der Lupus erythematodes), oder aber es findet sich die Sonderform der primär zerebralen Vaskulitis. Tab. 5.**10** gibt einen Überblick über vaskulitische Erkrankungen, bei denen demenzielle Veränderungen regelmäßig auftreten.

Durch die Verbesserung der bildgebenden Techniken und neue immunologische Untersuchungsmethoden

Tabelle 5.10 Vaskulitiden und andere Ursachen, bei denen eine Demenz oder Beeinträchtigungen der kognitiven Funktionen beschrieben wurden (nach Bowler u. Hachinski 1998 und Jennekens u. Kater 1999)

Isolierte ZNS-Vaskulitis
Systemischer Lupus erythematodes (SLE)
Anticardiolipin-Antikörper-Syndrom
Retinokochleare Vaskulopathie
Sjögren-Syndrom
Riesenzellarteriitis
Sneddon-Syndrom
Panarteriitis nodosa
Behçet-Syndrom

rückte das Krankheitsbild der primären zerebralen Vaskulitis von einer Rarität mit Veröffentlichungen von Einzelfällen auf zu einer wichtigen Differenzialdiagnose vaskulärer ZNS-Veränderungen.

Typische Symptome, neben der kognitiven Beeinträchtigung, sind:
- Kopfschmerzen, Verwirrtheit, Bewusstseinsstörungen als allgemeine zerebrale Symptome,
- dann fokale Zeichen im Sinne von TIA oder Schlaganfällen, Anfällen, subarachnoidalen oder intrazerebralen Blutungen (Jennekens u. Kater 1999).

Die Diagnose kann, neben der in Zweifelsfällen immer anzustrebenden Biopsie, durch das bunte klinische Bild mit begleitender Zellzahlerhöhung im Liquor (mittlere Zellzahl 70/μl, bei 80–90 % der Fälle), diffuse Marklagerveränderungen in der MRT und angiographische Gefäßwandveränderungen (in 40 % der Fälle nachweisbar) vermutet werden. Periphere Hinweise auf eine Vaskulitis (z. B. antinukleäre Faktoren) finden sich regelhaft nicht.

Die Hirnbiopsie zeigt eine Kombination von granulomatöser Angiitis und Amyloidvaskulopathie in Gefäßen der Leptomeninx und des Kortex. Diese Veränderungen treten segmental in kleineren bis mittleren Arteriolen auf.

Eine benignere Verlaufsform scheint mehr als chronische Form aufzutreten (Bowler u. Hachinski 1998, Jennekens u. Kater 1999). Kognitive Verschlechterungen sind beschrieben, aber seltener und geringer ausgeprägt.

Die Behandlung der primären zerebralen Vaskulitis ist in den letzten Jahren zunehmend verbessert worden. War diese Erkrankung früher in der Regel letal verlaufend, so wird heute unter der Therapie mit hochdosierten Glucocorticoiden (750–1000 mg/Tag als Stoßtherapie über 5 Tage) und dann Cyclophosphamid als Dauertherapie (2,5–5 mg/kg KG/Tag) ein gutes Ansprechen und ein Rückgang der Symptome beobachtet.

Amyloidangiopathie

Amyloidablagerungen werden bei verschiedenen systemischen Erkrankungen wie Radionekrosen, Plasmozytom, arteriovenösen Malformationen und systemischen Amyloidosen gefunden. Das früher als kongophile zerebrale Angiopathie bekannte Krankheitsbild der zerebralen Amyloidangiopathie (CAA) grenzt sich ab von diesen durch die Limitierung der Veränderungen auf die zerebralen Mikrogefäße und das gleichzeitige Auftreten von alzheimertypischen neuronalen Veränderungen im Gehirn.

Verschiedene Amyloide wurden bei der CAA beschrieben:
- *A-beta (= eigentliches Amyloidprotein)*: Dieses Amyloid tritt auch bei der AD und dem Down-Syndrom auf und ist mit den entsprechenden neuronalen Veränderungen korreliert.
- *Cystatin C*: Seltene Ursache für familiäre zerebrale Amyloidangiopathien (vor allem der sog. Island-Typ).
- *Transthyretin*: Autosomal dominante Veränderungen von Retina und Meningen.
- *Gelsolin*: Autosomal dominante Erkrankung, Chromosom 9, bei der finnischen sog. Agel-Amyloidose.
- *Prion-Protein (PrP)*: Selten, verbunden mit einer Chromosom-20-Mutation,
- weitere seltene Amyloidproteine (Hauw et al. 1998).

Leider sind die genauen Mechanismen der Amyloiddeposition noch unklar, eine Schädigung des Chaperonsystems, welches die räumliche Orientierung und Faltung der Proteine verantwortet, wird diskutiert. Dies könnte gut erklären, weshalb verschiedene Proteine zur Amyloidablagerung beitragen können.

Eine ältere klinische Einteilung (Hauw et al. 1998, Vinters, 1998) unterscheidet bei der CAA einen hämorrhagischen Typ von einem demenziell-hämorrhagischen und dem demenziellen Typ. Diese Einteilung zeigt die 3 klinischen Manifestationsmöglichkeiten.

Die sporadische CAA kann bei AD-Patienten, normalen alten Menschen und bei Patienten mit Down-Syndrom gefunden werden. So werden bei über 80-Jährigen in bis zu 30 % der Fälle Amyloidablagerungen im Sinne einer CAA gefunden. Bei Patienten mit AD werden in bis zu 50–100 % der Fälle CAA-Veränderungen beschrieben. Eine sichere Diagnose kann nur bioptisch oder postmortem durch Autopsie gestellt werden.

Klinisch sprechen für das Vorliegen einer CAA:
- lobäre Blutungen,
- subkortikale Blutungen,
- mehrere Blutungen,
- das Fehlen sonstiger Risikofaktoren für intrazerebrale Blutungen,
- kleinere subkortikale Infarkte,
- begleitende demenzielle Symptome.

Die Pathologie ergibt eosinophile, homogene Ablagerungen in den Gefäßwänden zwischen einzelnen Myozyten in der Media. Leptomeningeale Gefäße sind ebenfalls betroffen, Kapillaren typischerweise ausgespart. Rückenmark und weiße Substanz zeigen keine Gefäßveränderungen im Sinne der CAA. Eine direkte Beziehung zwischen Dichte seniler Plaques und parenchymatöser Amyloidablagerung und der Amyloidablagerung in den zerebralen Gefäßen findet sich weder quantitativ noch lokalisatorisch.

Es gibt 2 familiäre Formen der CAA:
- HCHWA-D (hereditary cerebral hemorrhages with Amyloidosis of the Dutch type) oder holländische Variante,
- HCHWA-I (Icelandic type) oder isländische Variante.

Beide Formen unterscheiden sich, wie oben ausgeführt, durch das Amyloidprotein. Klinisch ist eine Unterscheidung von der spontanen Form der CAA nicht möglich.

Die Behandlung der CAA ist derzeit rein symptomatisch (Hauw et al. 1998, Vinters 1998).

CADASIL

Es handelt sich um ein erst Anfang der 90er Jahre erstmals als einheitliches Syndrom erkanntes Krankheitsbild. Von der französischen Arbeitsgruppe, die den wesentlichsten Anteil an der genetischen Erforschung der Erkrankung hatte, stammt das 1993 eingeführte Akronym CADASIL (cerebral autosomal dominant arteriopathy with subcortical infarcts and leukoencephalopathy) (Tournier-Lasserve et al. 1993).

Die klinische Präsentation der Erkrankung beinhaltet:
- eine Vorgeschichte einer Migräne mit Aura, die oft schon im frühesten Erwachsenenalter beginnt,
- Schlaganfälle oder TIA, die sich bei ca. 80% der Betroffenen finden und häufig als klassische lakunäre Syndrome (wie z.B. pure motor stroke) auftreten,
- eine Demenz, die bei ca. 30% der Fälle zu beobachten ist, typischerweise um das 60. Lebensjahr herum auftritt und subkortikal ausgeprägt ist,
- häufig sind Gangstörungen (90%) und Urininkontinenz (86%) zu finden,
- psychiatrische Auffälligkeiten, z.T. als affektive Störungen oder Anpassungsstörungen, die bei ca. 20% der Patienten festzustellen sind,
- selten finden sich andere neurologische Auffälligkeiten wie epileptische Anfälle (ca. 10%),
- bisher noch nicht beschrieben wurden Hirnnervenausfälle, spinale Symptome oder eine Muskelbeteiligung (Chabriat et al. 1995, Dichgans et al. 1998).

Neben der klinischen Symtomatik ist die MRT zur Diagnosestellung sehr hilfreich, es finden sich konfluierende Marklagerauffälligkeiten besonders im Bereich der Capsula externa und des vorderen Temporallappens, auch der

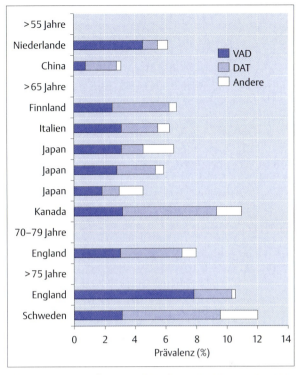

Abb. 5.**14 Darstellung der Prävalenz der VD und der DAT sowie anderer Demenzen nach verschiedenen epidemiologischen Studien** (Institut für Radiologische Diagnostik, Klinikum Großhadern, Ludwig-Maximilians-Universität München; nach Hebert u. Brayne und Ott et al. 1998).

Balken ist häufig betroffen (Abb. 5.**14**). Pathologisch finden sich osmophile Ablagerungen der Basalmembranen der zerebralen Mikrogefäße. Hieraus resultieren diffuse Marklagerischämien und lakunäre Infarkte.

Durch genetische Untersuchungen konnten mittlerweile neben dem Genort, der auf Chromosom 19 (19 p13) lokalisiert wurde, Mutationen im Notch-3-Gen nachgewiesen werden (Chabriat et al. 1995, Dichgans et al. 1998). Die Funktion des Genproduktes ist aber noch unbekannt und eine über die Sicherung der Diagnose und damit verbundene genetische Beratung hinausgehende Konsequenz lässt sich derzeit aus der genetischen Testung noch nicht ableiten.

Die Therapie erfolgt derzeit noch symptomatisch. Thrombozytenaggregationshemmer können zur Sekundärprävention weiterer Schlaganfälle verabreicht werden.

■ Prognose

Es gibt wenig gute prognostische Daten für die jeweiligen Subgruppen der VD. Global lässt sich für die Gesamtpatientengruppe mit VD sagen, dass die Lebenserwartung um ca. 50% gegenüber den nichtdementen Altersgenossen herabgesetzt ist (Bowler u. Hachinski 1998). Besser als der durchschnittliche Patient mit VD ist die Prognose für Frauen mit höherer Schulbildung und besseren Ergebnissen in den neuropsychologischen Tests. Bei sehr alten Patienten (>85 Jahre) ist die 3-Jahres-Sterblichkeit gegenüber den Nichtdementen aus dieser Altersgruppe ca. 3fach erhöht. Die 6-Jahres-Überlebensrate bei VD liegt z.T. sehr niedrig, so berichten Molsa et al. (1986) von einer Überlebensrate von nur 11,9%.

Todesursachen sind in ca. $^1/_3$ der Fälle die Komplikationen der Demenz (meist Bronchopneumonien) selbst, in einem weiteren Drittel erneute zerebrovaskuläre Ereignisse, ca. 8–10% kardiovaskuläre Erkrankungen und für die restlichen Fälle viele verschiedene Ursachen.

Das mittlere Alter zum Zeitpunkt des Todes ist 82,4 ± 7,1 Jahre und zum Todeszeitpunkt war die Krankheit seit ca. 5 Jahren bekannt (Hebert u. Brayne 1995).

Andererseits kann festgestellt werden, dass bei Behandlung der Risikofaktoren und Sekundärprävention von zerebrovaskulären Ereignissen die Prognose der VD mit geringerem Fortschreiten der Demenz wesentlich günstiger als die der AD zu sehen ist.

■ Therapie

Die Therapie der VD kann im Wesentlichen auf 6 verschiedenen Wegen erfolgen:
- Behandlung der zerebrovaskulären Grunderkrankung,
- Behandlung der vaskulären Risikofaktoren,
- Sekundärprophylaxe vaskulärer Ereignisse,
- nichtmedikamentöse Behandlung (wie z.B. soziale Hilfe, kognitives Training, Selbsthilfe- und Angehörigengruppen),
- spezifische Pharmakotherapie,
- psychiatrische und internistische Begleittherapie (Hennerici 1995, Kloß et al. 1994).

Gesichert ist insbesondere die Behandlung der vaskulären Risikofaktoren und hier des arteriellen Bluthochdrucks. Gelingt es, die Risikofaktoren unter Kontrolle zu bekommen, dann kann sowohl klinisch als auch radiologisch eine Progression der VD verhindert oder zumindest verlangsamt werden. Auch scheint die thrombozytenaggregationshemmende Sekundärprophylaxe mit z.B. Acetylsalicylsäure, Ticlopidin oder Clopidogrel einen positiven Effekt auf den Verlauf der VD zu haben.

Die verschiedenen Pharmaka mit postuliertem direkt verbesserndem Einfluss auf die kognitiven Hirnfunktionen wie Nimodipin, Pentoxifyllin, Nicergolin, Piracetam und Ginkgoextrakte usw. haben z.T. in klinischen Studien gewisse Behandlungserfolge gezeigt. Im Vordergrund sollte die Prävention weiterer Verschlechterungen durch Ausschaltung der Risikofaktoren und medikamentöse Sekundärprophylaxe, das kognitive Training und die soziale Unterstützung der Patienten stehen. Tab. 5.11 fasst die Therapie der VD zusammen.

Tabelle 5.11 Therapiemöglichkeiten der VD (nach Bowler u. Hachinski 1998, Kloß et al. 1994, Nyenhuis u. Gorelick 1998)

Brain-at-Risk-Stadium:
Behandlung der vaskulären Risikofaktoren:
- Nikotinkarenz
- sportliche Aktivität:
  KHK und Diabetes mellitus
- Diät:
  Diabetes mellitus, Hyperlipidämie, arterieller Hypertonus
- Kaliumsubstitution:
  vaskulärer protektiver Effekt (fraglich)
- Hormonersatz für postmenopausale Frauen:
  Arteriosklerose (?) und KHK
- Antihypertensiva:
  arterielle Hypertonie
- Lipidsenker:
  Hyperlipidämie
- Antikoagulanzien:
  Vorhofflimmern und Emboliequellen
- Acetylsalicylsäure:
  Primärprävention in selektierten Hochrisikopatienten

Prädemenzstadium:
- Karotisthrombendatherektomie:
  hochgradige und symptomatische Karotisstenosen
- Antikoagulanzien:
  Vorhofflimmern und Emboliequellen
- Thrombozytenaggregation:
  Sekundärprophylaxe
- Antiamyloidreagenzien:
  gegen zerebrale Amyloiddeposition (theoretisch)
- Calciumkanalblocker:
  neuroprotektiver Effekt (nicht bewiesen)

Demenzstadium:
- symptomatisch:
  Antidepressiva, Sedativa, Cholinergika, Nervenwachstumsfaktoren (theoretisch)
- sekundär präventiv:
  Antihypertensiva, Thrombozytenaggregationshemmer

Behandlung der zerebrovaskulären Grunderkrankung

Hier gelten die derzeit anerkannten Behandlungskonzepte des akuten Schlaganfalls (Hamann 1999), um eine pathophysiologisch orientierte Therapie zu erreichen. Grundsätzlich kann davon ausgegangen werden, dass eine Reduktion oder Vermeidung ischämischer Schäden in der Akutphase die Gefahr der Entwicklung einer VD postakut reduziert. Mit anderen Worten ist die beste Strategie zur Vermeidung einer VD die suffiziente initiale Hirninfarkttherapie. Trotz eines in den letzten Jahren zu beobachtenden Fortschritts, der insbesondere die frühe Thrombolysebehandlung und die forcierte Basistherapie in den sog. Stroke Units beinhaltet (Einhäupl et al. 1999, Hamann 1999), kann aber noch nicht von einer für alle Hirninfarktsubtypen und -patienten gleichermaßen befriedigenden Therapie gesprochen werden. Insbesondere das Fehlen eines wirksamen Neuroprotektivums ist derzeit ein Manko der Akuttherapie (Einhäupl 1999, Hamann 1997, Hamann 1999).

Bestimmte nicht direkt ischämische Veränderungen können ursächlich angegangen werden und damit evtl. einer sekundären VD vorgebeugt werden oder in Einzelfällen kann diese gebessert werden. Typische Beispiele hierfür sind:
- Operation (Clipping) oder Coiling (endovaskulärer Verschluss mit ablösbaren Platinschlingen) von Aneurysmen (damit Verhinderung von Nachblutungen und Reduktion der Gefahr von Hydrozephalus und Vasospasmen).
- Embolisation oder operativer Verschluss einer arteriovenösen oder Durafistel, damit Verhinderung einer venös-hypertensiven Enzephalopathie.
- Operation oder Embolisation einer arteriovenösen Malformation, damit z.B. Verhinderung eines Steal-Effekts und einer chronischen zerebralen Minderperfusion.
- Operation oder Stentversorgung einer Karotisstenose bei hämodynamischer Problematik und der seltenen chronischen Minderversorgung des Gehirns. Hier sollten die Indikationen zur Karotischirurgie beachtet werden, die auch für Patienten ohne demenzielle Entwicklung Gültigkeit haben (Hamann 1998).
- Extra-/intrakranieller Bypass in extremen Fällen der hämodynamischen Einschränkung der zerebralen Blutversorgung, z.B. bei Moya-Moya-Syndrom, beidseitigem Karotisverschluss oder ungünstiger intrakranieller Kollateralisierung über den Circulus arteriosus Willisii (s. Abb. 5.**8**).
- Antiinflammatorische und immunsuppressive Therapie einer Vaskulitis.

Behandlung der vaskulären Risikofaktoren

Die Behandlung der vaskulären Risikofaktoren hat eine wesentliche Bedeutung für die Prävention einer zerebrovaskulären Grunderkrankung und damit einen indirekten Effekt auf die Rate sekundärer VD, aber auch ein direkter Effekt mit geringer Wahrscheinlichkeit einer VD nach Risikofaktorenbehandlung ist festzustellen.

Die Hauptrisikofaktoren sind auf S. 231 erläutert. Die Behandlung erfolgt analog den derzeitig gängigen Vorstellungen der Risikofaktorenbehandlung nach Schlaganfällen (s. zur Übersicht Warlow et al. 1996). Besonders durch Blutdrucksenkung kann eine dramatische Reduktion von Schlaganfällen (bis zu 42%) erreicht werden.

Weitere wichtige Maßnahmen wären neben anderen:
- Einstellen des Rauchens,
- Diabeteskontrolle,
- Sport,
- Gewichtsreduktion,
- Salzreduktion,
- Alkoholreduktion.

Bei manifester VD scheint insbesondere eine zu starke Blutdrucksenkung nachteilig für den Patienten. Vorgeschlagen wird das Einstellen des Rauchens und die Blutdruckeinstellung auf ein Fenster des systolischen Blutdrucks von 135–150 mmHg (Meyer et al. 1986).

Auch die Senkung des LDL-Cholesterins und des Fibrinogens mittels der sog. HELP- (= heparininduzierte extrakorporale Lipidpräzipitation)Therapie scheint sich günstig auf den weiteren Verlauf einer VD auszuwirken (Walzl et al. 1994).

Sekundärprävention weiterer ischämischer Ereignisse

Das Vorkommen weiterer Schlaganfälle führt zu einer Progression einer VD oder erst zu deren Auftreten. Es empfiehlt sich also, die konsequente medikamentöse Sekundärprävention bei Patienten mit VD durchzuführen (Diener 1998).

Bei Patienten mit VD kommen vor allem Thrombozytenaggregationshemmer zur medikamentösen Sekundärprävention infrage. Eine orale Antikoagulation oder Operation einer Karotisstenose ist in Einzelfällen denkbar, aufgrund der Compliance-Problematik der Antikoagulation und der Aufklärungsproblematik eines elektiven operativen Eingriffs meist aber nicht indiziert.

Stufenschema der Sekundärprävention

- *1. Stufe*:
  Nach 1. Schlaganfall oder Diagnose der VD: Acetylsalicylsäure (ASS) oral in einer Dosis von 50–325 mg/Tag (nach Gorelick et al. 1999).
- *2. Stufe*:
  Bei ASS-Unverträglichkeit oder Versagen: Clopidogrel 75 mg/Tag oral oder ASS (25 mg) plus Dipyridamol (200 g), 2-mal/Tag, oral.
- *3. Stufe*:
  Bei Versagen oder Unverträglichkeit von sowohl Clopidogrel als auch ASS + Dipyridamol, orale Antikoagulation (s. obige Einschränkungen, Cave bei exzessiver Hypertonie und deutlicher Mikroangiopathie).

Sekundärprävention bei Vorhofflimmern. Eine Besonderheit stellt die Sekundärprävention bei Vorhofflimmern dar. Hier ist die orale Antikoagulation dem Aspirin deutlich überlegen, aber wieder gilt auch hier bei alten und dementen Patienten, dass eine orale Antikoagulation nur sinnvoll ist, wenn eine Compliance durch Angehörige oder betreuendes Personal gegeben ist, regelmäßige Gerinnungskontrollen erfolgen, keine schwere Mikroangiopathie vorliegt und der Hypertonus unter Kontrolle ist. Einen Kompromiss stellt die niedrig dosierte Antikoagulation mit Ziel-INR-Werten um 2,0 dar, hier sollten die Blutungskomplikationen noch relativ gering sein (Diener 1998, Gorelick et al. 1999).

Nichtmedikamentöse Behandlung

Hier wird auf entsprechende Therapie bei anderen Demenzformen verwiesen.

Spezifische Pharmakotherapie

Mit großem Aufwand werden bestimmte Präparate aus der Gruppe der Nootropika, Calciumkanalblocker und Xanthinderivate zur spezifischen Pharmakotherapie der VD beworben (Übersicht Tab. 5.**12**).

Die Studienlage ist z.T. unübersichtlich, die Studien nicht vergleichbar und der Effekt nur kurzzeitig nachweisbar. Deshalb kann keine generelle Empfehlung für eine spezifische Pharmakotherapie der VD mit dem Ziel der kognitiven Leistungsverbesserung gegeben werden.

Einige neuere Untersuchungen zeigen positive Effekte für folgende Substanzen:
- *Ginkgo-biloba-Extrakte* (LeBars et al. 1997): 120 mg/Tag erzeugten eine nach 6 Monaten und 1 Jahr feststellbare kognitive Verbesserung, die auch für die Umgebung der Patienten feststellbar war. Wirkmechanismus: unklar, fraglicher freier Radikalenfänger.
- *Propentofyllin* (Kittner et al. 1997): Wirksam mit kognitiver Verbesserung bei 3 ×300 mg/Tag. Unwesentlicher Effekt auf Behinderung. Wirkmechanismus: Gliazellmodulator und cAMP-Inihibitor.
- *Nicergolin* (Bes et al. 1999): 2 ×30 mg/Tag Nicergolin sollen einen leichten präventiven Effekt für weitere kognitive Verschlechterungen haben (geringe Patientenzahl und methodische Mängel der Studie schränken das Ergebnis ein).
- *Pentoxyphyllin* (European Pentoxifylline Multi-Infarct Dementia Study 1996): 400 mg/Tag Pentoxyphyllin wirkt bei Patienten mit MID vor allem auf kognitive Veränderungen.
- *Nimodipin* (Parnetti et al. 1993): 30 mg/Tag wirken bei verschiedenen Demenzformen, evtl. durch antidepressiven Effekt des Calciumantagonisten mitbedingt (De Vry et al. 1997).
- *Piracetam* (Herrmann u. Stephan 1992): 4800 mg/Tag wirkt auf AD und VD.
- *Posatirelin* (Parnetti et al. 1996): 10 mg/i.m. über 10 Wochen, guter Effekt auf Kognition, Aufmerksamkeit und Motivation, synthetisches TRH-Analogon.

In einer interessanten Arbeit stellen Stoppe et al. (1995) aus Göttingen fest, dass die Verschreibung von Nootropika weniger auf der wissenschaftlichen Rationale von Studien und Evidence-based Medicine, sondern auf der Festigung der Arzt-Patient-Beziehung basiert. Das heißt, auch bei dünnem wissenschaftlichem Fundament einer Therapie kann diese dem Patienten und seinen Angehörigen das Gefühl der Hilfe und Aufmerksamkeit vermitteln.

Neuere Studien zeigen, dass evtl. *Dihydroepiandrosteron* (ein Testosteronderivat) bei Patienten mit MID wirksam sein kann (Azuma et al. 1999).

Verschiedene in das Gerinnungssystem eingreifende Medikamente scheinen nicht nur präventiv, sondern auch therapeutisch wirksam zu sein. So konnte gezeigt werden, dass Aspirin wirksam ist (Meyer et al. 1989). Mit Sulodexid (ein Heparinoid) konnte ebenfalls eine kognitive Verbesserung mit gleichzeitiger Fibrinogensenkung erreicht werden (Parnetti et al. 1997).

Eine Studie mit *Donepezil* wurde in den USA zur Indikationserweiterung auf VD gestartet (Nyenhuis u. Gorelick 1998). Retrospektive Studienauswertungen von Acetylcholinesterasehemmern haben gezeigt, dass *Rivastigmin* bei Patienten mit vaskulären Begleitfaktoren besonders gut wirksam zu sein scheint. Studien mit *Galanthamin* bei Patienten mit gemischter Demenz sind im Gange.

Begleittherapie

Neben vielen denkbaren Aspekten der sinnvollen Therapie von Begleiterkrankungen sollen zwei häufige Probleme angesprochen werden:

Depression

Viele Patienten nach einem Schlaganfall erkranken nicht nur an der VD, sondern auch an einer Depression. Umgekehrt beginnt auch eine VD häufig mit depressiven Symptomen. Aufgrund dessen wird eine antidepressive Therapie mit Paroxetin oder Moclebemid bei Verdacht auf depressive Symptomatik empfohlen.

Tabelle 5.**12** Therapie kognitiver Symptome bei vaskulärer Demenz

Substanzgruppe	Beispiel	Tagesdosis (mg)
Nootropika	Extrakt von Ginkgo biloba	240
	Nicergolin	60
	Piracetam	2400–4800
Calciumkanalblocker	Nimodipin	90
Xanthinderivate	Pentoxifyllin	1200
	Propentofyllin	300

Herzinsuffizienz (S. 232)

Eine Behandlung der begleitenden Herzinsuffizienz mit Verbesserung der VD-Symptomatik und des Allgemeinbefindens kann sehr positiv auf den Patienten wirken. Empfohlen werden kann die niedrig dosierte Digitalisierung, die Gabe von ACE-Hemmern bei begleitender Hypertonie (RR sollte systolisch zwischen 135 und 150 mmHg liegen) und die vorsichtige Diurese (Cave Exsikkose mit sekundärer zerebraler Verschlechterung).

Literatur

Alzheimer A. Die Seelenstörung auf arteriosklerotischer Grundlage. Z Psychiatr. 1902;59:659–711

Alvarez WC. Cerebral arteriosclerosis. Geriatrics. 1946;1:189–216

American Psychiatric Association. Diagnostic and statistical manual of mental disorders. 1 st ed. Washington D.C., 1952

American Psychiatric Association. Diagnostic and statistical manual of mental disorders. 4 th ed. Washington D.C., 1994

Amar K, Wilcock G. Vascular dementia. Br Med J. 1996;312:227–31

Andreasen N, Blennow K, Sjodin C, Winblad B, Svardsudd K. Prevalence and incidence of clinically diagnosed memory impairments in a geographically defined general population in Sweden. The Pitea dementia project. Neuroepidemiology. 1999;18:144–55

Azuma T, Nagai Y, Saito T, Funauchi M, Matsubara T, Sakoda S. The effect of dehydroepiandrosterone sulfate administration to patients with multi-infarct dementia. J Neurol Sci. 1999;162:69–73

Baird AE, Warach S. Magnetic resonance imaging of acute stroke. J Cereb Blood Flow Metab. 1998;18: 583–609

Barnett HJM, Mohr JP, Stein BM, Yatsu FM eds. Stroke, Pathophysiology, Diagnosis, and Management. 3 rd ed. New York: Churchill Livingstone;1998

Bennett DA, Wilson RS, Gilley DW, Fox JH. Clinical diagnosis of Binswanger's disease. J Neurol Neurosurg Psychiatry. 1990;53:961–5

Bes A, Orgogozo J-M, Poncet M, Rancurel G, Weber M, Bertholom N, Calvez R, Stehle B and the French study group of leukoaraiosis. Eur J Neurol. 1999;6:313–22

Binswanger O. Die Abgrenzung der allgemeinen progressiven Paralyse. Berl Klin Wschr. 1894;31:1103–5

Bornstein NM, Gur AY, Treves TA et al. Do silent brain infarctions predict the development of dementia after first ischemic stroke. Stroke. 1996;27:904–5

Bots ML, Breteler MMB, van Kooten F, Haverkate F, Meijer P, Koudstaal PJ, Grobbee DE, Kluft C. Coagulation and fibrinolysis markers and risk of dementia. The Dutch vascular factors in dementia study. Haemostasis. 1998;28:216–22

Bowler JV, Eliasziw M, Steenhuis R, Munoz DG, Fry R, Merskey H, Hachinski VC. Comparative evolution of Alzheimer disease, vascular dementia, and mixed dementia. Arch Neurol. 1997;54:697–703

Bowler J, Hachinski VC. Vascular dementia. In: Ginsberg MD, Bogousslavsky J, eds. Cerebrovascular Disease, Pathophysiology, Diagnosis, and Management. Malden, Oxford, London, Edinburgh, Carlton: Blackwell Science. 1998:1126–44

Brun A, Englund E. Neuropathological brain mapping. Dement Geriatr Cogn Disord. 1997;8:123–7

Buee L, Hof PR, Delacourte A. Brain microvascular changes in Alzheimer's disease and other dementias. Ann NY Acad Sci. 1997;826:7–24

Büttner T, Schilling G, Hornig CR, Dorndorf W. Thalamusinfarkte- Klinik, neuropsychologische Befunde, Prognose. Fortschr Neurol Psychiatr. 1991;59:479–87

Chabriat H, Vahedi K, Iba-Zizen MT et al. Clinical spectrum of CADASIL: a study of 7 families. Cerebral autosomal dominant arteriopathy with subcortical infarcts and leukoencephalopathy. Lancet. 1995;346:934–9

Chapman J, Wang N, Treves TA, Korczyn AD, Bornstein NM. ACE, MTHFR, Factor V Leiden, and APOE polymorphismus in patients with vascular and Alzheimer's dementia. Stroke. 1998;29:1401–4

Choi JY, Morris JC, Hsu CY. Aging and cerebrovascular disease. Neurol Clin. 1998;16:687–711

Chui HC, Victoroff JI, Margolin D et al. Criteria for the diagnosis of ischemic vascular dementia proposed by the State of California Alzheimer's Disease Diagnostic and Treatment Centers. Neurology. 1992;42:473–80

Cruts M, Van Broeckhoven C. Molecular genetics of Alzheimer's disease. Ann Med. 1998;30: 560–5

Curb JD, Rodriguez BL, Abott RD et al. Longitudinal association of vascular and Alzheimer's dementias, diabetes, and glucose tolerance. Neurology. 1999;52:971–5

De Jong GI, Farkas CM, Stienstra CM, Plass JRM, Keijser JN, De La Torre JC, Luiten PGM. Cerebral hypoperfusion yields capillary damage in the hippocampal CA1 area that correlates with spatial memory impairment. Neurosci. 1999;91:203–10

Delay J, Brion S. Les demences tardives. Paris: Masson; 1962

De Reuck J, Leys D, De Keyser J. Is positron emission tomography useful in stroke? Acta Neurol Belg. 1997;97:168–71

De Reuck J, Decoo D, Marchau M, Santens P, Lemahieu I, Strijckmans K. Positron emission tomography in vascular dementia. J Neurol Sci. 1998;154:55–61

Desmond DW. Vascular dementia: a construct in evolution. Cerebrovasc Brain Metab Rev. 1996;8:296–325

De Vry J, Fritz J, Post RM. The management of coexisting depression in patients with dementia: potential of calcium channel antagonists. Clin Neuropharmacol. 1997;20:22–35

Dichgans M, Mayer M, Uttner I, Bruning R, Müller-Hocker J, Rungger G, Ebke M, Klockgether T, Gasser T. The phenotypic spectrum of CADASIL: clinical findings in 102 cases. Ann Neurol. 1998;44:731–9

Diener HC. Sekundärprävention des ischämischen Schlaganfalls: Thrombozytenfunktionshemmer und Heparin. Akt Neurol. 1998;25:227–33

Dilling H, Mombour W, Schmidt MH, Schulte-Markwort D, eds. Weltgesundheitsorganisation. Internationale Klassifikation psychischer Störungen. ICD-10 Kapitel V (F), Forschungskriterien. Bern: Huber; 1994

Dirnagl U, Iadecola C, Moskowitz MA. Pathobiology of ischaemic stroke: an integrated view. Trends Neurosci. 1999;22:391–7

Donnan GA, Yasaka M. Lacunes and lacunar syndromes. In: Ginsberg MD, Bogousslavsky J, eds. Cerebrovascular Disease, Pathophysiology, Diagnosis, and Management. Malden, Oxford, London, Edinburgh, Carlton: Blackwell Science. 1998:1090–1102

Einhäupl KM, Diener HC, Hacke W, Hennerici M, Ringelstein EB. Behandlung des akuten ischämischen Insultes. Dt Ärztebl. 1999, 96:A 1123–30

Erkinjuntti T, Haltia M, Palo J et al. Accuracy of the clinical diagnosis of vascular dementia: a prospective clinical and post-mortem neuropathological study. J Neurol Neurosurg Psychiatry. 1988;51:1037–44

European Pentoxifylline multi-infarct dementia study. Eur Neurol. 1996;36:315–21

Fassbender K, Mielke O, Bertsch T, Nafe B, Froschen S, Hennerici M. Homocysteine in cerebral macroangiopathy and microangiopathy. Lancet. 1999;353:1586–7

Forette F, Seux ML, Staessen JA et al. Prevention of dementia in randomised double-blind placebo-controlled systolic hypertension in europe (SYST-EUR) trial. Lancet. 1998;352:1347–51

Ghika J, Bogousslavsky J. Subcortical arteriosclerotic encephalopathy (Binswanger's disease). In: Ginsberg MD, Bogousslavsky J, eds. Cerebrovascular Disease, Pathophysiology, Diagnosis, and Management. Malden, Oxford, London, Edinburgh, Carlton: Blackwell Science. 1998:1755–71

Gorelick PB, Nyenhuis DL, Garron DC, Cochran E. Is vascular dementia really Alzheimer's disease or mixed dementia? Neuroepidemiology. 1996;15:286–90

Gorelick PB. Status of risk factors for vascular dementia. Neuroepidemiology. 1998;17:2–9

Gorelick PB, Born GVR, D'Agostino RB, Hanley DF, Moye L, Pepine CJ. Therapeutic benefit. Aspirin revisited in light of the introduction of clopidrogrel. Stroke. 1999;30:1716–21

Hachinski VC, Lassen NA, Marshall J. Multi-infarct dementia: a cause of mental deterioration in the elderly. Lancet. 1974;2:207–9

Hachinski VC. Vascular dementia: a radical redefinition. Dementia 1994;5:130–6

Hamann GF, Okada Y, Fitridge R, Del Zoppo GJ. Microvascular basal lamina disappears during cerebral ischemia and reperfusion. Stroke 1995;26: 2120–6

Hamann GF, Okada Y, Del Zoppo GJ. Hemorrhagic transformation and microvascular integrity during focal cerebral ischemia/reperfusion. J Cereb Blood Flow Metab. 1996;16:1373–8

Hamann GF. Der akute Hirninfarkt: Pathophysiologie und moderne Therapiekonzepte. Radiologe. 1997;37:843–52

Hamann GF. Therapie der extrakraniellen Karotisstenose. DMW 1998;123:1109–15

Hamann GF. Akuttherapie des Schlaganfalls. Z ärztl. Fortbild Qualsich. 1999;93:197–202

Hauw JJ, Seilhean D, Duyckaerts C. Cerebral amyloid angiopathy. In: Ginsberg MD, Bogousslavsky J, eds. Cerebrovascular Disease, Pathophysiology, Diagnosis, and Management. Malden, Oxford, London, Edinburgh, Carlton: Blackwell Science. 1998:1772–94

Haverkate F. Vascular factors in dementia. Haemostasis. 1998;28:114–228

Hebert R, Brayne C. Epidemiology of vascular dementia. Neuroepidemiology 1995;14:240–57

Hennerici M. Vascular dementia: a changing concept. Arzneim-Forsch./Drug Res. 1995;45:366–70

Henon H, Pasquier F, Durieux I, Godefroy O, Lucas C, Lebert F, Leys D. Preexisting dementia in stroke patients. Baseline frequency, associated factors, and outcome. Stroke 1997;28: 2429–36

Herrmann WM, Stephan K. Moving from the question of efficacy to the question of therapeutic relevance: an exploratory reanalysis of a controlled clinical study of 130 inpatients with dementia syndrome taking piracetam. Int Psychogeriatr. 1992;4:25 –44

Hommel M. Small artery occlusive disease. In: .Primer on Cerebrovascular Diseases. San Diego, London, Boston, New York, Sydney, Tokyo, Toronto: Academic Press;1997:303–7

Huelette C, Nochlin D, McKeel D, et al. Clinical-neuropathological findings in mulit-infarct dementia: A report of six autopsied cases. Neurology. 1997;48:668–72

Hurst RW, Bagley LJ, Galetta S et al. Dementia resulting from dural arteriovenous fistulas: the pathologic findings of venous hypertensive encephalopathy. Am J Neurorad. 1998;19:1267–73

Jen J, Cohen AH, Yue Q, Stout JT, Vinters HV, Nelson S, Baloh RW. Hereditary endotheliopathy with retinopathy, nephropathy, and stroke (HERNS). Neurology. 1997;49:1322–30

Jennekens FGI, Kater L. Neurology of the inflammatory connective tissue diseases. London, Edinburgh, Philadelphia, New York, Sydney, Toronto: Saunders; 1999:141–45

Kittner B, Rössner M, Rother M. Clinical trials in dementia with propentofylline. Ann NY Acad Sci. 1997;826:307–16

Kloß Th M, Maleßa R, Weiller C, Diener H.Ch. Vaskuläre Demenz im Wandel- eine Übersicht zur vaskulären Demenz von zurückliegenden zu neuen Konzepten. Fortschr Neurol Psychiat. 1994;62:197–219

Kukla C, Sander D, Schwarze J, Wittich I, Klingelhöfer J. Changes of circadian blood pressure patterns are associated with the occurence of lacunar infarction. Arch Neurol. 1998;55:683–8

LeBars PL, Katz MM, Berman N, Itil TM, Freedman AM, Schatzberg AF for the North American Egb Study group. A placebo-controlled, double-blind randomized trial of an extract of Ginkgo Biloba for dementia. JAMA. 1997;278:1327–32

Leys D, Pasquier F, Parnetti L. Epidemiology of vascular dementia. Haemostasis 1998;28:134–50

Libon DJ, Bogdanoff B, Bonavita J et al. Dementia associated with periventricular and deep white matter alterations: a subtype of subcortical dementia. Arch Clin Neuropsychol. 1997;12:239–50

Lindsay J, Hebert R, Rockwood K. The canadian study of health and aging: risk factors for vascular dementia. Stroke. 1997;28:526–530

Loeb C. Vascular dementia. In: Fredericks JAM. ed. Handbook of clinical neurology. Vol.2. Neurobehavorial Disorders. Amsterdam: Elsevier;1985:46:353–69

Loeb C, Gandolfo C. Diagnostic evaluation of degenerative and vascular dementia. Stroke. 1983;14:399–401

Loeb C, Meyer JS. Vascular dementia: still a debatable entity? J Neurol Sci. 1996;143:31–40

Longstreth WT, Manolio TA, Arnold A et al. Clinical correlates of white matter findings on cranial magnetic resonance imaging of 3301 elderly people. Stroke. 1996;27:1274–82

Luz C. Ultrastructural features of the blood-brain barrier in biopsy tissue from Alzheimer's disease patients. Acta Neuropathol. 1996;91:6–14

MacKay S, Ezekiel F, Di Sclafani V, et al. Alzheimer Disease and subcortical ischemic vascular dementia: evaluation by combining MR imaging segmentation and H-1 MR Spectroscopic imaging. Radiology. 1996;198:537–45

Mäntylä R, Aronen HJ, Salonen O, et al. Magnetic resonance imaging white matter hyperintensities and mechanism of ischemic stroke. Stroke. 1999;30:2053–8

Marcos A, Egido JA, Barquero M, Fernandez C, de Seijas EV. Full range of vasodilation tested by TCD in the differential diagnosis of vascular and Alzheimer types of dementia. Cerebrovasc Dis. 1997;7:14–8

Markesbery WR. Vascular dementia. In: Markesbery WR, ed. Neuropathology of dementing disorders. London: Arnold; 1998:293–311

Martinez-Lage P, Hachinski VC. Multi-infarct dementia. In: Barnett HJM, Mohr JP, Stein BM, Yatsu FM, eds. Stroke, Pathophysiology, Diagnosis, and Management. 3 rd ed. New York: Churchill Livingstone; 1998:875–94

Meyer JS, Judd BW, Tawakina T, et al. Improved cognition after control of risk factors for multi-infarct dementia. JAMA. 1986;256:2203–9

Meyer JS, Rogers RL, McClintic K, et al. Randomized clinical trial of daily aspirin therapy in multi-infarct dementia: a pilot study. J Am Geriatr Soc. 1989;253:549–55

Meyer JS, Muramatsu K, Mortel KF, Obara K, Shirai T. Prospective CT confirms differences between vascular and Alzheimer's dementia. Stroke. 1995;26:735–42

Mielke R., Pietryzk U, Jakobs A, et al. HMPAO SPECT and FDG PET in Alzheimer's disease and vascular dementia: comparison of perfusion and metabolic pattern. Eur J Nucl Med. 1994;21:1052–60

Molsa PK, Marttila RJ, Rinne UK. Survival and cause of death in Alzheimer's disease and mulit-infarkt dementia. Acta Neurol Scand. 1986;74:103–7

Moody DM, Brown WR, Challa VR, Ghazi-Birry HS, Reboussin DM. Cerebral microvascular alterations in aging, leukoaraiosis, and Alzheimer's disease. Ann NY Acad Sci. 1997;826:103–16

Moroney JT, Bagiella E, Desmond DW, Paik MC, Stern Y, Tatemichi TK. Risk factors for incident dementia after stroke, role of hypoxic and ischemic disorders. Stroke. 1996;27:1283–89

Moroney JT, Tang MX, Berglund L, Small S, Merchant C, Bell K, Stern Y, Mayeux R. Low-density lipoprotein cholesterol and the risk of dementia with stroke. JAMA. 1999; 282:254–60

Nag S. Immunhistochemical localization of extracellular matrix proteins in cerebral vessels in chronic hypertension. J Neuropath Experiment Neurol. 1996;55:381–8

Nyenhuis DL, Gorelick PB. Vascular dementia: a contemporary review of epidemiology, diagnosis, prevention, and treatment. J Am Geriatr Soc. 1998;46:1437–48

O'Connell JE, Gray CS, French JM, Robertson IH. Atrial fibrillation and cognitive function: case-control study. J Neurol Neurosurg Psychiatr. 1998;65:386–9

Olszewski J. Subcortical arteriosclerotic encephalopathy. Review of the literature on the so-called Binswanger's disease and presentation of two cases. World Neurol. 1965;3:359–75

Ott A, Breteler MM, de bruyne MC, van Harskamp F, Grobbee DA, Hofman A. Atrial fibrillation and dementia in a population-based study. The Rotterdam study. Stroke. 1997;28:316–21

Ott A, Breteler MM, van Harskamp F, Stijnen T, Hofman A. Incidence and risk of dementia. The Rotterdam study. Am J Epidemiol. 1998;147:574–80

Parnetti L, Senin U, Carosi M, Baasch H. Mental deterioration in old age: results of two multicenter clinical trials with nimodipine. The nimodipine study group. Clin Ther. 1993;15:394–406

Parnetti L, Ambrosoli L, Agliait G, et al. Posatirelin in the treatment of vascular dementia: a double-blind multicenter study vs placebo. Acta Neurol Scand. 1996;93: 456–63

Parnetti L, Mari D, Abate G, et al. Vascuar dementia italian sulodexide study (VADISS) clinical and biological results. Thromb Res. 1997, 2:225–33

Plant GT, Revesz T, Barnard RO, Harding AE, Gautier-Smith PC. Familial cerebral amyloid angiopathy with nonneuritic amyloid plaque formation. Brain. 1990;113:721–47

Pohjasvaara T, Erkinjuntti T, Vataja R, Kaste M. Dementia three months after stroke. Stroke. 1997;28:785–92

Pohjasvaara T, Erkinjuntti T, Ylikoski R, Hietanen M, Vataja R, Kaste M. Clinical determinants of poststroke dementia. Stroke. 1998;29:75–81

Reichmann WE, Coyne AC. Depressive symptoms in Alzheimer's disease and multi-infarct dementia. J Geriatr Psychiatry Neurol. 1995;8:96–9

Rockwood K, Parhad I, Hachinski VC, et al. Diagnosis of vascular dementia: consortium of Canadian centers for clinical cognitive research consensus statement. Can J Neurol Sci. 1994;21:358–64

Roman GC, Tatemichi TK, Erkinjuntii T, et al. Vascular dementia: Diagnostic driteria for research studies. Report of the NINDS-AIREN International Workshop. Neurology. 1993;43:250–68

Roman GC. From UBOs to Binswanger›s disease. Stroke. 1996;27:1269–73

Rosenberg GA. White matter disorders. In: Primer on Cerebrovascular Diseases. San Diego, London, Boston, Mew York, Sydney, Tokyo, Toronto: Academic Press; 1997:371–76

Scheibel ABMD. Alterations of the cerebral capillary bed in the senile dementia of Alzheimer. Ital J Neurol Sci. 1987;8:457–63

Schlegel S, Kretzschmar K. Stellenwert von Computertomographie und Magnetresonanztomoghraphie in der psychiatrischen Diagnostik. Nervenarzt. 1997;68–1–10

Skoog I, Nilsson L, Palmertz B, Andreasson LA, Svanborg A. A population-bade study of dementia in 85-years old. N Engl J Med. 1993;328:153–8

Skoog I. Status of risk factors for vascular dementia. Neuroepidemiology. 1998;17:2–9

Sourander P, Walinder J. Hereditary multi-infarct dementia. Lancet. 1977; I:1015

Stoll M, Treib J, Hamann G, Jost V, Argyropolu RU, Haaß A, Schimrigk K. Wertigkeit der Testmethoden der zerebrovaskulären Reservekapazität. Ultraschall in Med. 1994;15:243–47

Stoppe G, Sandholzer H, Staedt J, Kiefer J, Winter S, Kochen MM, Ruther E. Die Beeinflussung der Verschreibung von Nootropika. Ergebnisse einer repräsentativen Umfrage in Niedersachsen. DMW 1995;120: 1614–9

Sultzer DL, Levin HS, Mahler ME, et al. A comparison of psychiatric symptoms in vascular dementia and Alzheimer›s disease. Am J Psychiatry 1993;150:1806–12

Tariot PN, Agden MA, Cox C, Williams TF. Diabetes and dementia in long-term care. J AM Geriatr Soc. 1999;47:423–9

Tatemichi TK. Dementia. In: Bogousslavsky J, Caplan L, eds. Stroke Syndromes. Cambridge: Cambridge University Press;1995:169–81

Tatemichi TK, Desmond DW, Prohovnik I. Strategic infarcts in vascular dementia. Arzneim.-Forsch./Drug Res. 1995;45:371–85

Tomlinson BE, Blessed G, Roth M. Observations on the brains of demented old people. J Neurol Sci. 1970;11:205–42

Tournier-Lasserve E, Joutel A, Melki J, et al. Cerebral autosomal dominant arteriopathy with subcortical infarcts and leukoencephalopathy maps to chromosome 19q12. Nat Genet. 1993;3:256–9

Treves TA, Aronovich BD, Bornstein NM, Korczyn AD. Risk of dementia after a first-ever ischemic stroke: a 3-year longitudinal study. Cerebrovasc Dis. 1997;7:48–52

Uehara T, Tabuchi M, Mori E. Risk factors for silent cerebral infarcts in subcortical white matter and basal ganglia. Stroke. 1999;30:378–82

Van Gijn J. Leukoaraiosis and vascular dementia. Neurology 1998;51 (Suppl. 3):S3–S8

Vaucher E, Hamel E. Cholinergic basal forebrain neurons project to cortical microvessels in the rat: electron microscopic study with anterogradely transported phaseolus vulgaris leucoagglutinin and choline acetyltransferase immunocytochemistry. J Neurosci. 1995;15:7427–41

Verhey FRJ, Lodder J, Rozendaal N, Joles J. Comparison of seven sets of criteria used for the diagnosis of vascular dementia. Neuroepidemiology. 1996;15:166–72

Vidal R, Frangione B, Rostagno A, Mead S, Revesz T, Plant G, Ghiso J. A stop-codon mutation in the BRI gene associated with familial British dementia. Nature. 1999;399:776–81

Vinters HC. Cerebral amyloid angiopathy. In: Barnett, 1998

Walzl M, Walzl B., Lechner H. Results of a two-month follow-up after a single heparin-induced extracorporeal LDL precipitation in vascular dementia. J Stroke Cerebrovasc Dis. 1994;4:179–82

Warlow CP, Dennis MS, van Gijn J, Hankey GJ, Sndercock PAG, Bamford JM, Wardlaw J. Stroke – a practical guide to management. Malden, Oxford, London, Edinburgh, Carlton: Blackwell Science; 1996:554–63

Wetterling T, Kanitz R-D, Borgis K-J. Comparison of different criteria for vascular dementia. Stroke.1996;27:30–6

Widder B. Doppler- und Duplexsonographie der hirnversorgenden Arterien. 5. Aufl. Heidelberg: Springer; 1999

Yamamura T, Nakayama M, Shirabe T. Fujita M. Subcortical vascular encephalopathy in a normotensive, young adult with premature baldness and spondylitis deformans: a clinico-pathological study and review of the literature. J Neurol Sci. 1987;78:175–88

Zhang WW, MA KC, Andersen O, Sourander P, Tolleson PO, Olsson Y. The microvascular changes in cases of hereditary multi-infarct disease of the brain. Acta Neuropath. (Berl.) 1994;87:317–24

6 Frontotemporale lobäre Degenerationen

A. Kurz und K. A. Jellinger

Definition .... S. 246	**Klinik** .... S. 254
	Frontotemporale Demenz .... S. 254
Historischer Überblick .... S. 246	Progressive Aphasie .... S. 257
	Semantische Demenz .... S. 257
Neuropathologie .... S. 247	**Diagnose und Differenzialdiagnose** .... S. 258
Neurochemie .... S. 252	**Therapie und Prognose** .... S. 265
Ursachen und Risikofaktoren .... S. 252	**Verwandte Erkrankungen** .... S. 267
Epidemiologie .... S. 253	Kortikobasale Degeneration .... S. 267
	Progressive subkortikale Gliose .... S. 268
	Pallidopontonigrale Degeneration .... S. 268

Definition

Die frontotemporalen lobären Degenerationen oder frontotemporalen Demenzen sind eine Gruppe von Erkrankungen des ZNS mit uneinheitlicher genetischer Grundlage und verschiedenartigem morphologischem sowie klinischem Phänotyp. Mehrere Gemeinsamkeiten lassen es als gerechtfertigt erscheinen, sie zu einer Gruppe zusammenzufassen:

- Sie betreffen bevorzugt den Frontal- und Temporallappen mit wechselnder Beteiligung der Stammganglien und der pigmentierten Hirnstammkerne, gelegentlich auch des motorischen Vorderhornsystems.
- Sie führen zu einer Demenz, deren herausragende Merkmale Veränderungen der Persönlichkeit, des Sozialverhaltens, der Sprachproduktion und der Exekutivfunktionen sind, während Gedächtnisleistung und Orientierungsfähigkeit relativ gut erhalten bleiben.
- Der histopathologische Befund zeigt nicht das Ausmaß von senilen Plaques und Neurofibrillenveränderungen, das für die AD charakteristisch ist.

Die Pick-Krankheit ist zwar die dem Namen nach bekannteste, aber nicht die häufigste Variante dieser neurodegenerativen Prozesse. Unter den Ursachen einer Demenz nehmen die frontotemporalen Degenerationen einen der vorderen Plätze ein. Im präsenilen Alter stehen sie nach der AD sogar an zweiter Stelle. In den letzten Jahren sind die Erkenntnisse über genetische Ursachen und molekulare Mechanismen der frontotemporalen Degenerationen rasch vorangeschritten und haben einen Wandel der Klassifikation wie auch der Nomenklatur auf diesem Gebiet der neurodegenerativen Krankheiten eingeleitet.

Historischer Überblick

Vor mehr als 100 Jahren untersuchte *Arnold Pick* (1851–1924) an der Neurologischen Klinik der Karls-Universität Prag Patienten mit umgrenzten Atrophien des Stirn- und Schläfenlappens. Er wollte entgegen der Auffassung von *Carl Wernicke* den Nachweis erbringen, dass durch eine lokale Atrophie dieselben aphasischen (Pick 1892, 1901, 1994) oder apraktischen (Pick 1906) Symptomenkomplexe hervorgerufen werden können wie durch eine ebenso lokalisierte Blutung oder Erweichung. Dabei entging ihm nicht, dass zahlreiche seiner Patienten neben verwaschenen Herderscheinungen auch deutliche Zeichen einer Demenz aufwiesen. Der erste von Pick beschriebene Fall war ein 71-jähriger Mann mit einer Demenz von 3 Jahren Dauer sowie schwerer Aphasie, bei dem die Autopsie eine Atrophie des Frontal- und Temporallappens zeigte (Pick 1892).

Die erste histopathologische Arbeit über lobäre Atrophien stammt von *Erwin Stransky* (Gans 1925). Er zeigte schon 1905, dass diese Krankheitsbilder nicht durch gebietsweise besonders ausgeprägte senile Veränderungen der Hirnrinde mit zahlreichen Redlich-Plaques gekennzeichnet waren, sondern durch eine unscharf gegen die Umgebung begrenzte Schrumpfung mit Nervenzellverlust und reaktiver Gliavermehrung ohne sonstige besondere Merkmale. Damit hatte Stransky den häufigsten Typus der histologischen Veränderungen beschrieben, die den lobären Atrophien zugrunde liegen können.

Einen zweiten Typus entdeckte einige Jahre später *Alois Alzheimer* (1911). Die beiden von ihm untersuchten Fälle von umgrenztem Rindenschwund wiesen zusätzlich zu Nervenzelluntergang und Gliawucherung vielerorts blasse, aufgeblähte Nervenzellen und kugelförmige, mit Silber anfärbbare intraneuronale Einschlusskörper auf. Die histopathologischen Arbeiten von Stransky und Alzheimer ließen erkennen, dass die von Pick beschriebenen Fälle zu einer eigenständigen Gruppe von Gehirnkrankheiten gehörten, die der AD, der senilen Demenz vom Alzheimer-Typ, der arteriosklerotischen Demenz und der progressiven Paralyse zur Seite gestellt werden musste.

Von der „Pick-Atrophie" und wenig später von der „Krankheit von Pick" sprach erstmals *A. Gans* (1923). Die damaligen Erkenntnisse zusammenfassend legten *Onari u. Spatz* (1926) als morphologische Kennzeichen der lobären Atrophien eine Größenabnahme des Schläfen- oder Stirnlappens in Abwesenheit von arteriosklerotischen oder alzheimertypischen Befunden fest. Die so gekennzeichneten Krankheitsbilder bezeichneten sie als „Picksche Krankheit". Auf das Vorhandensein von geblähten Nervenzellen oder argyrophilen Einschlusskörpern nahmen sie bei ihrer Definition keine Rücksicht. Sie begründeten dies damit, dass sich das Gesamtbild durch histopathologische Besonderheiten nicht verändere. Diese Auffassung wurde in der Folge wiederholt bestätigt (Constantinidis et al. 1974, Kertesz 1998, Kertesz u. Munoz 1998, Löwenberg 1936, Malamud 1940).

Aus historischer Sicht erscheint es daher gerechtfertigt, die umschriebenen Atrophien des Stirn- und Schläfenlappens ohne Beachtung des histopathologischen Befunds als „Pick-Krankheit" zu bezeichnen (Rossor 1999). Unter diesem Blickwinkel wurde kürzlich von *Kertesz u. Munoz* der Begriff „Pick-Komplex" vorgeschlagen (Kertesz 1998, Kertesz u. Munoz 1999). Andererseits weisen neuropathologische Forschungsergebnisse darauf hin, dass die einzigen morphologischen Merkmale der frontotemporalen lobären Degenerationen, die nicht auch bei anderen Erkrankungen auftreten, die argyrophilen Einschlusskörper sind. Aus diesem Grund ziehen es zahlreiche Autoren vor, den Begriff der Pick-Krankheit nur Fällen mit diesen spezifischen intraneuronalen Inklusionen vorzubehalten (Morris et al. 1984). Dies hat jedoch zur Folge, dass die Pick-Krankheit klinisch kaum diagnostiziert werden kann.

Die Klinik der Pick-Krankheit, insbesondere die von der Lokalisation der Hirnatrophie bestimmte Variationsbreite des klinischen Erscheinungsbilde und ihr charakteristischer Verlauf, wurde von *Sterz* (1926) und *Carl Schneider* (1927, 1929) eingehend beschrieben. Während Picks ursprüngliches Interesse auf regionale atrophische Veränderungen der Hirnrinde und deren psychopathologischen Folgen gerichtet war, zeigte sich in den dreißiger Jahren, dass die degenerativen Prozesse des Stirn-und Schläfenlappens keineswegs immer auf den Kortex beschränkt bleiben, sondern auch die Stammganglien (Dewulf 1935) und die Substantia nigra (von Braunmühl 1930) in Mitleidenschaft ziehen können.

Eine weitere wichtige Beobachtung war, dass frontotemporale Degenerationen, darunter auch Fälle mit Pick-Körper-Pathologie, mit bemerkenswerter Häufigkeit familiär gehäuft auftreten (Gans 1925) Neben mehreren konkordanten Geschwisterpaaren (Grünthal 1930) wurden zwischen 1940 und 1960 auch einige große Stammbäume beschrieben (Malamud u. Waggoner 1943). Besondere Bedeutung für die Ursachenforschung gewann Jahrzehnte später eine in Irland beheimatete Familie, in der eine frontale Demenz in Verbindung mit Parkinson-Symptomen und Zeichen der motorischen Vorderhornkrankheit auftrat. In dieser Familie wurde erstmals die Kopplung einer frontotemporalen Degeneration an Chromosom 17 nachgewiesen (Wilhelmsen et al. 1994, Lynch et al. 1994).

Lange bevor die moderne genetische Forschung die Ursachen eines Teils dieser Erkrankungen aufdeckte, stießen die bei frontotemporalen Degenerationen entstehenden Demenzzustände auf ein wiedererwachendes klinisches Interesse. Diese Krankheitsbilder fanden sich bei einem erheblichen Teil namentlich jüngerer Demenzkranker und sie zeigten ein völlig anderes psychopathologisches und neuropsychologisches Profil, als man es als Ausdrucksform der AD oder einer zerebrovaskulären Krankheit kannte. Arbeitsgruppen in Lund (Schweden) und Manchester (England) verwandten große Mühe darauf, große Patientenkollektive zusammenzustellen und die klinischen Symptome sowie den Verlauf, aber auch neuroradiologische, neurophysiologische und neuropathologische Merkmale systematisch zu untersuchen (Gustafson u. Hagberg 1975, Gustafson u. Risberg 1974, Neary et al. 1986). Durch diese umfangreichen Studien entfaltete sich die schon in den frühen Fallbeschreibungen angedeutete Vielfalt des klinischen Erscheinungsbilds zu der gegenwärtig gültigen klinischen Klassifikation der frontotemporalen Degenerationen (Neary et al. 1998). Neben den Arbeiten aus Lund und Manchester liegen weitere Beschreibungen von präsenilen Demenzen vor, die aus heutiger Sicht zu den frontotemporalen lobären Degenerationen gerechnet werden können (Schaumburg u. Suzuki 1968).

Prägnante psychopathologische Syndrome
- frontotemporale Demenz
- progressive Aphasie
- semantische Demenz

Zwischen diesen Prägnanztypen gibt es allerdings Überlappungen und längsschnittliche Verschmelzungen (Kertesz et al. 1999). Das Zustandekommen der klinischen Bilder hängt vorwiegend von der Lokalisation des neurodegenerativen Prozesses ab, nicht aber von dessen histopathologischer Beschaffenheit. Ein und demselben klinischen Syndrom können verschiedenartige genetische und morphologische Substrate zugrunde liegen. Diese erstrecken sich manchmal auch auf subkortikale und spinale Gebiete, sodass zu den psychopathologischen Symptomen neurologische Defizite hinzutreten können.

Neuropathologie

Makroskopischer Befund

Die Gemeinsamkeiten des makroskopischen Befunds haben den frontotemporalen lobären Degenerationen ihren Namen gegeben. Mit unterschiedlich scharfer Begrenzung gegen die umgebenden nicht betroffenen Areale erstrecken sie sich bevorzugt auf den Frontal-und Temporallappen, selten auf den Parietallappen mit gelegentlich asymmetrischem Befall (Abb. 6.1). Der vordere Anteil des Ventrikelsystems ist häufig erweitert, nicht selten begleitet von einer massiven „walnussartigen" Vergrößerung der Hirnwindungen (Morris 1997). In wechselndem Ausmaß

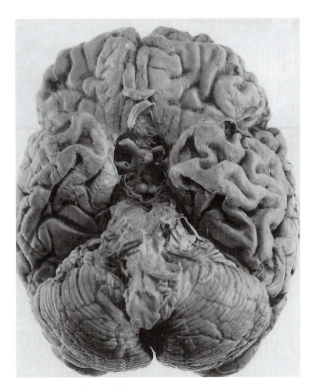

Abb. 6.1 **Pick-Krankheit:**
Massive, einseitig betonte Atrophie des Temporalpols (Ansicht von basal). 66-jährige Patientin.

Tabelle 6.1 Klinische Syndrome der frontotemporalen lobären Degeneration

Lokalisation	Syndrom
Bilateral frontotemporal	frontotemporale Demenz
Links frontotemporal	progressive Aphasie
Bilateral temporal	semantische Demenz

können die Stammganglien, vor allem das Striatum, sowie die pigmentierten Hirnstammkerne, hiervon bevorzugt die Substantia nigra, in Mitleidenschaft gezogen sein. In seltenen Fällen liegt zusätzlich ein Befall der spinalen Motoneuronen vor.

Von der Lokalisation des neurodegenerativen Prozesses hängt das klinische Erscheinungsbild ab (Mann 1998) (Tab. 6.1). Bei einem gleichzeitigen und bilateralen Befall des Frontal- und Temporallappens entsteht das Bild einer Demenz, deren Symptomprofil sich nahezu spiegelbildlich zu dem psychopathologischen Muster verhält, das typischerweise bei der AD zustande kommt.

Die *Leitsymptome* der frontotemporalen Demenz sind:
- Veränderungen der Persönlichkeit und des Sozialverhaltens,
- Antriebsminderung,
- Sprachverödung,
- Zeichen der Enthemmung,
- Stimulusabhängigkeit des Verhaltens bei vergleichsweise gut erhaltenem Gedächtnis, praktischem Geschick und Orientierungsvermögen.

Eine auf die linke Hemisphäre begrenzte Schädigung des Frontal- und Temporallappens ruft eine eigentümliche, nicht flüssige Störung des sprachlichen Ausdrucks hervor, die viele Jahre lang das klinische Bild beherrschen kann. Im Endstadium geht die *progressive Aphasie* in eine frontotemporale Demenz über. Eine völlig andersartige Sprachstörung kommt durch einen bilateralen Befall des Temporallappens zustande. Sie äußert sich in einem Verlust des Wissens über die Bedeutung von Wörtern, Gegenständen und Gesichtern. Auch die *semantische Demenz* weitet sich nach mehreren Jahren zum Symptomenkomplex der frontotemporalen Demenz aus.

Mikroskopischer Befund

Den 3 klinischen Syndromen können sehr unterschiedliche histopathologische Veränderungen zugrunde liegen. Die gegenwärtige Einteilung in *6 Haupttypen* gründet auf der Art der vorhandenen neuronalen Einschlusskörper und deren bevorzugter Lokalisation sowie auf ihren immunhistochemischen Eigenschaften im Hinblick auf Tau und Ubiquitin (Jackson u. Lowe 1996) (Tab. 6.2). Die geblähten achromatischen Nervenzellen können bei allen Formen der frontotemporalen Degeneration wie auch bei anderen neurodegenerativen Erkrankungen auftreten und eignen sich daher nicht zu deren Abgrenzung (Clark u.

Tabelle 6.2 Einteilung der histopathologischen Veränderungen bei frontotemporaler Degeneration (nach Jackson u. Lowe 1996; Trojanowski u. Dickson 2001)

Typ der Pathologie	Art der Einschlusskörper	Bevorzugte Lokalisation	Immunoreaktivität für	
			Tau	Ubiquitin
Unspezifischer Typ	keine	–	–	–
Pick-Typ	kugelförmig, groß („Pick-Körper")	Hippokampus, frontotemporaler Kortex	++	+
Kortikobasaler Typ	wie bei kortikobasaler Degeneration, unregelmäßig geformt – 4 R Tau	II. Rindenschicht, Körnerzellen des Gyrus dentatus hippocampi	+	–
Motoneurontyp	klein, schleifen- oder girlandenförmig	II. Rindenschicht, Körnerzellen des Gyrus dentatus hippocampi	–	+
FTDP-17-Typ	periodisch angeordnete phosphorylierte Neurofilamente + 3 R Tau	Hirnstammkerne, Hypothalamus und Stammganglien	±	–
Alzheimer-Typ	neurofibrilläre Bündel (3 + 4 R Tau)	Hippokampus, allenfalls Neokortex	++	+

++ sehr häufig vorhanden
+ häufig vorhanden
± inkonstant vorhanden
– nicht vorhanden

Tabelle 6.3 Mutationen im Tau-Gen und neuropathologischer Befund (nach Stanford et al. 2000; Lee et al. 2001)

Mutation	Frontotemporale Atrophie	Filamentöse Einschlüsse	Pathologischer Phänotyp	Literatur
S305S	leichtgradig	NFT	PSP-Typ	Stanford et al. (2000)
S305N	leichtgradig	CBI	CBD-Typ	D'Souza et al. Hasegawa et al. (1999)
N279K	leichtgradig	PK, CBI und NFT	PSP-Typ	Clark et al. (1998)
P301S	ausgeprägt	CBI und PK	FTDP-17- oder CBD-Typ	Bugiani et al. (1999), Sperfeld et al. (1999)
P301L	variabel	keine oder NFT+CBI	FTDP-17-/CBD/PSP-Typ	Hutton et al. (1998)
L284L	mäßig	NFT	FTDP-17-Typ	D'Souza et al. (1999)
G272V	ausgeprägt	PK, CBI und NFT	FTDP-17-Typ	Hutton et al. (1998)
E10+3	variabel	NFT	FTDP-17-/CBD-/PSP-Typ	Spillantini et al. (1998)
E10+14	mäßig bis ausgeprägt	CBI und NFT	PSP- oder FTDP-17-Typ	Hutton et al. (1998)
E10+16	mäßig bis ausgeprägt	PK und NFT	FTDP-17-/CBD-/PSP-Typ	Hutton et al. (1998)
V337M	mäßig bis ausgeprägt	NFT	FTDP-17	Poorkaj et al. (1998)
R406W	leichtgradig	NFT	PSP	Hutton et al. (1998)
E10+12	mäßig bis ausgeprägt	NFT	FTDP-17	Yasuda et al. (2000)
K257T	hochgradig	PK	Pick-Typ	Pickering-Brown et al. (2000) Rizzu et al. (1999)
delta280K	mäßig bis ausgeprägt	NFT	FTDP-17	Rizzu et al. (2000)
E342V	mäßig bis ausgeprägt	NFT	FTDP-17	Lippa et al. (2000)
G389R	hochgradig	PK	Pick-Typ	Murrell et al. (1999)
K369I	hochgradig	PK	Pick-Typ	Neumann et al. (2001)

CBD   kortikobasale Degeneration
CBI   kortikobasale Einschlüsse
E   Exon
FTDP-17 frontotemporale Demenz mit Parkinsonismus, gekoppelt an Chromosom 17
NFT   klassische und kugelförmige neurofibrilläre Bündel
PK   Pick-Körper
PSP   progressive supranukleäre Lähmung

Wilhelmsen 1998). Die morphologischen Merkmale sind durch unterschiedliche phänotypische Genexpression bedingt (Jellinger 1995, Stanford et al. 2000) (Tab. 6.3), jedoch kennt man spezifische Genloci nur für einen Teil der Syndrome (Spillantini u. Goedert 2000, Hodges u. Miller 2001).

Unspezifischer Typ

Die häufigste Form der frontotemporalen Pathologie (Constantinidis et al. 1974) besteht in einem Nervenzellverlust vor allem in den oberflächlichen Rindenschichten mit reaktiver Gliose. Besonders auffällig ist ein spongiöser Umbau der Rinde im Sinne einer Mikrovakuolisierung (Abb. 6.2). Geblähte, blasse Nervenzellen kommen gelegentlich vor, sind aber nicht typusbestimmend. Einschlusskörper – sog. Pick-Körper –, die mit Antisera gegen Tau und Ubiquitin reagieren, werden bei diesem Typ der Pathologie nicht beobachtet (Mann 1998). Häufig bestehen dystrophische Veränderungen vulnerabler präsynaptischer Endigungen. Sie sind vermutlich Ausdruck einer retrograden Degeneration, die auch die Nervenzellschwellungen erklären könnte (Zhou et al. 1998). Ähnliche Veränderungen finden sich bei der seltenen familiären progressiven subkortikalen Gliose (Neumann-Cohn-Krankheit, Neumann u. Cohn 1967). Bei einem Teil der Fälle ist die Atrophie gegen die Umgebung unscharf abgegrenzt und die reaktive Gliose leichtgradig. Der vordere Teil des Ventrikelsystems kann erweitert sein. Amygdala, Striatum, Hippocampus und Nucleus basalis Meynert sind in der Regel nicht betroffen (Brun 1987). In seltenen Fällen ist diese Form der histopathologischen Veränderungen mit den morphologischen Merkmalen der motorischen Vorderhornkrankheit verbunden. Betroffene Motoneuronen sowie Hippocampusneuronen können ubiquitinhaltige Einschlusskörper aufweisen (Minauf u. Jellinger 1969) (Abb. 6.3). Bei einem anderen Teil der Krankheitsfälle vom Typus der Mikrovakuolisierung hebt sich die Atrophie ge-

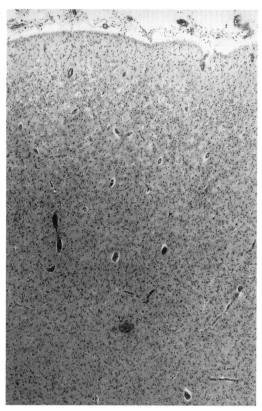

Abb. 6.2 Frontotemporale Atrophie bei 65-jähriger Frau mit motorischer Systematrophie:
Spongiöse Verödung der oberflächlichen Schichten der Frontalrinde ohne Pick-Kugeln oder -zellen, H.-E. × 25.

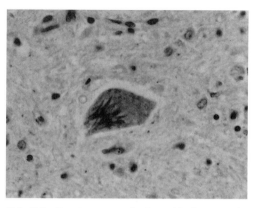

Abb. 6.3 Frontotemporale Atrophie bei 65-jähriger Frau mit motorischer Systematrophie:
Spießartige Einschlüsse im spinalen Motoneuron des Halsmarks. Ubiquitin × 250.

gen die nicht betroffenen Gebiete scharf ab und es besteht eine hochgradige astrozytäre Gliose, die auch auf das Marklager übergreift (von Braunmühl 1928). Das Striatum ist häufig stark in Mitleidenschaft gezogen, sodass der Nucleus caudatus ein konkaves Profil annimmt, wie es auch für die Huntington-Krankheit kennzeichnend ist (Brun 1987).

Pick-Typ

Ein zweiter Typus der frontotemporalen Pathologie ist gekennzeichnet durch große, kugelförmige, mit Silber anfärbbare Einschlusskörper im Perikaryon von Nervenzellen, die nahezu die Größe des Zellkerns erreichen können und ihn an den Rand drängen (Abb. 6.4). Sie finden sich in

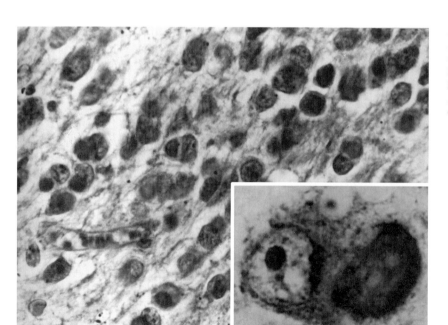

Abb. 6.4 Pick-Krankheit:
Zahlreiche Pick-Kugeln im Gyrus dentatus des Hippocampus; Bodian × 100; Inset: Pick-Kugel in Neuron, Immunhistochemie mit Anti-Tau-Antikörper AT-8, × 1200. 66-jährige Patientin.

besonders großer Zahl im Gyrus dentatus des Hippocampus und im frontotemporalen Kortex. Aus ihren immunhistochemischen Eigenschaften lässt sich schließen, dass sie normales Tau, hyperphosphoryliertes Tau und Ubiquitin enthalten (Yasuhara et al. 1995). Sie bestehen aus einem hyperphosphorylierten Tau-Dublett in Fibrillenform, das sich biochemisch von jenem der AD und anderer Tauopathien (progressive supranukleäre Lähmung, kortikobasale Degeneration u. a.) unterscheidet (Buée u. Delacourte 1999, Delacourte et al. 1996). Ultrastrukturell bestehen die Einschlusskörper aus zufällig angeordneten, teils geraden, teils auch gewundenen Fibrillen von 12–15 nm Durchmesser sowie aus paarigen helikalen Filamenten von 24 nm Durchmesser, die keine Ähnlichkeit mit den paarigen helikalen Filamenten der AD aufweisen. Die Pick-Körper wurden 1911 von Alzheimer erstmals beschrieben.

Ein weiteres histopathologisches Kennzeichen sind geblähte, taupositive kortikale Neurone. Während die „Pick-Zellen" nicht krankheitsspezifisch sind, kommen die Pick-Körper bei keiner anderen neurodegenerativen Krankheit vor (Dickson 1998; 2001). Aus diesem Grund werden sie von manchen Autoren als spezifisches histopathologisches Merkmal der Pick-Krankheit angesehen (Morris et al. 1984). Die Pick-Körper-Pathologie geht mit einem besonders hochgradigen Nervenzellverlust (Munoz-Garcia u. Ludwin 1984) und mit einer schweren Gliose einher, die sich auch auf das Marklager erstreckt und hier mit einem erheblichen Markscheidenverlust verbunden sein kann. Der spongiöse Rindenumbau betrifft sämtliche Schichten (Morris 1997) (Abb. 6.5). Die resultierende hochgradige Atrophie ist scharf begrenzt; sie betrifft den Frontallappen und erfasst meist auch den anterioren Anteil des Temporallappens. Die Zahl der cholinergen Neuronen im Nucleus basalis Meynert kann vermindert sein (Uhl et al. 1983, Munoz-Garcia u. Ludwin 1984, Mizukami u. Kosaka 1989), jedoch wurde diese Nervenzellpopulation auch unversehrt angetroffen (Tagliavini u. Pilleri 1983). Sehr häufig ist auch das striopallidonigrale System in Mitleidenschaft gezogen, was mit einer extrapyramidalen Symptomatik einhergehen kann, sowie die präzerebellaren Kerne im Hirnstamm, die häufig Pick-Körper und Pick-Neuriten enthalten (Braak u. Braak 1998), darüber hinaus verschiedene Kerne des Kleinhirns (Braak et al. 1999). Das Vorhandensein der Pick-Körper ist nicht mit Besonderheiten des klinischen Bildes, des Beginns der Symptome oder der Dauer des Verlaufs verknüpft (Gustafson 1987), sodass manchmal auch Fälle zur Pick-Krankheit gerechnet werden, die sich nur durch scharf begrenzte frontotemporale Mikrovakuolisierung, ausgeprägte Gliose und starke Marklagerveränderungen, jedoch nicht durch Pick-Körper auszeichnen (Winkelman u. Book 1944).

Kortikobasaler Typ

Diese Form der morphologischen Veränderungen ist gekennzeichnet durch Tau-immunoreaktive Einschlusskörper in Nervenzellen der zweiten Rindenschicht sowie in den Körnerzellen des Hippocampus, die von andersartiger Gestalt sind als die Pick-Körper. Sie treten in Verbindung mit einer starken Atrophie und Mikrovakuolisierung des frontotemporalen und parietalen Kortex auf. Die Substantia nigra zeigt einen Nervenzellverlust sowie basophile ubiquitinnegative intraneuronale Einschlusskörper, die Neurofibrillenbündeln ähneln. Im Frontallappen finden sich zahlreiche geblähte Neuronen, die teilweise immunpositiv für Tau sind, ferner reichlich Neuropilfäden. Der Befall von Stammganglien und Marklager ist unterschiedlich ausgeprägt. Dieser Typus der frontotemporalen Pathologie ist nicht an das Vorhandensein der klinischen Symptome der kortikobasalen Degeneration geknüpft.

Motoneurontyp

Der Motoneurontyp der frontotemporalen Pathologie ist charakterisiert durch kleine Einschlusskörper, die sich zwar wie beim kortikobasalen Typ bevorzugt in der zweiten Rindenschicht und in den Körnerzellen des Gyrus dentatus finden, aber entgegengesetzte immunhistochemische Eigenschaften aufweisen. Sie sind Tau-negativ und

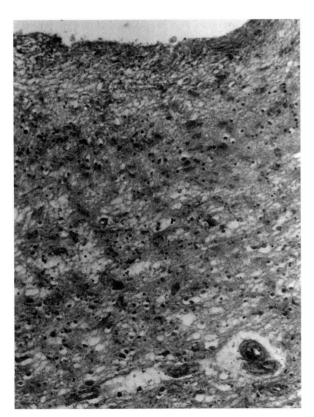

Abb. 6.5 **Pick-Krankheit:**
Spongiöse Teilverödung der Temporalrinde mit einzelnen Pick-Kugeln (schwarz). Bodian × 35. 66-jährige Patientin.

ubiquitinhaltig. Diese Einschlusskörper ähneln jenen Inklusionen, die man bei der Motoneuronkrankheit in betroffenen Vorderhornzellen antrifft. Der Motoneurontyp der frontotemporalen Pathologie muss aber nicht mit den klinischen Symptomen der Motoneuronkrankheit einhergehen. Im Frontal- und Temporallappen kommen geblähte Nervenzellen in unterschiedlicher Zahl vor, ferner atrophische Veränderungen mit Mikrovakuolisierung mit teilweise scharfer Begrenzung. Nervenzellverlust, Gliose der Stammganglien und der Substantia nigra sowie Gliose des Marklagers sind ebenfalls häufige Befunde (Jackson u. Lowe 1996).

FTDP-17-Typ

Die hereditäre frontotemporale Demenz und Parkinsonismus mit Beziehung zu Chromosom 17 (FTDP-17) ist eine autosomal dominante Erkrankung mit Beginn in der 5. Dekade mit Parkinsonismus, Persönlichkeitsveränderung, stereotypen Verhaltensweisen, Gedächtnisstörungen, Aphasie, Apraxie, Dystonie und Mutismus. Das Syndrom wird hervorgerufen durch Mutationen des Tau-Gens auf Chromosom 17q21–22. Es weist eine erhebliche klinische und morphologische Variabilität in den betroffenen Familien auf (Bird et al. 1999, Spillantini et al. 1998).

Neuropathologisch finden sich eine Atrophie der frontalen und temporalen Rinde mit Nervenzellverlust und Gliose in Stammganglien und Substantia nigra, ballonierte Neuronen und massive Tau-Ablagerungen in Neuronen und Glia. Morphologisch ähnlich, unterscheiden sie sich biochemisch von anderen Tauopathien wie kortikobasale Degeneration, progressive supranukleäre Parese und Parkinson-Krankheit, nicht aber von der AD (Buée u. Delacourte 1999). Allerdings finden sich im Unterschied zur AD keine Ablagerungen von β-Amyloid.

Histopathologisch besonders kennzeichnend sind ubiquitinpositive, jedoch taunegative intraneuronale Einschlüsse aus phosphorylierten Neurofilamenten, die eine eigentümliche gitterartige Anordnung zeigen (Sima et al. 1996).

Alzheimer-Typ

Schließlich können auch die für die AD charakteristischen Veränderungen einer frontotemporalen Demenz zugrunde liegen, also neurofibrilläre Bündel, die mit Antikörpern gegen Tau und Ubiquitin reagieren, in Verbindung mit zahlreichen neuritischen Plaques. Im Unterschied zu der Mehrzahl der Fälle von AD finden sich auch zahlreiche geblähte Nervenzellen.

■ Neurochemie

Die frontotemporalen lobären Degenerationen zeigen ein ganz andersartiges Profil neurochemischer Befunde als die AD. Auch zwischen den histopathologischen Haupttypen scheinen geringfügige Unterschiede zu bestehen. Vor dem Hintergrund der gegenwärtigen pharmakotherapeutischen Möglichkeiten ist die Frage bedeutsam, ob bei den frontotemporalen lobären Degenerationen ein cholinerges Defizit besteht, das als Ansatzpunkt für eine Substitutionstherapie dienen könnte.

Die Aktivität der Cholinacetyltransferase, ein Indikator für die präsynaptische cholinerge Transmission, liegt bei Patienten mit frontotemporaler Demenz auf dem Niveau von gesunden Kontrollpersonen (Wood et al. 1983). Auch die Zahl postsynaptischer cholinerger M1-Rezeptoren ist unverändert.

Für die Intaktheit des cholinergen Übertragungssystems spricht ferner, dass in den meisten Untersuchungen kein wesentlicher Verlust von cholinergen Nervenzellen im Meynert-Basalkern gefunden wurde. Der Noradrenalinmetabolit Homovanillinsäure ist im Liquor von Patienten mit frontotemporaler Demenz vermindert, das Dopaminstoffwechselprodukt Hydroxymethoxyphenylglycol (HMPG) im Vergleich zu Patienten mit AD dagegen erhöht (Sjögren et al. 1998). Veränderungen im serotonergen System könnten bei frontotemporalen lobären Degenerationen wegen der Beziehungen dieses Neurotransmitters zu Impulskontrolle und Aktivitätsregulation eine besondere Bedeutung haben (Swartz et al. 1997).

Ein präsynaptisches serotonerges Defizit wurde bisher nicht nachgewiesen. Die postsynaptischen 5-HT1A- und 5-HT2A-Rezeptoren sind jedoch im Frontallappen vermindert (Sparks u. Markesbery 1991). Ein Defizit serotonerger Rezeptoren im Temporallappen findet sich möglicherweise nur bei Fällen mit histopathologischen Veränderungen vom Pick-Typ (Procter et al. 1999). Bei diesen Patienten sind die AMPA- und NMDA-Rezeptoren im Frontal- und Temporallappen reduziert. Bei Fällen ohne spezifische histologische Merkmale fand sich nur eine Verminderung der AMPA-Rezeptoren (Procter et al. 1999).

■ Ursachen und Risikofaktoren

Häufigkeit von Sekundärfällen in der Familie

Studien zur Erblichkeit liegen nur zur frontotemporalen Demenz vor. Aufgrund ihrer Seltenheit wurden primär progressive Aphasie und semantische Demenz diesbezüglich nicht untersucht (Munoz 1998). Die Häufigkeit von sekundären Krankheitsfällen unter den Verwandten von Patienten mit frontotemporaler Demenz wird in mehreren Untersuchungen mit rund 50% angegeben (Neary et al. 1988, Chow et al 1999). Eine große populationsbezogene Studie in den Niederlanden kam mit 38% zu einem etwas niedrigeren Ergebnis (Stevens et al. 1998), wobei die Sekundärfälle einen durchschnittlichen Beginn der Demenz im Alter von 61 Jahren aufwiesen.

> Die Verteilung der Krankheitsfälle deutete in der Mehrzahl der Familien auf einen dominanten, nicht geschlechtsgebundenen Erbgang hin (Chow et al. 1999). Trotz der erheblichen ätiologischen Bedeutung genetischer Faktoren konnten Beziehungen der frontotemporalen Demenz zu bestimmten Genorten bisher nur in wenigen Familien nachgewiesen werden.

Beziehungen zu Chromosom 17

Zuerst gelang der Nachweis einer Kopplung an 17 q21–22 in der bereits erwähnten irischen Familie, in der bei den Betroffenen im Alter von rund 44 Jahren zunächst Zeichen der Enthemmung bemerkbar wurden. Sie weiteten sich allmählich zu einer frontalen Demenz aus und waren mit Symptomen der Parkinson-Krankheit und der amyotrophen Lateralsklerose vergesellschaftet (Lynch et al. 1994). Mittlerweile sind Kopplungen an 17 q21–22 bei über einem Dutzend Familien nachgewiesen worden (Foster et al. 1997). Klinisch zeigen die Betroffenen eine fortschreitende Demenz frontaler Prägung. Die motorischen Auffälligkeiten bestehen in der Regel in Levodopa-resistenten parkinsonähnlichen extrapyramidalen Störungen mit Bradykinese, Rigor und Haltungsunsicherheit, jedoch ohne Ruhetremor. Kortikospinale Symptome wie Muskelschwund und Faszikulationen sind in einer Minderzahl der Fälle zu beobachten. Die strukturelle Bildgebung zeigt eine frontotemporale, manchmal asymmetrische Atrophie. Die Befunde der funktionellen Bildgebung stimmen damit überein.

Kopplungen an 17 q21–22 sind jedoch nicht spezifisch für frontotemporale Demenzen. Sie wurden auch nachgewiesen für die pallidopontonigrale Degeneration (Wijker et al. 1996), die sich klinisch in früh auftretenden Parkinson-Symptomen, Dystonie und Blickapraxie äußert, und für die familiäre Multisystem-Tauopathie, gekennzeichnet durch Enthemmung, generalisierte Bradykinese, Rigidität und vertikale Blickparese (Spillantini et al. 1998).

In dem Abschnitt des Genoms 17 q21–22 liegt u. a. das Gen für das mikrotubulusassoziierte Tau-Protein. Einer international zusammengesetzten Forschergruppe gelang der Nachweis, dass Mutationen im Tau-Gen für die an Chromosom 17 gekoppelten frontotemporalen Demenzen verantwortlich sein können (Hutton et al. 1998). Inzwischen sind rund 20 krankheitsauslösende Mutationen im Tau-Gen bekannt (Nasreddine et al. 1999) (s. Tab. 6.**3**). Man nimmt an, dass diese Mutationen $1/4$ der mit Chromosom 17 assoziierten Krankheitsfälle erklären (Wilhelmsen et al. 1999). Eine populationsbezogene Studie in den Niederlanden ergab, dass bei 18% der Patienten mit frontotemporaler Demenz eine Mutation im Tau-Gen vorlag. Patienten mit positiver Familienvorgeschichte hatten sogar in 43% der Fälle Tau-Mutationen (Rizzu et al. 1999). Die seltene familiäre progressive subkortikale Gliose (Neumann-Cohn) ist ebenfalls durch eine Tau-Mutation bedingt (Goedert et al. 1999a). Auch sporadische Formen der Pick-Krankheit können durch Mutationen am Tau-Gen bedingt sein (Rizzini et al. 2000, Pickering-Brown et al. 2000, Neumann et al. 2001).

Man vermutet, dass einige der Mutationen im Tau-Gen das Bindungsverhalten des Proteins an Mikrotubuli verändern (Martin 1999, Spillantini u. Goedert 2000), während andere das Verhältnis von verschiedenen Isoformen des Proteins verschieben (Hong et al. 1998). Noch ist nicht geklärt, ob die verminderte Bindung von Tau an Mikrotubuli durch Destabilisierung dieser Transportstrukturen direkt zum Zelluntergang führt oder ob das vermehrte Vorkommen ungebundenen Tau-Proteins, das sich zu Fibrillen zusammenlagert, die Zellfunktion zum Erliegen bringt (Dumanchin et al. 1998, Hutton et al. 1998).

Beziehungen zu Chromosom 3

Eine weitere autosomal dominant vererbte präsenile Demenz mit kortikaler Atrophie, jedoch ohne charakteristische histopathologische Merkmale wurde in einem Stammbaum aus Jütland (Dänemark) beschrieben (Gydesen et al. 1987). Das klinische Erscheinungsbild ist nicht einheitlich; einige Betroffene zeigen eine frontale Demenz, andere vor allem eine Dyskalkulie, die eher auf eine parietale Beteiligung hinweist. In dieser Familie wurde eine Kopplung an Chromosom 3 S1284–3 S1603 nachgewiesen (Brown et al. 1995). In dieser Region sind bisher keine Kandidatengene für neurodegenerative Krankheiten bekannt. In dem Stammbaum fällt eine ausgeprägte Antizipation auf, die möglicherweise auf eine Trinukleotidexpansion hinweist (Ashworth et al. 1999).

Beziehungen zu Apolipoprotein E

In der Frage, ob das ε4-Allel des Gens für Apolipoprotein E auf Chromosom 19 auch ein Risikofaktor für die frontotemporale Demenz darstellt, kommt die Mehrzahl der Studien zu einem negativen Ergebnis (Schneider et al. 1995, Sjögren et al. 2000a). Während in einer relativ großen Stichprobe mit zum Teil neuropathologisch bestätigter Diagnose kein derartiger Zusammenhang nachgewiesen wurde (Pickering-Brown et al. 1995), sahen Froelich-Fabre et al. (2001) im Liquor von FTD-Patienten neben erhöhtem Tau-Protein ein ε4 Allel-Frequenz von 52% gegenüber 21% bei Kontrollen, aber keine Mutation des Tau-Gens in Familien mit frontotemporaler Demenz auf der Grundlage von nachgewiesener Tau-Mutation hat das ε4-Allel keinen Einfluss auf das Alter bei Krankheitsbeginn (Houlden et al. 1999), könnte aber mit einem rascheren Fortschreiten der Symptome einhergehen (Geschwind et al. 1998). Lediglich in einer klinisch diagnostizierten und relativ kleinen Gruppe holländischer Patienten wurde ein fünffach erhöhtes Krankheitsrisiko für frontotemporale

Demenz bei ε4-homozygoten Personen gefunden (Stevens et al. 1997).

■ Epidemiologie

Die Häufigkeit der frontotemporalen Demenz in der Bevölkerung lässt sich nur schwer ermitteln. Es ist ein seltenes Krankheitsbild, für das es bis vor kurzem keine einheitlichen Diagnosekriterien gab. Hinzu kommt, dass die frontotemporale Demenz in ihren frühen klinischen Stadien vielfach nicht als organische Hirnkrankheit erkannt, sondern mit funktionellen Störungen wie Depression, Manie, Schizophrenie oder Hysterie verwechselt wird. In fortgeschrittenen Stadien ist andererseits die Unterscheidung von anderen Demenzursachen, vor allem von der AD, oft nicht möglich.

Die diagnostischen Schwierigkeiten haben auch zur Folge, dass Patienten mit frontotemporaler Demenz erheblich seltener als Patienten mit AD zur Untersuchung an spezialisierte Zentren überwiesen werden, sodass die Diagnosehäufigkeit in derartigen Einrichtungen keinesfalls zur Schätzung der tatsächlichen Prävalenz herangezogen werden kann. Aus diesen Gründen ist die Häufigkeit der frontotemporalen Degeneration und ihr Anteil an den präsenilen Demenzursachen wahrscheinlich höher, als bisher angenommen wurde.

In epidemiologischen Studien wird die frontotemporale Demenz wegen ihrer Seltenheit nicht als gesonderte diagnostische Kategorie aufgeführt. Aus den Ergebnissen derartiger Untersuchungen in Europa und in den USA lässt sich jedoch schließen, dass zwischen 0,1 und 0,2% der Bevölkerung im Alter zwischen 40 und 64 Jahren an einer Demenz leidet (Bickel 2000). Wenn der Anteil der frontotemporalen Degenerationen an den präsenilen Demenzen bei ¼ liegt, wie von mehreren Autoren angenommen wird (Neary et al. 1988, Snowden et al. 1996, Kertesz u. Munoz 1998), so ergibt sich eine geschätzte Prävalenz von nicht mehr als 0,025–0,5% bei Personen im Risikoalter. Nach den Ergebnissen mehrerer Autopsiestudien stellen die frontotemporalen Degenerationen jedoch mit einem Anteil von 10–20% die dritthäufigste Demenzursache nach Alzheimer- und Lewy-Körper-Krankheit dar (Brun et al. 1994, Jellinger 1995, 1999).

In einer fortlaufenden Wiener Autopsiestudie an über 700 Demenzkranken betrug der Anteil der frontotemporalen Degeneration 2,7%, davon entfielen 0,7% auf die typische Pick-Krankheit (Jellinger 2001).

Selbst große Memory-Kliniken sehen nur relativ selten Patienten mit frontotemporaler Demenz. In Lille beträgt ihr Anteil an allen ambulant untersuchten Patienten nur 5% (Pasquier et al. 1999), in einer vergleichbaren schwedischen Einrichtung sind es 3,2% (Andreasen et al. 1999), am Massachusetts General Hospital 2% (Binetti et al. 2000), im Krankengut der Memory-Klinik an der Technischen Universität München liegt er bei 2,3%. Im Vergleich dazu wird in diesen Einrichtungen bei 60–70% aller Patienten eine AD diagnostiziert.

> Nach den vorliegenden Erkenntnissen tritt die frontotemporale Demenz bei keinem Geschlecht bevorzugt auf; der durchschnittliche Krankheitsbeginn liegt bei 56 Jahren (Kertesz 1998).

Noch wesentlich seltener als die frontotemporale Demenz sind die Syndrome der progressiven Aphasie und der semantischen Demenz. Man schätzt, dass auf 10 Fälle von frontotemporaler Demenz 2 Fälle von progressiver Aphasie und ein Fall von semantischer Demenz kommen (Snowden 1999).

■ Klinik

Frontotemporale Demenz

Demenzsyndrome auf der Grundlage von frontotemporalen Degenerationen sind klinisch charakterisiert durch vorherrschende Veränderungen der Persönlichkeit, des Sozialverhaltens und der Exekutivfunktionen bei relativ gut erhaltener Gedächtnisleistung und Orientierungsfähigkeit (Neary 1999). Die Symptome setzen meist in der 6. und 7. Lebensdekade ein, selten jenseits des 70. Lebensjahrs. Anfangs werden sie in der Regel sogar von den nächsten Bezugspersonen der Patienten nicht bemerkt (Gustafson 1987). Der klinische Verlauf erstreckt sich im Mittel über 8 Jahre und lässt eine Einteilung in 3 Stadien zu, die auf Carl Schneider (1927) zurückgeht:

- *Anfangsstadium*: Zu Beginn können Depressivität, Ängstlichkeit, Rührseligkeit, Interessensverlust oder Hypochondrie das klinische Erscheinungsbild bestimmen, sodass die Verwechslung mit einer affektiven Störung nahe liegt. Allerdings sind die Affekte eigentümlich oberflächlich. Im weiteren Verlauf rücken aber Veränderungen von Persönlichkeit, Sozialverhalten und Sprache zunehmend in den Vordergrund. Bei manchen Patienten ist das klinische Frühstadium auch durch Unruhe, Überaktivität, läppisches Verhalten, Kritiklosigkeit und Rededrang gekennzeichnet und ähnelt daher einer Manie oder Hypomanie. Schon in diesem Stadium wirken die Patienten aber interesselos, stumpf und gleichgültig. Aufmerksamkeit und Interesse sind vermindert, was den Eindruck der Vergesslichkeit erwecken kann. Schon in diesem Stadium fehlt den Kranken jede Einsicht in die eigenen Defizite und Verhaltensänderungen.
- *Mittleres Stadium*: Im mittleren Stadium schreitet der intellektuelle Abbau fort. Die feinere Kombinations- und Urteilsfähigkeit geht verloren, während Gedächtnis, Orientierungsvermögen und praktisches Geschick weitgehend unversehrt bleiben, sodass die Patienten

einfache und routinemäßige Tätigkeiten noch ausführen können. Die kognitiven Beeinträchtigungen betreffen vor allem die Steuerung des Verhaltens, die Ausrichtung und Aufrechterhaltung der Aufmerksamkeit sowie die Anwendung von wirksamen Strategien bei der Lösung von Problemen (Neary et al. 1988). Zusätzlich tritt eine weitere Verminderung des Antriebs und der Motivierbarkeit ein. Die Patienten zeigen eine völlige Gleichgültigkeit gegenüber ihrer äußeren Erscheinung und der persönlichen Hygiene sowie einen fortschreitender Verlust der Wandlungsfähigkeit, der Vielfalt des sprachlichen Ausdrucks und des Verhaltensrepertoires (Gustafson 1987). Die spontanen sprachlichen Äußerungen werden immer spärlicher, oft engen sie sich auf stehende Redensarten ein, die ständig wiederholt werden. Manchmal stellt sich auch eine Maßlosigkeit beim Essen, Trinken und Rauchen ein. Sinnestäuschungen und Wahngedanken sind selten.

- *Fortgeschrittenes Stadium*: Im fortgeschrittenen Stadium werden die Patienten selbst zu den einfachsten Tätigkeiten unfähig. Sie müssen gefüttert werden, können kaum noch gehen oder werden sogar bettlägerig. Die Sprachverödung schreitet meist zum völligen Mutismus fort. Eigentümlich ist, dass die Aufmerksamkeit gegenüber der Umgebung und eine basale Anregbarkeit bis zum Ende erhalten bleiben.

Dieser idealtypischen Stadienabfolge überlagert sich eine von der Lokalisation des degenerativen Prozesses abhängige Heterogenität des klinischen Bilds, die ebenfalls schon Carl Schneider (1929) beschrieben hat. Ein Teil der Patienten zeigt vor allem Symptome der Überaktivität, Unruhe und Enthemmung. Die strukturelle Bildgebung kann in diesen Fällen eine orbitobasale Atrophie nachweisen. Bei anderen Patienten stehen Störungen des Antriebs im Vordergrund. Sie werden mit einer dorsolateral-frontalen Schädigung in Verbindung gebracht.

Eine dritte klinische Variante ist durch Stereotypien und ritualisierte Verhaltensweisen geprägt. Man erklärt diese Symptome mit einer starken Beteiligung subkortikaler Strukturen, die sich auch in einem frühen Auftreten von extrapyramidalen Symptomen äußert.

Kognitive Störungen

Auch das kognitive Profil der frontotemporalen Demenz ist nicht einheitlich, weil der neurodegenerative Prozess den Frontal- und Temporallappen asymmetrisch befallen kann. Auffälligstes Merkmal ist die Störung der Exekutivfunktionen. Sie tritt bei Aufgaben hervor, die Abstrahieren, Planen, Problemlösen oder Organisieren erfordern (Neary 1999). Dazu gehören das Generieren von Wortfamilien, das Sortieren von Gegenständen nach vorgegebenen Regeln oder das Herausfinden aus einem Labyrinth (Elfgren 1993), aber auch die Kontrolle des eigenen Verhaltens. Die Patienten übersehen ihre eigenen Fehler und bemühen sich nicht um eine Korrektur. Auf Standardtests kann die Intelligenzleistung zunächst durchschnittlich sein; später fällt sie allerdings ab (Pasqier 1999). Kognitive Dysfunktionen können bei bestimmten familiären Formen der Demenz bereits Jahrzehnte vorausgehen (Geschwind et al. 2001).

Im Vergleich zu den exekutiven Fähigkeiten sind „Werkzeugfunktionen" wie Gedächtnis, Objekterkennen, zeitliche und örtliche Orientierung, Praxie sowie Visuokonstruktion gut erhalten (Gustafson 1987). Bei verbalen Gedächtnistests schneiden die Patienten zwar schlechter ab als gesunde Kontrollpersonen, jedoch wesentlich besser als Patienten mit AD. Die Minderleistung ist nicht durch eine Unfähigkeit begründet, neue Information zu speichern, sondern durch Unaufmerksamkeit und durch die Schwierigkeit, geeignete Suchstrategien anzuwenden.

Die Patienten zeigen eine Neigung zur Perseveration sowohl bei sprachlichen als auch bei motorischen Aufgaben. Sie wird erkennbar beim Nachzeichnen von geometrischen Figuren, beim Wortflüssigkeitstest, bei Benennensaufgaben, aber auch beim Nachahmen von Einzelbewegungen oder Bewegungsfolgen. Die Patienten haben Schwierigkeiten, sich bei wechselnden Anforderungen umzustellen, sodass es zu einer Interferenz der vorhergehenden mit der nachfolgenden Aufgabe kommt.

Die Sprache ist in mehrfacher Hinsicht auffällig. Im klinischen Frühstadium kann zunächst ein Rededrang bestehen. Danach allerdings werden die spontanen Äußerungen der Patienten spärlicher und einförmiger. Sie können zu einer begrenzten Zahl von ständig wiederholten Kommentaren und stehenden Redefloskeln schrumpfen, die sehr oft nicht zu der jeweiligen Situation passen. Im mittleren Stadium ist die Sprache ganz durch Perseverationen und Echolalien geprägt. Die verbleibenden Äußerungen werden aber mühelos vorgetragen und das Sprachverständnis ist erhalten (Elfgren et al. 1993). Fehler beim Lesen und Schreiben sind in erster Linie Ausdruck von mangelhafter Aufmerksamkeit und Selbstkontrolle. Im Spätstadium kommt es fast immer zu einem Mutismus. Automatisierte sprachliche Elemente wie Reime oder Lieder können jedoch durch Vorsagen oder Vorsingen noch abrufbar sein. Bei der Untersuchung im Längsschnitt sinken die sprachlichen Leistungen bei Patienten mit frontotemporaler Demenz rascher ab als bei Patienten mit AD (Binetti et al. 2000).

Nichtkognitive Symptome

Mit Ausnahme von psychotischen Phänomenen treten nichtkognitive Symptome bei Demenzen auf der Grundlage frontotemporaler Degenerationen noch häufiger auf als bei der AD (Hirono et al. 1999, Swartz et al. 1997). Im frühen klinischen Stadium wird bei den meisten Patienten ein Verlust von Interesse, Antrieb und Initiative bemerkbar. Den Bezugspersonen fallen besonders Gleichgültigkeit und inadäquate soziale Verhaltensweisen auf (Barber et al. 1995). Bei einem Teil der Patienten stehen im Frühstadium Enthemmung, flache Euphorie, Reizbarkeit, Aggressivität oder motorische Unruhe im Vordergrund. Durch die Vernachlässigung persönlicher Verantwortungsbereiche kommt es zu Fehlleistungen in Beruf und Familie. Die Normen des sozialen Verhaltens verlieren ihren Einfluss, sodass die Patienten die Gebote der Höflichkeit, der Rücksichtnahme und des Schamgefühls verletzen. Auf diese Weise kann es zu sexueller Distanzlosigkeit, Kaufhausdiebstählen und gefährlichem Verhalten im Straßenverkehr kommen.

Ähnlich wie der sprachliche Ausdruck nimmt auch das Verhalten der Patienten zunehmend stereotype Züge an und wird immer mehr geprägt durch feststehende tägliche Routinen. Die Einnahme von Mahlzeiten, das Verschließen der Wohnung, der Spaziergang oder sogar der gesamte Tagesablauf erfolgt in eingefahrenen Bahnen, aus denen sich die Patienten nur mit Unmut und Verärgerung auslenken lassen.

Ein weiteres charakteristisches Merkmale der frontotemporalen Demenz ist die zunehmende Abhängigkeit des Verhaltens von äußeren Stimuli. Sie äußert sich besonders einprägsam in den Phänomenen der Imitation und Utilisation. Als Imitation bezeichnet man es, wenn Bewegungen anderer Personen als Aufforderung verstanden werden, sie nachzuahmen. Utilisation liegt vor, wenn der Anblick eines Gegenstandes den Impuls auslöst, ihn zu benützen (Lhermitte 1986, Lhermitte et al. 1986). Diese beiden Verhaltensweisen kommen isoliert oder in Kombination bei nahezu allen Patienten mit frontalen Hirnschädigungen vor, wobei die Imitation in der Regel vor der Utilisation auftritt. Die Stimulusabhängigkeit des Verhaltens kann sich natürlich auch auf essbare Gegenstände erstrecken. Nicht selten nehmen die Patienten innerhalb von wenigen Wochen erheblich an Gewicht zu. Stimulusabhängigkeit und Hyperoralität werden manchmal als partielles Klüver-Bucy-Syndrom interpretiert (Cummings u. Duchen 1981), das in vollständiger Form bei Primaten nach Abtragung beider Temporallappen zustande kommt (Klüver u. Bucy 1939). Die Libido lässt bei den meisten Patienten nach, selten nimmt das sexuelle Verlangen zu.

Affektiv wirken die Patienten typischerweise flach und unbeteiligt; auch die Mimik verliert an Lebendigkeit, was den Eindruck der Unbeteiligtheit und des Desinteresses noch verstärkt. Einfühlungsvermögen, Kontaktbedürfnis und Anteilnahme gegenüber anderen Personen gehen völlig verloren. Aggressive Verhaltensweisen sind aber selten (Gustafson 1993). Über die längsschnittliche Entwicklung von nichtkognitiven Störungen bei frontotemporaler Demenz ist bisher noch sehr wenig bekannt (Gregory 1999).

Körperliche Symptome

Relativ früh können Primitivreflexe wie Schnauz-, Greif- und Palmomentalreflex auftreten. Generalisierte Krampfanfälle sind selten. Rigidität, Tremor und Akinesie sind späte Symptome; Myoklonien sind fast nie zu beobachten (Gustafson 1987).

Alltagsbewältigung und Probleme der Bezugspersonen

Die grundlegenden Alltagsaktivitäten sind bei der frontotemporalen Demenz lange Zeit erhalten. Man findet zwar Einschränkungen bei komplizierten Aufgabenstellungen, jedoch in einem weit geringerem Maße, als man sie bei Alzheimer-Patienten vergleichbaren Schweregrades erwarten würde (Frisoni et al. 1995). Wenn sie mit den Instrumenten beurteilt wird, die man bei der AD einsetzt, sinkt die Alltagskompetenz bei Patienten mit FTD nur sehr langsam ab (Pasquier et al. 1999). Vor allem die einfachen und gleich bleibenden Abläufe des Alltags sind gegenüber dem kognitiven Abbau bemerkenswert resistent. Selbst im fortgeschrittenen Stadium können die Patienten selbstständig Mahlzeiten einnehmen und sich ankleiden. Stellt man die Alltagskompetenz von Patienten mit frontotemporaler Demenz aber im Längsschnitt jener von Alzheimer-Patienten gegenüber, sinkt sie noch rascher ab als in der Vergleichsgruppe (Binetti et al. 2000). Über die Häufigkeit des Eintretens von institutioneller Pflege gibt es nur wenige Erkenntnisse. In einer katamnestischen Studie aus Lille wurden 31 % der Patienten, die bei der Erstuntersuchung nur eine leichtgradige Demenz aufwiesen (mittlerer MMSE 21,7 Punkte), während des 2-jährigen Nachuntersuchungsintervalls in Heime oder Kliniken aufgenommen. Dieser Anteil ist erheblich höher als bei Alzheimer-Patienten mit einem vergleichbaren Schweregrad der Demenz. Für die Bezugspersonen stellen die pseudopsychopathischen Verhaltensweisen der Patienten die größte Belastung dar. Mögliche Konsequenzen sind Scheidung, finanzielle Probleme oder sogar Suizid von Familienangehörigen.

Frontotemporale Demenz mit Motoneuronkrankheit

Die erste Beobachtung eines kombinierten Auftretens von Pick-Krankheit und amyotropher Lateralsklerose stammt von Adolf von Braunmühl (1931). In der Folgezeit wurde mehrere ähnliche Fälle beschrieben, unter anderem von Poppe u. Tennstedt (1963) und Myrianthopoulos (1962). Die Symptome setzen im Präsenium ein, meist vor dem 60. Lebensjahr; der Krankheitsverlauf ist sehr rasch und führt innerhalb von 2–3 Jahren zum Tod (Morita et al. 1987). Am Beginn stehen Persönlichkeitsveränderungen; die Patienten entwickeln das typische Bild einer frontotemporalen Demenz (FD) einschließlich einer Verminderung der Sprachproduktion (Mitsuyama 1993). Durchschnittlich nach einem Jahr werden aber die typischen klinischen Merkmale der Motoneuronkrankheit erkennbar mit ausgedehnten Faszikulationen, Muskelschwäche, Muskelatrophie und Bulbärparalyse (Talbot et al. 1995). Letztere ist auch die häufigste Todesursache (Mitsuyama 1993). Bei der neuropsychologischen Untersuchung zeigen die Patienten die auffälligsten Schwächen bei Aufgaben, die Exekutivfunktionen betreffen. Darüber hinaus besteht eine Verlangsamung bei allen willkürlichen intellektuellen Vorgängen und eine reduzierte Aufmerksamkeit (Lopez et al. 1994). Neurophysiologische Untersuchungen weisen ausgeprägte Denervierungszeichen nach. Das EEG ist in der Regel normal. Extrapyramidale Zeichen wie Rigidität, Tremor oder Myoklonie sind selten (Mitsuyama 1993). Die strukturelle Bildgebung zeigt eine diffuse Atrophie mit frontotemporaler Akzentuierung (Morita et al. 1987). In der funktionellen Bildgebung wird eine verminderte Perfusion oder Stoffwechselaktivität in beiden anterioren Hemisphären erkennbar (Talbot et al. 1995).

Progressive Aphasie

Die progressive Aphasie ist ein histopathologisch uneinheitliches klinisches Syndrom, bei dem über viele Jahre eine isolierte Sprachstörung von nicht-flüssiger Form vorliegt, während andere kognitive Funktionen und die Alltagskompetenz nicht eingeschränkt sind. Nach mehreren Jahren treten jedoch nach und nach Persönlichkeitsveränderungen und Verhaltensstörungen auf, die schließlich in eine frontotemporale Demenz münden. Das Syndrom wurde erstmals von Marcel Mesulam (1982) als Ausdruck eines fokalen degenerativen Prozesses im linken Temporallappen beschrieben. Die Patienten litten an langsam fortschreitenden Sprachstörungen, wiesen aber keine zusätzlichen Anzeichen für eine Demenz auf. Urteilsvermögen, optisch-räumliche Fähigkeiten und Gedächtnis waren normal oder sogar überdurchschnittlich. Die Patienten konnten ihre gewohnten Alltagsaufgaben erfüllen und verhielten sich sozial adäquat. Sie waren in der Lage, ihre Sprachdefizite zum Teil auszugleichen und nahmen ihre Einschränkungen deutlich wahr. Erst im Endstadium, mehr als 10 Jahre nach dem Einsetzen der ersten Krankheitszeichen, wurden Veränderungen in anderen kognitiven Bereichen sowie im Verhalten deutlich. In der Folge wurden zahlreiche weitere Patienten mit isolierten und progredienten Sprachstörungen klinisch und neuropathologisch beschrieben (Kirshner et al. 1987). Morphologisch liegt der Mehrzahl der Fälle ein Nervenzellverlust und eine Gliose ohne spezifische histopathologische Merkmale zugrunde (Neary et al. 1993, Turner et al. 1996), sodass das Syndrom als topographische Variante dieses neurodegenerativen Prozesses gelten kann (Snowden et al. 1992). Andererseits wurden bei einigen Patienten mit demselben klinischen Bild Pick-Körper und Pick-Zellen beschrieben (Graff-Radford et al. 1990), wieder andere zeigten die histopathologischen Merkmale der AD (Turner et al. 1996).

Kognitive Störungen

Der kognitive Befund ist gekennzeichnet durch eine schleichend einsetzende und allmählich fortschreitende Störung der expressiven Sprache, die sich in einer erschwerten Sprachproduktion, in phonologischen und grammatikalischen Fehlern sowie in Wortfindungsstörungen äußert und am Ende in einen vollständigen Mutismus übergeht (Weintraub et al. 1990). Die Sprachstörung ist von nichtflüssiger Art mit zögernder, stockender, telegrammartiger Ausdrucksweise sowie mit Auslassung oder inkorrektem Gebrauch von Propositionen oder anderen Füllwörtern und wiederholten Versuchen, ein Wort korrekt zu artikulieren (Snowden et al. 1992).

Ähnliche Schwierigkeiten haben die Patienten auch beim Lesen und Schreiben. Die Wortflüssigkeit ist vermindert (Kertesz et al. 1994). In auffallendem Gegensatz zu den ausgeprägten Störungen des sprachlichen Ausdrucks bleibt das Sprachverständnis erhalten. Bei einem Teil der Patienten ist die Sprachstörung durch Stottern und Artikulationsstörungen gekennzeichnet, die besonders bei Konsonanten auffällt und als „*Sprechapraxie*" bezeichnet wird (Tyrell et al. 1990).

Andere kognitive Bereiche zeigen zunächst keine Einschränkungen, insbesondere bleibt die Gedächtnisleistung lange erhalten. Auch haben die Patienten keine Schwierigkeiten, Gegenstände oder Gesichter zu erkennen. Sie können manuelle Arbeiten mit der gewohnten Effizienz ausführen, finden sich örtlich zurecht und sind in der Lage, trotz der erheblich eingeschränkten Kommunikationsfähigkeit Alltagsaktivitäten viele Jahre lang auszuführen (Snowden et al. 1992). Bei vielen Patienten lassen sich bei sorgfältige Untersuchung apraktische Störungen nachweisen (Leiguarda u. Starkstein 1998). Die Patienten sind sich ihrer Einschränkungen und der Behinderung, die sie dadurch erleiden, über weite Strecken des klinischen Verlaufs bewusst.

Nichtkognitive Symptome

Aufgrund der erhaltenen Krankheitseinsicht fühlen sich die Patienten durch ihre Verständigungsprobleme beschämt und verunsichert. Um peinlichen Bloßstellungen aus dem Weg zu gehen, vermeiden sie es oft, zu sprechen oder ziehen sich zurück. Persönlichkeit und Sozialverhalten bleiben lange Zeit erhalten. Als frühes Anzeichen von nichtkognitiven Symptomen kann sich eine gewisse Reizbarkeit einstellen. Mit zunehmender Krankheitsdauer treten Verhaltensänderungen auf, die einer frontotemporalen Demenz ähneln (Snowden et al. 1992). Die Krankheitseinsicht geht dann allmählich verloren.

Körperliche Symptome

Im Unterschied zur frontotemporalen Demenz kommt es bei der progressiven Aphasie in der Regel nicht zur Inkontinenz. Auch andere neurologische Symptome fehlen meist gänzlich. Im mittleren klinischen Stadium können asymmetrische Akinese oder Rigor auftreten.

Semantische Demenz

Das Syndrom der semantischen Demenz ist gekennzeichnet durch eine schwere Störung des Benennens und des Wortverständnisses bei flüssiger, müheloser und phonologisch sowie grammatikalisch und syntaktisch korrekter Sprachproduktion. Darüber hinaus bestehen Schwierigkeiten, wahrgenommene Objekte zu deuten. Gedächtnis, Intelligenz räumliche Leistungen sowie Benennung von Farben (Robinson u. Cipolletti 2001) sind im Wesentlichen erhalten. Im fortgeschrittenen Stadium entwickeln die Patienten zusätzlich die Symptome einer frontotemporalen Demenz (Hodges et al. 1998).

Die erste Erwähnung dieser Symptomkonstellation findet sich bei Carl Schneider (1927). Morphologisch besteht eine bilaterale Atrophie des vorderen Temporallappens mit besonders ausgeprägtem Befall der Gyri temporales inferior et medius. Histopathologisch finden sich Nervenzellverlust, Gliose und Vakuolisierung ohne spezifische Merkmale; nur bei einzelnen Patienten werden ballonierte Zellen und Pick-Körper beobachtet (Snowden 1999).

Kognitive Störungen

Häufig stellen sich die Patienten wegen Schwierigkeiten mit der Bedeutung von Wörtern beim Arzt vor. Sie schildern Probleme, Gegenstände zu benennen und die Bedeutung von Wörtern zu erfassen, die sie hören oder lesen. Typischerweise fragen sie in Unterhaltungen mit zunehmender Häufigkeit nach, was den Eindruck der Schwerhörigkeit oder der Vergesslichkeit erwecken kann. Schon Carl Schneider (1927) fiel auf, dass die semantische Störung sowohl von den Patienten als auch von ihren Bezugspersonen oft als Gedächtnisproblem gedeutet wird. Die Sprachproduktion ist flüssig, mühelos, grammatikalisch korrekt und weist keine phonologischen Mängel auf. Beim Lesen und Schreiben zeigt sich eine Neigung, weniger vertraute Wörter durch geläufige zu ersetzen, wodurch es zu Sinnentstellungen kommt. Im Verlauf schränkt sich der Wortschatz immer weiter ein und der Mitteilungsgehalt der Sprache sinkt (Snowden 1999). Die Patienten neigen zur stereotypen Verwendung von Wörtern oder Sätzen; im späten Stadium treten Echolalie und nicht selten völliger Mutismus auf. Das semantische Defizit bezieht sich nicht nur auf verbales Material. Die Patienten haben auch Schwierigkeiten, Gegenstände, Gesichter, Geschmacksnuancen, Gerüche und Klänge zu erkennen. Die primären sensorischen Fähigkeiten sind jedoch völlig erhalten. Aus diesem Grund können die Patienten geometrische Figuren ohne weiteres nachzeichnen, obwohl sie nicht erkennen, was sie zeichnen (Snowden 1999). Die Erinnerung an die Ereignisse der zurückliegenden Tage ist erhalten. Auch haben die Patienten keine Schwierigkeiten, Termine einzuhalten, selbst wenn diese Wochen zuvor vereinbart worden sind.

Wegen ihrer semantischen Probleme schneiden sie bei verbalen Gedächtnistests u. U. unterdurchschnittlich ab. Dagegen ist die Leistung bei nichtverbalen Gedächtnistests normal. Die topographische Orientierung ist erhalten, die Patienten können beispielsweise problemlos weite Strecken mit dem Auto fahren. Sie bewältigen ihren Alltag und können ihre Aufmerksamkeit über lange Zeit auf eine Aufgabe konzentrieren. In klassischen Frontallappentests sind die Patienten durch ihre semantischen Defizite eingeschränkt. Auf nichtverbalen Intelligenztests kann die Leistung im Normalbereich liegen.

Nichtkognitive Symptome

Die semantische Demenz führt langfristig zu ähnlichen Verhaltensänderungen, wie sie auch bei der frontotemporalen Demenz auftreten, nur sind sie in der Regel leichtgradiger und haben keine so schwerwiegenden Auswirkungen auf die sozialen Beziehungen. Bezüglich dieses Teils der Symptome fehlt den Patienten die Krankheitseinsicht. Besonders auffällig ist eine zunehmende Inflexibilität des Verhaltens. Die Patienten fangen an, bestimmte Routinen einzuhalten, und vernachlässigen darüber andere Aufgaben. Häufig ist davon das Essverhalten betroffen. Das Verhalten der Patienten kann wie eine Zwangsstörung imponieren, jedoch werden die Routinen nicht als störend oder übermäßig dominierend bewertet. Manche Patienten entwickeln eine übertriebene Sparsamkeit, die sich darin äußern kann, dass sie ständig das Licht ausschalten, die Heizung abdrehen oder sich nicht mehr waschen. In ihren sozialen Beziehungen werden die Patienten zunehmend selbstzentriert und lassen Rücksicht auf andere, Anteilnahme und Einfühlungsvermögen vermissen. (Hodges 1998).

Körperliche Symptome

Die neurologische Untersuchung ergibt keine auffälligen Befunde. Akinesie und Rigor treten erst in späten Stadien des Verlaufs auf.

■ Diagnose und Differenzialdiagnose

Die Vielgestaltigkeit der klinischen Syndrome, in denen sich die frontotemporalen Degenerationen äußern, und ihre Nähe zu nichtorganischen psychischen Störungen besonders in den Frühstadien macht die Diagnose schwierig (Pasquier et al. 1999). Erst vor kurzem sind auf einer Abstimmungskonferenz der Arbeitsgruppen aus Lund und Manchester, die seit vielen Jahren auf dem Gebiet der frontotemporalen lobären Atrophien klinische und neuropathologische Erfahrungen gesammelt haben, Diagnosekriterien erarbeitet worden (Neary et al. 1998). Sie können gegenwärtig als internationaler Maßstab für Forschungszwecke gelten.

Informationsquellen der Diagnose

Die *objektive Anamnese* hat als Informationsquelle für den diagnostischen Entscheidungsweg bei frontal lokalisierten hirnorganischen Erkrankungen einen besonders hohen Stellenwert.

> Im Vordergrund des klinischen Bilds stehen nicht Leistungseinschränkungen, die sich mit Tests erfassen lassen, sondern Veränderungen von Persönlichkeit und Sozialverhalten.

Bei einer leichtgradigen Ausprägung treten sie im Rahmen einer ärztlichen Untersuchung oft nicht zutage, werden aber von den Bezugspersonen des Patienten vor dem Hintergrund der vertrauten prämorbiden Charaktereigenschaften, der Ausbildung und des sozialen Niveaus deutlich wahrgenommen. Darüber hinaus haben die Betroffenen selbst oft keinerlei Krankheitseinsicht, schätzen ihre Fähigkeit zur Alltagsbewältigung völlig wirklichkeitsfremd ein und sind sich in der Regel nicht darüber im Klaren, welche Belastungen sie ihren Bezugspersonen auferlegen.

Da die kognitiven Einschränkungen meist leichtgradig sind, hat die ausführliche neuropsychologische Untersuchung einen noch höheren Stellenwert zur Erfassung des kognitiven Leistungsprofils als bei der AD. Hinzu kommt, dass die üblichen klinischen Kurztests, mit denen viele Ärzte vertraut sind, auf die Erkennung der häufigsten Demenzformen abgestimmt wurden und sich kaum dazu eignen, die besonders kennzeichnenden Störungen der Exekutivfunktionen bei Patienten mit Frontalhirnerkrankungen abzubilden.

Der Einsatz *bildgebender Diagnostik*, wegen der überlegenen Sensitivität vor allem die funktionellen Verfahren, sind zum Nachweis der frontotemporalen Lokalisation der neurodegenerativen Prozesse ebenfalls sehr hilfreich.

Spezifische *Labortests* gibt es gegenwärtig noch nicht.

Diagnostische Kriterien

Einige klinische Merkmale und Ausschlussbedingungen sind den verschiedenen Syndromen der frontotemporalen Degenerationen gemeinsam (Tab. 6.4). Die klinischen Symptome setzen in der Regel vor dem 65. Lebensjahr ein. Bei rund der Hälfte aller Patienten finden sich in der Familienvorgeschichte vergleichbare Erkrankungen unter den Verwandten 1. Grades. Der Krankheitsbeginn steht nicht im Zusammenhang mit zerebrovaskulären Störungen oder Schädel-Hirn-Traumata. Im Unterschied zur AD, der wichtigsten Differenzialdiagnose, stehen Gedächtnisstörungen in frühen Verlaufsstadien nicht im Vordergrund und die topographische Orientierung bleibt lange Zeit erhalten. In bildgebenden Verfahren zeigt sich die frontotemporale Lokalisation des neurodegenerativen Prozesses bei Fehlen anderer möglicher intrakranieller Ursachen der psychopathologischen Veränderungen.

Tabelle 6.4 Gemeinsame klinische Merkmale und Ausschlussbedingungen der frontotemporalen Degeneration (nach Neary et al. 1998)

Gemeinsame Merkmale:
- Beginn vor dem 65. Lebensjahr
- ähnliche Störungen bei Verwandten 1. Grades
- Bulbärparalyse, Muskelschwäche und -atrophie, Faszikulationen (als Ausdruck einer Motoneuronkrankheit bei einer Minderheit der Patienten)

Ausschlusskriterien:
Vorgeschichte und klinischer Befund:
- plötzlicher Beginn mit apoplexieähnlichen Ereignissen
- Schädel-Hirn-Trauma in Zusammenhang mit dem Beginn
- früh auftretende ausgeprägte Gedächtnisstörung
- räumliche Desorientierung
- gehetzte Sprache mit Logoklonien und Abreißen des gedanklichen Fadens
- Myoklonie
- kortikospinale Schwäche
- zerebellare Ataxie
- Choreoathetose

Bildgebung und Labor:
- vorherrschende Defizite in postzentralen Strukturen, multifokale Läsionen im CT oder MRT
- Hinweise aus Laborbestimmungen auf metabolische oder entzündliche Erkrankungen wie MS, Syphilis, AIDS oder Herpes-simplex-Enzephalitis

Frontotemporale Demenz

Die klinische Diagnose einer Demenz bei frontotemporaler Degeneration stützt sich auf die typische Symptomentwicklung mit anfänglichen Veränderungen von Persönlichkeit und Sozialverhalten, denen sich allmählich perseverierende, stereotype und enthemmte Verhaltensweisen sowie eine Verödung der Sprache hinzugesellen (Tab. 6.5). Der körperliche Befund ist in der Regel normal, jedoch können frühzeitig Primitivreflexe (Schnauz-, Greif- oder Palmomentalreflex) auslösbar sein und es kann zur Inkontinenz kommen (Kaye 1998).

Tabelle 6.5 Klinische Merkmale der frontotemporalen Demenz (nach Neary et al. 1998)

Folgende Merkmale sind für die Diagnose erforderlich:
- schleichender Beginn und allmähliche Verschlechterung
- früh im Verlauf auftretende Vergröberung des sozialen Verhaltens
- früh im Verlauf auftretende Veränderung der Persönlichkeit
- früh im Verlauf auftretende Verflachung des Affekts
- frühzeitiger Verlust der Krankheitseinsicht

Folgende Merkmale stützen die Diagnose:
Veränderung des Verhaltens:
- Nachlassen von persönlicher Hygiene und äußerer Erscheinung
- Starrsinn und erschwere Umstellungsfähigkeit
- Ablenkbarkeit und mangelndes Durchhaltevermögen
- Hyperoralität und Veränderung der Essgewohnheiten
- perseverierende und stereotype Verhaltensweisen
- Utilisationsverhalten

Sprache und Kommunikation:
- spachliche Aspontaneität und verringerte Sprachproduktion
- Rededrang
- sprachliche Stereotypien
- Echolalie
- Perseverationen
- Mutismus

Körperlicher Befund:
- Primitivreflexe
- Inkontinenz
- Akinesie, Rigidität und Tremor
- niedriger und labiler Blutdruck

Neuropsychologische und technische Untersuchungsbefunde:
- deutliche Störungen in Tests von Frontalfunktionen in Abwesenheit von schwerer Amnesie, Aphasie oder Wahrnehmungsstörung
- EEG normal trotz klinisch eindeutiger Demenz
- strukturelle und/oder funktionelle Bildgebung zeigt vorherrschende frontale und/oder anterior temporale Auffälligkeiten

Mit neuropsychologischen Tests lassen sich die Störungen der Frontallappenfunktionen wie Planen, Organisieren oder Abstrahieren nachweisen, während Gedächtnis, räumliche Fähigkeiten, Visuokonstruktion und Sprachkompetenz relativ gut erhalten sind.

Das EEG zeigt im frühen klinischen Stadium typischerweise keine Veränderungen (Förstl et al. 1996). Die strukturelle Bildgebung mit CT oder MRT kann im frühen klinischen Stadium normal sein. Im weiteren Verlauf werden jedoch atrophische Veränderungen des Frontallappens und/oder des vorderen Temporallappens erkennbar, die mit einer erheblichen Erweiterung der vorderen Anteile der Seitenventrikel einhergehen können (McGeachie et al. 1979, Knopman et al. 1989, Larsson et al. 2000), den bei der AD früh betroffenen Hippocampus jedoch erst spät erfassen (Frisoni et al. 1999). Die Atrophie ist in der Hälfte der Fälle symmetrisch, bei jeweils 1/4 links- oder rechtsbetont (Miller u. Gearhart 1999). Weiterhin besteht in zahlreichen Fällen eine Atrophie von Kaudatum und Putamen. Dadurch kann sich die Silhouette dieser Strukturen zu einem konkaven Bild verformen, wie man es bei der Huntington-Krankheit findet (Munoz-Garcia u. Ludwin 1984).

Die funktionelle Bildgebung lässt typischerweise ein bifrontales und bitemporales Defizit von Durchblutung (Julin et al. 1995) oder Stoffwechsel bei fehlender oder nur geringer Beteiligung der posterioren temporalen und parietalen Areale erkennen (Frisoni et al. 1995) (Abb. 6.**6**). Sensitivität und Spezifität der funktionellen Bildgebung bei frontotemporaler Demenz wurden bisher nicht ausreichend untersucht (Miller u. Gearhart 1999).

Im Liquor von Patienten mit frontotemporaler Demenz ist das Neurofilamentprotein ebenso wie bei Patienten mit AD gegenüber gesunden älteren Kontrollpersonen erhöht, während Tau-Protein und β-Amyloid (1–42) meist normale Werte aufweisen (Sjögren et al. 2000a, b), doch kann Tau-Protein im Liquor auch deutlich erhöht sein (Froelich Fabre et al. 2001).

Zur Validität der klinischen Diagnose einer frontotemporalen Demenz gibt es bisher keine größeren Untersuchungen. Angesichts der relativ niedrigen Prävalenz dieser Krankheitsbilder dürfte eine Treffsicherheit von 80–90%

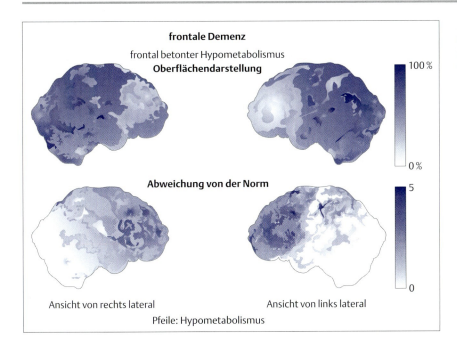

Abb. 6.6 **Reduzierter Glucosemetabolismus im Frontallappen bei frontotemporaler Demenz:**
18-FDG-Positronenemissionstomographie (mit freundlicher Genehmigung von Herrn Dr. A. Drzezga, Nuklearmedizinsche Klinik der Technischen Universität München).

kaum erreichbar sein, wie sie für die klinische Diagnose der AD in spezialisierten Zentren wiederholt festgestellt worden ist (Duara et al 1999).

Abgrenzung gegen affektive Störungen

Folgende Symptome können das Bild einer Depression vortäuschen:
- Interesselosigkeit,
- fehlende Anteilnahme,
- Antriebsmangel,
- Verlangsamung und verringerter sprachlicher Ausdruck.

Dieser Eindruck verstärkt sich manchmal dadurch, dass im klinischen Frühstadium einer frontotemporalen Demenz Perioden mit Stimmungslabilität, Weinerlichkeit oder auch hypochondrischen Befürchtungen vorkommen. Bei der Untersuchung geben die Patienten aber weder Stimmungstief noch Freudlosigkeit oder Hoffnungslosigkeit an, sind nicht durch Selbstzweifel oder Todeswünsche gequält, bagatellisieren ihre Beschwerden und haben keine Schlafstörungen.

Die funktionelle Bildgebung ist bei dieser Fragestellung kein sicheres Unterscheidungsmerkmal, denn eine frontale Perfusions- oder Stoffwechselminderung kommt auch bei depressiven Patienten vor (Elliot et al. 1997).

Andererseits kann das enthemmte, sorglose, situationsinadäquate, manchmal auch läppische oder überaktive Verhalten von Patienten mit frontotemporaler Demenz den Eindruck eines manischen oder hypomanischen Zustands erwecken, vor allem wenn gleichzeitig ein Rededrang vorliegt. Im Unterschied zu einer Manie bestehen jedoch weder reduziertes Schlafbedürfnis noch beschleunigtes Denken. Wichtig ist der Nachweis von Störungen der Exekutivfunktionen durch die klinische oder neuropsychologische Untersuchung.

Abgrenzung gegen die Demenz bei Alzheimer-Demenz

Das wichtigste Unterscheidungsmerkmal sind die früh im Verlauf auftretenden *Veränderungen der Persönlichkeit und des Sozialverhaltens*, während Gedächtnisleistung und Orientierungsfähigkeit relativ gut erhalten, Objekterkennen sowie Praxie sogar völlig unbeeinträchtigt sind (Tab. 6.6). Die AD zeigt in ihrem klinischen Frühstadium ein entgegengesetztes Symptomprofil (Duara et al. 1999). Auch die Eigenart der Sprachstörung kann zur Abgrenzung herangezogen werden. Die AD führt zu einer flüssigen transkortikalen Aphasie, bei der frontotemporalen Demenz dagegen kommt es zu einem Versiegen der Sprache bei erhaltener linguistischer Kompetenz (Duara et al. 1999). Trotz charakteristischer kognitiver Profile und Verlaufsmuster sind Morbus Pick und FTD häufig testmäßig nicht eindeutig von der AD abgrenzbar (Binetti et al. 2001).

Progressive Aphasie

Die Betroffenen bemerken eine schleichend einsetzende und langsam fortschreitende Störung ihrer sprachlichen Fähigkeiten, die durch einen erschwerten sprachlichen Ausdruck bei erhaltenem Sprachverständnis gekennzeichnet ist (Tab. 6.7). Dabei können Schwierigkeiten der Wortfindung, grammatikalische Fehler und phonemati-

Tabelle 6.6 Unterscheidung zwischen frontotemporaler Demenz und Demenz bei Alzheimer-Demenz

Merkmal	Frontotemporale Demenz	Demenz bei Alzheimer-Demenz
Symptomprofil im klinischen Frühstadium	nichtkognitive Symptome stehen gegenüber kognitiven Störungen im Vordergrund	kognitive Störungen stehen gegenüber nichtkognitiven Symptomen im Vordergrund
Hauptsächlich beeinträchtigte Bereiche	Persönlichkeit, soziale Integration, Steuerung des Verhaltens, Kommunikation	Gedächtnis, linguistische Kompetenz, Orientierung, Gnosie, Praxie
Relativ erhaltene Leistungsbereiche	Gedächtnis, Orientierung, Praxie, Gnosie	Persönlichkeit, soziale Integration
Körperliche Symptome	früh Primitivreflexe, spät Akinese und Rigor	früh keine spät Akinese, Rigor, Myoklonie Krämpfe
Art der Sprachstörung	Verlust des Sprechantriebs und des Kommunikationsbedürfnisses	Wortfindungsstörungen, semantische und phonematische Paraphasien
EEG	normal	Zunahme langsamer Wellen
Typische Befunde der strukturellen Bildgebung	frontotemporale Atrophie	temporoparietale Atrophie
Typische Befunde der funktionellen Bildgebung	frontale und temporale Defizite	temporale und parietale Defizite
Soziale Interaktion	Auflösung der sozialen Bindungen	enge Bindung, zunehmende einseitige Abhängigkeit

sche Paraphasien im Vordergrund stehen oder auch Probleme der motorischen Sprachkoordination wie Stottern oder abgehacktes, stoßweises Sprechen. Die Sprachstörung kann bis zum vollständigen Mutismus fortschreiten. Darüber hinaus liegen im Frühstadium keine weiteren Symptome vor; die Patienten leiden nicht an Gedächtnisstörungen und können trotz ihrer sprachlichen Beeinträchtigung ihre Alltagsaufgaben wie gewohnt erledigen. Häufig versuchen sie mit Erfolg, durch schriftliche Mitteilungen die Kommunikation aufrechtzuerhalten.

Tabelle 6.7 Klinische Merkmale der progressiven Aphasie (nach Neary et al. 1998)

Folgende Merkmale sind für die Diagnose erforderlich:
- schleichender Beginn und allmähliche Verschlechterung
- nichtflüssige Spontansprache mit mindestens einem der folgenden Kennzeichen: Agrammatismus, phonematische Paraphasien, Wortfindungsstörung

Folgende Merkmale stützen die Diagnose:
Sprache und Kommunikation:
- Stottern oder Sprechapraxie
- gestörtes Nachsprechen
- Alexie, Agraphie
- Erhaltensein der Wortbedeutungen im frühen Stadium
- Mutismus im fortgeschrittenen Stadium

Verhalten:
- Erhaltensein der sozialen Fähigkeiten im frühen Stadium
- Auftreten von Verhaltensänderungen wie bei der frontotemporalen Demenz im fortgeschrittenen Stadium

Körperlicher Befund:
- kontralaterale Primitivreflexe im fortgeschrittenen Stadium
- Akinesie, Rigidität und Tremor

Neuropsychologische und technische Befunde:
- nichtflüssige Aphasie in Abwesenheit einer schweren Amnesie oder Wahrnehmungsstörung
- EEG normal oder geringfügige asymmetrische Verlangsamung
- die strukturelle und/oder funktionelle Bildgebung zeigt asymmetrische Defizite, die vor alem die dominante Hemisphäre (gewöhnlich die linke) betreffen

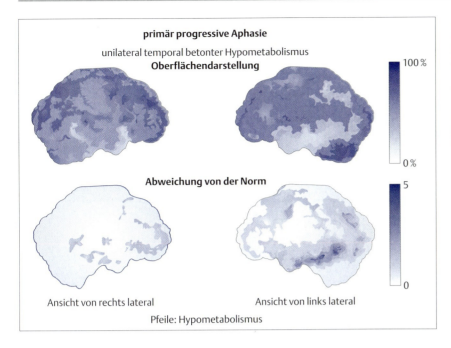

Abb. 6.7 **Reduzierter Glucosemetabolismus im linken Temporallappen bei primär progressiver Aphasie:**
18-FDG-Positronenemissionstomographie (mit freundlicher Genehmigung von Herrn Dr. A. Drzezga, Nuklearmedizinische Klinik der Technischen Universität München).

Der körperliche Befund und die Laborbestimmungen sind regelrecht, das EEG ist normal.

Mehrere Jahre nach dem Auftreten der Sprachstörungen kommt es allmählich zu einer Veränderung der Persönlichkeit und des Sozialverhaltens, sodass die progressive Aphasie in das Bild einer frontotemporalen Demenz übergeht. Verfahren der strukturellen Bildgebung zeigen in der Regel eine asymmetrische linksbetonte Atrophie des Frontal- und Temporallappens (Snowden et al. 1992). Im frühen Krankheitsstadium sind diese Verfahren häufig nicht sensitiv genug, um die Lokalisation des degenerativen Prozesses nachzuweisen (Kertesz et al. 1994). Die funktionelle Bildgebung durch SPECT oder PET ist dazu besser geeignet. Sie zeigt im Frühstadium der progressiven Aphasie linksbetonte temporale Defizite (Chawluk et al. 1986) (Abb. 6.7), in weiter fortgeschrittenen Fällen zusätzlich eine parietale und frontale Dysfunktion. Das EEG ist in der Regel normal oder unspezifisch verändert (Chawluk et al. 1986), der Liquorbefund ist regelrecht (Turner et al. 1996).

Abgrenzung gegen die frontotemporale Demenz

Bei der progressiven Aphasie steht die nichtflüssige Sprachstörung am Anfang der klinischen Symptome, nicht die Veränderung der Persönlichkeit, des Sozialverhaltens oder des Antriebs. Zwar treten auch bei der frontotemporalen Demenz Veränderungen der Sprache ein, diese betreffen jedoch in erster Linie das Kommunikationsverhalten und nicht die linguistische Kompetenz. Patienten mit progressiver Aphasie sind sich ihrer Einschränkungen bewusst, während Patienten mit frontotemporaler Demenz in der Regel über keine Krankheitseinsicht verfügen.

Abgrenzung gegen die Demenz bei Alzheimer-Demenz

Besonders bei jüngeren Alzheimer-Patienten können Sprachstörungen schon im frühen klinischen Stadium vorhanden sein; manchmal beherrschen sie sogar das klinische Bild. Sie entsprechen aber einer flüssigen Aphasie mit erhaltener Sprachmelodie und geringen grammatikalischen Fehlern. Bei der Untersuchung zeigen sich immer Gedächtnisstörungen, meist auch Beeinträchtigungen des Denkvermögens und der Orientierungsfähigkeit. Fremdanamnestisch liegt eine Minderleistung zumindest bei komplizierten Alltagstätigkeiten vor.

Semantische Demenz

Das auffälligste Symptom im frühen Krankheitsstadium ist ein allmählicher Verlust von Wortbedeutungen (Tab. 6.8). In normalen Unterhaltungen oder auch beim Lesen der Zeitung werden Verständnisschwierigkeiten deutlich, die Patienten fragen bei einzelnen Wörtern nach. Dadurch entsteht bei den Bezugspersonen typischerweise der Eindruck von Gedächtnisstörungen. Unter dieser Annahme werden die Patienten in der Regel dem Arzt vorgestellt. Schon eine einfache Untersuchung zeigt jedoch, dass die Erinnerung an die Ereignisse der vergangenen Stunden oder Tage gut erhalten ist und dass die Schwierigkeit der Patienten darin besteht, die Bedeutung von gesprochenen oder geschriebenen Wörtern zu erkennen. Die Betroffenen nehmen ihre sprachlichen Probleme meist deutlich wahr.

Wenige Jahre später kommt es zu einer Veränderung der Persönlichkeit und der sozialen Feinabstimmung. Ge-

Tabelle 6.8 Klinische Merkmale der semantischen Demenz (nach Neary et al. 1998)

Folgende Merkmale sind für die Diagnose erforderlich:
- schleichender Beginn und allmähliche Verschlechterung
- Sprachstörung, charakterisiert durch flüssige, jedoch inhaltsarme Spontansprache und Verlust von Wortbedeutungen, die sich äußert in Störungen des Benennens und des Sprachverständnisses sowie in semantischen Paraphasien und/oder
- Störungen des Objekterkennens, die sich äußern in Schwierigkeiten bei der Identifikation von bekannten Gesichtern (Prosopagnosie) und/oder von Gegenständen (assoziative Agnosie)
- Identifizieren gleichartiger Gegenstände und Nachzeichnen von geometrischen Figuren sind erhalten
- Nachsprechen einzelner Wörter erhalten
- Fähigkeit, laut zu lesen und nach Diktat orthographisch korrekte Wörter zu schreiben, ist erhalten

Folgende Merkmale stützen die Diagnose:

Sprache und Kommunikation:
- Rededrang
- idiosynkratischer Gebrauch von Wörtern
- Fehlen von phonematischen Paraphasien
- Ersetzen unvertrauter Wörter durch geläufige
- erhaltene Rechenfähigkeit

Verhalten:
- Verlust der Einfühlungsfähigkeit und des Mitgefühls
- Einengung von Vorlieben
- Sparsamkeit

Körperliche Befunde:
- Primitivreflexe fehlen oder treten spät im Verlauf auf
- Akinesie, Rigidität und Tremor

Neuropsychologische und technische Befunde:
- ausgeprägtes semantische Defizit, das sich äußert in Störungen des Sprachverständnisses, des Benennens und/oder des Gegenstandserkennens
- Erhaltensein von Phonologie und Syntax sowie der primären Wahrnehmungsfunktionen, der räumlichen Fähigkeiten und des Gedächtnisses
- EEG normal
- die strukturelle und/oder funktionelle Bildgebung zeigt symmetrische oder asymmetrische Defizite im anterioren Temporallappen

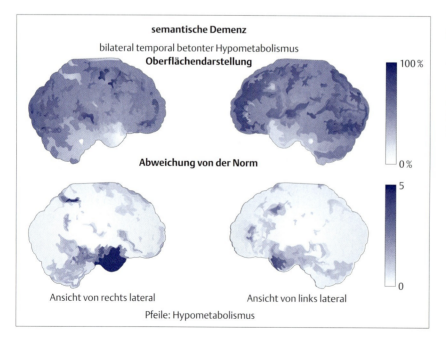

Abb. 6.8 **Reduzierter Glucosemetabolismus bilateral im Temporallappen bei semantischer Demenz:**
18-FDG-Positronenemissionstomographie (mit freundlicher Genehmigung von Herrn Dr. A. Drzezga, Nuklearmedizinische Klinik der Technischen Universität München).

genüber Familienmitgliedern verhalten sich die Patienten gleichgültiger und rücksichtsloser, lassen es an Mitgefühl und Anteilnahme fehlen. Vielfach engt sich das Verhaltensrepertoire auf bestimmte Gewohnheiten ein, an denen die Patienten starr festhalten. Sie wirken eigenbrötlerisch und sonderlingshaft. Die Bewältigung von Alltagsaufgaben und die Orientierungsfähigkeit bleiben erhalten.

Erst im fortgeschrittenen Stadium kommt es allmählich zur Ausbildung der Symptome einer frontotemporalen Demenz. Die strukturelle Bildgebung zeigt neben globaler eine deutliche Atrophie des vorderen Temporallappens, typischerweise bilateral, jedoch manchmal auch asymmetrisch (Neary 1999). Die funktionelle Bildgebung weist Defizite in den vorderen Hemisphärenabschnitten nach (Snowden 1999) (Abb. 6.**8**). Asymmetrische Atrophie von Amygdala, Temporalpol und inferolaterale Schläfenlappenwindungen unterscheiden die semantische Demenz von der AD (Galton et al. 2001).

Abgrenzung gegen die frontotemporalen Demenz

Wichtigstes Unterscheidungsmerkmal sind auch hier das frühe Aufreten und die Eigentümlichkeit der Sprachstörung. Ferner ist bei Patienten in frühen Stadien der semantischen Demenz die Krankheitseinsicht erhalten. Die Verhaltensroutinen sind zielgerichteter und komplexer als diejeniger bei frontotemporaler Demenz, die Antriebsstörung ist weit weniger ausgeprägt.

Abgrenzung gegen die Demenz bei Alzheimer-Demenz

Kennzeichnend für die semantische Demenz ist die anfangs ganz ausschließlich vorhandene Sprachstörung eigentümlichen Gepräges, während Gedächtnis, räumliche Leistungen und Orientierungsfähigkeit erhalten sind. Die Patienten können über Jahre hinweg ihre Alltagsaufgaben erledigen und geraten nicht in eine Abhängigkeit von ihren Bezugspersonen.

■ Therapie und Prognose

Die Therapie von frontotemporalen Degenerationen ist ein bisher weitgehend unerforschtes Gebiet. Weder zur Pharmakotherapie noch zu nichtmedikamentösen Behandlungsverfahren liegen systematische Erfahrungen vor. Die wenigen Einzelfallberichte und offenen Behandlungsversuche beziehen sich darüber hinaus fast ausschließlich auf das häufigste der klinischen Syndrome, also auf die frontotemporale Demenz. Versuche einer Beeinflussung der Krankheitsprogression sind bisher nicht unternommen worden. Die Überlebenswahrscheinlichkeit beträgt im Mittel 7–8 Jahre (Pasquier et al. 1999). Wie bei der AD gibt es rasch fortschreitende und langsam progrediente Fälle.

Pharmakotherapie

Behandlung kognitiver Symptome. Zur Verbesserung oder zumindest Stabilisierung der kognitiven Leistungsfähigkeit und der Alltagsbewältigung gibt es bisher keine kontrollierten klinischen Prüfungen (Kaye 1998). Systematische Erfahrungen mit älteren Nootropika liegen nicht vor. Weil bei frontotemporalen Degenerationen kein cholinerges Defizit besteht, ist die Behandlung mit *Acetylcholinesteraseblockern* vermutlich wirkungslos (Duara et al. 1999). Das noradrenerge System ist ein bedeutender Modulator der Frontallappenfunktionen. Daraus lässt sich ableiten, dass *noradrenerge Agonisten* die Leistung von Patienten besonders bei Exekutivfunktionen verbessern könnten. Die Anwendung des α_2-Adrenozeptor-Antagonisten *Idazoxan* bei einem Einzelpatienten führte zu Verbesserungen des Problemlösens, der Wortflüssigkeit und der tonischen Aufmerksamkeit (Sahakian et al. 1994).

Behandlung nichtkognitiver Symptome. Etwas mehr empirische Anhaltspunkte gibt es für die Behandlung von nichtkognitiven Symptomen im Rahmen einer frontotemporalen Demenz. Das ausgeprägte postsynaptische serotonerge Defizit könnte eine Grundlage für die Behandlung von Verhaltensänderungen mit *serotonergen Antidepressiva* sein. Pilotstudien haben Hinweise dafür ergeben, dass eine Reihe von problematischen Verhaltensweisen der Patienten mit frontotemporaler Demenz auf die Behandlung mit serotonergen Substanzen ansprechen (Swartz et al. 1997). Dazu gehören Impulsivität (Coccaro 1989), verändertes Essverhalten (Yager 1988) und zwangsähnliche Symptome (Hollander 1996). Bei vorherrschender Apathie kann die Behandlung mit *Dopaminagonisten* wie Bromocriptin erfolgreich sein (Ross u. Stewart 1981). Einzelfallberichte zeigen, dass Bromocriptin positive Effekte auf Gedächtnis, Aufmerksamkeit, Wortflüssigkeit und Informationsverarbeitungsgeschwindigkeit haben kann (Salloway 1994). Bei überaktiven und enthemmten Patienten können niedrig dosierte *Neuroleptika*, aber auch *Carbamazepin* die Kontrolle der problematischen Verhaltensweisen erleichtern (Salloway 1994). Allerdings können Neuroleptika bei Patienten mit frontotemporaler Demenz auch eine Reihe von unerwünschten Nebenwirkungen hervorrufen; die Auslösung von Aggressivität, Sinnestäuschungen und Wahnsymptomen wurde beobachtet (Pasquier et al. 1999). Bei Aggressivität wurden positive Effekte des selektiv serotonergen Antidepressivums *Sertralin* beobachtet (Salloway 1994). *Trazodon* eignet sich zur Milderung von Aggressivität, Wahn, Angst und Reizbarkeit (Pasquier et al. 1999).

Nichtmedikamentöse Therapie

Das Ziel besteht darin, sowohl den Patienten als auch seine Angehörigen über die Krankheit aufzuklären und ihnen dabei zu helfen, den Lebensraum so zu gestalten, dass die problematischen Verhaltensweisen möglichst gering oder zumindest kontrollierbar sind (Salloway 1994). Der Behandlungsplan muss auf die individuellen Beeinträchtigungen und spezifischen Bedürfnisse abgestimmt werden (Fahlböck 1997). Es kann notwendig werden, die Rauch- und Essgewohnheiten des Patienten genau zu kontrollieren und den Konsum zu rationieren.

Die bei vielen Patienten vorhandene Ritualisierungstendenz und die Stimulusabhängigkeit des Verhaltens können als Ansatzpunkt für ein Kontingenzmanagement herangezogen werden. Eine entscheidende Voraussetzung für diese Form der verhaltenstherapeutischen Intervention sind die bei frontotemporalen Demenzen meist erhaltenen praktischen Fähigkeiten und Gedächtnisleistungen. Beispielsweise beruhigte sich ein ehemaliger Arzt, der auf der Station sehr unruhig war und ständig an den Türen rüttelte, als man ihm ein Blutdruckmessgerät zur Verfügung stellte. Das Blutdruckmessen bei den Krankenschwestern und Mitpatienten wurde zu einer täglichen Routine. Ein früherer Musiker, der völlig initiativlos war, in die Betten anderer Patienten urinierte und deswegen oft Schläge von ihnen bekam, begann bekannte Lieder zu singen und die anderen damit zu unterhalten, als man ihm ein Mikrofon in die Hand gab (Tanabe et al. 1999).

Die *Strukturierung der Umgebung und des Tagesablaufs* ist oft die wirksamste Behandlungsmaßnahme, besonders bei überaktiven und enthemmten Patienten. Wenn Störungen der Exekutivfunktionen im Vordergrund stehen, ist es zweckmäßig, *Aufgaben in kleine Schritte* zu zerlegen und die Einhaltung eines Handlungsplans genau zu kontrollieren. Bei Patienten mit eingeschränkter Impulskontrolle, besonders beim Vorliegen von aggressiven Verhaltensweisen, ist es oft nützlich, die Umstände herauszufinden, die das aggressive Verhalten auslösen oder aufrechterhalten, und diese Faktoren zu modifizieren.

Bei vorwiegend antriebsgestörten Patienten kann sich die Einführung eines *systematischen Belohnungssystems* bewähren (Fahlböck 1997).

Verwandte Erkrankungen

Mehrere seltene degenerative Krankheiten des ZNS weisen klinische und morphologische Ähnlichkeiten mit den frontotemporalen Degenerationen auf. Aus diesem Grund werden sie von einigen Autoren zu dem sog. „Pick-Komplex" gerechnet (Kertesz 1998, Kertesz u. Munoz 1998). Es ist damit zu rechnen, dass die molekularbiologische und genetische Forschung weiteres Licht in die Beziehungen zwischen diesen Krankheitsprozessen bringen und einen Wandel von Klassifikation und Nomenklatur einleiten werden.

Kortikobasale Degeneration

Die kortikobasale Degeneration ist eine seltene, vorwiegend sporadisch auftretende umschriebene Atrophie des Frontal- und Parietallappens mit relativer Aussparung des Temporallappens (Sima et al. 1996).

Klinische Merkmale sind:
- lävodoparesistentes rigid-akinetisches Syndrom,
- asymmetrische Gliedapraxie,
- Aktionstremor,
- Myoklonus,
- Pseudobulbärparalyse,
- frontale Demenz (Litvan 1999).

Kognitive Beeinträchtigungen einschließlich Sprachstörungen treten etwa gleich häufig auf wie extrapyramidalmotorische Symptome; Verhaltensstörungen sind durch die frontotemporale Degeneration bedingt. Im kognitiven Profil fallen Störungen der Visuokonstruktion als Hinweis auf eine Parietallappenbeteiligung besonders auf (Gibb et al. 1989). Eine Demenz kann sich früh einstellen und ist nach neueren Untersuchungen sogar ein häufiges klinisches Symptom (Grimes et al. 1999). Die klinischen Symptome setzen meist in der 6. Lebensdekade ein und nehmen einen verhältnismäßig raschen Verlauf. Die Überlebenswahrscheinlichkeit liegt zwischen 4 und 8 Jahren.

Ein eigentümliches klinisches Merkmal der kortikobasalen Degeneration ist das *Phänomen der „fremden Hand"* („signe de la main étrangère", „alien limb"). Darunter versteht man eine ursprünglich bei Patienten mit Corpus-callosum-Diskonnexionssyndrom beobachtete Unfähigkeit, die obere Extremität als der eigenen Person zugehörig zu erkennen (Brion u. Jedynak 1972). Später erfuhr das Syndrom eine Ausweitung in dem Sinne, dass der Patient den Eindruck hat, eine Hand sei fremdartig oder zumindest schwer kontrollierbar (Riley et al. 1990).

Laboruntersuchungen und Liquorstatus sind normal, EEG-Veränderungen unspezifisch. SPECT-Untersuchungen zeigen eine signifikante Minderung der Gehirnperfusion im präfrontalen, sensomotorischen und hinteren parietalen Kortex, die stärker ausgeprägt und deutlicher asymmetrisch sind als bei der progressiven supranukleären Parese (Okuda et al. 2000) sowie mit einer vorwiegend parazentralen und parietalen Akzentuierung deutliche Unterschiede der zerebralen Glucosestoffwechseldefizite gegenüber der AD aufweisen (Hirono et al. 2000).

Der neuropathologische Befund ist gekennzeichnet durch:
- makroskopisch:
  - Atrophie des frontalen und parietalen Kortex,
  - Abblassung der pigmentierten Hirnstammkerne,
  - Ventrikelerweiterung unterschiedlichen Ausmaßes,
- mikroskopisch:
  - Nervenzellverlust und Gliose in Rinde und Stammganglien mit Tau-positiven ballonierten Neuronen (Litvan et al. 1997),
  - reichlich Neuropilfäden und Tau-positive Astrozytenplaques in Rinde und Mark (Dickson 1999).

Die zytoplasmatischen Einschlüsse bestehen aus 15 nm geraden und gewundenen Tubuli aus 64 und 69 kDa Tau-Dubletten mit 4 Wiederholungen am Exon 10, die ultrastrukturell und biochemisch jenen der progressiven supranukleären Parese ähneln, sich aber von solchen bei der AD (Tau-Triplets) und bei der Pick-Krankheit (Tau-Dublette mit 3 Wiederholungen ohne Exon 10) unterscheiden (Buée u. Delacourte 1999, Komori 1999). Da häufig morphologische Überschneidungen zwischen kortikobasaler Degeneration, progressiver supranukleärer Parese und Pick-Krankheit bestehen, wird derzeit an der Formulierung von morphologischen Diagnosekriterien gearbeitet (Litvan et al. 1997, 1999, 2000).

Die kognitiven Störungen werden auf eine Degeneration in den Stammganglien und im frontalen Kortex durch die ausgeprägte Tau-Pathologie zurückgeführt. Ein sehr ähnliches klinisches Bild kann aber auch bei einer frontoparietotemporalen Atrophie ohne die spezifischen histopathologischen Veränderungen auftreten (Brown et al. 1998). Umgekehrt sind Fälle von typischer kortikobasaler Atrophie bekannt, die klinisch einer frontotemporalen Demenz, einer progressiven Aphasie oder einer semantischen Demenz entsprechen (Kertesz u. Munoz 1998) (S. 257). Bei der kortikobasalen Degeneration liegen bisher keine genetischen Befunde vor.

Progressive subkortikale Gliose

Die progressive subkortikale Gliose ist ein langsam fortschreitender neurodegenerativer Prozess, der sich klinisch in allmählich einsetzenden und langsam fortschreitenden Veränderungen des Verhaltens und der Persönlichkeit äußert, die ein frontales Gepräge haben (Neumann u. Cohn 1967). Der durchschnittliche Krankheitsbeginn liegt sehr früh, bei 46 Jahren. Die mittlere Überlebenswahrscheinlichkeit beträgt rund 4 Jahre (Morita et al. 1987).

Neuropathologisch ist das mikroskopische Merkmal eine ausgeprägte Gliose des Marklagers ohne wesentlichen Myelinverlust. Der Kortex ist nur in geringem Maße betroffen (Neumann 1949, Neumann u. Cohn 1967). Gelegentlich wird jedoch ein spongiöser Rindenumbau mit Gliose und Nervenzellverlust festgestellt, manchmal mit geblähten Zellen (Brun 1987). In einigen Familienstammbäumen mit erblicher progressiver subkortikaler Gliose wurden Mutationen im Tau-Gen gefunden (Goedert et al. 1999b).

Pallidopontonigrale Degeneration

Die pallidopontonigrale Degeneration ist eine seltene erbliche Krankheit mit präsenilem Beginn (Reed et al. 1998). Sie wird zu den *hereditären Tauopathien* gerechnet und zeigt eine Kopplung an 17q21–22 (Wijker et al. 1996).

Am Beginn des klinischen Bilds stehen Parkinson-Symptome und Persönlichkeitsveränderungen, wenige Jahre später folgen Demenz, okulare Störungen wie supranukleäre Blickparese, Dystonie und Pyramidenbahnzeichen. Damit ähnelt dieses Krankheitsbild klinisch der progressiven supranukleären Lähmung (Litvan et al. 1999).

Der neuropathologische Befund zeigt:
- makroskopisch:
  - geringgradige frontotemporale Atrophie,
  - Abblassung des Globus pallidus,
  - Depigmentierung der Substantia nigra,
  - teilweise eine Atrophie des Kaudatums,
- mikroskopisch:
  - geringgradiger Nervenzellverlust im Neokortex.

Ballonierte Neuronen finden sich in der 3. und 5. Rindenschicht sowie besonders häufig im Gyrus cinguli. Ein ausgeprägter Nervenzellverlust und eine starke Gliose finden sich im Globus pallidus und in der Substantia nigra. Zahlreiche subkortikale Neuronen enthalten Einschlusskörper, die Pick-Körpern ähneln. Es bestehen ausgedehnte Ansammlungen von hyperphosphoryliertem Tau in Nervenzellen der grauen und weißen Substanz, vor allem in den ballonierten Zellen, in Einschlusskörpern von Oligodendroglia und Astrozyten sowie in den subkortikalen intraneuronalen Einschlusskörpern.

Aufgrund der morphologischen und biochemischen Merkmale steht die pallidopontonigrale Degeneration der kortikobasalen Degeneration nahe.

Literatur

Alzheimer A. Über eigenartige Krankheitsfälle des späteren Alters. Z ges Neurol Psychiat. 1911;4

Andreasen N, Blennow K, Sjodin C, Winblad B, Svardsudd K. Prevalence and incidence of clinically diagnosed memory impairments in a geographically defined general population in Sweden. The Pitea Dementia Project. Neuroepidemiology. 1999;18:144–55

Ashworth A, Lloyd S, Brown J, Bydesen S, Sorensen SA, Brund A, Englund E, Humphreys C, Housman D, Badura M, et al. Molecular genetic characterisation of frontotemporal dementia on chromosome 3. Dement Geriatr Cogn Disord. 1999;10:93–101

Barber R, Snowden JS, Craufurd D. Frontotemporal dementia and Alzheimer's disease: retrospective differentiation using information from informants. J Neurol Neurosurg Psychiatry. 1995;59:61–70

Bickel H. Deskriptive Epidemiologie der Demenzen. In: Helmchen H, F Henn, H Lauter, N Sartorius, Hrsg. Psychiatrie der Gegenwart. Berlin: Springer; 2000;34–52

Binetti G, Locascio JJ, Corkin S, Vonsattel JP, Growdon JH. Differences between Pick disease and Alzheimer disease in clinical appearance and rate of cognitive decline. Arch Neurol. 2000;57:225–32

Bird TD, Nochlin D, Poorkaj P, Cherrier M, Kaye J, Payami H, Peskind E, Lampe TH, Nemens E, Boyer PJ, et al. A clinical pathological comparison of three families with frontotemporal dementia and identical mutations in the tau gene (P301 L). Brain. 1999;122:741–56

Braak E, Arai K, Braak H. Cerebellar involvement in Pick's disease: Affliction of mossy fibers, monodendritic brush cells, and dentate projection neurons. Exp Neurol. 1999;159:153–63

Braak H, Braak E. Involvement of precerebellar nuclei in Pick's disease. Exp Neurol. 1998;153:351–65

Brion S, Jedynak CP. Troubles du transfert interhémisphérique (callosal disconnection). A propos de trois observations de tumeurs du corps calleux. Le signe de la main étrangère. Rev Neurol. 1972;126:257–66

Brown J, Ashworth A, Gydesen S, Sorensen A, Rossor M, Hardy J, Collinge J. Familial nonspecific dementia maps to chromosome 3. Hum Mol Genet. 1995;4:1625–8

Brown J, Lantos PL, Rossor MN. Familial dementia lacking specific pathological features presenting with clinical features of corticobasal degeneration. J Neurol Neurosurg Psychiatry. 1998;65:600–3

Brun A. Frontal lobe degeneration of non-Alzheimer type. I. Neuropathology. Arch Gerontol Geriatr. 1987;6:193–208

Brun A, Englund B, Gustafson L. Clinical and neuropathological criteria for frontotemporal dementia. J Neurol Neurosurg Pschiat. 1994;57:416–18

Buée L, Delacourte A (1999) Comparative biochemistry of tau in progressive supranuclear palsy, corticobasal degeneration, FTDP-17 and Pick's disease. Brain Pathol. 9: 681–93

Bugiani O, Murrell JR, Giaccone G, et al. Frontotemporal dementia and corticobasal degeneration in a family with a P301S mutation in tau. J Neuropathol Exp Neurol. 1999:58;667–77.

Chawluk JB, Mesulam MM, Hurtig H, Kushner M, Weintraub S, Saykin A, Rubin N, Alavi A, Reivich M. Slowly progressive aphasia without generalized dementia: Studies with positron emission tomography. Ann Neurol. 1986;19:68–74

Chow TW, Miller BL, Hayashi VN, Geschwind DH. Inheritance of frontotemporal dementia. Arch Neurol. 1999;56:817–22

Clark LN, Wilhelmsen KC. The genetics of Pick complex and adult-onset dementia. In: Kertesz A, DG Munoz, Hrsg. Pick's Disease and Pick Complex.. New York: Wiley: 1998:269–80

Clark LN, Poorkaj P, Wszolek Z, et al. Pathogenic implications of mutations in the tau gene in pallido-ponto-nigral degeneration and related neurodegenerative disorders related to chromosome 17. Proc. Natl Acad Sci. 1998:95;13103–7.

Coccaro E. Central serotonin and impulsive aggression. Brit J Psychiatry. 1989;8:52–62

Constantinidis J, Richard J, Tissot R. Pick's disease. Histological and clinical correlations. Eur Neurol. 1974;11:208–17

Cummings JL, Duchen LW. Kluver-Bucy syndrome in PIck disease: Clinical and pathologic correlations. Neurology. 1981;31:1415–22

Delacourte A, Robitaille Y, Sergeant N, Buée L, Hof PR, Wattez A, Laroche-Cholette A, Mathieu J, Chagnon P, Gauvreau D. Specific pathological tau protein variants characterize Pick's disease. J Neuropathol Exp Neurol. 1996;55:159–68

Dewulf A. Un cas de maladie de Pick avec lésions prédominantes dans les novaus gris de la base du cerveau. J Belg Neurol Psychiat. 1935;35:508–21

Dickson DW. Neuropathology of Pick's disease. Neurology. 2001:58, suppl.;14:S16–S20

Dickson DW. Neuropathologic differentiation of progresssive supranuclear palsy and corticobasal degeneration. J Neurol. 1999;246:6–15

Dickson DW. Pick's disease: a modern approach. Brain Pathol. 1998;8:339–54

D'Souza L, Poorkaj P, Hong M, et al. Missense and silent tau gene mutations cause frontotemporal dementia with parkinsonism-chromosome 17 type, by affecting multiple alternative RNA splicing regulatory elements. Proc Natl Acad Sci. 1999:96;5598–603.

Duara R, Barker W, Luis CA. Frontotemporal dementia and Alzheimer's disease: Differential diagnosis. Dement Geriatr Cogn Disord. 1999;10:37–42

Dumanchin C, Camuzat A, Campion D, Verpillat P, Hannequin D, Dubois B, Saugier-Veber P, Martin C, Penet C, Charbonnier E, et al. Segregation of a missense mutation in the microtubule-associated protein tau gene with familial frontotemporal dementia and parkinsonism. Hum Mol Genet. 1998;7:1825–9

Elfgren C, Passant U, Risberg J. Neuropsychological findings in frontal lobe dementia. Dementia. 1993;4:214–9

Elliott R, Baker SC, Rogers RD, O'Leary DA, Paykel ES, Frith CD, Dolan RJ, Sahakian BJ. Prefrontal dysfunction in depressed patients performing a complex planning task: a study using positron emission tomography. Psychol Med. 1997;27:931–42

Fahlböck A. Kontingenzmanagement bei Frontalhirnschädigung. in: Gauggel S,G Kerkhoff (Hrsg) Fallbuch der Klinischen Neuropsychologie. Göttingen: Hogrefe; 1997;329–36

Förstl H, Besthorn C, Hentschel F, Geiger-Kabisch C, Sattel H, Schreiter-Gasser U. Frontal lobe degeneration and Alzheimer's disease: A controlled study on clinical findings, volumetric brain changes and quantitative electroencephalography data. Dementia. 1996;7:27–34

Foster NL, Wilhelmsen K, Sima AAF, Jones MZ, D'Amato CJ, Gilman S. Frontotemporal dementia and Parkinsonism linked to chromosome 17: A consensus conference. Ann Neurol. 1997;41:706–15

Frisoni GB, Laaksi MP, Beltramello A, Geroldi C, Bianchetti A, Soininen H, Trabucchi M. Hippocampal and entorhinal cortex atrophy in frontotemporal dementia and Alzheimer's disease. Neurology. 1999;52:91–100

Frisoni GB, Pizzolato G, Geroldi C, Rossato A, Bianchetti A, Trabucchi M. Dementia of the frontal type: neuropsychological and 99 Tc-HMPAO SPET features. J Geriat Psychiatry Neurol. 1995;8:42–8

Froelich Fabre S, Forsell C, Vitanen M, et al. Clinic-based cases with frontotemporal dementia show increased cerebrospinal fluid tau and high apolipoprotein Ee4 frequency, but no tau gene mutations. Exp Neurol. 2001;168:413–18

Galton CJ, Patterson K, Graham K, et al. Differing patterns of temporal atrophy in Alzheimer's disease and semantic dementia. Neurology. 2001;57:216–25.

Gans A. Betrachtungen über Art und Ausbreitung des krankhaften Prozesses in einem Fall von Pickscher Atrophie des Stirnhirns. Z ges Neurol Psychiat. 1923;80:10–28

Gans A. Die krankhafte Altersschrumpfung der Stirnlappen. Zbl f d ges Neurol Psychiat. Neurol. 1925;40:402–3

Geschwind D, KLarrim J, Nelson SF, Miller B. The apolipoprotein $\epsilon_\epsilon 4$ allele is not a significant risk factor for frontotemporal dementia. Ann Neurol. 1998;44:134–8

Geschwind DH, Robidoux J, Alarcon M, et al. Dementia and neurodevelopmental predisposition; Cognitive dysfunction in presymptomatic subjects precedes dementia by decades in frontotemporal dementia. Ann Neurol. 2001;50:741–6

Gibb WRG, Luthert PJ, Marsden CD. Cortocobasal degeneration. Brain. 1989;223:1171–92

Goedert M, Crowther MGSA, Chen SG, Parchi P, Tabaton M, Lanska DJ, Markesbery WR, Wilhelmsen KC, Dickson DW, Petersen RB, et al. Tau gene mutation in familial progressive subcortical gliosis. Nature medicine. 1999a;5:454–7

Goedert M, Spillantini MG, Crowther RA, Chen SG, Parchi P, Tabaton M, Lanska DJ, Markesbery WR, Wilhelmsen KC, Dickson DW, et al. Tau gene mutation in familial progressive subcortical gliosis. Nature Med. 1999b;5:454–7

Graff-Radford NR, Damasio AR, Hyman BT, Hart MN, Tranel D, Damasio H, van Hoesen GW, Rezai K. Progressive aphasia in a patient with Pick's disease: A neuropsychological, radiologic, and anatomic study. Neurology. 1990;40:620–6

Gregory CA. Frontal variant of frontotemporal dementia: a cross-sectional and lognitudinal study of neuropsychiatric features. Psychol Med. 1999;29:1205–17

Grimes DA, Lang AE, Bergeron CB. Dementia as the most common presentation of cortico-basal ganglionic degeneration. Neurology. 1999;53:1969–74

Grünthal E. Über ein Brüderpaar mit Pickscher Krankheit. Z ges Neurol Psychiat. 1930;129:350

Gustafson L, Risberg J. Regional cerebral blood flow related to psychiatric symptoms in dementia with onset in the presenile period. Acta Psychiat Scand. 1974;50

Gustafson L, Hagberg B. Dementia with onset in the presenile period. A cross-sectional study. Acta Psychiat Scand. 1975;Suppl. 257:1–71

Gustafson L. Frontal lobe degeneration of non-Alzheimer type. II. Clinical picture and differential diagnosis. Arch Gerontol Geriatr. 1987;6:209–23

Gustafson L. Clinical picture of frontal lobe degeneration of non-Alzheimer type. Dementia. 1993;4:143–48

Gydesen S, Hagen S, Klinken L, Abelskov J, Sorensen SA. Neuropsychiatric studies in a family with presenile dementia different from Alzheimer and Pick disease. Acta Psychiat Scand. 1987;76:276–84

Hasegawa M, Smith MJ, Iijima M, Tabira T, Goedert M. FTDP-17 mutations N279K and S305N in tau produce increased splicing of exon 10. FEBS Lett. 1999;443:93–6

Hirono N, Mori E, Tanikukai S, Kazui H, Hashimoto M, Hanihara T, Imamura T. Distinctive neurobehavioral features among neurodegenerative dementias. J Neuropsychiatry Clin Neurosci. 1999;11:498–503

Hirono N, Ishii K, Sasaki M, Kitagaki H, Hashimoto M, Imamura T, Tanimukai S, Hanihara T, Kazui H, Mori E. Features of regional cerebral glucose metabolism abnormality in corticobasal degeneration. Dement Geriatr Cogn Disord. 2000;11:139–46

Hodges JR, Miller B. The classification, genetics and neuropathology of frontotemporal dementia. Neurocase. 2001;7:31–5

Hodges JR, Garrard P, Patterson K. Semantic Dementia. In: Kertesz A, DG Munoz, Hrsg. Pick's Disease and Pick Complex. New York: Wiley-Liss; 1998:83–104

Hollander E. Obsessive-compulsive disorder-related disorders: The role of selective serotonergic reuptake inhibitors. Int Clin Psychopharmacol. 1996;1:75–87

Hong N, Zhukareva V, Vogelsberg-Ragaglia V, Wzolek Z, Reed L, Miller BL, Geschwind DH, Bird TD, McKeel D, Goate A, et al. Mutation-specific functional impairments in distinct tau isoforms of hereditary FTDP-17. Science. 1998;282:1914–17

Houlden H, Rizzu P, Stevens M, de Knijff P, van Duijn CM, van Swieten JC, Heutink P, Perez-Tur J, Thomas V, Baker M, et al. Apolipoprotein E genotype does not affect the age of onset of dementia in families with defined tau mutations. Neurosci Lett. 1999;260:193–95

Hutton M. Missense and splice site mutations in tau associated with FTDP-17: multiple pathogenic mechanisms. Neurology. 2001;41,Supp. 14:S21–5

Hutton M, Lendon C, Rizzu P, Baker M, Froelich S, Houlden H, Pickering-Brown S, Chakraverty S, Isaacs A, Grover A, et al. Association of missense and 5'-splice-site mutations in tau with the inherited dementia FTDP-17. Nature. 1998;393:702–5

Iijima M, Tabira T, Poorkaj P, et al. A distinct familial presenile dementia with a novel missense mutation in the tau gene. Neuroreport. 1999;10:497–501

Jackson M, Lowe J. The new neuropathology of degenerative frontotemporal dementias. Acta Neuropathol. 1996;91:127–34

Jellinger KA. Neuropathological criteria for Pick's disease and frontotemporal lobe dementia. In: Cruz-Sánchez FF, R Ravid, ML Cuzner, eds. Neuropathological Diagnostic Criteria for Brain Banking. Amsterdam: IOS Press; 1995:35–54

Jellinger KA. Movement disorders with tau protein cytoskeletal pathology. In: Stern GM, eds. Parkinson's Disease: Advances in Neurology. Philadelphia: Lippincott Williams & Wilkins; 1999:303–11

Jellinger K. Neuropathologie der Demenzen. J Neurol Neurochir Psychiatrie. 2001;1:7–31

Julin P, Wahlund LO, Basun H, Persson A, Mare K, Rudberg U. Clinical diagnosis of frontal lobe dementia and Alzheimer's disease: relation to cerebral perfusion, brain atrophy and electroencephalography. Dementia. 1995;6:142–47

Kaye JA. Diagnostic challenges in dementia. Neurology. 1998;51:45–52

Kertesz A, Hudson L, Mackenzie IRA, Munoz DG. The pathology and nosology of primary progressiva aphasia. Neurology. 1994;44:2065–72

Kertesz A. Pick's disease and Pick complex: Introductory nosology. In: Kertesz A, Munoz DG, eds. Pick's Disease and Pick Complex. New York: Wiley; 1998:1–11

Kertesz A, Munoz D. Pick's disease, frontotemporal dementia, and Pick complex: Emerging concepts. Arch Neurol. 1998;55:302–4

Kertesz A, Davidson W, Munoz DG. Clinical and pathological overlap between frontotemporal dementia, pirmary progressive aphasia and corticobasal degeneration: The Pick Complex. Dement Geriatr Cogn Disord. 1999;10:46–9

Kirshner HS, Tanridag O, Thurman L, Whetsell WO. Progressiva aphasia without dementia: two cases with focal spongiform degeneration. Ann Neurol. 1987;22:527–32

Klüver H, Bucy PC. Preliminary analysis of functions of the temporal lobes in monkeys. Arch Neurol Psychiat. 1939;42:979–1000

Knopman DS, Christensen KJ, Schut LJ, Harbaugh RE, Reeder T, Ngo T, Frey W. The spectrum of imaging and neuropsychological findings in Pick's disease. Neurology. 1989;39:362–8

Komori T. Tau-positive glial inclusions in progressive supranuclear palsy, corticobasal degeneration and Pick's disease. Brain Pathol. 1999;9:663–79

Larsson EM, Passant U, Sundgren PC, Englund E, Brun A, Lindgren A, Gustafson L. Magnetic resonance imaging and histopathology in dementia, clinically of frontotemporal type. Dement Geriatr Cogn Disord. 2000;11:123–34

Lee V-M, Goedert M, Trojanowski JQ. Neurodegenerative tauopathies. Ann Rev Neurosci. 2001;24:1121–59

Leiguarda R, Starkstein SE. Apraxia in the syndromes of Pick complex. In: Kertesz A, DG Munoz, eds. Pick's Disease and Pick Complex. New York: Wiley; 1998:129–43

Lhermitte F. Human autonomy and the frontal loges. Part II: Patient behavior in complex and social situations: The "environmental dependency syndrome". Ann Neurol. 1986;19:335–43

Lhermitte F, Pillon B, Serdaru M. Human autonomy and the frontal lobes. Part I: Imitation and utilization behaviour: A neuropsychological study of 75 patients. Ann Neurol. 1986;19:326–34

Lippa CF, Zhukareva V, Kawarai T, et al. Frontotemporal dementia with novel tau pathology and a Glu342Val tau gene mutation. Ann Neurol. 2000;48:850–8

Litvan I, Agid Y, Goetz C, Jankovic J, Wenning GK, Brandel JP, Lai EC, Verny M, Ray-Chaudhuri K, McKee A, et al. Accuracy of the clinical diagnosis of corticobasal degeneration: a clinicopathologic study. Neurology. 1997;48:119–25

Litvan I, Grimes DA, Lang AE, Jankovic J, McKee A, Verny M, Jellinger K, Chaudhuri KR, Pearce RK. Clinical features differentiating patients with postmortem confirmed progressive supranuclear palsy and corticobasal degeneration. J Neurol. 1999;246:1–5

Litvan I, Goetz CG, Lang AE. Corticobasal degeneration and related disorders. Advanc Neurol. 2000;82.

Lopez OL, Becker JT, DeKosky ST. Dementia accompanying motor neuron disease. Dementia. 1994;5:42–7

Löwenberg K. Pick's disease. A clinicopathologic contribution. Arch Neurol Psychiat. 1936;36:768–89

Lynch TS, Sano M, Marder KS. Clinical characteristics of a family with chromosome 17-linked disinhibition-dementia-parkinsonism-amyotrophy-complex (DDPAC). Neurology. 1994;44:1878–84

McGeachie RE, Fleming JO, Sharer LR, Hyman RA. Diagnosis of Pick's disease by computed tomography. J Comp Assist Tomogr. 1979;3:113–15

Malamud N, Boyd DA. Pick's disease with atrophy of the temporal lobes. Arch Neurol Psychiatry. 1940;43:212–22

Malamud N, Waggoner RW. Genealogic and clinicopathologic study of Pick's disease. Arch Neurol Psychiat. 1943;50:288–303

Mann D. Dementia of frontal type and dementias with subcortical gliosis. Brain Pathol. 1998;8:325–38

Martin JB. Molecular basis of the neurodegenerative disorders. N Engl J Med. 1999;340:1970–80

Mesulam MM. Slowly progressive aphasia without generalized dementia. Ann Neurol. 1982;11:592–8

Miller BL, Gearhart R. Neuroimaging in the diagnosis of frontotemporal dementia. Dementia Geriatr Cogn Disord. 1999;10:71–4

Minauf M, Jellinger K. Kombination von amyotrophischer Lateralsklerose mit Pickscher Krankheit. Arch Psychiat Nervenkr. 1969;212:279–88

Mitsuyama Y. Presenile dementia with motor neuron disease. Dementia. 1993;4:137–42

Mizukami K, Kosaka K. Neuropathological study on the nucleus basalis of Meynert in Pick's disease. Acta Neuropathol. 1989;78:52–6

Morita K, Kaiya H, Ikeda T, Namba M. Presenile dementia combined with amyotrophy: A review of 34 Japanese cases. Arch Gerontol Geriatr. 1987;6:263–77

Morris JC, Cole M, Banker BQ, Wright D. Hereditary dysphasic dementia and the Pick-Alzheimer spectrum. Ann Neurol. 1984;16:455–66

Morris JH. Pick's disease. In: Esiri MM, JH Morris, eds. The Neuropathology of Dementia. Cambridge: Cambridge University Press; 1997:204–18

Munoz DG. The pathology of Pick complex. In: Kertesz A, DG Munoz, eds. Pick's Disease and Pick Complex. New York: Wiley 1998: 211–41

Munoz-Garcia D, Ludwin SK. Classic and generalized variants of Pick's disease: A clinicopathological, ultrastructural, and immunocytochemical comparative study. Ann Neurol. 1984;16:467–80

Murrell JR, Spillantini MG, Zolo P, et al. Tau gene mutation G389R causes a tauopathy with abundant Pick-body-like inclusions and axonal deposits. J Neuropathol Exp Neurol. 1999;58:1207–26

Myrianthopoulos NC, Smith JK. Amyotrophic lateral sclerosis with progressive dementia. Neurology. 1962;12:603–10

Nasreddine ZS, Loginow M, Clark LN, Lamarche J, Miller BL, Lamontagne A, Zhukareva V, Lee VMY, Wilhelmsen KC, Geschwind DH. From genotype to phenotype: A clinical, pathological, and biochemical investigation of frontotemporal dementia and parkinsonism (FTDP-17) caused by the P301L tau mutation. Ann Neurol. 1999;45:704–15

Neary D, Snowden JS, Bwoen DM, Sims NR, Mann DMA, Benton JS, Northen B, Yates P, Davison AD Neuropsychological syndromes in presenile dementia due to cerebral atrophy. J Neurol Neurosurg Psychiatry.1986;49:163–74

Neary D, Snowden JS, Northen B, Goulding P. Dementia of frontal lobe type. J Neurol Neurosurg. Psychiatr. 1988;51:353–61

Neary D, Snowden JS, Mann DMA. The clinical pathological correlates of lobar atrophy. Dementia.1993;4:154–9

Neary D, Snowden JS, Gustafson L, Passant U, Stuss D, Black S, Freedman M, Kertesz A, Robert PH, Albert M, et al. Frontotemporal lobar degeneration. A consensus on clinical diagnostic criteria. Neurology.1998;51:1546–54

Neary D. Overview of frontotemporal dementias and the consensus applied. Dementia Geriatr Cogn Disord. 1999;10:6–9

Neumann MA.. Pick's disease. J Neuropathol Exp Neurol. 1949;8:255–82

Neumann MA, Cohn R. Progressive subcortical gliosis, a rare form of presenile dementia. Brain. 1967;90:405–17

Neumann M, Schuh-Schaeffer W, Crowther RA, et al. Pick's disease associated with the novel tau gene mutation K369I. Ann Neurol. 2001;50:503–13

Okuda B, Tachibana H, Kawabata K, Takeda M, Sugita M. Cerebral blood flow in corticobasal degeneration and progressive supranuclear palsy. Alzheimer Dis Assoc Disord. 2000;14:46–52

Onari K, Spatz H. Anatomische Beiträge zur Lehre von der Pickschen umschriebenen Großhirnrinden-Atrophie („Picksche Krankheit"). Z ges Neurol Psychiat. 1926;101:470–511

Pasquier F. Early diagnosis of dementia: neuropsychology. J Neurol. 1999;246:6–15

Pasquier f, Lebert F, Lavenu I, Guillaume B. The clinical picture of frontotemporal dementia: Diagnosis and follow-up. Dementia Geriatr Cogn Disord. 1999;10:10–4

Pick A. Über die Beziehungen der senilen Hirnatrophie zur Aphasie. Prager Medicinische Wochenschrift. 1892;17:165–6

Pick A. Senile Hirnatrophie als Grundlage von Herderscheinungen. Wien klin Wschr. 1901;14:403–4

Pick A. Zur Symptomatologie der linksseitigen Schläfenlappenatrophie. Mschr Psychiat Neurol. 1904;16:376–88

Pick A. Über einen weiteren Symptomenkomplex im Rahmen der Dementia senilis, bedingt durch umschriebene stärkere Hirnatrophie (gemischte Apraxie). Monatsschr Psychiatr. 1906;19:97–108

Pickering-Brown SM, Siddons M, Mann DMA, Owen F, Neary D, Snowden JS. Apolipoprotein E allelic frequencies in patients with lobar atrophy. Neurosci Lett. 1995;188:205–7

Pickering-Brown S, Baker M, Yen SH, et al. Pick's disease is associated with mutations in the tau gene. Ann Neurol. 2000;48:806–8

Poorkai P, Bird TD, Wijsman E, et al. Tau is a candidate gene for chromosome 17 frontotemporal dementia. Ann Neurol. 1998;43:815–25

Poppe W, Tennstedt A. Klinisch- und pathologisch-anatomische Untersuchungen über Kombinationsformen präseniler Hirnatrophien (Pick, Alzheimer) mit spinalen atrophisierenden Prozessen. Psychiatria et Neurologia. 1963;145:322–344

Procter AW, Qurne M, Francis PT. Neurochemical features of frontotemporal dementia. Dementia Geriatr Cogn Disord. 1999;10:80–4

Reed LA, Schmidt ML, Wszolek ZK, Balin BJ, Soontornniyomkij V, Lee VMY, Trojanowski JQ, Schelper RL. The neuropathology of a chromosome-17-linked autosomal dominant parkinsonism and dementia ("pallido-ponto-nigral degeneration"). J Neuropathol Exp Neurol. 1998;57:588–601

Riley DE, Lang AE, Lewis A, Resch L, Ashby P, Hornykiewicz O, Black S Cortico-basal ganglionic degeneration. Neurology. 1990;40:1203–12

Rizzini C, Goedert M, Hodges JR, et al. Tau gene mutation K257T causes a tauopathy similar to Pick's disease. J Neuropathol Exp Neurol. 2000;59:990–1001

Rizzu P, van Swieten JC, Joosse M, Hasegawa M, Stevens M, Tibben A, Niermeijer MF, Hillebrand M, Ravid R, Oostra B, et al. High prevalence of mutations in the microtubule-associated protein tau in a population study of frontotemporal dementia in the Netherlands. Am J Hum Genet. 1999;64:414–21

Rizzu P, Joose M, Ravid R, et al. Mutation-dependent aggregation of tau protein and its selctive depletion from the soluble fraction in brain of P201L FTDP-17 patients. Hum Mol Genet. 2000;9:3075–82

Robinson G, Cipolotti L. The selective preservation of colour naming in semantic dementia. Neurocase. 2001;7:65–75

Ross ED, Stewart RM. Akinetic mutism from hypothalamic damage: successful treatment with dopamine agonists. Neurology. 1981;31:1435'–9

Rossor M. Differential diagnosis of frontotemporal dementia: Pick's disease. Dement Geriatr Cogn Disord. 1999;10:43–5

Sahakian BJ, Coull JJ, Hodges JR. Selective enhancement of executive function by idazoxan in a patient with dementia of the frontal lobe. J Neurol Neurosurg Psychiatry. 1994;57:120–1

Salloway SP. Diagnosis and treatment of patients with "frontal lobe" syndromes. J Neuropsychiatry Clin Neurosci. 1994;6:388–98

Schaumburg HH, Suzuki K. Non-specific familial presenile dementia. J Neurol Neurosurg Psychiatry. 1968;31:479–86

Schneider C. Über Picksche Krankheit. Mschr Psychiat Neurol. 1927;65:230–75

Schneider C. Weitere Beiträge zur Lehre von der Pickschen Krankheit. Z ges Neurol Psychiat. 1929;120:340–84

Schneider JA, Gearing M, Robbins RS, de l'Aune W, Mirra SS. Apolipoprotein E genotype in diverse neurodegenerative disorders. Ann Neurol. 1995;38:131–5

Sima AAF, Defendini R, Keohane C, D'Amato C, Foster NL, Parchi P, Bambetti P, Lynch T, Wilhelmsen KC. The neuropathology of chromosome 17-linked dementia. Ann Neurol. 1996;39:734–43

Sjögren M, Minthon L, Passant U, Blennow K, Wallin A. Decreased monoamine metabolites in frontotemporal dementia and Alzheimer's disease. Neurobiol Aging. 1998;19:379–84

Sjögren M, Minthon L, Davidsson P, Granerus AK, Clarberg A, Vanderstichele H, Vanmechelen E, Wallin A, Blennow K. CSF levels of tau, beta-amyloid 1–42 and GAP-43 in frontotemporal dementia, other types of dementia and normal aging. J Neural Transm. 2000 a;107:563–79

Sjögren M, Rosengren L, Minthon L, Davidsson P, Blennow K, Wallin A.; Cytoskeleton proteins in CSF distinguish frontotemporal dementia from AD. Neurology. 2000 b; 54:1960–4

Snowden JS, Neary D, Mann DMA, Goulding PJ, Testa HJ. Progressive language disorder due to lobar atrophy. Ann Neurol. 1992;31:174–83

Snowden JS, Neary D, Mann DMA. Fronto-Temporal Lobar Degeneration: Fronto-Temporal Dementia, Progressive Aphasia, Semantic Dementia. New York: Churchill Livingstone; 1996

Snowden JS. Semantic dysfunction in frontotemporal lobar degeneration. Dementi Geriatr Cogn Disord.1999;10:33–6

Sparks DL, Markesbery WR. Altered serotonergic and cholinergic synaptic markers in Pick's disease. Arch Neurol. 1991;48:796–9

Spillantini MG, Murrell JR, Goedert M, Farlow MR, Klug A, Ghetti B. Mutation in the tau gene in familial multiple system tauopathy with presenile dementia. Proc Natl Acad Sci USA. 1998;95:7737–41

Spillantini MG, Goedert M. Tau mutations in familial frontotemporal dementia. Brain. 2000;123:857–9

Stanford PM, Halliday GM, Brooks WS, Kwok JB, Storey CE, Creasey H, Morris JGL, Fulham MJ, Schofield PR. Progressive supranuclear palsy pathology caused by a novel silent mutation in exon 10 of the tau gene. Expansion of the disease phenotype caused by tau gene mutations. Brain. 2000;123:880–95

Stertz G. Über die Picksche Atrophie. Z ges Neurol Psychiat. 1926;101:729–47

Stevens M, van Duijn CM, de Knijff P, van Broeckhoven C, Heutink P, Oostra BA, Niermeijer MF, van Swieten JC. Apolipoprotein E gene and sporadic frontal lobe dementia. Neurology. 1997;48:1526–9

Stevens M, van Duijn CM, Kamphorst W, de Knijff P, Heutink P, van Gool WA, Scheltens P, Ravid R, Oostra BA, Nierjeijer MF, et al. Familial aggregation in frontotemporal dementia. Neurology. 1998;50:1541–5

Swartz JR, Miller BL, Lesser IM, Booth R, Darby A, Wohl M, Benson DF. Behavioral phenomenology in Alzheimer's disease, frontotemporal dementia, and late-life depression: a retrospective analysis. J Geriatr Psychiatry Neurol. 1997;10: 67–74

Tagliavini F, Pilleri G. Neuronal counts in basal nucleus of Meynert in Alzheimer disease and in simple senile dementia. Lancet. 1983;1:469–70

Talbot PR, Goulding PJ, Lloyd JJ, Snowden JS, Neary D, Testa HJ. Inter-relation between "classic" motor neuron disease and frontotemporal dementia: neuropsychological and single photon emission computed tomography study. J Neurol Neurosurg Psychiatry. 1995;58:541–7

Tanabe H, Ikeda M, Komori K. Behavioral symptomatology and care of patients with frontotemporal lobe degeneration – based on the aspects of the phylogenetic and ontogenetic processes. Dement Geriatr Cogn Disord. 1999;10:50–4

Trojanowski JQ, Dickson DW. Update of the neuropathological diagnosis of frontotemporal dementias. J Neuropathol Exp Neurol. 2001;60:1123–26

Turner RS, Kenyon C, Trojanowski JQ, Gonatas N, Grossman M. Clinical, neuroimaging, and pathologic features of progressive nonfluent aphasia. Ann Neurol. 1996;39:166–73

Tyrell PJ, Warrington EK, Frackowiak RSJ, Rossor MN. Heterogeneity in progressive aphasia due to focal cortical atrophy. Brain. 1990;113:1321–36

Uhl GR, Hilt DC, Hedreen JC, Whitehouse PJ, Price DL. Pick's disease (lobar sclerosis): Depletion of neurons in the nucleus basalis of Meynert. Neurology. 1983; 33:1470–3

von Braunmühl A. Zur Histopathologie der umschriebenen Großhirnrindenatrophie (Picksche Krankheit). Virchows Archiv. 1928;270:448–86

von Braunmühl A. Über Stammganglienveränderungen bei Pickscher Krankheit. Z Ges Neurol Psychiat. 1930;124:214–21

von Braunmühl A. Picksche Krankheit und amyotrophische Lateralsklerose. Zbl Neurochir. 1931;61:358

Weintraub S, Rubin NP, Mesulam MM. Primary progressive aphasia. Longitudinal course, neuropsychological profile, and language features. Arch Neurol. 1990;47:1329–35

Wijker M, Wszolek ZK, Wolters ECH, Rooimans MA, Pals G, Pfeiffer RF, Lynch T, Rodnitzky RL, Wilhelmsen KC, Arwert F. Localization of the gene for rapidly progressive autosomal dominant parkinsonism and dementia with pallido-ponto-nigral degeneration to chromosome 17q21. Hum Mol Genet. 1996;5:151–4

Wilhelmsen KC, Lynch T, Pavlou E, Higgins M, Nygaard TG. Localization of disinhibition-dementia-parkinsonism-amyotrophy complex to 17q21–22. Am J Hum Genet. 1994;55:1159–65

Wilhelmsen KC, Clark LN, Miller BL, Geschwind DH. Tau mutations in frontotemporal dementia. Dement Geriatr Cogn Disord. 1999;10:88–92

Winkelman NW, Book MH. Asymptomatic extrapyramidal involvement in Pick's disease. Arch Neurol Psychiatry. 1944;8:30–42

Wood PL, Nair NPV, Etienne P, Lal S, Gauthier S, Robitaille Y, Bird ED, Palo J, Haltia M, Paetau A. Lack of cholinergic deficit in the neocortex in Pick's disease. Progr Neuro-Psychopharmacol Biol Psychiat. 1983;7:725–7

Yager J. The treatment of eating disorders. J Clin Psychiatry. 1988;49:8–25

Yasuda M, Takamatsu J. D'Souza J, et al. A novel mutation at position +12 in the intron following exon 10 of the tau gene in familial frontotemporal dementia (FTD-Kumamoto). Ann Neurol. 2000;47:422–29

Yasuhara O, Natsuo A, Tooyama I, Kimura H, McGeer EG, Mcgeer PL. Pick's disease immunohistochemistry: new alterations and Alzheimer disease comparisons. Acta Neuropathol. 1995;89:322–30

Zhou L, Miller BL, McDaniel CH, Kelly L, Kim OJ, Miller CA. Frontotemporal dementia: neuropil spheroids and presynaptic terminal degeneration. Ann Neurol. 1998;44

7 Demenz bei subkortikalen Degenerationen mit Bewegungsstörungen

Kognitive Defizite bei idiopathischem Parkinson-Syndrom, Lewy-Körperchen-Erkrankung und Steele-Richardson-Olszewski-Syndrom ...... S. 274
A. Kupsch

    Idiopathisches Parkinson-Syndrom und Demenz .... S. 274

    Demenz mit Lewy-Körperchen (Dementia with Lewy Bodies [DLB]) .... S. 277

    Progressive supranukleäre Blickparese – Steele-Richardson-Olszewski-Syndrom ..... S. 281

Chorea Huntington .... S. 289
J. Priller und H. Meierkord

Ataxien .... S. 304
T. Klockgether

    Autosomal rezessive Ataxien .... S. 307

    Autosomal dominante zerebellare Ataxien (ADCA) .... S. 312

    Idiopathische zerebellare Ataxie (IDCA)/Multisystematrophie .... S. 318

Kognitive Defizite bei idiopathischem Parkinson-Syndrom, Lewy-Körperchen-Erkrankung und Steele-Richardson-Olszewski-Syndrom

A. Kupsch

Manche Autoren vermuten, dass ca. 20% aller Demenzerkrankungen vorrangig mit den sog. Lewy-Körperchen assoziiert sind, dem pathologischen Kennzeichen der Parkinson-Krankheit. Ziel der folgenden Übersicht ist die klinisch orientierte Beschreibung von demenziellen Symptomen bei extrapyramidalen Erkrankungen. Dabei wird auf die Parkinson-Krankheit, auf die Demenz mit Lewy-Körperchen (DLB) und auf die progressive supranukleäre Blickparese (PSP, Steele-Richardson-Olszewski) eingegangen (vgl. Kap. Kortikobasale Degeneration). Neben der differenzialdiagnostischen Abgrenzung werden auch therapeutische Optionen diskutiert.

Idiopathisches Parkinson-Syndrom und Demenz

Bei der Parkinson-Krankheit kommt es zu einer Schädigung in der Substantia nigra mit einem Verlust von dopaminergen Neuronen, die zum Striatum projizieren. Der nigrale Dopaminzellverlust beträgt ventrolateral ca. 60% (entspricht einem striatalen Dopaminmangel von ca. 70–80%), bevor es zum Auftreten von ersten Parkinson-Symptomen kommt.

Die *klassischen Symptome der Parkinson-Krankheit* umfassen:
- Ruhetremor,
- Rigor,
- Hypokinese,
- positive L-DOPA-Antwort (Besserung der oben angegebenen Symptome um mindestens 30%, z. B. im motorischen Teil III der Unified Parkinson's Disease Rating Scale),
- fraglich eine Bradyphrenie.

Die Bradyphrenie wurde von Naville Anfang des Jahrhunderts bei Patienten mit einem postenzephalitischen Parkinson-Syndrom beschrieben. Er verstand hierunter eine kognitive Verlangsamung, die als mentales Analogon zur Bradykinese bei motorischen Aktionen betrachtet wurde. Es ist umstritten, ob diese Bradyphrenie tatsächlich existiert, insbesondere da eine Reihe von Studien keine kognitiven Verlangsamungen unter dopaminerger Therapie aufweisen (Poewe u. Schelosky 1994, Duncombe et al. 1994, Lees 1994, Philipps et al. 1999).

James Parkinson selbst betont in seinem „Essay on the Shaking Palsy" (1817) die psychische Gesundheit und Leistungsfähigkeit von Parkinson-Patienten sei nicht beeinträchtigt: „... the senses and intellects being uninjured". Diese Einschätzung muss heute revidiert werden. Historisch ist dabei in Rechnung zu stellen, dass Parkinson nur einen seiner 6 Patienten über eine lange Krankheitsdauer beobachten konnte; darüber hinaus standen ihm moderne neuropsychologische Testmethoden natürlich nicht zur Verfügung.

Es darf jedoch heute als gesichert gelten, dass neuropsychologische Störungen integraler Bestandteil gestörter Stammganglienfunktion bei der Parkinson-Krankheit sind. So wurden beispielsweise mittelschwere bis schwere depressive Störungen bei ca. 30–40% der Parkinson-Patienten beschrieben (Mayeux et al. 1984), wobei etwa 30% der Erkrankten bereits Jahre vor Auftreten der motorischen Symptome depressive Phasen durchlebt hatten (Santamaria et al. 1986). Darüber hinaus zeigen die Erfahrungen mit der Tiefenhirnstimulation im Nucleus subthalamicus bei Parkinson-Patienten, dass depressive Störungen nahezu regelmäßig im Rahmen der postoperativen Anpassung der Stimulationsparameter und der Medikamentenumstellung beobachtet werden, was möglicherweise mit der postoperativen Reduktion der dopaminergen Medikation zusammenhängen könnten (Krack et al. 1998).

Kürzlich wurde auch der interessante Fall einer stimulationsbedingten (nigral bedingten) depressiven Störung publiziert (Bejjani et al. 1999). Dies sind wiederum wichtige Hinweise darauf, dass die Depression nicht als Reaktion auf die motorischen Behinderungen der Parkinson-Krankheit gesehen werden kann, sondern ein eigenständiges Symptom ist.

Differenzialdiagnostisch ergeben sich hier Abgrenzungsschwierigkeiten mit demenziellen Syndromen (Stichwort „Pseudodemenz").

Bei Patienten mit der Parkinson-Krankheit treten demenzielle Symptome häufiger auf als in der allgemeinen Bevölkerung. Das Vorkommen einer Demenz wird mit einer Prävalenz von 20–40% angegeben (Brown u. Marsden 1984, Mayeux et al. 1992), wobei das Alter der Patienten enger mit dem Entstehen einer Demenz korreliert als mit der Krankheitsdauer (Mayeux et al. 1988). In einer prospektiven 10-Jahres-Studie wurde kürzlich teilweise bestätigend berichtet, dass 17 von 83 Parkinson-Erkrankten im Verlauf der Erkrankung ein demenzielles Syndrom entwickeln (entspricht ca. 20%; Hughes et al. 2000). Die Inzidenz der Demenz bei Parkinson-Patienten korrelierte mit höherem Lebensalter bei Eintritt in die Studie, ausgeprägten neurologischen Symptomen und körperlicher Behinderung sowie möglicherweise mit männlichem Geschlecht. Dagegen fand sich keine Korrelation zwischen Lebensalter zu Erkrankungsbeginn und Krankheitsdauer und dem Auftreten einer Demenz. Da die Studie eine Gruppe von 50 altersangepassten gesunden Kontrollpersonen umfasste, bei denen (erstaunlicherweise) keine demenziellen Störungen beobachtet wurden, wird die Hypothese gestützt, wonach demenzielle Syndrome bei Parkinson-Erkrankten durch eine Interaktion der Neuropathologie der Stammganglien und altersbedingten neuropathologischen Veränderungen entstehen.

■ Neuropsychologische Profile bei Parkinson-Syndromen mit Demenz

Eine umfassende Darstellung dieses von zahlreichen Arbeitsgruppen bearbeiteten Feldes ist allein aus Platzgründen nicht möglich; dennoch lassen sich einige allgemeine Schlussfolgerungen zusammenfassen:

Die Demenz bei Parkinson- bzw. DLB-Patienten wird häufig als „subkortikal/nigrostriatal" bezeichnet, da Denkverlangsamung und mangelnde geistige Flexibilität im Vordergrund stehen, während Aphasien, Agnosien oder Apraxien seltener vorkommen (Ince et al. 1998). Darüber hinaus konnten in einer Reihe von Studien signifikante Unterschiede von Aufmerksamkeit, Sprechflüssigkeit und visuell-räumlicher Verarbeitung zwischen DLB- und Alzheimer-Patienten herausgearbeitet werden (Samuel et al. 1997). Die Dichotomie „subkortikale" (verzögertes Lernen, Aufmerksamkeits-, Sprach-, visuell-konstruktive Defizite, psychomotorische Verlangsamung) gegenüber „kortikale" (Gedächtnis- und Sprachdefizite, Verminderung von Exekutivfunktionen, visuell-räumliche Defizite) Demenz ist allerdings umstritten, da Patienten mit Parkinson-Krankheit bzw. DLB auch kortikale, pathologische Veränderungen aufweisen und umgekehrt, und da auch in einem Patienten beide Demenzformen existieren können. So sind Gedächtnisstörungen bei Parkinson-Patienten mit Demenz nahezu obligat und trotz auffallend unterschiedlicher Symptomatik bei der Parkinson-Krankheit, Steele-Richardson-Olszewski-Syndrom (Tab. 7.1) oder Multisystematrophie mit vorwiegend striatonigraler Degeneration zeigen diese Patienten ein ähnliches neuropsychologisches Profil (Robbins et al. 1994).

> Zusammenfassend liegen die neuropsychologischen Unterschiede zwischen Alzheimer- und Parkinson-Patienten mit Demenz darin:
> - dass Alzheimer-Patienten Apraxien, stärkere Beeinträchtigungen der Sprache, Gedächtnis- und Orientierungsstörungen zeigen,
> - dass Parkinson-Patienten dagegen Defizite von Aufmerksamkeit und Konzentration aufweisen und affektiv (Depression) beeinträchtigt sind.

■ Pathologische Kriterien für das idiopathische Parkinson-Syndrom mit Demenz

Post mortem findet man in Gehirnen von Parkinson-Patienten mit Demenz häufig eine allgemeine Atrophie und sowie Lewy-Körperchen, die besonders im Hirnstamm, weniger häufig im Kortex vorkommen. Mögliche neuropathologische Substrate der Demenz bei der Parkinson-Krankheit umfassen u. a.:

- neokortikale „Alzheimer"-Veränderungen mit und ohne kortikale Lewy-Körperchen-Degeneration,
- neuronale Zelldegenerationen im cholinergen Nucleus basalis Meynert, im noradrenergen Locus coeruleus, im Hypothalamus, im Hippocampus (Churchyard u. Lees 1997), Zellverluste in der medialen Substantia nigra (ventrales Tegmentum) und im Mandelkern (Amygdala),
- unspezifische vaskuläre Läsionen (Jellinger 2000).

Familiäre Parkinson-Syndrome mit Demenz scheinen häufig mit Veränderungen des Tau-Metabolismus (sog. Tauopathien) einherzugehen; so konnte die frontotemporale Demenz mit Parkinsonismus mit Veränderungen des Tau-Gens auf Chromosom 17 korreliert werden. Dagegen scheinen familiäre Parkinson-Syndrome, die mit α-Synuklein- oder Parkin-Mutationen assoziiert sind, seltener mit kognitiven Defiziten belastet zu sein (Jellinger 2000).

Zusammenfassend konnte bisher kein einheitliches Muster für den demenziellen Abbau bei der Parkinson-Krankheit gefunden werden; wenngleich gesichert ist, dass Alzheimer-typische (Tau-) Veränderungen vermehrt bei Parkinson-Patienten mit Demenz im Vergleich zu altersangepassten Kontrollpersonen vorkommen (Ince et al. 1998, Jellinger 2000). Ferner finden sich in begrenztem Ausmaß auch bei Parkinson-Patienten ohne Demenz kortikale Lewy-Körperchen (Hughes et al. 1993). So wiesen 75% von 37 Parkinson-Fällen kortikale Lewy-Körperchen auf (mit einer nichtsignifikanten Assoziation zwischen Demenz und Vorkommen von kortikalen Lewy-Körperchen (Sugiyama et al. 1994).

Tabelle 7.1 Symptome bei Parkinson-Krankheit, Demenz mit Lewy-Körperchen (DLB) und progressiver supranukleärer Blickparese (PSP)

Symptom/Zeichen	Parkinson-Krankheit	DLB	PSP
Parkinson-Zeichen (Akinese, Rigor)	asymmetrisch zu Beginn	symmetrisch	symmetrisch
Gang	früh nicht oder gering gestört	variabel bzw. früh gestört	früh gestört
Stürze	spät im Verlauf	früh bis mittelfristig	früh im Verlauf
Stellreflexe	früh normal	mittelfristig gestört	früh gestört
Gang	kleinschrittig	kleinschrittig	breitbasig
Rumpfhaltung	gebunden	gebunden	aufrecht mit Retrocollis
Armmitschwingen	früh gestört	variabel	schwingt beim Gehen meist mit
Gesichtsausdruck	Hypomimie bis Amimie	Hypomimie	erstaunt, Augen weit geöffnet, Hypomimie und tiefe Haut- und Stirnfalten, hochgezogene Augenbrauen
Blinzelrate	niedrig	vermindert	sehr niedrig
Ruhetremor	häufig	selten	ungewöhnlich
Rigidität	an Extremitäten stärker ausgeprägt als axial	bilateral an Extremitäten	axial (Nacken/Rumpf) stärker ausgeprägt als an den Extremitäten
Dystonie	in der Regel als Therapienebeneffekt	in der Regel als Therapienebeneffekt	fokale Dystonie, Blepharospasmus
L-Dopa-Effekt	gut	mäßig	nicht oder kaum (10%)
L-Dopa-induzierte Dyskinesien	häufig	häufig	selten
End-of-Dose-Akinesie/On-Off-Phänomen	häufig	variabel	ungewöhnlich
Neuropsychologische Veränderungen	eher spät	früh	früh
Cholinerge Therapie	mäßig bzw. vermutlich nicht wirksam	wirksam	nicht bekannt

■ Therapieoptionen

> Die therapeutischen Optionen bei dementen Patienten bewegen sich innerhalb eines schmalen therapeutischen Fensters von möglichst guter Beweglichkeit und bei gleichzeitig möglichst geringer alltagsrelevanter Beeinträchtigung durch die Demenz.

Ein demenzielles Syndrom gilt als hoher Risikofaktor für die Entwicklung von Wahn und Halluzinationen bei Parkinson-Patienten (Juncos 1999). Entsprechend sollten Medikamente, die ein hohes psychotropes Potenzial aufweisen, bei Parkinson-Patienten mit Demenz vermieden werden. Dies gilt z. B. für Anticholinergika, Glutamatagonisten (Amantadin, Memantin), aber auch für Dopaminagonisten, welche ein höheres Potenzial für Wahn und Halluzinationen aufweisen als z. B. L-DOPA.

Grundsätzlich erscheint eine *Monotherapie mit L-DOPA* für die Behandlung der motorischen Behinderung bei Parkinson-Patienten mit Demenz am geeignetsten.

Bei Auftreten von Wahn und Halluzinationen können niedrig dosiert *atypische Neuroleptika* eingesetzt werden, wobei für *Clozapin* in einer Dosierung von ca. 50 mg täglich die meisten (und guten) Erfahrungen bestehen (Parkinson Study Group 1999). Dagegen ist bei *Olanzapin* mit einer Verschlechterung der Parkinson-Symptomatik zu rechnen (Goetz et al. 2000), sodass dieses Medikament nur in Ausnahmefällen für die Behandlung bei Parkinson-Patienten empfohlen werden kann. Bei der Verwendung von Clozapin sind die Kautelen einer regelmäßigen Blutbildkontrolle wegen des Agranulozytoserisikos zu beachten, was allerdings bei Olanzapin nach Einzelfallberichten ebenfalls empfehlenswert erscheint (Benedetti et al. 1999, Meissner et al. 1999, Naumann et al. 1999).

Die Beurteilung der Wirksamkeit von *Quetiapin* bei Parkinson-assoziierten Halluzinationen muss bis zum Vorliegen von entsprechenden Studien abgewartet werden. In 2 offenen Studien konnte eine gute antipsychotische Wirksamkeit von Quetiapin bei Parkinson-Patienten mit Psychose nachgewiesen werden ohne wesentliche Verschlechterung der motorischen Parkinson-Symptomatik (Fernandez et al. 1999, Targum u. Abbott, 2000).

Kontrollierte Studien über den Einsatz von *Cholinesterasehemmer* bei Patienten mit Demenz und Parkinson liegen nicht vor. Theoretisch ist dabei eine Verschlechterung der Parkinson-Symptomatik zu erwarten, was sich in einer Anwendungsbeobachtung mit *Tacrin* überraschenderweise jedoch nicht bestätigen ließ (Hutchinson u. Fazzini, 1996). Stattdessen zeigte sich neben einer Verminderung von Halluzinationen und anderen psychotischen Symptomen eine verbesserte Parkinson-Symptomatik. Denkbar ist, dass an dieser Beobachtung muskarinerge oder nikotinerge Rezeptoren beteiligt sind, die eine erhöhte striatale Dopaminfreisetzung bedingen könnten (Ince et al. 1998).

Ergänzend sei hinzugefügt, dass bei unklarer Demenzentwicklung bei Parkinson-Patienten ein Normaldruckhydrozephalus computertomographisch ausgeschlossen werden sollte, da hier eine effektive Therapieoption (Shuntoperation, Liquorpunktionen) zur Verfügung steht.

Demenz mit Lewy-Körperchen (Dementia with Lewy Bodies [DLB])

Bei Autopsiestudien fand man bei ca. 15–20% von Demenzkranken im Hirnstamm oder Kortex sog. Lewy-Körperchen (Kosaka et al. 1984, Lennox et al. 1989, Hansen et al. 1990, Dickson et al. 1991). Lewy-Körperchen sind intrazytoplasmatische, sphärische, eosinophile neuronale Einschlusskörperchen, die ursprünglich von Friedrich Lewy als pathologisches Kennzeichen der Parkinson-Krankheit in subkortikalen Gehirnregionen beschrieben worden sind und mit konventionellen Färbemethoden (Hämatoxylin-Eosin-Färbung) nachgewiesen werden können (Lewy 1913).

Lewy-Körperchen finden sich jedoch akzidentiell auch bei einer Reihe von weiteren neurodegenerativen Erkrankungen (Tab 7.2) (Ince et al. 1998). Ihr Vorkommen bei der Parkinson-Krankheit (bzw. bei DLB) sowie bei der Lewy-Body-Dysphagie (Jackson et al. 1995) bzw. bei „pure-autonomic failure" (Hague et al. 1997) werden als krankheitsspezifisch und diagnostisch gewertet. Kortikale Lewy-Körperchen finden sich vermehrt bei Parkinson-Patienten mit begleitenden kognitiven Defiziten (Hughes et al. 1993).

Diese Befunde haben jedoch zu differierenden Nomenklaturen und Einschätzungen geführt (z.B. Lewy-Körperchen-Variante der AD [Hansen et al. 1990], AD mit Parkinson-Veränderungen [Ditter et al. 1987]) (Tab. 7.3). Um diese Sprachverwirrung zu mildern, wurde die Bezeichnung Demenz mit Lewy-Körperchen (Dementia with Lewy Bodies [DLB]) durch eine Konsensuskonferenz 1995 eingeführt (McKeith et al. 1996), die allerdings noch nicht Eingang in die neuen Klassifikationsschemata von ICD-10 und DMS-IV gefunden hat. Auf dieser Konsensuskonferenz wurden Kriterien erstellt (McKeith et al. 1996), in denen die senile Demenz vom Lewy-Körperchen-Typ als eigenständige Demenzform postuliert wurde. Grundlage dieser Diagnosekriterien ist die Berücksichtigung von Lewy-Körperchen ohne Gewichtung, ob weitere neurodegenerative (bzw. milde vaskuläre) Prozesse vorliegen.

> Allein das Vorliegen einer Demenz und der Nachweis von Lewy-Körperchen post mortem genügen für die Diagnosestellung einer DLB.

Die Diagnosekriteriern sind in Tab. 7.4 aufgeführt und wurden inzwischen auch prospektiv mit einer Sensitivität von 83% bzw. einer Spezifität von 95% für das Vorliegen einer *wahrscheinlichen DLB* validiert (Mc Keith et al. 2000) (Tab. 7.4). Für den Gebrauch und das Verständnis sind folgende Überlegungen bedeutsam (Ince et al. 1998):

Tabelle 7.2 Erkrankungen mit akzidentellem Auftreten von Lewy-Körperchen

Amyotrophische Lateralsklerose
Ataxia teleangiectatica
Down-Syndrom
Familiäre „Early-Onset"-Alzheimer-Krankheit
Hallervorden-Spatz-Krankheit
Kortikobasale Degeneration
Multisystemerkrankung
Neuraxonale Dystrophie
Progressive supranukleäre Blickparese
Subakute sklerosierende Panenzephalitis

Tabelle 7.3 Englische Nomenklatur für Demenz mit Lewy-Körperchen (DLB) (nach Ince et al. 1998)

cortical Lewy body disease
diffuse Lewy body disease
senile dementia of the Lewy body type
Parkinson's disease dementia
Parkinson's disease plus Alzheimer's disease
Alzheimer's disease with incidental Lewy bodies
Lewy body dementia
Lewy body variant of Alzheimer's disease

Tabelle 7.4 Klinische Kriterien der Demenz mit Lewy-Körperchen (DLB) (nach McKeith et al. 1996, 1999)

Kriterium	Beschreibung
1	zentrale Kennzeichen sind fortschreitende kognitive Defizite, die mit normaler oder beruflicher Alltagstätigkeit interferieren ausgeprägte oder persistierende Gedächtnisdefizite müssen in frühen Krankheitsstadien nicht vorhanden sein, manifestieren sich in der Regel mit Krankheitsprogression Defizite bei Testungen für Aufmerksamkeit und frontosubkortikale bzw. visuell-räumliche Fähigkeiten können besonders auffällig sein
2	**2 (wahrscheinliche DLB) bzw. 1 (mögliche DLB) der folgenden Kriterien:**
• 2.1	wechselnde Kognition mit deutlich variierender Aufmerksamkeit und Konzentration
• 2.2	rezidivierende visuelle Halluzinationen (detailliert und konkret)
• 2.3	parkinsonähnliche, motorische Defizite (Rigor und Bradykinese)
3	Unterstützende DLB-Kriterien:
• 3.1	wiederholte Stürze, Synkopen, Bewusstseinsverluste
• 3.2	hohe Empfindlichkeit auf neuroleptische Medikation (Parkinson-Exazerbation)
• 3.3	systematisierte Wahnvorstellungen, Depression, REM-Schlafstörungen
4	eine DLB-Diagnose ist unwahrscheinlich bei Vorliegen von (Ausschlusskriterien):
• 4.1	Schlaganfallerkrankung, entweder klinisch als fokales neurologisches Defizit oder bildgebend
• 4.2	klinische oder paraklinische Hinweise für weitere Erkrankungen, die das klinische Bild erklären können

- Die Bezeichnung Demenz mit Lewy-Körperchen wurde absichtlich weit und unspezifisch gefasst und schließt die Anwendung anderer Nomenklaturen (Tab. 7.3) ebenso wenig aus, wie das Vorliegen weiterer neurodegenerativer Veränderungen.
- Die neuropathologischen Richtlinien wurden zur unvoreingenommenen Evaluierung von pathologischen Kennzeichen entworfen. Zwar wurde ein Schema beigefügt, das nach dem vorrangigen Auftreten von Lewy-Körperchen einen neokortikalen, einen limbischen und einen Hirnstammtyp der DLB differenziert. Damit soll aber keine spezifische Krankheitsausbreitung suggeriert werden, wie sie z. B. das „Braak-staging" für die AD vorsieht.

Wesentliche Symptomenkomplexe der Lewy-Körperchen-Demenz nach der Lewy-Körperchen-Demenz-Konsenskonferenz
- fluktuierende und progressive kognitive Defizite
- persistierende visuelle Hallzinationen
- parkinsonähnliche Begleitsymptome (die besonders auch nach nur geringer Neuroleptikagabe exazerbieren können)

Gleichzeitig sollten ausgeprägte vaskuläre Erkrankungen (Schlaganfall) bzw. andere Ursachen (z. B. Medikamente) ausgeschlossen werden. Darüber hinaus scheinen Männer mehr als Frauen betroffen zu sein (Kosaka et al. 1984, Kosaka 1990, McKeith et al. 1992), verbunden mit einer schlechteren Prognose bei Männern.

■ **Klinik**

Fortschreitende, *alltagsrelevante kognitive Defizite* und ihre klinische Dokumentation sind das erste unerlässliche Diagnosekriterium für die Lewy-Körperchen-Demenz. Die kognitive Beeinträchtigungen führen zu einer globalen Demenz, gelegentlich über wenige Monate, jedoch in der Regel über einen Verlauf von mehreren Jahren. Zu Beginn kann in einigen Fällen besonders der Gedächtniszugriff behindert sein; dies kontrastiert mit den Schwierigkeiten von Alzheimer-Patienten, bei denen häufig das Erlernen von neuen Gedächtnisinhalten und deren Konsolidierung behindert ist. Aufmerksamkeitsdefizite sind dagegen bei beiden Demenzerkrankungen (Lewy-Körperchen-Demenz bzw. AD) ähnlich gelagert. Detaillierte neuropsychologische Tests, die bei der Differenzialdiagnose gegenüber der AD hilfreich sind (Salmon u. Galasko 1996), umfassen Testprofile mit Exekutivfunktionen und Problemlösungen wie der Wisconsin-Card-Sorting-Test bzw. verbale Fähigkeiten und Beeinträchtigungen von visuell räumlichen Funktionen (Uhr malen, Figuren kopieren). Allerdings können diese Differenzierungen mit Fortschreiten der Erkrankungen verloren gehen.

Zusätzlich zur fortschreitenden demenziellen Entwicklung muss für die klinische Diagnosestellung zumindest eines von 3 im Folgenden näher charakterisierten Kernkriterien vorhanden sein, die für sich allein auch bei anderen zerebralen Störungen vorkommen können:

- *Fluktuation:* Deutliche Wechsel der kognitiven Funktionen sind häufig bei der Lewy-Körperchen-Demenz zu beobachten, wobei insbesondere Aufmerksamkeit und Wachheit fluktuieren und mit Tagesschläfrigkeit einhergehen können. Die Betonung dieser Fluktuationen liegt auf *deutlich*, denn es ist bekannt, dass demente Patienten generell häufig milde Fluktuationen im Tagesverlauf aufweisen. Andere Ursachen (Medikamente oder Begleiterkrankungen) müssen ausgeschlossen sein. Die Fluktuation der kognitiven Fähigkeiten bei Patienten mit Lewy-Körperchen-Demenz kann schlagartig erfolgen, ist in der Regel nicht tageszeitlich gebunden und kann mit Intervallen von Stunden bis Monaten einhergehen. Fluktuationen können klinisch, insbesondere bei retrospektiven Analysen, schwierig zu erfassen sein.
- *Visuelle Halluzinationen:* Visuelle Halluzinationen bei der Lewy-Körperchen-Demenz sind typischerweise rezidivierend, detailtreu und plastisch und können als differenzialdiagnostisches Kriterium gegenüber Patienten mit AD oder VD dienen. Halluzinationen mit anderer Modalität (z.B. auditorisch) sind möglich, aber seltener. Häufig erscheinen Tiere oder Menschen, die z.B. das Haus betreten; nicht selten wird auch von nichtlebenden Objekten (Plakate an der Wand) berichtet. Prinzipiell sind die visuellen Halluzinationen bei der Lewy-Körperchen-Demenz ähnlich wie bei deliranten Syndromen, die durch systemische Beeinträchtigungen oder anticholinerge Toxizität hervorgerufen werden. Es ist die *Persistenz* der visuellen Halluzinationen bei der Lewy-Körperchen-Demenz, die hier differenzialdiagnostisch hilfreich ist. Die Rolle der Anti-Parkinson-Medikation bei der Entstehung und Entwicklung der visuellen Halluzinationen ist bisher nicht ausreichend untersucht worden; nach eigener Erfahrung können sie besonders unter nur geringer dopaminerger Medikation exazerbieren (erhöhte dopaminerge Sensitivität).
- *Motorische Symptome:* Spontane motorische Defizite wie Rigor, Bradykinese, Hypophonie, Maskengesicht, nach vornübergebeugte Haltung und kleinschrittiger Gang sind das dritte unterstützende Symptom bei der Diagnosestellung der Lewy-Körperchen-Demenz. Ruhetremor ist eher selten, besonders bei Betroffenen über 65 Jahre. Die Reihenfolge der motorischen und kognitiven Defizite variiert und ist gerade bei älteren Patienten gleichzeitig zu beobachten.

> Als Faustregel darf gelten, dass eine demenzielle Entwicklung, die sich früher als 12 Monate nach Beginn von extrapyramidalen Symptomen manifestiert, als verdächtig für eine Lewy-Körperchen-Demenz gilt und Anlass für die Suche von weiteren Diagnosekriterien sein sollte.

Im Gegensatz zum idiopathischen Parkinson-Syndrom, wo die L-DOPA-Antwort diagnostischen Rang besitzt, scheinen Patienten mit Lewy-Körperchen-Demenz geringer (allerdings bisher nicht systematisch untersucht) als Parkinson-Patienten auf dopaminerge Medikation anzusprechen. Die L-DOPA-Responsivität besitzt demnach geringen diagnostischen Wert bei Patienten mit Lewy-Körperchen-Demenz. Gleichwohl findet sich eine Verminderung der präsynaptischen Dopamintransporterkapazität, wie Untersuchungen mit dem präsynaptischen Dopaminmarker β-CIT ergeben haben (Donnemiller et al. 1997). Andererseits scheinen Patienten mit Lewy-Körperchen-Demenz auf neuroleptische Medikation besonders sensitiv zu reagieren, was mit einer verminderten Regulierungskapazität von striatalen Dopamin-D$_2$-Rezeptoren bei der Lewy-Körperchen-Demenz zusammenhängen könnte (Piggot et al. 1998). So finden sich im Gegensatz zur Parkinson-Krankheit post mortem verminderte D$_2$-Rezeptoren im Neostriatum bei der Lewy-Körperchen-Demenz (Piggott et al. 1999). Dies stimmt mit der Beobachtung überein, wonach bei DLB-Patienten eine verminderte Bindung von Dopamin-D$_2$-Rezeptoren mit IBZM-SPECT (im Vergleich zu Alzheimer-Patienten) nachgewiesen werden kann (Walker et al. 1997). Darüber hinaus fanden sich bei DLB-Patienten (im Vergleich zu Alzheimer-Patienten) temporoparietal und okzipital Perfusionsdefizite (Donnemiller et al. 1997).

■ Pathologische Kriterien für Lewy-Körperchen-Demenz

Für die pathologische Post-mortem-Diagnose einer Lewy-Körperchen-Demenz ist (neben dem Vorliegen einer Demenz) ausschließlich das Vorkommen von Lewy-Körperchen erforderlich. Nigraler Zellverlust ist z.B. nicht notwendig, wenngleich nigrale Zellzählungen bei DLB-Patienten Verminderungen aufweisen, die zwischen dem Zellverlust bei Parkinson-Patienten und altersangepassten Kontrollpersonen liegen (Perry et al. 1995). Allerdings kommen weitere, in Tab. 7.5 aufgeführte Auffälligkeiten häufig bei der Lewy-Körperchen-Demenz vor.

Tabelle 7.5 Pathologische Veränderungen bei der Lewy-Körperchen-Demenz

Essenziell:
- Lewy-Körperchen

Assoziiert:
- Lewy-assoziierte Neuriten
- Alzheimer-Veränderungen (Plaques, Neurofibrillenbündel)
- regionaler Zellverlust (Substantia nigra, Locus coeruleus, Nucleus basalis Meynert)
- Mikrovakuolen (spongiforme Veränderungen) und Synapsenverlust
- neurochemische Defizite (cholinerg und dopaminerg)

Klassische Lewy-Körperchen sind sphärische, intrazytoplasmatische eosinophile neuronale Einschlusskörperchen, die gelegentlich auch extrazellulär gelegen sein können.

„Hirnstamm"- bzw. klassische Lewy-Körperchen. Dies sind Einschlüsse mit hyalinem Kern und einem bleichen Ring (Halo), die vor allen Dingen im Locus coeruleus oder in der Substantia nigra vorkommen.

Kortikale Lewy-Körperchen. Dagegen weisen kortikale Lewy-Körperchen granuläre eosinophile Einschlüsse ohne Halostruktur auf. Sie sind immunreaktiv für Ubiquitin und α-Synuklein, wobei die Sensitivität von α-Synuklein für die immunzytochemische Lewy-Körperchen-Darstellung größer ist als für Ubiquitin (Spillantini et al. 1998). Kortikale Lewy-Körperchen sind weniger scharf begrenzt, sodass sie sich mit konventionellen histologischen Methoden nur schwierig nachweisen lassen. Lewy-Körperchen kommen vorrangig im Hirnstamm, in subkortikalen Kerngebieten, im limbischen Kortex (Gyrus cinguli, entorhinalen Kortex bzw. Amygdala) und im Neokortex vor (vorrangig temporal, geringer frontoparietal, am wenigsten okzipital) (Kosaka 1990, Perry et al. 1995). Interessanterweise zeigen sich Phänomene der Alzheimer-Pathologie bei der Mehrzahl der Autopsiestudien von DLB-Patienten, insbesondere β-Amyloid-Ablagerungen und diffuse Plaqueformationen. Neokortikale Fibrillenbündel sind jedoch nur selten zu beobachten (Ince et al. 1991), auch gepaarte helikale Filamente und abnorm phosphoryliertes Tau sind im Vergleich zur AD reduziert (Harrington et al. 1994). Neuropathologisch ließ sich auch ein Zellverlust im Hippocampus bei Patienten mit familiärer DLB beobachten (Ohara et al. 1999).

■ Exkurs: α-Synuklein

Die Entdeckung einer Mutation im α-Synuklein-Gen (Chromosom 4) bei autosomal dominantem Parkinson-Syndrom kann als Meilenstein der Pathogeneseforschung neurodegenerativer Erkrankungen angesehen werden (Polymeropoulos et al. 1997). α-Synuklein (Synonym: NACP [Non-A-beta-component of Alzheimer's disease amyloid precursor protein], s. unten) ist ein Hauptbestandteil von Lewy-Körperchen und Lewy-Neuriten bei der Parkinson-Krankheit und bei DLB. Ferner lassen sich die gliären intrazytoplasmatischen Einschlusskörperchen bei der Multisystematrophie immunzytochemisch mit Antiköpern gegen α-Synuklein anfärben (Mezey et al. 1998), darüber hinaus auch bei der Alzheimer-Erkrankung (vorrangig Amygdala) (Hamilton 2000) bzw. ggf. auch bei der amyotrophen Lateralsklerose (Mizusawa et al. 1989, Shoji et al. 2000, Mezey et al. 1998). Takeda et al. konnten ferner zeigen, dass die α-Synuklein-Immunreaktivität bei allen Varianten der DLB nachweisbar ist, nicht jedoch in Neurofibrillenbündeln, Neuropilfäden (neuropil threads), Pick-Körperchen, ballonierten Neuronen und Tau-positiven gliären Läsionen (Takeda et al. 1998).

Diese Ergebnisse haben zu dem Konzept von *Synukleinopathien* als neue Krankheitsentität geführt (Dickson et al. 1999, Hardy u. Gwinn-Hardy 1998). Der Name α-Synuklein wurde ursprünglich eingeführt, um die Immunreaktivität sowohl in präsynaptischen Terminalen als auch im Nukleus zu beschreiben (Maroteaux et al. 1988); allerdings konnte die nukleäre immunzytochemische α-Synuklein-Darstellung in nachfolgenden Studien nicht bestätigt werden (Hashimoto u. Masliah 1999).

α-Synuklein gehört zu einer Proteinfamilie, die α- (Chromosom 4), β- (Chromosom 5) und γ-Synuklein (Chromosom 10) umfasst und die von Genen auf den Chromosomen 4, 5 und 10 kodiert werden. Während γ-Synuklein vorrangig im peripheren Nervensystem vorkommt (Akopian u. Wood 1995) und mit invasiven Wachstumseigenschaften von Brustkrebszellen assoziiert ist (Jia et al. 1999), finden sich α- und β-Synuklein vorrangig im ZNS (Jakes et al. 1994). Lewy-Körperchen lassen sich immunzytochemisch mit Antiköpern gegen α-Synuklein, nicht aber mit Antikörpern gegen β- und γ-Synuklein nachweisen. Gleichwohl scheinen auch β- und γ-Synuklein pathologisch bei der DLB und der Parkinson-Krankheit verändert zu sein (Galvin et al. 1999).

α-Synuklein ist ein 140 Aminosäuren umfassendes Protein, das normalerweise in präsynaptischen Vesikeln des menschlichen Gehirns exprimiert wird (Irizarry et al. 1996, Iwai et al. 1995, Jakes et al. 1994) und vorrangig in Neuronen, in geringerem Ausmaß aber auch in Oligodendrozyten bzw. Astrozyten (Shoji et al. 2000) vorkommt und ca. $0{,}5-1\%$ des zytosolischen Proteins in Gehirnhomogenaten umfasst (Krüger et al. 2000). Die physiologische Funktion von α-Synuklein ist noch nicht geklärt. Da die Synuklein-Expression mit dem Erlernen neuer Lieder bei Singvögeln assoziiert war (George et al. 1995), wird eine Rolle von Synuklein bei Lern- oder anderen plastischen Prozessen diskutiert. Diese Hypothese wird einerseits durch das Vorkommen von α-Synuklein in synaptischen Vesikeln (Iwai et al. 1995) gestützt, zum anderen konnte in Entwicklungsstudien an Mausembryonen gezeigt werden, dass α-Synuklein im sich entwickelnden Gehirn bei $12-15$ Tagen alten Mausembryonen erstmals nachweisbar ist, um dann in späteren Entwicklungsstadien dramatisch anzusteigen (Hsu et al. 1998).

α-Synuklein wurde 1993 als sog. NACP (non-A-beta-component of Alzheimer's disease amyloid precursor protein) in Alzheimer-Gehirnen mit Amyloid koisoliert (Ueda et al. 1993). NACP ist das humane Homolog zum α-Synuklein der Maus. Ein Baustein von α-Synuklein, der sog. Non-Amyloid-Component of Amyloid (NAC), ist der zweitgrößte Bestandteil von Amyloidplaques bei der AD (Ueda et al. 1993).

Pathophysiologisch konnte gezeigt werden, dass NAC und α-Synuklein – im Gegensatz zu β-Synuklein, das nicht amyloidogen wirkt – in vitro A-β-Amyloid stimulieren (Jensen et al. 1997, Hashimoto u. Masliah 1999). α-Synuklein selbst bindet an alzheimerassoziierte Veränderungen wie NAC, A-β-Amyloid und Amyloidplaques (Paik et al. 1998). Diese biochemischen Daten implizieren eine Rolle von α-Synuklein bei neurodegenerativen Prozessen, allerdings weisen beispielsweise Alzheimer-Patienten – soweit bisher bekannt – keine Mutationen im α-Synuklein-Gen auf (Campion et al. 1996).

Die genauen Entstehungsmechanismen von Lewy-Körperchen sind letztlich nicht vollständig geklärt. Von Interesse ist z. B., dass bei der DLB keine Korrelation zwischen der regionalen Expression von α-Synuklein und dem Auftreten von Lewy-Körperchen und Lewy-Neuriten beobachtet werden konnte (Iwai et al. 1995 b), insbesondere findet sich beispielsweise kein erhöhter Spiegel von α-Synuklein-Protein in der Substantia nigra, dem pathologischen Hauptschauplatz bei der Parkinson-Krankheit bzw. der DLB. In einem Fliegenmodell der Parkinson-Krankheit konnte jedoch gezeigt werden, dass Mutationen des α-Synukleins zu Verlust von Dopaminneuronen, filamentösen Einschlusskörperchen und motorischen Dysfunktionen führen (Feany u. Bender 2000), was – in Verbindung mit den oben angegebenen Ergebnissen – die Bedeutung von α-Synuklein bei dopaminerger Neurotoxizität unterstreicht.

Nach In-Vitro-Ergebnissen können beim proteolytischen Abbau von α-Synuklein amyloidähnliche Fibrillen entstehen, was interessanterweise besonders für mutiertes α-Synuklein gilt (Conway et al. 1998, 2000, Narhi et al. 1999). Inwieweit diese (In-Vitro-) Fibrillenbildung zu Synapsenverlust bzw. Zelluntergang beiträgt, ist jedoch nicht bekannt. Lewy-Körperchen müssen jedoch nicht per se als Toxizitätszeichen angesehen werden. So könnte der Einschluss von amyloidähnlichen Fibrillen oder anderen Abbauprodukten von α-Synuklein in Einschlusskörperchen einen protektiven Mechanismus darstellen. Beispielsweise konnten Saudou et al. in einem In-Vitro-Huntington-Modell eine inverse Korrelation zwischen dem Auftreten von Einschlusskörperchen und Neurotoxizität zeigen (Saudou et al. 1998). Ein ähnliches Konzept könnte auch für Lewy-Körperchen gelten. So wies die Mehrzahl von dopaminergen Neuronen in der Substantia nigra, die apoptotische Merkmale zeigten, keine Lewy-Körperchen auf (Tompkins et al. 1997 a/b).

Die Forschungsergebnisse der letzten 5 Jahre haben gezeigt, dass α-Synuklein vermutlich eine entscheidende Rolle bei der Pathogenese der Parkinson-Krankheit, bei der DLB und vermutlich auch bei der AD spielt. Sie implizieren, dass die Parkinson-Krankheit bzw. die DLB wie die AD eine Amyloiderkrankung darstellen könnten (Conway et al. 2000), wobei aber im Gegensatz zur AD das Amyloid bei der DLB zytoplasmatisch (Lewy-Körperchen) lokalisiert ist. Perspektivisch ergeben sich hier auch neue therapeutische Angriffspunkte (Verhinderung bzw. Begünstigung von Lewy-Körperchen-Entstehung, Verhinderung von Fibrillenbildung usw.).

■ Therapieoptionen

Etablierte Therapiekonzepte für die Lewy-Körperchen-Demenz sind nicht vorhanden. Dennoch lassen sich Erfahrungswerte zusammenfassen. Zunächst sollten Neuroleptika und Anticholinergika vermieden werden. Zur Behandlung von Wahn und Halluzinationen können atypische Neuroleptika wie *Clozapin* oder alternativ *Quetiapin* eingesetzt werden. Bei Verwendung von *Olanzapin* ist mit einer Verschlechterung der Parkinson-Symptomatik zu rechnen (Goetz et al. 2000). Extrapyramidale Symptome sollten vorrangig mit einer *L-DOPA-Monotherapie* behandelt werden, da L-DOPA als das wirksamste Anti-Parkinson-Medikament relativ geringe psychotrope Nebenwirkungen aufweist. *Cholinesterasehemmer* (Donepezil, Rivastigmin) können bei der Behandlung von kognitiven Defiziten eingesetzt werden (Shea et al. 1998, McKeith et al. 2000). Dabei konnte z. B. in einer Anwendungsbeobachtung Besserung von kognitiven Defiziten bei 7 von 9 Patienten beobachtet werden; interessanterweise wurden auch die Häufigkeit und Länge von Halluzinationen (um 27 %; McKeith et al. 2000) gebessert. Die Autoren berichten auch über eine Verschlechterung der Parkinson-Symptomatik bei 3 der 9 Patienten, was durch eine Erhöhung der L-DOPA-Medikation jedoch kompensiert werden konnte.

Progressive supranukleäre Blickparese (Steele-Richardson-Olszewski-Syndrom)

Die progressive supranukleäre Blickparese (PSP), auch als Steele-Richardson-Olszewski-Syndrom nach den Erstbeschreibern im Jahre 1964 bekannt, ist mit einer Prävalenz von ca. 6,4/100 000 Einwohner (Schrag et al. 1999) – ältere Schätzungen von 1,4/100 000 Einwohner sind vermutlich zu niedrig aufgrund von diagnostisch-methodischen Differenzen (Golbe et al. 1988) – die häufigste Form eines atypischen Parkinson-Syndroms. Es wird geschätzt, dass ca. 4 % aller Parkinson-Patienten tatsächlich an der PSP leiden (Jankovic 1984, Schrag et al. 2000). Männer sind etwas häufiger als Frauen betroffen und weisen eine geringere Überlebensspanne nach Krankheitsbeginn auf (Santacruz et al. 1998).

Grundsätzlich wird die PSP als sporadische, nicht vererbbare Erkrankung eingestuft (Wenning et al. 1995, de Yebenes et al. 1995). Kürzlich konnte in einer australischen Familie mit klinischen Hinweisen auf eine PSP-Symptomatik (4 betroffene Verwandte) eine stille („silent") Mutation im Tau-Gen (Exon 10) auf Chromosom 17 nachgewiesen werden (Stanford et al. 2000). In Verbindung mit anderen Fallberichten (Rojo et al. 1999, Baker et al. 1999) ergibt sich damit die Möglichkeit, dass Mutationen im Tau-Gen klinisch unterschiedliche Erkrankungen wie frontotemporale Demenzen (Foster et al. 1997), kortikobasale Degeneration (Bugiani et al. 1999) und PSP (Delisle et al. 1999, Stanford et al. 2000) – ggf. in Verbindung mit weiteren Umwelt- bzw. Genbeeinflussungen – hervorrufen können. Tau ist ein mikrotubulusassoziiertes Protein, das an der Entstehung (Zusammensetzung und Stabilität) des Zytoskeletts beteiligt ist.

Wie bei den meisten neurodegenerativen Erkrankungen (z. B. idiopathisches Parkinson-Syndrom, Lewy-Körperchen-Erkrankung, Multisystematrophie, AD) gibt es keine biologischen Marker für die Diagnosestellung, sodass auch bei der PSP die neuropathologische Untersuchung den Goldstandard für die definitive Diagnose darstellt. Während einer Konsensuskonferenz des National Institute of Neurological Disorders and Stroke (NINDS) im Jahre 1995 wurden diagnostische Kriterien aufgestellt und mithilfe von retrospektiven Daten von insgesamt 83 autopsiegesicherten Fällen validiert (Litvan et al. 1996). Die Ergebnisse dieser Konsensuskonferenz sind in Tab. 7.6 wiedergegeben. Die Validierung der neuen NINDS-PSP-Diagnosekriterien anhand von neuropathologisch gesicherten PSP-Fällen hat eine Spezifität von 100 % (wahrscheinliche PSP) bzw. 93 % (mögliche PSP) ergeben. Die Sensitivität der Diagnosekriterien war für eine wahrscheinliche PSP jedoch mit 50 % im Vergleich zu 83 % für die Kriterien einer möglichen PSP deutlich geringer (Litvan et al 1996b).

■ Klinik

Die idiopathische PSP ist eine neurodegenerative Erkrankung, die nach dem 40. Lebensjahr (Spanne von 40 bis ca. 70 Jahren; das mittlere Alter bei Krankheitsbeginn beträgt ca. 63 Jahre) mit einer bilateralen supranukleären Ophthalmoplegie mit dem führenden Zeichen einer vertikalen Blickparese (nach unten) einhergeht. Nach den NINDS-Konsensuskriterien ist das Vorliegen einer Blickparese nach oben oder unten nicht mehr obligat für die Diagnosestellung einer möglichen PSP (Tab. 7.6, Litvan et al. 1996a). Die Hauptsymptome der PSP betreffen das motorische

Tabelle 7.6 Klinische NINDS-Kriterien für Diagnose „PSP"

PSP	Notwendige Einschlusskriterien	Notwendige Ausschlusskriterien	Unterstützende Kriterien
Möglich	langsam progressive Störung Beginn nach dem 40. Lebensjahr vertikale supranukleäre Blickparese (nach oben oder unten) oder Verlangsamung der vertikalen Sakkaden und Stürze innerhalb 1 Jahres nach Krankheitsbeginn mit deutlicher posturaler Instabilität	kürzliche Anamnese einer Enzephalitis Alien-Limb-Syndrom, kortikale sensorische Defizite, fokale frontale oder temporoparietale Atrophie Halluzinationen oder Wahn ohne dopaminerge Therapie kortikale Demenz (NINDS-ADRA-Kriterien): schwere Amnesie, Aphasie oder Agnosie ausgeprägte zerebellare Symptome oder nicht erklärbare Dysautonomie	symmetrische Bradykinese oder Rigor, proximal > distal Retrocollis frühe Dysphagie oder Dysarthrie geringes oder kein Ansprechen auf die L-DOPA-Therapie frühe kognitive Defizite mit mindestens *2 der folgenden Symptome:* • Apathie • verminderte Sprachproduktion • Störungen des abstrakten Denkens, • Utilisation und Imitationsverhalten • Frontalhirnzeichen
Wahrscheinlich	langsam progressive Störung Beginn nach dem 40 Lebensjahr vertikale supranukleäre Blickparese (nach oben oder unten) und Stürze innerhalb 1 Jahres nach Krankheitsbeginn mit deutlicher posturaler Instabilität	ausgeprägte asymmetrische Parkinson-Symptomatik neuroradiologisch nachweisbare strukturelle Veränderungen wie Stammganglien- oder Hirnstamminfarkte oder lobäre Atrophie Whipple-Erkrankung (ggf. mit Polymerasekettenreaktion-Nachweis)	s. oben
Gesichert	klinisch mögliche oder wahrscheinliche PSP und histopathologische Post-mortem-PSP-Kriterien		

und das visuelle System (posturale Instabilität, Dysarthrie, Bradykinese und supranukleäre Blickparese) sowie neuropsychologische Defizite.

Zu Krankheitsbeginn stehen oft diffuse Beschwerden im Vordergrund, wie Schwindel oder unerklärliche Stürze. Die mittlere Überlebenszeit beträgt ca. 6 Jahre nach Symptombeginn mit einer Spanne von 1–17 Jahre. Die Hauptdoesursache ist die Bronchopneumonie; im Endstadium sind die Patienten rollstuhlpflichtig oder bettlägerig, selbst Umdrehen im Bett ist nur mit Hilfe möglich. Eine komplette Ophthalmoplegie kann zur Fixierung der Bulbi in Primärstellung führen; der Patient muss den Kopf wenden, um die Blickrichtung zu ändern, was (ästhetisch zweifelhaft, aber mnestisch hilfreich) als „Mona-Lisa-Syndrom" bezeichnet wurde (Wenning et al. 1997).

In der Mehrzahl der Fälle stehen nach einer retrospektiven Studie von Litvan et al. (1996 c) Gleichgewichtsstörungen mit Stürzen (63% zu Beginn, 69% der Fälle im 1. Krankheitsjahr), Dysarthrie (33% zu Beginn, 40% der Fälle im 1. Krankheitsjahr) oder Bradykinese (13% zu Beginn, 22% der Fälle im 1. Krankheitsjahr) zu Beginn bzw. innerhalb des 1. Jahres der Erkrankung im Vordergrund. Dagegen fallen kognitive Defizite als erstes Krankheitssymptom nur bei 8% der Patienten auf, finden sich aber bei ca. 52% der Fälle im ersten Krankheitsjahr (Litvan et al. 1996 d).

Visuelle Störungen wie Doppelbilder, erhöhte Lichtsensitivität, Verschwommensehen sind ebenfalls häufig zu Krankheitsbeginn anzutreffen (13% zu Beginn, 64% der Fälle im 1. Krankheitsjahr). Das Hauptmerkmal der Erkrankung – die vertikale bzw. die später auftretende horizontale Blickparese – tritt regelmäßig (bei ca. 80% der Fälle nach 3,5 Jahren) (Litvan et al. 1996 d) im späteren Krankheitsverlauf auf, findet sich jedoch nicht in allen histologisch-autoptisch gesicherten PSP-Fällen und kann vereinzelt auch bei anderen neurodegenerativen Erkrankungen auftreten (z. B. Multisystematrophie oder vaskulären Läsionen; Dubinsky u. Jankovic 1987, Wenning et al. 1997). Da bei neurodegenerativen Erkrankungen und mit zunehmenden Alter die Einschränkung der Blickrichtung nach oben häufiger und ausgeprägter auftreten soll als nach unten, wird eine Einschränkung der Blickrichtung nach unten als krankheitsspezifischer eingestuft (Litvan et al. 1996 a); dies hat jedoch keinen Eingang in die NINDS-PSP-Kriterien gefunden. Das Puppenkopfphänomen (vertikaler vestibulookularer Reflex) ist dabei regelmäßig zunächst noch intakt und weist auf die supranukleäre Pathogenese hin. Durch Mitbeteiligung der okulomotorischen Kerne kann später auch diese Reflexbewegung nicht mehr auslösbar sein (Steele 1972).

Früh im Krankheitsverlauf finden sich sakkadierte Blickfolgebewegungen und verlangsamte, z. T. hypometrische Willkürsakkaden (Kopf dreht zum Zielpunkt, Augen folgen). Es entsteht der Eindruck von klebrig-hypometrischen Augenbewegungen. Darüber hinaus können die Patienten Konvergenzstörungen und eine verminderte Suppression des vestibulookularen Reflexes aufweisen (Troost u. Daroff 1977). Spätere Zeichen können eine Verlangsamung von Augenöffnen bzw. -schließen und eine fehlende Habituierung des Blinkreflexes auf Licht umfassen. Nach ca. 3-jähriger Krankheitsdauer finden sich bei 95% der PSP-Patienten bilaterale Parkinson-Syndrome (axiale Rigidität) mit posturaler Instabilität (dabei hatten 81% der PSP-Patienten einen symmetrischen Beginn des Parkinson-Syndroms), bei 56% eine axiale Dystonie sowie bei 50% kognitive Defizite (Colosimo et al. 1995). Ferner zeigen ca. 92% der PSP-Patienten bei Krankheitsprogredienz eine starr anmutende Hypomimie, die im Gegensatz zum idiopathischen Parkinson-Syndrom einen „erstaunten" oder „besorgten" Charakter aufweist.

Weitere häufige Zeichen sind Blepharospasmus (häufig mit Levatorinhibition: der Patient kann Augen nach Augenschluss nur verzögert und mit Aktivierung des M. frontalis öffnen) und eine deutlich verminderte Blinkfrequenz.

■ Neurospychologische Defizite

Bei ca. 40% pathologisch gesicherter PSP-Fälle wurden neuropsychologisch kognitive Defizite im Sinne eines Frontalhirnsyndroms festgestellt (De Bruin et al. 1994).

Dabei standen im Vordergrund:
- Störungen des abstrakten Denkens,
- Verlangsamung des Denkantriebs und der Geschwindigkeit von Denkprozessen,
- Konzentrations- und Wortfindungsstörungen,
- Vergesslichkeit,
- Abstraktionsdefizite,
- affektive Störungen und Persönlichkeitsveränderungen (Antriebsminderung, Depression, erhöhte Reizbarkeit),
- Schlafstörungen (häufiges Erwachen; Aldrich et al. 1989),
- Perseverationen,
- in fortgeschrittenen Stadien pathologische Greifreflexe.

Dieses Bild ist als „subkortikale" Demenz in die Literatur eingegangen (Albert et al. 1974, Pillon et al. 1986), wobei ein Zusammenhang mit Störungen der striatofrontalen Bahnen diskutiert wird (Pillon et al. 1994).

■ Pathologie

Makroskopisch findet sich bei der PSP:
- Depigmentierung der Substantia nigra,
- blasser und geschrumpfter Globus pallidus,
- mäßiggradige generalisierte Atrophie des Gehirns mit Erweiterung der ersten 3 Ventrikel.

Mikroskopisch typisch ist für die Erkrankung:
- Neuronenverlust mit Gliose,
- Vorliegen von zahlreichen Neurofibrillenbündeln (tangles) bzw. Tau-positiven Neuropilfäden (neuropil threads) mit u. a. spezifischer Verteilung.

Die neurofibrillären Bündel sind dabei von globöser und weniger häufig von gezackter Struktur und „gerade" – im Gegensatz zu den paarig und helikal angeordneten „tangles" bei der AD. Tau-positive Astrozyten in betroffenen Hirnarealen stützen die Diagnose. Diese Veränderungen finden sich hauptsächlich in den Stammganglien und im Hirnstamm, wobei besonders das Pallidum mit subthalamischem Bereich (Umschaltungsort der pallidothalamofrontalen Bahnen), die Pars compacta der Substantia nigra (Ursprungsort der dopaminergen nigrostriatalen Projektion) und der Colliculus superior mit periaquäduktalem Höhlengrau, Tektum sowie Nuclei ponti (Augenbewegungsstörungen) betroffen sind.

Weitere Veränderungen sind u. a. darüber hinaus im frontalen Kortex, Locus coeruleus, Neostriatum, Nucleus basalis Meynert, Thalamus, posterioren Hypothalamus, Septum, Hippocampus, Nucleus dentatus, Nuclei vestibulares, Nucleus ruber, Tegmentum, im Rückenmark sowie diversen Hirnstammregionen beschrieben worden (Hauw et al. 1994, Lantos 1994). Dagegen sind der temporale, parietale und okzipitale Kortex, der Mandelkern sowie das Kleinhirn weniger betroffen. Ausschlusskriterien umfassen große oder zahlreiche Infarkte, Lewy-Körperchen, alzheimertypische Veränderungen, oligodendrogliale, argyrophile Einschlusskörperchen, Pick-Körperchen, diffuse spongiforme Veränderung und prionpositive Amyloidplaques (Hauw et al. 1994).

Neurochemisch findet sich eine Verminderung der striatalen Dopaminkonzentration und der Dopaminrezeptordichte, der striatalen Acetylcholin-Transferase-Aktivität und eine Reduktion von nikotinergen Acetylcholinrezeptoren in den Stammganglien (Young 1995).

■ **Paraklinische Untersuchungen**

Differenzialdiagnostisch wichtige, intra vitam nachweisbare morphologische Veränderungen bei der PSP lassen sich mit dem MRT und mit nuklearmedizinischen Methoden nachweisen. So findet sich bei ausgeprägter Mittelhirnatrophie das sog. „Mickey-Mouse"-Zeichen, das sich durch eine Verschmächtigung des anteroposterioren Druchmessers (< 24 mm) des Mittelhirns auszeichnet (Doraiswamy et al. 1992).

Ätiologisch lässt sich durch die MRT auch das sog. *vaskuläre PSP* differenzieren. Hier finden sich bei ähnlicher Klinik periventrikuläre sowie diffuse, z.T. konfluierende Marklagerveränderungen in der T2-Gewichtung (Arnold et al. 1994). Mithilfe der SPECT (single photon emission computed tomography, Einzelphotonen-Emissions-CT) und der PET (Positronenemissionstomographie) kann im fortgeschrittenen Stadium des PSP eine verminderte Dopamin-D_2-Rezeptorendichte im Striatum nachgewiesen werden (im Gegensatz zur Parkinson-Krankheit) (Arnold et al. 1994). Im 18-Fluoro-DOPA-PET findet sich eine reduzierte Fluoro-DOPA-Anreicherung, die im Nucleus caudatus stärker ausgeprägt ist als bei der Parkinson-Krankheit. Darüber hinaus finden im ^{18}F-Desoxyglucose-PET hauptsächlich im frontalen Kortex, Striatum und Thalamus Verringerungen der regionalen Glucoseverwertung (Brooks 1993).

■ **Therapieoptionen**

Die medikamentöse Therapie der PSP ist überwiegend enttäuschend. So ist beispielsweise das Nichtansprechen auf dopaminerge Therapie als unterstützendes Diagnosekriterium in die NINDS-Kriterien eingegangen. *Anticholinergika* besitzen generell keinen therapeutischen Effekt (Maher u. Lees 1986). *Methysergid* bis 8 mg soll Schluckbeschwerden lindern (Rafal u. Grimm 1981), aber diese Beobachtung konnte nicht verifiziert werden. Wenige (ca. 10–20% der Patienten) zeigen einen vorübergehenden Therapieeffekt auf dopaminerge Therapie (Jackson et al. 1983), der nur in Einzelfällen deutlich ausgeprägt ist und auch die Okulomotorik betreffen kann. Eine Minderheit der PSP-Patienten (bis zu 30%) kann von *Amitriptylin* profitieren, insbesondere im Hinblick auf Affektlabilität, depressive Verstimmung und psychomotorische Verlangsamungen (Newman 1985). Ebenso kann der Glutamatantagonist *Amantadin* in Einzelfällen eine moderate Symptombesserung bewirken. Darüber hinaus konnten in 2 doppelblinden, placebokontrollierten Studien moderate Verbesserungen nach der Behandlung mit *Idazoxan*, einem präsynaptischen α_2-Adrenorezeptor-Antagonisten, der zu einer Erhöhung des zentralen Noradrenalinspiegels führt, beobachtet werden (Cole u. Growden 1994): Ca. 50% der Patienten zeigten eine Verbesserung der posturalen Stabilität und der Handgeschicklichkeit.

Unabhängig von einer notwendigen Verifizierung dieser Ergebnisse müssen die Chancen, dass Idazoxan klinisch zugelassen wird, pessimistisch eingeschätzt werden, da die vertreibende Firma initiierte Studien, die die potenzielle Wirksamkeit von Idazoxan auf Dyskinesien bei Parkinson-Patienten überprüften, wegen nicht ausreichender Ergebnisse gestoppt hat (Manson et al. 2000).

Weitere Behandlungsoptionen wie z.B. die *Elektrokrampftherapie*, die über eine Sensitivierung von noradrenergen bzw. dopaminergen Transmittersystemen eine Besserung der PSP-Symptome bewirken könnte, können wegen ausgeprägter psychischer Nebenwirkungen (postiktale Verwirrung) nicht empfohlen werden (Barclay et al. 1996).

Empfehlung für die medikamentöse Behandlung der PSP
(beruht auf Ergebnissen von kleinen, offenen Studien: Klasse-IV-Evidenz; Oertel u. Quinn 1996):

- Behandlungsversuch mit L-DOPA bis ca. 1000 mg (bzw. bis Auftreten von Nebenwirkungen)
- Behandlungsversuch mit Amitriptylin 50 – 150 mg täglich
- ggf. Behandlungsversuch mit Amantadin bis 300 mg täglich
- Blepharospasmus: Botulinumtoxininjektionen (bei Blepharospasmus mit Levatorinhibition mit prätarsaler Injektionstechnik)

Ergänzend sei angefügt, dass mit Rücksicht auf die limitierten medikamentösen Therapieoptionen *physio- und ergotherapeutische Möglichkeiten (inklusive Logopädie)* in den Vordergrund treten. Schluckbeschwerden können über eine *Magensonde* bzw. ggf. durch eine *perkutane endoskopische Gastrostomie* behandelt werden.

Literatur

Akopian AN, Wood JN. Peripheral nervous system-specific genes identified by substractive cDNA cloning. J Biol Chem. 1995;270:21 264 – 70

Albert ML, Feldmann RG, Willis AL. The "subcortical dementia" of progressive supranuclear palsy. J Neurol Neurosurg Psychiatry. 1974;37:91 – 130

Aldrich MS, Forster NL, White RF, Bluemlein L, Propkopowicz G. Sleep abnormalities in progressive supranuclear palsy. Ann Neurol. 1989;25:577

Arnold G, Tatsch K, Oertel WH, et al. Clinical progressive supranuclear palsy: differential diagnosis by IBZM-SPECT and MRI. In: Tolosa ER, Duvoisin FF, Cruz-Sanchez, eds. Progressive supranuclear palsy: diagnosis, pathology and therapy. J Neural Transm. 1994;42 (Suppl. 1):111 – 18

Baker M, Litvan I, Houlden H, Adamson J, Dickson D, Perez-Tur, et al. Association of an extended haplotype in the tau gene with progressive supranuclear palsy. Hum Mol Genet. 1999;8;711 – 15

Bejjani-BP, Damier-P, Arnulf-I, Thivard-L, Bonnet-AM, Dormont-D, Cornu-P, Pidoux-B, Samson-Y, Agid-Y. Transient acute depression induced by high-frequency deep-brain stimulation, N Engl J Med. 1999;340(19): 1476 – 80

Benedetti F, Cavallaro R, Smeraldi E. Olanzapine-induced neutropenia after clozapine-induced neutropenia. Lancet 1999;354:567

Brooks DJ. PET studies on the early and differential diagnosis of Parkinson's disease. Neurology. 1993;43 (Suppl. 6):6 – 16

Bugiani O, Murell JR, Giaccone G, Hasegawa M, Ghigo G, Tabaton M, et al. Frontotemporal dementia and corticobasal degeneration in a family with a P301 S mutation in tau. J Neuropathol Exp Neurol. 1999;58:667 – 77

Campion D, Martin C, Heilig R, Charbonnier F, Moreau V, FlamanJM, Petit JL, Hannequin D, Brice A, Frebourg T. The NACP/synuclein gene: chromosomal assignment and screening for alterations in Alzheimer disease. Genomics. 1995;26(2): 254 – 7

Churchyard A, Lees AJ. The relationship between dementia and direct involvement of the hippocampus and amygdala in Parkinson's disease. Neurology. 1997;49:1570 – 6

Cole DG, Growdon JH. Therapy for progressive supranuclear palsy: past and present. J Neural Transm 1994;Suppl. 42:283 – 90

Colosimo C, Albanese A, Hughes AJ, de Bruim VM, Lees A. Some specific clinical features differentiate multiple system atrophy (striatonigral variety) from Parkinson's disease. Ann Neurol. 1995;52:294 – 8

Conway KA, Harper JD, Lansbury PT. Accelerated in vitro fibril formation by mutant alpha-synuclein linked to early-onset Parkinson's disease. Nature Med. 1998;4:1318 – 20

Conway KA, Harper JD, Lansbury PT. Fibrils formed in vitro from alpha-synuclein and two mutant froms linked to Parkinson's disease are typical amyloid. Biochemistry 39:2552 – 63

De Bruin VMS, Lees AJ. Subcortical neurofibrillary degeneration presenting as Steele-Richardson-Olzewski-Syndrome and other related syndromes: a review of 90 pathologically verified cases. Mov Dis. 1994;9:381 – 9

De Yebenes JC, Sarasa JL, Daniel SE, Lees AJ. Familial progressive supranuclear palsy. Description of a pedigree and review of the literature. Brain. 118:1095 – 1103

Del-Ser T, Munoz DG, Hachinski V. Temporal pattern of cognitive decline and incontinence is different in Alzheimer's disease and diffuse Lewy body disease. Neurology. 1996;46:682 – 6

Dickson DW, Ruan D, Crystal H, et al. Hippocampal degeneration differentiates diffuse Lewy body disease (DLBD) from Alzheimer's disease: light and electron microscopic immuncytochemistry of CA2 – 3 neurites specific to DLBD. Neurology. 1991;41:1402 – 9

Dickson DW, Lin W, Liu WK, Yen SH. Multiple system atrophy: a sporadic synucleinopathy. Brain Pathol. 1999;9(4):721 – 32

Ditter SM, Mirra SS. Neuropathologic and clinical features of Parkinson's disease in Alzheimer's patients. Neurology 1987;37:754 – 60

Donnemiller E, Heilmann J, Wenning GK, Berger W, Decristoforo C, Moncayo R, Poewe W, Ransmayr R. Brain perfusion scintigraphy with 99 m-HMPO or 99 m-ECD and 123-I-beta-CIT single photon emission tomography in dementia of the Alzheimer type and diffuse Lewy body disease. Eur J Nucl Med. 1997;24:320 – 25

Doraiswamy PM, Na C, Husain MM, et al. Morphometric changes of the human midbrain with normal aging: MRI and stereologic findings. Am J Neuroradiol. 1992;13:383 – 6

Dubinsky RM, Jankovic J. Progressive supranuclear palsy and a multi infarct state. Neurology. 1987;37:570 – 6

Duncombe ME, Bradshaw JL, Iansek R, Phillips JG. Parkinsonian patients without dementia or depression do not suffer from bradykinesia as indexed by performance in mental rotation tasks with and without advance information. Neuropsychologia. 1994;32:1383 – 96

Fernandez HH, Friedman JH, Jacques C, Rosenfeld M. Quetiapine for the treatment of drug-induced psychosis in Parkinson's disease. Mov Dis. 1999;14:484 – 7

Galvin JE, Uryu K, Lee VM, Trojanowski JQ. Axon pathology in Parkinson's disease and Lewy body dementia hippocampus contains alpha-, beta-, and gamma-synuclein. Proc Natl Acad Sci USA. 1999;96:13 450 – 5

George JM; Jin H; Woods WS; Clayton DF. Characterization of a novel protein regulated during the critical period for song learning in the zebra finch. Neuron. 1995;15(2):361 – 72

Goetz CG, Blasucci LM, Leurgans S, Pappert EJ. Olanzapine and clozapine: comparative effects on motor function in hallucinating PD patients. Neurology. 2000;26:789 – 94

Golbe LI, Davis PH, Schönberg BS Duvoisin RC. Prevalence and natural history of progressive supranuclear palsy. Neurology. 1988;38:1031 – 4

Feany MB, Bender WW. A drosophila model of Parkinson's disease. Nature. 2000;404:394 – 8

Hague K, Lento P, Morgello S, Caro S, Kaufmann H. The distribution of Lewy bodies in pure autonomic failure: autopsy findings and review of the literature. Acta Neuropathol. 1997;94:192 – 6

Hamilton RL. Lewy bodies in Alzheimer's disease: a neuropathological rview of 145 cases using alpha-synuclein immunhistochemistry. Brain Pathol. 2000;10:378 – 84

Hashimoto M, Masliah E. Alpha-synuclein in Lewy body disease and Alzheimer's disease. Brain Pathol. 1999;9:707 – 20

Hansen LA, Salmon D, Galasko D, et al. The Lewy body variant of Alzheimer's disease: a clinical and pathologic entity. Neurology. 1990;40:1 – 8

Hardy J; Gwinn Hardy K. Genetic classification of primary neurodegenerative disease. Science.1998;282(5391): 1075 – 9

Harrington CR, Wischik CM, Hurt J, et al. Senile dementia of Lewy body type and Alzheimer type are biochemically distinct in terms of paired helical filaments and hyperphosphorylated tau proteins. Dementia. 1994;5:215 – 28

Hauw JJ, Daniel SE, Dickson D, Horoupian DS, Jellinger K, Lantos PL, McKee A, Tabaton M, Litvan I. Preliminary NINDS neuropathologic criteria for Steele-Richardson-Olszweski-syndrome (progressive supranuclear palsy). Neurology. 1994;44:2015 – 19

Hsu LJ, Mallory M, Xia Y, Veinbergs I, Hashimoto M, Yoshimoto M, Thal LJ, Saitoh T, Masliah E. Expression pattern of the non-A-beta-component of Alzheimer's disease amyloid precursor protein (NACP/alpha/synuclein) during brain development. J Neurochem. 1998;71:338 – 44

Hughes AJ, Daniel SE, Blankson S, Lees AJ. A clincopathological study of 100 cases of Parkinson's disease. Arch Neurol. 1993;50:140 – 148

Hutchinson M, Faccini E. Cholinesterase inhibition in Parkinson's disease. J Neurol Neurosurg Psychiatry. 1996;61:324 – 5

Ince PG, Irving D, McArthur F, et al. Quantitative neuropathological study of Alzheimer-type pathology in the hippocampus: comparison of senile dementia of Alzheimer type, senile dementia of Lewy body type, Parkinson's disease and non-demented elderly control patients. J Neurol Sci. 1991;106:142 – 52

Irizarry MC, Kim TW, McNamara M, Tanzi RE, George JM, Clayton DF, Hyman BT. Characterization of the precursor protein of the non-A beta component of senile plaques (NACP) in the human central nervous system.J Neuropath Exp Neurol. 1996;55(8):889 – 95

Iwai A, Masliah E, Yoshimoto M, Ge N, Flanagan L, de Silva HA, Kittel A, Saitoh T. The precursor protein of non-A beta component of Alzheimer's disease amyloid is a presynaptic protein of the central nervous system. Neuron. 1995a;14(2):467 – 75

Iwai A, Yoshimoto M, Masliah E, Saitoh T. Non-A beta component of Alzheimer's disease amyloid (NAC) is amyloidogenic. Biochemistry. 1995b;34:10 139 – 45

Jackson JA, Jankovic J, Ford J. Progressive supranuclear palsy: clinical features and response to treatment in 16 patients. Ann Neurol. 1983;13:273 – 8

Jackson M, Lennox G, Balsitis M, Lowe J. Lewy body dysphagia. J Neurol Neurosurg Psychiat. 1995;58:756 – 8

Jakes R; Spillantini MG; Goedert M. Identification of two distinct synucleins from human brain. FEBS Lett. 1994;345(1):27 – 32

Jankovic J. Progressive supranuclear palsy: clinical and pharmacologic update. Neurol Clin. 1984;2:473 – 86

Jellinger KA. Morphological substrates of mental dysfunction in Lewy body disease: an update. J Neural Transm. Suppl. 2000;59:185 – 212

Jensen PH, Hojrup P, Hager H, Nielsen MS, Jacobsen L, Olesen OF, Gliemann J, Jakes. Binding of Abeta to alpha- and beta-synucleins: identification of segments in alpha-synuclein/NAC precursor that bind Abeta and NAC. Biochem J. 1997;323 (Pt 2):539 – 46

Jia T, Liu YE, Liu J, Shi YE. Stimulation of breast cancer invasion and metastasis by synuclein gamma. Cancer. Res. 1999;59:742 – 7

Juncos JL. Management of psychotic aspects of Parkinson's disease. J Clin Psychiatry. 1999;60 Suppl. 42 – 53

Kosaka K, 1990. Diffuse Lewy body disease in Japan. J Neurol. 237:197 – 204

Kosaka K, Yoshimura M, Ikeda K, et al. Diffuse type of Lewy body disease: progressive dementia with abundant cortical Lewy bodies and senile changes of varying degreee – a new disease? Clin Neuropath. 1984;3:185 – 92

Krac P; Pollak P, Limousin P, Hoffmann D, Xie J, Benazzouz A, Benabid AL. Subthalamic nucleus or internal pallidal stimulation in young onset Parkinson's disease. Brain. 1998;121:451 – 7

Kruger R, Muller T, Riess O. Involvement of alpha synuclein in Parkinson's disease and other neurodegenerative disorders. J Neural Transm. 2000;107(1):31 – 40

Lantos PL. The neuropathology of progressive supranuclear palsy. J Neural Transm Suppl. 1994;42:137 – 52

Lees AJ. The concept of bradykinesia. Rev Neurol (Paris). 1994;150:823 – 6

Leroy E, Boyer R, Auburger G, Leube B, Ulm G, Mezey E, Harta G, Brownstein MJ, Jonnalagada S, Chernova T, Dehejia A, Lavedan C, Gasser T, Steinbach PJ, Wilkinson KD, Polymeropoulos MH. The ubiquitin pathway in Parkinson's disease. Nature. 1998;395:451 – 2

Lewy FM. Zur pathologischen Anatomie der Paralysis agitans. Dtsch Z Nervenheilk 1913;50:50 – 5

Lennox G, Lowe J, Morrell R, et al. Anti-ubiquitin immunocytochemistry is more sensitive than conventional techniques in the detection of diffuse Lewy body disease. J Neurol Neurosurg Psychiatry. 1989;52:67 – 71

Litvan I, Agid Y, Calne D, Campbell G, Dubois B, Duvoisin RC, Götz CG, Golbe LI, Grafman Growdon JH, Hallet M, Jankovic J, Quinn NP, Tolosa E, Zee DS. Clinical research criteria for the diagnosis of progressive supranuclear palsy (Steele-Richardson-Olzewski-syndrome). Report on the NINDS-SPSP International workshop. Neurology. 1996a;47:1 – 9

Litvan I, Hauw JJ, Bartko JJ, et al. Validity and reliability of the neuropathologic preliminary criteria for progressive supranuclear palsy and related disorders. J Neuropathol Exp Neurol. 1996b;55:97 – 105

Litvan I, Agid Y, Jankovic J, Goetz C, Brandel JP, Lai EC, Wenning G, D`Olhaberriague L, Verny M, Chaudhuri RK, McKee A, Jellinger K, Bartko JJ, Mangone CA, Pearce RKB. Accuracy of clinical criteria for the diagnosis of progressive supranuclear palsy (Steele-Richardson-Olzewski-syndrome). Neurology. 1996c;46:922 – 30

Litvan I, Mangone CA, McKee A, Verny M, Parsa A, Jellinger K, D`Olhaberriague L, Chaudhuri RK, Pearce RKB. Natural history of progressive supranuclear palsy (Steele-Richardson-Olzewski-Syndrome) and clinical predictors of survival: a clinico-pathological study. J Neurol Neurosurg Psychiatry. 1996d;61:615 – 20

Lopez OL, Litvan I, Catt KE, Stowe R, Klunk W, Kaufer DI, Becker JT, DeKosky ST Accuracy of foulr clinical diagnostic ciriteria for the diagnosis of neurodegenerative dementias. Neurology. 1999;53:1292 – 1301

Luis CA, Barker WW, Gajara K, et al. Sensitivity and specificity of three clinical criteria for dementia with Lewy bodies in an autopsy-verified sample. Int J Geriatr Psychiatry. 1999;14:526 – 33

McKeith IG, Fairbrain A, Perry R, Thompson P, Perry E. Neuroleptic sensitivity in patients with senile dementia of Lewy body type. BMJ. 1992a;305:673 – 8

Mc Keith IG, Perry RH, Fairbairns AF, et al. Operational criteria for senile dementia of Lewy body type (SDLT). Psychol Med. 1992b;22:911 – 22

McKeith IG, Galasko D, Kosaka K, Perry EK, Dickson DW, Nasen LA, Salmon DP, Lowe J, Mirra SS, Byrne DJ, Lennox G, Quinn NP, Edwardson JA, Ince PG, Bergeron C, Burns A, Miller BL, Lovestone S, Collerton D, Jansen ENH, Ballard C, de Vos RAI, Wilcock GK, Jellinger KA, Perry RH, for the Consortium on Dementia with Lewy bodies. Consensus guidelines for the clinical and pathologic diagnosis of dementia with Lewy bodies (DLB): Report of the consortium on DLB international workshop. Neurology. 1996;47:1113 – 24

McKeith IG, Grace JB, Walker Z, Byrne EJ, Wilkinson D, Stevens T, Perry EK. Rivastigmine in the treatment of dementia with Lewy bodies: preliminary findings from an open trial. Int J Geriat Psychiatry. 2000a;15:387 – 92

McKeith IG, Ballard CG, Perry RH, Ince PG, O'Brien JT, Neill D, Lowery K, Jaros E, Barber R, Thompson P, Swann A, Fairbairn AF, Perry EK. Prospective validation of consensus criteria for the diagnosis of dementia with Lewy bodies. Neurology. 2000b;54:1050 – 8

Maher ER, Lees AJ. The clinical features and natural history of the Steele-Richardson-Olszewski-syndrome (progressive supranuclear palsy). Neurology. 1986;36:1005 – 6

Manson AJ, Iakovidou E, Lees AJ0. Idazoxan is ineffective for levo-dopa-induced dyskinesias in Parkinson's disease. Mov Dis. 2000;15:336 – 7

Maroteaux L, Campanelli JT, Scheller RH. Synuclein:a neuron-specific protein localized to the nucleus and presynaptic nerve terminal. J Neurosci. 1988;8:2804 – 15

Mayeux RJ, William JBW, Stern Y, Coté L. Depression and Parkinson's disease. Adv Neurol. 1984;40:241–50

Mayeux RJ, Denaro N, Hemeneglido N, Marder K, Tang MX, Coté L, Stern Y. A population-based investigation of Parkinson's disease with and without dementia. Arch Neurol. 1992;49:492–7

Meissner W, Schmidt R, Kupsch A, Trottenberg T, Lempert T. Reversible leucopenia related to olanzapine. Mov Dis. 1999;14:872–3

Mezey E, Dehejia A, Harta G, Papp MI, Polymeropoulos MH, Brownstein MJ. Alpha synuclein in neurodegenerative disorders: murderer or accomplice? Nat Med. 1998;4(7):755–7

Mizusawa H, Matsumoto S, Yen SH, Hirano A, Rojas-Corona RR, Donnenfeld H. Focal accumulation of phosphorylted neurofilaments within anterior horn cells in familial amyotrophic lateral sclerosis. Acta Neuropathol. 1989;79:37–43

Narhi L, Wood SJ, Steavenson S, Jiang Y Wu GM, Anafi D, Kaufman SA, Marin F, Sitney K, Denis P, Louis JC, Wypych J, Biere AL, Citron M. Both familial Parkinson's disease mutations accelerate alpha-synuclein aggregation. J Biol Chem. 1999;274:9843–6

Naville F. Les complications et les sequelles de l'encéphalite épidemique. Encephale. 192 517:369–75

Naummann R, Felber W, Heilemann H, Reuster T; Olanzapine-induced agranulocytosis. Lancet. 1999;354:566–7

Newman GC. Treatment of progressive supranuclear palsy with tricyclic antidepressants. Neurology. 1985;35:1189–93

Oertel WH, Quinn NP. Parkinsonism. In Brandt T, Caplan LR, Dichgans J, Diener HC, Kennard C, eds. Neurological Disorders. Course and Treatment. San Diego: Academic Press; 1996:715–72

Ohara K, Takauchi S, Kokai M, Morimura Y, Nakajima T, Morita Y, 1999. Familial dementia with Lewy bodies (DLB). Clin Neuropathol 18:232–239

Paik SR, Lee JH, Kim DH, Chang CS, Kim YS. Self-oligomerization of NACP, the precursor protein of the non-amyloid beta/A4 protein (A beta) component of Alzheimer's disease amyloid, observed in the presence of a C-terminal A beta fragment (residues 25 – 35). FEBS-Lett. 1998;421(1): 73–6

Parkinson Study Group. Low-dose clozapine for the treatment of drug-induced psychosis in Parkinson's disease. The Parkinson Study Group. N Eng J Med. 1999;11:757–63

Perry RH, Irving D, Blessed G, Fairbairn A, Perry EK. Senile dementia of Lewy body type. A clinically and neuropathologically distinct form of Lewy body dementia in the elderly. J Neurol Sci. 1995;119–39

Phillips JG, Schiffter T, Nicholls ME, Bradshaw JL, Iansek R, Saling LL. Does old age or Parkinson's disease cause bradyphrenia. J Gerontol A Biol Sci Med Sci. 1999;54:404–9

Piggott MA, Marshall EF, Thomas N, Lloyd S, Court JA, Jaros E, Burn D, Johnson M, Perry RH, McKeith IG, Ballard C, Perry EK. Striatal dopaminergic markers in dementia with Lewy bodies, Alzheimer's and Parkinson's disease: rostrocaudal distribution. Brain. 1999 a;122:1449–69

Piggott MA, Perry EK, Marshall EF, McKeith IG, Johnson M, Melrose HL, Court JA, Lloyd S, Fairbairn A, Brown A, Thompson P, Perry RH. Nigrostriatal dopaminergic acitivities in dementia with Lewy bodies in relation to neuroleptic sensitivity: comparisons with Parkinson's disease. Biol Psychiatry. 1999 b;44:765–74

Pillon B, Dubois B, Lhermitte F, Agid Y. Hereogenity of cognitive impairment in progressive supranuclear palsy, Parkinsons›s and Alzheimer›s disease. Neurology. 1986;36:1179–85

Pillon B, Deweer B, Michon A, Malapani C, Agid Y. Are explicit memory disorders of progressive supranuclear palsy related to damage to striatofrontal circuits? Comparison with Alzheimer›s, Parkinson's, and Huntingtons›s disease. Neurology. 1994;44:1264–70

Poewe W, Schelosky L. Die Neuropsychologie der Parkinson-Erkrankung. In: Huffmann G, Braune HJ, Henn KH, Hrsg. Extrapyramidalmotorische Erkrankungen. Reinbek: Einhorn-Presse-Verlag; 1994;242–6

Polymeropoulos MH, Lavedan C, Leroy E, Ide SE, Dehejia A, Dutra A, Pike B, Root H, Rubenstein J, Boyer R, Stenroos ES, Chandrasekharappa S, Athanassiadou A, Papapetropoulos T, Johnson WG, Lazzarini AM, Duvoisin RC, Di Iorio G, Golbe LI, Nussbaum RL. Mutation in the alpha-synuclein gene identified in families with Parkinson's disease. Science. 1997;276(5321):2045–7

Rafal RD, Grimm RJ. Progressive supranuclear palsy: functional analysis of the response to methysergide and antiparkinsonian agents. Neurology. 1981;31:1507–18

Roman GC, Tatemischi T, Erkinjuntti T, et al. Vascular dementia: diagnostic criteria for research studies. Report of the NINDS-AIREN international workshop. Neurology. 1993;43:250–60

Rojo LA, Pernaute RS, Fontan A, Ruiz PG, Honnorat J, Lynch T, et al. Clinical genetics of familial progressive supranuclear palsy. Brain. 1999;122:1233–45

Roth M, Tym E, Mountjoy C, et al. CAMDEX: a standardized instrument for the diagnosis of mental disorder in the elderly with special reference to the early detection of dementia. Br J Pschiatry. 1986;149:698–709

Saudou F, Finkbeiner S, Devys D, Greenberg ME.. Huntingtin acts in the nucleus to induce apoptosis buth death does not correlate with the formations of intranuclear inclusions. Cell. 1998;95:55–66

Salmon DP, Galasko D. Neuropsychological aspects of Lewy body dementia. InPerry RH, McKeith IG, Perry EK, eds. Dementia with Lewy bodies. New York: Cambridge University Press; 1996:99–113

Samül W, Alford M, Hofstetter CR, Hansen L. Demtia with Lewy bodies versus pure Alzheimer dieseasel: differences in cognition, neuropathology, cholinergic dysfunction, and synaptic density. J Neuropathol Exp Neurol. 1997;56:499–508

Santacruz P, Uttl B, Litvan I, Grafman J. Progressive supranuclear palsy. A survey of the disease course. Neurology. 1998;50:1637–47

Santamaria J, Tolosa E, Valles A. Parkinson›s disease with depression: a possible subgroup of idiopathic Parkinson›s disease. Neurology. 1986;36:1130–3

Schrag A, Ben-Shlome Y, Quinn NP. Prevalence of progressive supranuclear palsy and multiple system atrophy: a cross-sectional study. Lancet. 1999;354:1771–5

Shea C, MacKnight C, Rockwood K. Donepezil for treatment of dementia with Lewy bodies: a case series of nine patients. Int Psychogeriatr. 1998;10:229–38

Shoji M, Harigaya Y, Sasaki A, Ueda K, Ishiguro K, Matsubara E, Watanabe M, Ikeda M, Kanai M, Tomidokoro Y, Shizuka M, Amari M, Kosaka K, Nakazato Y, Okamoto K, Hirai S. Accumulation of NACP/alpha-synuclein in Lewy body disease and multiple system atrophy. J Neurol Neurosurg Psychiatry. 2000;68:605–8

Spillantini MG, Crowther RA, Jakes R, Hasegawa M, Goedert M. Alpha-synuclein in filamentous inclusions of Lewy bodies from Parkinson›s disease and dementia with Lewy bodies. Proc Natl Acad Sci USA. 1998;95:6469–73

Stanford PM, Halliday GM, Brooks WS, Kwok JBJ, Storey CE, Creasey H, Morris JGL, Fulham MJ, Schofield PR. Progressive supranuclear palsy pathology caused by a novel silent mutation in exon 10 of the tau-gene. Expansion of the disease phenotype caued by tau gene mutations. Brain. 2000;123:880–93

Steele JC, Richardson JC, Olzewski J. Progressive supranuclear palsy. Arch Neurol. 1964;10:333–59

Steele JC. Progressive supranuclear palsy. Brain. 1972;95:693–704

Suguiyama H, Hainfeller JA, Yoshimura M, Budka H. Neocortical changes in Parkinson's disease, revisited. Clin Neuropathol. 1994;13:55–59

Takeda A, Hashimoto, Mallory M. Sundsmo M, Hansen L, Sisk A, Masliah E. Human NACP/alpha-synuclein distribution in Lewy body disease. Lab Invest. 1998;78:1169–77

Targum SD, Abbott JL. Efficacy of quetiapine in Parkinson's patients with psychosis. J Clin Psychopharmacol. 2000;20:54–60

Tompkins MM, Hill WD. Contribution of somal Lewy bodies to neuronal death. Brain Res. 1997;775:24–9

Tompkins MM, Basgall EJ, Zamrini E, Hill WD. Apoptotic-like changes in Lewy-body-associated disorders and normal aging in substantia nigra neurons. Am Pathol. 1997 a;150:119–31

Troost B, Daroff R. The ocular motor defects in progressive supranuclear palsy. Ann Neurol. 1977;2:397–403

Ueda K, Fukushima H, Masliah E, Xia Y, Otero D, Kondo J, Ihara Y, Saitoh T. Molecular cloning of a novel component of amyloid in Alzheimer's disease. Proc Natl Acad Sci. 1993;90:11 282–86

Walker Z, Costa DC, Janssen AG, Walker RWH, Livingstone G, Katona CLE. Dementia with Lewy bodies: dopaminergic receptors with iodine-123 iodobenzamide single-photon emission tomography. Eur J Nucl Med. 1997;24:609–14

Wenning GK, Pramstaller PP, Ramsmayr G, Poewe W. Atypische Parkinsonsyndrome. Nervenarzt. 1997;68:102–15

Young A. Progressive supranuclear palsy: post mortem chemical analysis. Ann Neurol. 1985;18:521–2

Chorea Huntington

J. Priller und H. Meierkord

Die Chorea Huntington (Huntington's disease/Morbus Huntington, Veitstanz) kann als wichtige Modellkrankheit angesehen werden, die gleichermaßen für Psychiater und für Neurologen von großer Bedeutung ist. Je nach Blickwinkel handelt es sich entweder um eine Bewegungsstörung mit assoziierten kognitiven und psychiatrischen Manifestationen oder aber primär um eine Demenz mit assoziierten motorischen Symptomen. Darüber hinaus illustriert die Chorea Huntington Probleme, die mit den Fortschritten der modernen Molekulargenetik verbunden sind. Hierzu gehört auf der einen Seite die Möglichkeit einer definitiven Diagnostik bereits Jahre vor Beginn der klinischen Symptomatik, ja sogar bereits pränatal. Auf der anderen Seite steht diesen diagnostischen Möglichkeiten eine fehlende kausale Behandlungsmöglichkeit gegenüber. Eine Verbesserung kausaltherapeutischer Ansätze ist durch die genaue Kenntnis der Mechanismen zu erwarten, die vom Gendefekt zur klinischen Symptomatik führen. In diesem Bereich sind intensive Forschungsprojekte im Gange.

Bei dem zugrunde liegenden Gendefekt handelt es sich um die pathologische Verlängerung eines CAG-Repeats auf Chromosom 4. Interessanterweise sind auch viele andere durch Trinukleotid-Repeat-Verlängerungen hervorgerufene Erkrankungen mit geistiger Retardierung oder Demenz assoziiert. Es bleibt abzuwarten, welche Rolle Repeat-Erkrankungen in der Ätiologie von Demenzen spielen.

■ Epidemiologie

In Europa tritt die Krankheit mit einer Häufigkeit von etwa 4–8/100 000 auf (Saugstad u. Odegard 1986, Przuntek u. Steigerwald 1987, Sepcic et al. 1989, Frontali et al. 1990, Morrison et al. 1995), sodass die Zahl der Betroffenen in der Bundesrepublik Deutschland etwa zwischen 3200 und 6400 liegt. Eine Ausnahme von dieser sonst gleichmäßigen Verteilung stellt Finnland dar (Palo et al. 1987). Hier ist die Prävalenz mit 0,5 pro 100 000 um eine Zehnerpotenz niedriger als in den anderen europäischen Ländern. Die Prävalenzraten in Nordamerika sind vergleichbar mit den europäischen (Kokmen et al. 1994). Die Chorea Huntington tritt mit gleicher Häufigkeit bei Frauen und Männern auf.

Verglichen mit anderen monogen vererbten neurologischen Erkrankungen liegt die Häufigkeit der Chorea Huntington zwischen der der Neurofibromatose Typ 1 und der tuberösen Sklerose (MacMillan u. Harper 1991).

■ Molekularbiologie und Genetik

Die Chorea Huntington ist eine autosomal dominant vererbte neurodegenerative Erkrankung ohne phänotypische Unterschiede zwischen homo- und heterozygot Betroffenen (Wexler et al. 1987). Die dem Krankheitsbild zugrunde liegende Mutation konnte 1993 identifiziert werden (The Huntington's Disease Collaborative Research Group). Vorausgegangen war die Lokalisation des Defekts auf dem kurzen Arm des Chromosoms 4 (Gusella et al. 1983). Gilliam et al. (1987) präzisierten die Lokalisation auf die Subregion 4p16.3. Aus wichtigen Transkripten konnte ein neues Gen (important transcript 15, IT15) isoliert werden (Huntington's Disease Collaborative Research Group 1993), das heute den Namen *Huntingtin-Gen* trägt. Dieses 67 proteinkodierende Abschnitte (Exone) überspannende Gen zeigte in der Sequenzanalyse keine Homologie zu bislang bekannten Genen.

Das 1. Exon enthält eine CAG-Triplett-Wiederholung (*CAG-Trinukleotid-Repeat*), wobei die Basen Cytosin, Adenin, Guanin für die Aminosäure Glutamin kodieren (Abb. 7.**1**).

Das CAG-Repeat ist bei Patienten mit Chorea Huntington im Vergleich zur Normalpopulation signifikant verlängert. So zeigten gesunde Individuen im Durchschnitt 18–20 CAG-Repeats, während Patienten mit Chorea Huntington 36 und mehr CAG-Repeats im Huntingtin-Gen aufwiesen (Read 1993). In einem Intermediärbereich von 36–41 CAG-Repeats kann die Krankheit klinisch stumm bleiben (Rubinsztein et al. 1996, Brinkman et al. 1997). Zwischen der Anzahl der CAG-Repeats und dem Erkrankungsalter fand sich eine inverse Korrelation, d. h. lange Repeats sind mit einem frühen Krankheitsbeginn assoziiert (Abb. 7.**2**) (Brinkman et al. 1997).

Darüber hinaus konnte eine Tendenz des CAG-Repeats zur Verlängerung während der Keimzellentwicklung (meiotische Instabilität) nachgewiesen werden (Telenius et al. 1995).

Das klinisch beobachtete Phänomen der *Antizipation*, welches das frühere Auftreten von Symptomen und die raschere Krankheitsprogredienz in nachfolgenden Generationen beschreibt, lässt sich auf die instabile Triplettrate in

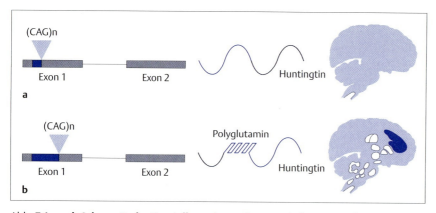

Abb. 7.1 a, b Schematische Darstellung der pathogenetischen Veränderungen beim Morbus Huntington:
Im 1. Exon des Huntingtin-Gens befindet sich ein Trinukleotid-Repeat aus den Basen Cytosin, Adenin und Guanin (CAG, blau), das für eine Glutaminkette im Genprodukt Huntingtin kodiert. Wird eine bestimmte Länge des Repeats (n > 35) erreicht (**b**, links), so kommt es zu einer Aggregation des Polyglutamins im aminoterminalen Huntingtin-Fragment (**b**, Mitte). Daraus entsteht eine Funktionsstörung striataler Neuronen (**b**, rechts) mit nachfolgendem Zelluntergang, was klinisch zum Bild des Morbus Huntington führt.

den Keimzellen zurückführen. Dabei fanden sich Expansionen des CAG-Repeats vor allem bei paternaler Transmission aufgrund der erhöhten Expansionsrate während der Spermatogenese. Juvenile Chorea-Huntington-Fälle mit sehr langen CAG-Repeats (vgl. Klinik) erbten das mutierte Allel deshalb meist vom Vater (Trottier et al. 1994). Aufgrund der meiotischen Instabilität ist aber auch eine Expansion von Allelen im normalen Bereich in den Intermediärbereich hinein oder vom Intermediärbereich in den sicher pathologischen Bereich möglich, was das Phänomen von sog. „Spontanmutationen" erklären könnte (Leeflang et al. 1995). Auf dieses Risiko sollten Personen mit 30–40 CAG-Repeats in der genetischen Beratung hingewiesen werden.

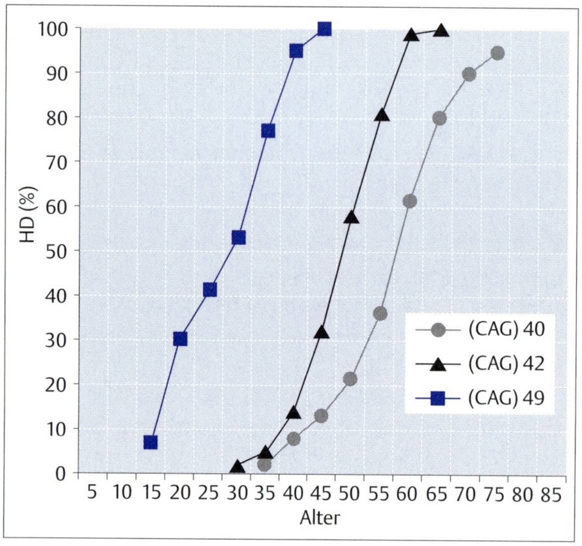

Das Huntingtin-Gen wird in 2 unterschiedlich polyadenylierten Formen im ZNS und in den meisten peripheren Organen exprimiert (Ambrose et al. 1994). Die Selektivität des neuronalen Zelluntergangs lässt sich somit nicht auf der Ebene der *Genexpression* erklären. Schließlich konnten weder Unterschiede der Huntingtin-Genexpression zwischen mehr und weniger stark betroffenen Gehirnarealen noch zwischen Gesunden und Chorea-Huntington-Patienten nachgewiesen werden (Landwehrmeyer et al. 1995).

Das Genprodukt *Huntingtin* ist ein 350 kD großes Eiweißmolekül, das keine Verwandtschaft zu bislang bekannten Proteinen zeigt. Über seine Funktion herrscht noch weitgehend Unklarheit. Huntingtin ist in Neuronen mit dem Golgi-Apparat, Mikrotubuli und synaptischen Vesikeln assoziiert, sodass eine Rolle im Vesikeltransport angenommen werden kann (Aronin et al. 1999). Mit Ausnahme der Studie von De Rooij et al. (1996) konnte bei gesunden Probanden keine nukleäre Huntingtin-Expression gefunden werden. Im Striatum fand sich Huntingtin in Projektionsneuronen und Interneuronen mit Betonung der Matrix (Sapp et al. 1997, Ferrante et al. 1997).

Auch das mutierte Huntingtin ließ sich im ZNS nachweisen (Aronin et al. 1995). Dabei konnte insbesondere gezeigt werden, dass das CAG-Repeat in eine verlängerte Glutaminkette (*Polyglutamin*) translatiert wird. Bei Chorea-Huntington-Patienten war der Gehalt an Huntingtin im Striatum und Globus pallidus reduziert, wenngleich im Pallidum nur minimaler Nervenzellverlust beobachtet wurde (Sapp et al. 1997).

Abb. 7.2 Inverse Korrelation zwischen der Länge des CAG-Repeats im Huntingtin-Gen und dem Erkrankungsalter:
Dargestellt ist der prozentuale Anteil klinisch erkrankter Genträger (HD %) zu einem bestimmten Alter in Abhängigkeit von der Länge des Trinukleotid-Repeats. Je länger das CAG-Repeat, desto früher kommt es zu einer Manifestation der Erkrankung. (nach Brinkman et al. 1997).

Handelt es sich beim Morbus Huntington also um einen Gendefekt, der zu einer Minderexpression des Proteins mit nachfolgendem Funktionsverlust im Zellstoffwechsel führt?

Hiergegen sprechen vor allem tierexperimentelle Daten. Duyao et al. (1995) inaktivierten in sog. „Knockout"-Mäusen das Huntingtin-Homolog und fanden, dass heterozygote Mäuse phänotypisch unauffällig waren, und dass homozygote Mäuse, die kein Huntingtin exprimieren, noch im Embryonalstadium verstarben. Diese Ergebnisse sind nur schwer mit dem klinischen Verlauf bei Chorea Huntington zu vereinbaren. Es wird deshalb heute eher von einem *toxischen Funktionsgewinn* des aberranten Huntingtins ausgegangen. Dabei kommt nach neueren Erkenntnissen dem Polyglutamin eine pathogenetische Schlüsselrolle zu. In striatalen Neuronen von Chorea-Huntington-Patienten war Huntingtin entgegen der Normalverteilung teilweise perinukleär und nukleär lokalisiert, und nicht in Nervenendigungen nachzuweisen (Sapp et al. 1997; Gourfinkel-An et al. 1997).

Di Figlia et al. (1997) fanden *unlösliche Aggregate* von aminoterminalen Fragmenten des mutierten Huntingtins in neuronalen Zellkernen im Kortex und Striatum. Diese Einschlusskörperchen enthielten neben dem Polyglutamin des Huntingtins auch Ubiquitin und traten ausschließlich bei Erkrankten auf. Darüber hinaus fanden sich bei adulten Chorea-Huntington-Patienten dystrophische Neuriten. Intrazelluläre Einschlusskörperchen werden inzwischen als charakteristisch für eine Vielzahl von Trinukleotid-Repeat-Erkrankungen betrachtet (Tran u. Miller 1999). Sie sind nicht spezifisch für Chorea Huntington. Allerdings konnten sie erstmals in einem transgenen Mausmodell der Chorea Huntington beobachtet werden (Davies et al. 1997). Die Synthese eines kurzen, aminoterminalen Fragments von Huntingtin mit mehr als 100 CAG-Repeats führte in diesen Mäusen zu einem rasch progredienten neurologischen Phänotyp (Mangiarini et al. 1996). Nachdem ferner gezeigt werden konnte, dass die ektopische Expression eines CAG-Repeats auch außerhalb von Huntingtin in transgenen Mäusen zu einer neurodegenerativen Erkrankung mit Ausbildung von neuronalen intranukleären Einschlusskörperchen führte (Ordway et al. 1997), scheint das Polyglutamin den toxischen Funktionsgewinn des aberranten Huntingtins zu vermitteln. Dabei ist bis heute unklar, welche Enzyme Huntingtin intrazellulär spalten und wie das aminoterminale Fragment mit dem Polyglutamin in den Zellkern gelangt.

Der Mechanismus der Aggregation zu unlöslichen Einschlusskörperchen wurde von Scherzinger und Wanker über die Bildung von antiparallelen β-Faltblattstrukturen erklärt (Scherzinger et al. 1999). Interessanterweise können sich diese intrazellulären Aggregate in Abwesenheit fortgesetzter Huntingtin-Expression auflösen, was mit einer klinischen Verbesserung im Mausmodell einhergeht (Yamamoto et al. 2000). Dennoch bezweifelten Saudou et al. (1998), dass der Entstehung von Einschlusskörperchen eine wesentliche pathogenetische Rolle bei Chorea Huntington zukommt. In Zellkulturexperimenten konnten sie zeigen, dass polyglutaminvermittelter Zelltod auch in Abwesenheit von Aggregatentstehung stattfindet. Möglicherweise führt die Translokation von aberranten Huntingtin-Fragmenten in den Zellkern von Neuronen zu einer Störung der Genexpression. In einem transgenen Mausmodell der Chorea Huntington konnte eine verminderte Expression von metabotropen Glutamatrezeptoren (mGluR$_{2/3}$) und Dopaminrezeptoren im Striatum noch vor Erkrankungsbeginn nachgewiesen werden (Cha et al. 1995). Hieraus ergibt sich eine vermehrte Belastung striataler Neuronen mit dem *exzitotoxisch* wirksamen Transmitter Glutamat.

Interessanterweise führte die intrastriatale Injektion des Glutamatrezeptoragonisten Chinolinsäure im Tierversuch zu einem Chorea-Huntington-ähnlichen Phänotyp (Beal et al. 1991). Über den exzitotoxisch bedingten metabolischen Stress und die Bildung von freien Radikalen könnte es zu einem genetisch programmierten Zelltod (Apoptose) in Neuronen kommen. Diese Hypothese wird gestützt durch die Entstehung eines selektiven Stammganglienschadens bei Patienten, die das mitochondriale Zellgift 3-Nitropropionsäure chronisch zu sich genommen hatten (Ludolph et al. 1991). Darüber hinaus gehören Apoptoseinhibitoren zu den Substanzen, die den Krankheitsverlauf in einem transgenen Mausmodell der Chorea Huntington günstig beeinflussen konnten (Ona et al. 1999). Allerdings fanden Hansson et al. (1999), dass Chorea-Huntington-transgene Mäuse gegenüber exzitotoxischem Schaden geschützt waren.

■ Neuropathologie

Die motorischen Symptome und möglicherweise auch die kognitiven und psychischen Veränderungen resultieren aus der strukturellen oder funktionellen Unterbrechung des Regelkreises Stammganglien – Thalamus – Kortex. Sie ist Folge des Gendefekts und der hierdurch in Gang gesetzten, bislang noch unzureichend bekannten pathogenetischen Mechanismen (vgl. Molekulargenetik).

Makroskopische Veränderungen

Bei fortgeschrittenen Fällen zeigt sich eine Schrumpfung des Gehirns und eine Gewichtsabnahme von 150–450 g. Die atrophischen Veränderungen sind in den Frontallappen oft ausgeprägter als in anderen Regionen. In koronaren Schnitten durch die Vorderhörner der aufgeweiteten Seitenventrikel sind die primären Veränderungen zu erkennen:

- massive Atrophien im Neostriatum (Putamen und Nucleus caudatus), denen Neuronenverluste zugrunde liegen.

Zellverluste treten auch in anderen Regionen auf:
- zerebraler Kortex,
- Thalamus,
- Globus pallidus,
- Kleinhirn (de la Monte et al. 1988).

Interessanterweise vollzieht sich der striatale Neuronenverlust nach einem definierten Muster. Die Neurodegeneration erfolgt sowohl im Putamen als auch im Nucleus caudatus in einer kaudorostralen Progression (Vonsattel et al. 1985). So zeigt der Schwanz des Nucleus caudatus (TCN) mehr Degeneration als der Körper (BCN), der jedoch wiederum stärker betroffen ist als der Kopf (HCN). In vergleichbarer Weise ist der kaudale Anteil des Putamens stärker degeneriert als der rostrale Anteil. Vonsattel et al. (1985) haben eine sinnvolle Einteilung in 5 Stadien vorgeschlagen (Tab. 7.7).

Mikroskopische Veränderungen

Für das Verständnis der selektiven Veränderungen mag der Hinweis hilfreich sein, dass sich anhand der Kresylviolett-Färbung zunächst 2 Gruppen von Neuronen im Neostriatum differenzieren lassen:
- kleine bzw. mittelgroße Neuronen,
- große Neuronen (≥ 40 μm im Durchmesser).

Das zahlenmäßige Verhältnis von kleinen und mittelgroßen zu großen Neuronen liegt normalerweise bei 130–258:1. Mithilfe der Golgi-Technik konnten 5 Kategorien von Neuronen identifiziert werden. Diese Einteilung beruht auf Größe, Morphologie und Dendritenreichtum der Neuronen (Graveland et al. 1985). Die beiden Hauptkategorien bestehen aus:
- dendritenreichen Neuronen („spiny neurons"),
- dendritenarmen Neuronen („aspiny neurons").

Die mittelgroßen dendritenreichen Neuronen machen etwa 80–90% aller striatalen Neuronen aus und enthalten γ-Aminobuttersäure (GABA). Es handelt sich um Projektionsneuronen, die primär die Substantia nigra (SN) und den Globus pallidus (GP) innervieren. Neben GABA enthalten sie auch Enkephalin, Dynorphin und Substanz P. Die dendritenarmen Neuronen sind vom Degenerationsprozess relativ verschont. Es handelt sich um Interneuronen mit lokalen Verbindungen. Die *striatalen Neuronen* werden in 2 Kompartimente unterteilt: „patch" und „matrix" mit jeweils unterschiedlichen biochemischen und konnektiven Merkmalen (Gerfen 1992). In frühen Krankheitsstadien sind die Veränderungen auf die Patch-Kompartimente konzentriert (Hedreen u. Folstein 1995). In fortgeschrittenen Stadien findet sich ein ausgeprägter Neuronenverlust in der Matrix (Ferrante et al. 1987).

Im zerebralen Kortex sind überwiegend Neuronen der Schichten V und VI betroffen. Diese Neuronen projizieren zum Thalamus, Klaustrum und anderen Anteilen des Kortex. Es ist deshalb unwahrscheinlich, dass der neokortikale Neuronenverlust einfach durch retrograde Veränderungen im Rahmen der Atrophie des Striatums zu erklären ist.

In quantitativen Studien von Dom et al. (1973) konnte die „asymmetrische" schwerpunktmäßige Reduktion kleiner Neuronen beim adulten Morbus Huntington gezeigt werden (Ratio 30:1). Bei dem einzigen juvenilen Fall war der Neuronenverlust größer und kleiner Neuronen ausgeprägter als bei adulten Fällen, die Ratio war jedoch mit 127:1 weniger stark verändert. Zu ähnlichen Ergebnissen kamen Lange et al. (1976). Nach Untersuchungen von Albin et al. (1990) sollen Patienten mit vorherrschender Chorea einen selektiven Verlust von striatolateralen Pallidumprojektionen zeigen. Patienten mit akinetisch-rigiden Symptomen dagegen weisen zusätzlich ausgeprägte Verluste striatomedialer Pallidumfasern auf.

Tabelle 7.7 International verwendete Stadieneinteilung neuropathologischer Veränderungen beim Morbus Huntington (nach Vonsattel et al. 1985)

Stadium	Anteil an Diagnosen	Makroskopische Veränderungen	Mikroskopische Veränderungen
Grad 0	1%	keine	30–40% Neuronenverlust im HCN
Grad 1	4%	TCN deutlich schmaler, Atrophie des BCN	50% Neuronenverlust im HCN
Grad 2	16%	milde bis ausgeprägte striatale Atrophie	Zellverluste größer als Grad 1
Grad 3	54%	ausgeprägte Atrophie	Zellverluste kleiner als Grad 4
Grad 4	25%	schwere Atrophie des Striatums	95% Neuronenverlust

BCN Körper des Nucleus caudatus
HCN Kopf des Nucleus caudatus
TCN Schwanz des Nucleus caudatus

Neuroradiologie

Zerebrale Computertomographie

Atrophische Veränderungen des Nucleus caudatus und Kortex können bereits mit dem CT in fortgeschrittenen Fällen nachgewiesen und in ihrem Ausmaß bestimmt werden. Bei Patienten mit ausgeprägten choreatischen Bewegungen im Bereich des Kopfes ist das CT aus untersuchungstechnischen Gründen dem MRT vorzuziehen.

Magnetresonanztomographie

Eine Kaudatumatrophie wird auch mit dem MRT gut erkannt (Abb. 7.**3**).

Darüber hinaus wurde eine putaminale Signalanhebung in T2-gewichteten Bildern bei Patienten mit akinetisch-rigiden Formen von Chorea Huntington beschrieben (Sax u. Buonanno 1986). In seriellen volumetrischen MRT-Longitudinaluntersuchungen konnte eine signifikante Volumenabnahme von Putamen und Nucleus caudatus bereits über einen Zeitraum von 10 Monaten beobachtet werden (Aylward et al. 1997). Das Ausmaß der Volumenreduktion korrelierte mit dem Alter bei Beginn der Erkrankung und mit der Repeatlänge, d. h., je länger das Repeat, desto schneller der Verlauf des atrophisierenden Prozesses. Anhand der MR-Volumetrie lassen sich auch weitere relevante Strukturen analysieren. So zeigten Messungen des Frontallappenvolumens bei nur gering betroffenen Chorea-Huntington-Patienten keine Abweichungen von Kontrollwerten. Bei stärker Betroffenen fanden sich allerdings signifikante frontale Volumenabnahmen, die überwiegend die weiße Substanz betrafen (Aylward et al. 1998). In einer Studie, die Volumina und Blutflussänderungen analysierte, fanden sich bereits bei präsymptomatischen Genträgern signifikante, überwiegend putaminale Volumenabnahmen, die mit einem reduzierten Blutfluss einhergingen (Harris et al. 1999).

Positronenemissionstomographie

An verschiedenen Zentren konnte gezeigt werden, dass Patienten mit Chorea Huntington einen massiv reduzierten Metabolismus im Nucleus caudatus aufweisen (Kuhl et al. 1982, Hayden et al. 1986). In frühen Krankheitsstadien scheint der kortikale Metabolismus noch nicht betroffen zu sein. Mit dem Auftreten von kognitiven Störungen und eines demenziellen Syndroms kommt es aber auch zu einer Abnahme des kortikalen Metabolismus, insbesondere im Bereich der Frontallappen (Kuwert et al. 1990). Bereits vor Beginn der klinischen Symptomatik zeigten Untersuchungen mit [^{18}F]Fluordeoxyglucose-PET einen Hypometabolismus im Putamen und Globus pallidus (Grafton et al. 1990).

Der striatale Dopamin-D_2-Rezeptor ist ebenfalls betroffen. Wong et al. (1985) fanden signifikant verminderte Traceraufnahmen im Nucleus caudatus, die eine inverse Korrelation zum klinischen Schweregrad und zur Krank-

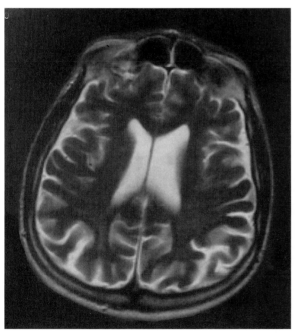
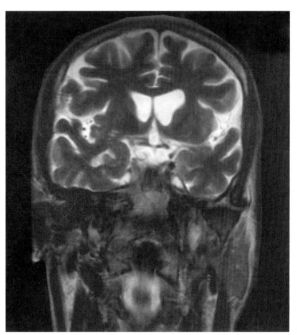

Abb. 7.3 a, b Zerebrales MRT (T2-Gewichtung) eines 42-jährigen Patienten mit Chorea Huntington:
Es fällt eine Ballonierung der Seitenventrikel durch die Kaudatumatrophie und eine Atrophie des Kortex auf.

heitsdauer zeigten. Andrews et al. (1999) fanden kürzlich, dass sowohl [^{11}C]SCH 23 390 (Dopamin-D_1-Rezeptor)- als auch [^{11}C]Raclopride (Dopamin-D_2-Rezeptor)-PET eingesetzt werden können, um symptomatische adulte Genträger zu identifizieren. Darüber hinaus scheint sich der Ansatz anzubieten, den Krankheitsverlauf mithilfe des PET zu objektivieren.

Magnetresonanzspektroskopie

Die In-Vivo-Protonen-MRS stellt einen nichtinvasiven Ansatz zur Messung verschiedener Metabolite des Gehirns dar. Jenkins et al. beschrieben 1993 einen erhöhten Lactatgehalt im okzipitalen Kortex von Patienten mit Chorea Huntington. Dieser Befund sprach für eine Beeinträchtigung des Energiemetabolismus. Interessanterweise konnten die erhöhten kortikalen Lactatspiegel durch die Gabe von Coenzym Q10 reduziert werden (Koroshetz et al. 1997).

In einer eigenen Untersuchung (Harms et al. 1997) wurden erhöhte Lactatspiegel bei 50% von 17 klinisch betroffenen Patienten und bei 4 asymptomatischen Genträgern gefunden (Abb. 7.4). Darüber hinaus war eine signifikante Reduktion der N-Acetyl-Aspartat/Cholin-(NAA/Ch-)Ratio zu beobachten (Abb. 7.4). Dieser Befund ist ein Indikator für Neuronenverlust. Die NAA/Ch-Reduktion korrelierte mit dem klinischen Schweregrad und war bereits bei asymptomatischen Genträgern nachzuweisen.

Transkranielle Echtzeitsonographie

Mit dem noch in der Erprobung befindlichen Verfahren der transkraniellen Echtzeitsonographie (TCS) konnten kürzlich veränderte Signale von den Stammganglien bei Chorea-Huntington-Patienten abgeleitet werden (Postert et al. 1999). Es ist augenblicklich aber noch unklar, ob das Verfahren für die klinische Routine eingesetzt werden kann.

■ **Neurophysiologie**

Elektroenzephalogramm

Das EEG kann in verschiedenen Krankheitsstadien Amplitudenminderungen, Verlangsamungen und fokale Veränderungen zeigen (Sishta et al. 1974). Es spielt jedoch keine nennenswerte Rolle für die Diagnostik und Therapie. Eine Ausnahme hiervon stellen juvenile Fälle dar, die zu etwa 30% durch epileptische Anfälle (komplex-fokal oder sekundär generalisiert) kompliziert werden (Brackenridge 1980). Das EEG zeigt in diesen Fällen häufig Hinweise für eine erhöhte zerebrale Erregbarkeit in Form von Spikes oder Spike-Wave-Aktivität und kann deshalb bei antikonvulsiv-therapeutischen Entscheidungen relevant sein.

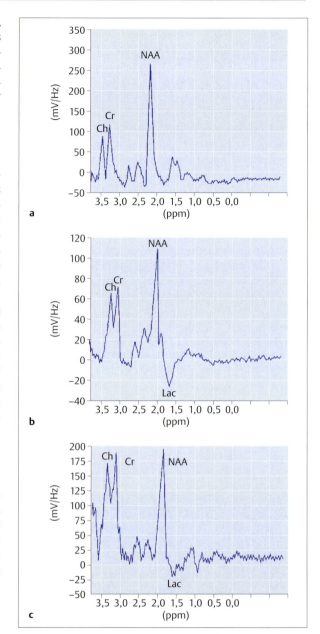

Abb. 7.4 a–c **Magnetresonanzspektroskopie (MRS) bei Gesunden und bei Patienten mit Chorea Huntington:**
a Normales Magnetresonanzspektrum bei einer Kontrollperson ohne Lactatnachweis.
b Beispiel einer erhöhten zerebralen Lactatkonzentration bei einem klinisch asymptomatischen Genträger.
c Beispiel einer erhöhten Lactatkonzentration und einer reduzierten NAA/Ch-Ratio bei einem Patienten mit Chorea Huntington (nach Harms et al. 1997).

Ch	Cholin
Cr	Kreatin
Lac	Lactat
NAA	N-Acetyl-Aspartat

Evozierte Potenziale

Untersuchungen mit akustisch und visuell evozierten Potenzialen (BERA und VEP) haben normale Latenzen bei verminderten Amplituden ergeben (Josiassen et al. 1984). Diese Befunde deuten auf ungestörte Verbindungen des auditiven und visuellen Systems hin und könnten für diffuse kortikale Veränderungen sprechen. Somatosensibel evozierte Potenziale (SSEP) werden zur objektiven und quantitativen Untersuchung des somatosensiblen Systems eingesetzt. Obwohl sich bei der Chorea Huntington klinisch keine Beeinträchtigung der Somatosensorik findet, zeigten Untersuchungen mit SSEP verschiedene Auffälligkeiten. Zum einen sind die Amplituden der frühen somatosensibel evozierten Potenziale nach N.-medianus- (N20/P25) und N.-tibialis- (N33/P40) Stimulation bei Chorea-Huntington-Patienten signifikant reduziert (Noth et al. 1984). Auch die frontalen kortikalen Potenziale nach Stimulation des N. medianus sind amplitudengemindert (Töpper et al. 1993, Soklowski, 1996). Die Amplitudenreduktion beruht nicht notwendigerweise auf einer kortikalen Atrophie, da sie bereits bei einem großen Teil asymptomatischer Genträger nachweisbar ist (Soklowski 1996). Darüber hinaus sind beim Morbus Alzheimer die Amplituden der frühen SSEP nicht reduziert (Abbruzzese et al. 1984).

Da der pathologische Prozess in Frühphasen des Morbus Huntington auf die striatalen Projektionsneuronen beschränkt ist, verursacht vermutlich die alleinige Funktionsstörung des Striatums eine Verminderung der SSEP-Amplituden. Pathophysiologisch interessant, jedoch noch nicht systematisch untersucht, ist auch das Auftreten von Gigant-SSEP bei Chorea Huntington (Abb. 7.5). Dies suggeriert, dass es im Krankheitsverlauf bei einigen Patienten auch zu einer funktionellen Enthemmung der SSEP-Generatoren kommen kann, deren pathogenetische Relevanz bislang unklar ist (Soklowski 1996).

Transkranielle Magnetstimulation

Einblicke in die pathogenetischen Mechanismen der Chorea Huntington können möglicherweise auch über die transkranielle Magnetstimulation (TMS) gewonnen werden. Meyer et al. (1999) zeigten, dass bei Patienten mit

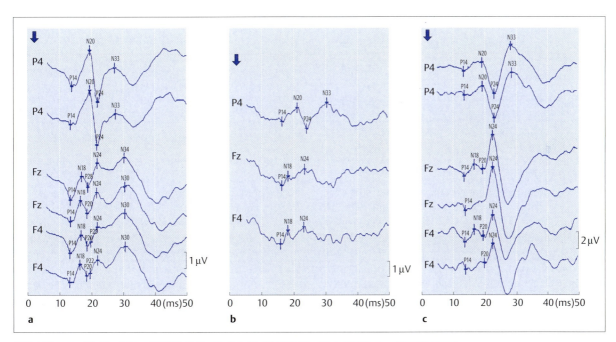

Abb. 7.5 a–c **N.-medianus-SSEP bei Gesunden und bei Patienten mit Chorea Huntington:**
a N.-medianus-SSEP nach rechtsseitiger elektrischer Stimulation bei einer gesunden Kontrollperson.
  Obere Kurven: Ableitung P3 gegen A (A = die gemeinsame Ohrenreferenzelektrode).
  Mittlere Kurven: Ableitung Fz gegen A.
  Untere Kurven: Ableitung F4 gegen A.
  Die Darstellungszeit beträgt 50 ms.
b Die SSEP-Kurven eines Patienten mit molekulargenetisch gesicherter Chorea Huntington. Stimulation des rechten N. medianus. Charakteristische Reduktion des parietalen N20-P24-Potenzials und Aufhebung der frontalen N30-Komponente.
c Patient mit molekulargenetisch gesicherter Chorea Huntington. Ein myoklonisches Syndrom lag nicht vor. Massiv erhöhte (17 μV) Amplitude der parietalen N20-P24- und frontalen P20-N24-Komponenten („giant potentials"). Die Latenzen der Spiegelbilder P24-N24 und N33-P33 weisen keine signifikanten Unterschiede auf.

Chorea Huntington die Aktivierung dreier neuronaler Systeme des motorischen Kortex reduziert ist:
- kortikospinal vermittelte exzitatorische motorische Antworten sind klein und weisen eine erhöhte Schwelle auf,
- die Dauer der postexzitatorischen Inhibition ist signifikant verkürzt,
- die transkallosale Hemmung ist schwach und von kurzer Dauer.

Dieses Muster spricht für eine Degeneration primär motorischer Neuronen in Schicht 5 sowie von Interneuronen, die an der rekurrenten Hemmung kortikospinaler Zellen beteiligt sind. Ferner sind kallosale Projektionsneuronen in Schicht 3 und Interneuronen, die die transkallosale Hemmung generieren, betroffen.

Klinik

Das klinische Erscheinungsbild ist im typischen Fall einfach zu erkennen. Die Krankheit ist durch unwillkürliche Bewegungen, überwiegend choreatischen Charakters, sowie durch Störungen kognitiver und psychischer Funktionen gekennzeichnet. Im klinischen Alltag ergeben sich jedoch nicht selten differenzialdiagnostische Probleme, da die Symptomatik ausgesprochen vielgestaltig sein kann.

Motorische Störungen

Choreatische Bewegungsstörung. Sie ist das charakteristische Merkmal der Chorea Huntington. Es handelt sich demnach um plötzliche, kurze, unwillkürliche, unregelmäßige und nichtvorhersagbare Zuckungen der fazialen, trunkalen oder Extremitätenmuskulatur. Bei der Chorea Huntington sind überwiegend trunkale Muskeln beteiligt. Die Bewegungen können eine Seitenbetonung aufweisen, sie können in Ruhe und/oder während willkürlicher Handlungen auftreten. Sie nehmen in der Regel an Intensität durch Stress zu und sistieren weitgehend in tiefen Schlafstadien (Chokroverty 1996). Patienten mit Chorea sind häufig unfähig, einen festen Handgriff zu halten (Milchmädchengriff). Die Zungenprotrusion ist unvollständig oder nur kurzzeitig möglich (Chamäleonzunge). Der Gang ist breitbasig und durch ausfahrende Bewegungen gekennzeichnet. Richtungswechsel bereiten den Patienten große Schwierigkeiten. Im Krankheitsverlauf nehmen die choreatischen Bewegungen zunächst an Schwere zu. In späten Stadien kann die Chorea durch Rigidität und Bradykinese komplett maskiert sein.

Neben dem häufigsten, choreatischen Typ werden 2 weitere klinische Phänotypen beschrieben:

Westphal-Variante. Die Westphal-Variante (<5% der adulten Chorea-Huntington-Fälle) mit einem hypokinetisch-rigiden Syndrom (Westphal 1883) könnte möglicherweise den adulten Fällen mit DOPA-responsiver hypokinetisch-rigider Bewegungsstörung als Erstsymptom (Reuter et al. 2000) entsprechen.

Juvenile Form der Chorea Huntington. Die juvenile Form (5–10% aller Chorea-Huntington-Fälle) ist durch den Erkrankungsbeginn vor dem 20. Lebensjahr definiert. Sie ist meist durch ein akinetisch-rigides Syndrom gekennzeichnet. In absteigender Häufigkeit treten folgende Erstsymptome auf:

- psychische Störungen,
- Rigidität/Chorea,
- Demenz,
- Dysarthrie,
- Epilepsie/Myoklonien,
- Ataxie (Siesling et al. 1997).

Bewegungsstörungen im weiteren Sinne stellen auch die Störungen der Okulomotorik dar, die sich früh im Krankheitsverlauf manifestieren. Die Patienten haben große Schwierigkeiten, Willkürsakkaden zu initiieren ohne den Kopf zu bewegen. Sowohl die Initiation als auch die Geschwindigkeit von Willkürsakkaden sind charakteristischerweise verlangsamt (Petit u. Milbled 1973). Auch Schluck- und Sprechstörungen kennzeichnen die Chorea Huntington, während zerebellare Syndrome ausgesprochen selten sind. In etwa $1/3$ der Fälle finden sich Pyramidenbahnzeichen.

Anatomie der Bewegungsstörungen bei Chorea Huntington

Die der choreatischen oder akinetisch-rigiden Bewegungsstörung zugrunde liegenden Mechanismen sind noch nicht gänzlich geklärt.

Das Striatum stellt die Sammelstation von Zuflüssen des gesamten Neokortex dar. Die Signale werden hier verarbeitet und über andere Anteile der Basalganglien zu Arealen des frontalen Kortex weitergeleitet, die eine zentrale Rolle bei der motorischen Planung und Ausführung spielen (Abb. 7.**6**). Die Unterbrechung efferenter striataler Projektionen durch den Krankheitsprozess (s. Neuropathologie) führt zur Entwicklung der motorischen Symptome. Nach Albin et al. (1989) gibt es innerhalb der Stammganglien ein Eingangs- und ein Ausgangskompartiment. Das Eingangskompartiment besteht aus Nucleus caudatus und Putamen, die Zuflüsse vom gesamten zerebralen Kortex und von der Substantia nigra erhalten. Das Ausgangskompartiment besteht aus Nucleus subthalamicus, Substantia nigra pars reticulata und dem inneren Segment des Globus pallidus (GPi). Die Zielkerne des Ausgangskompartiments sind thalamische Kerne, die exzitatorische Effekte auf den Kortex ausüben. Eingangs- und Ausgangskompartiment werden durch 2 Verbindungen integriert:

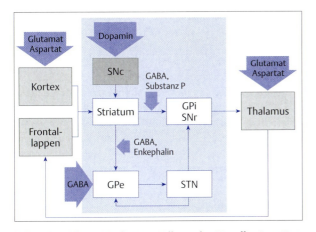

Abb. 7.6 Schematische Darstellung des Regelkreises Kortex – Stammganglien – Thalamus – Kortex:
Eine choreatische Bewegungsstörung könnte folgendermaßen entstehen: Aufgrund des Untergangs striataler GABAerger Neuronen wird der externe Anteil des Globus pallidus enthemmt. Infolgedessen sinkt die Aktivität der glutamatergen Projektionsneuronen im Nucleus subthalamicus. Aufgrund der Verminderung der hemmenden Wirkung des internen Anteils des Globus pallidus und der Substantia nigra pars reticulata kommt es zur Enthemmung des Thalamus und des frontalen Kortex (nach Albin et al. 1989).

GPe	externer Anteil des Globus pallidus
GPi	interner Anteil des Globus pallidus
SNc	Substantia nigra pars compacta
SNr	Substantia nigra pars reticulata
STN	Nucleus subthalamicus

Tabelle 7.8 Übersicht spezifischer kognitiver Defizite bei Chorea Huntington mit zugehörigen exemplarischen Literaturstellen

Kognitives Defizit	Autor/Jahr
Verlangsamte psychomotorische Geschwindigkeit	Starkstein et al. (1988)
Aufmerksamkeitsstörung, Konzentrationsschwäche	Josiassen et al. (1983) Pillon et al. (1993)
Frontal-exekutive Störungen	Brandt u. Butters (1986)
Gedächtnisstörungen („encoding" und „retrieval")	Massmann et al. (1990)
Beeinträchtigtes motorisches Lernen	Bylsma et al. (1990)
Abnahme der Sprachfluenz	Gordon u. Illes (1987)
Räumlich-visuelle Störungen	Brouwers et al. (1984)

- die direkte (monosynaptische) Verbindung projiziert zum GPi,
- der indirekte Weg läuft zunächst über das äußere Segment des Globus pallidus (GPe), Nucleus subthalamicus und Substantia nigra und dann zum GPi, der zum Thalamus projiziert.

Diese 2 Systeme des Striatums haben gegensätzliche Effekte auf die Thalamuskerne. Der selektive Verlust striataler Neuronen, von denen die indirekte Projektion ausgeht, reduziert die Hemmung des GPe auf den Nucleus subthalamicus. Die Unterfunktion des Letzteren verursacht eine Reduktion der Hemmung des GPi auf den Thalamus. Die nachfolgende Enthemmung des Thalamus führt zur choreatischen Bewegungsstörung. Akinetisch-rigide Varianten beruhen möglicherweise auf zusätzlichen striatalen Neuronenverlusten, die zum GPi projizieren.

Kognitive Störungen

Alle Patienten mit Chorea Huntington entwickeln früher oder später kognitive Defizite (Brandt u. Butters 1986). Eine Übersicht dieser Störungen findet sich in Tab. 7.8.

Bei der Beurteilung von Beginn und Verlauf kognitiver Defizite ist zu berücksichtigen, dass Studien, die vor der Identifikation des Gendefekts durchgeführt wurden, nur eingeschränkt zu interpretieren sind, da eine 100%ige diagnostische Sicherheit fehlte. Kognitive Symptome korrelieren offenbar nicht mit dem Ausmaß der Bewegungsstörung, sie scheinen aber umso stärker ausgeprägt zu sein, je früher das Manifestationsalter ist (Brandt u. Butters 1986). Die Frage, ob bei Genträgern bereits vor Beginn der motorischen Störung kognitive Defizite auftreten, wird noch kontrovers beurteilt. Während de Boo et al. (1997) keine Unterschiede zwischen Genträgern und Gesunden fanden, konnten Siemers et al. (1996) Defizite im Hinblick auf psychomotorische Geschwindigkeit bei präsymptomatischen Genträgern nachweisen. Das Erkennen spezifischer Emotionen (Ekel) scheint frühzeitig gestört zu sein (Gray et al. 1997). Lawrence et al. (1998) zeigten kürzlich bei Genträgern im präklinischen Stadium spezifische Defizite in den Bereichen Aufmerksamkeitsänderung und verbal-semantische Geläufigkeit. Nicht gestört waren Parameter, die in späteren Stadien pathologisch sind wie Vokabular, Verständnis, räumlich-visuelles Gedächtnis, räumliches Arbeitsgedächtnis und räumliche Planung.

Die genaue zeitliche Entwicklung der kognitiven Defizite im Krankheitsverlauf ist noch nicht in allen Punkten geklärt. Nach Josiassen et al. (1983) können räumlich-visuelle Störungen bereits in frühen Krankheitsstadien auftreten. Später kommt eine verlangsamte Lerngeschwindigkeit dazu (Pillon et al. 1991). Darüber hinaus entwickeln sich Gedächtniseinbußen, wobei das visuelle Gedächtnis mehr gestört ist als das verbale. Es besteht sowohl ein beeinträchtigtes Erlernen („encoding") als auch Abrufen von Gedächtnisinhalten („retrieval"). Die Speicherung („storage") soll hingegen erhalten sein (Savage 1997). Weiter treten exekutive Defizite bei Planung, Organisation, Sequenzierung und Abstraktion auf. Es entwickelt sich eine Dysarthrie, jedoch keine Aphasie.

Die speziellen Merkmale der Demenz beim Morbus Huntington – schlechte allgemeine kognitive Leistungen und das Fehlen einer Sprachstörung oder anderer fokaler kortikaler Defizite – legen die Annahme nahe, dass die Demenz anders als beim Alzheimer-Typ mehr subkortikal als kortikal verursacht wird. Der Begriff der subkortikalen Demenz wurde 1974 von Albert et al. geprägt. Anhand von 47 Patienten mit einer progressiven supranukleären Lähmung (Steele-Richardson-Olszewski-Syndrom) wurde gezeigt, dass die postulierte Vergesslichkeit in Wirklichkeit auf einer Verlangsamung beruhte. Das Gedächtnis selbst erschien nicht beeinträchtigt, sondern vielmehr die zeitgebenden Mechanismen, die das Gedächtnissystem in den Stand versetzen zeitlich normal zu funktionieren. Defekte höherer kortikaler Funktionen wie Dysphasien, Agnosien und Apraxien fehlten. Später wurde vorgeschlagen, dass auch bei der Chorea Huntington das Muster einer subkortikalen Demenz vorläge (McHugh u. Folstein 1973).

Es erscheint fraglich, ob die Unterteilung zwischen kortikaler und subkortikaler Demenz für das Verständnis kognitiver Störungen beim Morbus Huntington von wesentlicher Relevanz ist.

Anatomie der kognitiven Störungen bei Chorea Huntington

Man geht davon aus, dass die kognitiven Beeinträchtigungen bei Chorea Huntington Folge der neuropathologischen frontostriatalen Veränderungen sind, die mit der Chorea Huntington assoziiert sind (Vonsattel u. DiFiglia 1998). Über den präfrontalen Kortex, dessen orbitofrontales Feld limbische Afferenzen und dessen dorsolateraler Anteil Afferenzen vom parietalen und temporalen Kortex sowie vom Thalamus erhält, werden Umweltinformationen für den Organismus nach ihrer Wichtigkeit sortiert. Im dorsolateralen Teil des präfrontalen Kortex werden daraufhin neue Verhaltensmuster ausgearbeitet, die über frontostriatale Schleifen ausgeführt werden. Die Stammganglien selbst können vorhandene prozedurale Fertigkeiten auswählen und werden durch den präfrontalen Kortex inhibiert, wenn neue Verhaltensmuster etabliert werden sollen. Über eine rückwirkende Hemmung des Thalamus verhindert das Striatum eine kortikale Übererregung und moduliert somit die Aufmerksamkeit.

Striatale Funktionsveränderungen lassen sich als anatomische Grundlage einer Reihe spezifischer kognitiver Defizite ansehen (Lawrence et al. 1996, Lawrence et al. 1998). Eine Läsion im Striatum und Globus pallidus könnte die Auswahl prozeduraler Fähigkeiten sowie die Etablierung adaptiven Verhaltens bzw. deren Aufrechterhaltung beeinträchtigen. Interessanterweise ließen sich kürzlich in einem transgenen Mausmodell der Chorea Huntington Aufmerksamkeitsänderungen mit Perseveration beobachten (Lione et al. 1999), wie sie ähnlich auch bei Chorea-Huntington-Patienten beschrieben wurden (Lawrence et al. 1998). Sowohl bei Patienten (Swerdlow et al. 1995) als auch bei R6/2-transgenen Mäusen (Carter et al. 1998) ließen sich Defizite der Präpulsinhibition (PPE) zeigen. Das Striatum scheint daher in der Bewegungskontrolle und bei der Kognition ähnliche Rollen zu spielen, denn ein Defizit der Inhibition scheint auch das Hauptmerkmal der kognitiven Störung zu sein, welche sich in vielen Fällen vor der Bewegungsstörung entwickelt.

Psychische Störungen

Bei etwa 70–80% aller Chorea-Huntington-Patienten treten psychische Störungen auf (Harper 1996). Am häufigsten sind Persönlichkeitsveränderungen mit Irritierbarkeit (58%), Apathie (48%) und Aggressivität (59%) (Burns et al. 1990). Die Apathie ist bei der Chorea Huntington ausgeprägter als bei der AD und gilt als situationsgebunden, da sie durch äußere Stimuli remittiert. Irritierbarkeit und Enthemmung sind ebenso häufig und gehören zu den Hauptursachen für die stationäre psychiatrische Einweisung von Chorea-Huntington-Patienten (Dewhurst et al. 1970). Ein dissoziales Verhalten tritt in etwa 6% der Fälle auf.

Als zweithäufigste psychische Störung finden sich Depressionen, die durch Antriebslosigkeit, Freudlosigkeit und sozialen Rückzug charakterisiert sind. Diese Symptome können mit oder ohne begleitende neurologische Symptomatik auftreten. Retrospektiv scheinen die depressiven Symptome den motorischen in vielen Fällen vorausgegangen zu sein (Dewhurst et al. 1970). Nach Folstein et al. (1987) liegt die Lebenszeitprävalenz affektiver Störungen bei 38%, wovon es sich bei 22% um Depressionen handelt. Die Suizidrate ist bei Chorea-Huntington-Patienten etwa 4- bis 6-mal höher als in der Allgemeinbevölkerung; ab dem 50. Lebensjahr steigt die Rate auf das 8- bis 20fache der Allgemeinbevölkerung (Schoenfeld et al. 1984). Manische Symptome sind erheblich seltener. Nach Mendez (1994) liegt die durchschnittliche Manierate bei 4,8%.

Halluzinationen und Wahnvorstellungen sind bei Chorea-Huntington-Patienten weitaus häufiger als in der Normalbevölkerung. Zwischen 3 und 12% aller Chorea-Huntington-Patienten entwickeln im Verlauf der Krankheit schizophreniforme Störungen (Mendez 1994). Dies betrifft vor allem Patienten mit einem frühen Krankheitsbeginn (Brooks et al. 1987). In der Regel remittieren diese psychischen Störungen mit zunehmender Demenz (Mendez 1994).

Schließlich leiden mindestens 30% aller Chorea-Huntington-Patienten an Sexualstörungen (Dewhurst et al. 1970). Es sind Hyposexualität, Hypersexualität und sexuelle Abweichungen beschrieben. Zwangsstörungen finden sich nur selten.

Anatomie der psychischen Störungen bei Chorea Huntington

Die neuropathologische Grundlage der Verhaltens- und affektiven Störungen bei Chorea Huntington könnte mit dem frühen Neuronenverlust im Bereich des Nucleus caudatus zusammenhängen, da verschiedene Verbindungen zu limbischen Strukturen und zum frontalen Kortex bestehen (Vonsattel et al. 1985). Nach Mayberg et al. (1992) ist die Depression bei Chorea Huntington mit einem reduzierten Glucosemetabolismus in orbitofrontalen und inferioren präfrontalen Regionen assoziiert. Dies ist in Einklang mit PET-Untersuchungen bei depressiven Patienten ohne primär neurologische Defizite, die hypometabolische Veränderungen präfrontal zeigten (Baxter et al. 1992).

Die neuropathologischen Veränderungen, die den Halluzinationen und Wahnvorstellungen bei Chorea Huntington zugrunde liegen, sind weitgehend unbekannt. Es ist vorgeschlagen worden, dass der relative hyperdopaminerge Zustand, der aus der selektiven Degeneration nichtdopaminerger Neuronen resultiert, zur Ausbildung schizophreniformer Symptome führen kann (Cummings 1993).

■ Therapie und Prävention

Präventive Maßnahmen

Bis zum heutigen Tag ist keine kausale Therapie der Chorea Huntington bekannt. Auch alle präventiven Behandlungsansätze müssen zurzeit als klinisch noch nicht gesichert gelten. Ihr Ziel ist grundsätzlich die Verzögerung des Krankheitsausbruchs und die Verlangsamung der Krankheitsprogression. Auf der Grundlage einer potenziellen exzitotoxischen neuronalen Schädigung beim Morbus Huntington (vgl. Molekularbiologie und Genetik), wird Hoffnung in sog. *NMDA-Rezeptorantagonisten* gesetzt. Dabei handelt es sich um Pharmaka, die der toxischen Wirkung von Glutamat auf Nervenzellen entgegenwirken. Nichtkompetitive NMDA-Antagonisten wie *Memantine* und *Remacemid* befinden sich derzeit noch in klinischer Studie. Eine plazebokontrollierte, randomisierte Untersuchung mit Remacemid bei Chorea Huntington über 6 Wochen zeigte jedoch keine signifikante Wirkung (Kieburtz et al. 1996).

Selektive Antagonisten an metabotropen Glutamatrezeptoren könnten eine spezifischere Behandlungsform der Chorea Huntington darstellen (vgl. Molekularbiologie und Genetik) und befinden sich zurzeit ebenfalls in Erprobung. *Riluzol* ist eine antiglutamaterg wirksame Substanz, die sich bei der amyotrophen Lateralsklerose als neuroprotektiv erwiesen hat (Bensimon et al. 1994). Nachdem Rosas et al. (1999) von einer signifikanten Remission der Chorea 6 Wochen nach Behandlung von Chorea-Huntington-Patienten mit Riluzol berichteten, wird die Wirkung des Medikaments auf die Progression des Morbus Huntington nun über einen Zeitraum von 3 Jahren in einer plazebokontrollierten Multicenterstudie der Europäischen Morbus-Huntington-Initiative untersucht.

In Deutschland wird darüber hinaus *Gabapentin* auf seine Wirkung bei Chorea Huntington untersucht. Das neue Antikonvulsivum *Lamotrigin* inhibiert die Freisetzung von Glutamat. In einer plazebokontrollierten, randomisierten Studie bei Chorea-Huntington-Patienten blieb Lamotrigin allerdings ohne Effekt auf den Krankheitsverlauf (Kremer et al. 1999).

Aufgrund der Hinweise auf Stoffwechseldefekte beim Morbus Huntington (Koroshetz et al. 1997) wird gegenwärtig *Coenzym Q10* auf seine Langzeitwirkung bei Chorea Huntington untersucht. Allerdings hatte sich in der zugehörigen Pilotstudie kein günstiger Einfluss von Coenzym Q10 auf die motorischen und kognitiven Leistungen von Chorea-Huntington-Patienten ergeben (Feigin et al. 1996). Auch die Radikalfänger *Idebenon* und *OPC-14 117* zeigten keine signifikanten Wirkungen (Ranen et al. 1996, The Huntington Study Group 1998).

Das antioxidativ wirksame *Vitamin E* schien in einer prospektiven, plazebokontrollierten Studie (Peyser et al. 1995) den neurologischen Status bei kurzzeitig erkrankten Chorea-Huntington-Patienten zu verbessern. Bei schwerer erkrankten Patienten ergab sich jedoch eine Befundverschlechterung gegenüber Plazebo.

Größere Hoffnungen können möglicherweise in *Caspase-Inhibitoren* und *neurotrophe Faktoren* gesetzt werden. Caspase-Inhibitoren sind Pharmaka, die den programmierten Zelltod (Apoptose) von Neuronen hemmen. Sie konnten in Chorea-Huntington-transgenen Tieren den Krankheitsbeginn und die Krankheitsprogression verzögern (Ona et al. 1999). Das Überleben striataler Projektionsneuronen nach exzitotoxischer Läsion konnte im Tiermodell auch durch den Wachstumsfaktor Brain-Derived Neurotophic Factor (BDNF) verbessert werden (Bemelmans et al. 1999). Schließlich wäre über eine Verhinderung der Polyglutaminaggregation ein weiterer potenziell präventiver Behandlungsansatz gegeben.

Symptomatische Therapie

Die symptomatische Behandlung der Chorea Huntington sollte neben der Pharmakotherapie auch *psychologische, psychosoziale, krankengymnastische und logopädische Maßnahmen* beinhalten. Gerade ergotherapeutische Ansätze könnten von großer Bedeutung und sogar von prophylaktischem Wert sein (van Dellen et al. 2000).

Hyperkinesie. Zur Behandlung der Hyperkinesen bevorzugen wir atypische *Neuroleptika*, die mit einem geringeren Risiko verbunden sind, „tardive Dyskinesien" auszulösen. *Tiaprid* hat sich als besonders wirkungsvoll in der Behandlung der Chorea und der motorischen Defizite bei Chorea Huntington erwiesen (Deroover et al. 1984). Initial werden 100–300 mg täglich verabreicht, wobei die Tagesdosis auf 600 mg gesteigert werden kann. Danach können in Ergänzung zu Tiaprid bei unzureichender Wirkung oder auch alternativ monoamindepletierende Substanzen wie *Tetrabenazin* oder das atypische Neuroleptikum *Sulpirid* Anwendung finden. Wir verwenden Tetrabenazin in einer Dosierung von 25 bis maximal 200 mg täglich. Es kann eine Remission des hyperkinetischen Syndroms ohne Risiko von tardiven Dyskinesien erzielt werden (Jankovic u. Beach 1997), allerdings sind als unerwünschte Nebenwirkungen nicht selten Tagesmüdigkeit und depressive Störungen zu beobachten. Sulpirid hat eine antidepressive Wirkung und vermag die Hyperkinesen von Chorea-Huntington-Patienten zu reduzieren (Quinn u. Marsden 1984). In einer Tagesdosis von 300–600 mg findet es vor allem bei gleichzeitigem Vorliegen motorischer und psychischer Störungen Anwendung. *Clozapin* erschien nur bei sehr hoher Dosierung und ohne vorausgegangene neuroleptische Behandlung wirkungsvoll (van Vugt et al. 1997). Im Krankheitsverlauf kommt es zu einer Abnahme der Hyperkinesen, sodass die neuroleptische Therapie angepasst werden sollte. In fortgeschrittenen Fällen und z. B. bei der Westphal-Variante (vgl. Klinik) kann ein akinetisch-rigides Syndrom vorliegen, was einen vorsichtigen Behandlungsversuch mit *L-DOPA* (Jongen et al. 1980), *Dopaminagonisten* oder *Amantadin* rechtfertigen kann.

Epileptische Anfälle. Epileptische Anfälle sind meist mit 1200–1800 mg *Valproat* erfolgreich zu behandeln.

Depressive Störungen. Zur Behandlung depressiver Störungen bevorzugen wir *Sulpirid* in einer Dosierung von 400–600 mg täglich. Dabei kann gleichzeitig die antihyperkinetische Wirkung des Pharmakons ausgenutzt werden. Noch wirkungsvoller erscheint der selektive Serotoninwiederaufnahmehemmer *Fluoxetin* in einer Tagesdosis von 20 mg. Allerdings hat Fluoxetin keinen günstigen Einfluss auf die motorischen Defizite bei Chorea Huntington (Como et al. 1997).

Manien/Wahnvorstellungen/Halluzinationen. Zur Behandlung von Manien, Wahnvorstellungen und Halluzinationen kann auf *Neuroleptika* zurückgegriffen werden.

Angst- und Unruhezustände. Angst- und Unruhezustände behandeln wir vorübergehend mit *Benzodiazepinen*.

Schlafstörungen. Viele Chorea-Huntington-Patienten klagen über Schlafstörungen. Nicht selten können die Beschwerden durch die späte Gabe der antichoreatischen Medikation gelindert werden oder sie remittieren mit der Behandlung psychischer Störungen. Ein vorübergehender Einsatz von 10–20 mg *Zolpidem* ist möglich.

Wir danken Katharina Nickchen und Dr. Katharina Buchheim für ihre Unterstützung.

Literatur

Abbruzzese G, Reni L, Cocito L, Ratto S, Abbruzzese M, Favale E. Short-latency somatosensory evoked potentials in degenerative and vascular dementia. J Neurol Neurosurg Psychiatry. (1984);47:1034–37

Albert ML, Feldman RG, Willis AL. The "subcortical dementia" of progressive supranuclear palsy. J Neurol Neurosurg Psychiatry. (1974);37:121–30

Albin, RL, Young AB, Penney JB. The functional anatomy of basal ganglia disorders. Trends Neurosci. (1989);12:366–75

Albin RL, Reiner A, Anderson KD, Penney JB, Young AB. Striatal and nigral neuron subpopulations in rigid Huntington's disease: implications for the functional anatomy of chorea and rigidity-akinesia. Ann Neurol. (1990);27:357–65

Ambrose CM, Duyao MP, Barnes G, Bates GP, Lin CS, Srinidhi J, Baxendale S, Hummerich H, Lehrach H, Altherr M, Wasmuth J, Buckler A, Church D, Housman D, Berks M, Micklem G, Durbin R, Dodge A, Read A, Gusella J, MacDonald ME. Structure and expression of the Huntington's disease gene: evidence against simple inactivation due to an expanded CAG repeat. Somat Cell Molec Genet. (1994);20:27–38

Andrews TC, Weeks RA, Turjanski N, Gunn RN, Watkins LH, Sahakian B, Hodges JR, Rosser AE, Wood NW, Brooks DJ. Huntington's disease progression. PET and clinical observations. Brain. (1999);122: 2353–63

Aronin N, Chase K, Young C, Sapp E, Schwarz C, Matta N, Kornreich R, Landwehrmeyer B, Bird E, Beal MF, Vonsattel J-P, Smith T, Carraway R, Boyce FM, Young AB, Penney JB, DiFiglia M. CAG expansion affects the expression of mutant huntingtin in Huntington's disease brain. Neuron. (1995)15:1193–1201

Aronin N, Kim M, Laforet G, DiFiglia M. Are there multiple pathways in the pathogenesis of Huntington's disease? Phil Trans R Soc Lond B. (1999);354:995–1003

Aylward EH, Li Q, Stine OC, Ranen N, Sherr M, Barta PE, Bylsma FW, Pearlson GD, Ross CA. Longitudinal change in basal ganglia volume in patients with Huntington's disease. Neurology. (1997);48:394–9

Aylward EH, Anderson NB, Bylsma FW, Wagster MV, Barta PE Sherr M, Feeney J, Davis A, Rosenblatt A, Pearlson GD, Ross CA. Frontal lobe volume in patients with Huntington's disease. Neurology. (1998);50:252–258

Baxter LR Jr., Mazziotta JC, Pahl JJ, Grafton ST, St George-Hyslop P, Haines JL, Gusella JF, Szuba MP Selin CE, Guze BH, Phelps ME. Psychiatric, genetic, and positron emission tomographic evaluation of persons at risc for Huntington's disease. Arch Gen Psychiatry. (1992);49:148–54

Beal, MF, Ferrante RJ, Swartz KJ, Kowall NW. Chronic quinolinic acid lesions in rats closely resemble Huntington's disease. J Neurosci. (1991);11:1649–59

Bemelmans AP, Horellou P, Pradier L, Brunet I, Colin P, Mallet J. Brain-derived neurotrophic factor-mediated protection of striatal neurons in an excitotoxic rat model of Huntington's disease, as demonstrated by adenoviral gene transfer. Hum Gene Ther. (1999);10:2987–97

Bensimon G, Lacomblez L, Meininger V. A controlled trial of riluzole in amyotrophic lateral sclerosis. ALS/Riluzole Study Group. N Engl J Med. (1994);330:585–91

Brackenridge CJ. Factors influencing dementia and epilepsy in Huntington's disease of early onset. Acta Neurol Scand. (1980);62:305–11

Brandt J, Butters N. The Neuropsychology of Huntington's disease. Trends Neurosci. (1986);24:305–311

Brinkman RR, Mezei MM, Theilmann J, Almqvist E, Hayden MR. The likelihood of being affected with Huntington disease by a particular age, for a specific CAG size. Am J Hum Genet. (1997);60:1202–10

Brooks DS, Murphy D, Janota I, Lishman WA. Early-onset Huntington's chorea. Diagnostic clues. Br J Psychiatry. (1987);151:850–2

Brouwers P, Cox C, Martin A, Chase T, Fedio P. Differential perceptual-spatial impairment in Huntington's and Alzheimer's dementias. Arch Neurol. (1984);41:1073–6

Burns A, Folstein S, Brandt J, Folstein M. Clinical assessment of irritability, aggression, and apathy in Huntington and Alzheimer disease. J Nerv Ment Dis. (1990);178:20–6

Bylsma FW, Brandt J, Strauss ME. Aspects of procedural memory are differentially impaired in Huntington's disease. Arch Clin Neuropsychol. (1990);5:287–97

Carter RJ, Lione LA, Humby T, Mangiarini L, Mahal A, Bates GP, Dunnett SB, Morton AJ. Characterization of progressive motor deficits in mice transgenic for the human Huntington's disease mutation. J Neurosci. (1999);19:3248–57

Cha JH, Kosinski CM, Kerner JA, Alsdorf SA, Mangiarini L, Davies SW, Penney JB, Bates GP, Young AB. Altered brain neurotransmitter receptors in transgenic mice expressing a portion of an abnormal human huntington disease gene. Proc Natl Acad Sci USA. (1998);95:6480–5

Chokroverty S. Sleep and degenerative neurologic disorders. Neurol Clin. (1996);14:807–26

Como PG, Rubin AJ, O'Brien CF, Lawler K, Hickey C, Rubin AE, Henderson R, McDermott MP, McDermott M, Steinberg K, Shoulson I. A controlled trial of fluoxetine in nondepressed patients with Huntington's disease. Mov Disord. (1997);12:397–401

Cummings JL Psychosis in basal ganglia disorders. In:Mental Dysfunction in Parkinson's Disease. Wolters, Ech, Scheltens P, eds. Amsterdam: The Netherlands, Vrije Universiteit Amsterdam; 1993:257–68

Davies SW, Turmaine M, Cozens BA, DiFiglia M, Sharp AH, Ross CA, Scherzinger E, Wanker EE, Mangiarini L, Bates GP. Formation of neuronal intranuclear inclusions underlies the neurological dysfunction in mice transgenic for the HD mutation. Cell. (1997);90:537–48

de Boo GM Tibben A, Lanser JB, Jennekens-Schinkel A, Hermans J, Maat-Kievit A, Roos RA. Early cognitive and motor symptoms in identified carriers of the gene for Huntington disease. Arch Neurol. (1997);54:1353–57

de la Monte SM, Vonsattel JP, Richardson EP Jr. Morphometric demonstration of atrophic changes in the cerebral cortex, white matter, and neostriatum in Huntington's disease. J Neuropath Exp Neurol. (1988);47:516–25

De Rooij KE, Dorsman JC, Smoor MA, Den Dunnen JT, Van Ommen GJ. Subcellular localization of the Huntington's disease gene product in cell lines by immunofluorescence and biochemical subcellular fractionation. Hum Mol Genet. (1996);5:1093–99

Deroover J, Baro F, Bourguignon RP, Smets P. Tiaprid versus placebo: a double-blind comparative study in the management of Huntington's chorea. Curr Med Res Opin. (1984);9:329–38

Dewhurst K, Oliver JE, McKnight AL. Sociopsychiatric consequences of Huntington's disease. Br J Psychiatr. (1970);116:255–8

DiFiglia M, Sapp E, Chase KO, Davies SW, Bates GP, Vonsattel JP, Aronin N. Aggregation of huntingtin in neuronal intranuclear inclusions and dystrophic neurites in brain. Science. (1997);277:1990–3

Dom R, Baro F, Brucher JM. A cytometric study of the putamen in different types of Huntington's chorea. Advances in Neurology. (1973);1:369–85

Duyao MP, Auerbach AB, Ryan A, Persichetti F, Barnes GT, McNeil SM, Ge P, Vonsattel J-P, Gusella JF, Joyner AL, MacDonald ME. Inactivation of the mouse Huntington's disease gene homolog Hdh. Science. (1995);269:407–10

Feigin A, Kieburtz K, Como P, Hickey C, Claude K, Abwender D, Zimmerman C, Steinberg K, Shoulson I. Assessment of coenzyme Q10 tolerability in Huntington's disease. Mov Disord. (1996);11:321–3

Ferrante RJ Gutekunst CA, Persichetti F, McNeil SM, Kowall NW, Gusella JF, MacDonald ME, Beal MF, Hersch SM. Heterogenous topographic and cellular distribution of huntingtin expression in the normal human neostriatum. J Neurosci. (1997);17:3052–63

Ferrante RJ, Kowall NW, Beal MF, Martin JB, Bird ED, Richardson EP Jr. Morphologic and histochemical characteristics of a spared subset of striatal neurons in Huntington's disease. J Neuropathol Exp Neurol. (1987);46:12–27

Folstein SE, Chase G, Wahl WE, McDonnell AM, Folstein MF. Huntington's disease in Maryland: clinical aspects of racial variation. Am J Hum Genet. (1987);41:168–79

Frontali M, Malaspina P, Rossi C, Jacopini AG, Vivona G, Pergola MS, Palena A, Novelletto A. Epidemiological and linkage studies on Huntington's disease in Italy. Hum Genet. (1990);85:165–70

Gerfen CR. The neostriatal mosaic: multiple levels of compartmental organization. Trends Neurosci. (1992);15:133–9

Gilliam TC, Tanzi RE, Haines JL, Bonner TI, Faryniarz AG, Hobbs WJ, MacDonald ME, Cheng SV, Folstein SE, Conneally PM, Wexler NS, Gusella JF. Localization of the Huntington's disease gene to a small segment of chromosome 4 flanked by D4S10 and the telomere. Cell. (1987);50:565–71

Gordon WP, Illes J. Neurolinguistic characteristics of language production in Huntington's disease: a preliminary report. Brain and Language. (1987);31:1–10

Gourfinkel-An I, Cancel G, Trottier Y, Devys D, Tora L, Lutz Y, Imbert G, Saudou F, Stevanin G, Agid Y, Brice A, Mandel J-L, Hirsch EC. Differential distribution of the normal and mutated forms of huntingtin in the human brain. Ann Neurol. (1997);42:712–19

Grafton ST, Mazziotta JC, Pahl JJ, St George-Hyslop P, Haines JL, Gusella J, Hoffman JM, Baxter LR, Phelps ME. A comparison of neurological, metabolic, structural, and genetic evaluations in persons at risk for Huntington's disease. Ann Neurol. (1990);28:614–21

Graveland GA, Williams RS, DiFiglia M. A Golgi study of the human neostriatum: neurons and afferent fibers. J Comp Neurol. (1985);234:317–33

Gray JM, Young AW, Barker WA, Curtis A, Gibson D. Impaired recognition of disgust in Huntington's disease gene carriers. Brain. (1997);120:2029–38

Gusella JF, Wexler NS, Conneally PM, Naylor SL, Anderson MA, Tanzi RE, Watkins PC, Ottina K, Wallace MR, Sakaguchi AY, Young AB, Shoulson I, Bonilla E, Martin JB. A polymorphic DNA marker genetically linked to Huntington's disease. Nature. (1983);306:234–8

Hansson O, Petersen A, Leist M, Nicotera P, Castilho RF, Brundin P. Transgenic mice expressing a Huntington's disease mutation are resistant to quinolinic acid-induced striatal excitotoxicity. Proc Natl Acad Sci USA. (1999);96:8727–32

Harms L, Meierkord H, Timm G, Pfeiffer L, Ludolph AC. Decreased N-acetyl-aspartate/choline ratio and increased lactate in the frontal lobe of patients with Huntington's disease: a proton magnetic resonance spectroscopy study. J Neurol Neurosurg Psychiatry. (1997);62:27–30

Harper PS. Huntington Disease. London, England: WB Saunders Co.; 1996

Harris GJ, Codori AM, Lewis RF, Schmidt, E, Bedi A,. Brandt J. Reduced basal ganglia blood flow and volume in pre-symptomatic, gene-tested persons at-risk for Huntington's disease. Brain. (1999);122:1667–78

Hayden MR, Martin WR, Stoessl AJ, Clark C, Hollenberg S, Adam MJ, Ammann W, Harrop R, Rogers J, Ruth T, Sayre C, Pate BD. Positron emission tomography in the early diagnosis of Huntington's disease. Neurology. (1986);36:888–94

Hedreen JC, Folstein SE. Early loss of neostriatal striosome neurons in Huntington's disease. J Neuropathol Exp Neurol. (1995);54:105–20

Huntington's Disease Collaborative Research Group. A novel gene containing a trinucleotide repeat that is expanded and unstable on Huntington's disease chromosomes. Cell. (1993);72:971–83

Jankovic J, Beach J. Long-term effects of tetrabenazine in hyperkinetic movement disorders. Neurology. (1997);48:358–62

Jenkins BG, Koroshetz WJ, Beal MF, Rosen BR. Evidence for impairment of energy metabolism in vivo in Huntington's disease using localized 1 H NMR spectroscopy. Neurology. (1993);43:2689–95

Jongen PJ, Renier WO, Gabreels FJ. Seven cases of Huntington's disease in childhood and levodopa induced improvement in the hypokinetic-rigid form. Clin Neurol Neurosurg. (1980);82:251–61

Josiassen, RC, Curry LM, Mancall EL. Development of neurpsychological deficits in Huntington's disease. Arch Neurol. (1983);40:791–6

Josiassen, RC, Shagass C, Mancall EL, Roemer RA. Auditory and visual evoked potentials in Huntington's disease. Electroencephalogr Clin Neurophysiol. (1984);57:113–18

Kieburtz K, Feigin A, McDermott M, Como P, Abwender D, Zimmermann C, Hickey C, Orme C, Claude K, Sotack J, Greenamyre JT, Dunn C, Shoulson I. A controlled trial of remacemide hydrochloride in Huntington's disease. Mov Disord. (1996);11:273–7

Kokmen E, Ozekmekci FS, Beard, CM, O'Brien PC Kurland LT. Incidence and prevalence of Huntington's disease in Olmsted County, Minnesota (1950 through 1989). Arch Neurol. (1994);51:696–8

Koroshetz WJ, Jenkins BG, Rosen BR, Beal MF. Energy metabolism defects in Huntington's disease and effects of coenzyme Q10. Ann Neurol. (1997);41:160–5

Kremer B, Clark CM, Almqvist EW, Raymond LA, Graf P, Jacova C, Mezei M, Hardy MA, Snow B, Martin W, Hayden MR. Influence of lamotrigine on progression of early Huntington disease: a randomized clinical trial. Neurology. (1999); 53:1000–11

Kuhl DE, Phelps ME, Markham CH, Metter EJ, Riege WH, Winter J. Cerebral metabolism and atrophy in Huntington's disease determined by 18 FDG and computed tomographic scan. Ann Neurol. (1982);12:425–34

Kuwert T, Lange HW, Langen KJ, Herzog H, Aulich A, Feinendegen LE. Cortical and subcortical glucose consumption measured by PET in patients with Huntington's disease. Brain. (1990);113:1405–23

Landwehrmeyer GB, McNeil SM, Dure LS, Ge P, Aizawa H, Huang Q, Ambrose CM, Duyao MP, Bird ED, Bonilla E, de Young M, Avila-Gonzales AJ, Wexler NS, DiFiglia M, Gusella JF, MacDonald ME, Penney JB, Young AB, Vonsattel JP. Huntington's disease gene: regional and cellular expression in brain of normal and affected individuals. Ann Neurol. (1995);37:218–30

Lawrence AD, Sahakian BJ, Hodges JR, Rosser AE, Lange KW, Robbins TW. Executive and mnemonic functions in early Huntington's disease. Brain. (1996);119:1633–45

Lawrence AD, Hodges JR, Rosser AE, Kershaw A, French-Constant C, Rubinsztein DC, Robbins TW, Sahakian BJ. Evidence for specific cognitive deficits in preclinical Huntington's disease. Brain. (1998a)121:1329–41

Lawrence AD, Weeks RA, Brooks DJ, Andrews TC, Watkins LH, Harding AE, Robbins TW, Sahakian BJ. The relationship between striatal dopamine receptor binding and cognitive performance in Huntington's disease. Brain. (1998b);121:1343–55

Leeflang EP, Zhang L, Tavare S, Hubert R, Srinidhi J, MacDonald ME, Myers RH, de Young M, Wexler NS, Gusella JF, Arnheim N. Single sperm analysis of the trinucleotide repeats in the Huntington's disease gene: quantification of the mutation frequency spectrum. Hum Mol Genet. (1995);4:1519–26

Lione LA, Carter RJ, Hunt MJ, Bates GP, Morton AJ, Dunnett SB. Selective discrimination learning impairments in mice expressing the human Huntington's disease mutation. J Neurosci. (1999);19:10428–37

MacMillan JC, Harper PS. Single-gene neurological disorders in South Wales: an epidemiological study. Ann Neurol. (1991);30:411–14

Mangiarini, L, Sathasivam K, Seller M, Cozens B, Harper A, Hetherington C, Lawton M, Trottier Y, Lehrach H, Davies SW, Bates GP. Exon 1 of the HD gene with an expanded CAG repeat is sufficient to cause a progessive neurological phenotype in transgenic mice. Cell. (1996);87:493–506

Massman PJ, Delis DC, Butters N, Levin BE, Salmon DP. Are all subcortical dementias alike? Verbal learning and memory in Parkinson's and Huntington's disease patients. J Clin Exp Neuropsychol. (1990);12:729–44

Mayberg HS, Starkstein SE, Peyser CE, Brandt J, Dannals RF, Folstein SE. Paralimbic frontal lobe hypometabolism in depression associated with Huntington's disease. Neurology. (1992);42:1791–7

McHugh PR, Folstein MF. Subcortical dementia. Address to the American Academy of Neurology: Boston, MA; 1973

Mendez MF. Huntington's disease: update and review of neuropsychiatric aspects. Int J Psychiatry Med. (1994);24:189–208

Meyer BU, Röricht S, Schmierer K, Irlbacher K, Meierkord H, Niehaus L, Grosse P. First diagnostic applications of transcallosal inhibition in diseases affecting callosal neurones (multiple sclerosis, hydrocephalus, Huntington's disease). Electroencephalogr Clin Neurophysiol Suppl. (1999); 51:233–42

Morrison PJ, Johnston WP, Nevin NC. The epidemiology of Huntington's disease in Northern Ireland. J Med Genet. (1995);32:524–30

Noth J, Engel L, Friedemann HH, Lange HW. Evoked potentials in patients with Huntington's disease and their offspring. I. Somatosensory evoked potentials. Electroencephalogr Clin Neurophysiol. (1984);59:134–41

Ona VO, Li M, Vonsattel JPG, Andrews LJ, Khan SQ, Chung WM, Frey AS, Menon AS, Li X.-J, Stieg PE, Yuan J, Penney JB, Young AB, Cha J-HJ, Friedlander RM. Inhibition of caspase-1 slows disease progression in a mouse model of Huntington's disease. Nature. (1999);399:263–7

Ordway JM, Tallaksen-Greene S, Gutekunst C-A, Bernstein EM, Cearley JA, Wiener HW, Dure LS IV, Lindsey, R, Hersch SM, Jope RS, Albin RL, Detloff PJ. Ectopically expressed CAG repeats cause intranuclear inclusions and a progressive late onset neurological phenotype in the mouse. Cell. (1997);91:753–63

Palo J, Somer H, Ikonen E, Karila L, Peltonen L. Low prevalence of Huntington's disease in Finland. Lancet. (1987);2:805–6

Petit H, Milbled G. Anomalies of conjugate ocular movements in Huntington's chorea: application to early detection. In: Barbeau A, Chase TN, Paulson GW, eds. Advances in Neurology. New York: Raven Press; 1973:287–94

Peyser CE, Folstein M, Chase GA, Starkstein S, Brandt J, Cockrell JR, Bylsma F, Coyle JT, McHugh PR, Folstein SE. Trial of d-alpha-tocopherol in Huntington's disease. Am J Psychiatry. (1995);152:1771–75

Pillon B, Dubois B, Ploska A, Agid Y. Severity and specificity of cognitive impairment in Alzheimer's, Huntington's, and Parkinson's diseases and progressive supranuclear palsy. Neurology. (1991);41:634–43

Pillon B, Deweer B, Agid Y, Dubois B. Explicit memory in Alzheimer's, Huntington's, and Parkinson's diseases. Arch Neurol. (1993);50:374–9

Postert T, Lack B, Kuhn W, Jergas M, Andrich J, Braun B, Przuntek H, Sprengelmeyer R, Agelink M, Buttner T. Basal ganglia alterations and brain atrophy in Huntington's disease depicted by transcranial real time sonography. J Neurol Neurosurg Psychiatry (1999);67:457–62

Przuntek H, Steigerwald A.. Epidemiologic study of Huntington disease in the catchment area of Würzburg University Neurologic Clinic with special reference to the Lower Franconia district. Nervenarzt. (1987);58:424–7

Quinn N, Marsden CD. A double blind trial of sulpiride in Huntington's disease and tardive dyskinesia. J Neurol Neurosurg Psychiatry. (1984);47:844–7

Ranen NG, Peyser CE, Coyle JT, Bylsma FW, Sherr M, Day L, Folstein MF, Brandt J, Ross CA, Folstein SE. A controlled trial of idebenone in Huntington's disease. Mov Disord. (1996);11:549–54

Read AP. Huntington's disease: testing the test. Nature Genet. (1993);4:329–30

Reuter I, Hu MT, Andrews TC, Brooks DJ, Clough C, Chaudhuri KR. Late onset levodopa responsive Huntington's disease with minimal chorea masquerading as Parkinson plus syndrome. J Neurol Neurosurg Psychiatry. (2000);68:238–41

Rosas, HD, Koroshetz WJ, Jenkins BG, Chen YI, Hayden DL, Beal MF, Cudkowicz ME. Riluzole therapy in Huntington's disease (HD). Mov Disord. (1999);14:326–30

Rubinsztein DC, Leggo J, Coles R, Almqvist E, Biancalana V, Cassiman J-J, Chotai K, Connarty M, Craufurd D, Curtis A, Curtis D, et al. Phenotypic characterization of individuals with 30–40 CAG repeats in the Huntington's disease (HD) gene reveals HD cases with 36 repeats and apparently normal elderly individuals with 36–39 repeats. Am J Hum Genet. (1996); 59:16–22

Sapp E, Schwarz C, Chase K, Bhide PG, Young AB, Penney J, Vonsattel JP, Aronin N, DiFiglia M. Huntingin localization in brains of normal and Huntington's disease patients. Ann Nerol. (1997);42:604–12

Saudou F, Finkbeiner S, Devys D, Greenberg ME. Huntingtin acts in the nucleus to induce apoptosis but death does not correlate with the formation of intranuclear inclusions. Cell. (1998);95:55–66

Saugstad L, Odegard O. Huntington's chorea in Norway. Psychol Med. (1986);16:39–48

Savage CR. Neuropsychology of subcortical dementias. Psychiatr Clin North Am. (1997);20:911–31

Sax DS, Buonanno FS. Putaminal changes in spin echo magnetic resonance imaging signal in bradykinetic/rigid forms of Huntington's disease. Neurology. (1986); 36(Suppl.1):311

Scherzinger E, Lurz R, Turmaine M, Mangiarini L, Hollenbach B, Hasenbank R, Bates GP, Davies SW, Lehrach H, Wanker EE. Huntingtin-encoded polyglutamine expansions form amyloid-like protein aggregates in vitro and in vivo. Cell. (1997); 90:549–58

Schoenfeld M, Myers RH, Cupples LA, Berkman B, Sax DS, Clark E. Increased rate of suicide among patients with Huntington's disease. J Neurol Neurosurg Psychiatry. (1984);47:1283–7

Sepcic J, Antonelli L, Sepcic-Grahovac D, Materljan E. Epidemiology of Huntington's disease in Rijeka district, Yugoslavia. Neuroepidemiology. (1989);8:105–8

Siemers E, Foroud T, Bill DJ, Sorbel J, Norton JA Jr, Hodes ME, Niebler G, Conneally PM, Christian JC. Motor changes in presymptomatic Huntington disease gene carriers. Arch Neurol. (1996);53:487–92

Siesling S, Vegter-van der Vlis M, Roos RA. Juvenile Huntington's disease in the Netherlands. Pediatr Neurol. (1997);17:37–43

Sishta SK, Troupe A, Marszalek KS, Kremer LM. Huntington's chorea: an electroencephalographic and psychometric study. Electroencephalogr Clin Neurophysiol. (1974);36:387–93

Sokolowski P. Somatosensibel evozierte Potentiale bei Chorea Huntington und Dystonie [Dissertation]. Berlin: Humboldt-Universität. Medizinische Fakultät; 1996

Starkstein SE, Brandt J, Folstein S, Strauss M, Berthier ML, Pearlson GD, Wong D, McDonnell A, Folstein M. Neuropsychological and neuroradiological correlates of Huntington's disease. J Neurol Neurosurg Psychiatry. (1988);51:1259–63

Swerdlow NR, Paulsen J, Braff DL, Butters N, Geyer MA, Swenson MR. Impaired prepulse inhibition of acoustic and tactile startle response in patients with Huntington's disease. J Neurol Neurosurg Psychiatry. (1995);58:192–200

Telenius H, Almqvist E, Kremer B. Somatic mosaicism in sperm is associated with intergenerational (CAG)n changes in Huntington disease. Hum Mol Genet. (1995);4:189–95

The Huntington Study Group. Safety and tolerability of the free-radical scavenger OPC-14 117 in Huntington's disease. Neurology. (1998);50:1366–73

Töpper R, Schwarz M, Podoll K, Dömges F, North J. Absence of frontal somatosensory evoked potentials in Huntington's disease. Brain. (1993);116:87–101

Tran PB, Miller RJ. Aggregates in neurodegenerative disease: crowds and power? Trends Neurosci. (1999);22:194–97

Trottier Y, Biancalana V, Mandel, J.-L. Instability of CAG repeats in Huntington's disease: relation to parental transmission and age of onset. J Med Genet. (1994);31:377–82

van Dellen A, Blakemore C, Deacon R, York D, Hannan AJ. Delaying the onset of Huntington's in mice. Nature. (2000);404:721–2

van Vugt JP, Siesling S, Vergeer M, van der Velde EA, Roos RA. Clozapine versus placebo in Huntington's disease: a double blind randomized comparative study. J Neurol Neurosurg Psychiatry. (1997);63:35–9

Vonsattel JP, Myers RH, Stevens TJ, Ferrante RJ, Bird ED, Richardson EP Jr. Neuropathological classification of Huntington's disease. J Neuropathol Exp Neurol. (1985);44:559–577

Vonsattel JP, DiFiglia M. Huntington disease. J Neuropathol Exp Neurol. (1998);57:369–84

Westphal C. Über eine dem Bilde der cerebrospinalen grauen Degeneration ähnliche Erkrankung des zentralen Nervensystems ohne anatomischen Befund, nebst einigen Bemerkungen über paradoxe Kontraktion. Arch Psychiatr Nervenkr. (1883);14:87–96

Wexler NS, Young AB, Tanzi RE, Travers H, Starosta-Rubinstein S, Penney JB, Snodgrass SR, Shoulson I, Gomez, F. Ramos Arroyo, M.A. Penchaszadeh, G.K. Moreno, H. Gibbons, K. Faryniarz, A. Hobbs, W. Anderson MA, Bonilla E, Conneally PM, Gusella JF. Homozygotes for Huntington's disease. Nature. (1987);326:194–97

Wong DF, Links JM, Wagner HN. Dopamine and serotonin receptors measured in-vivo in Huntington's disease with C-11 N-methylspiperone PET imaging. J Nucl Med. (1985);26:107

Yamamoto A, Lucas JJ, Hen R. Reversal of neuropathology and motor dysfunction in a conditional model of Huntington's disease. Cell. (2000);101:57–66

Ataxien

T. Klockgether

■ Klassifikation und Nomenklatur

Unter dem Begriff der Ataxien werden Erkrankungen zusammengefasst, die klinisch durch das Leitsymptom Ataxie gekennzeichnet sind und auf einer diffusen Schädigung des Kleinhirns und/oder seiner afferenten und efferenten Verbindungen beruhen. Erkrankungen mit fokaler Pathologie des Kleinhirns wie Tumoren, Ischämien oder Blutungen, Traumata und umschriebene Entzündungen etwa im Rahmen einer multiplen Sklerose werden nicht zu den Ataxien im hier definierten Sinn gezählt.

Hauptgruppen der Ataxien (Harding 1983)
- erbliche Ataxien:
  - autosomal rezessiv vererbte Ataxien wie Friedreich-Ataxie (FRDA) und Ataxia teleangiectatica (AT)
  - autosomal dominante zerebellare Ataxien (ADCA) (Tab. 7.**10**).
- nichterbliche Ataxien (Tab. 7.**9**)

Erbliche Ataxien. Die *ADCA* lassen sich nach ihrem klinischen Erscheinungsbild in mehrere Haupttypen unterteilen:
- Die häufigste Kategorie ist der *Typ I (ADCA-I)*, der durch zusätzliche, in unterschiedlichen Kombinationen auftretende nichtzerebellare Symptome wie Sakkadenverlangsamung/Ophthalmoplegie, Optikusatrophie, Pyramidenbahnzeichen, Stammgangliensymptome, Muskelatrophien, Sensibilitätsstörungen und Demenz gekennzeichnet ist. Molekulargenetische Untersuchungen zeigen, dass die ADCA-I genetisch heterogen ist. Nach heutiger Kenntnis liegen der ADCA-I-Mutationen von mindestens 4 verschiedenen Genen zugrunde, die als spinozerebellare Ataxie Typ 1, 2, 3 und 4 (SCA1–4) bezeichnet werden.
- charakteristisches Merkmal des *Typ II (ADCA-II)* ist die retinale Degeneration. Der Genlokus wird als SCA7 bezeichnet.
- 2 Genmutationen, SCA5 und SCA6, führen zu einem nahezu rein zerebellaren Phänotyp, der als *Typ III (ADCA-III)* bezeichnet wird.

Die *episodischen Ataxien (EA)* gehören ebenfalls zu den autosomal dominant vererbten Ataxien, unterscheiden sich aber von den ADCA-I–III durch das episodische Auftreten der Ataxie. Derzeit sind 2 klinische bzw. molekulargenetische Typen bekannt:
- Typ 1 (EA-1),
- Typ 2 (EA-2) (Tab. 7.**10**).

Den erblichen Ataxien werden meist auch die früh beginnenden zerebellaren Ataxien zugerechnet, obwohl nicht gesichert ist, dass es sich in allen Fällen um erbliche Erkrankungen handelt.

Nichterbliche Ataxien. Bei den nichterblichen Ataxien wird zwischen *symptomatischen Ataxien* mit bekannter Ursache, z. B. bei Alkoholismus oder paraneoplastisch bedingt, und *degenerativ bedingten Ataxien* unbekannter Ursache differenziert. Die letzte Kategorie wird auch als *idiopathische zerebellare Ataxie (IDCA)* bezeichnet. In vielen Fällen von IDCA ist die zugrunde liegende Erkrankung eine Multisystematrophie (MSA).

■ Beiträge des Kleinhirns zu kognitiven Prozessen

Traditionell wird dem Kleinhirn vorwiegend eine Rolle bei der Ausführung und Koordinierung von Bewegungen zugeschrieben. Eine ausschließlich motorische Rolle des Kleinhirns wird aber seit den 50er Jahren immer wieder angezweifelt. Vielmehr ist von verschiedenen Autoren aufgrund anatomischer und experimentell-neuropsychologischer Befunde die Hypothese vertreten worden, dass das Kleinhirn auch einen Beitrag zur Kognition leistet.

Anatomische Grundlagen

Die Assoziationsareale des zerebralen Kortex senden ausgedehnte, topographisch organiserte Projektionen über pontine Kerne zur Kleinhirnrinde vor allem der Kleinhirnhemisphären. Nach herrschender Auffassung gelangen die im Nucleus dentatus umgeschalteten Efferenzen in erster Linie zum primär motorischen Kortex. Aus dieser Vorstellung wurde die Auffassung abgeleitet, dass das Kleinhirn aus weiten Teilen des Kortex Informationen sammelt und

Tabelle 7.9 Vorkommen kognitiver Störungen bei Ataxien

Krankheitsbezeichnung	Kognitive Störungen
Erbliche Ataxien	
Autosomal rezessive Ataxie:	
• Friedreich-Ataxie (FRDA)	keine
• Ataxia teleangiectatica (AT)	mentale Retardierung ab 10. Lebensjahr
• Abetalipoproteinämie	keine
• Ataxie mit isoliertem Vitamin-E-Mangel	keine
• Refsum-Krankheit	keine
• zerebrotendinöse Xanthomatose	häufig
• früh beginnende zerebellare Ataxie mit erhaltenen Muskeleigenreflexen	keine
• früh beginnende zerebellare Ataxien mit anderen Kennzeichen	bei bestimmten Syndromen
Autosomal dominante zerebellare Ataxie (ADCA):	
• mit zusätzlichen nichtzerebellaren Symptomen (ADCA-I):	
– spinozerebellare Ataxie Typ 1 (SCA1)	selten
– SCA2	Demenz bei etwa 25% der Fälle, frontale und Gedächtnisdefizite
– SCA3 (Machado-Joseph-Krankheit)	selten, visuell-räumliche Defizite
– SCA4	keine
• mit pigmentärer Retinadegeneration (ADCA-II):	
– SCA7	?
• mit reiner zerebellarer Symptomatik (ADCA-III):	
– SCA5	keine
– SCA6	keine
• episodische Ataxien:	
– episodische Ataxie Typ 1 (EA-1)	keine
– episodische Ataxie Typ 1 (EA-2)	keine
Nichterbliche Ataxien	
Idiopathische zerebellare Ataxien (IDCA):	
• mit reiner zerebellarer Symptomatik (IDCA-C)	keine
• mit reinen zusätzlichen nichtzerebellaren Symptomen	
• im Rahmen einer Multisystematrophie (IDCA-P/MSA)	frontale Defizite

diese Informationen nutzt, um motorische Befehle zu generieren, die vom motorischen Kortex ausgeführt werden. Neuere anatomische Arbeiten stellen dieses Bild jedoch in Frage, indem sie zeigen, dass vom Nucleus dentatus mehrere parallele, topographisch geordnete Projektionen zum frontalen Kortex ausgehen, die nicht nur, wie früher angenommen, den primär motorischen Kortex, sondern auch den prämotorischen und präfrontalen Kortex erreichen (Middleton u. Strick 1994). Die Kleinhirnhemisphären können somit über den Nucleus dentatus Kortexareale beeinflussen, die kognitive Aspekte des Verhaltens steuern.

Experimentelle Grundlagen

In zahlreichen experimentellen Arbeiten an Versuchstieren und Patienten mit isolierten Kleinhirnläsionen wurde gezeigt, dass das Kleinhirn eine wichtige Rolle für motorisches Lernen, also die von Erfahrung abhängige Adaptation und Modulation von Bewegungen, spielt. Am gründlichsten belegt ist der zerebellare Beitrag zur Akquisition klassischer konditionierter motorischer Reaktionen (Daum et al. 1993, Topka et al. 1993). In weiteren Arbeiten wurde gezeigt, dass Patienten mit isolierten Kleinhirnläsionen unabhängig von Schwierigkeiten bei der Ausführung von Bewegungen langsamer lernen, Bewegungsparameter an neue Bedingungen anzupassen (Sanes et al. 1990, Deuschl et al.1996). Passend zu diesen Bobachtungen zeigen PET-Studien, dass die ipsilaterale Kleinhirnhemisphäre beim Erlernen komplexer, sequenzieller Fingerbewegungen aktiviert wird (Seitz et al. 1990).

Nach einer durch zahlreiche experimentelle Befunde belegten Auffassung fungiert das Kleinhirn als ein interner Zeitgeber. Die Rolle als Zeitgeber bezieht sich möglicherweise nicht nur auf Bewegungen, sondern auch auf Wahr-

Tabelle 7.10 Molekulargenetik erblicher Ataxien

Erkrankung	Chromosom	Mutation	Genprodukt
Autosomal rezessiv:			
• FRDA	9q	GAA-Repeat	Frataxin (mitochondriales Protein)
• AT	11q	inaktivierend	Phosphor-Inositol-3›-kinase
• Abetalipoproteinämie			mikrosomatisches Triglyceridtransferprotein
• Ataxie mit isoliertem Vitamin-E-Mangel	8q	inaktivierend	α-Tocopheroltransportprotein
• Refsum-Krankheit	?	inaktivierend	Phytanoyl-CoA-Hydroxylase
• zerebrotendinöse Xanthomatose	2q	inaktivierend	Sterol-27-Hydroxylase
Autosomal dominant:			
• SCA1	6p	CAG-Repeat	Ataxin-1
• SCA2	12q	CAG-Repeat	Ataxin-2
• SCA3	14q	CAG-Repeat	Ataxin-4
• SCA4	16q		
• SCA5	11 cen		
• SCA6	19p	CAG-Repeat	Calciumkanal
• SCA7	3p	CAG-Repeat	Ataxin-7
• EA-1	12p	inaktivierend	Kaliumkanal
• EA-2	19p	inaktivierend	Calciumkanal

nehmungsprozesse. So haben Patienten mit isolierten Kleinhirnläsionen Beeinträchtigungen bei der Schätzung kurzer variabler Zeitintervalle (Keele u. Ivry 1990).

Während die Evidenz für eine Rolle des Kleinhirns beim motorischen Lernen und als interner Zeitgeber überzeugend ist, sind die Belege für darüber hinausgehende kognitive Funktionen wesentlich schwächer. Entsprechend dem Konzept der subkortikalen Demenz bei Stammganglienerkrankungen ist aufgrund der bereits erwähnten neuen anatomischen Arbeiten, die efferente Verbindungen des Nucleus dentatus zum frontalen Kortex zeigen, vorstellbar, dass es als Folge eine gestörten Funktion des Kleinhirns zu Defiziten kommt, die denen bei Läsionen des Frontallappens ähneln, also durch Verlangsamung, Mangel an Initiative, verminderte Umstellungs- und Kritikfähigkeit sowie Perseveration gekennzeichnet sind. Gegen diese Vorstellung ist aber einzuwenden, dass trotz der nachgewiesenen Faserverbindungen zum frontalen Kortex die anatomischen Beziehungen zwischen Kleinhirn und frontalem Kortex nicht annäherungsweise so innig sind wie die zwischen Stammganglien und frontalem Kortex.

Die vorliegenden experimentellen Arbeiten zu dieser Frage ergeben kein einheitliches Bild. Es sind sowohl Arbeiten publiziert worden, die über frontallappenspezifische Störungen bei Kleinhirnpatienten berichten, als auch über solche, die keine entsprechenden Hinweise finden. Ähnlich uneinheitliche Ergebnisse gibt es in Bezug auf visuell-räumliche Leistungen, die auf Störung neuronaler Verbindungen des Kleinhirns mit dem parietalen Kortex zurückgeführt werden könnten (Daum u. Ackermann 1995).

Klinische Beobachtungen

Störungen der als gesichert geltenden, komplexen Funktionen des Kleinhirns, also des motorischen Lernens, der klassischen Konditionierung und der Zeitgeberfunktionen, beziehen sich vorwiegend auf motorische Leistungen, die bei Kleinhirnpatienten durch die Ataxie ohnehin schwer gestört sind. Bei einer einfachen klinischen Untersuchung sind Defizite in diesen Bereichen kaum feststellbar. Klinische Beobachtungen von kognitiven Störungen bis hin zur Demenz bei Ataxiepatienten dürfen nur mit größter Vorsicht als Argument für kognitive Funktionen des Kleinhirns interpretiert werden.

Wie in den folgenden Abschnitten dargestellt wird, liegt bei den wenigsten Ataxiepatienten eine isolierte Schädigung des Kleinhirns vor. Vielmehr zeigen sich je nach Erkrankung zusätzlich degenerative Veränderungen in Rückenmark, Hirnstamm, Stammganglien, basalen Vorderhirn und Kortex. Klinisch fassbare kognitive Störungen bei Ataxiepatienten sind eher auf Degeneration in extrazerebellaren Strukturen als auf die Degeneration des Kleinhirns selbst zurückzuführen.

Autosomal rezessive Ataxien

■ Friedreich-Ataxie

Die Friedreich-Ataxie (FRDA) ist eine autosomal rezessiv vererbte, meist im Jugendalter beginnende Ataxieerkrankung. Die Erstbeschreibung erfolgte 1863 durch Nikolaus Friedreich.

■ Molekulare Biologie und Genetik

Das Gen, X25, dessen Mutation der FRDA zugrunde liegt, ist in der zentromerischen Region von Chromosom 9q lokalisiert. Es kodiert für ein Polypeptid aus 210 Aminosäuren, Frataxin. Frataxin wird bei Gesunden in hoher Konzentration im Myokard, in mittleren Konzentrationen in Rückenmark, Leber und Pankreas und in niedrigen Konzentration im Gehirn gefunden (Campuzano et al. 1996). Innerhalb der Zelle ist Frataxin mitochondrial lokalisiert (Priller et al. 1997).

Mehr als 90% aller FRDA-Patienten sind für eine instabile Expansion eines GAA-Repeats im Intron 1 von X25 homozygot. Die Verbleibenden haben ein GAA-Repeat in einem Allel und eine Punktmutation im anderen Allel. Bei Gesunden beträgt die Repeat-Länge 7–22 Trinukleotide. Bei FRDA-Patienten ist die Anzahl auf 120–1700 erhöht. Zwischen der Repeat-Länge und dem Erkrankungsalter besteht eine inverse Beziehung. Die Repeat-Länge ist bei Patienten mit Kardiomyopathie im Durchschnitt um 150 größer als bei Patienten ohne Kardiomyopathie (Dürr et al. 1996a).

Die intronische GAA-Repeat-Mutation führt bei FRDA zu einer Reduktion der Frataxinmenge in den Frataxin exprimierenden Geweben auf weniger als 10% des normalen Niveaus. Ausschaltung des zu X25 homologen Gens bei Hefe führt zu einer Umverteilung von Eisen vom Zytoplasma in Mitochondrien. Aufgrund der massiv erhöhten mitochondrialen Eisenkonzentration entsteht ein Phänotyp, der dem von Hefezellen ohne funktionsfähige Mitochondrien entspricht (Babcock et al. 1997, Foury u. Cazzalini 1997). Entsprechend wurde im Myokard von FRDA-Patienten reduzierte Aktivität mitochondrialer Enzymkomplexe gefunden (Rötig et al. 1997). Nach heutigem Kenntnisstand lässt sich somit die FRDA als eine mitochondriale Erkrankung charakterisieren, die aufgrund einer Mutation im nukleären Genom entsteht.

■ Neuropathologie

Die pathologischen Veränderungen der FRDA betreffen das periphere und zentrale Nervensystem sowie das Myokard. Im peripheren Nervensystem findet sich eine axonale Degeneration sensibler Nervenfasern. Im ZNS sind vor allem spinale Fasertrakte (Hinterstränge, spinozerebellare Bahnen, Pyramidenbahn) von einer distal beginnenden axonalen Degeneration betroffen, während im Kleinhirn nur in sehr fortgeschrittenen Krankheitsphasen ein mäßiger Verlust an Purkinje-Zellen nachgewiesen werden kann. Der zerebrale Kortex und die Stammganglien bleiben intakt. Das Myokard ist in Form einer hypertrophischen obstruktiven Kardiomyopathie mitbetroffen.

■ Neuroradiologie

Der wichtigste und charakteristische MRT-Befund bei FRDA ist eine Atrophie des zervikalen Rückenmarks (Klockgether et al. 1991). Das Gehirn ist mäßig atrophisch mit einer Betonung der Atrophie im Bereich des Kleinhirnwurms.

In PET-Untersuchungen zeigt sich bei noch gehfähigen Patienten in frühen Krankheitsstadien ein gesteigerter Glucosemetabolismus im Thalamus, Kleinhirn und Hirnstamm, der im weiteren Verlauf der Krankheit abnimmt (Gilman et al. 1990).

■ Neurophysiologie

Neurographisch zeigt sich bei der FRDA das Bild einer vorwiegend sensiblen axonalen Neuropathie. Die sensiblen Nervenaktionspotenziale fehlen bei 90% der FRDA-Patienten. Bei den Übrigen sind die Amplituden abnorm erniedrigt. Die motorischen Nervenleitgeschwindigkeiten sind normal oder mäßig vermindert. Als Zeichen der Pyramidenbahnbeteiligung sind die MEP nach transkranieller Magnetstimulation bei fast allen FRDA-Patienten ausgefallen oder verzögert. Die SSPE sind bei FRDA immer abnorm mit Ausfall oder Verzögerung kortikaler Potenziale. Bei etwa 70% der FRDA-Patienten finden sich auch abnorme VEP.

■ Klinik

Das Alter bei Krankheitsbeginn variiert zwischen 2 und 51 Jahren. Im Durchschnitt liegt es bei 14 Jahren. Mehr als 85% der FRDA-Patienten erkranken vor dem 25. Lebensjahr (Dürr et al. 1996a).

> Die Erkrankung verläuft unaufhaltsam progredient. Rollstuhlpflicht tritt durchschnittlich 11 Jahre nach Krankheitsbeginn auf. 34 Jahre nach Krankheitsbeginn sind 25% der FRDA-Patienten verstorben (Klockgether et al. 1991, 1998).

Leitsymptom der FRDA ist die *progrediente Ataxie*, die zunächst Gang und Stand betrifft, im Krankheitsverlauf jedoch auch auf die Extremitäten übergreift. Bei mehr als 90% aller Patienten fehlen die Muskeleigenreflexe an der unteren Extremität und sind an der oberen Extremität abgeschwächt oder ebenfalls fehlend. Bei etwa 80% ist das

Babinski-Zeichen positiv. Mit fortschreitender Krankheit treten distal und beinbetonte, *atrophische Paresen* der Extremitäten auf. Die bei etwa der Hälfte der Patienten vorhandenen *Skelettdeformitäten* (Skoliose, Hohlfußbildung) sind Folge früh beginnender atrophischer Paresen. Nahezu alle Patienten haben *sensible Störungen* mit Minderung des Vibrationsempfindens und des Lagesinns, in fortgeschrittenen Fällen auch mit gestörter Oberflächensensibilität.

Die meisten FRDA-Patienten entwickeln innerhalb von 5 Jahren nach Krankheitsbeginn eine *Dysarthrie*. Die Okulomotorik ist fast immer gestört. Meist beobachtet man gehäuft *Gegenrucke* bei Punktfixation und eine *Minderung des vestibulookularen Reflexes*, während *zerebellare Störungen der Okulomotorik* wie Blickrichtungsnystagmus, Sakkadenhypermetrie und Blickfolgestörungen nicht die Regel sind. Im Laufe der Erkrankung entwickelt sich langsam eine *Optikusatrophie*, die aber nur bei 10–20% der Patienten zu verminderter Sehschärfe führt. Bei ebenfalls 10–20% der FRDA-Patienten kommt es im Krankheitsverlauf zu einer *Innenohrschwerhörigkeit* (Geoffroy et al. 1976 a; Harding 1981 a; Klockgether et al. 1991; Dürr et al. 1996 a).

Etwa $^2/_3$ aller Patienten haben echokardiographische Zeichen einer *Kardiomyopathie*, die aber nur selten zu klinisch manifester kardialer Insuffizienz führt. Ein *Diabetes mellitus* kommt bei etwa 10–30% der Patienten vor (Harding 1981 c, Dürr et al. 1996 a).

Über *mentale Störungen* bei FRDA ist in der Vergangenheit ausgiebig diskutiert worden. In einem älteren Handbuchartikel wird eine Reihe von Fällen zusammengefasst, bei denen z. T. schwere kognitive Störungen vorlagen (Tyrer 1975). Bei den meisten dieser Fälle muss aber aus heutiger Sicht die Diagnose einer FRDA angezweifelt werden. Eine neuere Arbeit, bei der auch psychometrische Untersuchungen durchgeführt wurden, zeigte keine hirnorganischen Auffälligkeiten bei FRDA-Patienten (Leclercq et al. 1985). In einer anderen wurden neben kognitiver Verlangsamung Defizite bei visuell-räumlichen und konstruktiven Aufgaben gefunden (Botez-Marquard u. Botez 1993). Bei der klinischen Beurteilung von FRDA-Patienten muss berücksichtigt werden, dass diese Patienten oft seit der Kindheit körperlich schwer behindert und damit häufig sozial isoliert sind. Daraus können sich reaktiv-psychische Auffälligkeiten entwickeln, die als hirnorganisch fehlinterpretiert werden. Vielen FRDA-Patienten ist es aus körperlichen Gründen auch nicht möglich, eine Schulausbildung zu beenden. Viele Patienten sind durch die Dysarthrie und Schwerhörigkeit in ihrer Kommunikation erheblich eingeschränkt.

■ Therapie und Prävention

> Eine spezifische Behandlung der FRDA ist derzeit nicht möglich. Therapeutische Maßnahmen sind daher vorwiegend symptomatisch und palliativ.

In kleineren, schlecht kontrollierten Studien ist beobachtet worden, dass einige zentral wirksame Substanzen, wie der Serotoninvorläufer *5-Hydroxytryptophan* und der N-Methyl-D-aspartat-Rezeptor-Antagonist *Amantadin* zur einer mäßigen Besserung der Ataxie bei FRDA-Patienten führen. Diese Beobachtungen sind jedoch nicht in randomisierten Studien bestätigt worden. *Regelmäßige Krankengymnastik* wird empfohlen. Nahezu alle Patienten benötigen im Laufe der Krankheit eine Versorgung mit *Gehhilfen*.

■ Ataxia teleangiectatica

Die Ataxia teleangiectatica ist eine autosomal rezessiv vererbte Erkrankung, die durch neurologische Störungen (progressive Ataxie, Choreoathetose, Augenbewegungsstörungen) mit Beginn in der Kindheit, Teleangiektasien an lichtexponierten Körperpartien und immunologische und zytogenetische Abnormitäten gekennzeichnet ist.

■ Molekulare Pathologie und Genetik

Die AT ist eine autosomal rezessiv vererbte Erkrankung. Das mutierte Gen, das auf Chromosom 11 q lokalisiert ist, kodiert für ein Protein, das zur Superfamilie der Phosphatidylinositol-3'-kinasen gehört. Innerhalb des Gens wurden verschiedene Mutationen, vor allem Deletionen, an unterschiedlichen Positionen gefunden, die alle zu einer gestörten Funktion des kodierten Proteins führen. Es wird vermutet, dass das Genprodukt eine entscheidende Rolle in der Reaktion der Zelle auf Strahlung und auf radiomimetische Pharmaka spielt (Savitsky et al. 1995).

Der Immundefekt betrifft sowohl die humoral als auch die zellulär vermittelte Immunität. So sind bei bis zu 80% der Patienten die Spiegel von IgA, IgG 2 und IgG 4 erniedrigt; die Anzahl der T-Helferzellen ist bei den meisten Patienten ebenfalls vermindert. Zellen von AT-Patienten sind vermehrt sensitiv gegenüber ionisierender Strahlung und chemischen Mutagenen. Die Exposition führt zu einer erheblich erhöhten Rate von chromosomalen Defekten (Deletionen, Brüche, Translokationen).

■ Neuropathologie

Bei der AT kommt es zu einer wurmbetonten zerebellaren kortikalen Atrophie. Die Purkinje-Zellschicht ist am stärksten betroffen. Weitere neuropathologische Auffälligkeiten sind in den Hinter- und Seitensträngen des Rückenmarks (Degeneration), im Vorderhorn des Rückenmarks (Atrophie) und im peripheren Nervensystem (Demyelinisierung) vorhanden.

Neuroradiologie

Mithilfe der MRT und der CT lässt sich eine Kleinhirnatrophie darstellen. In Einzelfällen finden sich auch Verkalkungen in den Stammganglien (Demaerel et al. 1992).

Neurophysiologie

Neurographische Untersuchungen zeigen ähnlich wie bei FRDA mäßig verlangsamte Nervenleitgeschwindigkeiten und niedrige Potenzialamplituden. SSEP und VEP sind bei der Mehrzahl der AT-Patienten abnorm.

Klinik

Die Ataxie wird in der Regel schon mit Beginn des Laufenlernens deutlich. Die AT verläuft stetig progredient. Rollstuhlpflicht besteht meist um das 10. Lebensjahr.

> Aufgrund der rezidivierenden Infekte und der Neigung zu bösartigen Neubildungen ist die Lebenserwartung erheblich eingeschränkt. Das Durchschnittsalter beim Eintritt des Todes liegt bei etwa 20 Jahren.

Im Vordergrund der Erkrankung stehen *Gang- und Standataxie*. Die *Dysarthrie* wird während des Spracherwerbs deutlich. Bei der Mehrzahl der Patienten findet man außer der zerebellaren Bewegungsstörung Stammgangliensymptome in Form einer *Choreoathetose* oder *Dystonie*. Die *Muskeleigenreflexe* sind *abgeschwächt* oder *fehlen* vollständig.

Patienten mit AT haben einen charakteristischen okulomotorischen Befund, der der konnatalen okulomotorischen Apraxie (Cogan-Syndrom) ähnelt. Es handelt sich um die *Unfähigkeit, horizontale Blickbewegungen zu initiieren*. In Spätstadien der Erkrankung können ähnlich wie bei FRDA ausgeprägte *Störungen der Hinterstrangsensibilität* auftreten. Bei anderen Patienten stehen *atrophische Paresen* im Vordergrund.

Die *Teleangiektasien* entwickeln sich erst Jahre nach den ersten neurologischen Symptomen. Prädilektionsstellen sind die Konjunktiven und die Ohrmuscheln. An nicht lichtexponierten Körperpartien sind keine vermehrten Teleangiektasien zu beobachten. Die sexuelle Entwicklung der Patienten ist verzögert; bei mehr als der Hälfte besteht ein Minderwuchs.

Typisch für die Erkrankung ist das gehäufte Auftreten *bakterieller Infektionen*, vor allem der Nasennebenhöhlen und der Bronchien.

> AT-Patienten haben außerdem ein etwa 100fach erhöhtes Risiko, eine maligne Erkrankung zu entwickeln. Dies bedeutet für den einzelnen Patienten, dass sein individuelles Risiko, an einem Malignom zu erkranken, vom 10. Lebensjahr an jährlich 1% beträgt. Die häufigsten Tumoren sind Lymphome und maligne Erkrankungen des blutbildenden Systems.

Die *intellektuelle Entwicklung* ist meist bis zum 10. Lebensjahr weitgehend normal. Intelligenztests zeigen durchschnittliche bis gute Ergebnisse bei verbalen und konzeptuellen Aufgaben. Die Ergebnisse bei Aufgaben, die visuomotorische Leistungen erfordern, sind bedingt durch die körperliche Behinderung unterdurchschnittlich. Ab dem 10. Lebensjahr erzielen AT-Patienten in Intelligenztests nur unterdurchschnittliche Ergebnisse, ohne dass ein kognitiver Abbau nachzuweisen ist. Vielmehr stagnieren die kognitiven Fähigkeiten häufig auf dem Niveau 10-jähriger Kinder. Dies macht sich in der Regel in zunehmenden schulischen Schwierigkeiten bemerkbar. Dennoch sind einzelne AT-Patienten in der Lage, höhere Schulen zu absolvieren und eine Universitätsstudium aufzunehmen (Sedgwick u. Boder 1991).

Therapie und Prävention

Eine spezifische Therapie der AT ist nicht bekannt. Wie bei anderen Ataxien ist regelmäßige *krankengymnastische Behandlung* zu empfehlen. Infektionen der Atemwege und Tumorerkrankungen bedürfen einer *internistischen Therapie*. Wegen der erhöhten Strahlenempfindlichkeit sollen bei Patienten mit AT Röntgenuntersuchungen möglichst vermieden werden.

> Strahlenbehandlungen sind kontraindiziert.

Andere autosomal rezessive Ataxien

Abetalipoproteinämie

Die Abetalipoproteinämie ist eine sehr seltene autosomal rezessiv vererbte Erkrankung. Ursache der Abetalipoproteinämie ist eine Mutation des Gens für eine Untereinheit des mikrosomalen Triglyceridtransferproteins (Sharp et al. 1993). Infolgedessen fehlt zirkulierendes Apolipoprotein B im Serum fast vollständig.

Apolipoprotein B ist die Hauptkomponente der β- (Low-Density-)Lipoprotein- (LDL-)Fraktion und ist auch in Prä-β-Lipoproteinen und Chylomikronen (Very-low-Density-Lipoprotein [VLDL]) enthalten. Die klinische Symptomatik entsteht als Folge einer Malabsorption der fettlöslichen Vitamine A, E und K.

Erste klinische Manifestation sind in der Kindheit beginnende *chronische Durchfälle*. Bei etwa ⅓ der Patienten beginnt die Ataxie vor dem 10. Lebensjahr, bei den Übrigen in der 2. Lebensdekade.

> Ohne Behandlung verläuft die Krankheit unaufhaltsam progressiv.

Im Alter von 20–30 Jahren sind die meisten Patienten bettlägerig. Die *neurologischen Symptome* ähneln denen bei FRDA und umfassen Ataxie, Areflexie, Sensibilitätsstörungen, Muskelatrophien und Pyramidenbahnstörungen. Bei einem Teil der Patienten kommt es zu *progressivem Visusverlust* aufgrund einer pigmentären Retinadegeneration. Demenz gehört nicht zum klinischen Bild der Abetalipoproteinämie.

Die *Fettaufnahme mit der Nahrung* sollte auf 8–12% der Gesamtkalorienzufuhr beschränkt werden. Diese Diät führt zu wohlgeformten Stühlen. Außerdem erfolgt eine orale Gabe hoher Dosen *fettlöslicher Vitamine*: Vitamin E (100 mg/kg/Tag 2 Stunden vor anderen Medikamenten), Vitamin A (200–400 IE/kg/Tag) und Vitamin K (5 mg alle 2 Wochen). Einzelfallberichten zufolge führt diese Behandlung zu klinischer Verbesserung oder zu Krankheitsstillstand. Die Vitamingabe sollte so früh wie möglich beginnen (Muller et al. 1985).

Ataxie mit isoliertem Vitamin-E-Mangel

Die Ataxie mit isoliertem Vitamin-E-Mangel ist eine autosomal rezessiv vererbte Ataxieerkrankung, der eine Mutation im α-Tocopherol-Transportprotein-Gen zugrunde liegt. Die Krankheit kommt vorwiegend in Nordafrika vor. Klinisch ähnelt sie der FRDA. Demenz gehört nicht zum klinischen Bild der Ataxie mit isoliertem Vitamin-E-Mangel. Durch die orale Gabe hoher Dosen von Vitamin E (800–2000 mg/Tag) lässt sich die Progression der Erkrankung aufhalten.

Refsum-Krankheit

Die Refsum-Krankheit ist eine sehr seltene autosomal rezessive Erkrankung, bei der es durch eine inaktivierende Mutation im Gen der Phytanoyl-CoA-Hydroxylase zu einer Akkumulation von Phytansäure kommt (Jansen et al. 1997). Die Refsum-Krankheit muss von der *infantilen Refsum-Krankheit* unterschieden werden, bei der ähnlich wie beim Zellweger-Syndrom ein generalisierter Funktionsverlust der Peroxisomen vorliegt.

Der Krankheitsbeginn variiert zwischen früher Kindheit und jungem Erwachsenenalter. Die meisten Patienten erkranken aber vor dem 20. Lebensjahr.

> Unbehandelt kommt es zu stetiger Verschlechterung, die bei etwa der Hälfte der Patienten durch zwischenzeitliche Remissionen unterbrochen sein kann. Dramatische Exazerbationen können in Zusammenhang mit geringer Nahrungsaufnahme, Infekten, Operationen und Schwangerschaft auftreten.

Klinisch ist die Erkrankung charakterisiert durch:
- Ataxie,
- demyelinisierende sensomotorische Neuropathie,
- pigmentäre Retinadegeneration,
- Taubheit,
- kardiale Arrhythmien,
- ichthyosisähnliche Hautveränderungen.

Die Ausprägung der einzelnen Symptome ist individuell unterschiedlich. Die Krankheit kann mit Gangunsicherheit und zerebellaren Zeichen beginnen. Bei anderen Patienten ist Nachtblindheit als Zeichen der Retinadegeneration das erste Symptom. Die Neuropathie ist gemischt motorisch-sensibel und führt immer zu einer Verminderung des Lagesinns. Die zerebellare Ataxie hat dadurch bei den meisten Patienten eine zusätzliche afferente Komponente. Eine Demenz gehört nicht zur Refsum-Krankheit.

Die Refsum-Krankheit wird durch Restriktion der Aufnahme von *Phytansäure* behandelt. Die Diät muss kalorisch ausreichend sein und durch *orale Multivitaminsupplementation* ergänzt werden. Bei genauer Einhaltung der Diät kann es zu einer Besserung der Ataxie und Neuropathie kommen (Gibberd et al. 1985). Die progredienten Seh- und Hörstörungen werden nicht beeinflusst. Die *Plasmaseparation* (4 Separationen über 7–21 Tage) wird bei lebensbedrohlichen Exazerbationen, bei Patienten mit Phytansäurespiegeln über 900 μmol/l und bei Patienten mit unzureichender diätetischer Kontrolle angewendet.

Zerebrotendinöse Xanthomatose

Die zerebrotendinöse Xanthomatose ist eine seltene autosomal rezessive Erkrankung. Ursache der zerebrotendinösen Xanthomatose sind Punktmutationen in dem auf Chromosom 2q lokalisierten Gen für Sterol-27-Hydroxylase. Dieser Defekt führt zu einer gesteigerten Produktion von Cholestanol, einem Abbauprodukt des Cholesterins (Leitersdorf et al. 1993).

Klinisch ist die Erkrankung gekennzeichnet durch:
- xanthomatöse Schwellungen der Sehnen, insbesondere der Achillessehne,
- langsam progredientes Syndrom mit Ataxie, Pyramidenbahnzeichen, Katarakt und Demenz.

Untersuchungen zu Art, Schwere und Verlauf der Demenz bei der zerebrotendinösen Xanthomatose sind uns nicht bekannt.

CT zeigen atrophische Veränderungen, die mit unterschiedlicher Gewichtung Kleinhirn, aber auch supratentorielle Strukturen betreffen. Auf T2-gewichteten MRT sind meist diffus verteilte hyperintense Marklagerveränderungen sichtbar (Hokezu et al. 1992).

Die zerebrotendinöse Xanthomatose wird durch orale Gabe von *Chenodeoxycholat* behandelt. Diese Behandlung verhindert eine weitere Progression der neurologischen Symptome. Katarakt und Sehnenschwellungen werden nicht beeinflusst (Berginer et al. 1984).

■ Früh beginnende zerebellare Ataxie mit erhaltenen Muskeleigenreflexen

Bei der früh beginnenden zerebellaren Ataxie mit erhaltenen Muskeleigenreflexen handelt es sich um eine vor dem 25. Lebensjahr beginnender Ataxieerkrankung unbekannter Ätiologie, die klinisch der FRDA ähnelt, bei der aber die Muskeleigenreflexe immer vorhanden sind (Harding 1981 a). Da auch bei der FRDA Muskeleigenreflexe vorhanden sein können, ist für die Diagnosestellung eine molekulargenetische Untersuchung zum Ausschluss einer FRDA erforderlich.

Der Erkrankungsbeginn liegt durchschnittlich bei 17 Jahren. Die Prognose der Erkrankung ist besser als bei FRDA. Rollstuhlpflicht tritt nach unseren Beobachtungen erst etwa 22 Jahre nach Krankheitsbeginn ein (Klockgether et al. 1991, 1998). Leitsymptom der früh beginnenden zerebellaren Ataxie mit erhaltenen Muskeleigenreflexen ist die *progrediente Ataxie*, fast immer in Kombination mit *Dysarthrie*. *Störungen der Okulomotorik* sind meistens vorhanden und deuten, anders als bei FRDA, auf eine direkte Erkrankung des Kleinhirns hin (Blickfolgestörungen, Blickrichtungsnystagmus, Sakkadenhypermetrie). *Begleitsymptome* wie Paresen, Muskelatrophien, sensible Störungen, Skelettdeformitäten und Kardiomyopathie können vorkommen, sind aber seltener als bei FRDA. Demenz gehört nicht zum klinischen Bild der Erkrankung.

Die Nervenleitgeschwindigkeiten sind bei der früh beginnenden zerebellaren Ataxie mit erhaltenen Muskeleigenreflexen ähnlich wie bei FRDA normal oder leicht verlangsamt. Bei etwa der Hälfte der Patienten fehlen die sensiblen Nervenaktionspotenziale oder ihre Amplituden sind hochgradig gemindert. Die Untersuchung der SSEP ergibt häufig pathologische Befunde mit amplitudengeminderten, latenzverzögerten oder fehlenden kortikalen Potenzialen. In der MRT findet sich bei der Mehrzahl der Patienten eine Kleinhirnatrophie. Es werden jedoch auch Atrophiemuster beobachtet, die einer olivopontozerebellaren Atrophie oder einer spinalen Atrophie entsprechen (Klockgether et al. 1991).

Eine spezifische Therapie der früh beginnenden zerebellaren Ataxie gibt es nicht. Im Vordergrund stehen daher *physikalische Maßnahmen* in Form aktiver Krankengymnastik.

■ Früh beginnende zerebellare Ataxie mit besonderen Kennzeichen

Unter der Rubrik der früh beginnenden zerebellaren Ataxie mit besonderen Kennzeichen werden heute eine Reihe von Erkrankungen unbekannter Genese mit Beginn im Kindes- und Jugendalter zusammengefasst, die traditionell nach den Eigennamen der Erstbeschreiber benannt wurden. Alle diese Erkrankungen sind sehr selten und nur in Einzelfällen beschrieben (Harding 1983). Bei einigen Erkrankungen gehören kognitive Störungen, meist in Form einer mentalen Retardierung, zum klinischen Bild:

Behr-Syndrom. Als früh beginnende zerebellare Ataxie mit Optikusatrophie wird die früher als Behr-Syndrom bekannte Kombination aus Ataxie, Spastik, Optikusatrophie und mentaler Retardierung bezeichnet.

Hallgren-Syndrom. Bei der früh beginnenden zerebellaren Ataxie mit pigmentärer Retinadegeneration, früher als Hallgren-Syndrom bezeichnet, liegen Ataxie und Retinadegeneration, fakultativ auch mentale Retardierung und Taubheit vor.

Marinesco-Sjögren-Syndrom. Bei der früh beginnenden zerebellaren Ataxie mit Katarakt (Marinesco-Sjögren-Syndrom) besteht neben Ataxie und Kataraktbildung auch eine mentale Retardierung.

Ramsay-Hunt-Syndrom. Die früh beginnende zerebellare Ataxie mit Myoklonus (Ramsay-Hunt-Syndrom) ist gekennzeichnet durch progressive Ataxie, ausgeprägten Aktions- und Reflexmyoklonus, im Vergleich dazu milde Epilepsie mit seltenen tonisch-klonischen Anfällen sowie fehlende demenzielle Entwicklung. Das Fehlen einer schweren Epilepsie und Demenz unterscheidet diese Erkrankung von den progressiven Myoklonusepilepsien, wie etwa der Lafora-Body-Krankheit, der Unverricht-Lundborg-Krankheit oder der neuronalen Zeroidlipofuszinose.

Autosomal rezessive spastische Ataxie Charlevoix-Saguenay. Die früh beginnende zerebellare Ataxie mit Spastik und Amyotrophie wird auch als autosomal rezessive spastische Ataxie Charlevoix-Saguenay bezeichnet. Sie ist gekennzeichnet durch Pyramidenbahnbeteiligung, ausgeprägte Muskelatrophien und Blasenstörungen ohne kognitive Störungen und ist bislang ausschließlich in der kanadischen Provinz Quebec beschrieben worden.

Holmes-Syndrom. Die früh beginnende Atrophie mit erhaltenen Muskeleigenreflexen und Hypogonadismus (Holmes-Syndrom) zeichnet sich neben einer zerebellaren Störung durch unterentwickelte oder fehlende sekundäre Geschlechtsmerkmale und Unfruchtbarkeit aus. Die hypogonadotrope Form ist weit häufiger als die hypergonadotrope Variante. Zusätzlich werden Demenz, pigmentäre Retinadegeneration, Choreoathetose, Taubheit, Muskelschwäche und Tiefensensibiltätsstörung beobachtet. Die klinischen Folgen des Hypogonadismus werden in der Pubertät manifest, während die neurologische Symptomatik meist im 3. Lebensjahrzehnt einsetzt. Neuropathologisch liegt dieser Form der früh beginnenden Ataxie eine Atrophie des Kleinhirns und der Oliven zugrunde.

Autosomal dominante zerebellare Ataxien (ADCA)

■ Spinozerebellare Ataxie Typ 1 (SCA1)

SCA1 gehört zur Gruppe der ADCA-I. Erste Hinweise auf den SCA1-Lokus auf Chromosom 6 p ergaben sich aus in den 70er Jahren durchgeführten Kopplungsuntersuchungen mit serologischen Markern des HLA-Systems. Die die Krankheit verursachende Mutation des SCA1-Gen besteht aus einer instabile Expansion eines CAG-Repeats innerhalb einer kodierender Genregion (Orr et al. 1993).

■ Molekulare Biologie und Genetik

Gesunde haben in einer kodierenden Region des SCA1-Gens ein hoch polymorphes CAG-Repeat mit einer Länge von 6–39 Trinukleotiden. Bei SCA1-Patienten ist ein Allel auf eine Länge von 40–83 Trinukleotiden expandiert (Orr et al. 1993). Während die Länge normaler Repeats bei der Meiose stabil ist, ändern expandierte Repeats bei der Vererbung zur nachfolgenden Generation häufig ihre Länge. *Paternale Transmissionen* führen in der überwiegenden Zahl der Fälle zu einer Längenzunahme, während es bei *maternaler Transmission* sowohl zu Expansion als auch Kontraktion des Repeats kommen kann (Chung et al. 1993).

> Bei SCA1-Patienten besteht eine Korrelation zwischen der Länge des CAG-Repeats und dem Erkrankungsbeginn mit den längsten Allelen bei Patienten mit juvenilem Krankheitsbeginn.

Als Folge der Instabilität der expandierten Repeats während der Gametogenese kommt es zu Antizipation bei paternaler Vererbung.

Das SCA1-Gen kodiert für Ataxin-1, ein 100-kDa-Protein, das einen Polyglutaminabschnitt variabler Länge enthält. Ataxin-1 wird bei Gesunden und Patienten sowohl in neuronalem als auch nichtneuronalem Gewebe exprimiert. Als Folge der Mutation kommt es in betroffenen Geweben zu einer Umverteilung des Proteins innerhalb der Zelle. Während normales Ataxin-1 über den gesamten Zellkern verteilt ist, sammelt sich das mutierte Ataxin-1 in aggregierter Form in umschriebenen nukleären Einschlusskörpern an. Dadurch kommt es zu einer Störung der Funktion nukleärer Matrixproteine (Matilla et al. 1997; Skinner et al. 1997).

■ Neuropathologie

Die neurodegenerativen Veränderungen bei SCA1 betreffen die Kleinhirnrinde und den Hirnstamm und führen meist zum Bild einer olivopontozerebellaren Atrophie. Zusätzlich besteht eine unterschiedlich ausgeprägte Atrophie der Hinterstränge und spinozerebellaren Bahnen des Rückenmarks. In einzelnen Fällen ist nur die Purkinje-Zellschicht ohne Beteiligung des Hirnstamms betroffen (Dürr et al. 1996 b). In den zum zerebralen Kortex projizierenden cholinergen Kernen des basalen Vorderhirns ist bei SCA1-Patienten ein mäßiger Neuronenverlust beobachtet worden, der eine Reduktion kortikaler cholinerger Markerenzyme zur Folge hat (Kish et al. 1987, 1988).

■ Neuroradiologie

MRT zeigen ein Kombination aus diffuser Kleinhirnatrophie, Atrophie des Hirnstamms und Verschmächtigung des zervikalen Rückenmarks (Bürk et al.1996).

■ Neurophysiologie

Neurographische Untersuchungen bei SCA1-Patienten ergeben für eine sensibel betonte axonale Neuropathie typische Befunde mit normalen Nervenleitgeschwindigkeiten und amplitudenreduzierten sensiblen Nervenaktionspotenzialen. Als Zeichen der Pyramidenbahnschädigung sind die MEP bei fast allen Patienten ausgefallen oder verzögert. Ebenso sind die SSEP und VEP bei den meisten Patienten abnorm. Störungen der VEP sind bei SCA1 häufig (Abele et al. 1997).

■ Klinik

Das Alter bei Krankheitsbeginn variiert zwischen 15 und 65 Jahren. Im Durchschnitt liegt es bei 36 Jahren.

> Die Erkrankung verläuft unaufhaltsam progredient. Rollstuhlpflicht tritt durchschnittlich 14 Jahre, der Tod 21 Jahre nach dem Krankheitsbeginn auf (Klockgether et al. 1998).

Alle SCA1-Patienten leiden an einem *zerebellaren Syndrom* mit:
- Gang- und Standataxie,
- Extremitätenataxie,

- Dysarthrie,
- zerebellaren Störungen der Okulomotorik:
  - Blickrichtungsnystagmus,
  - Sakkadenhypermetrie,
  - Blickfolgesakkadierung,
  - Verminderung des optokinetischen Nystagmus,
  - gestörte Fixationssuppression des vestibulookulären Reflexes.

Die meisten SCA1-Patienten haben zusätzliche *nichtzerebellare Symptome*. *Pyramidenbahnzeichen*, *Papillenblässe* und *Minderung des Vibrationsempfindens* sind bei etwa der Hälfte der Patienten vorhanden. *Sakkadenverlangsamung*, *Blickparesen* und *Blasenstörungen* kommen seltener vor. *Dysphagie* und andere *bulbäre Symptome* nehmen an Häufigkeit im Laufe der Krankheit zu und sind in Endstadien bei fast allen Patienten vorhanden (Dubourg et al. 1995; Bürk et al. 1996).

Mentale Störungen treten bei weniger als 10% der SCA1-Patienten auf. In fortgeschrittenen Stadien der Erkrankung kann es zu mnestischen und kognitiven Störungen bis hin zur manifesten Demenz kommen (Nino et al. 1980 Spadaro et al. 1992, Dubourg et al. 1995). Außerdem wird über affektive Störungen, Wesens- und Verhaltensänderungen berichtet. So können vermehrte Reizbarkeit, flache Euphorie, Aggressivität sowie nächtliches Schreien und Weinen auftreten (Nino et al. 1980, Genis et al. 1995).

Diese Beobachtungen werden durch die Ergebnisse der einzigen bisher publizierten testpsychologischen Untersuchung an SCA1-Patienten bestätigt. In dieser Untersuchung an 11 Patienten einer Familie zeigten sich Defizite der verbalen und nichtverbalen Intelligenz, des Gedächtnis sowie exekutiver Funktionen, die auf eine Störung frontaler Funktionen hinweisen. Das Ausmaß der Störungen korrelierte mit dem Ausmaß der Ataxie. Eine klinisch manifeste Demenz bestand bei keinem der untersuchten Patienten (Kish et al. 1988).

Therapie

Eine spezifische Behandlung der SCA1 ist derzeit nicht möglich. Zu symptomatischen Therapieansätzen sei auf den entsprechenden Abschnitt bei FRDA verwiesen.

Spinozerebellare Ataxie Typ 2 (SCA2)

SCA2 gehört zur Gruppe der ADCA-I. Der SCA2-Lokus auf Chromosom 12q wurde durch Kopplungsanalysen an einer großen Gründerpopulation aus der Provinz Holguin auf Kuba gefunden. 1996 wurde das SCA2-Gen von 3 unabhängigen Arbeitsgruppen isoliert. Bei der Mutation handelt es sich um eine instabile Expansion eines CAG-Repeats innerhalb kodierender Genregionen (Imbert et al. 1996, Pulst et al. 1996, Sanpei et al. 1996).

Molekulare Pathologie und Genetik

Bei Gesunden enthält das SCA2-Gen in einer kodierenden Genregion ein CAG-Repeat mit einer Länge von 14–31 Trinukleotiden. Im Vergleich zu den CAG-Repeats bei SCA1 und SCA3 ist das CAG-Repeat im SCA2-Gen von Gesunden wenig polymorph und weist bei 90% aller Allele eine Länge von 22 Einheiten auf. Bei Patienten wurden CAG-Repeats gefunden, die auf Längen von 35–64 Trinukleotiden expandiert sind (Imbert et al. 1996, Pulst et al. 1996, Sanpei et al. 1996).

Bei SCA2-Patienten besteht eine inverse Korrelation zwischen der Länge des CAG-Repeats und dem Erkrankungsbeginn. Als Folge der Instabilität der expandierten Repeats während der Gametogenese kommt es zu Antizipation, die am stärksten bei paternaler Vererbung ausgeprägt ist (Imbert. et al. 1996; Pulst et al. 1996, Sanpei et al. 1996).

Das SCA2-Genprodukt, Ataxin-2, ist ein 140-kDa-Protein, das einen Polyglutamintrakt variabler Länge aufweist. Ataxin-2 wird in einer Vielzahl neuronaler und nichtneuronaler Gewebe exprimiert (Imbert et al. 1996, Pulst et al. 1996, Sanpei et al. 1996). Der Pathomechanismus der SCA2-Mutation ist bisher nicht untersucht worden. Wahrscheinlich sind ähnliche Mechanismen wie bei SCA1 und SCA3 wirksam.

Neuropathologie

Neuropathologische Untersuchungen von SCA2-Patienten zeigen das Bild einer olivopontozerebellaren Atrophie mit ausgeprägtem Verlust von Purkinje-Zellen, Degeneration der unteren Olive, der pontinen Kerne und der pontozerebellaren Fasern. In den meisten Fällen werden zusätzlich Degeneration der Hinterstränge des Rückenmarks und neuronaler Zellverlust in der Substantia nigra beobachtet (Orozco et al. 1989). In einer Arbeit wurde eine gyrale Atrophie, jedoch kein neuronaler Zellverlust im Frontal- und Temporallappen gefunden (Dürr et al. 1995).

Neuroradiologie

MRT zeigen nahezu immer eine ausgeprägte Kleinhirn- und Hirnstammatrophie im Sinne einer olivopontozerebellaren Atrophie, meist in Kombination mit Atrophie des zervikalen Spinalmarks (Bürk et al. 1996).

Neurophysiologie

Neurographische Untersuchungen bei SCA2 ergeben meist Zeichen einer sensiblen axonalen Neuropathie mit niedrigen sensiblen Nervenaktionspotenzialen und normalen oder leicht verminderten Nervenleitgeschwindigkeiten. Die SSEP sind als Zeichen der Hinterstrangbeteiligung oft ausgefallen oder verzögert. Im Gegensatz zu SCA1 sind die MEP nach kortikaler Magnetstimulation und die VEP in der Regel normal (Abele et al. 1997).

■ Klinik

Das Alter bei Krankheitsbeginn variiert zwischen 2 und 65 Jahren. Erkrankungsbeginn bei Kindern im Vorschulalter ist mehrfach und in verschiedenen Familien unterschiedlicher regionaler Herkunft beobachtet worden. Im Durchschnitt beginnt die Krankheit im Alter von 30 Jahren. Die Erkrankung verläuft unaufhaltsam progredient. Rollstuhlpflicht tritt durchschnittlich 15 Jahre, der Tod 21 Jahre nach Krankheitsbeginn auf. Die Krankheitsprogression ist umso schneller, je länger die CAG-Repeat-Expansion ist (Klockgether et al. 1998).

Alle SCA2-Patienten leiden an einem *zerebellaren Syndrom* mit:
- Gang- und Standataxie,
- Extremitätenataxie,
- Dysarthrie.

Sakkadenverlangsamung und *Blickparesen* sind als pontine Symptome charakteristische Merkmale, die bei der Mehrheit der SCA2-Patienten vorhanden sind, während *zerebellare Störungen der Okulomotorik* eher die Ausnahme sind. Die Muskeleigenreflexe sind meist abgeschwächt oder fehlend. Pyramidenbahnzeichen finden sich bei weniger als 20% der Patienten. Das *Vibrationsempfinden* ist bei den meisten Patienten vermindert, während die Sensibilität im Übrigen normal ist. Trotz häufig beobachtetem neuronalem Zellverlusts in der Substantia nigra werden *Stammgangliensymptome* fast nie beobachtet. *Blasenstörungen* sind ebenfalls selten (Orozco et al. 1989, Bürk et al. 1996).

In klinischen Serien wurde eine *Demenz* bei 5–19% der untersuchten SCA2-Patienten gefunden (Wadia u. Swami 1971, Dürr et al. 1995, Bürk et al. 1996, Cancel et al. 1997, Schöls et al. 1997). Eine Ausnahme stellt eine amerikanische SCA2-Familie dar, bei der Demenz neben der Ataxie ein prominenter klinischer Befund ist (Geschwind et al. 1997a). Dagegen war in der ursprünglich untersuchten kubanischen Gründerpopulation nur 1 von 263 Patienten dement (Orozco-Diaz et al. 1990).

In einer eigenen Arbeit, bei der neuropsychologische Testmethoden eingesetzt wurden, wurden 25% einer unausgewählten Gruppe von SCA2-Patienten als dement eingestuft (Score von weniger als 23 im Mini-Mental-Test). Bei den Übrigen ergaben sich im Vergleich zu einer Alters- und IQ-gematchten Kontrollgruppe neben verminderter Merkfähigkeit für sprachliches Material Hinweise auf Störungen frontaler kortikaler Funktionen. Diese bestanden aus Defiziten bei der Nutzung semantischer Organisation beim Einprägen und Erinnern von Wortlisten sowie reduzierten Leistungen bei Wortflüssigkeitsaufgaben, insbesondere einer verminderter Fähigkeit zum „set shifting" bei der Produktion von Worten unterschiedlicher semantischer Kategorien. Auch die Anzahl der perseverativen Fehler im Wisconsin-Card-Sorting-Test war leicht, wenn auch nicht signifikant, erhöht. Bei visuell-räumlichen Aufgaben und Aufmerksamkeitsleistungen ergaben sich keine Defizite. Das Ausmaß der Defizite war nicht mit dem Schweregrad der Ataxie korreliert, sodass die beobachteten Defizite nicht eine Folge der motorischen Beeinträchtigung der Patienten darstellen. Das Ausmaß der neuropsychologischen Defizite nahm mit der Dauer der Krankheit zu (Bürk et al. 1997).

■ Therapie

Eine spezifische Behandlung der SCA2 ist derzeit nicht möglich. Zu symptomatischen Therapieansätzen sei auf den entsprechenden Abschnitt bei FRDA verwiesen.

■ Spinozerebellare Ataxie Typ 3 (SCA3)/ Machado-Joseph-Krankheit (MJD)

In den 70er Jahren wurde erstmals eine autosomal dominant vererbte Ataxieerkrankung an amerikanischen Einwanderern aus den Azoren beobachtet und nach den Familiennamen der beiden zuerst beschriebenen Familien als Machado-Joseph-Krankheit (MJD) bezeichnet. Als typisch für die MJD wurde die ausgeprägte, selbst in einer Familie vorhandene phänotypische Variabilität angesehen. Neben Ataxie kommen Spastik, Stammgangliensymptome, Muskelatrophie und Neuropathie vor.

Ähnliche Erkrankungen wurden in den folgenden Jahren bei zahlreichen Familien ohne Herkunft von den Azoren beschrieben (Nakano et al. 1972). 1993 führten Kopplungsuntersuchungen an japanischen MJD-Familien zu Kartierung des MJD-Lokus auf Chromosom 14 q. Der gleiche Lokus wurde im folgenden Jahr bei europäischen Familien mit ADCA-I gefunden und als SCA3-Lokus bezeichnet. Die Isolierung des SCA3-MJD-Gens durch eine japanische Arbeitsgruppe erbrachte den Nachweis, dass es sich um dasselbe Gen handelt, und MJD- und SCA3-Patienten die gleiche Mutation, nämlich eine expandiertes CAG-Repeat, tragen (Kawaguchi et al. 1994).

Im Sinne einer rationalen Nomenklatur ist die Bezeichnung SCA3 vorzuziehen und wird daher im Weiteren benutzt.

■ Molekulare Pathologie und Genetik

Das SCA3-Gen liegt auf Chromosom 14q. Bei Gesunden enthält das SCA3-Gen in einer kodierenden Genregion ein ununterbrochenes CAG-Repeat mit einer Länge von 14–40 Trinukleotiden. SCA3-Patienten haben dagegen ein Allel mit einer Länge von 62–84 Trinukleotiden (Kawaguchi et al. 1994) (Abb. 7.7).

Die expandierten Allele sind bei der Vererbung zur nächsten Generation instabil und haben die Tendenz zur

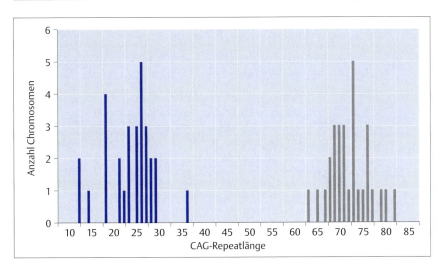

Abb. 7.7 **Verteilung der Anzahl der CAG-Trinukleotide bei SCA 3:** Die Verteilung auf der linken Seite (blaue Balken) zeigt die normalen Allele, die Verteilung auf der rechten Seite (graue Balken) die abnormen Allele mit verlängerten Repeats.

weiteren Verlängerung. Zwischen der Repeat-Länge und dem Erkrankungsalter besteht eine inverse Beziehung (Abb. 7.8). Als Folge der Variabilität der Repeat-Länge kommt es zu Antizipation innerhalb betroffener Familien.

Autoptische und zellbiologische Untersuchungen zeigen, dass das Genprodukt des SCA3-Gens, Ataxin-3, bzw. Polyglutaminabschnitte enthaltende Fragmente von Ataxin-3 aggregieren und im Zellkern in Form von Einschlusskörpern abgelagert werden. Diese nukleären Einschlüsse finden sich nur in von der Degeneration betroffenen Gehirnregionen. Sie führen wahrscheinlich zu gestörter Transkription zahlreicher Gene. Wodurch die regionale Spezifität zustande kommt, bleibt ungeklärt (Paulson et al. 1997).

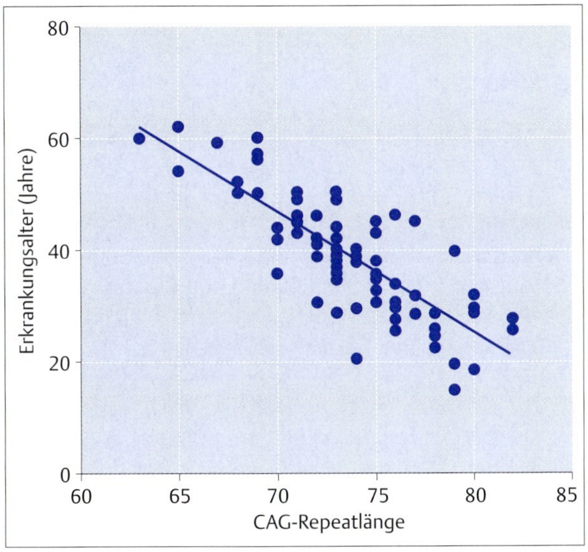

■ Pathologie

Die typischen neuropathologischen Befunde bei SCA3 sind:
- Degeneration der spinozerebellaren Bahnen,
- Degeneration der vestibularen Kerne,
- Degeneration des Nucleus dentatus.

Häufig kommt es auch in den pontinen Kernen zu neuronalem Zellverlust. Die Kleinhirnrinde und die unteren Oliven bleiben meist ausgespart. Außerhalb des spinozerebellaren Systems sind häufig die Substantia nigra und die subthalamopallidalen Verbindungen betroffen (Dürr et al. 1996 b).

■ Neuroradiologie

Auf den MRT erscheinen anders als bei SCA1 und SCA2 Kleinhirn und Hirnstamm normal oder allenfalls mäßig atrophisch. Meist besteht jedoch eine Atrophie des zervikalen Rückenmarks (Bürk et al. 1996).

■ Neurophysiologie

Neurographische Untersuchungen bei SCA3 ergeben meist Zeichen einer sensiblen axonalen Neuropathie mit niedrigen sensiblen Nervenaktionspotenzialen und normalen oder leicht verminderten Nervenleitgeschwindigkeiten. Die SSEP sind als Zeichen der Hinterstrangbeteiligung oft ausgefallen oder verzögert. Im Gegensatz zu SCA1 sind die MEP nach kortikaler Magnetstimulation und die VEP in der Regel normal (Abele et al. 1997).

Abb. 7.8 **Beziehung zwischen Erkrankungsalter und Anzahl der CAG-Repeats bei SCA 3:** Patienten mit relativ langen Repeats erkranken im Jugend- oder frühen Erwachsenenalter, während Patienten mit relativ kurzen Repeats erst im höheren Erwachsenealter eine Ataxie entwickeln.

Klinik

Das Alter bei Krankheitsbeginn variiert zwischen 10 und 70 Jahren. Im Durchschnitt liegt es bei 42 Jahren.

> Die Erkrankung verläuft unaufhaltsam progredient. Rollstuhlpflicht tritt durchschnittlich 15 Jahre, der Tod 25 Jahre nach Krankheitsbeginn auf. Die Krankheitsprogression ist umso rascher, je länger die Repeat-Länge ist (Klockgether et al. 1996, 1998).

Das klinische Bild der SCA3 ist durch eine weites Spektrum an Symptomen gekennzeichnet, deren Art vom Erkrankungsalter und der Repeat-Länge abhängt:

Alle SCA3-Patienten leiden an *Gang- und Standataxie*, *Extremitätenataxie* und *Dysarthrie*. Vertikale oder horizontale *Blickparesen* können unabhängig von Erkrankungsalter und der Repeat-Länge im Verlauf der Erkrankung auftreten. Ausgeprägte Sakkadenverlangsamung ist kein typisches Zeichen der SCA3. Papillenblässe und Blasenstörungen fehlen in den meisten Fällen (Maciel et al. 1995, Matilla et al. 1995, Dürr et al. 1996b, Bürk et al. 1996).

Patienten mit einer Repeat-Länge von mehr als 74:
- meist früher Krankheitsbeginn,
- oft klinische Zeichen von Pyramidenbahnschädigung und Stammganglienbeteiligung,
- die meisten dieser Patienten haben gesteigerte Reflexe, positive Babinski-Zeichen, Spastik und Dystonie.

Patienten mit einer mittleren Repeat-Länge von 71–74:
- sie erkranken im mittleren Lebensalter,
- leiden vorwiegend unter Ataxie.

Patienten mit einer Repeat-Länge von weniger als 71:
- sie erkranken im hohen Erwachsenenalter,
- sie haben Zeichen einer periperen Neuropahie mit Ausfall der Muskeleigenreflexe, Muskelatrophien und vermindertem Vibrationsempfinden (Maciel et al. 1995).

Die Grenzen zwischen diesen Syndromen sind fließend, und die klinische Symptomatik kann sich mit Fortschreiten der Krankheit ändern. Eine Unterteilung von SCA3 in klinische Subtypen ist daher nicht gerechtfertigt.

Erhebliche kognitive Defizite und Demenz gehören nicht zum klinischen Bild der SCA3. Größere klinische Serien berichten lediglich über einzelne Patienten höheren Alters mit Zeichen leichter Demenz (Becker et al. 1971, Coutinho u. Andrade 1978, Takiyama et al. 1994, Dürr et al. 1996). Eine experimentelle neuropsychologische Untersuchung an 6 SCA3-Patienten ergab in Übereinstimmung mit den klinischen Beobachtungen keine Hinweise für Demenz oder globale kognitive Störungen. Es zeigten sich aber spezifische Defizite im Bereich der visuellen Aufmerksamkeit, während visuelle Gedächtnis- und Lernfunktionen ungestört waren (Maruff et al. 1996).

Therapie

Eine spezifische Behandlung der SCA3 ist derzeit nicht möglich. Zu symptomatischen Therapieansätzen sei auf den entsprechenden Abschnitt bei FRDA verwiesen. Stammgangliensymptome bei SCA3-Patienten können auf *L-DOPA* oder *Anticholinergika* ansprechen.

Spinozerebellare Ataxie Typ 4 (SCA4)

Molekulare Pathologie und Genetik

Der SCA4-Lokus ist bei einer großen amerikanischen in Utah und Wyoming ansässigen ADCA-I-Familie skandinavischen Ursprungs gefunden worden. SCA4 ist auf Chromosom 16q lokalisiert (Flanigan et al. 1996). Das SCA4-Gen ist bisher nicht kloniert worden, und die zugrunde liegende Mutation ist nicht bekannt.

Neuropathologie

Neuropathologische Untersuchungen bei SCA4 liegen bis jetzt nicht vor. Aufgrund der klinischen Ähnlichkeit wird vermutet, dass die Neuropathologie der „Biemond-Hinterstrangataxie" entspricht. Die von Biemond beschriebene ADCA-Familie war neuropathologisch durch ein der FRDA ähnelndes Bild mit vorwiegender spinaler Degeneration und Beteiligung der Hinterstränge und spinozerebellaren Bahnen gekennzeichnet (Biemond 1975).

Klinik

Das Erkrankungsalter variiert zwischen 19 und 59 Jahren und liegt durchschnittlich bei 39 Jahren.

Klinisch ist SCA4 gekennzeichnet durch:
- Ataxie,
- obligat vorhandene sensible Neuropathie mit Minderung von Vibrationsempfinden und Lagesinn, Störungen der Oberflächensensibilität und fehlenden oder abgeschwächten Muskeleigenreflexen.

Bei 20% der Patienten ist das *Babinski-Zeichen positiv*. *Augenbewegungsstörungen* sind selten; *Dysarthrie* besteht nur bei der Hälfte der Betroffenen (Flanigan et al. 1996). Kognitive Störungen gehören nicht zur Erkrankung.

Neurographie

Neurographische Untersuchungen zeigen ähnliche Befunde wie bei FRDA mit fehlenden oder amplitudengeminderten sensiblen Nervenaktionspotenzialen. Ergebnisse anderer apparativer Untersuchungen bei SCA4 sind nicht publiziert.

Therapie

Eine spezifische Behandlung der SCA4 ist wie bei anderen SCA-Mutationen derzeit nicht möglich. Zu symptomatischen Therapieansätzen sei auf den entsprechenden Abschnitt bei FRDA verwiesen.

Spinozerebellare Ataxie Typ 5 (SCA5)

Molekulare Pathologie und Genetik

Der SCA5-Lokus ist bei einer großen amerikanischen Ataxiefamilie mit nahezu rein zerebellarem Phänotyp (ADCA-III) gefunden worden. SCA5 ist in der zentromeren Region von Chromosom 11 lokalisiert. Das SCA5-Gen ist bisher nicht kloniert worden, und die zugrunde liegende Mutation ist nicht bekannt (Ranum et al. 1994).

Der Krankheitsbeginn bei SCA5 variiert zwischen Kindheit und spätem Erwachsenenalter. Das durchschnittliche Erkrankungsalter liegt bei etwa 30 Jahren. Innerhalb von Familien kommt es zu Antizipation. Die ausgeprägtesten Fälle von Antizipation wurden bei maternaler Vererbung beobachtet. Obwohl SCA5 zu schwerer Gehbehinderung führen kann, ist die Progression der Erkrankung im Vergleich zu anderen SCA-Mutationen langsam. Die Lebenserwartung ist nicht vermindert.

Klinik

Die klinische Symptomatik ist vorwiegend zerebellar mit:
- progressiver Gang- und Standataxie,
- Ataxie der Extremitätenbewegungen,
- Dysarthrie,
- zerebellaren Störungen der Okulomotorik.

Lediglich bei 2 Erkrankten mit frühem Krankheitsbeginn traten *bulbäre Symptome* auf. Kognitive Störungen sind nicht beschrieben worden.

Neuroradiologie

Ergebnisse elektrophysiologischer Untersuchungen von SCA5-Patienten sind nicht publiziert. Die MRT zeigt charakteristischerweise eine rein zerebellare Atrophie ohne Beteiligung des Hirnstamms (Wüllner et al. 1993).

Therapie

Eine spezifische Behandlung der SCA5 ist derzeit nicht möglich. Zu symptomatischen Therapieansätzen sei auf den entsprechenden Abschnitt bei FRDA verwiesen.

Spinozerebellare Ataxie Typ 6 (SCA6)

Durch die Identifizierung einer CAG-Repeat-Expansion im Gen der α_{1A}-Untereinheit des spannungsabhängigen Calciumkanals wurde der SCA6-Lokus auf Chromosom 19 p definiert. Punktmutationen im gleichen Gen, die zu unvollständigen oder nicht funktionsfähigen Proteinen führen, sind bei Patienten mit episodischer Ataxie Typ 2 (EA-2) und familiärer hemiplegischer Migräne gefunden worden (Zhuchenko et al. 1997). Aufgrund des nahezu rein zerebellaren Phänotyps wird SCA6 meist der Gruppe der ADCA-III zugeordnet.

Das mittlere Erkrankungsalter von SCA6 liegt bei etwa 50 Jahren und liegt damit höher als bei anderen SCA-Mutationen. Klinisch steht bei SCA6 die *langsam progressive zerebellare Ataxie* im Vordergrund. Im Vergleich dazu sind *sensible Störungen* aufgrund einer Neuropathie und Pyramidenbahnstörungen selten und leicht ausgeprägt. Kognitive Störungen gehören nicht zum klinischen Bild der SCA6. In bildgebenden Verfahren findet sich eine isolierte Kleinhirnatrophie (Geschwind et al. 1997, Ikeuchi et al. 1997, Matsumura et al. 1997, Stevanin et al. 1997).

Spinozerebellare Ataxie Typ 7 (SCA7)

Molekulare Pathologie und Genetik

SCA7 ist durch die Kombination aus Ataxie und Retinadegeneration mit zunehmendem Visusverlust gekennzeichnet. Klinisch entspricht dies dem ADCA-II-Phänotyp. Der SCA7-Genlokus befindet sich auf Chromosom 3 p (Benomar et al. 1995; Gouw et al. 1995). Kürzlich wurde nachgewiesen, dass es sich bei der die Krankheit verursachenden Mutation wie bei SCA1, SCA2, SCA3 und SCA6 um ein expandiertes CAG-Repeat handelt (David et al. 1997).

Klinik

Gehirne von SCA7-Patienten zeigen degenerative Veränderungen in Form einer olivopontozerebellaren Atrophie. Zusätzlich besteht in allen Fällen eine primäre Makuladegeneration, die sich bei schwereren Fällen auf die gesamte Retina ausdehnt. Häufig findet sich eine sekundäre Atrophie des N. opticus.

Der Krankheitsbeginn bei SCA7 variiert zwischen früher Kindheit und mittlerem Erwachsenenalter und liegt durchschnittlich bei etwa 25 Jahren. Der Verlauf ist rasch progredient (Enevoldson et al. 1994). Die klinische Symptomatik und der Krankheitsverlauf hängen vom Erkrankungsalter ab:
- Bei Patienten, die nach dem 40. Lebensjahr erkranken, ist die Ataxie immer das führende Symptom. Bei den meisten Patienten kommt es nachfolgend zu fortschreitendem Visusverlust.

- Bei Patienten mit Erkrankungsalter vor dem 40. Lebensjahr tritt immer ein Visusverlust auf und die Ataxie beginnt gleichzeitig oder später.

Meist fehlen Muskelreflexe. Bei Patienten mit langem Krankheitsverlauf werden außerdem *Blickparesen*, *Dysphagie*, *Hörverlust* und *Muskelatrophien* beobachtet (Enevoldson et al. 1994). Demenz gehört nicht zum typischen klinischen Bild der SCA7. In einer Studie an 21 Patienten wurde allerdings über *intellektuellen Abbau* bei 2 Patienten berichtet (Benomar et al. 1994).

Neuroradiologie

MRT zeigen die für die olivopontozerebellare Atrophie typische Kleinhirn- und Hirnstammatrophie. Systematische elektrophysiologische Untersuchungen bei SCA7 sind bisher nicht publiziert worden. Durch Elektroretinographie lassen sich Frühzeichen retinaler Degeneration erkennen. Eine wirksame Behandlung der SCA7 ist nicht bekannt.

Episodische Ataxien

Molekulare Pathologie, Genetik und Klinik

Episodische Ataxien sind seltene, autosomal dominant vererbte Erkrankungen, die durch Attacken von Ataxie gekennzeichnet sind. Klinisch und molekulargenetisch lassen sich 2 verschiedene Formen unterscheiden.

Formen der episodischen Ataxien
- episodische Ataxie Typ 1 (EA-1)
- episodische Ataxie Typ 2 (EA-2)

Demenz gehört nicht zum klinischen Bild der episodischen Ataxien.

EA-1. Ursache der EA-1 ist eine Punktmutation im humanen Kaliumkanal-Gen, KCNA1, auf Chromosom 12 p, die zu einer verminderten Anzahl funktionsfähiger Kaliumkanäle mit ineffizienter Repolarisation von Nervenzellmembranen nach Aktionspotenzialen führt (Browne et al. 1994). Der Krankheitsbeginn bei EA-1 liegt in der frühen Kindheit. Klinisch ist EA-1 durch kurze Attacken von *Ataxie* und *Dysarthrie* gekennzeichnet. Die Attacken dauern Sekunden bis Minuten und können mehrere Male am Tag auftreten. Sie werden oft durch Bewegungen und Schreck provoziert. Außer Ataxie können bei den Attacken dystone und choreatiforme Bewegungsstörungen auftreten. Interiktal kommt es bei EA-1 zu *Myokymie* vor allem der periorbitalen und Handmuskulatur (Brunt u. van Weerden 1990). Außerhalb der Attacken sind keine zerebellaren Symptome vorhanden. Kognitive Störungen gehören nicht zum klinischen Bild der EA-1.

Die EA-1 hat eine günstige Prognose. Die Attacken sistieren im Schulalter spontan. Die Häufigkeit der Attacken kann bei manchen, aber nicht allen Familien durch *Acetazolamid* reduziert werden. Zur Behandlung der Myokymie werden *Antikonvulsiva* eingesetzt.

EA-2. Ursache der EA-2 sind deletäre Mutation im offenen Leserahmen des Gens der porenbildenden α_{1A}-Untereinheit des Calciumkanals auf Chromosom 19 p (Ophoff et al. 1996). Die Mutation führt zu einem Funktionsverlust des Kanals mit der Folge einer verminderten Anzahl funktionsfähiger Kanäle. Mutationen in konservierten funktionellen Domänen des gleichen Gens wurden bei familiärer hemiplegischer Migräne, eine CAG-Repeat-Mutation bei SCA6 gefunden. Der Krankheitsbeginn bei EA-2 variiert zwischen 6 Wochen und 44 Jahren, liegt jedoch meist in der Kindheit. EA-2 ist klinisch durch episodisches Auftreten akuter Attacken von Gang- und Standataxie sowie Dysarthrie gekennzeichnet, verbunden mit subjektivem Schwindelgefühl. Neben einer Ataxie kann es im Rahmen solcher Attacken auch zu bilateralen Sensibilitätsstörungen, Beinschwäche und Visusverlust kommen. Die Attacken dauern mehrere Stunden bis Tage. Emotionaler Stress, körperliche Anstrengung und Müdigkeit, jedoch nicht Bewegungen und Schreckreaktionen lösen Attacken aus. Die Häufigkeit der Attacken variiert von mehrmals pro Tag bis zu einmal monatlich. Die neurologischen Untersuchungen zwischen Attacken ergibt bei manchen Patienten Zeichen einer langsam progressiven, milden zerebellaren Störung mit Gangataxie, Ausgenbewegungsstörungen und Dysarthrie. Etwa die Hälfte der Patienten leidet unter Migräneattacken ohne visuelle Auren (Baloh et al. 1997). Kognitive Störungen gehören nicht zum klinischen Bild der EA-2. Dauerbehandlung mit *Acetazolamid* (2×250 mg) bringt die Ataxieattacken komplett zum Verschwinden. Absetzversuche führen in der Regel zum raschen Wiederauftreten der Symptome. Es ist nicht bekannt, ob Acetazolamid auch die Entwicklung der langsam progredienten, interiktalen Ataxie beeinflusst (Griggs et al. 1978).

Idiopathische zerebellare Ataxie (IDCA)/Multisystematrophie

IDCA bezeichnet eine heterogene Gruppe neurodegenerativer Erkrankungen, deren Hauptkennzeichen progressiv verlaufende Ataxie und sporadisches Auftreten sind.

Haupttypen der IDCA
- rein zerebellare Form (IDCA-C), der eine zerebellare kortikale Atrophie zugrunde liegt
- Plusform mit zusätzlichen nichtzerebellaren Symptomen (IDCA-P) (Harding 1981, Klockgether et al. 1990)

Nach heutiger Auffassung liegt den meisten Fällen von IDCA-P eine Multisystematrophie (MSA) zugrunde.

MSA (neuropathologische Kategorie) = Kombination von
- olivopontozerebellarer Atrophie
- striatonigraler Degeneration
- Degeneration der Seitenhörner des Rückenmarks

Als obligates ultrastrukturelles Merkmal finden sich bei MSA gliale zytoplasmatische Einschlusskörper. Typisches klinisches Merkmal der MSA ist das früh auftretende, schwere autonome Versagen. MSA kann sich als IDCA-P mit im Vordergrund stehender zerebellarer Ataxie manifestieren und wird dann als MSA-C bezeichnet. Häufiger steht bei MSA-Patienten jedoch ein atypisches, schlecht auf L-DOPA ansprechendes Parkinson-Syndrom (MSA-P) im Vordergrund (Quinn 1989).

■ Neuropathologie

Die Ätiologie der IDCA und der MSA ist unbekannt. Bei den IDCA finden sich im Wesentlichen 2 Degenerationsmuster, die weitgehend den beiden klinischen Phänotypen IDCA-C und IDCA-P/MSA entsprechen:
- Bei Patienten mit IDCA-C findet man eine meist diffus verteilte Atrophie der Kleinhirnrinde, die als zerebellare kortikale Atrophie bezeichnet wird, während das übrige ZNS intakt bleibt.
- Bei IDCA-P-Patienten finden sich meist neuropathologische Befunde, die für eine MSA typisch sind. Diese bestehen in erster Linie aus Degeneration von Neuronen und reaktiver Gliose in der Kleinhirnrinde, den pontinen Kernen und der unteren Olive im Sinne einer olivopontozerebellaren Atrophie. Zusätzlich können unterschiedlich stark ausgeprägte Nervenzelldegenerationen in der Substantia nigra, dem Striatum und den Seitenhörnern des Rückenmarks vorliegen. Durch geeignete Färbemethoden lassen sich in Oligodendrozyten argyrophile zytoplasmatische Einschlusskörperchen nachweisen. Immunzytochemisch sind diese Einschlusskörperchen α-Synuklein-, Ubiquitin- und Tau-positiv.

■ Neuroradiolgie

Mithilfe der CT und MRT lässt sich nach mehrjährigem Krankheitsverlauf zwischen einer zerebellaren kortikalen Atrophie, die typischerweise bei IDCA-C vorhanden ist, und einer olivopontozerebellaren Atrophie bei IDCA-P/MSA unterscheiden. Bei IDCA-P/MSA-Patienten findet man zusätzlich zu den atrophischen Veränderungen in der hinteren Schädelgrube Atrophie der Stammganglienkerne und Abnormitäten der Signalintensität auf T2-gewichteten MRT (Schulz et al. 1994). PET- und SPECT-Untersuchungen zeigen bei IDCA-P/MSA-Patienten sowohl einen Verlust präsynaptischer dopaminerger Marker als auch eine Reduktion postsynaptischer Dopaminrezeptoren (Brooks et al. 1990, 1992, Schulz et al. 1994).

■ Neurophysiologie

Neurographische Untersuchungen und Elektromyographie der Skelettmuskulatur ergeben Normalbefunde. Bei IDCA-P/MSA finden sich immer neurogene Veränderungen im Elektromyogramm des externen Analsphinktermuskels, die auf die obligate Degeneration des Onuf-Kerns bei MSA zurückzuführen sind. Die SSEP und die akustisch evozierten Hirnstammpotenziale können bei IDCA-P/MSA pathologisch sein, während sie bei IDCA-C-Patienten in der Regel normal sind. Genaue Zahlenangaben sind nicht möglich, da in den veröffentlichten Studien zwischen idiopathischen und dominanten Ataxien nicht unterschieden wird.

■ Klinik

Das durchschnittliche Erkrankungsalter der IDCA liegt bei 56 Jahren. Die Krankheitsprogression bei IDCA-C ist langsam, sodass es nur zu mäßiger Behinderung und keiner nennenswerten Einschränkung der Lebenserwartung kommt. Dagegen kommt es bei IDCA-Patienten, die nach klinischen Kriterien eine MSA haben, durchschnittlich innerhalb von 6 Jahren zu Rollstuhlpflicht und nach 9 Jahren zum Tod (Wenning et al. 1994, Klockgether et al. 1998).

Die Erkrankung beginnt fast immer mit einer *Gang- und Standataxie*; meist bestehen bei der ersten klinischen Untersuchung auch schon *Dysarthrie*, *Extremitätenataxie* und *zerebellare Störungen der Okulomotorik* (Blickfolgestörungen, Blickrichtungsnystagmus, Sakkadenhypermetrie). Bei IDCA-C-Patienten bleibt die Symptomatik anhaltend rein zerebellar. Kognitive Störungen treten nicht auf.

Bei IDCA-P/MSA treten zusätzlich zur Ataxie in unterschiedlicher Kombination folgende Symptome auf:
- Parkinson-Symptome,
- Pyramidenbahnzeichen,

- Schluckstörungen,
- autonome Störungen (Blaseninkontinenz, arterielle Hypotonie, bei Männern erektile Dysfunktion).

Eine Demenz gehört nicht zum typischen klinischen Bild der IDCA-P/MSA. Testpsychologische Untersuchungen sind lediglich an MSA-Patienten mit vorherrschender Parkinson-Symptomatik, jedoch nicht an IDCA-P/MSA-Patienten durchgeführt worden. Bei diesen Untersuchungen zeigten MSA-Patienten eine Denkverlangsamung, Störungen des räumlichen Arbeitsgedächtnisses und Probleme, den Aufmerksamkeitsfokus zu verschieben. Die Defizite ähnelten denen bei Parkinson-Patienten und wurden als Zeichen einer frontalen Dysfunktion interpretiert (Robbins et al. 1992, 1994).

Therapie

Eine spezifische Behandlung der Ataxie ist wie bei den anderen Ataxieerkrankungen nicht möglich. Die *medikamentöse Behandlung von Begleitsymptomen* (Parkinson-Symptome, Blasenstörungen, orthostatische Hypotonie, Spastik) ist bei IDCA-P/MSA-Patienten häufig erforderlich und erfolgt nach den üblichen Richtlinien neurologischer und internistischer Therapie. Fast alle Patienten mit Blasenentleerungsstörungen werden von einer *dauernden künstlichen Harnableitung* durch intermittierendes Katheterisieren oder über einen suprapubisch angelegten Blasenkatheter abhängig.

Literatur

Abele M, Bürk K, Andres F, Topka H, Laccone F, Bösch S, Brice A, Cancel G, Dichgans J, Klockgether T. Autosomal dominant cerebellar ataxia type I. Nerve conduction and evoked potential studies in families with SCA1, SCA2, and SCA3. Brain. 1997;120:2141–8

Babcock M., De Silva D, Oaks R, Davis-Kaplan S, Jiralerspong S, Montermini L, et al. Regulation of mitochondrial iron accumulation by Yfh1 p, a putative homolog of frataxin. Science. 1997;276:1709–12

Baloh RW, Yue Q, Furman JM, Nelson SF. Familial episodic ataxia: Clinical heterogeneity in four families linked to chromosome 19 p. Ann Neurol. 1997;41:8–16

Becker PE, Sabuncu N, Hopf HC. Dominantly inherited type of cerebellar ataxia. Z Neurol. 1971;199:116–39

Benomar A, Le-Guern E, Durr A, Ouhabi H, Stevanin G, Yahyaoui M, et al. Autosomal-dominant cerebellar ataxia with retinal degeneration (ADCA type II) is genetically different from ADCA type I. Ann Neurol. 1994;35:439–44

Benomar A, Krols L, Stevanin G, Cancel G, LeGuern E, David G, et al. The gene for autosomal dominant cerebellar ataxia with pigmentary macular dystrophy maps to chromosome 3 p12-p21.1. Nature Genet. 1995;10:84–8

Berginer VM, Salen G, Shefer S. Long-term treatment of cerebrotendinous xanthomatosis with chenodeoxycholic acid. N Engl J Med. 1984; 311;1649–52

Biemond A. Hereditary posterior column ataxia. In Vinken, PJ, Bruyn GW, DeJong JMBV, eds. Handbook of Clinical Neurology, Vol. 21., Amsterdam: North-Holland Publishing Company; 1975:377–81

Botez Marquard T, Botez MI. Cognitive behavior in heredodegenerative ataxias. Eur Neurol. 1993;33:351–7

Brooks DJ, Salmon EP, Mathias CJ, Quinn N, Leenders KL, Bannister R, et al. The relationship between locomotor disability, autonomic dysfunction, and the integrity of the striatal dopaminergic system in patients with multiple system atrophy, pure autonomic failure, and Parkinson's disease, studied with PET. Brain. 1990;113:1539–52

Brooks DJ, Ibanez V, Sawle GV, Playford ED, Quinn N, Mathias CJ, et al. Striatal D2 receptor status in patients with Parkinson's disease, striatonigral degeneration, and progressive supranuclear palsy, measured with 11 C-raclopride and positron emission tomography. Ann Neurol. 1992;31:184–92

Browne DL, Gancher ST, Nutt JG, Brunt ERP, Smith EA, Kramer P, et al. Episodic ataxia/myokymia syndrome is associated with point mutations in the human potassium channel gene, *KCNA1*. Nature Genet. 1994;8:136–40

Brunt ER, van-Weerden TW. Familial paroxysmal kinesigenic ataxia and continuous myokymia. Brain. 1990; 113:1361–82

Bürk K, Abele M, Fetter M, Dichgans J, Skalej M, Laccone F, et al.: Autosomal dominant cerebellar ataxia type I – Clinical features and MRI in families with SCA1, SCA2 and SCA3. Brain. 1996;119:1497–1505

Bürk K, Globas C, Plattner M, Bösch S, Gräber S, Dichgans J, Daum I, Klockgether T. Spinocerebelläre Ataxie 2 (SCA2): Ergebnisse neuropsychologischer Untersuchungen. Akt Neurol. 1997; P153

Campuzano V, Montermini L, Moltò MD, Pianese L, Cossée M, Cavalcanti F, et al. Friedreich's ataxia: Autosomal recessive disease caused by an intronic GAA triplet repeat expansion. Science. 1996;271:1423–7

Cancel G, Dürr A, Didierjean O, Imbert G, Bürk K, Lezin A, Belal S, Benomar A, Ababa-Bendib M, Vial C, Guimarães H, Chneiweiss H, Stevanin G, Yvert G, Abbas N, Saudou F, Lebre A-S, Yahyaoui M, Hentati F, Vernant J-C, Klockgether T, Mandel J-L, Agid Y, Brice A. Molecular and clinical correlations in spinocerebellar ataxia 2: A study of 32 families. Hum Mol Genet. 1997;6:709–15

Chung MY, Ranum LP, Duvick LA, Servadio A, Zoghbi HY, Orr HT. Evidence for a mechanism predisposing to intergenerational CAG repeat instability in spinocerebellar ataxia type I. Nature Genet. 1993;5:254–8

Coutinho P, Andrade C. Autosomal dominant system degeneration in Portuguese families of the Azores islands. A new genetic disorder involving cerebellar, pyramidal, extrapyramidal and spinal cord motor functions. Neurology. 1978;28:703–9

Daum I, Schugens MM, Ackermann H, Lutzenberger W, Dichgans J, Birbaumer N. Classical conditioning after cerebellar lesions in humans. Behav Neurosci. 1993;107:748–56

Daum I, Ackermann H. Cerebellar contributions to cognition. Behav Brain Res. 1995;67:201–10

David G, Abbas N, Stevanin G, Dürr A, Yvert G, Cancel G, et al. Cloning of the SCA7 gene reveals a highly unstable CAG repeat expansion. Nature Genet. 1997;17:65–70

Demaerel P, Kendall B, Kingsley D. Cranial CT and MRI in diseases with DNA repair defects. Neuroradiology. 1992;34:117–21

Deuschl G, Toro C, Zeffiro T, Massaquoi S, Hallett M. Adaptation motor learning of arm movements in patients with cerebellar disease. J Neurol Neurosurg Psychiatry: 1996;60: 515–9

Dubourg O, Dürr A, Cancel G, Stevanin G, Chneiweiss H, Penet C, et al. Analysis of the SCA1 CAG repeat in a large number of families with dominant ataxia: Clinical and molecular correlations. Ann Neurol. 1995;37:176–80

Dürr A, Smadja D, Cancel G, Lezin A, Stevanin G, Mikol J, et al. Autosomal dominant cerebellar ataxia type I in Martinique (French West Indies) – Clinical and neuropathological analysis of 53 patients from three unrelated SCA2 families. Brain. 1995;118:1573–81

Dürr A, Cossee M, Agid Y, Campuzano V, Mignard C, Penet C, et al. Clinical and genetic abnormalities in patients with Friedreich's ataxia. N Engl J Med. 1996 a;335:1169–75

Dürr A, Stevanin G, Cancel G, Duyckaerts C, Abbas N, Didierjean O, et al. Spinocerebellar ataxia 3 and Machado-Joseph disease: Clinical, molecular, and neuropathological features. Ann Neurol. 1996 b;39;490–9

Enevoldson TP, Sanders MD, Harding AE. Autosomal dominant cerebellar ataxia with pigmentary macular dystrophy. A clinical and genetic study of eight families. Brain. 1994;117:445–60

Flanigan, K, Gardner K, Alderson K, Galster B, Otterud B, Leppert MF, et al. Autosomal dominant spinocerebellar ataxia with sensory axonal neuropathy (SCA4): Clinical description and genetic localization to chromosome 16q22.1. Am J Hum Genet. 1996;59:392–9

Foury F, Cazzalini O. Deletion of the yeast homologue of the human gene associated with Friedreich's ataxia elicits iron accumulation in mitochondria. FEBS Lett. 1997;411:373–7

Genis D, Matilla T, Volpini V, Rosell J, Dávalos A, Ferrer I, et al. Clinical, neuropathologic, and genetic studies of a large spinocerebellar ataxia type 1 (SCA1) kindred: (CAG)$_n$ expansion and early premonitory signs and symptoms. Neurology. 1995;45:24–30

Geoffroy G, Barbeau A, Breton G, Lemieux B, Aube M, Leger C, et al. Clinical description and roentgenologic evaluation of patients with Friedreich's ataxia. Can J Neurol Sci. 1976;3:279–86

Geschwind DH, Perlman S, Figueroa CP, Treiman LJ, Pulst SM. The prevalence and wide clinical spectrum of the spinocerebellar ataxia type 2 trinucleotide repeat in patients with autosomal dominant cerebellar ataxia. Am J Hum Genet. 1997a;60:842–9

Geschwind DH, Perlman S, Figueroa KP, Karrim J, Baloh RW, Pulst SM. Spinocerebellar ataxia type 6 – Frequency of the mutation and genotype-phenotype correlations. Neurology. 1997b;49:1247–51

Gibberd FB, Billimoria JD, Goldman JM, Clemens ME, Evans R, Whitelaw MN, et al. Heredopathia atactica polyneuritiformis: Refsum's disease. Acta Neurol Scand. 1985;72:1–17

Gilman S, Junck L, Markel DS, Koeppe RA, Kluin KJ. Cerebral glucose hypermetabolism in Friedreich's ataxia detected with positron emission tomography. Ann Neurol. 1990;28:750–7

Gouw LG, Kaplan CD, Haines JH, Digre KB, Rutledge SL, Matilla A, et al. Retinal degeneration characterizes a spinocerebellar ataxia mapping to chromosome 3p. Nature Genet. 1995;10:89–93

Griggs RC, Moxley RT, Lafrance RA, McQuillen J. Hereditary paroxysmal ataxia: response to acetazolamide. Neurology. 1978;28:1259–64

Harding AE. Early onset cerebellar ataxia with retained tendon reflexes: a clinical and genetic study of a disorder distinct from Friedreich's ataxia. J Neurol Neurosurg Psychiatry. 1981a;44:503–8

Harding AE. „Idiopathic" late onset cerebellar ataxia. A clinical and genetic study of 36 cases. J Neurol. Sci. 1981b;51:259–71

Harding AE. Friedreich's ataxia: a clinical and genetic study of 90 families with an analysis of early diagnostic criteria and intrafamilial clustering of clinical features. Brain. 1981c;104:589–620

Harding AE. Classification of the hereditary ataxias and paraplegias. Lancet. 1983;1:1151–5

Hokezu Y, Kuriyama M Kubota, R, Nakagawa M, Fujiyama J, Osame M. Cerebrotendinous xanthomatosis: cranial CT and MRI studies in eight patients. Neuroradiology. 1992;34:308–12

Ikeuchi T, Takano H, Koide R, Horikawa Y, Honma Y, Onishi Y, et al. Spinocerebellar ataxia type 6: CAG repeat expansion in α_{1A} voltage-dependent calcium channel gene and clinical variations in Japanese population. Ann Neurol. 1997;42:879–84

Imbert G, Saudou F, Yvert G, Devys D, Trottier Y, Garnier JM, et al. Cloning of the gene for spinocerebellar ataxia 2 reveals a locus with high sensitivity to expanded CAG/glutamine repeats. Nature Genet. 1996; 14:285–91

Jansen GA, Ferdinandusse S, Ijlst L, Muijsers AO, Skjeldal OH, Stokke O, et al. Refsum disease is caused by mutations in the phytanoyl-CoA hydroxylase gene. Nature Genet. 1997;17:190–3

Kawaguchi Y, Okamoto T, Taniwaki M, Aizawa M, Inoue M, Katayama S, et al. CAG expansions in a novel gene for Machado-Joseph disease at chromosome 14q32.1. Nature Genet. 1994;8:221–8

Keele SW, Ivry R. Does the cerebellum provide a common computation for diverse tasks? A timing hypothesis. Ann NY Acad Sci. 1990;608:179–207

Kish SJ, Currier RD, Schut L, Perry TL, Morito CL. Brain choline acetyltransferase reduction in dominantly inherited olivopontocerebellar atrophy. Ann Neurol. 1987;22:272–5

Kish SJ, el Awar M, Schut L, Leach L, Oscar Berman M, Freedman M. Cognitive deficits in olivopontocerebellar atrophy: implications for the cholinergic hypothesis of Alzheimer's dementia. Ann Neurol. 1988;24:200–6

Klockgether T, Schroth G, Diener HC, Dichgans J. Idiopathic cerebellar ataxia of late onset: natural history and MRI morphology. J Neurol Neurosurg Psychiatry. 1990 53:297–305

Klockgether T, Petersen D, Grodd W, Dichgans J. Early onset cerebellar ataxia with retained tendon reflexes. Clinical, electrophysiological and MRI observations in comparison with Friedreich's ataxia. Brain. 1991;114:1559–73

Klockgether T, Kramer B, Lüdtke R, Schöls L, Laccone F. Repeat length and disease progression in spinocerebellar ataxia type 3. Lancet. 1996;348:830

Klockgether T, Lüdtke R, Kramer B, Abele M, Bürk K, Schöls L, Riess O, Laccone F, Boesch S, Lopes-Cendes I, Brice A, Inzelberg R, Zilber N, Dichgans J. The natural history of degenerative ataxia: a retrospective study in 466 patients. Brain. 1 998 121:000–000

Leclercq M, Harmant J, de Barsy T. Psychometric studies in Friedreich's ataxia. Acta Neurol Belg. 1985;85:202–21

Leitersdorf E, Reshef A, Meiner V, Levitzki R, Schwartz SP, Dann EJ, et al. Frameshift and splice-junction mutations in the sterol 27-hydroxylase gene cause cerebrotendinous xanthomatosis in Jews or Moroccan origin. J Clin Invest. 1993;91:2488–96

Maciel P, Gaspar C, DeStefano AL, Silveira I, Coutinho P, Radvany J, et al. Correlation between CAG repeat length and clinical features in Machado-Joseph disease. Am J Hum Genet. 1995;57:54–61

Maruff P, Tyler P, Burt T, Currie B, Burns C, Currie J. Cognitive deficits in Machado-Joseph disease. Ann Neurol. 1996;40:421–7

Matilla T, McCall A, Subramony SH, Zoghbi HY. Molecular and clinical correlations in spinocerebellar ataxia type 3 and Machado-Joseph disease. Ann Neurol. 1995;38:68–72

Matilla A, Koshy BT, Cummings C, Isobe T, Orr HT, Zoghbi HY. The cerebellar leucine-rich acidic nuclear protein interacts with ataxin-1. Nature. 1997;389:974–8

Matsumura R, Futamura N, Fujimoto Y, Yanagimoto S, Horikawa H, Suzumura A, et al. Spinocerebellar ataxia type 6 – Molecular and clinical features of 35 Japanese patients including one homozygous for the CAG repeat expansion. Neurology. 1997;49:1238–43

Middleton FA, Strick PL. Anatomical evidence for cerebellar and basal ganglia involvement in higher cognitive function. Science. 1994;266:458–61

Muller DP, Lloyd JK, Wolff OH. The role of vitamin E in the treatment of the neurological features of abetalipoproteinaemia and other disorders of fat absorption. J Inherit Metab Dis. 1985;8 Suppl. 1:88–92

Nakano KK, Dawson DM, Spence A. Machado disease. A hereditary ataxia in Portuguese emigrants to Massachusetts. Neurology. 1972;22:49–55

Nino HE, Noreen HJ, Dubey DP, Resch JA, Namboodiri K, Elston RC, et al. A family with hereditary ataxia: HLA typing. Neurology. 1980;30:12–20

Ophoff RA, Terwindt GM, Vergouwe MN, Van Eijk R, Oefner PJ, Hoffman SMG, et al. Familial hemiplegic migraine and episodic ataxia type-2 are caused by mutations in the Ca^{2+} channel gene CACNL1 A4. Cell. 1996;87:543–52

Orozco G, Estrada R, Perry TL, Arana J, Fernandez R, Gonzalez-Quevedo A, et al. Dominantly inherited olivopontocerebellar atrophy from eastern Cuba. Clinical, neuropathological, and biochemical findings. J Neurol Sci. 1989;93:37–50

Orozco-Diaz G, Nodarse-Fleites A, Cordoves-Sagaz R, Auburger G. Autosomal dominant cerebellar ataxia: clinical analysis of 263 patients from a homogeneous population in Holguin, Cuba. Neurology. 1990; 40:1369–75

Orr, HT, Chung MY, Banfi S, Kwiatkowski TJJ, Servadio A, Beaudet AL, et al. Expansion of an unstable trinucleotide CAG repeat in spinocerebellar ataxia type 1. Nature Genet. 1993 4:221–6

Paulson HL, Perez MK, Trottier Y, Tojanowski JQ, Subramony SH, Das SS, et al. Intranuclear inclusions of expanded polyglutamine protein in spinocerebellar ataxia type 3. Neuron. 1997;19:333–44

Priller J, Scherzer CR, Faber PW, MacDonald ME, Young AB. Frataxin gene of Friedreich's ataxia is targeted to mitochondria. Ann Neurol. 1997;42:265–9

Pulst SM, Nechiporuk A, Nechiporuk T, Gispert S, Chen XN, Lopes-Cendes I, et al. Moderate expansion of a normally biallelic trinucleotide repeat in spinocerebellar ataxia type 2. Nature Genet. 1996;14:269–76

Quinn N. Multiple system atrophy – the nature of the beast. J Neurol Neurosurg Psychiatry. Suppl. 1989;78–89

Ranum LP, Schut LJ, Lundgren JK, Orr HT, Livingston DM. Spinocerebellar ataxia type 5 in a family descended from the grandparents of President Lincoln maps to chromosome 11. Nature Genet. 1994;8:280–4

Robbins TW, James M, Lange KW, Owen AM, Quinn NP, Marsden CD. Cognitive performance in multiple system atrophy. Brain. 1992;115:271–91

Robbins TW, James M, Owen AM, Lange KW, Lees AJ, Leigh PN, et al. Cognitive deficits in progressive supranuclear palsy, Parkinson's disease, and multiple system atrophy in tests sensitive to frontal lobe dysfunction. J Neurol Neurosurg Psychiatry. 1994;57:79–88

Rötig A, De Lonlay P, Chretien D, Foury F, Koenig M, Sidi D, et al. Aconitase and mitochondrial iron-sulphur protein deficiency in Friedreich's ataxia. Nature Genet. 1997; 17:215–7

Sanes JN, Dimitrov B, Hallett M. Motor learning in patients with cerebellar dysfunction. Brain. 1990;113:103–20

Sanpei K., Takano H, Igarashi S, Sato T, Oyake M, Sasaki H, et al. Identification of the spinocerebellar ataxia type 2 gene using a direct identification of repeat expansion and cloning technique, DIRECT. Nature Genet. 1996;14:277–84

Savitsky K, Bar-Shira A, Gilad S, Rotman G, Ziv Y, Vanagaite L, et al. A single ataxia telangiectasia gene with a product similar to PI-3 kinase. Science. 268:1995;1749–53

Schöls L, Gispert S, Vorgerd M, Vieira-Saecker MM, Blanke P, Auburger G, et al. Spinocerebellar ataxia type 2 – Genotype and phenotype in German kindreds. Arch Neurol. 1997;54:1073–80

Schulz, JB, Klockgether T, Petersen D, Jauch M, Muller-Schauenburg W, Spieker S, et al. Multiple system atrophy: natural history, MRI morphology, and dopamine receptor imaging with 123 IBZM-SPECT. J Neurol Neurosurg Psychiatry. 1994;57:1047–56

Sedgwick RP, Boder E. Ataxia-telangiectasia. In: Vinken PJ, Bruyn GW, Klawans HL, eds. Handbook of Clinical Neurology. Vol. 60. Amsterdam: Elsevier; 1991:347–423

Seitz RJ, Roland E, Bohm C, Greitz T, Stone Elander S. Motor learning in man: a positron emission tomographic study. Neuro Report. 1990;1:57–60

Sharp D, Blinderman L, Combs KA, Kienzle B, Ricci B, Wager Smith K, et al. Cloning and gene defects in microsomal triglyceride transfer protein associated with abetalipoproteinaemia. Nature. 1993;365:65–9

Skinner PJ, Koshy BT, Cummings CJ, Klement IA, Helin K, Servadio A, et al. Ataxin-1 with an expanded glutamine tract alters nuclear matrix-associated structures. Nature. 389:1997; 971–4

Spadaro M, Giunti P, Lulli P, Frontali M, Jodice C, Cappellacci S, et al. HLA-linked spinocerebellar ataxia: a clinical and genetic study of large Italian kindreds. Acta Neurol Scand. 1992;85:257–65

Stevanin G, Dürr A, David G, Didierjean O, Cancel G, Rivaud S, et al. Clinical and molecular features of spinocerebellar ataxia type 6. Neurology. 1997;49:1243–6

Takiyama Y, Oyanagi S, Kawashima S, Sakamoto H, Saito K, Yoshida M, et al. A clinical and pathologic study of a large Japanese family with Machado-Joseph disease tightly linked to the DNA markers on chromosome 14q. Neurology. 1994;44:1302–8

Topka H, Valls Sole J, Massaquoi SG, Hallett M. Deficit in classical conditioning in patients with cerebellar degeneration. Brain. 1993;116:961–9

Tyrer JH. Friedreich's ataxia. In: Vinken PJ, Bruyn GW, DeJong JMBV, eds. Handbook of Clinical Neurology. Vol. 21. Amsterdam: North-Holland Publishing Company; 1975:319–64

Wadia, N.H., R.K. Swami: A new form of heredo-familial spinocerebellar degeneration with slow eye movements (nine families). Brain 94 (1971) 359–374

Wenning GK, Ben Shlomo Y, Magalhaes M, Daniel SE, Quinn NP. Clinical features and natural history of multiple system atrophy. An analysis of 100 cases. Brain. 1994;117:835–45

Wüllner U, Klockgether T, Petersen D, Naegele T, Dichgans J. Magnetic resonance imaging in hereditary and idiopathic ataxia. Neurology. 1993; 43:318–25

Zhuchenko O, Bailey J, Bonnen P, Ashizawa T, Stockton DW, Amos C, et al. Autosomal dominant cerebellar ataxia (SCA6) associated with small polyglutamine expansions in the α_{1A}-voltage-dependent calcium channel. Nature Genet. 1997;15:62–9

8 Demenz bei infektiösen Krankheiten

Übertragbare spongiforme Enzephalopathien (Prionkrankheiten) .... S. 324
H. Kretzschmar und S. Poser

    Spongiforme Enzephalopathien und die Prionhypothese .... S. 324

    Spongiforme Enzephalopathien des Menschen .... S. 327

    Prionpathogenese und In-Vitro-Modelle .... S. 333

Viruserkrankungen .... S. 338
E. Schielke

    HIV-Enzephalopathie .... S. 338

    Progressive multifokale Leukoenzephalopathie (PML) .... S. 344

    Zytomegalievirus-(CMV-)Enzephalitis ...... S. 346

    Subakut sklerosierende Panenzephalitis (SSPE) .... S. 347

    Progressive Rötelnpanenzephalitis .... S. 348

    Andere virale Demenzen .... S. 349

Übertragbare spongiforme Enzephalopathien (Prionkrankheiten)

H. Kretzschmar und S. Poser

Spongiforme Enzephalopathien und die Prionhypothese

Creutzfeldt-Jakob-Krankheit (CJD). Spongiforme Enzephalopathien des Menschen (Tab. 8.1) wurden in den frühen 20er Jahren unseres Jahrhunderts als seltene neurodegenerative Krankheiten von Hans Gerhard Creutzfeldt und Alfons Jakob beschrieben. Bei einem der ersten Fälle der Creutzfeldt-Jakob-Krankheit (CJD), die damals noch spastische Pseudosklerose genannt wurde, handelte es sich um einen familiären Fall, bei dem später eine Mutation des Prionproteingens nachgewiesen werden konnte (die D178 N-Mutation) (Kretzschmar et al. 1995, Meggendorfer 1930). Die spongiformen Enzephalopathien des Menschen galten deshalb von Anfang an und für eine lange Zeit als rein neurodegenerative und erbliche Leiden.

Scrapie und Kuru. Als erste spongiforme Enzephalopathie wurde vor 250 Jahren die Traberkrankheit (scrapie) beschrieben, eine Krankheit, die Schafe befällt und mit Juckreiz, Bewegungsstörungen und kurzem, tödlich endendem Verlauf einhergeht. In den 30er Jahren unseres Jahrhunderts konnten Cuillé und Chelle zeigen, dass Scrapie auf experimentellem Wege übertragbar ist. Erst in den 60er Jahren, nachdem William Hadlow (1959) Ähnlichkeiten zwischen Scrapie bei Schafen und *Kuru*, einer tödlichen neurologischen Erkrankung, die durch rituellen Kannibalismus in einem Volksstamm in Neuguinea verbreitet wurde, festgestellt hatte und nachdem Kuru experimentell auf Primaten übertragen worden war, gelang es Gajdusek, Gibbs und Alpers (1966) zu zeigen, dass auch CJD, die in wesentlichen pathologischen Charakteristika der Kuru-Krankheit sehr ähnlich ist, eine experimentell übertragbare Krankheit ist. Erbliche spongiforme Enzephalopathien des Menschen wurden erstmals 1981 experimentell auf Primaten übertragen (Masters et al. 1981).

Bovine spongiforme Enzephalopathie (BSE)/neue Variante der Creutzfeldt-Jakob-Krankheit (nvCJD). Während indirekte Hinweise darauf hindeuteten, dass Scrapie nicht auf Menschen übertragbar ist, hat das Auftreten einer neuen spongiformen Enzephalopathie beim Rind (*bovine spongiforme Enzephalopathie [BSE]*) in Großbritannien Anlass zu Besorgnis gegeben. Die Entstehung von BSE wird allgemein auf die Verfütterung von scrapieinfizierten Schlachtabfällen an Rinder zurückgeführt. Möglicherweise ist BSE aber eine schon lange existierende, sehr seltene Krankheit sui generis, die durch Verfütterung von BSE-haltigem Futtermehl in den frühen 80er Jahren eine rasche Ausbreitung beim Rind erfahren hat. Sie kann experimentell auf viele Säugetierspezies übertragen werden (auch auf das Schaf), und es gibt in der Tat Hinweise dafür, dass BSE auch auf den Menschen übertragbar ist und beim Menschen eine ungewöhnliche Erkrankung hervorruft, die *neue Variante der CJD (nvCJD)* genannt wurde (Bruce et al. 1997, Will et al. 1996).

■ Das infektiöse Agens

Die Natur des infektiösen Agens der spongiformen Enzephalopathien ist nach vielen Jahren intensiver Forschungsarbeit noch nicht genau bekannt. Die zunächst nahe liegende Annahme, dass das Agens ein unkonventio-

Tabelle 8.1 Prionkrankheiten des Menschen

Idiopathisch	Erworben	Heredität
Sporadische CJD (sCJD)	iatrogene CJD (iCJD)	familiäre CJD (fCJD)
Sporadische tödliche Insomnie (SFI, sporadic fatal insomnia)	neue Variante der CJD (nvCJD) Kuru	Gerstmann-Sträussler-Scheinker-Syndrom (GSS) Fatal Familial Insomnia (FFI; „tödliche familiäre Insomnie")

nelles oder „langsames" Virus sein könne, wurde durch den fehlenden Nachweis einer viralen Nukleinsäure stark in Zweifel gebracht.

Der Begriff „Prion" wurde vorgeschlagen, um das infektiöse Agens von Viren oder Viroiden (Prusiner 1982) abzugrenzen. Die Prionhypothese wird durch Hinweise aus zahlreichen experimentellen Untersuchungen unterstützt (s. unten). Prionen werden als kleine proteinhaltige Partikel definiert, die chemischen und physikalischen Behandlungen, die Nukleinsäuren verändern, widerstehen (Prusiner 1982).

> Die Veränderung eines normalen Proteins, das vom Wirtsgenom kodiert wird, der sog. *zellulären Isoform des Prionproteins (PrP^C)* in eine konformationell veränderte Isoform, die *Scrapieisoform des Prionproteins (PrP^{Sc})*, ist der Kernpunkt der Prionhypothese.

Ob die Konversion von PrP^C zu PrP^{Sc} eine bis jetzt noch nicht identifizierte chemische Modifikation voraussetzt oder ob es sich, wie vielfach vermutet, nur um eine konformationelle Veränderung handelt, muss noch geklärt werden. Die Existenz verschiedener Erregerstämme (scrapie strains), die bestimmte Kombinationen von pathologischen Veränderungen im Wirtsorganismus hervorrufen und die sich beim Wirtswechsel ändern können, wird im Sinne der Prionhypothese erst jetzt langsam verstanden. Die Entdeckung unterschiedlicher Proteinase-K-(PK-)resistenter Isoformen des Prionproteins bei sporadischen CJD-Fällen, die sehr gut mit dem Krankheitsbild korrelieren, mag ein Schritt in diese Richtung sein und zu einem Verständnis der Erregerstämme und ihrer unterschiedlichen Eigenschaften führen (Parchi et al. 1996).

Wegen der ungewöhnlichen physikalisch-chemischen Eigenschaften wurde schon in den 60er Jahren spekuliert, dass der Erreger keine Nukleinsäure enthalten könnte und sich damit von allen anderen Erregern übertragbarer Krankheiten unterscheiden würde. Bereits 1967 vermutete Griffith, dass das Agens nur aus Protein bestehen könnte. Diese Idee wurde von Stanley Prusiner weiterverfolgt und hat zu zahlreichen Entdeckungen geführt, die es insgesamt sehr wahrscheinlich machen, dass das Agens ein *Prion (proteinaceous infectious agent)* ist, das entsprechend seinem Namen vielleicht ausschließlich aus einem Protein besteht (protein only hypothesis) und das zu seiner Replikation keines eigenen nukleinsäurehaltigen Genoms bedarf (Prusiner 1982, 1991).

Weitere Argumente für die Prionhypothese haben sich aus der Genetik ergeben: Bei allen bislang beobachteten Fällen familiärer Prionkrankheiten des Menschen wurden Mutationen des Prionproteins gefunden. Die Penetranz dieser Mutationen ist in den meisten Fällen 100 %, d. h., jeder Mutationsträger wird einer Prionkrankheit erliegen. Hirngewebe von den daran verstorbenen Patienten erweist sich im Tierexperiment als infektiös. Im Sinne der Prionhypothese hat man die Vorstellung entwickelt, dass Mutationen die spontane Konversion von PrP^C in die PrP^{Sc}-Form begünstigen. Transgene Tiere, die eine dieser Mutationen exprimieren, erkranken an einer übertragbaren Prionkrankheit.

■ Prionproteine

■ Struktur

Das humane PrP^C ist ein Glykoprotein von 253 Aminosäuren Länge vor der zellulären Prozessierung (Kretzschmar 1986). Es handelt sich um ein Membranprotein, das vorwiegend auf der Oberfläche von Neuronen, jedoch auch von Astrozyten und einer Vielzahl anderer Zellen exprimiert wird. PrP^c hat eine N-terminale Signalsequenz von 22 Aminosäuren, die vom Translationsprodukt abgespalten werden. 23 Aminosäuren werden abgespalten, wenn ein Glykosyl-Phosphatidyl-Inositol (GPI) am Serinrest 230 angehängt wird (Abb. 8.1). Das reife PrP^C ist auf der Zelloberfläche über einen GPI-Anker verhaftet (Stahl et al. 1987) und unterliegt der Endozytose und einem Recycling. Es bestehen 2 N-Glykosylierungsstellen an den Aminosäureresten 181 und 197, die bei verschiedenen Varianten der humanen CJD bestimmte Unterschiede zu zeigen scheinen (Collinge et al. 1996, Parchi et al. 1997). Die N-terminale Hälfte des Prionproteins enthält ein Octarepeat [(PHGGGWGQ) × 4], das eine kooperative Kupferbindung zeigt (Brown 1997 b, Viles et al. 1999).

MRT-strukturelle Untersuchungen haben gezeigt, dass die C-terminale Hälfte eines rekombinant hergestellten Prionproteins 3 α-Helices (H1, H2, H3) und 2 sehr kurze β-Faltblattabschnitte (SI und S2) besitzt (Abb. 8.1). Der N-terminale Anteil des Proteins mit den Aminosäureresten 23 – 120 ist ein flexibles Random-Coil-ähnliches Polypeptid ohne definierbare 3-dimensionale Struktur. Die Kupferbindung an die Octarepeatregion scheint dieser jedoch Struktur zu verleihen (Viles et al. 1999).

■ Zur Funktion des zellulären Prionproteins (PrP^C)

Die Funktion des zellulären Prionproteins ist nicht genau bekannt. Für Untersuchungen, die auf eine Beschreibung der Rolle von PrP bei der Infektion und auf die normale Funktion von PrP^C abheben, wurde durch homologe Rekombination bei Mäusen das PrP-Gen ausgeschaltet (Prnp$^{0/0}$-Mäuse, Prnp-Knockout-Mäuse). Prnp$^{0/0}$-Mauslinien wurden mit verschiedenen Targetingstrategien hergestellt. Diese Mäuse sind resistent gegenüber Infektion mit mausadaptierten Scrapie (Sakaguchi et al. 1996). PrP^C ist deshalb eine notwendige Voraussetzung für die Replikation des Scrapie-Agens.

Ebenso scheint die Vulnerabilität gegenüber PrP^{Sc} und der zu beobachtende Nervenzellverlust bei Prionkrank-

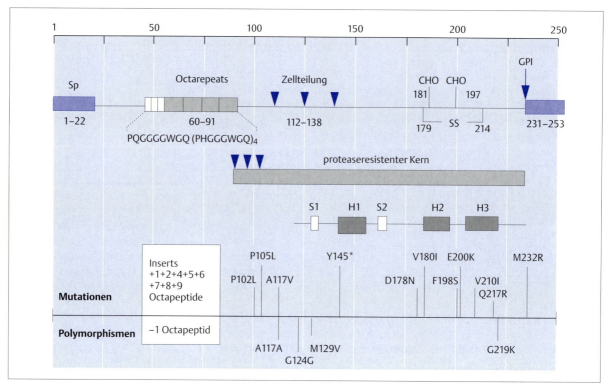

Abb. 8.1 Strukturelle Charakteristika des humanen Prionproteins:
Dargestellt sind die zelluläre Isoform des Prionproteins (PrP^C), der proteaseresistente Kern von PrP^{Sc}, Charakteristika der sekundären Struktur des Proteins sowie Mutationen und Polymorphismen des Prionproteingens. Die Zahlen beziehen sich auf Aminosäurereste.

CHO	Glykosylierungsstellen
GPI	Glycosylphosphatidylinositol
H1, H2, H3	α-Helices.
PrP^C	Isoform des Prionproteins
PrP^{Sc}	proteaseresistenter Kern von PrP^{Sc}
S1, S2	β-Faltblattanteile
SP	Signalpeptid

heiten von der Expression von PrP^C abzuhängen, wie durch 2 ganz unterschiedliche experimentelle Herangehensweisen gezeigt wurde, in denen entweder Transplantate von normalen Mäusegehirnen in Prnp$^{0/0}$-Mäuse verwendet wurden (Brandner 1996) oder primäre neuronale Zellkulturen von Prnp$^{0/0}$-Mäusen eingesetzt wurden (Brown et al. 1997). Prnp$^{0/0}$-Mäuse sind in ihrem Verhalten und in ihrer Morphologie weitgehend normal, ein Befund, der im Hinblick auf die sehr hohe evolutionäre Konservierung des Gens erstaunlich erscheint.

Kürzlich jedoch wurden verschiedene subtile Phänotypen dieser Tiere beschrieben. Die elektrophysiologische Untersuchung von Prnp$^{0/0}$-Mäusen zeigte kleine Veränderungen in hippokampalen LTP (long term potentiation) und GABA$_A$-rezeptorvermittelten Antworten (Collinge 1994). Während sich LTP-Veränderungen in einer weiteren Prnp$^{0/0}$-Linie zeigen ließen (Manson 1995) wurden andere Befunde nicht bestätigt (Herms 1995).

Morphologische, biochemische und physiologische Untersuchungen weisen jedoch darauf hin, dass PrP^C bei der synaptischen Übertragung beteiligt ist. PrP wird axonal zu synaptischen Boutons transportiert (Borchelt 1994), wo es immunhistochemisch in normalen und scrapieinfizierten Gehirnen lokalisiert wurde (Jeffrey 1995). PrP beeinflusst die synaptosomale Calciumkonzentration und calciumabhängige Kaliumkanäle. Ein Großteil der beobachteten Phänotypen lässt sich durch die Kupferbindung an PrP^C erklären (Herms 1998).

■ Konformationsänderungen PrP^C → PrP^{Sc}

PrP^C und PrP^{Sc} unterscheiden sich nicht in ihrer primären Aminosäuresequenz. Auch chemische Modifikationen konnten bislang nicht identifiziert werden. Vielmehr scheint der Unterschied in der Konformation der Proteine zu liegen, indem PrP^{Sc} größere Anteile an β-Faltblattstrukturen besitzt als PrP^C. Pulse-Chase-Experimente in scrapieinfizierten Neuroblastomzellen haben gezeigt, dass die Konversion von PrP^C → PrP^{Sc} ein später posttranslationeller Prozess ist, der entweder an der Zelloberfläche oder nach Endozytose erfolgt.

Grundsätzliche Modelle für den Konversionsprozess
- *Thermodynamisch kontrolliertes „Faltungsmodell"*, in dem eine hohe zu überwindende Aktivierungsenergie einer spontanen Umfaltung entgegensteht. Ein Entfaltungs- und Umfaltungsvorgang des Moleküls mag dazu nötig sein, der durch Enzyme oder Chaperone begünstigt werden könnte. Liegen bestimmte Mutationen des PrP^C vor, wie dies bei den familiären Prionkrankheiten der Fall ist, kann die Konversion zu PrP^{Sc} als spontanes Ereignis vorkommen. Bei sporadisch auftretenden CJD-Fällen müsste dies ein extrem seltenes Ereignis sein (Prusiner 1989, Prusiner et al. 1990).
- Das *Nukleationsmodell* geht von einer kinetisch kontrollierten und reversiblen Konformationsänderung aus, in der PrP^C in einer kristallähnlichen Anlagerung an PrP^{Sc}-Aggregate, gewissermaßen als Nucleus, stabilisiert wird (Jarrett u. Lansbury 1993)

Unabhängig von diesen theoretischen Erwägungen konnte in zellfreien Experimenten gezeigt werden, dass Inkubation von ^{35}S-markiertem Hamster-PrP^C mit einem 50fachen Überschuss von PrP^{Sc} aus scrapieinfiziertem Hamstergehirn zur Konversion eines Teils des markierten Proteins in proteaseresistentes, PrP^{Sc}-typisches Protein führte (Kocisko et al. 1994). Für diesen Konversionsprozess wurden PrP^C und PrP^{Sc} mit 3-M-Guanidiniumchlorid denaturiert, sodass dieses Experiment sowohl mit dem Umfaltungsmodell als auch dem kinetischen Nukleationsmodell vereinbar ist.

Als besonders interessant stellte sich bei diesen Experimenten heraus, dass dieser zellfreie Konversionsprozess speziesspezifisch war und gut mit den aus Tierversuchen bekannten Speziesbarrieren übereinstimmte, indem Maus-PrP^C wohl durch murines PrP^{Sc} nicht jedoch durch Hamster-PrP^{Sc} konvertierbar war. Aufgrund des notwendigen Überschusses an infektiösem Agens, das in diesen Experimenten eingesetzt werden muss, konnte ein Anstieg in der Infektiosität nach Abschluss des Prozesses nicht untersucht werden.

Spongiforme Enzephalopathien des Menschen
(Tab. 8.1)

Eine Reihe unterschiedlicher spongiformer Enzephalopathien des Menschen sind bis jetzt beschrieben:

Kuru. Kuru ist eine Krankheit, die bis in die 60er Jahre unseres Jahrhunderts durch rituellen Kannibalismus in Neuguinea verbreitet wurde. Berichte und Meinungen über den Übertragungsmodus bei dieser Art des Kannibalismus, bei dem es zur Ingestion von Leichenteilen von verstorbenen Familienmitgliedern gekommen sein soll, divergieren stark.

Creutzfeldt-Jakob-Krankheit (CJD). Die CJD, die zu einem geringen Prozentsatz autosomal dominant vererbt wird (fCJD für familiäre Creutzfeldt-Jakob-Krankheit), die auch iatrogen übertragbar ist (iCJD), tritt in dem überwiegenden Teil der Fälle sporadisch auf (sCJD), ohne dass eine Infektionsquelle bekannt wäre (idiopathische CJD).

Gerstmann-Sträussler-Scheinker-Syndrom (GSS). Die GSS ist eine hereditäre Erkrankung.

Tödliche familiäre Insomnie (fatal familial insomnia [FFI]). Die FFL wird ebenfalls als autosomal dominantes Merkmal vererbt. Es gibt auch eine sporadische Variante dieser Krankheit bei methioninhomozygoten Patienten mit dem PrP^{Sc}-Typ 2 (s. unten).

Atypische Prionkrankheiten. Sie wurden bei wenigen Familien mit Insertionsmutanten des Prionproteingens (PRNP) beschrieben.

Neue Variante der Creutzfeldt-Jakob-Krankheit (nvCJD). Die nvCJD wurde in Großbritannien beobachtet. Diese Krankheit hat offensichtlich ihren Ursprung in der BSE (s. unten) und zeigt eine ungewöhnliche Kombination von klinischen und neuropathologischen Veränderungen.

■ Diagnostische Kriterien für die Creutzfeldt-Jakob-Krankheit

Die sporadische CJD betrifft in der Regel Patienten im 7. Lebensjahrzehnt. Die klinischen Kriterien, die Masters et al.(1979) aufgeführt haben, wurden modifiziert und von einer großen CJD-Überwachungsgruppe in Europa akzeptiert (Concerted Action of the EU 1994). Eine definitive Diagnose kann nur durch die neuropathologische oder biochemische Untersuchung des Gehirns gestellt werden. Klinische Diagnosekriterien sind in Tab. 8.2 zusammengefasst.

■ Sporadische Form der Creutzfeldt-Jakob-Krankheit

Die sporadische Form macht etwa 90% aller Creutzfeldt-Jakob-Erkrankungen aus und kommt weltweit mit einer Inzidenz von 1 – 1,5 Erkrankungsfällen auf 1 Mio. Einwohner pro Jahr vor. In Deutschland wurden im Rahmen des vom Bundesgesundheitsministeriums geförderten Programms in 8 Jahren 1244 Verdachtsfälle untersucht, von denen sich 404 als sichere Fälle und 365 als wahrscheinliche Fälle klassifizieren ließen (Poser, unveröffentlicht). Nur diese beiden Kategorien gehen in die Inzidenzberechnung ein. Das mittlere Erkrankungsalter dieser Fälle lag – wie auch der Median – bei 66 Jahren. Der Anteil der Frauen

Tabelle 8.2 Diagnostische Kriterien für die Creutzfeldt-Jakob-Krankheit (CJD)

Sporadische CJD

Wahrscheinliche CJD:
- progressive Demenz von weniger als 2 Jahren
- typische EEG-Veränderungen (periodische scharfe Wellen) und/oder Nachweis von 14-3-3 Protein im Liquor
- mindestens 2 der folgenden 4 Veränderungen:
  – Myoklonien
  – visuelle oder zerebellare Veränderungen
  – pyramidale oder extrapyramidale Symptome
  – akinetischer Mutismus

Mögliche Creutzfeldt-Jakob-Krankheit:
- klinische Charakteristika identisch mit „wahrscheinlicher CJD", aber ohne typische EEG-und Liquorveränderungen

Akzidentell (iatrogen) übertragene CJD
- progressives zerebellares Syndrom nach Therapie mit Hypophysenhormonen
- sporadische CJD mit anerkanntem Expositionsrisiko (z. B. Dura-mater-Transplantation)

Familiäre CJD
- definitive oder wahrscheinliche CJD + definitive oder wahrscheinliche CJD bei einem Verwandten 1. Grades
- neuropsychiatrische Veränderungen + krankheitsspezifische PRNP-Mutationen

nvCJD (neue Variante der Creutzfeldt-Jakob-Krankheit)
- inzwischen gibt es allgemein anerkannte klinische diagnostische Kriterien auch für die nvCJD
- typischerweise sind die betroffenen Patienten jünger als bei der klassischen CJD, sie zeigen einen verlängerten klinischen Verlauf, Ataxie und psychiatrische Symptome sind in den frühen Stadien prominent
- Demenz und Myoklonien entwickeln sich später

Die definitive Diagnose kann nur durch Untersuchung des Hirngewebes erfolgen:
- neuropathologische Untersuchung einschließlich Immunhistochemie
- Westernblot-Analyse mit Antikörpern gegen PrP

überwog im Verhältnis 2:1. Der Median der Überlebenswahrscheinlichkeit nach Beginn der ersten Symptome bis zum Tod betrug 7 Monate. Die häufigste Todesursache war eine Pneumonie.

Zu Beginn der Erkrankung standen unspezifische Beschwerden im Vordergrund, wie vorzeitige Ermüdung, organische Wesensveränderung, Gewichtsverlust, Schlafstörungen, insgesamt Symptome, die an eine Depression denken ließen (Tab. 8.3).

Im weiteren Verlauf stellten sich dann die charakteristischen Symptome einer fortschreitenden Demenz, Myoklonien, Gangunsicherheit, rigorartige Muskeltonuserhöhung und Lähmungen ein (Tab. 8.4). Etwa die Hälfte der Patienten hatte im Endstadium einen akinetischen Mutismus. Der Übergang in das apallische Syndrom ist fließend.

Neben den klinischen Symptomen haben sich folgende Untersuchungsmethoden als hilfreich erwiesen:

- Das EEG zeigt periodische Sharp-Wave-Komplexe in etwa ³/₄ der gesicherten Fälle, wobei die Ausbeute der charakteristischen Kurven höher liegt, wenn mehrere EEG zur Verfügung stehen (Steinhoff et al. 1996).
- Im Liquor weist eine Erhöhung der neuronspezifischen Enolase (Zerr et al. 1995) und das Auftreten des sog. 14–3-3-Proteins, ein den Chaperonen verwandtes Protein, auf das Vorliegen einer sporadischen Form der Creutzfeldt-Jakob-Erkrankung hin. Unter Verwendung eines spezifischen Antikörpers ließ es sich im Liquor mit dem Western-Blot bei 68 von 71 CJD-Fällen nachweisen (Hsich et al. 1996). Der direkte Nachweis des Prionproteins im Liquor oder Blut ist bisher noch nicht gelungen.
- Unter den bildgebenden Verfahren hat sich das MRT bisher als wichtigste Zusatzuntersuchung herausgestellt. Als charakteristisch gelten signalintense Veränderungen in den Stammganglien, die sowohl in der Protonengewichtung als auch im T2-gewichteten Bild zu sehen sind (Finkenstaedt et al. 1996).

Tabelle 8.3 Erstsymptome. Deutsche Creutzfeldt-Jakob-Studie: Podromi (n = 262)

Symptom	Angaben in %
Vermehrte Ermüdbarkeit	59
Organische Wesensänderung	51
Gewichtsverlust	45
Depressivität	43
Schlafstörungen	35
Abnormes Essverhalten	29
Abnormes Schwitzen	17

Tabelle 8.4 Symptome im Verlauf. Deutsche Creutzfeldt-Jakob-Studie: Krankheitssymptome im Verlauf (n = 262)

Symptom	Angaben in %
Schnell fortschreitende Demenz	96
Myoklonien	89
Gangunsicherheit	85
Rigorartige Muskeltonuserhöhung oder andere extrapyramidale Zeichen	69
Akinetischer Mutismus	55
Paresen und spastische Zeichen	55

Die wichtigste klinische Differenzialdiagnose ist die schnell verlaufende Demenz vom Alzheimer-Typ, vor allem wenn sie mit Myoklonien einhergeht, was bei etwa 10% der Fälle vorkommt. Weitere in einer großen Untersuchung von Brown et al. (1994) aufgeführte Differenzialdiagnosen ergeben sich aus Tab. 8.5. Die große Zahl von unklassifizierbaren Demenzen bei dieser Studie erklärt sich aus der Art der Studie: Brown et al. untersuchten Gehirne, die ihnen aus der ganzen Welt unter dem Verdacht auf CJD zugesandt wurden. Die klinischen Informationen blieben unvollständig.

Eine kausale Therapie der CJD gibt es derzeit nicht. Andere Substanzen, die die Konversion von PrP^C zu PrP^{Sc} verhindern, könnten eines Tages therapeutisch eingesetzt werden. Gentechnologische Therapieansätze, z.B. zur Ausschaltung des PrP^C, sind denkbar. Als Maßnahmen bei akzidentellem Kontakt von Haut- oder Schleimhaut mit infiziertem Gewebe empfehlen Aguzzi u. Collinge (1997) Glucocorticoide und Antibiotika, da der Transport des Agens von B-Lymphozyten beeinflusst wird. Die einzelnen Symptome können symptomatisch behandelt werden, so z.B. die Myoklonien mit Benzodiazepinen.

Neue Variante der Creutzfeldt-Jakob-Krankheit

Im April 1996 wurde von einer nvCJD in Großbritannien berichtet, die damals 10 Patienten betraf (Will et al. 1996). Inzwischen wurden in Großbritannien über 100 Fälle beobachtet, 3 Fälle werden aus Frankreich berichtet (Robert Will CJD Surveillance Unit Edinburgh, persönliche Mitteilung, Stand 14.12.2001). Diese Patienten waren auffällig jung. Das Durchschnittsalter lag unter 30 Jahren, sie fielen zunächst durch ein psychiatrisches Erscheinungsbild der Erkrankung mit Depression und Absonderung auf, während für CJD-typische Veränderungen sich erst später einstellten.

Das EEG zeigte bei keinem der Fälle typische Veränderungen. Die neuropathologischen Veränderungen bei der Autopsie waren außergewöhnlich und zeigten extensive Ablagerungen des Prionproteins in den verschiedensten Arealen des Gehirns in einer Art und Weise, wie sie bisher nur bei hereditären Fällen beschrieben worden waren. Zusätzlich fanden sich „floride" Plaques mit einer zentralen PrP-Ablagerung, die von Vakuolen umgeben ist, wie sie ebenfalls bei humanen Prionkrankheiten bis dato nicht beobachtet worden waren. Während bei der sporadischen CJD PrP-Plaques fast ausschließlich mit einem Valin an Codon 129 des PRNP-Gens auf mindestens einem Allel verbunden ist (De Silva et al. 1994), hatten alle Patienten der neuen Variante zahlreiche Plaques und waren homozygot für Methionin am Codon 129. Bei der experimentellen Übertragung auf Mäuse zeigt sich, dass nvCJD und BSE fast identische pathologische Veränderungen und Inkubationszeiten haben, während die sporadische CJD oder auch mehrere Scrapieisolate sich ganz unterschiedlich verhalten (Bruce 1997). Zusammen weisen alle dies Befunde darauf hin, dass nvCJD und BSE von demselben Erreger verursacht werden.

Unter Verwendung mathematischer Modelle, die bestimmte Annahmen über die Verteilung der Exposition gegenüber dem BSE-Agens und die durchschnittliche Inkubationszeit machen, hatte man versucht abzuschätzen, wie viele Fälle der neuen Variante in der Zukunft zu erwarten sind. Es scheint jedoch, dass wegen der Ungewissheit der zugrunde liegenden Annahmen (mittlere Inkubationszeit, Form der Verteilungskurve usw.) nicht einmal die Größenordnung der zu erwartenden Fälle in den nächsten Jahren verlässlich eingeschätzt werden kann (Cousens et al. 1997).

Tabelle 8.5 Die wichtigsten Differenzialdiagnosen zur Creutzfeldt-Jakob-Krankheit (CJD) (aus Brown et al.: Ann. Neurol. 35 [1994] 513–529)

Differenzialdiagnose	Anzahl der Patienten
Nichtklassifizierbare Demenzen	115
Morbus Alzheimer	105
ALS	59
Epilepsie	35
Enzephalitis unklarer Genese	29
AIDS-Enzephalopathie	25
Morbus Parkinson mit Demenz	24
Morbus Huntington	22
SSPE	21
Multiple Sklerose	17
Morbus Pick	15
Schizophrenie	12
PML	12
Schilder-Krankheit	12

ALS amyotrophe Lateralsklerose
PML progressive multifokale Leukenzephalopathie
SSPE subakute sklerosierende Panenzephalitis

Gerstmann-Sträussler-Scheinker-Syndrom (GSS)

Dieses Syndrom wurde erstmals 1928 beschrieben (Gerstmann 1928) und wird durch eine Reihe unterschiedlicher Mutationen des PRNP-Gens hervorgerufen. Die Patienten sind überwiegend ataktisch. Sie entwickeln Dysphagie, Dysarthrie, Hyporeflexie und Demenz, die sich in vielen Fällen erst spät und nicht immer sehr ausgeprägt darstellt. GSS ist von der CJD durch das Vorherrschen einer Ataxie zu unterscheiden, während Demenz und Myoklonien bei der CJD mehr im Vordergrund stehen.

> Es sollte jedoch bedacht werden, dass die klinische Manifestation einer CJD oder GSS in Trägern derselben Mutation in ein und derselben Familie beobachtet werden kann und eine sichere Unterscheidung mit klinischen Mitteln nicht immer möglich ist.

Neuropathologisch stellt sich die GSS als eigene Entität dar und wird durch große, multizentrische, Prionprotein enthaltende Amyloidplaques charakterisiert, während spongiforme Veränderungen häufig weniger deutlich ausgeprägt sind.

Tödliche familiäre Insomnie (FFI)

Die FFI fällt häufig durch Insomnie und Dysautonomie auf, später zeigen sich Ataxie, Dysarthrie, Myoklonien und Dysfunktion der Pyramidenbahnen. Schließlich entwickeln die Patienten eine weitgehende Insomnie und Demenz, Rigidität, Dystonie und Mutismus. Nach einem durchschnittlich 13-monatigen Verlauf führt diese Krankheit zu Stupor, Koma und Tod. Neuropathologisch ist die FFI durch Nervenzellverlust und astrozytäre Gliose vorwiegend im Thalamus (anteroventraler und mediodorsaler Kern) sowie in der unteren Olive gekennzeichnet. Sie wird ausschließlich bei Patienten mit einer D-178 N-Mutation des PRNP-Gens identifiziert, bei dem sich ein Methionin-Codon an der Position 129 desselben Allels findet (weitere Details s. Gambetti 1995). In vielen Fällen scheint diese Mutation jedoch zu einer Krankheit zu führen, die eher der klassischen Creutzfeldt-Jakob-Variante entspricht.

Neuropathologie der humanen Prionkrankheiten
(Abb. 8.2)

Die klassische CJD ist neuropathologisch durch spongiforme Degeneration, Nervenzellverlust und astrozytäre Gliose gekennzeichnet. Lediglich die spongiforme Degeneration hat einen gewissen Anspruch auf Spezifität für CJD. Kuru-Plaques und andere Formen PrP-enthaltender Amyloidplaques, obwohl pathognomonisch für Prionkrankheiten, finden sich nur in einer geringen Anzahl sporadischer Fälle, in denen sie fast ausschließlich mit einem Valin-Codon an der Position 129 des PRNP-Gens vergesellschaftet sind. Multizentrische Plaques finden sich regelmäßig bei der GSS.

Die spongiforme Degeneration umfasst ein Spektrum von Veränderungen mit unterschiedlichem diagnostischem Wert. Typische spongiforme Veränderungen bestehen aus relativ kleinen *Vakuolen im Neuropil*. Diese Vakuolen, die häufig in Routinefärbungen (HE) opak erscheinen, haben einen Durchmesser von 2–20 pm. Sie können fokal auftreten und müssen von den vakuolären Veränderungen unterschieden werden, die häufig in der 2. Rindenschicht bei anderen Erkrankungen mit kortikaler Atrophie beobachtet werden.

„Vakuoläre Veränderungen" beschreibt ein Gewebsbild, in dem die kleinen Vakuolen zu großen traubenartigen Gebilden zusammenzuwachsen scheinen und große multilobuläre Vakuolen bilden. Als *„Status spongiosus"* bezeichnen wir ein Gewebsbild mit extremer astrozytärer Gliose und Nervenzellverlust. Dieses Gewebsbild ist wenig spezifisch und kann auch als Endstadium bei anderen neurodegenerativen Krankheiten beobachtet werden. Bei der *„panenzephalopathischen Variante"* der CJD wird über eine ausgeprägte spongiforme Degeneration mit Ansammlung von Makrophagen in der weißen Substanz des Gehirns berichtet.

Die moderne neuropathologische Diagnose der humanen Prionkrankheiten beruht ganz wesentlich auf immunhistochemischen Untersuchungen mit Antikörpern gegen das Prionprotein und einer Kombination unterschiedlicher Gewebebehandlungsmethoden, denen ein spezifischer Nachweis von PrP^{Sc} im Gewebe gelingt. Dieser Nachweis ist spezifisch für die Prionkrankheiten (weitere Einzelheiten s. Kretzschmar 1996).

Genetik

Genetik der humanen Prionkrankheit

Das humane Prionproteingen (PRNP) ist auf dem kurzen Arm des Chromosoms 20 lokalisiert. Es hat eine relativ einfache genomische Struktur und besteht aus 2 Exons mit einem Intron von 13 kb Länge. Der gesamte proteinkodierende Teil des Gens ist auf dem Exon 2 lokalisiert. Alle bislang bei Säugetieren untersuchten PrP-Gene haben eine ähnliche genomische Struktur mit nur 2 oder 3 Exons, wobei der proteinkodierende Teil nie durch ein Intron unterbrochen wird. Auf Aminosäurenebene findet sich eine ausgeprägte Homologie der Prionproteinsequenzen des Menschen und anderer Saugetierspezies (Primaten: 93–99% [Schätzl 1995] Nagetiere: 91–92% [Westaway 1994]).

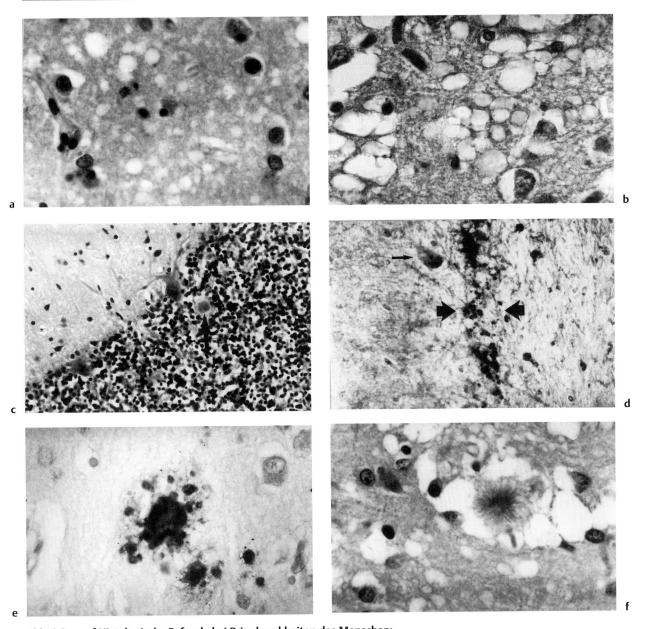

Abb. 8.2 a–f **Histologische Befunde bei Prionkrankheiten des Menschen:**
a Sehr feine spongiforme Veränderungen mit kleinen Vakuolen im Neuropil des Neokortex eines klassischen CJD-Falls. Im Bild sind einzelne Gliazellen sowie eine Kapillare erkennbar. HE-Färbung, × 100 (Originalvergrößerung).
b Große konfluierende Vakuolen, die z. T. opak erscheinen. 3 Neuronen sind im Bild erkennbar. Neokortex eines sporadischen CJD-Falls. BE, × 100.
c Eine Kuru-Plaque (Pfeil) stellt sich in der Körnerzellschicht des Kleinhirns bei einem sporadischen CJD-Fall dar. Daneben eine Purkinje-Zelle. HE, × 63.
d Immunhistochemische Darstellung grobgranulärer PrP-Ablagerungen in der Körnerzellschicht des Kleinhirns eines sporadischen CJD-Falls. Extreme Atrophie der Körnerzellschicht (zwischen den dicken Pfeilen). Die Purkinje-Zellen sind bei den Prionkrankheiten des Menschen kaum in Mitleidenschaft gezogen. Im Bild eine Purkinje-Zelle (Pfeil). Immunhistochemie mit einem Antikörper gegen das Prionprotein; × 63.
e Eine multizentrische Plaque („Kokardenplaque") in der Großhirnrinde eines Patienten mit dem Gerstmann-Sträussler-Scheinker- (GSS-)Syndrom. Diese Form der Prionproteinablagerung wird nur bei Individuen mit Mutationen des Prionproteingens beobachtet. Immunhistochemie mit einem Antikörper gegen PrP. × 100.
f „Floride" Plaque, umgeben von konfluierenden Vakuolen in einem CJD-Fall der neuen Variante (nvCJD) aus Großbritannien. Bei stärkerer Vergrößerung zeigen diese Plaques, deren Form an eine Blüte erinnern soll (deshalb „floride" Plaques), häufig einen Kern, der aus feinen Fäden zusammengesetzt ist und von Vakuolen umgeben wird. Diese Form der Prionproteinablagerung wurde beim Menschen bislang nur bei der nvCJD beobachtet. HE-Färbung, × 100 (mit freundlicher Genehmigung von Dr. James Ironside, Creutzfeldt-Jakob Disease Surveillance Unit, Edinburgh, Schottland).

Pathogene Mutationen

In Familien mit erblichen Prionkrankheiten wurden 11 verschiedene Punktmutationen und 13 verschiedene Insertionsmutationen im Open Reading Frame des PRNP-Gens beschrieben (Abb. 8.1). Die Insertionsmutationen finden sich in einer Octapeptid-Repeat-Region in der N-terminalen Hälfte des Proteins, während die Punktmutationen in der C-terminalen Hälfte des Proteins konzentriert sind. Die Analyse der Daten in einem großen epidemiologischen Projekt in Deutschland haben gezeigt, dass ungefähr die Hälfte der Familien mit Mutationen des PRNP-Gens angibt, von einer erblichen, tödlichen neurologischen Erkrankung in ihrer Familie nichts zu wissen. Diese Beobachtung zeigt, wie wichtig eine routinemäßige Untersuchung des Prionproteingens bei unklaren neurologischen Syndromen mit Demenz ist.

Die häufigsten Mutationen sind:

- *P102 L:* Diese Mutation ist die häufigste Ursache für GSS. Die von Gerstmann, Sträussler und Scheinker zum ersten Mal beschriebene Familie mit diesem Syndrom trägt ebenfalls diese Mutation (Gerstmann et al. 1936, Kretzschmar et al. 1991). Experimentell ist es gelungen, mit Gehirngewebe von P102 L-Fällen eine spongiforme Enzephalopathie auf Primaten und Nagetiere zu übertragen (Masters et al. 1981). So konnte gezeigt werden, dass GSS eine genetische und transmissible (infektiöse) Krankheit ist. Transgene Mäuse, die ein murines PrP-Gen mit der P102 L-Mutation exprimieren, entwickeln spontan eine neurodegenerative Krankheit, die von Scrapie nicht zu unterscheiden ist. Diese Krankheit ist ebenfalls auf andere Nagetiere übertragbar.
- *D178 N-CJD/FFI:* Der Krankheitsphänotyp, der durch die D-178 N-Mutation hervorgerufen wird, scheint durch den Polymorphismus am Codon 129 determiniert zu werden, der entweder Methionin oder Valin kodiert. Valin am Codon 129 des mutierten Allels ist mit der fCJD vergesellschaftet, während Methionin am Codon 129 in Verbindung mit der D178 N Mutation den FFI- Phänotyp hervorruft. FFI-Patienten, die am Codon 129 homozygot für Methionin sind, zeigen einen schnelleren Verlauf der Erkrankung als heterozygote Patienten. Das Codon 129 auf dem mutanten Allel spezifiziert deshalb den Phänotyp der Erkrankung und das auf dem normalen Allel beeinflusst den Schweregrad der Erkrankung bei beiden Phänotypen. Die biochemische Analyse des proteaseresistenten PrP (PrP^{Sc}) aus Gehirnmaterial von FFI- und CJD-D-178 N-Patienten hat 2 verschiedene Proteine in Bezug auf die Größe des proteaseresistenten Kerns und die relative Verteilung der Glykosylierungsformen gezeigt (Monari 1994).
- *E200 K:* Dies ist die am häufigsten bei hereditären Prionkrankheiten anzutreffende Mutation. Sie ist klinisch und neuropathologisch von der sporadischen CJD nicht zu unterscheiden. Die größte bekannte Gruppe findet sich unter libyschen Einwanderern in Israel, die eine 100fach erhöhte CJD-Inzidenz haben (Gabizon 1993). Ursprünglich glaubte man, dass diese erhöhte CJD-Inzidenz auf den Verzehr von Schafgehirnen oder -augen zurückzuführen sei (Kahana 1974), es hat sich jedoch in den letzten Jahren herausgestellt, dass in jedem Erkrankungsfall dieser Gruppe mindestens ein PRNP-Allel die Mutation E200 K trägt und dass diese Mutation genetisch mit der CJD verbunden ist (Gabizon 1993).
- *Insertmutationen:* Eine ganz andere Art von Mutation des PRNP liegt bei verschiedenen sog. Insertionsmutationen vor. Das normale Protein trägt 5 Repeats (1 Nonarepeat, 4 Octarepeats, Aminosäuren 51–91) in dieser Region, wogegen die mutierten Prionproteine zwischen 1 und 9 zusätzlichen Octarepeats haben (Abb. 8.1). Die klinischen und pathologischen Charakteristika, die mit Insertationsmutationen verbunden sind, sind außerordentlich variabel, es finden sich Patienten mit der klassischen CJD oder GSS, aber auch Patienten mit keinem morphologisch erkennbaren Phänotyp, die klinisch lediglich eine progressive Demenz zeigen (Collinge et al. 1990, 1992). Identische Rearrangements der Octapeptide sind in voneinander unabhängigen Familien nie entdeckt worden. Man vermutet, dass die Bildung von Extrarepeats auf einem ungleichen Cross-over und Rekombination beruht. Für die Generierung von mehr als 4 Extrarepeats müsste dieser Hypothese zufolge mehr als eine Runde von Cross-over stattgefunden haben. Sowohl der disperse Ursprung der Extrarepeats als auch die Wahrscheinlichkeit von mehreren aufeinander folgenden Rekombinationen innerhalb einer Familie weisen darauf hin, dass die Octapeptidregion genetisch instabil ist.

Polymorphismen

Der Polymorphismus an der Aminosäureposition 129 des PRNP (Methionin [ATG]-Valin [GTG]) hat Konsequenzen sowohl für das Auftreten der sporadischen CJD als auch die klinischen und neuropathologischen Charakteristika der sporadischen und erblichen Varianten humaner Prionkrankheiten. Mehrere Studien haben eine deutliche Überrepräsentation von Homozygoten (in erster Linie Methionin) bei sporadischen CJD-Fällen im Vergleich zur normalen Population beschrieben. Auch der Phänotyp der sporadischen CJD wird vom Codon 129 beeinflusst (s. unten).

Modelle in transgenen Tieren

Die Speziesbarriere, die bei der Übertragung von adaptierten Erregerstämmen auf andere Tierarten zu überwinden ist, wurde durch Einführung des Hamster-PrP-Gens in die

Keimbahn von Mäusen näher untersucht (Race et al. 1995). Auf diese transgenen Tiere konnte das hamsteradaptierte infektiöse Agens übertragen werden, während es auf Wildtypmäuse entweder gar nicht oder nur nach extrem langer Inkubationszeit übertragbar ist. Die transgenen Tiere stellten nach Infektion mit Hamster- oder Mausmaterial den homologen Typ des infektiösen Agens her (Prusiner et al. 1990). Bei der Einführung des humanen PRNP in Mäuse stellte sich die Situation komplizierter dar. Erst nach Einführung von chimären Genen mit murinen N- und C-Termini und einem zentralen humanen PRNP-Anteil (Codon 96–167) wurden diese Mäuse empfänglich für die Infektion mit humanen Prionen (Telling et al. 1995) Allerdings stehen diese Daten im Gegensatz zu Berichten einer anderen Forschungsgruppe, der es gelungen war, die Speziesbarriere durch Einführung des unmodifizierten PRNP in Mäuse zu brechen (Collinge et al. 1995). Zusätzlich konnte diese Arbeitsgruppe eine unveränderte Suszeptibilität dieser Mäuse gegenüber BSE im Vergleich zur Suszeptibilität normaler Mäuse zeigen.

Diese Beobachtung wurde als ein Hinweis auf eine starke Speziesbarriere zwischen Rind und Mensch gedeutet. Hierzu müssen jedoch weitere Punkte geklärt werden. Beispielsweise trug das humane Transgen in diesen Versuchen ein Valin am Codon 129, während das Rind an dieser Position ein Methionin-Codon trägt und alle bislang beobachteten Fälle der nvCJD für Methionin ebenfalls homozygot waren.

Die interessantesten Experimente hinsichtlich erblicher humaner Prionkrankheiten wurden mit Mäusen durchgeführt, die ein murines Prnp mit einer P102 L-homologen Mutation überexprimieren, die beim Menschen das GSS-Syndrom hervorruft. Diese Mäuse entwickelten spontan eine neurodegenerative Krankheit, die anderen Prionkrankheiten in der Maus sehr ähnlich ist (Hsiao et al. 1990). Die infektiöse Natur des Agens der so generierten Krankheit wurde durch serielle Transmission auf Hamster (10% der Tiere) und transgene Mäuse, die das mutierte Protein auf niedrigem Niveau exprimieren (40% der Tiere) gezeigt (Hsiao et al. 1994). Die Krankheit konnte allerdings nicht auf normale Wildtypmäuse übertragen werden. Während die erfolgreiche Transmission der Krankheit von Tg(MoPrP-P101 L)H-Mäusen auf Hamster, jedoch nicht auf Wildtypmäuse ein Rätsel bleibt, unterstützt die Transmission auf Mäuse, die wenige Kopien eines mutierten Proteins tragen, die Vorstellung, dass eine homologe Protein-Protein-Interaktion die Transmissibilität bestimmt.

Prionproteintypen – CJD-Varianten

Parchi et al. (1996) gelang es, 2 PK-resistente PrP-Isoformen bei sporadischen CJD-Fällen mit unterschiedlichen Wanderungsmustern (Größe) auf Western-Blots zu zeigen (PrP^{Sc} Typ 1: 20,5 kDa und PrP^{Sc} Typ 2: 18,7 kDa). Interessanterweise scheinen die beiden PrP-Isotypen 1 und 2 zusammen mit dem Genotyp am Codon 129 die klinischen und pathologischen Eigenschaften der Krankheit zu determinieren (Tab 8.6). MM-Homozygotie mit PrP^{Sc} Typ 1 war in der beschriebenen Untersuchung assoziiert mit einer typischen CJD-Erkrankung, d. h. mit einem klinischen Verlauf unter 6 Monaten, kognitiver Verschlechterung im frühen Stadium, Myoklonien und periodischen scharfen Wellen im EEG.

Die Histologie zeigte typische spongiforme Veränderungen und Gliose mit nur mäßigem Nervenzellverlust. Atypische und seltene Formen der CJD waren assoziiert mit verschiedenen Genotypen am Codon 129 und dem Typ-2 PrP^{Sc}.

Immunhistochemisch ließen sich Plaques und plaqueähnliche Ablagerungen nur bei Codon-129-Heterozygoten oder Valin-Homozygoten mit PrP^{Sc}-Typ-2-Protein darstellen. Bestimmte Eigenschaften des PrP^{Sc} Typ 1 und Typ 2 scheinen bei der experimentellen Transmission erhalten zu werden oder sogar als „Schablone" für weitere PrP^{Sc}-Bildung zu funktionieren. Dies konnte anhand der Transmission von FFI -und fCJD (E200 K), beide mit Typ-2-PrP^{Sc}, und sCJD mit Typ-1-PrP^{Sc} auf transgene Mäuse gezeigt werden. Hier entsprach das nach Übertragung isolierbare PrP^{Sc} in 2 Größenklassen jeweils dem Inoculum. Das Glykosylierungsmuster wurde jedoch nicht propagiert (Telling et al. 1996).

Collinge et al. (1996) berichteten zusätzlich, dass nvCJD-Fälle ein von sCJD und iCJD unterschiedliches Glykosylierungsmuster haben, in dem die hochmolekulare, doppelt glykosylierte Bande im Western-Blot überrepräsentiert ist. Dieses Muster war auch anzutreffen, wenn die BSE auf Makaken oder Mäuse übertragen wurde.

Prionpathogenese und In-Vitro-Modelle

Neben dem infektiösen Agens scheint die Pathogenese der Prionkrankheiten, die mit massiven Nervenzelluntergängen in sehr kurzer Zeit einhergeht, von großer Bedeutung für das Verständnis und schließlich auch für therapeutische Überlegungen in der Zukunft. Die Prionkrankheiten mögen sich auch als ein Paradigma für das Studium der Nervenzelldegeneration bei anderen neurodegenerativen Krankheiten erweisen. Einblicke in die Mechanismen des Nervenzelltods haben sich erst in den letzten Jahren ergeben.

Man geht heute davon aus, dass es 2 grundlegende Typen und Mechanismen des Zelltods gibt:
- Nekrose,
- Apoptose.

Nekrose ist oft das Resultat schwerer und plötzlicher Noxen und führt zu schneller Zelllyse mit nachfolgender entzündlicher Reaktion. Im Gegensatz dazu schreitet die Apoptose in einer geordneten Weise fort und folgt einem

Tabelle 8.6 Molekulare Klassifikation der sporadischen CJD (nach Parchi et al. 1999)

PrP-Typ	Klinik	Pathologie
MM1	~ 70% der sCJD-Fälle Erkrankungsalter 65 Jahre Krankheitsdauer 4 Monate rasch progredienter Verlauf mit Demenz Myoklonien typisches EEG häufig Beeinträchtigung des Sehvermögens, mitunter einseitiger Beginn	starke kortikale Veränderungen, z. T. okzipital betont PrP^{Sc}-Ablagerungen im Kortex überwiegend feingranulär, im Kleinhirn synaptisches Färbemuster in $^1/_3$ der Fälle zusätzlich konfluierende Vakuolen mit perivakuolärer PrP^{Sc}-Ablagerung in allen Regionen des Kortex
MM2 kortikal	~ 2% der sCJD Erkrankungsalter 67 Jahre Krankheitsdauer 12 Monate progressive Demenz kein typisches EEG	große konfluierende Vakuolen und perivakuoläre grobe PrP^{Sc}-Ablagerung in allen Regionen des Kortex
MM2 thalamisch	~ 2% der sCJD Erkrankungsalter 52 Jahre Krankheitsdauer 16 Monate Insomnie und nächtliche Hyperaktivität Ataxie und subkortikale Demenz kein typisches EEG	Veränderungen, in erster Linie Atrophie, vorwiegend im Thalamus und in der unteren Olive
MV1	~ 3% der sCJD Erkrankungsalter 62 Jahre Krankheitsdauer 5 Monate Klinik wie MM1-Fälle	Neuropathologie wie MM1-Fälle
MV2	~ 8% der sCJD Erkrankungsalter 58 Jahre Krankheitsdauer 17 Monate ausgeprägte Ataxie keine typischen EEG-Veränderungen	Kuru-Plaques, hauptsächlich im Kleinhirn
VV1	~ 1% der sCJD Erkrankungsalter 48 (24–53) Jahre Krankheitsdauer 15 Monate progressive Demenz als führendes klinisches Zeichen keine typischen EEG-Veränderungen	starke spongiforme Veränderungen in Kortex und Stammganglien, das Kleinhirn zeigt nur minimale Veränderungen immunhistochemisch keine oder nur schwer nachweisbare PrP^{Sc}-Ablagerungen
VV2	~ 15% der sCJD Erkrankungsalter 50–60 Jahre Krankheitsdauer 7 Monate Erstsymptom häufig Ataxie, Demenz oft erst spät in den meisten Fällen keine typischen EEG-Veränderungen	ausgeprägte Veränderungen des Kleinhirns und des Hirnstamms, im Kortex sind spongiforme Veränderungen häufig nur in tiefen Rindenschichten erkennbar granuläre und plaqueartige PrP^{Sc}-Ablagerungen sowie prominente perineuronale und traktartige Ablagerungen im Marklager

M und V bezeichnen die beiden möglichen Aminosäurereste Methionin und Valin an Position 129 des Prionproteins (PrP). Die Ziffern hinter dem Genotyp bezeichnen den PrP^{Sc}-Typ, der im Western-Blot von Gehirnhomogenaten erkennbar ist (Typ 1 entsprechend einem Protein von ca. 20,5 kDa, Typ 2 entsprechend ca 18,7 kDa nach Proteinase-K-Behandlung)

zellulären „Selbstmordprogramm" mit aktiver Genexpression als Antwort auf physiologische Signale oder Stressreize. Die Apoptose wird üblicherweise nicht von einer entzündlichen Antwort begleitet.

Die In-situ-End-Labeling-Technik (ISEL), die auf der Inkorporation von markierten Nukleotiden in fragmentierte DNA mithilfe der terminalen Transferase beruht, wird hochspezifisch für die Darstellung apoptotischer Zellen eingesetzt. ISEL zeigte bei der Untersuchung von Scrapie-infizierten Mäusen fragmentierte DNA in der Körnerzellschicht des Kleinhirns vom Tag 120 nach Infektion an. Die Anzahl der markierten Zellen stieg vom Tag 120–150 an und erreichte ihren höchsten Wert in terminal erkrankten Tieren (Tag 166) (Giese et al. 1995). In ähnlicher Weise konnte in der Retina des Auges ein massiver apoptotischer Nervenzelluntergang in der äußeren Körnerzellschicht gezeigt werden.

Auch elektronenmikroskopische Untersuchungen zeigten bei terminal kranken Tieren Zellen mit den typischen Charakteristika der Apoptose. Die höchste Anzahl und Dichte von apoptotischen Zellen fand sich interessanterweise in solchen Regionen des ZNS, die keine oder kaum spongiforme Veränderungen zeigten, d. h. die Retina und die Körnerzellschicht des Kleinhirns. Der Nachweis von apoptotischem Nervenzelluntergang in einem Tiermodell von Scrapie ist von Bedeutung sowohl für das Verständnis der Pathophysiologie der spongiformen Enzephalopathien als auch die Validierung von Zellkulturexperimenten, in denen mit neurotoxischen Prionproteinfragmenten Nervenzelltod durch Apoptose induziert werden kann (s. unten).

2 Hypothesen werden im Zusammenhang mit dem neuronalen Zelltod bei Prionkrankheiten diskutiert:
- die eine macht den progressiven Verlust der Funktion von PrP^C während der Erkrankung verantwortlich (loss of function),
- die andere hält die toxischen Eigenschaften von PrP^{Sc} für ursächlich (gain of function).

Während die Ergebnisse einiger elektrophysiologischer Versuche in $Prnp^{0/0}$-Mäusen darauf hinweisen, dass der progressive Verlust von PrP^C zur Beeinträchtigung der synaptischen Transmission und damit zu Nervenzelltod führen könnte, zeigten andere Untersuchungen, dass PrP^{Sc} toxische Effekte auf Neuronen in primärer Zellkultur hat. Forloni et al. (1993) argumentierten, dass dieser toxische Effekt in einem Teil des Proteins residieren könne, der bei humanen Prionkrankheiten im Gewebe abgelagert wird. Es ließ sich ein Peptid identifizieren, das den Aminosäuren 106–126 der humanen PrP-Sequenz entspricht (PrP 106–126), und das einen maximalen neurotoxischen Effekt in Zellkulturexperimenten hatte. Brown et al. (1996) konnten zeigen, dass dieses Peptid auch für gemischte Kleinhirnzellkulturen von Mäusen neurotoxisch ist. In weiteren Versuchen konnte gezeigt werden, dass der neurotoxische Effekt von PrP 106–126 durch Mikrogliazellen vermittelt wird. Überraschenderweise ließ sich bei der Behandlung von gemischten Kleinhirnzellkulturen von $Prnp^{0/0}$- Mäusen mit PrP 106–126 kein toxischer Effekt zeigen.

Alle diese Befunde deuten darauf hin, dass der neurotoxische Effekt von PrP 106–126 auf 2 Voraussetzungen basiert:
- einer spezifischen Interaktion mit PrP^C-exprimierenden Neuronen,
- der Gegenwart von Mikroglia.

Eine weitere Untersuchung zeigte schließlich, dass Mikrogliazellen auf die Behandlung mit PrP 106–126 mit einer gesteigerten Synthese von Sauerstoffradikalen reagiert, die den neuronalen apoptotischen Zelltod durch oxidativen Stress induzieren.

Zur Untersuchung von zellbiologischen und biochemischen Unterschieden zwischen $Prnp^{0/0}$- und Wildtyptieren wurden verschiedene Gewebekultursysteme eingesetzt. Xanthinoxidase und Xanthin wurden als Quelle für das Superoxidradikal und H_2O_2 und damit als Quelle für oxidativen Stress verwandt. Im Vergleich zu unbehandelten Kulturen überlebten signifikant mehr Wildtypzellen diesen oxidativen Stress als $Prnp^{0/0}$-Zellen. In Homogenaten von Wildtyp- und $Prnp^{0/0}$-Mäusen wurde daraufhin die Aktivität der Kupfer-Zink-Superoxiddismutase (SOD-1) und der manganabhängigen Superoxiddismutase (MnSOD) durch einen spektrophotometrischen Assay quantifiziert. Die Aktivität der Cu/Zn-SOD-1 war bei $Prnp^{0/0}$-Mäusen niedriger, die Aktivität der mitochondrialen MnSOD war jedoch erhöht. $Prnp^{0/0}$-Mäuse scheinen also eine veränderte Resistenz gegen oxidativen Stress zu haben, der auf einem Verlust der SOD-1-Aktivität beruht. Dieser Aktivitätsverlust kann durch einen Anstieg der Aktivität von MnSOD teilweise kompensiert sein (Brown et al. 1997a). Ob ein direkter Zusammenhang zwischen der SOD-1-Aktivität und der Kupferbindung durch PrP^C besteht (Brown et al. 1997b), wie man sich etwa bei einer Kupfertransportfunktion von PrP^C vorstellen könnte, wird sich zeigen.

Kürzlich wurde auch gezeigt, dass PrP^C eine kooperative Kupferbindung hat (Brown et al. 1997b, Viles et al. 1999) und dass diese Bindung die synaptische Übertragung signifikant beeinflusst (Herms et al. 1998).

Diese experimentellen Ansätze mögen in der Zukunft zu einem besseren Verständnis der biochemischen Funktion von PrP^C führen und damit das Rätsel der Prionpathogenese und des Nervenzelltods bei spongiformen Enzephalopathien lösen helfen.

Ausblick

Durch das Auftreten der BSE wurde der Blick der Wissenschaft und der Öffentlichkeit auf eine Gruppe sonst sehr seltener Erkrankungen gelenkt. Die Forschungsaktivität der letzten Jahre hat dazu geführt, dass die spongiformen Enzephalopathien zu den am besten untersuchten neurodegenerativen Krankheiten zählen. Die zellulären Mechanismen, die hier am Nervenzelltod beteiligt sind, mögen ebenso gut bei anderen neurodegenerativen Krankheiten wirksam sein. Die Erforschung der Prionkrankheiten könnte dann einen wesentlichen Beitrag auch zum Verständnis anderer Krankheiten wie des Morbus Alzheimer oder der amyotrophen Lateralsklerose leisten.

Literatur

Aguzzi A, Collinge J. Post-exposure prophylaxis after accidental prion inoculation. Lancet. 1997;350:1519–20,

Borchelt DR, Koliatsos VE, Guarnieri M, Pardo CA, Sisodia SS, Price DL. Rapid anterograde axonal Transport of the cellular prion glycoprotein in the peripheral and central nervous system. J Biol Chem. 1994;269:14711–14

Brandner S, Isenmann S, Raeber A, Fischer M, Sailer A, Kobayashi Y, Marino S, Weissmann C, Aguzzi A. Normal host prion protein necessary for scrapie-induced neurotoxicity. Nature. 1996;379:339–43

Brown DR, Schmidt B, Kretzschmar HA: Role of microglia and host prion protein in neurotoxicity of prionproteinfragment. Nature380:345–347,1996

Brown DR, Schulz-Schaeffer WJ, Schmidt B, Kretzschmar HA: Prion protein-deficient cells show altered response to oxidative stress due to decreased SOD-1 acti-vity. Exp.Neurol. 146:104–112, 1997a

Brown DR, Qin K, Herms JW, Madlung A, Manson J, Strome R, Fraser P, Kruck T, von Bohlen A, Schulz-Schaeffer W, Giese A, Westaway D, Kretzschmar H. The celmar prion protein binds copper in vivo. Nature. 1997b;390:684–7

Brown P, Gibbs CJ, Rodgers-Johnson P, Asher DM, Sulima NW, Bacote A, Goldfarb LG, Gajdusek DC: Human spongiform encephalopathy: The National Institutes of Health series of 300 cases of experimentally transmitted disease. Ann Neurol. 1994;35:513–29

Bruce ME, Will RG, Ironside JW, McConnell I, Drummond D, Suttie A, McCardie L, Chree A, Hope J, Birkett C, Cousens S, Fraser H, Bostock CJ. Transmissions to mice indicate that ‚new variant' CJD is caused by the BSE agent. Nature. 1997;398:489–501

Collinge J, Owen F, Poulter M, Leach M, Crow TJ, Rossor MN, Hardy J, Mullan MJ, Janota I, Lantos PL. Prion dementia without characteristic pathology. Lancet. 1990;336:7–9

Collinge J, Brown J, Hardy J, Mullan M, Rossor MN, Baker H, Crow TJ, Lofthouse R, Poulter M, Ridley R, et al. Inherited prion disease with 144 base pair gene insertion. 2. Clinical and pathological features. Brain. 1992;115:687–710

Collinge J, Whittington MA, Sidle KCL, Smith CJ, Palmer MS, Clarke AR Jefferys JGR: Prion protein is necessary for normal synaptic function. Nature 1994;370:295–297

Collinge J, Palmer MS, Sidle KCL, Hill AF, Gowland I, Meads J, Asante E, Bradley R, Doey LJ, Lantos PL: Unaltered susceptibility to BSE in transgenic nüce expressing human prion protein. Nature 378:779–783, 1995

Collinge J, Sidle KCL, Meads J, Ironside J, Hill AF. Molecular analysis of prion strain variation and the aetiology of ‚newvariant' CJD. Nature. 1996;383:685–90

Concerted Action of the EU. Surveillance of Creutzfeldt-Jakob disease in the European community. Minutes of the second meeting in Rome, July 3, 1993 and the third meeting in Paris, April 29–30,1994. 1994. (GENERIC) Ref Type: Report

Cousens SN, Vynnycky E, Zeidler M, Will RG, Smith PG. Predicting the CJD epidemic in humans. Nature. 1997;385:197–8

De Silva R, Ironside JW, McCardle L, Esmonde T, Bell J, Will R, Windl O, Dempster M, Estibeiro P, Lathe R Neuropathological phenotype and "prion protein" genotype correlation in sporadic Creutzfeldt-Jakob disease. Neurosci Lett. 1994;179:50–52

Finkenstaedt M, Szudra A, Zerr I, Poser S, Hise JH, Stoebner JM, Weber T. MR imaging of Creutzfeldt-Jakob disease. Radiology. 1996;199:793–798

Forloni G, Angeretti N, Chiesa R, Monzani E, Salmona M, Bugiani O, Tagliavini F. Neurotoxicity of a prion protein fragment. Nature. 1993;362:543–6

Gabizon R, Rosenmann H, Meiner Z, Kahana I, Kahana E, Shugart Y, Ott J, Prusiner SB. Mutation and polymorphism of the prion protein gene in Libyan Jews with Creutzfeldt-Jakob disease (CJD). American Journal of Human Genetics. 1993;53:828–35

Gajdasek DC, Gibbs CJ, Alpers M. Experimental transmission of a kuru-like syndrome to chimpanzees. Nature. 1966;209:794–6

Gambetti P, Parchi P, Petersen RB, Chen SG, Lugaresi E. Fatal familial insomnia and familial Creutzfeldt-Jakob disease: Clinical, pathological and molecular features. Brain Pathol. 1995;5:43–51

Gerstmann J. Über ein noch nicht beschriebenes Reflexphänomen bei einer Erkrankung des zerebellaren Systems. Wien Med Wochenschr. 1928; 78:906–8

Gerstmann J, Sträussler E, Scheinker I. Über eine eigenartige hereditär-familiäre Erkrankung des Zentralnervensystems. Zugleich ein Beitrag zur Frage des vorzeitigen lokalen Alters. Z Neurol 1936;154:736–62

Giese A, Groschup NM, Hess B, Kretzschmar HA. Neuronal cell death in scrapie-infected mice is due to apoptosis. Brain Pathol. 1995;5:213–21

Hadlow WJ. Scrapie and kuru. Lancet. 1959;2:289–290

Herms JW, Kretzschmar HA, Titz S, Keller BU. Patch-clamp analysis of synaptic transmission to cerebellar Purkinje cells of prion protein knockout mice. Eur J Neurosci. 1995;7:2508–12

Herms JW, Tings T, Gall S, Madlung A, Giese A, Siebert H, Schürmann P, Windl 0, Brose N, Kretzschmar HA. Immunohistochemical, biochemical and electrophysiological evidence of a presynaptic location and function of the prion protein (PrP^C). Neuron. 1998

Hsiao K, Groth D, Scott M, Yang S-L, Serban H, Raff D, Foster D, Torchia M, DeArmond SJ, Prusiner SB. Serial transmission in rodents of neurodegeneration from transgenic mice expressing mutant prion protein. Proc Natl Acad Sci USA. 1994;91:9126–30

Hsiao K, Scott M, Foster D, Groth DF, DeArmond SJ, Prusiner SB. Spontaneous neurodegeneration in transgenic mice with mutant prion protein. Science 250:1587–1590, 1990

Hsich G, Kenney K, Gibbs CJ, Lee KH, Harrington MG. The 14-3-3 brain protein in cerebrospinal fluid as a marker for transmissible spongiform encephalopathies. N Engl J Med. 1996;335:924–30

Jarrett JT, Lansbury PT. Seeding one-dimensional crystallization of amyloid – a pathogenic mechanism in Alzheimer's disease and scrapie. Cell. 1993;73:1055–58

Jeffrey M, Fraser JR, Halliday WG, Fowler N, Goodsir CM, Brown DA. Early unsuspected neuron and axon teminal loss in scrapie-infected mice revealed by morphometry and immunocytochemistry. Neuropathol Appl Neurobiol. 1995;21:41–49

Kahana E, Alter M, Brahani J, Sofer D. Creutzfeldt-Jakob disease: Focus among Libyan Jews in Israel. Science. 1974;183:90–91

Kocisko DA, Conie JH Priola SA Chesebro B, Raymond GJ, Lansbury PT, Caughey B.Cell-free formation of protease-resistant prion protein. Nature. 1994;370:471–473

Kretzschmar RA Stowring LE, Westaway D, Stubblebine WH Prusiner SB, DeArmond SJ. Molecular cloning of a human prion protein cDNA. DNA. 1986;5:315–24

Kretzschmar HA, Honold G, Seitelberger F, Feucht M, Wessely P, Mehraein P, Budka H. Prion protein mutation in family first reported by Gerstmann, Sträussler, and Scheinker. Lancet. 1991;337:1160

Kretzschmar HA, Neumann M, Stavrou D. Codon 178 mutation of the human prion protein gene in a German family (Backer family): sequencing data from 72 year-old celloidin-embedded brain tissue. Acta Neuropathol. (Berl.) 1995;89:96–8

Kretzschmar HA, Ironside JW, DeArmond SJ, Tateishi J Diagnostic criteria for sporadic Creutzfeldt-Jakob disease. Arch Neurol. 1996; 53:913–20

Manson JC, Hope J, Clarke AR, Johnston A, Black C, MacLeod N. PrP gene dosage and long term potentiation. Neurodegeneration. 1995;4:113–15

Masters CL, Harris JO, Gajdusek DC, Gibbs CJ, Jr., Bernoulli C, Asher DM. Creutzfeldt-Jakob disease: patterns of worldwide occurrence and the significance of familial and sporadic clustering. Ann Neurol. 1979;5:177–88

Masters CL, Gajdusek DC, Gibbs CJ, Jr. Creutzfeldt-Jakob disease virus isolations from the Gerstmann-Sträussler syndrome. With an analysis of the various forms of amyloid plaque deposition in the virus-induced spongiform encephalopathies. Brain. 1981;104:559–88

Meggendorfer F. Klinische und genealogische Beobachtungen bei einem Fall von spastischer Pseudosklerose. Z Ges Neurol Psychiatr. 1930;128:337–41

Monari L, Chen SG, Brown P, Parchi P, Petersen RB, Mikol J, Gray F, Cortelli P, Montagna P, Ghetti B, et al. Fatal familial insomnia and familial Creutzfeldt-Jakob disease – different prion proteins determined by a DNA polymorphism. Proc Natl Acad Sci USA. 1994;91:2839–42

Parchi P, Castellani R, Capellari S, Ghetti B, Young K, Chen SG, Farlow M, Dickson DW, Sima AAF, Trojanowsky JQ, Petersen RB, Gambetti P. Molecular basis of phenotypic variability in sporadic Creutzfeldt-Jakob disease. Ann Neurol. 1996;39:767–78

Parchi P, Capellari S, Chen SG, Petersen RB, Gambetti P, Kopp N, Brown P, Kitamoto T, Tateishi J, Giese A, Kretzschmar H. Typing prion isoforms. Nature. 1997;386:232–33

Parchi P, Giese A, Capellari S, Brown P, Schulz-Schaeffer W, Windl 0, Zerr I, Budka H, Kopp N, Piccardo P, Poser S, Rojiani A, Streichenberger N, Julien J, Vital C, Ghetti B, Gambetti P, Kretzschmar H. Classification of sporadic Creutzfeldt-Jakob disease based on molecular and phenotypic analysis of 300 subjects. Ann Neurol. 1999;46:224–33

Poser S, Zerr 1, Schulz-Schaeffer W, Kretzschmar HA, Felgenhauer K: Die Creutzfeldt-Jakob- Krankheit: Eine Sphinx der heutigen Neurobiologie. Deutsche Medizinische Wochenschüft 122:1099–1105,1997

Prusiner SB. Novel proteinaceous infections particles cause scrapie. Science. 1982;216:136–44

Prusiner SB. Scrapie prions. Ann Rev Microbiol. 1989;43:345–74

Prusiner SB, Scott M, Foster D, Pan K-M, Groth D, Mirenda C, Torchia M, Yang S-L, Serban D, Carlson GA, Hoppe PC, Westaway D, DeArmond SJ. Transgenetic studies implicate interactions between homologous PrP isoforms in scrapie prion replication. Cell. 1990;63:673–86

Prusiner SB. Molecular biology of prion diseases. Science. 1991;252:1515–22

Race RE, Priola SA, Bessen RA, Ernst D, Dockter J, Rall GF, Mucke L, Chesebro B, Oldstone UBA. Neuron-specific expression of a hamster prion protein minigene in transgenic mice induces susceptibility to hamster scrapie agent. Neuron. 1995;15:1183–91

Rick R, Hornemann S, Wider G, Billeter M, Glockshuber R, Wüthrich K. NMR structure of the mouse prion protein domain PrP (121–231). Nature. 1996;382:180–2

Sakaguchi S, Katamine S, Nishida N, Moriuchi R, Shigematsu K, Sugimoto T, Nakatani A, Kataoka Y, Houtani T, Shirabe S, Okada H, Hasegawa S, Miyamoto T, Noda T. Loss of cerebellar Purkinje cells in aged mice homozygous for a disrupted PrP gene. Nature. 1996;380:528–31

Schätzl HM, Da Costa M, Taylor L, Cohen FE, Prusiner SB. Prion protein gene variation among primates. J Mol Biol. 1995;245:362–74

Stahl N, Borchelt DR, Hsiao K, Prusiner SB. Scrapie prion protein contains a phosphatidylinositol glycolipid. Cell. 1987; 51:229–40

Steinhoff BJ, Räcker S, Herrendorf G, Poser S, Grosche S, Zerr I, Kretzschmar HA, Weber T: Accuracy and reliability of periodic sharp wave complexes in Creutzfeldt-Jakob disease. Arch Neurol. 1996;53:162–6

Telling GC, Scott M Mastrianni J, Gabizon R Torchia M, Cohen FE, DeArmond SJ, Prusiner SB. Prion propagation in mice expressing human and chimeric PrP transgenes implicates the interaction of cellular PrP with another protein. Cell. 1995;83:79–90

Telling GC, Parchi P, DeArmond SJ, Cortelli P, Montagna P, Gabizon R, Mastrianni J, Lugaresi E, Gambetti P, Prusiner SB. Evidence for the conformation of the pathologic isofonn of the prion protein enciphering and propagating prion diversity. Science. 1996;274:2079–82

Viles JH, Cohen FE, Prusiner SB, Goodin DB, Wright PE, Dyson HJ. Copper binding to the prion protein: Structural implications of four identical cooperative binding sites. Proc Natl Acad Sci USA. 1999;96:2042–47

Westaway D, Cooper C,Turner S, DaCosta M, Carlson GA, Prusiner SB. Structure and polymorphism of the mouse prion protein gene. Proc Natl AcadSci USA. 1994;91:6418–95

Will RG, Ironside JW, Zeidler M, Cousens SN, Estibeiro K, Alperovitch A, Poser S, Pocchiari M, Hofman A, Smith PG. A new variant of Creutzfeldt-Jakob disease in the UK. Lancet. 1996;347:921–25

Zerr I, Bodemer M, Räcker S, Grosche S, Poser S, Kretzschmar HA, Weber T. Cerebrospinal fluid concentration of neuron-specific enolase in diagnosis of Creutzfeldt-Jakob disease. Lancet. 1995;345:1609—10

Viruskrankheiten

E. Schielke

Zahlreiche virale Infektionen des Gehirns können sich als akute oder subakute Enzephalitis manifestieren. Als Residualsymptome können – in je nach Erreger unterschiedlicher Häufigkeit – zurückbleiben:
- Wesensänderung,
- Antriebsstörungen,
- umschriebene neuropsychologische Defizite,
- mehr diffuse Störung kognitiver Funktionen.

In diesen Fällen hirnorganischer Psychosyndrome handelt es sich nicht um Demenzen im eigentlichen Sinne, sondern um neuropsychiatrische Defektzustände nach einer monophasisch verlaufenden Erkrankung. Demgegenüber stehen einige wenige virale ZNS-Erkrankungen, die chronisch progredient verlaufen und bei denen es – neben anderen Symptomen – zu einem demenziellen Syndrom kommt.

Die zahlenmäßig größte Bedeutung kommt dabei der durch das humane Immundefizienzvirus (HIV) verursachten Enzephalopathie zu. Seltenere Erkrankungen, die fast ausschließlich bei Patienten mit zellulärer Immunschwäche auftreten, sind die progressive multifokale Leukoenzephalopathie (PML) sowie die Zytomegalievirus-(CMV-)Enzephalitis. Sehr selten kommt es nach durchgemachter Masern- oder Rötelninfektion zu einer subakuten Panenzephalitis.

HIV-Enzephalopathie

■ Definition und Epidemiologie

Weltweit sind nach Schätzungen der WHO ca. 42 Mio. Menschen mit HIV infiziert (Mertens u. Low-Beer 1996). Bei bis zu 70% der Betroffenen kommt es zu einer Beteiligung des zentralen oder peripheren Nervensystems, entweder primär HIV-bedingt oder als Folge opportunistischer Infektionen und Neoplasien. Die häufigste neurologische Manifestation ist die HIV-Enzephalopathie. Synonym oder überlappend verwendete Begriffe sind:
- AIDS-Demenz,
- AIDS-Demenz-Komplex,
- HIV-Demenz,
- subakute HIV-Enzephalitis.

Die Angaben zur Prävalenz bei AIDS-Patienten liegen zwischen 15 und 90%. Diese starken Schwankungen sind vor allem auf eine uneinheitliche Definition sowie auf die Divergenz klinischer und neuropathologischer Befunde zurückzuführen. Neuropathologisch findet man, je nach Subtilität der Untersuchung und der angewandten Kriterien, tatsächlich bei bis zu 90% der Gehirne verstorbener AIDS-Patienten HIV-bedingte Veränderungen; in den meisten größeren Fallserien wird eine Häufigkeit von 30–60% angegeben.

Nach den Kriterien der Centers for Disease Control ist die Diagnose einer HIV-Enzephalopathie als einer AIDS-definierenden Erkrankung dann zu stellen, wenn – bei nachgewiesener HIV-Infektion – folgender klinischer Befund vorliegt:

„Eine behindernde kognitive und/oder motorische Dysfunktion, die zur Beeinträchtigung der beruflichen Tätigkeit oder der alltäglichen Verrichtungen führt und über Wochen bis Monate progredient ist, in Abwesenheit einer konkurrierenden Erkrankung oder anderer Ursachen als HIV, die die Befunde erklären könnten. Methoden zum Ausschluss solch konkurrierender Erkrankungen und Umstände müssen eine Untersuchung des Liquor cerebrospinalis und eine zerebrale Bildgebung (Computertomogramm oder Magnetresonanztomogramm) einschließen oder die Autopsie" (Centers for Disease Control 1992).

Nach diesen Maßstäben liegt die jährliche Inzidenz bei ca. 5–7% aller AIDS-Patienten; insgesamt muss davon ausgegangen werden, dass im Laufe der Erkrankung 15–20% eine HIV-assoziierte Demenz entwickeln. Allerdings ist eine Demenz nur bei ca. 3% der erwachsenen Patienten die Erstmanifestation von AIDS, weitaus häufiger entwickelt sie sich erst, wenn bereits andere AIDS-definierende Erkrankungen bestehen (Janssen et al. 1992, McArthur et al. 1993, Bacellar et al. 1994).

Diejenigen Fälle, in denen nur eine leichte oder mäßige kognitive Beeinträchtigung vorliegt, werden mit obiger Definition nicht erfasst. Die American Academy of Neurology AIDS Task Force hat deshalb für Forschungszwecke eine Nomenklatur entwickelt, mit der auch mildere Formen beschrieben werden können (Working Group of the Academy of Neurology AIDS Task Force 1991):

Kriterien für die klinische Diagnose einer HIV-Enzephalopathie (American Academy of Neurology AIDS Task Force, verkürzt)

HIV-1-assoziierter Demenzkomplex (AIDS-definierend)
- erworbene Auffälligkeit bei mindestens 2 der nachfolgenden kognitiven Fähigkeiten (seit mindestens 1 Monat bestehend):
  - Aufmerksamkeit
  - Konzentration
  - Informationsverarbeitungsgeschwindigkeit
  - Abstraktionsvermögen
  - visuelles Differenzierungsvermögen
  - Gedächtnis
  - Lernen
  - Sprache
- kognitive Dysfunktion mit deutlicher Beeinträchtigung der beruflichen Tätigkeit oder der Alltagsverrichtungen bei mindestens einem der beiden folgenden Faktoren:
  - klinisch nachweisbare erworbene Störung der motorischen Funktion
  - Motivationsverlust, verändertes Sozialverhalten oder gestörte emotionale Steuerungsfähigkeit
- Ausschluss anderer Ursachen wie z.B. opportunistische ZNS-Erkrankung, Drogen- oder Alkoholmissbrauch, Depression u.a., durch Anamnese, körperliche Untersuchung, Labor- und apparative Diagnostik

HIV-1-assoziierte geringe kognitive/motorische Störung (nicht AIDS-definierend):
- erworbene kognitive/motorische/Verhaltensauffälligkeit mit mindestens 2 der folgenden Symptome (seit mindestens 1 Monat bestehend):
  - Konzentrationsstörung
  - geistige Verlangsamung
  - Gedächtnisstörung
  - motorische Verlangsamung
  - Koordinationsstörung
  - Wesensänderung
- kognitive Dysfunktion mit leichter Beeinträchtigung der beruflichen Tätigkeit oder der Alltagsverrichtungen
- Ausschluss anderer Ursachen

Bezieht man diese sog. HIV-assoziierte geringe kognitive/motorische Störung mit ein, so liegt die Häufigkeit klinisch betroffener AIDS-Patienten bei bis zu 50%. Die Erkrankung kommt ganz überwiegend bei einer CD4-Lymphozytenzahl < 200/µl vor. Große Studien haben gezeigt, dass anderweitig asymptomatische und noch nicht schwer immundefiziente HIV-Patienten nicht häufiger als Kontrollpersonen neuropsychologische Auffälligkeiten zeigen. (Goethe et al. 1989, Janssen et al. 1989, Miller et al. 1990, Newman et al. 1995).

■ Klinik und Verlauf

Klinisch manifestiert sich die häufig den sog. subkortikalen Demenzen zugeordnete HIV-Enzephalopathie durch über Monate langsam progrediente Konzentrations- und Gedächtnisstörungen, Antriebsminderung, Apathie und sozialen Rückzug, psychomotorische Verlangsamung und Affektnivellierung. Fakultativ treten begleitend diskrete Okulomotorik- und Koordinationsstörungen auf. Ausgestanzte neuropsychologische Defizite oder fokalneurologische Zeichen sind untypisch.

Nur ein kleiner Teil der Patienten, die diese Symptome in milder Form aufweisen, entwickelt im Verlauf von Monaten ein schweres demenzielles Syndrom mit Mutismus, Abulie, Primitivreflexen, globaler kognitiver Beeinträchtigung, Bettlägerigkeit und Inkontinenz. Häufiger sind relativ benigne Verläufe mit geringer Krankheitsprogression über Monate bis Jahre. Die differenzialdiagnostisch auszuschließenden opportunistischen Erkrankungen des ZNS und deren Therapie sind in Tab. 8.7 u. 8.8 zusammengefasst (Navia et al. 1986a, Fischer u. Enzensberger 1987, Janssen et al. 1989, Portegies 1994, Schielke 1993).

■ Ätiologie und Pathogenese

Vermutlich gelangt das Virus bereits kurz nach erfolgter systemischer Infektion in infizierten Monozyten, die mit Adhäsionsmolekülen der zerebralen Endothelzellen in Kontakt treten und so die Blut-Hirn-Schranke überwinden können, in das Gehirn (sog. Hypothese des Trojanisches Pferdes) und proliferiert dort in Makrophagen und Mikrogliazellen.

Abgesehen von wenigen Fällen, in denen es zum Zeitpunkt der Serokonversion zu einer akuten, spontan remittierenden blanden Enzephalitis kommt, wird der ZNS-Befall aber erst Jahre später, bei fortgeschrittenem Immundefekt, klinisch manifest. Die hierfür verantwortlichen Pathomechanismen sind noch nicht hinreichend aufgeklärt. Fest steht jedoch, dass die zerebrale Dysfunktion nicht durch eine direkte, lytische Infektion von Neuronen erklärt werden kann. Vielmehr scheinen zum einen bestimmte virusspezifische Genprodukte, zum anderen verschiedene Zytokine und zytotoxische Metaboliten, die von aktivierten Mikrogliazellen und Makrophagen sezerniert werden, einen Funktionsverlust und schließlich Untergang von Neuronen zu bewirken.

Im Einzelnen nimmt man an, dass infizierte Makrophagen das Glykoprotein gp120, ein Oberflächenmolekül des Virus, freisetzen, das einen vermehrten neuronalen Calciumeinstrom und eine Blockade neuronaler Rezeptoren verursacht. In vitro wurde eine Neurotoxizität auch der viralen Regulationsproteine tat und nef gefunden. Ferner induzieren infizierte Makrophagen die Aktivierung weiterer Mikrogliazellen, die dann vermehrt Zytokine wie Interleukin-1 und Interleukin-6 sowie Tumor-Nekrose-Faktor-α produzieren, die möglicherweise zytotoxisch sind, eine Astrogliose in Gang setzen und die HIV-Expression hochregulieren. Schließlich kann Chinolinsäure, ein Tryptophanstoffwechselprodukt aus stimulierten Makrophagen, über den NMDA-Rezeptor zu einer Zunahme des

Tabelle 8.7 Diagnostik opportunistischer ZNS-Erkrankungen bei AIDS

Erkrankung	Häufigkeit[1] bei AIDS	Symptome	Bildgebung
Zerebrale Toxoplasmose	15–30%	organisches Psychosyndrom (ca. 70%) fokale Symptome (ca. 50–80%), vor allem Hemiparese, Aphasie, Hemianopsie, seltener extrapyramidale oder zerebellare Symptome Fieber (ca. 50%) Kopfschmerzen (ca. 50%) epileptische Anfälle (ca. 30%)	1, 2 oder mehr hypodense Herde meist supratentorielles Marklager raumfordernd perifokales Ödem ring- oder fleckförmig KM-aufnehmend
PML	s. S. 344		
Kryptokokken-Meningitis	2–3%	Fieber (ca. 90%) Kopfschmerzen (ca. 90%) Meningismus (ca. 30%) Bewusstseinstrübung (ca. 10%)	meist unauffällig
Tuberkulöse Meningoenzephalitis	selten	Kopfschmerzen Fieber Meningismus organisches Psychosyndrom Vigilanzminderung	unauffällig oder basales KM-Enhancement und/oder hypodense Parenchymläsionen und/oder Hydrozephalus
CMV-Enzephalitis	s. S. 346		
Listerienmeningoenzephalitis	selten	Fieber Kopfschmerzen Meningismus Hirnstammsymptome	unauffällig oder kleine KM-aufnehmende Herde im Hirnstamm
Primäres ZNS-Lymphom	2–5%	organisches Psychosyndrom und/oder Vigilanzminderung (ca. 70%) fokale Symptome (ca. 50–70%) epileptische Anfälle (ca. 20–30%)	1, 2 oder mehr hypodense Herde meist supratentorielles Marklager raumfordernd perifokales Ödem ring- oder fleckförmig KM-aufnehmend
Meningeosis lymphomatosa	2–6%	Kopfschmerzen Meningismus Hirnnervenausfälle	unauffällig oder Hydrozephalus

[1] Die Angaben zur Häufigkeit beziehen sich auf Mitteleuropa; die epidemiologischen Daten anderer Kontinente weichen z. T. erheblich ab

Calciumeinstroms in die Nervenzelle führen, was wiederum eine vermehrte Freisetzung von Glutamat mit Schädigung benachbarter Neurone auslöst.

Viele dieser zytokininduzierten Schädigungsmechanismen sind nicht HIV-spezifisch, sondern spielen auch in der Pathogenese anderer neurologischer Erkrankungen eine Rolle (Davis et al. 1992, Epstein u. Gendelman 1993, Schielke 1993, Lipton u. Gendelman 1995, Lipton 1997).

■ **Neuropathologie**

Makroskopisch zeigt sich eine meist mäßige Hirnatrophie. Histologisch findet man Gliaknötchen sowie vorwiegend perivaskulär lokalisierte mehrkernige Riesenzellen, die bevorzugt im Kortex, in der tiefen grauen und in der weißen Substanz lokalisiert sind. Diese Veränderungen werden in der neuropathologischen Terminologie als *HIV-Enzephalitis* bezeichnet und bei 30–90% aller verstorbenen AIDS-Patienten gefunden. Ferner sieht man eine diffuse Schädigung der weißen Substanz mit aufgelockerten Markscheiden und reaktiver Astrogliose, *HIV-Leukoenzephalopathie* genannt.

Frontoparietotemporal ist ein Verlust kortikaler Neuronen nachweisbar sowie eine Verminderung von Synapsen. Immunhistochemisch oder durch In-situ-Hybridisierung lassen sich Viruspartikel in Mikrogliazellen, Makrophagen und den pathognomonischen mehrkernigen Riesenzellen nachweisen, vor allem in den Stammganglien in der tiefen weißen Substanz. Mittels Polymerasekettenreaktion konnte auch latentes Provirus in einigen Astrozyten nachgewiesen werden. Andere oligodendrogliale Zellen und Neuronen sind nicht infiziert.

Das Ausmaß neuropathologischer Veränderungen korreliert nur schwach mit dem klinischen Bild ante mor-

Tabelle 8.8 Therapie opportunistischer ZNS-Infektionen bei AIDS

Infektion	Therapie	Tagesdosis		Unerwünschte Wirkungen
Zerebrale Toxoplasmose	Pyrimethamin	initial 150 mg, dann 100 mg	enteral	Leukozytopenie Anämie
	+ Sulfadiazin	3 × 2 g	enteral	Thrombozytopenie
	(oder + Clindamycin	4 × 600 mg	enteral/i. v.)	allergisches Exanthem
	+ Folinsäure	15–30 mg	enteral/i. v.	gastrointestinale Beschwerden
Listerien-Meningoenzephalitis	Ampicillin	4 × 2–3 g	i. v.	allergisches Exanthem epileptische Anfälle gastrointestinale Beschwerden
Tuberkulöse Meningoenzephalitis	Isoniazid	5–8 mg/kg KG	enteral/i. v.	Hepatotoxizität (I, R, P)
	+ Rifampicin	10 mg/kg KG	enteral/i. v.	Polyneuropathie (I, E)
	+ Pyrazinamid	25–35 mg/kg KG	enteral	allergisches Exanthem (I, E)
	(evtl. + Ethambutol	15–25 mg/kg KG	enteral/i. v.)	interstitielle Nephritis (R)
	initial + Prednisolon	1 mg/kg KG	enteral/i. v.	Hyperurikämie (P, E)
	+ Pyridoxin	50–100 mg	enteral	Retrobulbärneuritis (E)
CMV-Enzephalitis	Foscarnet (+ 3–4 l Glucose 5 % oder NaCl 0,9 % i. v.)	3 × 60 mg/kgKG	i. v. (ZVK)	Nierenfunktionsstörungen Genitalulzera, Elektrolytverschiebungen
	+ Ganciclovir	2 × 5 mg/kg KG	i. v. (ZVK)	Thrombozytopenie, Neutropenie
	oder Cidofovir	5 mg/kg KG (einmal pro Woche!)	i. v.	Nephrotoxizität
Kryptokokkenmeningitis	Amphotericin B (in 0,5–1 l Glucose 5 % über 6–8 Stunden)	0,3–0,6 mg/kg KG	i. v. (ZVK)	Nierenfunktionsstörung Fieber, gastrointestinale Beschwerden, Anämie
	+ Flucytosin	150 mg/kg KG in 4 Einzeldosen	i. v.	Hämatotoxizität, Leberfunktionsstörungen
	(evtl. + Fluconazol)	400 mg	enteral/i. v.	

tem, die beste Übereinstimmung mit dem Schweregrad der Demenz weist noch die Intensität der Makrophagenaktivierung auf (Gabuzda et al. 1986, Navia et al. 1986 b, Gray et al. 1988, Petito 1988, Budka 1989, Wiley et al. 1991, Glass et al. 1995, Takahashi et al. 1996).

■ Neuroradiologie

cCT und cMRT

Bei klinisch manifester HIV-Enzephalopathie findet man in ca. 80 % der Fälle eine meist mäßig schwere Atrophie mit erweiterten inneren und äußeren Liquorräumen (Abb. 8.3). Im MRT zeigen sich darüber hinaus überwiegend gering ausgeprägte unscharf begrenzte Marklagerläsionen. Eine Kontrastmittelanreicherung ist sehr ungewöhnlich. Quantitative MR-Studien konnten eine Volumenreduktion insbesondere der tiefen grauen Substanz zeigen. Die Veränderungen nehmen gewöhnlich mit fortschreitender Erkrankung zu; eine strenge Korrelation zur Schwere der kognitiven Beeinträchtigung besteht jedoch nicht (Kieburts et al. 1990, Moeller u. Backmund 1990, Dal Pan et al 1992, Dooneief et al. 1992, Stout 1998).

SPECT und PET

Bei Patienten mit klinisch manifester HIV-Enzephalopathie findet man im ^{99m}HMPAO-SPECT immer eine multilokulare Minderanreicherung. Jedoch beobachtet man auch schon bei 60–80 % klinisch asymptomatischer Patienten solitäre oder multiple Areale mit reduzierter Anreicherung. Diese Befunde reflektieren wahrscheinlich nicht eine vaskulär bedingte zerebrale Minderperfusion, sondern einen verminderten Substratbedarf bei regional reduziertem zerebralem Metabolismus. Darauf weisen PET-Studien hin, die bei 50–75 % der untersuchten HIV-infizierten Patienten eine verminderte Glucoseutilisation nachweisen konnten (Rottenberg et al. 1987, Pohl et al. 1988, Schielke et al. 1990, Pascal et al. 1991).

■ Neurophysiologie

EEG

Bei asymptomatischer HIV-Infektion treten EEG-Veränderungen nicht häufiger auf als bei HIV-negativen Kontrollpersonen. Mit fortschreitendem Krankheitsstadium jedoch kommt es zu einer Grundrhythmusverlangsamung, die mit der Schwere der klinisch oder neuropsychologisch

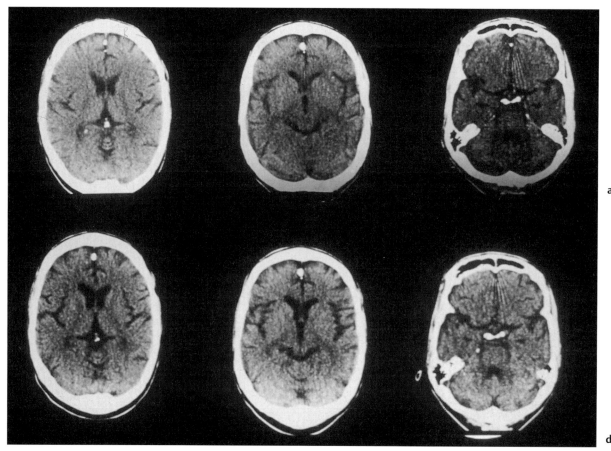

Abb. 8.3 a – f   **CCT (nativ) bei einem 38-jährigen Patienten mit HIV-Enzephalopathie:**
a – c   Leichte kortikale Atrophie.
d – f   5 Monate später deutliche Zunahme der Atrophie.

feststellbaren kognitiven Defizite korreliert. Allerdings handelt es sich überwiegend nur um leichte bis allenfalls mäßige Allgemeinveränderungen. Dysrhythmien und Herdbefunde sind ungewöhnlich und sollten zum Ausschluss opportunistischer Erkrankungen neuroradiologisch abgeklärt werden (Enzensberger u. Fischer 1989, Parisi et al. 1989, Tinuper et al. 1990, Nuwer et al. 1992).

Evozierte Potenziale

Evozierte Potenziale zeigen häufig schon bei HIV-Infizierten in frühen Krankheitsstadien diskrete Normabweichungen, die jedoch meist ohne Krankheitswert sind. Besonders sensitiv sind optisch oder akustisch ereigniskorrelierte Potenziale. Bei klinisch manifester HIV-Enzephalopathie werden gehäuft deutlichere Latenzverzögerungen gefunden (Koralnik et al. 1990, Grotemeyer et al. 1991, Ragazzoni et al. 1993, Evers et al. 1996).

Andere Untersuchungen

Mit subtilen Tests wie der Messung der *Zeigefingerextensionsgeschwindigkeit* oder der *Posturographie* findet man, nicht selten auch schon bei asymptomatischen Patienten, Zeichen der oft noch subklinischen motorischen Verlangsamung und Standunsicherheit (Arendt et al. 1990, Trenkwalder et al. 1992).

■ Labordiagnostik

Bei 40 – 80 % aller HIV-Infizierten findet man unabhängig vom Krankheitsstadium Liquorveränderungen, und zwar meist eine geringe lymphozytäre Pleozytose (häufiger in frühen Krankheitsstadien) und eine oligoklonale Gammopathie, gelegentlich auch eine leichte Eiweißerhöhung. Mittels ELISA oder Immunoblot lässt sich eine spezifische intrathekale Anti-HIV-IgG-Antikörpersynthese nachweisen. Diese Veränderungen korrelieren jedoch nicht mit etwaigen neurologischen oder neuropsychologischen Defiziten und sind daher für die Diagnosestellung einer HIV-Enzephalopathie ohne Bedeutung. Allerdings erfordert der Ausschluss anderer Erkrankungen häufig eine Liquoruntersuchung. β_2-Mikroglobulin, Neopterin und Chinolinsäure werden bei der HIV-Enzephalopathie gehäuft in erhöhter Konzentration im Liquor gefunden; jedoch können diese Parameter auch bei anderen ZNS-Erkrankungen erhöht sein, sodass sie als diagnostische Marker nur bedingt geeignet sind.

Die Viruslast im Liquor weist, anders als die Viruslast im Plasma, eine deutliche Korrelation mit dem Schweregrad der HIV-Enzephalopathie auf, sie ist aber auch bei lymphozytärer Meningitis, z. B. durch Mycobacterium tuberculosis oder Cryptococcus neoformans, stark erhöht; und es gibt keinen Absolutwert der HIV-RNA-Konzentration, der eine HIV-Enzephalopathie beweisen oder widerlegen kann.

Ein erhöhter p24-Antigen-Titer im Blut und die Erniedrigung der CD4-Zellzahl korrelieren ebenfalls deutlich mit den neuropsychiatrischen Veränderungen, sind aber ebenso wenig spezifisch dafür wie die genannten Liquorparameter. (Ackermann et al. 1986, Lüer et al.1988, Ellis et al. 1997, McArthur et al. 1997, Morris et al. 1998, Robertson et al. 1998).

Therapie und Prävention

Antiretrovirale Therapie

Zidovudin (AZT), ein Nukleosidanalogon, wurde in den früher 80er Jahren als erstes HIV-Virostatikum eingeführt und ist, auch bzgl. der Wirksamkeit am ZNS, das am besten untersuchte antiretrovirale Medikament. Mit seiner Einführung war ein Rückgang der Inzidenz der HIV-Demenz zu beobachten. In mehreren randomisierten Studien wurde nachgewiesen, dass es zu einer signifikanten Besserung der kognitiven Funktion führt bzw. dass unter AZT-Therapie seltener eine HIV-Demenz auftritt. Allerdings wurden diese Effekte teilweise bei Tagesdosen von 1 000–2 000 mg beschrieben, sodass nicht ganz klar ist, ob die heute übliche Standarddosis von 2×250 mg ausreichend ist, um effektive Gewebespiegel im Gehirn zu erreichen.

Aufgrund der rasanten Entwicklung zahlreicher weiterer antiretroviraler Substanzen gelang es für kein anderes Medikament mehr, vergleichbar valide Aussagen zur klinischen Wirksamkeit am ZNS zu gewinnen. Jedoch gibt es klare epidemiologische Daten, die belegen, dass die Inzidenz der HIV-Enzephalopathie seit Einführung der *hochaktiven antiretroviralen Therapie (HAART)*, meist bestehend aus einer Kombination von 2 Nukleosidanaloga mit einem Proteaseinhibitor oder einem nichtnukleosidalen reverse-Transkriptase-Inhibitor (NNRTI), deutlich zurückgegangen ist. Auch konnte in einigen wenigen Studien mit kleinen Patientenzahlen gezeigt werden, dass verschiedene Kombinationstherapien bei den meisten Patienten nicht nur zu einer Reduktion der Viruslast im Plasma, sondern auch im Liquor führen und dass es unter HAART zu einer signifikanten Verbesserung in neuropsychologischen Test kommt.

Aufgrund pharmakokinetischer Untersuchungen ist anzunehmen, dass nicht alle antiretroviralen Medikamente die Blut-Hirn-Schranke ausreichend penetrieren, um auch im Hirnparenchym konstant virostatische Konzentrationen zu erreichen. Am wahrscheinlichsten sind befriedigende Gewebespiegel anzunehmen bei den Nukleosidanaloga *Zidovudin*, *Stavudin* und *Abacavir* sowie bei dem NNRTI *Nevirapin* (Tab. 8.9). Daher ist es empfehlenswert, mindestens eines dieser Medikamente als sog. ZNS-protektiven Baustein in einer antiretroviralen Kombinationstherapie enthalten zu haben (Schmitt et al. 1988, Portegies et al. 1993, Sidtis et al. 1993, Groothuis u. Levy 1997, Melton et al. 1997, Enting et al. 1998, Sacktor et al. 1999, McArthur et al. 1999).

Andere Substanzen

Ausgehend von der Hypothese, dass in der Pathogenese der HIV-Enzephalopathie ein vermehrter neuronaler Calciumeinstrom eine Rolle spielt, wurde Nimodipin bei einer Gruppe von Patienten untersucht, erwies sich jedoch als ineffektiv. *Memantine*, ein NMDA-Rezeptorantagonist, wird gegenwärtig in einer Studie der AIDS Clinical Trials

Tabelle 8.9 Liquorkonzentration antiretroviraler Substanzen

Substanz	Liquor-Plasma-Ratio
Nukleosidale reverse-Transkriptaseinhibitoren:	
• Zidovudin (AZT)	0,3–1,35
• Stavudin (D4 T)	0,16–0,97
• Abacavir (ABC)	0,1–0,25
• Didanosin (DDI)	0,16–0,19
• Lamivudin (3 TC)	0,11
• Zalcitabin (DDC)	0,09–0,37
Nichtnukleosidale reverse-Transkriptaseinhibitoren:	
• Nevirapin	0,45
• Delavirdin	0,02
• Efavirenz	0,01
Proteaseinhibitoren:	
• Indinavir	0,02–0,06
• Saquinavir	<0,05
• Nelfinavir	<0,05
• Ritonavir	<0,05
• Amprenavir	<0,05

Group (ACTG) in den USA bei Patienten mit HIV-Demenz untersucht. In einer randomisierten Studie konnte eine signifikante Verbesserung von Gedächtnisleistungen unter Therapie mit *Selegilin* beobachtet werden (The Dana Consortium 1998, Lipton 1997).

Symptomatische Psychopharmakotherapie

Patienten mit HIV-Enzephalopathie bedürfen wegen begleitender psychiatrischer Störungen nicht selten einer Therapie mit Psychopharmaka. Dabei sind einige Besonderheiten zu beachten:
- *Hochpotente Neuroleptika* führen bei AIDS-Patienten 3-mal häufiger als bei anderen Patienten zu extrapyramidalen Nebenwirkungen; sie sollten daher – wenn überhaupt – nur sehr niedrig dosiert angewandt werden.
- *Niederpotente Neuroleptika* sollten wegen der potenziell delirogenen Wirkung gemieden werden.
- *Clozapin* ist wegen der meist vorbestehenden hämatologischen Störungen kontraindiziert.
- In Betracht kommen daher *mittelpotente Neuroleptika*, wie z. B. Perazin, oder neuere atypische Neuroleptika, wie Risperidon, für die begrenzt gute Erfahrungen vorliegen.
- Zur antidepressiven Medikation bei HIV-Infektion liegen einige wenige Studien vor, die einen günstigen Effekt von *Trizyklika* sowie von *Fluoxetin* und *Sertralin* zeigten. *Fluvoxamin* wurde schlecht vertragen. Allerdings waren bei diesen Studien Patienten mit HIV-Demenz ausgeschlossen. Wegen des anticholinergen Effekts der Trizyklika, der ein demenzielles Syndrom verstärken kann, sollten diese bei manifester Demenz nur mit Vorsicht eingesetzt werden.
- In einigen Studien konnte ein günstiger Effekt von *Methylphenidat* (in Tagesdosen von 10–90 mg) auf die kognitive Funktion von Patienten mit HIV-Demenz nachgewiesen werden, die Nebenwirkungen waren tolerierbar (Hriso et al. 1991, Brown 1995, Melton et al. 1997).

Progressive multifokale Leukoenzephalopathie (PML)

■ Epidemiologie

Die Erkrankung tritt ausschließlich bei Patienten mit zellulärer Immunschwäche auf. 2–5 % aller AIDS-Patienten entwickeln eine PML. Deutlich seltener kommt sie vor bei lymphoproliferativen Erkrankungen oder therapeutischer Immunsuppression bei Autoimmunkrankheiten oder Organtransplantation (Brooks u. Walker 1984, Berger et al. 1998, Gillespie et al. 1991, Major u. Ault 1995).

■ Klinik und Verlauf

Als Erstsymptome zeigen sich meist innerhalb kurzer Zeit auftretende fokal-neurologische Zeichen, vor allem:
- Hemiparese (ca. 30–40 %),
- Hemianopsie oder kortikale Blindheit (ca. 20–30 %),
- zerebellare Symptome (ca. 15–30 %).

Epileptische Anfälle treten bei 10–30 % auf. Hirnstammsymptome sind selten. Kognitive Einschränkungen bestehen anfangs nur bei $1/4$ der Patienten.

Innerhalb von wenigen Wochen jedoch entwickeln fast alle Betroffenen ein demenzielles Syndrom, wobei im Vordergrund Gedächtnis- und Aufmerksamkeitsstörungen sowie eine psychomotorische Verlangsamung stehen.

> Die Krankheit schreitet rasch fort und führt in der Regel ca. 1–7 Monate nach der Diagnosestellung zum Tode.

Unmittelbare Todesursachen sind interkurrente Pneumonien oder zentrales Herz-Kreislauf-Versagen. Bei bis zu 10 % der Patienten werden jedoch prolongierte Verläufe mit mehr als 12 Monaten Überlebenszeit nach der Diagnosestellung beobachtet. Begünstigend hierfür scheint eine suffiziente Restitution des Immunsystems unter antiretroviraler Therapie bei AIDS-Patienten bzw. nach Absetzen immunsupprimierender Medikamente bei anderen Patienten zu sein. (Brooks u. Walker 1984, von Einsiedel et al. 1993, Major u. Ault 1995, Berger et al. 1998).

■ Ätiologie und Pathogenese

Das JC-Virus ist ein DNA-Virus aus der Gruppe der Papoviren, das nach asymptomatischer Infektion in der Kindheit bei den meisten Menschen lebenslang im renalen Epithel, evtl. auch in Stammzellen des Knochenmarks, persistiert. Nach endogener Reaktivierung gelangen bei zellulärem Immundefekt infizierte B-Lymphozyten in das Gehirn. Dort kommt es zur lytischen Vermehrung in Oligodendrozyten (Berger et al. 1987, Major u. Ault 1995).

■ Neuropathologie

Die Histologie zeigt bei der PML multifokale Areale mit Demyelinisierung, riesige Astrozyten mit pleomorphen, hyperchromatischen Kernen und Oligodendrozyten mit nukleären Einschlusskörperchen, in denen sich bei der In-situ-Hybridisierung JC-Virus nachweisen lässt. In ca. 50 % zeigt die In-situ-Hybridisierung auch JC-Virus in Astrozyten. In Neuronen, Mikroglia- und Endothelzellen lässt sich kein Virus nachweisen. Die Foci sind immer im subkortikalen Marklager nachweisbar, vor allem parietookzipital und frontal, und in 30–50 % der Fälle im Kortex. Hirnstammläsionen lassen sich in 40–80 % der Fälle feststellen

Tabelle 8.10 Synopsis viraler Demenzen			
Erkrankung	**Vorkommen**	**Neurologische Begleitsymptome**	**Diagnosesicherung**
HIV-Enzephalopathie	7–50% aller AIDS-Patienten	spastisch-ataktische Symptome (gelegentlich) Okulomotorikstörungen (gelegentlich)	Nachweis einer HIV-Infektion Ausschluss anderer Ursachen (cMRT, Liquor, Anamnese, Laboruntersuchungen)
Progressive multifokale Leukoenzephalopathie (PML) (Abb. 8.4)	ca. 4% aller AIDS-Patienten selten bei Immunschwäche anderer Genese	Hemiparese (ca. 40%) kortikale Sehstörung (ca. 30%) zerebellare Symptome (ca. 20%) epileptische Anfälle (ca. 20%)	cMRT: fokale hyperintense Läsionen ohne KM-Aufnahme, ohne Raumforderung, vorwiegend im supratentoriellen Marklager Liquor: Nachweis von JC-Virus-DNA mittels PCR falls PCR negativ: Hirnbiopsie (Histologie: Demyelinisierung, große Astrozyten, Oligodendrozyten mit nukleären Einschlusskörperchen)
CMV-Enzephalitis	ca. 1–3% aller AIDS-Patienten sehr selten bei Immunschwäche anderer Genese	diskrete fokale Symptome (bis zu 50%) epileptische Anfälle (gelegentlich)	Ausschluss anderer Ursachen (cMRT, Liquor, Anamnese) Liquor: Nachweis von CMV-DNA mittels PCR
Subakut sklerosierende Panenzephalitis (SSPE)	ca. 5.–25. Lebensjahr 0,1/100.000 Personen mit durchgemachter kindlicher Maserninfektion	Myoklonien (>95%) andere Bewegungsstörungen (ca. 20–50%) Chorioretinitis (ca. 10–20%)	Liquor: Nachweis einer massiven intrathekalen spezifischen Anti-Masern-IgG- und -IgM-Synthese
Progressive Rötelnpanenzephalitis	ca. 10.–20. Lebensjahr extrem selten nach kongenitaler oder kindlicher Rötelninfektion	wie SSPE	Liquor: Nachweis einer massiven intrathekalen spezifischen Anti-Röteln-IgG-Synthese

und Läsionen des zerebellaren Marklagers in 30–60% der Fälle. Gelegentlich stellt man auch Läsionen der weißen Substanz im Myelon fest (Berger et al. 1987, Major u. Ault 1995).

Neuroradiologie

cCT und cMRT

Im cCT findet man bei der PML fokale hypodense Läsionen, die nicht raumfordernd sind. In frühen Krankheitsstadien kann das cCT unauffällig sein. Das deutlich sensitivere cMRT zeigt in der T2-Gewichtung fokale oder multifokale hyperintense Areale, die meist relativ scharf umschrieben sind und nur in 5–10% der Fälle eine flaue, randständige Kontrastmittelanreicherung zeigen. Die Läsionen kommen überwiegend im supratentoriellen, gelegentlich im zerebellaren Marklager vor. In bis zu 50% der Fälle findet man darüber hinaus eine Beteiligung des Kortex oder des Thalamus, selten der Stammganglien (Berger et al. 1987, von Einsiedel et al. 1993, Whiteman et al. 1993, Major u. Ault 1995).

Neurophysiologie

Systematische Untersuchungen zu EEG-Veränderungen bei PML liegen nicht vor. Je nach Schwere der Erkrankung und Beteiligung kortikaler Strukturen wird man herdförmige Störungen, z. T. mit Spitzenpotenzialen, Dysrhythmien und eine verlangsamte Grundaktivität finden. Die evozierten Potenziale sind aufgrund der multifokalen Demyelinisierung häufig pathologisch und können gelegentlich sensitiver sein als das cCT.

Labordiagnostik

Zellzahl und Gesamteiweiß im Liquor liegen üblicherweise im Normbereich, oligoklonale IgG-Banden lassen sich nicht nachweisen. Eine Ausnahme bilden Patienten, bei denen als Grundkrankheit eine HIV-Infektion besteht. In diesen Fällen finden sich häufiger diskrete entzündliche Liquorveränderungen (s. oben), die aber aller Wahrscheinlichkeit nach nicht Ausdruck der PML, sondern der zerebralen HIV-Infektion sind. Mit der Polymerasekettenreaktion (PCR) lässt sich JC-Virus-DNA im Liquor mit einer nahezu 100%igen Spezifität nachweisen. Die Sensitivität

8 Demenz bei infektiösen Krankheiten

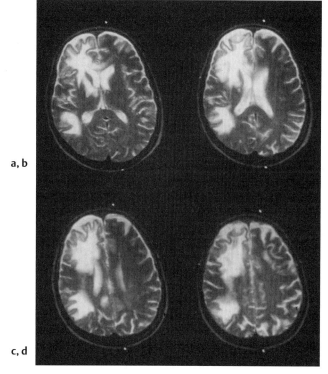

Abb. 8.4 a–d MRT (T2-gewichtet) bei einer 45-jährigen Patientin mit progressiver multifokaler Leukoenzephalopathie:
Mehrere asymmetrisch verteilte, relativ scharf begrenzte, nicht raumfordernde hyperintense Marklagerläsionen, rechts bis in den Thalamus reichend.

der Methode liegt bei etwas über 80%, bei mehrfachen Liquorentnahmen erhöht sich die Ausbeute (Weber et al. 1994, Major u. Ault 1995).

■ Therapie und Prävention

Eine gesicherte Therapie oder Prophylaxe der PML ist nicht bekannt. Kasuistisch wurden in letzter Zeit über Erfolge mit *Camptothecin* sowie mit *Cidofovir* berichtet, ferner mit *Interferon-α. Cytosinarabinosid*, dem in mehreren Fallbeschreibungen ein günstiger Effekt zugesprochen worden war, erwies sich in einer randomisierten Multicenterstudie bei AIDS-Patienten mit PML sowohl bei intravenöser wie auch bei intrathekaler Administration als unwirksam. Partielle Remissionen wurden beschrieben in Fällen, in denen es gelang, die zugrunde liegende Immunschwäche zu bessern. (Major u. Ault 1995, Vollmer-Haase et al. 1997, Albrecht et al. 1998 Blick et al. 1998, Hall et al. 1998, Huang et al. 1998).

Zytomegalievirus- (CMV-)Enzephalitis

■ Epidemiologie

Die CMV-Enzephalitis tritt ganz überwiegend bei AIDS-Patienten mit einer CD4-Lymphozytenzahl < 100/µl auf und ist überdurchschnittlich häufig bei Patienten, die bereits an einer retinalen CMV-Manifestation leiden. Vereinzelt wurde die Erkrankung auch bei Patienten mit Immunsuppression anderer Genese beobachtet. Immunhistologisch lässt sich eine CMV-Enzephalitis bei 10–40% aller verstorbenen AIDS-Patienten nachweisen. Davon haben allerdings ca. 40% noch eine zweite opportunistische Erkrankung des Gehirns, und ca. 60% haben histopathologische Zeichen einer gleichzeitig bestehenden HIV-Enzephalopathie. Die histopathologische Diagnose einer CMV-Enzephalitis korreliert schlecht mit dem klinischen Status ante mortem; allenfalls die Hälfte der Patienten hatte zu Lebzeiten ein demenzielles Syndrom oder sonstige neurologische Auffälligkeiten.

Akute CMV-Enzephalitiden sind vereinzelt bei immunkompetenten Personen beschrieben; sie verlaufen monosymptomatisch und heilen folgenlos oder mit Residualsymptomen aus. Auf kongenitale und perinatale Infektionen, die zu einer Enzephalopathie mit mentaler Retardierung führen, wird hier nicht eingegangen (Morgello et al. 1987, Wiley u. Nelson 1988, Bamborschke et al. 1992, Kühn et al. 1995, Setinek et al. 1995, Studahl et al. 1995, Schielke 1997, Prösch et al. 1998).

■ Klinik und Verlauf

Klinisch verläuft die zerebrale Infektion oft stumm. Bei symptomatischen Patienten ist das Bild einer *diffusen Enzephalopathie* mit Konzentrations- und Gedächtnisstörungen sowie psychomotorischer Verlangsamung am häufigsten. Öfter als bei der HIV-Enzephalopathie besteht eine Verwirrtheit oder ein delirantes Syndrom (ca. 90%), mehr als die Hälfte der Patienten sind apathisch und antriebsgemindert; diskrete fokal-neurologische Zeichen sind nicht ungewöhnlich. Kopfschmerzen, Fieber oder epileptische Anfälle sind selten.

Der Verlauf mit Verschlechterung innerhalb weniger Wochen ist deutlich rascher als bei der HIV-Enzephalopathie. Klinisch abzugrenzen ist das Bild einer *floriden Ventrikulitis*, die kasuistisch beschrieben wurde.

> Neurologische CMV-Manifestationen bei AIDS-Patienten sind mit einer ungünstigen Prognose korreliert, die mediane Überlebenszeit liegt bei ungefähr 2 Monaten (Holland et al. 1994, Gozlan et al. 1995, Schielke 1997).

Ätiologie und Pathogenese

Das humane CMV ist ein DNA-Virus und gehört zur Gruppe der Herpesviren. 60–80% der erwachsenen Bevölkerung sind latent infiziert. Der Ort der Viruspersistenz ist nicht genau bekannt, am wahrscheinlichsten sind Blutmonozyten die Wirtszellen. Bei fortgeschrittener AIDS-Erkrankung kommt es zur Reaktivierung und erneuten Virusreplikation in verschiedenen Organen. Am häufigsten sind Retina und Gastrointestinaltrakt befallen. In das Gehirn gelangt das Virus vermutlich hämatogen und führt dort zur lytischen Infektion. In-Vitro-Untersuchungen weisen darauf hin, dass HIV und CMV wechselseitig eine akzelerierte Virusreplikation induzieren können. Die Bedeutung dieser Daten für In-Vivo-Verhältnisse ist noch unklar (Griffiths 1992, Holland et al. 1994).

Neuropathologie

Histologisch finden sich diffus verteilte Gliaknötchen sowie die pathognomonischen „Eulenaugenzellen", Riesenzellen mit intranukleären Einschlusskörperchen, in denen sich immunhistochemisch CMV-Antigen nachweisen lässt. In jeweils ca. 10% der Fälle finden sich darüber hinaus fokale Parenchymnekrosen oder entzündliche Veränderungen des Ventrikelependyms (Morgello et al. 1987, Holland et al. 1994).

Neuroradiologie

cCT und cMRT

In der Mehrzahl der Fälle ist die zerebrale Bildgebung unauffällig oder zeigt geringfügige, nicht raumfordernde unspezifische Läsionen der weißen Substanz ohne Kontrastmittelanreicherung. Eine Hirnatrophie ist relativ häufig zu sehen, dies ist jedoch bei einer großen Zahl von Patienten mit fortgeschrittener AIDS-Erkrankung der Fall und daher ohne diagnostischen Wert. Vereinzelt findet man eine subependymale Kontrastmittelanreicherung als Ausdruck einer Ventrikulitis (Schielke 1997).

Labordiagnostik

Im Liquor sind Zellzahl und Gesamteiweiß normal oder geringfügig erhöht. Jedoch ist der Nachweis viraler DNA aus dem Liquor mittels PCR mit sehr hoher Spezifität und einer ca. 80%igen Sensitivität diagnostisch wegweisend (Cinque et al. 1995, Gozlan et al. 1995).

Therapie und Prävention

Zur Therapie der CMV-Retinitis bei AIDS-Patienten sind 3 Medikamente zugelassen, deren Wirksamkeit in kontrollierten Studien nachgewiesen wurde:

- *Ganciclovir,*
- *Foscarnet,*
- *Cidofovir.*

Für alle 3 Medikamente liegen kasuistische Mitteilungen über eine erfolgreiche Behandlung der CMV-Enzephalitis vor, kontrollierte Studien hierzu gibt es nicht. Allerdings wurde auch mehrfach das Auftreten einer CMV-Enzephalitis unter niederdosierter Ganciclovir-Erhaltungstherapie bei vorbestehender Retinitis beschrieben. Bei einem Therapieversuch – der wegen des spontan deletären Verlaufs gerechtfertigt ist – sollte man daher am besten Ganciclovir und Foscarnet kombinieren. Alternativ kann eine Monotherapie mit Cidofovir versucht werden (Dosierungen s. Tab. 8.**8**).

Eine prophylaktische Therapie ist auch bei Patienten mit hohem Risiko für eine CMV-Enzephalitis wegen der Toxizität und der beschwerlichen Applikation kaum diskussionswürdig (Cohen 1996, Sadler et al. 1997, Schielke 1997).

Subakut sklerosierende Panenzephalitis (SSPE)

Epidemiologie

Die Erkrankung tritt zu über 85% zwischen dem 5. und 15. Lebensjahr auf, wurde in Einzelfällen aber auch bei knapp über 30-Jährigen diagnostiziert. Das männliche Geschlecht ist ungefähr doppelt so häufig betroffen wie das weibliche. Die Häufigkeit liegt schätzungsweise bei 0,1/100 000 Personen mit durchgemachter Maserninfektion. Patienten, die vor dem 18. Lebensmonat Masern hatten, scheinen überdurchschnittlich häufig an SSPE zu erkranken. Personen, die eine akute Masernenzephalitis durchgemacht haben, sind nicht betroffen. In den meisten Industrieländern wird heutzutage eine aktive Immunisierung gegen Masern im Kleinkindesalter durchgeführt, sodass die SSPE zunehmend zu einer Rarität wird (Cape et al. 1973, Centers for Disease Control 1982).

Klinik und Verlauf

Durchschnittlich 7–12 Jahre nach einer typisch verlaufenen, klinisch vollständig ausgeheilten Maserninfektion im Kindesalter kommt es anfänglich schleichend zu Verhaltensauffälligkeiten und nachlassenden Leistungen in Schule oder Beruf; im Laufe von Monaten entwickelt sich dann ein meist schweres demenzielles Syndrom. In einem fortgeschritteneren Krankheitsstadium treten bei fast allen Patienten massive, symmetrische Myoklonien auf; seltener werden andere Bewegungsstörungen oder zerebellare Symptome beobachtet. Manche Patienten erblinden früh aufgrund einer Chorioretinitis, z.T. sogar vor dem

Auftreten psychopathologischer Symptome; in späteren Krankheitsstadien kann mitunter auch eine kortikale Blindheit vorkommen. Im Finalstadium kommt es zur Vigilanzminderung bis zum Koma; der Muskeltonus kann spastisch oder rigorartig erhöht oder schlaff sein.

> Die Krankheit verläuft in den meisten Fällen rasch progredient und führt innerhalb von wenigen Monaten bis zu 3 Jahren zum Tode. In weniger als 10% der Fälle ist der Verlauf eher schubförmig und prolongiert oder – selten – spontan remittierend (Johnston et al. 1980, Dyken 1985, Miller et al. 1992, Park et al. 1997).

■ Ätiologie und Pathogenese

Das Masernvirus ist ein zur Gruppe der Paramyxoviren gehöriges RNA-Virus. Normalerweise kommt es nach Infektion in der Kindheit zur Viruselimination und lebenslänglichen Immunität. In seltenen Fällen persistiert die Infektion und führt Jahre später zur SSPE. Wahrscheinlich hängt die Fähigkeit zur Persistenz mit Mutationen im Virusgenom zusammen; die genauen Gründe sind jedoch unklar. In den Gehirnen von SSPE-Patienten findet man nur inkomplette Viruspartikel, denen das zum „budding" des Virus aus der Wirtszelle erforderliche Matrix- (M-)Protein fehlt. Möglicherweise kommt es dadurch zur intrazellulären Akkumulation inkompletter Masernviren (Sever 1983, Dattaneo 1988).

■ Neuropathologie

In frühen Krankheitsstadien zeigt die Hirnbiopsie entzündliche Veränderungen der Meningen und des gesamten Hirnparenchyms mit Affektion der grauen und weißen Substanz. In den Zellkernen von Neuronen, Astrozyten und Oligodendrozyten zeigen sich in der HE-Färbung Einschlusskörperchen, die dem Nukleokapsid des Masernvirus entsprechen. Anfangs können sie ungleichmäßig verteilt sein und daher bei Entnahme geringer Gewebeproben nicht immer gefunden werden. Autoptisch findet sich eine Einschlusskörperchenpanenzephalitis mit Neuronenuntergang, (sekundärer) Demyelinisierung und Gliose (Sever 1983, Dyken 1985).

■ Neuroradiologie

Das cCT oder cMRT zeigt initial meist einen Normalbefund. Später finden sich vergrößerte äußere und innere Liquorräume als Ausdruck der Atrophie, ferner fokale oder multifokale Marklagerläsionen (Dyken 1985, Asher 1997).

■ Neurophysiologie

EEG

Anfangs kann das EEG unauffällig sein, später entwickelt sich eine Allgemeinveränderung und es treten bilaterale Spitzenpotenzialkomplexe auf. Als pathognomonisch gelten die sog. *Radermecker-Komplexe*. Dabei handelt es sich um generalisierte polymorphe Komplexe von 0,5–1 s Dauer, die periodisch in Abständen von 4–10 s wiederkehren und wahrscheinlich das elektrophysiologische Korrelat der Myoklonien darstellen. Ihr Vorkommen ist aber, vor allem zu Beginn der Erkrankung, keineswegs obligat (Zschocke 1995).

■ Labordiagnostik

Die Liquoruntersuchung führt praktisch immer zur Diagnose. Die Zellzahl ist meistens normal, das Gesamteiweiß normal oder geringfügig erhöht. In der isoelektrischen Fokussierung aber finden sich immer deutliche oligoklonale IgG-Banden. Durch serologische Untersuchungen (z.B. ELISA [enzyme-linked immunosorbent assay]) von Liquor und Serum lässt sich eindeutig eine spezifische intrathekale Anti-Masern-Antikörper-Synthese nachweisen. Im Blut finden sich außer einem erhöhten Anti-Masern-IgM- und -IgG-Antikörper-Titer keine Auffälligkeiten (Reiber 1988).

■ Therapie

Verschiedentlich wurden Therapieversuche mit intrathekal oder intraventrikulär appliziertem *Interferon-α*, z.T. in Kombination mit anderen Medikamenten, unternommen. In Einzelfällen kam es darunter zu einer Verzögerung der Krankheitsprogression; insgesamt aber sind die Ergebnisse enttäuschend (Gascon et al. 1991, Miyazaki et al. 1991, Wirguin et al. 1991, Yalaz et al. 1992).

■ Prävention

Die Impfung mit attenuierter Lebendvakzine im Kindesalter schützt effektiv vor der Entwicklung einer SSPE (Asher 1997).

Progressive Rötelnpanenzephalitis

■ Epidemiologie

Die Erkrankung ist außerordentlich selten; in der Literatur sind knapp 20 Fälle beschrieben. Alle bisher beschriebenen Patienten waren männlichen Geschlechts und bei Krankheitsbeginn zwischen 8 und 21 Jahren alt. Die Mehrzahl wies ein kongenitales Rötelnsyndrom auf, eine Minderheit hatte eine typisch verlaufende Rötelninfektion in der Kindheit (Wolinsky 1990).

Klinik und Verlauf

Klinisch ist die progressive Rötelnpanenzephalitis nicht von der SSPE zu unterscheiden. Der Krankheitsverlauf ist etwas langsamer, meist kommt es nach 2–5 Jahren zum Tode (Asher 1997).

Ätiologie und Pathogenese

Es handelt sich um eine persistierende Infektion mit dem Rötelnvirus, einem RNA-Virus. Die Ursachen dieser Persistenz sind unklar.

Neuropathologie

Die histologischen Veränderungen gleichen denen bei der SSPE. Allerdings findet man keine Einschlusskörperchen. Hingegen lassen sich im Marklager perivaskuläre PAS-positive Ablagerungen nachweisen (Townsend et al. 1982).

Neuroradiologie

Die meisten Fälle wurden beschrieben, als noch keine CT verfügbar war. In den damals durchgeführten Pneumenzephalogrammen zeigten sich vergrößerte Ventrikel (Asher 1997).

Neurophysiologie

EEG

Das EEG zeigt eine Allgemeinveränderung mit Theta- oder Delta-Aktivität. Die für die SSPE typischen periodischen Komplexe wurden bei der progressiven Rötelnpanenzephalitis bisher nicht beschrieben (Zschocke 1995).

Labordiagnostik

Im Liquor findet sich wie bei der SSPE eine deutliche intrathekale Immunglobulinsynthese. Mittels ELISA aus Liquor und Serum lässt sich eine diagnostisch beweisende spezifische intrathekale Anti-Röteln-IgG-Antikörper-Synthese feststellen (Reiber 1988).

Therapie

Eine Therapie der Erkrankung ist nicht bekannt.

Prävention

Durch die Impfung im Kleinkindesalter kann die Infektion vermieden werden. Bei fehlender Immunität sollten Mädchen vor Erreichen der Pubertät (nochmals) geimpft werden, um kongenitalen Rötelninfektionen vorzubeugen.

Andere virale Demenzen

Herpes-simplex-Enzephalitis

Klinik

Die Herpes-simplex-Enzephalitis ist normalerweise eine fulminant verlaufende Erkrankung mit den Symptomen:
- Fieber,
- Kopfschmerzen,
- epileptische Anfälle,
- Verwirrtheit,
- Vigilanzminderung
- entzündliches Liquorsyndrom.

Therapie und Diagnostik

Unter Therapie mit *Aciclovir* überleben ca. 80% der Patienten; von diesen behalten 30–60% neben einer symptomatischen Epilepsie unterschiedlich schwere kognitive Defizite mit Lern- und Gedächtnisstörungen, Verhaltensauffälligkeiten und Wesensänderung zurück. Ganz vereinzelt sind jedoch – fast ausschließlich bei älteren Menschen – chronische Verläufe beschrieben mit einem über Wochen bis Monate progredienten demenziellen Syndrom, zu dem sich meist erst im weiteren Verlauf epileptische Anfälle, fokal-neurologische Zeichen und eine Vigilanzminderung gesellen.

Die zerebrale Bildgebung zeigt Läsionen des Temporal-, z. T. auch des Frontal- und Parietallappen. Im Liquor können die typischen entzündlichen Veränderungen fehlen, jedoch lässt sich durch den Nachweis viraler DNA mittels PCR oder durch den Nachweis einer spezifischen intrathekalen Antikörpersynthese die Herpes-simplex-Infektion feststellen. In den Fällen, in denen die Diagnose intra vitam gestellt wurde, kam es unter Aciclovir-Therapie zur Besserung der Symptomatik (Ejima et al. 1994, Hori et al. 1990, Ojeda et al. 1986).

Rasmussen-Enzephalitis

Klinik und Pathogenese

Die Rasmussen-Enzephalitis ist eine sehr seltene Erkrankung, bei der es zu pharmakoresistenten fokalen epileptischen Anfällen, einer progressiven Hemiparese sowie einem demenziellen Syndrom kommt. Der Krankheitsbeginn ist meist in der Kindheit, selten im frühen Erwachsenenalter. Pathologisch findet man die Zeichen einer chronischen Enzephalitis.

Diagnostik

In Autopsiematerial oder in Hirngewebe, das im Rahmen der Epilepsiechirurgie entnommen wurde, konnte in manchen Fällen mit der PCR oder der In-situ-Hybridisierung Zytomegalie-, Epstein-Barr-oder Herpes-simplex-Virus nachgewiesen werden. Inwieweit diese Viren eine kausale Rolle spielen, ist noch unklar.

Therapie

In einer offenen Studie besserten sich 3 von 4 Patienten mit Rasmussen-Enzephalitis unter der Behandlung mit dem gegen CMV wirksamen Virostatikum *Ganciclovir*. Andererseits kann man bei Patienten mit Rasmussen-Enzephalitis Autoantikörper gegen den Glutamatrezeptor GluR3 finden, und immunmodulatorische Therapien mit *Plasmapherese, hochdosierter Immunglobulingabe* oder *hochdosierter Steroidgabe* bewirken eine Linderung des Krankheitsbilds. Daher ist auch vorstellbar, dass eine virale Infektion nicht durch aktive Replikation, sondern durch Triggern einer Autoimmunreaktion krankheitsauslösend wirkt (Power et al. 1990, McLachlan et al. 1993, Vinters et al. 1993, Rogers et al. 1994, Hart et al. 1994, Jay et al. 1995, 1996).

Prognose kognitiver Funktionen

Zur Prognose kognitiver Funktionen nach durchgemachter akuter viraler Enzephalitis liegen nur wenige Studien vor. Hokkanen u. Launes (1997) fanden bei einer Nachuntersuchung von 40 Patienten (davon 8 mit Herpesenzephalitis) 2–5 Jahre nach der akuten Erkrankung in 13% der Fälle erhebliche Gedächtnisstörungen und andere kognitive Defizite, die mit der Diagnose eines demenziellen Syndroms kompatibel waren. In fast allen Fällen war es jedoch gegenüber dem Status unmittelbar nach der Enzephalitis zu einer deutlichen Besserung gekommen.

In einer Nachuntersuchung von 70 Kindern 2–13 Jahre nach einer Enzephalitis fanden Rantala et al. (1991) im Vergleich zu einer Kontrollgruppe schlechtere neuropsychologische Testergebnisse; klinisch waren diese Differenzen jedoch nicht signifikant.

Literatur

Ackermann R, Nekic M, Jürgens R. Locally synthesized antibodies in cerebrospinal fluid of patients with AIDS. J Neurol. 1986;233:140–1

Albrecht H, Hoffmann C, Degen O, et al. Highly active antiretroviral therapy significantly improves the prognosis of patients with HIV-associated progressive multifocal leukoencephalopathy. AIDS. 1998;9:1149–54

Arendt G, Hefter H, Elsing C, Strohmeyer G, Freund HJ. Motor dysfunction in HIV-infected patients without clinically detectable central-nervous deficit. J Neurol. 1990;237:362–8

Asher DM. Slow viral infections. In: Scheld WM, Whitley RJ, Durack DT (eds). Infections of the central nervous system. Second edition. Philadelphia: Lippincott-Raven; 1997:199–221

Bacellar H, Munoz A, Miller EN, et al. Temporal trends in the incidence of HIV-1-related neurologic diseases: Multicenter AIDS cohort study, 1985–1992. Neurol. 1994; 44:1892–1900

Bamborschke S, Wullen T, Huber M, Neveling M, Baldamus CA, Korn K. Early diagnosis and successful treatment of acute cytomegalovirus encephalitis in a renal transplant recipient. J Neurol. 1992;239:205–8

Berger JR, Kaszovitz B, Post MJD, et al. Progressive multifocal leukoencephalopathy associated with human immunodeficiency virus infection. A review of the literature with a report of 16 cases. Ann Intern Med. 1987;107:78–87

Berger JR, Levy RM, Flomenhoft D, et al. Predictive factors for prolonged survival in acquired immunodeficiency syndrome-associated progressive multifocal leukoencephalopathy. Ann Neurol. 1998;44:341–349

Blick G, Whiteside M, Griegor P, Hopkins U, Garton T, La Gravinese L. Successful resolution of progressive multifocal leukoencephalopathy after combination therapy with cidofovir and cytosin arabinoside. Clin Infect Dis. 1998;26:191–2

Brooks BR, Walker DL. Progressive multifocal leukoencephalopathy. Neurol Clin. 1984;2:299–313

Brown GR. The use of methylphenidate for cognitive decline associated with HIV disease. Int J Psychiatry Med. 1995;25:21–37

Budka H. Human immunodeficiency virus (HIV)-induced disease of the central nervous system: pathology and implications for pathogenesis. Acta Neuropathol. 1989;77:225–36

Cape CA, Martinez AJ, Robertson JT, Hamilton R, Jabbour JT. Adult onset of subacute sclerosing panencephalitis. Arch Neurol.1973;28:124–7

Centers for Disease Control. Subacute sclerosing panencephalitis – United States. MMWR. 1982; 1:585–8

Centers for Disease Control. 1993 revised classification system for HIV infection and expanded surveillance case definition for AIDS among adolescents and adults. MMWR. 1992;41 (RR-17):1–19

Cinque P, Vago L, Tereni MR, et al. Diagnosis of cytomegalovirus infection of the nervous system in AIDS by polymerase chain reaction analysis of cerebrospinal fluid. Scand J Infect Dis. 1995; Suppl 99:92–4

Cohen BA. Prognosis and response to therapy of cytomegalovirus encephalitis and meningomyelitis in AIDS. Neurology. 1996;46:444–50

Dal Pan GJ, McArthur JC, Aylward E, et al. Patterns of cerebral atrophy in HIV-1-infected individuals: results of a quantitative MRI analysis. Neurology. 1992;42:2125–30

The Dana Consortium on the therapy of HIV dementia and related cognitive disorders. A randomized, double-blind, placebo-controlled trial of deprenyl and thioctic acid in human immunodeficiency virus-associated cognitive impairment. Neurology. 1998;50:645–51

Dattaneo R, Schmid A, Billeter MA, Sheppard RD, Udem SA. Multiple viral mutations rather than host factors cause defective measles virus gene expression in a subacute sclerosing panencephalitis cell line. J Virol. 1988;62:1388–97

Davis LE, Hjelle BL, Miller VE, et al. Early viral brain invasion in iatrogenic human immunodeficiency virus infection. Neurology. 1992;42:1736–39

Dooneief G, Bello JL, Todak G, et al. A prospective controlled study of magnetic resonance imaging of the brain in gay men and parenteral drug users with human immunodeficiency virus infection. Arch Neurol. 1992;49:38–43

Dyken PR. Subacute sclerosing panencephalitis. Current status. Neurol Clin. 1985;3:179–96

Ejima M, Tanaka H, Ueda M, Ota K, Maruyama S. A case of chronic herpes encephalitis with myelodysplastic syndrome. Rinsho Shinkeigaku. 1994;34:246–49

Ellis RJ, Hsia K, Spector SA, et al. Cerebrospinal fluid human immunodeficiency virus type 1 RNA levels are elevated in neurocognitively impaired individuals with acquired immunodeficiency syndrome. Ann Neurol. 1997;42:679–88

Enting RH, Hoetelmans RMW, Lange JMA, Burger DM, Beijnen JH, Portegies P. Antiretroviral drugs and the central nervous system. AIDS 1998; 12:1941–55

Enzensberger W, Fischer PA. Rolle des Elektroenzephalogramms in der neurologischen HIV-Diagnostik. Z EEG EMG. 1989;20:234–237

Epstein LG, Gendelman HE. Human immunodeficiency virus type 1 infection of the nervous system: pathogenetic mechanisms. Ann Neurol. 1993;33:429–36

Evers S, Husstedt IW, Lüttmann S, Bauer B, Grotemeyer KH. Event-related potentials in HIV infection: evidence for impact of antiretroviral treatment. Arch Neurol. 1996; 53 715–16

Fischer PA, Enzensberger W. Neurological complications in AIDS. J Neurol. 1987;234:269–79

Gabuzda DH, Ho DD, de la Monte SM, Hirsch MS, Rota TR, Sobel RA. Immunohistochemical identification of HTLV-III antigen in brains of patients with AIDS. Ann Neurol. 1986;20:289–95

Gascon GG, Yamani S, Cafege A, et al. Treatment of subacute sclerosing panencephalitis with alpha interferon. Ann Neurol. 1991;30:227–8

Gillespie SM, Chang Y, Lemp G, et al. Progressive multifocal leukoencephalopathy in persons infected with human immunodeficiency virus, San Francisco, 1981–1989. Ann Neurol. 1991;30:597–604

Glass JD, Fedor H, Wesselingh SL. Immunocytochemical quantiation of HIV in the brain: Correlations with HIV-associated dementia. Ann Neurol. 1995;38:755–62

Goethe KE, Mitchell JE, Marshall DW. Neuropsychological and neurological function of human immunodeficiency virus seropositive asymptomatic individuals. Arch Neurol. 1989;46:129–33

Gozlan J, Amrani M, Baudrimont M, et al. A prospective evaluation of clinical criteria and polymerase chain reaction assay of cerebrospinal fluid for the diagnosis of cytomegalovirus-related neurological diseases during AIDS. AIDS. 1995;9: 253–60

Gray F, Gherardi R, Scaravilli F. The neuropathology of the acquired immune deficiency syndrome (AIDS). Brain. 1988;111:245–66

Griffiths PD. Studies to define viral cofactors for human immunodeficiency virus. Infect Agents Dis. 1992;1:237–44

Groothuis DR, Levy RM. The entry of antiviral and antiretroviral drugs into the central nervous system. J Neurovirol. 1997;3:387–400

Grotemeyer KH, Husstedt IW, Bründermann H. Event-related potentials in HIV-infected outpatients. AIDS Res Hum Retrovir. 1991;7:629–35

Hall CD, Dafni U, Simpson D, et al. Failure of cytarabine in progressive multifocal leukoencephalopathy associated with human immunodeficiency virus infections. AIDS Clinical Trials Group 243 Team. N Engl J Med. 1998;338:1345–51

Hart YM, Cortez M, Andermann F, et al. Medical treatment of Rasmussen's syndrome (chronic encephalitis and epilepsy): Effect of high-dose steroids or immunoglobulins in 19 patients. Neurology. 1994;44:1030–36

Hokkanen L, Launes J. Cognitive recovery instead of decline after acute encephalitis: a prospective follow up study. J Neurol Neurosurg Psychiatry. 1997;63:222–27

Holland NR, Power C, Mathews VP, Glass JD, Forman M, McArthur JC. Cytomegalovirus encephalitis in acquired immunodeficiency syndrome (AIDS). Neurology. 1994;44:507–14

Hori T, Suzuki T, Terashima Y, Kawai N, Shiraishi H, Koizumi J. Chronic herpes simplex encephaitis with somnambulism: CT, MR and SNLSPECT findings. Jpn J Psychiatry Neurol. 1990;44:735–39

Hriso E, Kuhn T, Masdeu JC, Grundman M. Extrapyramidal symptoms due to dopamine-blocking agents in patients with AIDS encephalopathy. Am J Psychiatry. 1991;148:1558–61

Huang SS, Skolasky RL, Dal Pan GJ, Royal W, McArthur JC. Survival prolongation in HIV-associated progressive multifocal leukoencephalopathy treated with alpha-interferon: an observational study. J Neurovirol 1998;4:324–332

Janssen RS, Saykin AJ, Cannon L, et al. Neurological and neuropsychological manifestations of HIV-1 infection. Association with AIDS-related complex but not asymptomatic HIV-1 infection. Ann Neurol. 1989;26:592–600

Janssen RS, Nwanyanwu OC, Selik RM, Stehr-Green J. Epidemiology of human immunodeficiency virus encephalopathy in the United States. Neurology. 1992;42:1472–6

Jay V, Becker LE, Otsubo H. Chronic encephalitis and epilepsy (Rasmussen's encephalitis): Detection of cytomegalovirus and herpes simplex virus 1 by the polymerase chain reaction and in situ hybridization. Neurology. 1995;45 108–17

Johnston HM, Wise GA, Hery JG. Visual deterioration as presentation of subacute sclerosing panencephalitis. Arch Dis Child. 1980;55:899–901

Kieburts KD, Ketonen L, Zettelmaier AE, Kido D, Caine ED, Simon JH. Magnetic resonance imaging findings in HIV cognitive impairment. Arch Neurol. 1990;47:643–5

Koralnik IJ, Beaumanoir A, HäuslerR, et al. A controlled study of early neurologic abnormalities in men with asymptomatic human immunodeficiency virus infection. N Engl J Med. 1990;323:864–70

Kühn JE, Wendland T, Eggers HJ, et al. Quantitation of human cytomegalovirus genomes in the brain of AIDS patients. J Med Virol. 1995;47:70–82

Lipton SA, Gendelman HE. Dementia associated with the acquired immunodeficiency syndrome. N Engl J Med. 1995;332:934–40

Lipton SA. Neuropathogenesis of acquired immunodeficiency syndrome dementia. Curr Opin Neurol. 1997;10:247–53

Lüer W, Poser S, Weber T, et al. Chronic HIV encephalitis – I. Cerebrospinal fluid diagnosis. Klin Wochenschr. 1988;66:21–5

Major EO, Ault GS. Progressive multifocal leukoencephalopathy: clinical and laboratory observations on an viral induced demyelinating disease in the immunodeficient patient. Curr Opinion Neurol. 1995;8:184–90

McArthur JC, Hoover DR, Bacellar H, et al. Dementia in AIDS patients: incidence and risk factors. Multicenter AIDS Cohort Study. Neurology. 1993; 43: 2245–52

McArthur JC, McClernon DR, Cronin MF, et al: Relationship between human immunodeficiency virus-associated dementia and viral load in cerebrospinal fluid and brain. Ann Neurol. 1997;42:689–98

McArthur JC, Sacktor N, Selnes O. Human immunodeficiency virus-associated dementia. Sem Neurol. 1999; 19:129–50

McLachlan RS, Girvin JP, Blume WT, Reichman H. Rasmussen's chronic encephalitis in adults. Arch Neurol. 1993;50:269–74

McLachlan RS, Levin S, Blume WT. Treatment of Rasmussen's syndrome with ganciclovir. Neurology. 1996;47:925–28

Melton ST, Kirkwood CK, Ghaemi SN. Pharmacotherapy of HIV dementia. Ann Pharmacother. 1997;31:457–73

Mertens TE, Low-Beer D. HIV and AIDS: Where is the epidemic going. Bull WHO. 1996;74:121–9

Miller C, Farrington CP, Harbert K. The epidemiology of subacute sclerosing panencephalitis in England and Wales 1970–1989. Int J Epidemiol. 1992;21:998–1006

Miller EN, Selnes OA, McArthur, et al. Neuropsychological performance in HIV-1 infected homosexual men: the multicenter AIDS cohort study (MACS). Neurology. 1990;40:197–203

Miyazaki M, Hashimoto T, Fujino K, Goda T, Tayama M, Kuroda Y. Apparent response of subacute slcerosing panencephalitis to intrathecal interferon alpha. Ann Neurol. 1991;29:97–99

Moeller AA, Backmund H. CT findings in different stages of HIV infection: a prospective study. J Neurol. 1990;237:94–7

Morris L, Silber E, Sonnenberg P, et al. High human immunodeficiency virus type 1 RNA load in the cerebrospinal fluid from patients with lymphocytic meningitis. J Infect Dis. 1998;177:473–6

Morgello S, Cho ES, Nielsen S, Devinsky O, Petito CK. Cytomegalovirus encephalitis in patients with acquired immunodeficiency syndrome. An autopsy study of 30 cases and a review of the literature. Hum Pathol. 1987;18:289–97

Navia BA, Jordan BD, Price RW. The AIDS dementia complex: I. Clinical features. Ann Neurol. 1986a;19:517–24

Navia BA, Cho ES, Petito CK, Price RW. The AIDS dementia complex. II. Neuropathology. Ann Neurol. 1986b;19:525–35

Newman SP, Lunn S, Harrison MJG. Do asymptomatic HIV-seropositive individuals show cognitive deficit? AIDS. 1995;9:1211–20

Nuwer MR, Miller EN, Visscher BR, et al. Asymptomatic HIV infection does not cause EEG abnormalities: results from the Multicenter AIDS Cohort Study (MACS). Neurology. 1992;42:1214–19

Ojeda VJ, Mastaglia FL, Kakulas BA. Causes of organic dementia: a necropsy survey of 60 cases. Med J Aust. 1986;145:69–71

Parisi A, Strosselli M, Di Perri G, et al. Electroencephalography in the early diagnosis of HIV-related subacute encephalitis: Analysis of 185 patients. Clin Electroencephalogr. 1989;20:1–5

Park DW, Boldt HC, Massicotte SJ, et al. Subacute sclerosing panencephalitis manifesting as viral retinitis: clinical and histopathologic findings. Am J Opthalmol. 1997;123:533–42

Pascal, S, Resnick L, Barker WW, et al. Metabolic asymmetries in asymptomatic HIV-1 seropositive subjects: relationship to disease onset and MRI findings. J Nucl Med. 1991;32:1725–29

Petito CK. Review of central nervous system pathology in human immunodficiency virus infection. Ann Neurol. 1988;23 (Suppl):54–7

Pohl P, Vogl G, Fill H, Rössler H, Zangerle R, Gerstenbrand F. Single photon emission computed tomography in AIDS dementia complex. J Nucl Med. 1988;29:1382–6

Portegies P, Enting RH, de Gans J, et al. Presentation and course of AIDS dementia complex: 10 years of follow-up in Amsterdam, the Netherlands. AIDS. 1993;7:669–75

Portegies P. AIDS dementia complex: A review. J Acq Immune Def Synd. 1994;7 (Suppl 2) 38–49

Power C, Poland SD, Blume WT, Girvin JP, Rice GPA. Cytomegalovirus and Rasmussen's encephalitis. Lancet 1990;336:1282–84

Prösch S, Schielke E, Reip A, et al. Human cytomegalovirus encephalitis in an immunocompetent young person and diagnostic reliability of HCMV-DNA PCR in cerebrospinal fluid of non-immunosuppressed patients. J Clin Microbiol. 1998;36:3636–40

Ragazzoni A, Grippo A, Ghidini P, et al. Electrophysiological study of neurologically asymptomatic HIV1 seropositive patients. Acta Neurol Scand. 1993;87:47–51

Rantala H, Uhari M, Uhari M, Saukkonen A, Sorri M. Outcome after childhood encephalitis. Dev Med Child Neurol. 1991; 33: 858–67

Reiber H. Untersuchungen des Liquors zur Diagnose neurologischer Erkrankungen. In: Holzgraefe M, Reiber H, Felgenhauer K (Hrsg.). Labordiagnostik von Erkrankungen des Nervensystems. Erlangen: perimed-Fachbuch-Verlagsgesellschaft; 1988:35–50

Robertson K, Fiscus S, Kapoor C, et al. CSF, plasma viral load and HIV associated dementia. J Neurovirol. 1998;4:90–4

Rogers SW, Andrews PI, Gahring LC, Whisenand T, Cauley K, Crian B, Hughes TE, Heinemann SF, McNamara JO. Autoantibodies to glutamate receptor GluR3 in Rasmussen's encephalitis. Science 1994;265:648–51

Rottenberg DA, Moeller JR, Strother SC, et al. The metabolic pathology of the AIDS dementia complex. Ann Neurol. 1987; 22. 700–706

Sacktor NC, Lyles RH, Skolasky RL, Anderson DE, McArthur JC, McFarlane G, Selnes OA, Becker JT, Cohen B, Wesch J, Miller EN. Combination antiretroviral therapy improves psychomotor speed performance in HIV-seropositive homosexual men. Neurology. 1999;52:1640–47

Sadler M, Morris-Jones S, Nelson M, Gazzard BG. Successful treatment of cytomegalovirus encephalitis in an AIDS patient using cidofovir. AIDS. 1997;11:1293–4

Schielke E, Tatsch K, Pfister HW, et al. Reduced cerebral blood flow in early stages of human immunodeficiency virus infection. Arch Neurol. 1990;47:1342–5

Schielke E. Die HIV-Enzephalopathie – Klinik, Neuropathologie und Pathogenese. Nervenarzt. 1993;64:83–90

Schielke E. Neurologische Manifestationen der CMV-Infektion bei AIDS. In: Heise W (Hrsg.). Die CMV-Erkrankung bei AIDS. Klinisches Krankheitsspektrum, Diagnostik und Therapie. Gräfelfing: Socio-medico; 1997:24–34

Schmitt FA, Bigley JW, McKinnis R, et al. Neuropsychological outcome of zidovudine (AZT) treatment of patients with AIDS and AIDS-related complex. N Engl J Med. 1988;319:1573–78

Setinek U, Wondrusch E, Jellinger K, et al. Cytomegalovirus infection of the brain in AIDS: a clinicopathological study. Acta Neuropathol Berlin. 1995;90:511–15

Sever JL. Persistent measles infection of the CNS: subacute sclerosing panencephalitis. Rev Infect Dis. 1983;5: 467–73

Sidtis JJ, Gatsonis C, Price RW, et al. Zidovudine treatment of the AIDS dementia complex: results of a placebo-controlled trial. AIDS Clinical Trials Group. Ann Neurol. 1993;33:343–9

Stout JC, Ellis RH, Jernigan TL, et al. Progressive cerebral volume loss in human immunodeficiency virus infection: al longitudinal volumetric magnetic resonance imaging study. Arch Neurol. 1998;55 161–8

Studahl M, Bergström T, Ekeland-Sjöberg K, Ricksten A. Detection of cytomegalovirus DNA in cerebrospinal fluid in immunocompetent patients as a sign of active infection. J Med Virol. 1995;46:274–80

Suzumiya J, Marutsuka K, Ueda S, Uno H, Eizuru Y, Sumiyoshi A. An autopsy case of necrotizing ventriculo-encephalitis caused by cytomegalovirus in Hodgkin's disease. Acta Pathol Jpn. 1991;41:291–8

Takahashi K, Wesselingh SL, Grifin DE et al. Localization of HIV-1 in human brain using polymerase chain reaction/in situ hybridization and immunocytochemistry. Ann Neurol. 1996;39:705–11

Tinuper P, de Carolis P, Galeotti M, Baldrati A, Griti FM, Sacquegna T. Electroencephalogram and HIV infection: a prospective study in 100 patients. Clin Electroencephalogr. 1990; 21:145–50

Townsend JJ, Stroop WG, Baringer JR, Wolinksy JS, McKerrow JH, Berg BO. Neuropathology of progressive rubella panencephalitis after childhood rubella. Neurology. 1982;32:185–90

Trenkwalder C, Straube A, Paulus W, Krafcyk S, Schielke E, Einhäupl KM. Postural imbalance: an early sign in HIV-1 infected patients. Eur Arch Psychiatry Clin Neurosci. 1992;241:267–72

Vinters HV, Wang R, Wiley CA. Herpesviruses in chronic encephalitis associated with intractable childhood epilepsy. Hum Pathol. 1993;24:871–79

Vollmer-Haase J, Young P, Ringelstein EB. Efficacy of camptothecin in progressive multifocal leukoencephalopathy. Lancet. 1997;349:1366

von Einsiedel RW, Fife TD, Aksamit AJ, et al. Progressive multifocal leukoencephalopathy in AIDS: a clinicopathologic study and review of the literature. J Neurol. 1993;240:390–406

Weber T, Turner R, Frye S, et al. Specific diagnosis of progressive multifocal leukoencephalopathy by polymerase chain reaction. J Infect Dis. 1994;169:1138–1141

Whiteman M, Post MJD, Berger JR et al. PML in 47 HIV+ patients. Radiology. 1993;187:233–40

Wiley CA, Nelson JA. Role of human immunodeficiency virus and cytomegalovirus in AIDS encephalitis. Am J Pathol. 1988;133:73–81

Wiley CA, Masliah E, Morey M, et al. Neocortical damage during HIV infection. Ann Neurol. 1991;29:651–7

Wirguin I, Steiner I, Brenner T, Abramsky O. Intraventricular interferon treatment for subacute sclerosing panencephalitis. Ann Neurol. 1991;30:227

Wolinsky JS. Subacute sclerosing panencephalitis, progressive rubella panencephalitis, and multifocal leukoencephalopathy. Res Publ Assoc Res Nerv Ment Dis. 1990;68:259–68

Working Group of the American Academy of Neurology AIDS Task Force. Nomenclature and research case definitions for neurologic manifestations of human immunodeficiency virus-type 1 (HIV-1) infection. Neurology. 1991;41:778–85

Yalaz K, Anlar B, Oktem F, et al. Intraventricular interferon and oral inosiplex in the treatment of subacute sclerosing panencephalitis. Neurology. 1992;42:488–91

Zschocke S. Klinische Elektroenzephalographie. Berlin: Springer; 1995:481–3

9 Seltene Demenzformen

Alkoholinduzierte kognitive Defizite .... S. 354
K. Schmidtke

    Alkoholenzephalopathie .... S. 354

    Wernicke-Korsakoff-Syndrom .... S. 358

    Hepatische Enzephalopathie und
    hepatozerebrale Degeneration .... S. 362

    Marchiafava-Bignami-Erkrankung .... S. 363

    Zerebrale Pellagra .... S. 363

Sonstige toxische Demenzen und andere seltene Demenzformen .... S. 365
J. G. Schulz

    Monogenetisch bedingte Demenzen ...... S. 365

    Erworbene Demenzen .... S. 383

Alkoholinduzierte kognitive Defizite

K. Schmidtke

Erkrankungen des zentralen und peripheren Nervensystems sind ein wesentlicher Bestandteil der Morbidität und Invalidität bei chronischem Alkoholabusus. Nosologisch sind direkte und mittelbare Folgeerkrankungen zu unterscheiden (Tab. 9.1). In Bezug auf kognitive Defizite sind auch mögliche prämorbide Anomalien zu berücksichtigen, etwa Grenzbegabung oder psychische Erkrankungen. Weiterhin können koinzidente, z. B. degenerative oder vaskuläre, ZNS-Erkrankungen ohne Bezug zum Alkoholabusus bestehen, deren Symptomatik durch eine alkoholbedingte Schädigung aggraviert oder erst erkennbar wird.

Die häufigsten Ursachen intellektueller Einbußen bei Alkoholabhängigen sind:
- Alkoholenzephalopathie,
- Wernicke-Korsakoff-Syndrom,
- hepatische Enzephalopathie.

Diese Erkrankungen können in unterschiedlichem Ausprägungsgrad bestehen, sie können kombiniert auftreten oder von weiteren Störungen überlagert sein. Die ätiologische Zuordnung ist u. U. schwierig und erfordert eine exakte psychiatrische, neurologische, neuropsychologische und neuroradiologische Abklärung.

Tabelle 9.1 Neurologische und psychiatrische Erkrankungen bei Alkoholabusus

Direkte Folgeerkrankungen:
- Alkoholenzephalopathie
- symptomatische Epilepsie
- Marchiafava-Bignami-Erkrankung
- Alkoholpsychosen und -halluzinose
- Delir, Entzugsanfälle
- alkoholische Kleinhirndegeneration
- Alkoholmyopathie und -kardiomyopathie
- Polyneuropathie

Mittelbare Folgeerkrankungen:
- Wernicke-Korsakoff-Syndrom
- andere Hypovitaminosen (Pellagra, funikuläre Myelose)
- hepatische Enzephalopathie, hepatozerebrale Degeneration
- hypoxische und hypoglykämische Episoden
- Kopfverletzungen
- reaktiv-psychische Störungen

Alkoholenzephalopathie

Alkohol (Ethylalkohol) hat fraglos ein neurotoxisches Potenzial, das sich z. B. durch die alkoholische Kleinhirndegeneration oder die pränatale Hirnschädigung im Rahmen der Alkoholembryopathie und -fetopathie manifestiert. Ob und auf welchem Wege neurotoxische Effekte des Alkohols beim Erwachsenen eine Demenz hervorrufen können, ist jedoch umstritten. Die Positionen reichen von der Annahme, Alkoholtoxizität sei eine der häufigsten Demenzursachen, bis zur Ablehnung einer eigenständigen Entität „Alkohol-Demenz" (Joyce 1994).

Kennzeichnend sind stark schwankende Angaben zur Prävalenz. Gründe für diesen Dissens sind unterschiedliche Auffassungen des Begriffs „Demenz" und die Vielzahl möglicher Mechanismen und Erscheinungsbilder alkoholassoziierter kognitiver Störungen.

Da zumindest reversible und mäßiggradige kognitive Defizite bei chronischem Alkoholabusus als gesichert angenommen werden können, wird dem Begriff Alkoholenzephalopathie hier der Vorzug gegenüber Alkoholdemenz gegeben.

> Der Terminus Alkoholenzephalopathie bezieht sich auf alkoholtoxisch bedingte kognitive Defizite, die *unter Abstinenz und nach Abschluss des Entzugs fortbestehen*.

Die Annahme einer Alkoholdemenz würde voraussetzen, dass solche Defizite globaler Natur und im Alltagsleben behindernd (jedoch nicht notwendigerweise irreversibel) sind.

Bereits im letzten Jahrhundert wurde ein organisches Psychosyndrom als typische Begleiterscheinung des chronischen Alkoholabusus angesehen. Dieses Konzept wurde von späteren Autoren aufgegeben, nachdem eine Reihe alternativer Ursachen von Demenzerkrankungen und kognitiven Defiziten bei Alkoholabhängigen erkannt worden waren. Im aktuellen Klassifikationssystem DSM-IV der American Psychiatric Association wird der Terminus „alcohol induced persisting dementia" sehr vage und ohne Angabe spezifischer Einschlusskriterien definiert. Die internationale Klassifikation psychischer Störungen ICD-10 umfasst „Alkoholdemenz" (F 10.7) und „anhaltende kognitive Beeinträchtigung durch Alkohol" (F 10.73).

Das Konzept einer Alkoholdemenz wurde jedoch in den 80er Jahren, u. a. von Lishman (1998), Autor eines bekannten Lehrbuchs der organischen Psychiatrie, erneut propagiert. Für eine eigenständige Entität plädieren auch Smith u. Atkinson (1995). Provisorische diagnostische Kriterien wurden von Oslin et al. (1998) formuliert. Ein prominenter Vertreter der Gegenposition ist M. Victor (1989, 1994), Mitautor eines Standardwerks über alkoholinduzierte ZNS-Erkrankungen. Er argumentiert, dass Fälle echter Demenz bei Alkoholkranken ganz überwiegend auf einer klinisch unerkannten Wernicke-Enzephalopathie beruhen.

■ Klinik

Frühe Beschreibungen der intellektuellen Defizite bei chronischem Alkoholabusus umfassten Begriffe wie Willensschwäche, Apathie, Labilität, moralische Abstumpfung und Demenz. Wie bereits angeführt, resultierte diese Auffassung z. T. daher, dass konkurrierende Ursachen kognitiver Defizite nicht genügend bekannt waren. Neben alkoholassoziierten, aber nichttoxischen ZNS-Erkrankungen zählen hierzu auch vorbestehende, reaktiv psychische und koinzidente Störungen.

> Ein konsistentes, klinisch und pathologisch definiertes Syndrom mit gravierender intellektueller Beeinträchtigung, das allein auf alkoholtoxische Läsionen des Gehirns zurückgeführt werden kann, existiert nicht.

Auch in jüngerer Zeit befassten sich viele Untersuchungen mit der Frage alkoholinduzierter kognitiver Defizite (Grant et al. 1984, Adams et al. 1993, Di Sclafani et al. 1995, Estruch et al. 1997). Untersucht wurden meist Gruppen von Personen, die einen Alkoholentzug vor kurzem beendet hatten; der Vergleich erfolgt gegen parallelisierte Kontrollgruppen. Daneben existieren einige Längsschnittuntersuchungen an ehemals Alkoholabhängigen. Zur Anwendung gelangten standardisierte Verfahren wie die Wechsler-Intelligenz-und Gedächtnistests, ferner Testverfahren sprachlicher, visuell-räumlicher und „frontaler" Leistungen (Pritzel u. Markowitsch 1997). Bei der Interpretation muss berücksichtigt werden, dass zusätzliche Erkrankungen in diesen Studien kaum mit Sicherheit bei allen Probanden ausgeschlossen werden können (z. B. leicht ausgeprägtes Korsakoff-Syndrom oder subklinische hepatische Enzephalopathie). Bei manchen Probanden könnten auch affektive und motivationale Faktoren, wie z. B. Depression, die Testleistungen ungünstig beeinflusst haben. Schließlich ist in einem Teil der Fälle eine Interaktion zwischen prämorbid bestandenen kognitiven Auffälligkeiten und der Entwicklung von Alkoholismus denkbar.

Zusammenfassend lassen sich dennoch einige Schlussfolgerungen ableiten:

- Kognitive Defizite werden nicht bei allen ehemaligen Alkoholabhängigen beobachtet, auch nicht bei einer abgrenzbaren Untergruppe von Personen mit besonders massivem oder langjährigem Konsum. Die geschätzte Häufigkeit von allein auf den Alkoholkonsum zurückführbaren Defiziten beträgt ca. 50%. Ein beträchtlicher Anteil zeigt keine fassbaren Minderleistungen, und in üblichen Intelligenztests schneiden Gruppen alkoholabhängiger Probanden oft normal ab (z. B. 1). Tarter et al. (1995) fanden auch in Tests des abstrakten Denkvermögens keine signifikanten Gruppenunterschiede zwischen 43 Patienten mit alkoholischer Leberzirrhose und 21 Kontrollpersonen. Wo vorhanden, sind kognitive Defizite in der Regel gering bis mäßig ausgeprägt (Parsons 1998). Nur in einem kleinen Teil der Fälle sind die Betroffenen im Alltagsleben behindert. Dort, wo die Bezeichnung Demenz gerechtfertigt erscheint, ist der Schweregrad, verglichen mit degenerativen Erkrankungen, mäßig. Zum Beispiel erzielte ein von Smith u. Atkinson (1995) unter „Alkohol-Demenz" beschriebener Patient eine Punktzahl von 23 und, nach Jahren relativer Abstinenz, 24 in der Mini Mental State Examination (Fall 1).

- Soweit kognitive Defizite bestehen, betreffen sie Gedächtnisleistung, Denk- und Urteilsvermögen, visuellräumliche Verarbeitungsleistungen sowie Aufmerksamkeits- und geschwindigkeitsabhängige Leistungen. Semantisch-lexikalische Leistungen sind dagegen wenig oder nicht beeinträchtigt. Dieses Profil legt eine unspezifische, nahezu globale Dysfunktion nahe. Viele Autoren stellten jedoch vor allem Defizite „frontaler" und aufmerksamkeitsabhängiger Leistungen fest (Abstraktionsvermögen, Flexibilität, Problemlösung, Arbeitsgedächtnis) und nehmen daher eine besondere Suszeptibilität des Frontalhirns gegenüber alkoholtoxischen Wirkungen an (Adams et al. 1993, Estruch et al. 1997). Parsons u. Nixon (1993) postulieren ein vor allem zentralexekutives Defizit, dass sich durch die verminderte Effizienz der schnellen und genauen Informationsverarbeitung manifestiert. Insgesamt sprechen viele Befunde für ein unspezifisches, frontal-subkortikales Profil, ähnlich wie es bei anderen symptomatischen Enzephalopathien auftritt.

- Wie bei jeder toxisch bedingten Erkrankung ist zunächst eine Dosis-Wirkungs-Beziehung zu unterstellen. Die Datenlage hierzu ist uneinheitlich: In einem Teil der Studien gelang es nicht, eine signifikante Korrelation von kognitiven Defiziten mit Dauer und Ausmaß des Alkoholabusus zu zeigen, in anderen wiederum fanden sich solche Beziehungen (Parsons u. Nixon 1993). Von Interesse ist, dass jüngere Personen offenbar in geringerem Maße empfindlich sind: Höhergradige kognitive Defizite werden ganz überwiegend bei älteren Personen beschrieben. Beispielsweise zeigten in einer Studie an 101 seit kurzem abstinenten 18- bis

35-Jährigen nur 4 ein geringes kognitives Defizit (Eckhardt et al. 1995). Dies könnte auf einen unabhängigen Effekt des Lebensalters, einen Effekt der Lebensgesamtdosis oder beides zurückzuführen sein. Möglich ist auch, dass ein komplexer Zusammenhang der einzelnen Variablen des Trinkverhaltens und der kognitiven Leistungen besteht und/oder dass eine individuelle, genetisch determinierte Disposition zur Entwicklung einer Alkoholenzephalopathie besteht (Parsons u. Nixon 1993), analog z. B. zur alkoholischen Leberzirrhose. Zur Natur dieser möglichen Disposition ist nichts bekannt. Die Art der konsumierten alkoholischen Getränke spielt für die Entwicklung neuropsychiatrischer Folgeerkrankungen keine erkennbare Rolle.

- Kognitive Defizite remittieren unter Abstinenz partiell oder weitgehend. Eine wesentliche Besserung wird insbesondere in den ersten Wochen und Monaten nach Einstellung des Alkoholabusus beobachtet (Grant et al. 1984). Fabian u. Parsons (1983) fanden z. B. nach 4 Jahren bei einer Gruppe ehemals alkoholabhängiger Frauen nur noch in 2 von 13 Testverfahren signifikante Minderleistungen. Eine Abhängigkeit des Erholungspotenzials vom Alter wurde behauptet (Parsons u. Nixon 1993, Rourke u. Grant 1999), kann aber nicht als ausreichend belegt gelten.
- Neben den kognitiven Symptomen können bei chronischem Alkoholabusus auch psychiatrische Störungen auftreten, u. a. Psychosen, Halluzinose, Wahnentwicklung und Depression. Die Entwicklung dieser Symptome wird durch alkoholtoxische hirnorganische Veränderungen ausgelöst oder begünstigt.

Die hier diskutierten Befunde betreffen abstinente Probanden. Über kognitive Leistungen bei fortgesetztem Alkoholkonsum gibt es kaum Daten. Es liegt jedoch nahe, dass in dieser Gruppe deutlich höhergradige Defizite bestehen. Dies ist z. B. beim Erstkontakt mit älteren, kognitiv beeinträchtigten Personen relevant, wenn deren Alkoholkonsum nicht bekannt ist. Ebenso wie chronischer Sedativaabusus ist somit auch ein anhaltender Alkoholabusus eine reale Differenzialdiagnose demenzieller Syndrome.

■ Differenzialdiagnose

Wie bereits angesprochen, liegt eine Schwierigkeit klinischer Studien zur Alkoholenzephalopathie, ebenso wie der Diagnostik bei einzelnen Patienten, darin, alternative Ursachen psychoorganischer Veränderungen auszuschließen. cCT, EEG und Labor sind hierfür die minimalen apparativen Voraussetzungen. Tab. 9.1 führt in Frage kommende direkte und mittelbare Alkoholfolgeerkrankungen auf. Auch das zufällige Zusammentreffen mit nichtalkoholassoziierten Erkrankungen ist in Betracht zu ziehen. Im Einzelfall müssen, wie bei jeder vergleichbaren Erkrankung, darüber hinaus Informationen zum prämorbiden Leistungsniveau berücksichtigt werden. Hinweise geben neben der Bildungs- und Berufsanamnese Testverfahren des sprachlichen Wissens, z. B. der Untertest „Wortschatz" des Wechsler-Intelligenztests. Sie stellen Anhaltsmaße der Ausgangsintelligenz dar und sind relativ resistent gegen erworbene Störungen (Ausnahme: kortikale Demenzen, die mit semantisch-lexikalischen Defiziten einhergehen).

Bei höhergradigen intellektuellen Störungen alkoholabhängiger Personen ist in erster Linie das Wernicke-Korsakoff-Syndrom in Betracht zu ziehen. Diese Erkrankung kann nicht nur krisenhaft, sondern auch subakut oder in mehreren Schüben einsetzen. Die Symptomatik ist typischerweise nicht auf Gedächtnisstörungen beschränkt, sondern umfasst weitergehende, frontale oder diffuse kognitive Defizite bis zur Demenz (s. unten). Diagnostisch ist, sofern vorhanden, eine Amnesie oder zumindest disproportional schwere Gedächtnisstörung dennoch wegweisend. Auch Blickrichtungsnystagmus und Gangataxie sprechen für ein Korsakoff-Syndrom. Im MRT zeigt sich nur dort eine Mamillarkörperatrophie.

Zur Abgrenzung einer Alkoholenzephalopathie gegen degenerative Erkrankungen dient deren prozesshafter Verlauf auch nach Alkoholkarenz. Wenn keine Verlaufsdaten vorliegen oder Abstinenz nicht gegeben ist, ist zur Abgrenzung gegen AD die dort ebenfalls dysproportional ausgeprägte Gedächtnisstörung sowie die Präsenz semantisch-lexikalischer und räumlich-konstruktiver Defizite wesentlich. Die vaskuläre Enzephalopathie lässt sich durch Bildgebung zuverlässig diagnostizieren, ist klinisch jedoch nicht ohne weiteres abzugrenzen, da sie, ähnlich wie die Alkoholenzephalopathie, vor allem frontal/subkortikal betonte kognitive Defizite hervorruft. In Bezug auf körperlich-neurologische Begleitsymptome muss die Gangapraxie der vaskulären Enzephalopathie gegen die sensorische und/oder zerebellare Gangataxie bei alkoholischer Polyneuropathie bzw. Kleinhirndegeneration abgegrenzt werden.

■ Radiologische Befunde

Auch bei der Interpretation bildgebender und funktioneller Verfahren muss beachtet werden, dass zusätzliche Erkrankungen nicht immer mit Sicherheit ausgeschlossen werden können. Viele der vorliegenden Gruppenstudien von Alkoholabhängigen mit den Verfahren Pneumenzephalographie, CT und MRT haben (im Mittel) eine symmetrische Erweiterung der äußeren Liquorräume, der Seiten- und des III. Ventrikels aufgezeigt. Diese häufige, aber nicht ubiquitäre Veränderung scheint mit dem Lebensalter positiv zu interagieren. Ähnlich wie im Fall alkoholinduzierter kognitiver Defizite ist jedoch die Befundlage nicht einheitlich.

Zum Beispiel fanden Di Scalfani et al. (1995) in einer MRT-Studie keinen signifikanten Gruppenunterschied der

Gehirn- und Liquorvolumina von 14 alkoholabhängigen Männern gegenüber 11 Kontrollprobanden. Wo vorhanden, weist die Erweiterung der äußeren Liquorräume einen frontalen Schwerpunkt auf (Estruch et al. 1997). Der Schweregrad ist insgesamt gering bis mäßig. Ursache der Veränderungen scheint in erster Linie eine Schrumpfung des Marklagers zu sein. Eine konsistente Beziehung zwischen Präsenz und Ausmaß von Schrumpfung und kognitiven Defiziten besteht nicht, insbesondere, wenn Lebensalter und Maße der prämorbiden intellektuellen Leistung statistisch berücksichtigt werden. Die Schrumpfung kann somit nicht ohne weiteres als morphologisches Korrelat einer kognitiven Beeinträchtigung angenommen werden. Auch zum Ausmaß und zur Dauer des Alkoholabusus besteht keine klare Beziehung, sodass eine bisher nicht bekannte, genetische Disposition angenommen werden muss.

Ein bemerkenswertes Faktum ist die partielle Reversibilität der beschriebenen Schrumpfung (Ron et al. 1982, Zipurskiy et al. 1989). Dies legt nahe, dass die Veränderung nicht eine Atrophie, d. h. einen Abbauprozess anzeigt, sondern Ausdruck einer andersgearteten Gewebeveränderungen ist, die nicht notwendigerweise zum dauerhaften Funktionsausfall führen muss. Es wurde insbesondere spekuliert, dass es zu Verschiebungen im Flüssigkeitshaushalt kommt. Harper et al. (1989) führen jedoch neurochemische und MRT-Befunde gegen diese Annahme an und schlagen eine reversible Rarefikation der Dendritenbäume als Ursache der Volumenminderung vor. Eine reversible Schrumpfung des Gehirns ist für Alkoholabusus nicht spezifisch, sondern tritt z. B. auch bei Personen mit extremer Mangelernährung oder lang dauernder Cortisonmedikation auf (Victor 1994).

In einer PET-Studie an Patienten mit den Diagnosen Korsakoff-Syndrom oder Alkoholdemenz fand sich jeweils ein beidseitiger Hypometabolismus im frontomedialen Kortex (Gilman et al. 1990). Dieser Befund scheint die Annahme einer Störung vor allem des Frontallappens auch bei der Alkoholenzephalopathie zu unterstützen. Eine Folgeuntersuchung des Glucosemetabolismus im anterioren Gyrus Cinguli an 31 Personen mit massivem und langjährigem Alkoholabusus (ohne bekannte Wernicke-Enzephalopathie) zeigte normale Absolutwerte, aber signifikant verminderte relative Werte, bezogen auf den Metabolismus der betreffenden koronaren Hirnscheibe (Adams et al. 1993). Die Abgrenzung der Diagnosen „Demenz" und „Korsakoff-Syndrom" ist hier jedoch besonders problematisch, da die letztgenannte Erkrankung stets mit Nervenzellverlusten im Thalamus einhergeht und so zu einer partiellen Deafferentierung des Frontalhirns führt (s. unten). Joyce (1994) kommt in seinem Übersichtsartikel zu der Schlussfolgerung, dass auch die PET kein distinktes, die Alkoholenzephalopathie kennzeichnendes Befundprofil zeigt.

Ein weiterer morphologischer Befund bei alkoholabhängigen Personen besteht in einer Schrumpfung des Balkens (Corpus callosum). Estruch et al. (1997) verglichen 28 alkoholabhängige Männer mit 14 Kontrollpersonen hinsichtlich verschiedener Flächen- und Längenmaße des Balkens. Dabei fanden sich durchgehend signifikante Unterschiede von ca. 10–20% zuungunsten der Patienten. Die Querschnittsfläche war invers mit der geschätzten Alkohollebensdosis korreliert (r = –0,61), was die Annahme eines dosisabhängigen toxischen Effekts unterstützt. Verlaufsdaten nach Abstinenz liegen nicht vor. Gleichsinnige Befunde wurden von Pfefferbaum et al. (1996) erhoben.

■ Pathophysiologie

Alkohol wird innerhalb von Minuten resorbiert und verteilt sich rasch im gesamten Organismus. Der Abbau vollzieht sich ausschließlich in der Leber; ein Teil wird unverändert durch den Urin ausgeschieden. Das Enzym Alkoholdehydrogenase metabolisiert Alkohol zu Acetaldehyd, das durch die Aldehyddehydrogenase weiter zu Acetat abgebaut wird. Bei vielen Asiaten liegt eine metabolisch weniger aktive Form dieses Enzyms vor, die Folge ist eine geringere Alkoholverträglichkeit mit acetaldehydbedingten Intoleranzsymptomen wie Flush, Hitzegefühl und Tachykardie. Auch Disulfiram hemmt die Aldehyddehydrogenase und führt so bei Alkoholkonsum zu Unverträglichkeitssymptomen mit intensiver Übelkeit, Kopfschmerzen und Schwindel.

Im Rahmen der Toleranzentwicklung interagiert Alkohol mit verschiedenen, u. a. GABAergen Neurotransmittersystemen. Die Symptome zerebraler Übererregung beim Alkoholentzug spiegeln, grob gesprochen, die Disinhibition adaptierter Neurotransmittersysteme bei Wegfall der inhibierenden Alkoholwirkung wider. Die chronische Einwirkung von Alkohol führt zu vielfältigen Veränderungen in der Kette der neuronalen Signalübertragung, u. a. von Rezeptoren, Ionenkanälen, Second Messenger sowie von Lipiden und Proteinen neuronaler Membranen (Diamond u. Messing 1994, Leonard 1995). Im Tierversuch fanden sich Veränderungen der Morphologie und des Wachstums dendritischer Verzweigungen hippokampaler Neuronen. Inwieweit diese Veränderungen zur Ausprägung kognitiver Defizite beitragen und inwieweit sie bei Abstinenz reversibel sind, ist unklar. Auch der Alkoholmetabolit Acetaldehyd hat möglicherweise ein chronisch-toxisches Potenzial, u. a. da er sich dauerhaft mit Membranproteinen verbinden kann.

■ Neuropathologische Befunde

Ein häufiger, mehr oder weniger ausgeprägter Befund ist die alkoholische Kleinhirndegeneration, die makroskopisch vor allem die oberen Abschnitte des Vermis cerebelli, histologisch besonders die Purkinje-Zellschicht betrifft.

Klinisches Korrelat ist eine Gangataxie bei guter koordinativer Funktion der Extremitäten.

In Bezug auf das Großhirn zeigen klinisch-pathologische Fallserien als einzig konsistente Veränderung die schon aus radiologischen Untersuchungen bekannte Erweiterung von Hirnfurchen, Seitenventrikeln und III. Ventrikel. Auch diese Veränderung ist nicht universell: So fanden u. a. Victor et al. (1989), dass sich das mittlere Gehirngewicht Alkoholabhängiger und Gesunder nicht signifikant unterschied. Andere Autoren fanden geringfügig, aber signifikant niedrigere Werte bei Alkoholabhängigen. Deutlichere Unterschiede, die vor allem auf eine Reduktion des Marklagers zurückzuführen sind, finden sich dagegen bei Personen mit zusätzlicher Lebererkrankung oder Wernicke-Korsakoff-Syndrom (Charness 1993).

Ein eindeutiges histopathologisches Korrelat der Schrumpfung ist nicht bekannt. Morphometrischen Befunde zufolge weisen die Gehirne Alkoholabhängiger kortikale, vor allem frontale Neuronenverluste auf (Harper u. Holloway 1985, Harper et al. 1987). Victor (1994) führt jedoch methodische Einwände gegen diese und ähnliche Studien an und verweist auf Ergebnisse, die keine signifikante Minderung kortikaler Neuronen zeigen.

Weitere Fehlerquellen liegen in einer unerkannten hepatozerebralen Degeneration oder Marchiavafa-Bignami-Erkrankung, die beide zu kortikalen Nervenzellausfällen führen können. Torvick et al. (1982) berichten, nie einen Fall angetroffen zu haben, bei dem klinisch eine Demenz, neuropathologisch aber ausschließlich eine kortikale Atrophie bestand.

Andere Befunde zeigen ein cholinerges Defizit des zerebralen Neokortex mit Reduktion der Zellzahlen im Nucleus basalis Meynert (Akai 1991) und verminderter Aktivität der kortikalen Cholinacetyltransferase. Die resultierende cholinerge Verarmung könnte zum Entstehen kognitiver Defizite beitragen. Weitere, nicht ausreichend bestätigte Ergebnisse betreffen eine Verminderung dendritischer oder synaptischer Verzweigungen kortikaler Neuronen (Charness 1993). Im Tierversuch sind Veränderungen der dendritischen Struktur unter Alkoholexposition beschrieben (Walker et al. 1981). Insgesamt ist somit, mit Ausnahme einer leichten bis mäßigen Schrumpfung von Teilen des Großhirns, ein morphologisches Korrelat der Alkoholenzephalopathie bis heute nicht gesichert. Zu den Mechanismen von Schrumpfung, möglichem Nervenzellverlust und feinstrukturellen Veränderungen existieren nur Vermutungen.

Wernicke-Korsakoff-Syndrom

Das Wernicke-Korsakoff-Syndrom ist die schwerwiegendste neuropsychiatrische Erkrankung im Gefolge des chronischen Alkoholabusus und die häufigste Ursache einer Demenz in dieser Patientengruppe. Das Wernicke-Korsakoff-Syndrom entsteht durch kritischen Thiaminmangel, ist also dem Wesen nach eine Hypovitaminose und nur mittelbar mit dem Alkoholkonsum assoziiert. Es tritt jedoch bei keiner anderen Grunderkrankungen vergleichbar häufig auf.

> Die Wernicke-Enzephalopathie ist eine stets zu berücksichtigende Komplikation bei körperlich schwer erkrankten oder parenteral ernährten Alkoholabhängigen, und eine Differenzialdiagnose von Bewusstseinsstörungen bei allen mangelernährten und ausgezehrten Patienten. Sie kann bei inadäquater Behandlung letal verlaufen und führt vielfach zu irreversiblen, ausgeprägten intellektuellen Einbußen.

Das Akutstadium (Wernicke-Enzephalopathie oder -Krise) kann, muss jedoch nicht in das chronische Defektstadium einmünden (Korsakoff-Syndrom oder -Psychose). Beide Stadien können mit sehr variablen Symptomen einhergehen und werden auch heute oft nicht rechtzeitig und korrekt diagnostiziert. Die Einheit der Erkrankung wurde erst Jahre, nachdem Wernicke und Korsakoff gegen Ende des letzten Jahrhunderts die beiden Komponenten beschrieben hatten, erkannt. Relativ jung ist die Erkenntnis, dass sich das chronische Stadium ohne klinisch apparentes Akutstadium einstellen kann.

Der Terminus „Korsakoff-Syndrom" sollte aus historischen Gründen, und auch weil die Symptomatik wesentlich über eine Gedächtnisstörung hinausgeht, nicht für andere Formen des amnestischen Syndroms verwendet werden.

■ Klinik

Die akute Wernicke-Enzephalopathie stellt einen neurologischen Notfall dar. Das typische, aber oft nicht komplette Bild besteht aus folgender Symptomtrias:
- organisches Psychosyndrom,
- Augenbewegungsstörung,
- Ataxie.

Diese Symptome sind Ausdruck der Erkrankung bestimmter Kerngebiete des Zwischenhirns und Hirnstamms (s. unten). Je nach Ausprägung und Befallmuster ist die individuelle Symptomatik sehr variabel; es kann z. B. nur ein Symptom der Trias bestehen. Die psychischen Veränderungen gehen mit Amnesie, Desorientiertheit, Verwirrtheit, Antriebs- und Aufmerksamkeitsstörung sowie Bewusstseinstrübung unterschiedlichen Grades einher. Es kann auch initial ein Stupor oder Koma bestehen. Augenbewegungsstörungen sind fast immer vorhanden; sie können sich durch externe Ophthalmoplegie, konjugierte Blickparesen und Nystagmus, seltener auch mit Ptose und Ausfall der Pupillenreflexe manifestieren. Die Ataxie äußert sich vor allem als Gangstörung und weniger als Gliedataxie. Sie resultiert aus der Affektion des Kleinhirnwurms und der Vestibulariskerne.

Mögliche zusätzliche Symptome infolge der Beteiligung des Hypothalamus sind Hypothermie und Hypotonie. Als Komplikation kann ein Alkoholentzugsdelir einsetzen. Häufig besteht auch eine Polyneuropathie, die in der Regel alkoholtoxischer Genese ist und ggf. durch den Thiaminmangel aggraviert wird. Allerdings wird nur selten das Vollbild der Beriberi, d. h. der Thiaminmangelpolyneuropathie angetroffen. Es wurde vermutet, dass diese Erkrankung eher bei protrahiertem, weniger ausgeprägtem Thiaminmangel auftritt.

Wesentlich ist, dass die Wernicke-Enzephalopathie nicht immer krisenhaft einsetzt, sondern sich auch subakut, oligosymptomatisch oder in mehreren Schüben manifestieren kann. Dies wird aus der Beobachtung gefolgert, dass in einem Gutteil oder sogar in der Mehrzahl der Fälle, in denen post mortem die Residuen der Erkrankung gefunden wurden, eine Wernicke-Krise klinisch nicht apparent, erkannt oder dokumentiert wurde.

Leitsymptom des chronischen Stadiums, d. h. des Korsakoff-Syndroms, ist die dysproportional ausgeprägte Gedächtnisstörung. Ihr Schweregrad variiert zwischen einer mäßigen Einschränkung und einer globalen Amnesie. Im klassischen Fall der globalen Amnesie besteht sowohl ein Ausfall des Vermögens, neue deklarative Gedächtnisinhalte zu bilden (*anterograde Amnesie*) als auch ein gravierendes Defizit des Altgedächtnisses für eigene Erlebnisse und allgemeines Wissen (*retrograde Amnesie*). Das Arbeitsgedächtnis (*Kurzzeitgedächtnis*) und das prozedurale Lernen sind beim isolierten amnestischen Syndrom ungestört, bei Patienten mit Wernicke-Korsakoff-Syndrom aufgrund akzessorischer Defizite jedoch potenziell beeinträchtigt. Klinisch manifestiert sich das amnestische Syndrom mit örtlicher und zeitlicher Desorientierung, wiederkehrenden Fragen und Äußerungen, gestörter Einschätzung der eigenen Situation, Beeinträchtigung von Therapien und produktiver Tätigkeit sowie irreversiblem Vergessen großer Abschnitte der eigenen Lebensgeschichte, besonders der letzten Jahre vor Krankheitsbeginn. Die meisten Korsakoff-Patienten verfügen jedoch über eine residuale Neugedächtnisleistung, die es ihnen ermöglicht, ein Mindestmaß an Orientierung und Anpassung an ihre neue Lebenssituation zu erlangen.

Die zweite Hauptkomponente des Korsakoff-Syndroms besteht in einem Komplex kognitiver, affektiver und motivationaler Defizite, der einem „Frontalhirnsyndrom" ähnelt. Zutreffend wäre die Bezeichnung „kognitives Thalamussyndrom", da die frontal imponierenden Symptome auf die partielle Deafferentierung des präfrontalen und anterior-zingulären Assoziationskortex zurückzuführen sind. Dies ist seinerseits Folge von Neuronenuntergängen vor allem im Nucleus dorsomedialis thalami. Zellverluste in weiteren thalamischen Assoziationskernen (s. unten) können darüber hinaus zu einer Funktionsstörung ausgedehnter nichtfrontaler Regionen führen. Je nach Schweregrad und Muster dieser Defizite kann das Korsakoff-Syndrom daher mit frontalen, subkortikalen oder globalen neuropsychologischen Defiziten einhergehen.

Die kognitiven Defizite betreffen vor allem das Arbeitsgedächtnis, zentralexekutive Funktionen und höhere Frontalhirnleistungen wie Urteilsvermögen, Kreativität, Abstraktionsvermögen und Krankheitseinsicht. Eine Folge dieser Defizite ist, dass Korsakoff-Patienten auch bei Aufgaben des kognitiv-prozeduralen Lernens nur subnormale Lernfortschritte machen (Schmidtke et al. 1996). Die deklarative Gedächtnisstörung wird durch die genannten Defizite zusätzlich verstärkt, denn Speicherung und Abruf hängen, außer der Integrität des hippokampalen Systems, von einer effizienten Lern- und Abrufstrategie ab.

Korsakoff-Patienten zeigen daher typischerweise besonders ausgeprägte Defizite:
- der zeitlichen Rekonstruktion von Ereignissen,
- der Einschätzung der eigenen Gedächtnisleistung („Metamemory"),
- des Erinnerns an eigene Vorhaben (prospektives Gedächtnis),
- der Zuordnung des situativen und zeitlichen Kontextes von Gedächtnisinhalten (Quellenamnesie),
- des aktiven Abrufs von Inhalten und der Rekonstruktion ihrer Autobiographie.

Aus der Überlagerung von Amnesie und frontalen Defiziten erklärt sich auch die Konfabulationsneigung, die Patienten mit Wernicke-Korsakoff-Syndrom im akuten und subakuten Stadium der Erkrankung aufweisen können. Im chronischen Stadium tritt sie meist zurück. Konfabulationen spiegeln das Bestreben wider, Gedächtnislücken zu füllen, wobei die Fähigkeit fehlt, Pseudoerinnerungen kritisch zu prüfen und zurückzuweisen. Konfabulationen können jedoch auch einen wahren Kern haben, d. h. aus realen, aber zeitlich und ursächlich nicht zusammen gehörenden Erinnerungsbruchstücken zusammengefügt sein. Sie werden meist durch Fragen provoziert, können manchmal aber auch spontan auftreten.

Affektive Störungen können sich durch eine Wesensänderung mit flacher euthymer Grundstimmung manifestieren, die an Patienten mit frontobasalen Läsionen erinnert. Eine kleine Teilgruppe ist disinhibiert, gesprächig und aktiv. Meist wirken Korsakoff-Patienten ruhig und emotional kaum berührt. Die motivationalen Defizite äußern sich als Indifferenz, Gleichgültigkeit und Antriebsminderung, die bis zur Apathie reichen kann. Wie auch bei Patienten mit frontaler Dysfunktion anderer Genese können Fremdantrieb und Lebendigkeit im Gespräch vergleichsweise gut erhalten sein, während der Eigenantrieb stark gemindert ist.

Ausmaß und Spektrum der kognitiven Defizite variieren stark. So zeigen manche Korsakoff-Patienten ein reines amnestisches Syndrom mit ansonsten gut erhaltenen intellektuellen Fähigkeiten. Andere sind global so stark beeinträchtigt, dass die Bezeichnung „Demenz" gerechtfertigt ist (Jacobson u. Lishman 1987). Die Mehrzahl zeigt eine ausgeprägte Gedächtnis- und eine mäßige Antriebsstörung. Diese Defizite sind in der Regel mit einer selbstständigen Lebensführung nicht vereinbar, sodass viele Betroffene als Langzeitpatienten in psychiatrischen Kliniken leben.

Bei der Beurteilung von Patienten mit gesichertem oder vermutetem Wernicke-Korsakoff-Syndrom muss eine mögliche Überlagerung mit anderen, alkoholassoziierten oder unabhängigen Erkrankungen in Betracht gezogen werden. Insbesondere kann vor allem im Postakutstadium zusätzlich eine Alkoholenzephalopathie vorliegen. Die hierauf zurückführenden kognitiven Defizite sind teilweise reversibel, was zur klinischen Besserung der Patienten beitragen kann, da der Alkoholabusus nach eingetretenem Wernicke-Korsakoff-Syndrom in der Regel sistiert.

Therapie und Verlauf

Eine therapeutische Option besteht nur im akuten und postakuten Stadium der Wernicke-Enzephalopathie. Die Substitution von *Thiamin* in einer Dosierung von ca. 100 mg pro Tag muss wegen der gebotenen Eile und möglicher Resorptionsstörungen parenteral erfolgen. Es ist allerdings zu beachten, dass Thiamin selten zu anaphylaktischen Reaktionen führen kann, sodass es initial als sehr langsame Injektion oder als Infusion gegeben werden sollte. Die anschließenden Gaben erfolgen am besten intramuskulär. Zusätzlich sollte der *Serummagnesiumspiegel* geprüft und ggf. korrigiert werden.

Bei frühzeitigem Therapiebeginn bessert sich die klinische Symptomatik binnen Stunden bis Tagen, zunächst bzgl. der Augenbewegungsstörungen. Thiamin muss, auch bei Verdachtsfällen und bei unklaren Bewusstseinsstörungen mangelernährter Patienten, unverzüglich gegeben werden. Anschließend sollten *andere Vitamine* (B_6, B_{12}, Folsäure, Nicotinamid) substituiert und eine protein- und kalorienreiche Nahrung gegeben werden. Die Thiaminsubstitution sollte über Wochen bis Monate fortgeführt werden. Bei spätem Beginn ist die Prognose quoad restitutionem wesentlich schlechter.

> Bei fehlender Therapie kommt es zur Verschlechterung der Bewusstseinslage mit hohem Risiko eines letalen Verlaufs.

Nach überstandener Wernicke-Enzephalopathie bilden sich die akuten Bewusstseinsstörungen immer zurück. Als Residuen der Ophthalmoplegie und Ataxie findet sich häufig ein Blickrichtungsnystagmus und ein breitbasiges Gangbild. Hinsichtlich der mnestischen und sonstigen kognitiven Defizite sind 4 Verlaufsvarianten etwa gleich häufig:

- völlige Restitution,
- gute aber unvollständige Rückbildung,
- nur geringe Rückbildung mit verbleibender starker Behinderung,
- gänzlich fehlende Rückbildung (Victor 1994).

Im chronischen Stadium sind die kognitiven Defizite stabil und therapierefraktär. Allerdings sollen bei einer Minderheit der Betroffenen noch bis zu 1 Jahr deutliche Besserungen möglich sein.

Differenzialdiagnose

Die Diagnose der Wernicke-Enzephalopathie basiert auf der Anamnese, dem neurologischen und psychischen Befund, dem Erfolg der Thiaminsubstitution und ggf. der MRT. Die Bestimmung des Thiaminspiegels vor Substitution ist möglich, wird aber nicht von allen Labors angeboten. Da sich die Wernicke-Enzephalopathie nicht immer akut und mit der typischen Trias manifestiert, wird die Diagnose oft verfehlt. Diese Gefahr besteht besonders dann, wenn die Wernicke-Enzephalopathie bei Patienten einsetzt, die bereits aus anderen Gründen schwer krank oder bewusstseinsgetrübt sind, z.B. im Rahmen eines Delirs, Traumas oder operativen Eingriffs.

Die Differenzialdiagnose des Korsakoff-Syndroms umfasst eine relativ große Zahl von Erkrankungen, die mit ausgeprägten Gedächtnisstörungen einhergehen (Tab. 9.2). Sofern eine vorausgehende Wernicke-Krise nicht eindeutig dokumentiert ist, ist daher beim Vorliegen einer ausgeprägten Gedächtnisstörung eine umfassende neurologische Diagnostik einschließlich Bildgebung und Liquor notwendig. Positive Hinweise für das Korsakoff-Syndrom sind ein entsprechendes neuropsychologisches Profil und ggf. der MRT-Nachweis der Mamillarkörperatrophie. Leichtere und klinisch nicht eindeutig als Korsakoff-Syndrom zu identifizierende Defektzustände nach abgelaufener Wernicke-Enzephalopathie sind bei alkoholabhängigen Patienten die wichtigste Differenzialdiagnose der Alkoholenzephalopathie (s. oben). Zur klinischen Abgrenzung der beiden Schädigungsformen dient vor allem die Prominenz von Gedächtnisstörungen beim Wernicke-Korsakoff-Syndrom.

Radiologische Befunde

In der MRT zeigen sich im Akutstadium Signalveränderungen in den Prädilektionsorten der Wernicke-Enzephalopathie, insbesondere periventrikulär in Thalamus und Hypothalamus, sowie im oberen Hirnstamm (periaquäduktal, Vierhügelplatte, Rautengrube). Im Stadium des Korsa-

Tabelle 9.2 Erkrankungen, die ein amnestisches Syndrom hervorrufen können (aus K Schmidtke. Gedächtnisstörungen. In: Hopf, H. C., G. Deuschl, H. C. Diener, H. Reichmann:. Neurologie in Praxis und Klinik. Bd. 1, 3. Aufl. Thieme, Stuttgart 1999 [S.166–74])

Läsionen der Hippocampi:
- zerebrale Hypoxie
- Virusenzephalitis, besonders Herpes
- paraneoplastische limbische Enzephalitis
- Alzheimer-Demenz
- bilaterale Posteriorinsulte bzw. Teilinsulte

Läsionen des peri- und entorhinalen Kortex:
- basale Kontusion
- Enzephalitis

Läsionen des Fornix:
- Kolloidzyste des III. Ventrikels
- Kraniopharyngeom
- Gliome
- chirurgische Läsionen
- Insulte bei Communicans-anterior-Aneurysmen

Läsionen der Corpora mamillaria:
- Wernicke-Enzephalopathie
- basale Meningitis
- granulomatöse Vaskulitis, z. B. bei Sarkoidose
- Gefäßspasmen nach Subarachnoidalblutung

Läsionen von anteriorem Thalamus und Tractus mamillothalamicus:
- Wernicke-Enzephalopathie
- Insulte, Blutungen
- Tumoren

Läsionen des basalen Vorderhirns:
- Aneurysmen der A. communicans anterior
- Gefäßspasmen nach Subarachnoidalblutung

koff-Syndroms kann die Mamillarkörperatrophie nachgewiesen werden. Die übrigen für das Akutstadium typischen Veränderungen sind nicht mehr erkennbar. Gruppenuntersuchungen an Korsakoff-Patienten haben eine Schrumpfung des Gehirns ähnlich den Befunden bei nichtamnestischen Alkoholabhängigen aufgezeigt; die Veränderungen sind jedoch stärker ausgeprägt. Zusätzlich wurden Signalveränderungen im Marklager und in den tiefen Kernen beschrieben, die als Folge der dienzephalen Pathologie gewertet werden können (Emsley et al. 1996). Der PET-Befund eines beidseitigen Hypometabolismus im frontomedialen Kortex bei Korsakoff-Patienten wurde bereits angesprochen (Gilman et al. 1990).

■ **Pathophysiologie**

Ursache und Auslöser der Wernicke-Enzephalopathie ist ein kritischer Abfall der Thiaminreserven des Körpers. Betroffen sind in erster Linie alkoholabhängige Patienten, die über längere Zeiträume kontinuierlich trinken und sich gleichzeitig mangelhaft ernähren. Daneben tritt die Erkrankung auch bei Patienten mit gastrointestinalen und konsumierenden Erkrankungen, Anorexia nervosa und Kachexie anderer Ursache auf. Die Wernicke-Enzephalopathie kann bei chronischer Mangelernährung ohne erkennbaren äußeren Anlass akut einsetzen. Es existieren jedoch auch einige typische Auslösesituationen, insbesondere Delirien und interkurrente Erkrankungen bei Alkoholabhängigen, rezidivierendes Erbrechen und progrediente Tumorkachexie.

Fälle von Wernicke-Enzephalopathie sind auch bei Magenoperationen, anhaltendem Fasten oder Erbrechen, parenteraler Ernährung und nach Erhängungsversuch beschrieben (Schmidtke 1993).

Ein wichtiger, noch heute nicht allgemein bekannter, iatrogener Auslöser ist die Infusion von Glucose bei mangelernährten Personen mit kritisch verminderter Thiaminreserve, da hierdurch der Thiaminbedarf akut erhöht wird. Die parallele Substitution von Thiamin ist daher in diesen Situationen unabdingbar.

Alkoholabusus kann auf verschiedenen Wegen zu Thiaminmangel führen:
- Der hohe Energiegehalt von Ethanol deckt bei entsprechendem Konsum bis 50% des Kalorienbedarfs und reduziert so die unmittelbare Notwendigkeit zu essen.
- Zugleich steigt der Thiaminbedarf bei Konsum großer Alkoholmengen und bei einseitiger Kalorienzufuhr in Form von Kohlenhydraten.
- Chronische Magen-Darm-Erkrankungen, die bei Alkoholabusus vorliegen können, führen zu einer verminderten enteralen Resorption.
- Die Fähigkeit der Leber, Thiamin zu speichern und die Phosphorylierung von Thiamin zu seiner aktiven Form sind reduziert.
- Mangelernährung kann, ggf. im Verein mit Malabsorption, daneben auch zu verminderter Verfügbarkeit von Nicotinamid, Folsäure, Vitamin B_{12}, B_6 und anderen Stoffen führen.

Thiamin (Vitamin B_1) spielt in seiner aktiven Form als Thiaminpyrophosphat eine Rolle als Koenzym von Transketolasen, im Pyruvat-Dehydrogenase-Komplex und im α-Ketoglutarat-Dehydrogenase-Komplex. Diese Enzyme sind essenziell für den Metabolismus neuronaler Gewebe einschließlich der Synthese der Neurotransmitter Acetylcholin, Glutamat und GABA (Kopelman 1995). Thiamin ist in vielen pflanzlichen und tierischen Nahrungsmitteln enthalten, u. a. in Vollkornprodukten. Der Tagesbedarf beträgt ca. 1–2 mg. Er wird durch protein- und kohlenhydratreiche Nahrung erhöht. Der Genuss bestimmter Lebensmittel, die eine Thiaminase enthalten (u. a. roher Fisch), kann zu Thiaminmangel führen (Buddecke 1977). Bei mangelernährten Patienten mit Alkoholabusus, gastrointestinalen, metabolischen oder konsumierenden Erkrankungen muss vorbeugend Thiamin substituiert werden.

Der genaue Pathomechanismus der Wernicke-Enzephalopathie und die Ursache des spezifischen, regionären Befallmusters ist nicht bekannt. Kritischer Thiaminmangel führt jedoch zu einer Störung des Glucosemetabolismus und damit der Energiegewinnung. Im Tierversuch kommt es vor dem Auftreten struktureller Läsionen zu einer Steigerung des Metabolismus und zur Bildung von Lactat in den sensiblen Gehirnregionen, was eine Umschaltung auf anaerobe Glykolyse anzeigt. Zugleich gibt es Hinweise für eine erhöhte lokale Glutamatkonzentration (Charness 1993). Nicht jeder schwer mangelernährte oder alkoholkranke Patient erleidet ein Wernicke-Korsakoff-Syndrom, sodass eine variable, genetisch determinierte Suszeptibilität gegenüber Thiaminmangel wahrscheinlich ist. Bei einer Untergruppe von Patienten mit Wernicke-Korsakoff-Syndrom liegt eine Variante der Transketolase vor, die eine verminderte Affinität zu Thiamin aufweist, was zu einer stärkeren Sensibilität gegenüber Thiaminmangel führt. Von Bedeutung ist vermutlich auch die Art der konsumierten Getränke, da verschiedene Alkoholika unterschiedliche Thiamingehalte aufweisen.

Neuropathologische Befunde

Stadien des Wernicke-Korsakoff-Syndroms
- akutes Stadium (= Wernicke-Enzephalopathie)
- chronisches Stadium (= Korsakoff-Syndrom)

Akutes Stadium. Eine wesentliche Komponente der Wernicke-Enzephalopathie ist das „pseudoenzephalitische", ursprünglich als „Polioencephalitis haemorrhagica superior" bezeichnete Gewebssyndrom mit Schwellung und Proliferation von Kapillaren, petechialen Blutungen, Gliavermehrung, Gewebsödem und Markscheidenuntergängen. Die Veränderungen können einerseits in umschriebene Nekrosen münden, andererseits aber auch mit auffällig geringem Verlust von Neuronen einhergehen. Das Gewebssyndrom wird nur an bestimmten Prädilektionsorten angetroffen: Corpora mamillaria, ventrikelnahe Abschnitte des Thalamus und Hypothalamus, Endabschnitt des Fornix, obere Abschnitte des Kleinhirnwurms und -vorderlappens, periaquäduktales Grau, Vierhügelplatte, Okulomotorius-, Abduzens-, Vestibularis- und Vaguskern, Boden des IV. Ventrikels und Locus coeruleus (Victor 1989). Der zweite Hauptbefund sind variabel ausgeprägte, z.T. massive Nervenzelluntergänge in Kerngebieten der Thalami, vor allem in den limbischen Relaiskernen (Nucleus dorsomedialis, Nucleus anterior) und lateralen Assoziationskernen (Nucleus dorsolateralis, mediales Pulvinar). Unspezifische Thalamuskerne und kortikale Relaiskerne sind vergleichsweise gering betroffen. Das Befallmuster ist pathognomonisch. In Abgrenzung zu degenerativen Erkrankungen wird es auch als „pseudosystematisch" bezeichnet.

Chronisches Stadium. Im chronischen Stadium der Erkrankung findet sich eine deutliche Schrumpfung der Corpora mamillaria mit Nervenzellverlusten und Gliavermehrung. Im Thalamus bestehen in der großen Mehrzahl der Fälle, jedoch in individuell unterschiedlicher Ausprägung, partielle bis subtotale Nervenzellausfälle mit intensiver reaktiver Gliose im oben genannten Verteilungsmuster. Die Fornices können eine partielle Demyelinisierung aufweisen. Weiterhin zeigen Korsakoff-Patienten bzw. Alkoholabhängige, bei denen post mortem Zeichen einer abgelaufenen Wernicke-Enzephalopathie festgestellt werden, Nervenzellverluste im Nucleus basalis Meynert und Neurofibrillenbündel in überlebenden Neuronen (Cullen u. Halliday 1995). Die Läsionen von Corpora mamillaria, Nucleus anterior thalami und Fornix verursachen das amnestische Syndrom. Die sonstigen kognitiven Defizite sind auf die Läsion anderer Thalamuskerne und evtl. auch auf eine verminderte cholinerge (Nucleus basalis Meynert) und noradrenerge (Locus coeruleus) Stimulation des Kortex zurückzuführen.

Hirnrinde und Marklager sind nicht betroffen (Victor 1994). „Frontale" kognitive Defizite sind daher vermutlich alleinige Folge der Deafferentierung des Frontallappens aufgrund der thalamischen Läsionen. Bei alkoholabhängigen Patienten können sich diese Folgen des Wernicke-Korsakoff-Syndrom mit einer frontal imponierenden Dysfunktion im Rahmen einer Alkoholenzephalopathie überlagern.

Hepatische Enzephalopathie und hepatozerebrale Degeneration

Bei schweren Leberfunktionsstörungen infolge einer alkoholischen Leberzirrhose oder sonstigen Grunderkrankung kommt es zur *hepatischen Enzephalopathie*. Sie manifestiert sich, je nach Dauer und Schweregrad, als reversible, diffuse, subkortikal imponierende kognitive Beeinträchtigung und ggf. als Bewusstseinsstörung bis hin zum letalen hepatischen Koma. Bei stabiler Hepatopathie kann die Enzephalopathie chronisch verlaufen. In seltenen Fällen kann es darüber hinaus zu einer erworbenen Form der *hepatozerebralen Degeneration* mit strukturellen Läsionen der Hirnrinde, irreversiblem, diffusem kognitivem Defizit bis hin zur Demenz und zusätzlichen körperlich-neurologischen Symptomen kommen.

Als *subklinische hepatische Enzephalopathie (SHE)* wird eine leichte Funktionsstörung ohne körperlich-neurologische Symptome und Bewusstseinsstörung bezeichnet. Exakte Diagnosekriterien liegen bisher nicht vor. Eine typische Laborkonstellation existiert nicht. Das Hauptmerkmal der SHE ist ein neuropsychologisches Defizit, vor allem zentralexekutiver Leistungen wie Aufmerksamkeit, Arbeitsgedächtnis und psychomotorische Geschwindigkeit. Die Fahrtauglichkeit kann hierdurch aufgehoben sein. Kortikale Werkzeugleistungen wie Sprache, Abstraktionsvermögen und visuell-räumliche Verarbeitung bleiben intakt. Bei klinisch evidenter hepatischer Enzephalopathie treten zunächst extrapyramidalmotorische Symptome hinzu.

Die Pathophysiologie der SHE ist nicht bekannt. Eine Komponente besteht möglicherweise in der Akkumulation von benzodiazepinähnlichen Stoffwechselprodukten oder Nahrungsbestandteilen, die infolge der Hepatopathie nicht ausreichend abgebaut werden (Kapczinski et al. 1996). Hierfür spricht u. a., dass eine Gabe des Benzodiazepin-Rezeptor-Antagonisten Flumazenil die Symptomatik reduziert. Mit PET und SPECT wurde ein Hypometabolismus im Bereich des anterioren Gyrus cinguli beobachtet. Dieses Areal spielt eine wichtige Rolle bei der Ausübung aufmerksamkeitsintensiver Leistungen; der Befund passt daher gut zum neuropsychologischen Profil der SHE.

Bei der *erworbenen hepatozellulären Degeneration* infolge einer alkoholtoxischen Leberzirrhose besteht, gemäß einer 1965 veröffentlichten Serie, in der überwiegenden Mehrzahl der Fälle ein leicht- bis mäßiggradig ausgeprägtes demenzielles Syndrom mit diffusem kognitivem Defizit, auch hier ohne abgrenzbare Werkzeugstörungen, ohne dysproportionale Gedächtnisstörung und ohne Minderung des Wachheitsgrads (Victor et al 1965). In allen Fällen lagen variable neurologische Defizite von Motorik und Koordination vor, z. B. Hyperkinesien, Ataxie und Pyramidenbahnzeichen. Bei insgesamt 17 Autopsien fanden sich unscharf begrenzte, multifokale Nervenzellverluste und Nekrosezonen in Hirnrinde, Stammganglien und Kleinhirn.

Marchiafava-Bignami-Erkrankung

Diese sehr seltene, ätiopathogenetisch ungeklärte Erkrankung wird praktisch nur bei schwerem und chronischem Alkoholabusus beobachtet, häufig mit begleitender Mangelernährung bzw. Hepatopathie. Ein ursprünglich vermuteter Zusammenhang mit dem Konsum speziell von Rotwein besteht nicht. Die mögliche Präsentation ist vielfältig:
- Bewusstseinsstörung bis hin zum Koma,
- alternativ subakute Demenz mit Spastik, Dysarthrie und Harninkontinenz,
- Frontalhirnsymptomatik mit Verlangsamung, Antriebsstörung, enthemmten Primitivschablonen und Gangapraxie (Victor 1994).

> Die Letalität ist hoch, das Erholungspotenzial gering.

Die klinische Diagnostik ist aufgrund der variablen Symptomatik schwierig. Magnetresonanz- und computertomographisch besteht jedoch im Akutstadium ein charakteristisches Bild mit T2-hyperintensen bzw. -hypodensen Zonen im Corpus callosum. Pathoanatomisch findet sich ein ausgedehnter Untergang von Markscheiden, in geringerem Maß auch von Axonen der mittleren Schicht des Balkens sowie auch der vorderen Kommissur. Selten sind das angrenzende Marklager, der Tractus opticus und die Kleinhirnschenkel eingeschlossen. Im frontalen und temporalen Kortex werden z. T. laminare Nervenzellverluste in der 3. Rindenschicht vorgefunden, die möglicherweise eine Reaktion auf die Axonuntergänge darstellen (laminare kortikale Sklerose von Morel).

Der Zusammenhang dieser Veränderung mit der Marchiafava-Bignami-Erkrankung bzw. einer zusätzlichen Hepatopathie ist jedoch unklar.

Zerebrale Pellagra

Die Pellagra stellt eine weitere Mangelerkrankung des Nervensystems dar, an die u. a. gedacht werden muss, wenn eine vermutete Wernicke-Enzephalopathie nicht adäquat auf Thiamingaben anspricht. Sie kann bei Alkoholabhängigen auftreten, aber auch bei Mangel- oder Fehlernährung anderer Ursache, teilweise in epidemischem Ausmaß.

Die Pellagra umfasst im klassischen Fall eine Trias der „3 D":
- Dermatitis,
- Diarrhö,
- Demenz.

Die Dermatitis manifestiert sich als fotosensitives Exanthem mit Hyperpigmentierung, die gastrointestinale Symptomatik mit abdominalen Beschwerden, Appetitverlust und Diarrhö. Die Zeichen der ZNS-Beteiligung sind unspezifisch: Müdigkeit, Depression, Schwindelgefühle, Erschöpfbarkeit usw. Selten, insbesondere bei mangelernährten Alkoholabhängigen, kann sich die Erkrankung akut mit Verwirrtheitszuständen, psychotischen Symptomen und Demenz im engeren Sinne manifestieren. Begleitend können körperlich-neurologische Defizite bestehen: Polyneuropathie, Pyramidenbahnsymptome und Rigor. Die neuropsychiatrischen Symptome sind unter Vitaminsubstitution rasch und weitgehend reversibel. Bei fehlender Behandlung kommt es zu einer zunehmenden Verschlechterung mit letztlich letalem Verlauf.

Pellagra entsteht durch Mangel an Nikotinsäure bzw. ihrem Metaboliten Nicotinamid (gemeinsam als „Niacin" bezeichnet). Nicotinamid wird mit der Nahrung aufgenommen oder aus Tryptophan synthetisiert. Nicotinamid ist ein Baustein der Koenzyme NAD und NADP; der Tagesbedarf beträgt ca. 20 mg. Biochemisch kann ein Mangelzustand durch die Ausscheidung von N-Methylnicotinamid im 24-Stunden-Urin geprüft werden. Es gibt Hinweise dafür, dass die Symptomatik der Pellagra einschließlich der körperlich-neurologischen Defizite zusätzlich auf einen Mangel des Vitamins B_6 und anderer Vitamine der B-Gruppe zurückzuführen ist (Victor et al.1989).

Neuropathologisch findet sich eine markante Veränderung von Pyramidenzellen des Kortex (besonders Motorkortex), der Stammganglien, der motorischen Hirnnervenkerne, der motorischen Vorderhornzellen und des Nucleus dentatus. Die betroffenen Neuronen sind balloniert, die Zellkerne sind randständig und die im Nissl-Präparat üblicherweise positiven zytoplasmatischen Strukturen stellen sich nicht dar (Chromatolyse). Die Veränderungen ähneln der akuten Reaktion nach Axondurchtrennung, ohne dass entsprechende axonale Schäden morphologisch nachweisbar sind.

Literatur

Adams KM, Gilman S, Koeppe RA, et al. Neuropsychological deficits are correlated with frontal hypometabolism in positron emission tomography studies of older alcoholic patients. Alcohol Clin Exp Res. 1993;17:205–10

Akai J. Anatomo-pathological studies on alcoholic dementia: A review and up to date research. Arukoru Kenkyuto Yakubutsu Ison. 1991;26:134–41

Buddecke E. Grundriß der Biochemie. 5. Aufl. Berlin: Walter de Gruyter; 1977:360–1

Charness ME. Brain lesions in alcoholics. Alcohol Clin Exp Res. 1993;17:2–11

Cullen KM, Halliday GM. Neurofibrillary tangles in chronic alcoholics. Neuropathol Appl Neurobiol. 1995;21:312–8

Diamond I, Messing RO. Neurological effects of alcoholism. West J Med.1994;161:279–87

Di Sclafani V, Ezekiel F, Meyerhoff DJ, MacKay S, Dillon WP, Weiner MW, Fein G. Brain atrophy and cognitive function in older abstinent alcoholic men. Alcohol Clin Exp Res. 1995;19:1121–6

Eckhardt MJ, Stapleton JM, Rawlings RR, Davis EZ, Grodin DM. Neuropsychological functioning in detoxified alcoholics between 18 and 35 years of age. Am J Psychiatry. 1995;152:53–9

Emsley R, Smith R, Roberts M, Kapnias S, Pieters H, Maritz S. Magnetic resonance imaging in alcoholic Korsakoff's syndrome: evidence for an association with alcoholic dementia. Alcohol Alcoholism. 1996;31:479–86

Estruch R, Nicolás JM, Salamero M, et al. Atrophy of the corpus callosum in chronic alcoholism. J. Neurol Sci. 1997;146:145–51

Fabian MS, Parsons OA. Differential improvement of cognitive functions in recovering alcoholic women. J Abnorm Psychol. 1983;92:87–95

Gilman S, Adams K, Koeppe R, et al. Cerebellar and frontal hypometabolism in alcoholic cerebellar degeneration studied with positron emission tomography. Ann Neurol. 1990;28:775–85

Grant I, Adams KM, Reed R. Aging, abstinence, and medical risk factors in the prediction of neuropsychologic deficits among long-term alcoholics. Arch Gen Psychiatry. 1984;41:710–18

Harper CG, Holloway, RL. Brain shrinkage in chronic alcoholics: A pathological study. Brit Med J. 1985;290:501–4

Harper CG, Kril JJ, Daly JM. Are we drinking our neurons away? Brit Med J. 1987;294:534–6

Harper CG, Kril JJ, Daly JM. Brain shrinkage in alcoholics is not caused by changes in hydration. J Neurol Neurosurg Psychiatry. 1989;51:124–7

Jacobson RR, Lishman WA. Selective memory loss and global intellectual deficits in alcoholic Korsakoff's syndrome. Psychol Med. 1987;17:649–55

Joyce EM. Aetiology of alcoholic brain damage: alcoholic neurotoxicity or thiamine malnutrition? Brit Med Bull. 1994;50:99–114

Kapczinski F, Curran HV, Przemioslo R, et al. Cognitive impairments of alcoholic cirrhotic patients: correlation with endogenous benzodiazepine receptor ligands and increased affinity of platelet receptors. J Neurol Psychiatry Neurosurg. 1996;60:676–80.

Kapur N. Memory Disorders in Clinical Practice. London: Butterworths; 1987:158 pp.

Kopelman MD. The Korsakoff Syndrome. Brit J Psychiatry. 1995;166:154–73

Lishman WA. Organic Psychiatry. 3rd ed. Oxford: Blackwell Science; 1998

Leonard BE. The involvement of neuromediation in alcohol abuse and alcoholism. Neurochem Int. 1995:26;343–6

McCrea M, Cordoba J, Vessey G, Blei AT, Randolph C. Neuropsychological characterization and detection of subclinical hepatic encephalopathy. Arch Neurol. 1996;53:758–63

Oslin D, Atkinson RM, Smith DM, Hendrie H. Alcohol related dementia: proposed clinical criteria. Int J Ger Psychiatry.1998; 13: 203–12

Parsons OA. Neurocognitive deficits in alcoholics and social drinkers: a continuum? Alcohol Clin Exp Res.1998;22:954–61

Parsons OA, Nixon SJ. Neurobehavioural sequelae of alcoholism. Behav Neurol. 1993;11;205–18

Pfefferbaum A, Lim KO, Desmoned JE, Sullivan EV. Thinning of the corpus callosum in older alcohlic men: A magnetic resonance imaging study. Alcohol Clin Exp Res. 1996;20:752–7

Pritzel M, Markowitsch HJ. Neuropsychologische Methoden und Befunde bei Alkoholabhängigen. In: Watzl H, Rockstroh B, Hrsg. Abhängigkeit und Mißbrauch von Alkohol und Drogen. Göttingen: Hogrefe; 1997:123–36

Rourke SB, Grant I. The interactive effects of age and length of abstinence on the recovery of neuropsychological functioning in chronic male alcoholics: a 2-year follow-up study. J Int Neuropsychol Soc. 1999,5:234–46

Ron MA, Acker W, Shaw GH, Lishman WA. Computerized tomography of the brain in chronic alcoholism. A survey and follow-up study. Brain. 1982;105:497–514

Schmidtke K. Wernicke-Korsakoff Syndrome following attempted hanging. Rev Neurol. 1993;149:213–6

Schmidtke K, Handschu R, Vollmer H. Cognitive procedural learning in amnesia. Brain Cogn. 1996;32:441–67

Smith DM, Atkinson RM. Alcoholism and dementia. Int J Addictions. 1995;30:1843–69

Tarter RE, Switala J, Lu S, Van Thiel D. Abstraction capacity in cirrhotic alcoholics: negative findings. J Stud Alcohol. 1995;56:99–103

Torvick A, Linboe CF, Rogde S. Brain lesions in alcoholics. J Neurol Sci. 1982;56:233–48

Victor M. Alcoholic Dementia. Canadian Journal of Neurological Sciences. 1994; 21: 88–99.

Victor M, Adams RD, Mancall, EL. The acquired (non-Wilsonian) type of chronic hepatocerebral degeneration. Medicine. 1965;44:345–95

Victor M, Adams RD, Collins GH. The Wernicke-Korsakoff Syndrome and related neurological disorders due to alcoholism and malnutrition. 2nd ed. Philadelphia: FA Davis Company; 1989

Walker DW, Hunter BE, Abraham WC. Neuroanatomical and functional deficits subsequent to chronic ethanol administration in animals. Alcoholism (NY). 1981;5:267–82

Zipursky RB, Lim KC, Pfefferbaum A. MRI study of brain changes with short-term abstinence from alcohol. Alcohol Clin Exp Res. 1989;13:664–6

Sonstige toxische Demenzen und andere seltene Demenzformen

J. G. Schulz

Diagnose und Therapie seltener Demenzen stellen eine besondere Herausforderung dar. Aufgrund des häufig frühen Erkrankungsalters, kausaler Therapiemöglichkeiten, Reversibilität und der drohenden Weitervererbung ist eine Diagnosestellung im Einzelfall von besonderer Bedeutung.

Einteilung seltener Demenzen
- monogenetisch bedingte Demenzen
- erworbene Demenzen

Monogenetisch bedingte Demenzen. Monogenetisch bedingt heißt, die Demenz ist durch eine nukleäre oder mitochondriale DNA-Mutation eines einzelnen Gens kausal bedingt. Von den ca. 5000 bekannten und seltenen monogenen Erkrankungen führen ca. 50 zu einer Demenz, davon 4 durch Mutationen der mitochondrialen DNA. Verschiedene Mutationen eines einzelnen Gens können zu phänotypisch unterschiedlichen Erkrankungen führen (Prion-, Tau-Protein), Mutationen verschiedener Gene können phänotypisch zu derselben Erkrankung führen (Morbus Alzheimer, Morbus Leigh). Große (Deletionen, Insertionen, Duplikationen, Inversionen, Tripletexpansion) oder kleine (stille, regulatorische, Missense, Nonsense, Frameshift, Splicing, regulatorische) Mutationen können mit einem nachweisbaren Mendel-Erbgang (autosomal dominant, autosomal rezessiv oder X-chromosomal) zu Demenzen führen. Die hereditären Demenzen werden, wenn möglich, nach der vermeintlich entscheidenden Funktion des veränderten Gens bzw. dem Pathomechanismus in Störungen des Kohlehydrat-, Lipid-, Energie-, Metall-, DNA-Reparaturstoffwechsels, Amyloidangiopathien, Trinukleotid-Repeat-Erkrankungen eingeteilt. Weitere Erkrankungen, bei denen dies nicht möglich war, werden entweder nach dem gemeinsamen mutierten Protein oder nach dem gemeinsamen klinischen Bild eingeteilt.

Erworbene Demenzen. Die erworbenen Demenzen werden ausgelöst durch freiwillig oder versehentlich eingenommene feste, flüssige oder gasförmige toxische Substanzen, radioaktive Bestrahlung, Mangel oder Überschuss an Elektrolyten, Hormonen, Glucose, Sauerstoff, Vitaminen oder giftigen Abbauprodukten, entzündliche Erkrankungen der Gehirngefäße oder des Hirnparenchyms, epilepsieassoziierte Erkrankungen und Demenz als Folge von Schädel-Hirn-Trauma oder zerebraler Raumforderung. Dabei spielen auch genetische Faktoren eine Rolle. Sie werden aber aus Gründen der Übersichtlichkeit in diesem Beitrag nicht hervorgehoben. Die erworbenen Demenzen zeichnen sich gegenüber den monogenetisch bedingten Demenzen durch ihre Reversibilität und oftmals gute Behandelbarkeit aus, zumindest sollte die demenzielle Entwicklung nach Absetzen oder Korrigieren der auslösenden Noxe nicht weiter fortschreiten.

Problem: Abgrenzung der Demenz. Eine grundsätzliche Schwierigkeit dieses Kapitels wie auch der täglichen Praxis ist die Abgrenzung der Demenz gegenüber Debilität, Delir, amnestischem Syndrom oder leichter kognitiver Störung. Da jedoch in der klinischen Praxis oft eine Fremdanamnese fehlt, der psychopathologische Befund nicht vollständig erhoben und die Dynamik der Krankheitsbilds nach kurzer Zeit oft noch nicht eingeschätzt werden kann, wird im vorliegenden Kapitel eine möglichst vollständigen Auflistung der Differenzialdiagnosen gegeben, die bei einem kognitiv beeinträchtigten Patienten in Frage kommen, anstatt allzu puristisch strenge Demenzkriterien anzulegen, die ohnehin sehr von der jeweiligen Definition abhängig sind (Erkinjuntti et al. 1997) oder beim betroffenen Patienten erst in späteren Krankheitsstadien zutreffen.

Monogenetisch bedingte Demenzen

■ Klinik

Die Wahrscheinlichkeit für das Vorliegen einer monogenetisch bedingten Demenz nimmt zu mit:
- positiver Familienanamnese,
- niedrigem Erkrankungsalter,
- Beteiligung verschiedener neurologischer Systeme,
- Vorliegen anderer psychischer Störungen,
- Erkrankung weiterer Organe.

Genetik

Der Vererbungmodus für ein einzelnes Krankheitsgen ist autosomal dominant, autosomal rezessiv, X-chromosomal oder mitochondrial.

Pathophysiologie

Mehrere Erkrankungen lassen sich je nach Funktion des Krankheitsgens und dem davon abgeleiteten pathophysiologischen Konzept bzw. nach Zusammensetzung der abgelagerten Stoffwechselprodukte in verschiedene Gruppen einteilen:
- gestörter Abbau des Kohlehydratanteils von Glykolipiden und/oder Glykoproteinen,
- gestörte Desulfatierung von Glykolipiden und/oder Glykoproteinen,
- veränderter Lipidstoffwechsel (Cholesterinabbau/-transport, VLCFA-.Abbau, Myelinisierung),
- fehlerhafter Energiestoffwechsel,
- gestörter Metalltransport (Fe, Cu),
- DNA-Repeat-Verlängerung oder gestörte DNA-Reparatur,
- fehlerhafter Proteinabbau in ZNS-Parenchym oder -Gefäßen.

Verlauf

Der Übergang zwischen geistiger *Retardierung* und Demenz ist bei verschiedenen Krankheitsbildern schleichend, grundsätzlich wäre man geneigt anzunehmen, dass jede Erkrankung, die bei Säuglingen und Kindern zur geistiger Retardierung führt, bei Jugendlichen und Erwachsenen zur Demenz führen kann, wenn die Expressivität niedrig und der biochemische Defekt milde ausgeprägt ist. Wenn es bei einer Krankheitsentität Verlaufstypen mit verschiedem Manifestationsalter gibt, wird der am spätesten auftretende Typ aufgeführt.

Diagnostik

Eine Diagnose kann, da es sich in den meisten Fällen um Mutationen identifizierter und klonierter Gene handelt, durch Sequenzierung des entsprechenden Gens auch pränatal mit hoher Sicherheit gestellt werden. Alternativ dazu bzw. als Screening werden zellbiologische Untersuchungen mit Bestimmung von Enzymaktivitäten, Energiestoffwechsel oder Charakterisierung von gespeichertem Material eingesetzt (Paschke u. Stockler 1992, Chen et al. 1999).

Da es sich um aufwendige und kostspielige Untersuchungen handelt, sollte zunächst durch herkömmliche klinische, neuroradiologische und neurophysiologische Diagnostik und ausgewählte Labordiagnostik (Serum, Urin) eine Eingrenzung der Differenzialdiagnosen stattfinden, bevor eine molekulargenetische Untersuchung durchgeführt wird.

Therapie

Kausale Therapieoptionen umfassen:
- Reduktion der akkumulierenden Stoffwechselprodukte in der Nahrung (ALD),
- Medikamente, die den blockierten Stoffwechselweg beeinflussen (CTX),
- Vermeidung auslösender Noxen (Radiatio bei Xeroderma pigmentosa),
- Substitution des biochemischen Mangels z.B. durch Stammzelltransplantation (Morbus Krabbe, MLD, ALD, Morbus Gaucher).

Störungen des Kohlehydratstoffwechsels

Mukopolysaccharidose III/Sanfilippo-Syndrom

Klinik, Pathogenese und Genetik:
Die 7 verschiedenen Mukopolysaccharidosen (MPS I-VII) zeichnen sich durch eine Abbaustörung von einer oder mehrerer Glykosaminoglykane aus (Dermatansulfat, Keratansulfat, Chondroitinsulfat, Heparansulfat), bedingt durch eine meist autosomal rezessiv vererbte Mutation in einem von mindestens 10 verschiedenen lysosomalen Abbauenzymen. Mentale Redardierung kann bei der MPS I, II und III auftreten, eine Demenz ist nur beim Sanfilippo-Syndrom/MPS III bekannt. Hier existieren 4 Typen, bei denen durch Mutationen, Insertionen oder Deletionen in einem der 4 in Tab. 9.3 gelisteten Enzyme der Abbau von Heparansulfat gestört ist.

Betroffen ist bei der MPS III vor allem das ZNS, weniger periphere Organe wie Leber, Niere, Herz und Lymphgewebe, in denen sich pathologische lysosomale Heparansulfatanreicherungen finden. In Lymphozyten werden rote metachromatische Einschlüsse beobachtet.

Klinisch stehen Entwicklungsverzögerung und Demenz im Vordergrund, begleitet von Hyperaktivität, aggressivem Verhalten und Schlafstörungen. Im Spätstadium können epileptische Anfälle auftreten. Andere Organe

Tabelle 9.3 Sanfilippo-Syndrom

Enzym	Subtyp	Lokus
Heparan-N-Sulfatase	MPS III A	Chr. 17 q25.3
α-N-Acetyl-Glucosaminidase	MPS III B	Chr. 17 q21.1
Acetyl-CoA: α-Glucosaminid-Acetyltransferase	MPS III C	?
N-Acetyl-Glucosamin-6-Sulfatase	MPS III D	Chr. 12 q14

sind meist nur sehr milde betroffen, es kann zu Vergröberung des Gesichts, zu Durchfällen und Dysostosis multiplex kommen. Der Erkrankungsbeginn liegt meist zwischen 6 und 10 Jahren, jedoch sind beim Typ B auch adulte Verläufe mit Beginn der Demenz in der 3. und 4. Dekade beschrieben. Typ A hat den aggressivsten, Typ B den mildesten Verlauf, vom Typ D sind bislang nur sehr wenige Fälle bekannt.

Bildgebung:
Im cCT/cMRT zeigt sich eine progrediente kortikale Atrophie, z.T. arachnoidale Zysten oder Marklagerveränderungen.

Diagnostik:
Ein diagnostisches Screening erfolgt durch Nachweis der erhöhten Ausscheidung von sulfatierten N-Acetyl Hexosaminen im Urin, welches häufig falsch negativ oder positiv ausfällt. Die Diagnosesicherung erfolgt durch enzymatische Assays aus Fibroblasten und Leukozyten. Die für MPS III A, B und D verantwortlichen Gene sind kloniert.

Therapie:
Der bislang vielversprechendste kausale Therapieversuch besteht in der *Knochenmarktransplantation*, die jedoch vor allem bei MPS mit Beteiligung peripherer Organe Erfolge zeigte. Eine erfolgreiche symptomatische Therapie der Verhaltensstörungen durch *Östrogengabe* oder *Liquorshunt* wurde berichtet (van Schrojenstein-de Valk u. van de Kamp 1987).

■ Adulte metachromatische Leukodystrophie (aMLD)

Klinik, Pathogenese und Genetik:
Bei dieser autosomal rezessiv vererbten Erkrankung ist die Desulfatierung von (Ga-)Laktosylsulfid durch Mutationen der Arylsulfatase A auf Chromosom 22 oder von Saposin B, einem Fragment von Prosaposin auf Chromosom 5, gestört (3–5 % der normalen Aktivität). Je nach Mutation kommt es zu einem leichten oder schweren Verlauf. Saposin B bindet Glykolipide, macht sie löslich und stimuliert so die Hydrolyse vor allem durch Arylsulfatase A. (Ga-) Laktosylsulfid reichert sich im Myelin des ZNS und PNS an und führt zur Demyelinisierung. Andere Organe sind nur gering betroffen.

Klinisch unterscheidet man die MLD nach Erkrankungsalter in:
- kongenital,
- infantil,
- juvenil,
- adult.

Der Erkrankungsbeginn ist wahrscheinlich abhängig von der enzymatischen Restaktivität der Arylsulfatase A. Die adulte Form kann nach der Pubertät bis zu einem Alter von über 60 Jahren einsetzen und dann bis zu mehreren Dekaden fortschreiten. Die Erstsymptome können kognitive (Gedächtnis, Aufmerksamkeit, visuokonstruktive Fähigkeiten) oder andere psychopathologische Störungen (Persönlichkeitsveränderungen, Aggressivität, Wahn, akustische Halluzinationen, Affektlabilität) umfassen. Weiterhin stehen Ataxie, Polyneuropathie mit segmentaler Demyelinisierung, Paraparese, Epilepsie oder Demenz im Vordergrund.

Verlauf:
Der Verlauf ist progredient, fast immer kommt es zur Demenz (Hagemann et al. 1995).

Diagnostik:
Im Gehirn reichern sich in der weißen Substanz metachromatische Granulae an. Die weiße Substanz ist deutlich im Volumen reduziert und in der Konsistenz verfestigt, evtl. bräunlich verfärbt. Betroffen sind primär die Oligodendrozyten.

Im cCT zeigt sich eine progrediente frontal und okzipital betonte Abnahme der weißen Substanz, im cMRT ein diffuses hyperintenses Signal der weißen Substanz im T2-gewichteten Bild. Die Nervenleitgeschwindigkeiten sind früh im Verlauf reduziert.

Besteht ein klinischer Verdacht mit progredienten Marklagerveränderungen in der Bildgebung, kann die Diagnose durch Bestimmung der Arylsulfatase-A-Enzymaktivität in Leukozyten oder Fibroblasten gesichert werden. Die Bestimmung der Arylsulfatase-A-Aktivität im Urin ist unzuverlässig. Ausgeschlossen werden muss, dass ein Arylsulfatase-A-Pseudomangel mit 10–20 % Enzymaktivität vorliegt, der keinen Krankheitswert hat. Andererseits kann bei Saposin-B-Mutationen trotz normaler Arylsulfatase-A-Enzymaktivität im Assay wegen des wasserlöslichen Substrats eine MLD vorliegen. Beweisend ist letztlich der Nachweis der entsprechenden Mutation, Anreicherung markierten Sulfatids in Leukozyten/Fibroblasten beim Ladeassay oder Sulfatidausscheidung im Urin.

Histologisch kann metachromatisches Material durch Suralis-, Haut- oder Konjunktivabiopsie nachgewiesen werden. Im Urinsediment sind metachromatische Ablagerungen nachzuweisen.

Therapie:
Versuche, die Sulfatidsynthese durch *Vitamin-A- oder schwefelarme Nahrung* zu beeinflussen, brachten keinen Erfolg. Eine *Knochenmarktransplantation*, bevorzugt in der präklinischen Phase, einzusetzen, ist die einzige kausale Therapieoption und zeigte in Einzelfällen klinische Verbesserungen (Krivit et al. 1990).

Multipler Sulfatasemangel/ Mukosulfatidose/Austin-Variante der MLD

Klinik und Pathogenese:
Bei diesem sehr seltenen Krankheitsbild ist die Enzymaktivität mehrerer Sulfatasen (>7) beeinträchtigt, ein verantwortliches Gen wurde bislang nicht entdeckt. Entsprechend der biochemischen Veränderung handelt es sich klinisch und pathologisch um eine Mischung aus MPS und MLD, adulte Verlaufsformen sind möglich.

Diagnostik:
Die Diagnose stützt sich auf Nachweis von Sulfatid und GAG im Urin, reduzierter Arylsulfatase-A- und -B-Enzymaktivität in Leukozyten/Fibroblasten und Nachweis von Alder-Granulationen im Blutausstrich.

Morbus Gaucher

Mutationen der lysosomalen Glucosylceramid-β-Glukosidase auf Chromosom 1 oder von Saposin C auf Chromosom 10 führen zum Morbus Gaucher.

Typen des Morbus Gaucher
- *Typ I*: ohne ZNS-Beteiligung
- *Typ II*: mit ZNS-Beteiligung und akutem Verlauf
- *Typ III* (Norrbottener Typ, der vor allem in Südschweden vorkommt): mit ZNS-Beteiligung und subakutem bis chronischem Verlauf

---

Morbus Gaucher Typ III

Klinik und Pathogenese:
Beim Morbus Gaucher Typ III kommt es peripher zur Ablagerung von Glucosylceramid und Organvergrößerung vor allem von Milz, Leber und Lymphknoten und zu schmerzhaften Knochenbrüchen. Lymphoproliferative Erkrankungen und Thrombozytopenie treten gehäuft auf. Im ZNS wie auch in anderen Organen finden sich perivaskuläre Gaucher-Zellen, deren Zytoplasma mit Glucosylceramid gefüllt ist. Neuronenverlust, Neuronophagie und Gliose sind diffus verbreitet, parenchymale Gaucher-Zellen finden sich nicht.

Beim *Typ IIIa* können neurologische Symptome erst im Erwachsenenalter einsetzen und bestehen aus:
- Demenz,
- Myoklonien,
- epileptischen Anfällen,
- spastischer Paraparese,
- Blickparese,
- Ataxie.

Hinzu kommen eine leichte Hepatosplenomegalie, Minderwuchs, Femurauftreibung und Blutungsneigung.

Der *Typ IIIb* zeigt neurologisch nur eine horizontale supranukleäre Blickparese und aggressive viszerale Beteiligung.

Diagnostik:
Die Diagnose wird durch reduzierte Enzymaktivität der Glucosylceramid-β-Glukosidase in Lymphozyten oder Fibroblasten gestellt (7–9% der Kontrolle). Der Nachweis von Gaucher-Zellen im Blut ist durch das Auftreten von Pseudo-Gaucher-Zellen bei anderen Erkrankungen nur eingeschränkt aussagekräftig.

Da nur 2 verschiedene Glucosylceramid-β-Glukosidase-Mutationen für 75% der Fälle (bei Aschkenasim-Juden 95%) verantwortlich sind, ist eine DNA-Analyse als Bestätigung sehr gut geeignet.

Therapie:
Eine kausale Therapie durch *Knochenmarktransplantation* brachte in Einzelfällen eine Verbesserung der neurologischen Symptome. Bei Thrombozytopenie oder symptomatischer Organvergrößerung kann eine *Splenektomie* durchgeführt werden, die jedoch zu einer neurologischen Verschlechterung führen kann. Auch eine *i.v. Enzymsubstitution* ist möglich, worunter sich die Symptome allerdings kaum besserten (Winkelman et al. 1983).

Morbus Krabbe/Globoidzellleukodystrophie

Genetik:
Es handelt sich um eine autosomal rezessiv übertragbare Erkrankung, ausgelöst durch eine Mutation der lysosomalen Galaktosylceramid-β-Galaktosidase auf Chromosom 14.

Pathogenese und Klinik:
Pathologisch fallen ein ausgeprägter Verlust von Myelin und Oligodendroglia/Schwann-Zellen und eine Infiltration mit Globoidzellen im zentralen und peripheren Nervensystem auf. Interessanterweise findet keine Akkumulation von Galaktosylceramid, sondern von Galaktosylsphingosin (Psychosin) statt. Andere Organe sind aufgrund der Verteilung von Galaktosylceramid nicht beteiligt.

Klinisch zeigt sich meist zuerst eine Gangstörung durch spastische Paraparese, Hemiplegie, Pes cavus oder Ataxie. Hinzu kommen Bulbärparalyse, demyelinisierende sensomotorische Polyneuropathie, Visusverlust, Irritierbarkeit und relativ spät eine Demenz. Der Erkrankungsbeginn liegt meist im Kleinkindalter, kann jedoch bis in die 4. Dekade reichen (Kolodny et al. 1991).

Diagnostik:
Im cCT können periventrikuläre Marklagerhypodensitäten, im cMRT T2-Marklagerhyperintensitäten imponieren. Die Nervenleitgeschwindigkeit ist häufig verzögert.

Die Diagnose wird durch Bestimmung der Enzymaktivität in Leukozyten oder Fibroblasten gestellt.

Therapie:
Therapeutische Erfolge konnten mit *Stammzelltransplantation* bei frühem und spätem Erkrankungsalter erzielt werden. Bei 5 Kindern zwischen 2 Monaten und 11 Jahren besserten sich Gehfähigkeit, Visus, Nervenleitgeschwindigkeit und neuropsychologischer Status (Krivit et al. 1990).

Morbus Fabry

Genetik:
Mutationen der X-chromosomalen α-Galaktosidase A führen fast ausschließlich bei Männern zu dieser Erkrankung, bei der im zentralen und peripheren Nervensystem und vielen anderen Organen Galaktosyl-Galaktosyl-Glukosyl-Ceramid (Globotriaosyl-Ceramid) akkumuliert wird.

Pathogenese und Klinik:
Die malteserkreuzförmigen Ablagerungen finden sich in Lysosomen von Endothelzellen und glatten Muskelzellen von Gefäßen, in bestimmten neuronalen Zellpopulationen von zentralem und peripherem Nervensystem, Herzmuskelzellen, Kornea, Linse und Nierenepithel. Im ZNS kommt es zu Infarkten durch Verschluss kleiner Arterien und Arteriolen, Dolichoektasie der großen intrakraniellen Gefäße und kardiogenen Embolien mit einer Prädilektion für das hintere Versorgungsgebiet. Durch die dolichoektatische A. basilaris kann es auch zu nichtischämischen Komplikationen wie Hydrozephalus oder Hirnnervenausfällen kommen.

Typisches Manifestationsalter ist die 3. und 4. Dekade, jedoch reicht die Erstmanifestation bis in die 7. Dekade. Typisch sind die Affektion des peripheren Nervensystems mit Akroparästhesien, episodischen oder anhaltenden Schmerzen und Hypohidrose, Angiokeratome der Haut und Schleimhäute, Linsen- und Korneatrübung, Herzinfarkte und Niereninsuffizienz. Die Schmerzattacken beginnen oft in Händen oder Füßen, sind brennend, triggerbar und fehlen bei 20% der Patienten. Fokal-neurologische Symptome wie Hemiparese, Doppelbilder, Schwindel, Dysarthrie, Gedächtnisdefizite und Demenz treten als Folge von TIA oder Schlaganfällen vor allem im vertebrobasilaren Stromgebiet auf. Häufigstes Symptom bei heterozygoten Frauen ist die Korneadystrophie.

Diagnostik:
Im cMRT zeigen sich bei 2/3 der Patienten Veränderungen der grauen und/oder weißen Substanz, nur 37% der Patienten mit Läsionen haben neurologische Symptome. Am häufigsten sind multiple kleine Infarkte und Marklagerhyperintensitäten, auch die dolichoektatische Basilarisarterie kann gelegentlich dargestellt werden.

Diagnostisch ist die reduzierte α-Galaktosidase-A-Enzymaktivität in Plasma, Leukozyten, Fibroblasten oder Tränen oder der Nachweis von Galaktosyl-Galaktosyl-Glukosyl-Ceramid im Urinsediment oder Plasma. Verschiedene Mutationen sind bekannt und können zur Diagnosesicherung oder Erfassung von heterozygoten Trägern dienen.

Therapie:
Eine symptomatische Therapie der Akroparästhesien wurde erfolgreich mit *Phenoxybenzamin* oder einer *Kombination aus Carbamazepin und Diphenylhydantoin* durchgeführt. Eine Studie mit *Ticlopidin* konnte die Thrombozytenaggregation verbessern.

Kausale Therapiemöglichkeiten sind *Enzymsubstitution* durch Injektion von α-Galaktosidase A aus humanem Serum oder *Lebertransplantation* und *Plasmapherese* (Mitsias u. Levine 1996).

G$_{M1}$-Gangliosidose Typ III

Genetik, Klinik und Pathogenese:
Ein Mutation der lysosomalen G$_{M1}$-β-Galaktosidase auf Chromosom 3 der Aminosäure 51 führt zur Akkumulation von G$_{M1}$- und G$_{A1}$-Gangliosid, Glucosyl- und Laktosylceramid sowie Keratansulfat in der grauen Substanz.

Typen der G$_{M1}$-Gangliosidose
- infantiler Typ (Typ I)
- juveniler Typ (Typ II)
- adulter Typ (Typ III)

Die Gangliosidablagerungen finden sich als membranöse zytoplasmatische Körper in Meganeuriten vor allem in den Stammganglien, mäßig im zerebralen Kortex. Die Atrophie ist nur gering ausgeprägt.

Erstmanifestation der adulten Form sind fast immer:
- Dysarthrie,
- Gangstörung.

Häufig kommen Dystonie, Parkinson-Syndrom, manchmal Pyramidenbahnzeichen hinzu. Die kognitive Beeinträchtigung ist selten und leicht, eine Demenz nur in Ausnahmefällen beschrieben. Zusätzlich treten häufig Knochenveränderungen auf, z.B. Abflachung der Wirbelkörper oder Abflachung des Femurkopfes. Der Erkrankungsbeginn liegt in der 1.–3. Dekade.

Diagnostik:
Im cCT zeigt sich eine leichte Atrophie, evtl. eine umschriebene Kaudatuskopfatrophie. Im cMRT zeigt die T2-Gewichtung hyperintense Läsionen der Putamina.

Von diagnostischer Hilfe kann die Rektum- oder Hautbiopsie sein. Die Enzymaktivität kann in Leukozyten, Fibroblasten oder Tränenflüssigkeit bestimmt werden und liegt bei 2,7–9% der Kontrollpersonen, die Urinbestimmung ist unzuverlässig. Der Nachweis von Mutationen ist möglich.

Therapie:
Eine kausale Therapie ist nicht bekannt (Yoshida et al. 1992).

■ Juvenil-adulte Galaktosialidose

Genetik, Klinik und Pathogenese:
Diese autosomal rezessiv vererbte Erkrankung wird durch Mutationen des Protective-Protein/Cathepsin A auf Chromosom 20 ausgelöst. Diese führen zu einem kombinierten Mangel an N-Acetyl-α-Neuraminidase- und G_{M1}-β-Galaktosidase-Aktivität, da das Protective-Protein beide Enzyme nicht mehr ausreichend vor proteolytischem Abbau schützen kann. Es werden 3 Typen der Galaktosialidose unterschieden, von denen der juvenil-adulte Typ der häufigste ist und meist in Japan auftritt.

Globus pallidus, Thalamus, Nucleus dentatus, N. opticus sind atroph. Dort finden sich Ablagerungen, die aus Glykoproteinen mit terminaler Neuraminsäure bestehen. Gangliosidablagerungen finden sich im Rückenmark und peripheren Nervensystem. Der kortikale Neuronenverlust mit Ausnahme des Sulcus calcarineus ist gering, die weiße Substanz ist teilweise demyelinisiert.

Klinisch-neurologisch finden sich:
- zerebellare Ataxie,
- Myoklonie,
- generalisierte epileptische Anfälle,
- geistige Retardierung,
- Demenz.

Weitere Symptome sind:
- kirschrote Makulaflecken,
- Linsen- und Korneatrübung,
- Angiokeratom,
- vergröberte Gesichtszüge,
- Wirbelkörperveränderungen,
- Herzerkrankungen.

Eine Hepatosplenomegalie fehlt. Die Erstmanifestation neurologischer Symptome liegt in der 2.–6. Dekade, das durchschnittliche Überlebensalter liegt bei 27 Jahren.

Diagnostik:
Im Urin werden vermehrt Sialyloligosaccharide gefunden. Die Diagnose wird durch den kombinierten Verlust der Enzymaktivitäten in Fibroblasten/Leukozyten gestellt. Das Krankheitsgen ist kloniert.

Therapie:
Eine kausale Therapie ist nicht bekannt (Suzuki et al. 1991).

■ Chronische G_{M2}-Gangliosidose

Genetik, Klinik und Pathogenese:
G_{M2}-Gangliosidosen können durch Mutationen von 3 verschiedenen Genen verursacht werden:
- Hexosaminidase-α-Untereinheit auf Chromosom 15,
- Hexosaminidase-β-Untereinheit,
- G_{M2}-Aktivatorprotein auf Chromosom 5, das für die Hydrolyse von G_{M2} nötig ist.

Enzymatisch unterscheidet man Hexosaminidase-A- und -B-Enzymaktivität, je nachdem ob es sich um eine Zusammensetzung von α/β- oder β/β-Untereinheiten handelt.

Krankheitsformen
- *Typ B/B1 oder Tay-Sachs-Erkrankung* mit Hexosaminidase-A-Mangel durch Mutation der α-Untereinheit
- *Typ O oder Sandhoff-Erkrankung* durch eine Kombination von Hexosaminidase-A- und -B-Mangel bei Mutation der β-Untereinheit
- *Typ AB oder G_{M2}-Aktivatormangel* durch Mangel an funktionstüchtigem Aktivatorprotein

Der Phänotyp variiert in Abhängigkeit vom Enzymdefekt stark, es kommt zu akuten, subakuten und chronischen Verläufen. Der Erkrankungsbeginn liegt in der 1.–3. Dekade.

Lysosomale Ablagerungen von G_{M2}-Gangliosid und anderen Glykolipiden mit terminalem β-N-acetyl-Galaktosamin oder -Glucosamin weisen bei den adulten Verlaufsformen vor allem Hirnstamm, Kleinhirn und Rückenmark und zerebraler Kortex auf, auch periphere Nerven und sympathische Ganglien sind betroffen.

Klinisch zeigen sich folgende Symptome:
- Gangstörung,
- Ataxie,
- Dysarthrie/Stottern,
- spastische Tetraparese,
- Dystonie,
- Tremor,
- Choreoathetose,
- Polyneuropathie und neurogene Muskelschwäche,
- affektive Störungen,
- Wahn,
- Halluzinationen,
- Demenzsyndrome.

Diagnostik:
Elektronenmikroskopisch sieht man membranöse zytoplasmatische Körper, die Nervenzellen sind angeschwollen und es bilden sich Meganeuriten. Andere Organe sind kaum betroffen.

Im cCT fällt die zerebellare Atrophie auf, manchmal kommt eine zerebrale Atrophie hinzu.

Einen Hinweis auf die Diagnose liefert die Nervenbiopsie. Die Diagnose wird durch enzymatische Tests in Zellen oder Körperflüssigkeiten gestellt, die Restaktivität liegt bei adulten Fällen bei 10%. Schwierig ist der Nachweis des G_{M2}-Aktivatormangels, welcher biochemisch durch unzureichenden G_{M2}-Abbau in Zellkultur, der durch Zugabe von G_{M2}-Aktivator ausgeglichen wird, geführt wird. Alle 3 Gene sind kloniert.

Therapie:
Eine Therapie ist nicht bekannt (Federico et al. 1991).

■ Lafora-Körperchen-Erkrankung

Genetik, Klinik und Pathogenese:
Es handelt sich um eine autosomal rezessiv vererbbare Erkrankung, die durch Mutationen von Laforin auf Chromosom 6 ausgelöst wird. Die Funktion von Laforin ist unbekannt, eine Konsensussequenz weist auf eine Tyrosinphosphatasefunktion hin.

Typisch für die Erkrankung sind die sog. Lafora-Körperchen, zytoplasmatische Polyglucosaneinschlüsse, die vor allem in Neuronen des Globus pallidus, Thalamus und der Substantia nigra, aber auch im zerebralen Kortex, Kleinhirn und Hirnstamm gefunden werden. Schweißdrüsen, peripheres Nervensystem, Leber- und Muskelzellen enthalten ebenfalls Lafora-Körperchen.

Erstsymptome treten meist in der 1.–3. Dekade auf, meist generalisierte epileptische Anfälle, seltener Myoklonien oder Persönlichkeitsveränderungen. Im Weiteren kommt es zu Visusverlust, Ataxie und schwerer Demenz. Die Erkrankungsdauer liegt bei durchschnittlich 6 Jahren, Verläufe über mehr als 40 Jahre sind beschrieben.

Diagnostik:
Das EEG zeigt eine Verlangsamung und generalisierte Spike-Wave-Komplexe.

Die Diagnose kann durch Achselhaut-, Leber-, oder Muskelbiopsie gesichert werden, diese kann aber leicht falsch negativ sein. Das EPM2-Gen (Laforin) wurde kloniert.

Therapie:
Eine kausale Therapie ist nicht bekannt (Footitt et al. 1997).

■ Störungen des Lipidstoffwechsels

■ Morbus Niemann-Pick Typ C

Genetik, Klinik und Pathogenese:
Es handelt sich um eine autosomal rezessiv vererbte Erkrankung, das verantwortliche Gen NPC1 auf Chromosom 18 wurde kloniert und spielt eine Rolle im intrazellulären Cholesterintransport. Verschiedene pathogene Mutationen von NPC1 sind bekannt.

Nach dem Erkrankungsalter lassen sich folgende Formen unterscheiden:
- infantiler Beginn,
- juveniler Beginn,
- adulter Beginn.

Die adulte Variante macht ca. 5% der Fälle aus und hat den langsamsten Verlauf.

Nichtverestertes Cholesterin und Sphingomyelin reichern sich in Lysosomen von Leber- und Milzzellen an. Im Gehirn werden dagegen Glucosylceramid, Laktosylceramid, G_{M3} und G_{M2} in ballonierten Neuronen und aufgetriebenen Axonen der Stammganglien, Hirnstamm und Rückenmark angereichert. Zusätzlich werden neurofibrilläre Bündel gefunden, die denen der AD histologisch und ultrastrukturell entsprechen. Es kommt zu einer geringen Atrophie.

Der Erkrankungsbeginn liegt meist in der 1., reicht jedoch bis in die 6. Dekade, nach durchschnittlich 19 Jahren führt die Erkrankung zum Tode.

Erstsymptome sind:
- Ataxie,
- kognitive Defizite bis zur Demenz,
- Wahn und Halluzinationen.

Eine Splenomegalie ist meist vorhanden. Im Verlauf häufig sind vertikale Blickparese, Dysarthrie, Pyramidenbahnzeichen, Dysphagie, seltener sind Taubheit, Inkontinenz und generalisierte Anfälle. Bei der Geburt treten häufig ein verlängerter Ikterus und Aszites auf. Eine Besonderheit ist die Kataplexie mit oder ohne Narkolepsie.

Diagnostik:
AEP und EEG sind häufig pathologisch, im cCT oder cMRT zeigt sich evtl. eine geringe neokortikale und zerebellare Atrophie.

Die Diagnose wird durch Nachweis der verringerten Cholesterinveresterung (20–60% der Kontrollen) und Anreicherung von nichtverestertem Cholesterin in Fibroblasten gestellt. Eine Hemmung der Sphingomyelinaseaktivität ist im Gegensatz zu Morbus Niemann-Pick Typ A oder B variabel vorhanden und sekundär.

Therapie:
Eine kausale Therapie ist nicht bekannt, die symptomatische Therapie umfasst *Anticholinergika* bei Tremor oder Dystonie, *Protryptilin* bei Kataplexie und Antiepileptika (Lossos et al. 1997).

■ Zerebrotendinöse Xanthomatose

Siehe hierzu Kap. 7.

■ Adrenoleukodystrophie

Genetik, Klinik und Pathogenese:
Eine X-chromosomal vererbte Erkrankung, die z. T. auch Heterozygote betrifft, entsteht durch Mutationen des ABC-Transporters in der peroxisomalen Membran. Dieser scheint notwendig, um sehr langkettige Fettsäuren (VLCFA) in Peroxisomen zu schleusen und sie dort abzubauen.

Man unterscheidet nach Beginn und Manifestation folgende Phänotypen:
- asymptomatische Träger,
- ZNS-Beteiligung (infantile, juvenile und adulte Adrenoleukodystrophie),
- Beteiligung des peripheren Nervensystems und des Rückenmarks (Adrenomyeloneuropathie),
- reine Nebenniereninsuffizienz.

Bei ZNS-Beteiligung kommt es in der weißen Substanz zur Anreicherung von VLCFA und Demyelinisierung, Untergang von Oligodendrozyten und Einwanderung von Lymphozyten. Bei Nebennierenbeteiligung atrophiert deren Rinde. Andere Organe und Körperflüssigkeiten enthalten ebenfalls mehr VLCFA als normal. Der Serumspiegel korreliert allerdings nicht mit dem klinischen Verlauf.

Die *adulte Form* beginnt nach dem 21. Lebensjahr und macht nur einen kleinen Prozentsatz der Adrenoleukodystrophiefälle aus. Das Manifestationsalter kann sich bis in die 6. Dekade verschieben, der Verlauf ist dann rasch progredient. Erstsymptome sind Verhaltensauffälligkeiten, Wahn, Halluzinationen, kognitive Defizite und Pyramidenbahnzeichen. Hinzu kommt meist eine Nebenniereninsuffizienz.

Diagnostik:
cCT und cMRT zeigen früh im Verlauf symmetrische Marklagerveränderungen, vor allem parietal und okzipital im T2-gewichteten Bild. cCT-Kontrastmittel reichert sich girlandenförmig an. AEP und VEP sind oft pathologisch.

Die Diagnose wird durch Nachweis der erhöhten VLCFA in Serum oder Zellen erbracht, ACTH- und Cortisolbestimmung im Serum sind hilfreich. Im Liquor findet sich eine lokale Ig-Synthese mit IgA-Dominanz und lymphozytärer Pleozytose.

Therapie:
Die *Knochenmarktransplantation* könnte eine therapeutische Option darstellen, über einzelne Erfolge wurde berichtet. *Lovastatin* und *Lorenzo's Öl* führen zu einer Normalisierung der VLCFA im Serum, ein Einfluss auf den Verlauf der Erkrankung konnte nicht gezeigt werden. Eine symptomatische Therapie der Nebenniereninsuffizienz mit *Steroiden* ist angezeigt (van Geel et al. 1997).

■ Pelizaeus-Merzbacher-Erkrankung Typ II

Genetik, Klinik und Pathogenese:
Die Pelizaeus-Merzbacher-Erkrankung wird durch Mutation, Deletion oder Duplikation des Proteolipidproteins auf dem X-Chromosom rezessiv vererbt. Das Proteolipidprotein ist Bestandteil des Myelins. Verschiedene Phänotypen sind bekannt, die sog. *klassische Form (Typ II)* hat einen langsamen Verlauf bis in die 6. Dekade, die *konnatale Form (Typ I)* verläuft rasch. Auch Frauen können betroffen sein, bei ihnen ist der Verlauf milde.

Durch eine Reduktion von Oligodendrozyten kommt es zur Demyelinisierung mit tigerartig anmutenden Myelininseln im ZNS. Axone und peripheres Myelin sind nicht betroffen.

Klinisch kommt es zu folgenden Symptomen:
- Nystagmus,
- Optikusatrophie,
- Ataxie,
- Tremor,
- Choreoathetose,
- Pyramidenbahnbeteiligung,
- Demenz.

Diagnostik:
Im cMRT zeigt sich die Demyelinisierung. Die evozierten Potenziale sind verzögert.

Die Diagnose kann durch den Nachweis der Mutation gestellt werden.

Therapie:
Eine Therapie ist nicht bekannt (Nance et al. 1996).

■ Störungen des Energiestoffwechsels

■ MELAS (mitochondrial encephalomyopathy, lactic acidosis and stroke-like episodes)

Genetik, Klinik und Pathogenese:
Zugrunde liegt in ca. 80% der Fälle eine Punktmutation des tRNA$^{Leu\,(UUR)}$-Gens an Position 3243 der mitochondrialen DNA. Seltener ist die 3271- oder 3252-Mutation. Andere Phänotypen bei Vorliegen der 3243-Mutation sind möglich.

Klinisch gehen häufig migräneartige Kopfschmerzen ersten fokal-neurologischen Defiziten oder epileptischen Anfällen voraus. Die Palette an klinischen Symptomen ist sehr breit. Es wurden Kriterien erstellt, die einen MELAS-Verdacht nahelegen:
- schlaganfallähnliche Episoden vor dem 40. Lebensjahr,
- Enzephalopathie mit epileptischen Anfällen und/oder Demenz,
- Lactatazidose und/oder Ragged Red Fibers in der Muskelbiopsie.

Als weitere Symptome treten auf:
- Gliedmaßenschwäche,
- Taubheit,
- Ataxie,
- Ophthalmoplegie,
- Retinopathie,
- Neuropathie,
- Myoklonien,
- Dystonie,
- Chorea,
- nichtneurologisch:
  - Diabetes mellitus,
  - Kardiomyopathie,
  - Wolf-Parkinson-White-Syndrom,
  - Minderwuchs.

Eine Demenz. wird in 20–60 % der Fälle beschrieben. Das Erkrankungsalter liegt zwischen dem 1. Lebensjahr und der 6. Dekade.

Diagnostik:
In der Muskelbiopsie zeigen sich typischerweise fleckig verteilte Ragged Red Fibers, Lipidablagerungen in einzelnen Muskelfasern, Muskelfasernekrosen und Cytochrom-C-Mangel. Ultrastrukturell sind die Mitochondrien verändert. Es ist unklar, ob die ZNS-Läsionen primär parenchymal oder primär vaskulär bedingt sind.

cCT und cMRT zeigen kortikale und subkortikale Läsionen aller Versorgungsgebiete, die z.T. Kontrastmittel anreichern und sich im Verlauf entweder rückbilden oder bestehen bleiben. Außerdem können Stammganglienverkalkungen auftreten. Im SPECT finden sich Hypoperfusionen auch bei Patienten mit unauffälligem cCT/cMRT.

Angiographisch werden Kaliberschwankungen gesehen, im EEG zeigen sich Allgemeinveränderungen und Anfallszeichen.

Die Diagnose wird durch Nachweis der Mutation in Leukozyten, noch sicherer in Muskelgewebe gestellt, da es in Leukozyten zu falsch negativen Ergebnissen durch replikative Segregation kommen kann. Ragged Red Fibers können fehlen. Meist weisen mehr als 50 % der mitochondrialen DNA im Muskel die Punktmutation auf (Hammans et al. 1995).

■ Morbus Leigh (subakute nekrotisierende Enzephalomyelopathie)

Genetik, Klinik und Parthogenese:
Sowohl Mutationen mitochondrialer (ATPase 6) als auch nukleärer DNA (PDH, SDH2, SURF1, NDUFS8 auf den Chromosomen X, 5, 9 und 11) können dieses heterogene Krankheitsbild verursachen. Dementsprechend ist der Vererbungsmodus.

Von Nekrosen und Demyelinisierung sind Stammganglien, Hirnstamm, Kleinhirn und Kortex betroffen, es werden Gefäßproliferationen gefunden.

Der Erkrankungsbeginn liegt im Kleinkindesalter. Ein Beginn im Erwachsenenalter ist sehr selten. Symptome treten subakut auf. Häufig sind:
- Retardierung,
- bei adulter Erstmanifestation:
  - Demenz,
  - Optikusatrophie,
  - Ataxie,
  - Hypotonie,
  - Hirnstammsymptome (Ophthalmoplegie, Schluckstörungen und Störungen des Atemrhythmus).

Es liegt keine Muskelerkrankung vor.

Eine akute Verschlechterung kann durch Infektionen ausgelöst werden.

Diagnostik:
Biochemisch sind Defekte in verschiedenen Komplexen der Atmungskette nachzuweisen. Zu 30 % kann ein biochemischer Defekt (PDH oder Cytochrom C) in der Muskelbiopsie gefunden werden, Ragged Red Fibers sind selten.

In cCT oder cMRT zeigen sich symmetrische Hypodensitäten bzw. Hyperintensitäten der Stammganglien und im Hirnstamm. Im Labor findet sich häufig eine Lactat- und Pyruvaterhöhung in Serum und Liquor.

Die Diagnose wird durch Nachweis einer entsprechenden Mutation in Leukozyten oder Muskelgewebe gestellt (Reynaud 1988).

■ NARP (neurogenic weakness, ataxia, Retinitis pigmentosa)

Genetik, Klinik und Pathogenese:
Eine Mutation des Nukleotids 8993 von T zu G des ATPase-6-Gens führt zu NARP, eine T-zu-C-Mutation dieses Nukleotids führt zum Morbus Leigh. Muskelveränderungen treten nicht auf, Lactat im Serum ist nur bei ausgeprägten Fällen erhöht.

Häufigster klinischer Befund ist die *Retinitis pigmentosa*, eine *Nachtblindheit* ist oft Erstsymptom, es folgt ein

weiterer *Visusverlust* und *Retinadegeneration*. Weitere Symptome sind:
- neurogene Muskelschwäche,
- Ataxie,
- generalisierte epileptische Anfälle,
- Pyramidenbahnzeichen,
- Demenz (Holt et al. 1990).

Diagnostik:
Es findet sich in der Bildgebung ein olivopontozerebelläres Atrophiemuster.

Die Diagnose wird durch Nachweis der Mutation in Leukozyten gestellt, falsch negative Ergebnisse durch replikative Segregation sind möglich.

Myoklonus Epilepsie und Ragged Red Fibers (MERRF)

Genetik, Klinik und Pathogenese:
Ursache ist eine Mutation des Nukleotids 8344, 8356 oder 3243 des mitochondrialen tRNA^{Lys}-Gens.

Erstsymptom sind meist *Myoklonien*. Als weitere Symptome treten auf:
- fast immer:
  - Ataxie,
  - progrediente Demenz,
  - Dysarthrie,
- seltener:
  - tonisch-klonische epileptische Anfälle,
  - Optikusatrophie,
  - Pyramidenbahnzeichen,
  - Taubheit.

Die Myopathie kann subklinisch sein, auch können die Ragged Red Fibers trotz vorhandener ZNS-Beteiligung fehlen. Zervikale Lipome sind selten, aber typisch. Das Erkrankungsalter kann zwischen der 1. und 7. Dekade liegen, Ausprägung und Verlauf sind sehr variabel.

Diagnostik:
Die Muskelbiopsie zeigt Ragged Red Fibers, der Nachweis kann allerdings mehrere Biopsien erfordern. Biochemische oder elektronenmikroskopische Hinweise auf eine mitochondriale Erkrankung sind hilfreich, im Serum sind Lactat und Pyruvat oft erhöht.

Die Diagnose stützt sich auf die Biopsie, die Sicherung erfolgt über den Nachweis einer Mutation, zu 80–90% tritt eine Mutation an Stelle 8344 auf (Berkovic et al. 1989).

Kearns-Sayre-Syndrom (KSS)

Genetik, Klinik und Pathogenese:
Ursache sind Deletionen mehrerer tausend Basenpaare der mitochondrialen DNA, die meist sporadisch, aber auch autosomal dominant oder rezessiv vererbt auftreten. Eine abgeschwächte Variante ist die chronische externe Ophthalmoplegie.

Die Klinik beginnt vor dem 20. Lebensjahr, es treten folgende Symptome auf:
- externe Ophthalmoplegie,
- Retinitis pigmentosa,
- Ataxie,
- proximale Myopathie,
- Demenz,
- Taubheit,
- sensomotorische Neuropathie,
- Kleinwuchs,
- kardiale Reizleitungsstörungen.

Diagnostik:
Die Muskelbiopsie zeigt Ragged Red Fibers und reduzierte Cytochrom-Oxidase-Aktivität.

Im cCT können Pallidumverkalkungen auftreten, in der T2-Gewichtung des cMRT sieht man bilaterale subkortikale Marklagerhyperintensitäten, manchmal auch im Hirnstamm, Globus pallidus, Thalamus oder Zerebellum. Das Serumlactat ist erhöht, das Liquoreiweiß liegt über 100 mg/dl.

Die Diagnose wird durch den Nachweis der Deletion gestellt.

Störungen des Metallstoffwechsels

Morbus Wilson

Genetik, Klinik und Pathogenese:
Der Morbus Wilson ist eine autosomal rezessiv vererbte Erkrankung, die durch mehr als 40 verschiedene Mutationen des ATP7 B-Gens auf Chromosom 13, das für eine kupferhaltige ATPase kodiert, ausgelöst werden kann. Durch mangelhafte Einlagerung von Kupfer in Coeruloplasmin und verringerter Kupferausscheidung über das hepatobiliäre System kommt es zunächst zur Kupferanreicherung in der Leber, später auch in zerebralem Kortex und den Stammganglien, Kornea, Niere, Muskel, Knochen und Gelenken.

Man unterscheidet einen Krankheitsverlauf mit frühem oder spätem Beginn, in Ausnahmefällen erst in der 6. Dekade.

Typisch ist der *Kayser-Fleischer-Kornealring*, der bei fast allen Patienten mit neurologischen Symptomen zu sehen ist. Klinisch auffällig werden die Patienten mit hepatischen, neurologischen oder psychiatrischen Symptomen.

Neuropsychiatrische Symptome sind:
- Dysarthrie,
- Extrapyramidalsymptome,
- Ataxie,
- Dysphagie,
- Persönlichkeits- und Verhaltensänderungen,

- Depression,
- Demenz:
  - Verlangsamung,
  - Gedächtnis- und Konzentrationsstörungen.

Eine hepatische Beteiligung kann sich äußern als:
- akute oder chronische Hepatitis,
- Leberzirrhose oder -insuffizienz.

Hinzu kommen:
- hämolytische Krisen,
- Nierensteine,
- tubuläre Azidose,
- Pankreaserkrankungen,
- Hypoparathyreoidismus,
- Kardiomyopathie,
- Gelenkbeschwerden.

Diagnostik:
Makroskopisch ist der Nucleus lentiformis atroph und gelbbraun verfärbt, das Putamen zeigt Kavitationen, der frontale Kortex fokale Degereration.

Im cCT zeigen sich Hypodensitäten der Stammganglien, Ventrikelerweiterung und kortikale Atrophie, im T2-gewichteten Bild des cMRT zeigen sich am häufigsten in Putamen und Pons Hyperintensitäten.

Im Serum ist der Coeruloplasmin-, (< 20 mg/dl), Kupfer- und Phosphatspiegel erniedrigt, die Kupferausscheidung im Urin ist erhöht (> 100 µg/24 Stunden). Ein normaler Serumcoeruloplasminspiegel ist die Ausnahme. Häufig tritt eine Thrombozytopenie und Leukopenie auf.

Zur Diagnosefindung dienen die Bestimmung der 24-Stunden-Urin-Kupfer-Auscheidung, der Serumcoeruloplasminspiegel und die Schlitzlampenuntersuchung des Auges auf Kupferablagerungen. Die sicherste Diagnose wird durch Kupferquantifizierung aus der Leberbiopsie gestellt (pathologisch sind > 200 µg/g Trockengewicht).

Therapie:
Eine kausale Therapie wird mit *Chelatoren* (Penicillamin, Triethylentetramin oder Tetrathiomolybdat) oder *Zink* durchgeführt, welches die Kupferresorption im Darm blockiert. Die Demenz und neurologische Symptome sind damit teilweise reversibel. Bei schwerer Leberbeteiligung kann eine *Lebertransplantation* eine Verbesserung der hepatischen und neurologischen Symptome bringen (Brewer et al. 1999).

■ Morbus Hallervorden-Spatz

Genetik, Klinik und Pathogenese:
Eine sporadische oder autosomal rezessiv vererbbare Erkrankung mit infantilem, juvenilem oder adultem Beginn bis in die 7. Dekade. Ein Genlokus auf Chromosom 20 p12.3-p13 wurde identifiziert.

Erstsymptome sind:
- Gangstörungen,
- Dystonie (vor allem oromandibular),
- Verhaltensänderung.

Hinzu kommen:
- Parkinson-Syndrom,
- Choreoathetose,
- Pyramidenbahnzeichen,
- Retinitis pigmentosa,
- Spitz- und Hohlfuß.

Diagnostik:
Histologisch ist eine rostbraune Eisenspeicherung vor allem im Pallidum, aber auch in Substantia nigra, Nucleus ruber und zerebralem und zerebellarem Kortex auffällig. Die Erkrankung gehört zu den primären neuroaxonalen Dystrophien, gekennzeichnet durch Axonauftreibungen.

Das cCT zeigt Läsionen oder kalkdichte Hyperintensitäten des Globus pallidus, in der T2-Gewichtung des cMRT findet sich das typische „Tigeraugenphänomen", eine symmetrische anteromediale Hyperintensität, umgeben von Hypointensität des Globus pallidus, das selten auch fehlen kann.

Die Speicherung von ^{59}Fe in den Stammganglien ist erhöht, im Knochenmark finden sich gelegentlich wasserblaue Histiozyten.

Die Diagnose stützt sich auf die typische Bildgebung (Tigerauge), kombiniert mit klinischen Merkmalen (langsam progredient, motorische und kognitive Symptome).

Therapie:
Eine kausale Therapie ist nicht bekannt (Angelini et al. 1992).

■ Hereditärer Coeruloplasminmangel mit Hämosiderose

Genetik, Klinik und Pathogenese:
Ein sehr seltenes Krankheitsbild, verursacht durch Mutationen des Coeruloplasmingens auf Chromosom 3, die zu Coeruloplasminmangel führen.

Durch die fehlende Ferroxidasefunktion von Coeruloplasmin kommt es zur systemischen Eisendeposition und Gewebedestruktion in verschiedenen Organen, vor allem Leber und Pankreas. Im Gehirn sind Neuronen und Glia in Stammganglien und Nucleus dentatus, weniger der Kortex, betroffen.

Erkrankungsalter ist die 3.–6. Demenz und Diabetes mellitus sind meist vorhanden.

Weitere neurologische Symptome sind:
- Ataxie,
- Choreoathetose,
- orale Dyskinesien,

- Dysarthrie,
- Taubheit,
- Retinitis pigmentosa.

Diagnostik:
Im cMRT zeigen sich Hypointensitäten in der T1- und T2-Gewichtung in Stammganglien, Nucleus dentatus und Thalamus.

Im Serum ist der Coeruloplasminspiegel deutlich reduziert, Ferritin erhöht. Zusätzlich können erniedrigte Kupferserumspiegel, Anämie, Leukopenie und Hypothyreose auftreten.

Eine wiederholte Gabe von FFP (fresh frozen plasma) brachte in einem Fall klinische Besserung (Morita et al. 1995).

Porphyrien

Genetik, Klinik und Pathogenese:
Die *akute intermittierende Porphyrie* ist eine autosomal dominante Erkrankung, die durch einen Mangel an Porphobilinogendeaminasefunktion zustande kommt. Die hereditäre Koproporphyrie entsteht durch Störung der Koproporphyrinogenoxidase, die Porphyria variegata entsteht durch eine Störung der Protoporphyrinogenoxidase. Alle 3 Enzyme sind für die Hämbiosynthese aus δ-Aminolävulinsäure nötig. Normalerweise kommt es nur durch Auslösefaktoren (Medikamente, Nahrungsmittel, Fasten) zur klinischen Symptomatik.

Der Verlauf kann akut oder chronisch, die Episoden können selbstlimitierend oder progredient sein.
Folgende Symptome treten auf:
- häufigstes und meist erstes Symptom:
  - Bauchschmerzen,
- seltener treten auf:
  - Schmerzen an Gliedmaßen, Thorax oder Kopf,
- weiter kommt es zu:
  - Übelkeit,
  - Erbrechen,
  - Obstipation,
  - Hypertension,
  - Tachykardie,
  - Sphinkterstörungen,
  - Muskelschwäche,
  - Atemlähmung,
  - sensomotorische Polyneuropathie.

Bei der *hereditären Koproporphyrie* und bei der *Porphyria variegata* treten auch bullöse oder erythematöse Hautveränderungen auf, die lichtempfindlich und hyperpigmentiert sind. Bei der akuten intermittierenden Porphyrie fehlen die kutanen Symptome.

Eine ZNS-Manifestation führt zu einem deliranten oder psychotischen Bild mit:

- Angst,
- psychomotorischer Unruhe,
- Wahn,
- Depression,
- Halluzinationen,
- epileptischen Anfällen,
- Hirnnervenausfällen.

Eine kognitive Beeinträchtigung wurde in Einzelfällen, vermutlich als Defektzustand nach pontiner Myelinolyse oder Gefäßspasmen, beschrieben. Häufigste Todesursache sind Herzrhythmusstörungen.

Diagnostik:
Im ZNS finden sich vakuolisierte Neuronen, perivaskuläre Demyelinisierung und reaktive Gliose.

Im cMRT zeigen sich reversible kortikale und subkortikale Läsionen, in der Angiographie reversible Vasospasmen.

Die Diagnose der akuten intermittierenden Porphyrie wird durch den Nachweis von erhöhter δ-Aminolävulinsäure oder Porphobilinogen im lichtgeschützten 24-Stunden-Urin zum Zeitpunkt der klinischen Symptomatik gestellt. Es kann zu einem SIADH und Hyponatriämie kommen.

Therapie:
Die Therapie besteht aus:
- Vermeidung auslösender Faktoren,
- i.v. Glucosezufuhr,
- Behandlung bestehender Infekte,
- symptomatische Behandlung mit Medikamenten, die keine Porphyrieattacken auslösen.

Zusätzlich konnte mit 3 mg/kg Körpergewicht/24 Stunden i.v. Hämarginat für 4 Tage Porphobilinogen im Urin, Schubdauer und Analgetikabedarf gegenüber Plazebo reduziert werden (Crimlisk 1997).

Störungen der DNA-Reparation

Xeroderma pigmentosum

Genetik, Klinik und Pathogenese:
Xeroderma pigmentosum ist eine autosomal rezessive Erkrankung, die zusammen mit anderen durch fehlerhafte DNA-Reparation gekennzeichnet ist. Mutationen in verschiedenen Reparaturenzymen führen zu den Komplementationsgruppen A–G.

Durch UV-Licht kommt es bereits im Kleinkindesalter zu einer Überempfindlichkeit der Haut mit:
- Entzündungen,
- Pigmentablagerungen,
- Teleangiektasien,

- verschiedenen Tumoren der Haut, der Konjunktiven und der Kornea,
- Erblindung.

Eine neurologische Beteiligung wird in $1/5$ der Fälle beobachtet und besteht in:
- geistiger Retardierung,
- bei seltenem späten Beginn:
  - Demenz,
  - Hyporeflexie,
  - Ataxie,
  - pyramidale und extrapyramidale Symptome,
  - sensomotorische Polyneuropathie,
  - Myopathie,
  - epileptische Anfälle,
  - Taubheit.

Außerdem werden Minderwuchs und Störungen der sexuellen Entwicklung beobachtet. Ein Neuronenverlust in Nucleus basalis Meynert, Substantia nigra, Zerebellum, Medulla, Rückenmark und zerebralem Kortex mit zytoplasmatisch angereichertem Lipofuszin wird beobachtet.

Diagnostik:
In der Bildgebung zeigt sich eine zerebrale und zerebellare Atrophie.

Therapie:
Eine Therapie ist nicht bekannt (Dorndorf et al. 1991).

Amyloidangiopathien

CADASIL

Siehe hierzu Kap. 5.

Holländische Amyloidangiopathie

Genetik, Klinik und Pathogenese:
Eine Punktmutation des Codons 693 des β-Amyloidvorläuferproteins (APP) auf Chromosom 21 führt autosomal dominant zu dieser Erkrankung, eine Mutation des Codons 692 führt zu präseniler Demenz und zerebralen Hämorrhagien. Beide Mutationen wuden bei holländischen Familien beschrieben.

Das Erkrankungsalter liegt in der 5.–7. Dekade. Häufigste Erstsymptome sind:
- Vigilanzminderung,
- Hemianopsie,
- Hemiparese,
- Aphasie.

Während eines Ereignisses bestehen oft gleichzeitig Kopfschmerzen, das Ereignis entwickelt sich meist subakut. Die Mortalität ist hoch, das Auftreten einer Demenz die Regel. Diese kann schrittweise oder stetig fortschreiten und auch als Erstsymptom auftreten.

Diagnostik:
Makroskopisch finden sich hämorrhagische (87%) und ischämische (13%) kortikale Infarkte verschiedenen Alters, vor allem okzipital, temporal und parietal. Mikroskopisch imponiert die konzentrische Wandeinengung vor allem der kortikalen Arteriolen durch β-Amyloidablagerung in der Gefäßwand. Neuritische Veränderungen fehlen.

Im cCT zeigen sich meist mehrere kortikale Hypo- und Hyperdensitäten, in der T2-Gewichtung des cMRT zeigen sich zusätzlich Marklagerhyperintensitäten.

Therapie:
Eine Therapie ist nicht bekannt (Bornebroek et al. 1996).

Isländische Amyloidangiopathie

Genetik, Klinik und Pathogenese:
Die isländische Amyloidangiopathie ist eine autosomal dominant vererbte Erkrankung, die durch eine Punktmutation des Codons 68 des Cystein-Proteaseinhibitors Cystatin C auf Chromosom 20 bei verschiedenen isländischen Familien auftritt. Es kommt zur Ablagerung von Cystatin-C-Amyloid in der Gefäßwand kleiner und mittlerer vor allem zerebraler Arterien.

Das Erkrankungsalter liegt meist in der 3. oder 4. Dekade, 90% der Patienten sterben vor Erreichen des 50. Lebensjahrs. Es treten ischämische und hämorrhagische Infarkte auf, die meist in eine Demenz münden.

Diagnostik:
Histologisch finden sich Mikroinfarkte in der grauen und weißen Substanz.

cCT und cMRT zeigen eine massive Leukenzephalopathie.
Die Diagnose wird durch Nachweis der durch die Mutation fehlenden Alu-I-Restriktionsstelle im Cystatin-C-Gen gestellt.

Therapie:
Eine Therapie ist nicht bekannt (Jensson et al. 1987).

Britische Amyloidangiopathie

Genetik, Klinik und Pathogenese:
Die britische Amyloidangiopathie ist eine autosomal dominant vererbte zerebrale und spinale Angiopathie, die durch Mutation des Stopcodons von BRI auf Chromosom 13 verursacht wird. Es kommt zur perivaskulären Ablagerung von ABri-Amyloid, Neurofibrillenbündeln und Marklagerdegeneration.

Erkrankungsbeginn ist in der 5. Dekade. Symptome sind:
- progrediente Demenz mit Persönlichkeitsveränderungen und Gedächtnisstörungen,
- spastische Tetraparese,
- zerbellare Ataxie.

Diagnostik:
Im cCT finden sich Marklagerhypointensitäten. Die Diagnose wird durch Nachweis der Mutation gestellt.

Therapie:
Eine Therapie ist nicht bekannt (Plant et al. 1990).

Finnische Amyloidangiopathie

Genetik, Klinik und Pathogenese:
Eine G654 A/T-Punktmutation des Gelsolingens hat in verschiedenen Familien weltweit zu dieser Erkrankung geführt. Gelsolinamyloidablagerungen finden sich in zerebralen, meningealen oder spinalen Gefäßen, Dura mater, spinalen Nervenwurzeln und sensiblen Ganglien.

Es treten folgende Symptome auf:
- Hirnnervenparesen,
- Retinadystrophie,
- Polyneuropathie mit Störung des autonomen Nervensystems,
- Cutis laxa,
- kognitive Beeinträchtigung bis zur Demenz auf.

Klinscher Beginn ist die 4. Dekade

Diagnostik:
Die Diagnose kann durch Nachweis von Gelsolinamyloid in der Hautbiopsie gesichert werden.

Therapie:
Eine Therapie ist nicht bekannt (Kiuru et al. 1999).

Familiäre Transthyretinamyloidose

Genetik, Klinik und Pathogenese:
Transthyretin-(Präalbumin-)Mutationen führen in der Regel zu peripheren Neuropathien, Mutationen des Codons 30 oder 18 führen jedoch vorrangig zur ZNS-Beteiligung. Es kommt zur Transthyretinamyloidablagerung in Meningen, Hirnparenchym und Auge.

Die klinische Symptomatik umfasst:
- Demenz,
- epileptische Anfälle,
- Ataxie,
- Visusverlust.

Erkrankungsbeginn ist die 5. oder 6. Dekade, der Verlauf ist schrittweise und geht über mehrere Jahre bis Jahrzehnte.

Therapie:
Eine Therapie ist nicht bekannt (Petersen et al. 1997).

Trinukleotid-Repeat-Erkrankungen

Die Trinukleotid-Repeat-Erkrankungen können in CAG-Repeat-Verlängerungen und Nicht-CAG-Repeat-Verlängerungen eingeteilt werden (Tab. 9.4).

Die Nicht-CAG-Repeat-Verlängerungen liegen im nichtkodierenden Bereich des entsprechenden Gens und es sind wesentlich längere Repeats notwendig, um eine Pathologie zu erzeugen. Die Gene liegen auf unterschiedlichen Chromosomen. Mit Ausnahme der Friedreich-Ataxie werden alle autosomal dominant oder X-chromosomal vererbt.

Eine Demenz ist bei den folgenden Repeat-Erkrankungen beschrieben (bzgl. SCA 1–7 und Morbus Huntington s. Kap. 7).

Dentatorubropallidoluysische Atrophie (DRPLA)

Genetik, Klinik und Pathogenese:
Die DRPLA ist eine autosomal dominant vererbte Erkrankung, die durch eine CAG-Repeat-Verlängerung auf > 49

Tabelle 9.4 Trinukleotid-Repeat-Erkrankungen

Erkrankung	Protein	Repeat
Spinobulbäre Muskelatrophie	Androgenrezeptor	CAG
SCA1	Ataxin 1	CAG
SCA2	Ataxin 2	CAG
SCA3	Ataxin 3	CAG
SCA6	α1 A-spannungsabhängiger Calciumkanal	CAG
SCA7	?	CAG
DRPLA	Atrophin	CAG
Morbus Huntington	Huntingtin	CAG
Fragiles X-Syndrom	FMR 1	CGG
Fragiles X-Syndrom + Vitamin-E-Mangel	?	GCC
Myotone Dystrophie	Myotoninproteinkinase	CTG
Morbus Friedreich	Frataxin Phosphatidylinositolkinase	GAA

DRPLA dentatorubropallidoluysische Atrophie
SCA spinozerebellare Ataxie

Tripletts des B37-Gens auf Chromosom 12 verursacht wird. Normal ist eine Triplett-Repeat-Länge bis 25. Das Genprodukt Atrophin enthält eine Polyglutaminkette und lagert sich in ubiquitinierten Komplexen in Neuronen der betroffenen Areale ab.

Atroph werden Nucleus dentatus und Globus pallidus sowie die Projektionen zu Nucleus ruber und subthalamicus. Weniger betroffen sind Subthalamus, Nucleus caudatus, Putamen, Thalamus und Substantia nigra. Die Pathologie nimmt mit zunehmender Repeat-Länge ebenfalls zu.

Der Erkrankungsbeginn kann zwischen der 1. und 6. Dekade liegen und korreliert mit der Repeat-Länge. Es lassen sich eine Verlaufsform mit Beginn im Kindesalter und eine mit Beginn im Erwachsenenalter unterscheiden, letztere mit einer Überlebenszeit von 10–20 Jahren.

Symptome der adulten Form sind:
- häufig:
  - Ataxie,
  - Chorea,
  - Dysarthrie,
  - Verhaltensstörungen (Euphorie),
  - Demenz,
- seltener:
  - Epilepsie,
  - Myoklonus.

Diagnostik:
Das cMRT zeigt eine Atrophie des Kleinhirns, Hirnstamms und Kortex, evtl. T2-Hyperintensitäten im Marklager und Hirnstamm.

Die Diagnose wird durch den Nachweis der Repeat-Verlängerung auf > 49 Tripletts erbracht.

Therapie:
Eine Therapie ist nicht bekannt (Warner et al. 1994).

Tauopathien

Frontotemporale Demenzen/Morbus Pick

Siehe hierzu Kap. 6.

Progressive subkortikale Gliose

Siehe hierzu Kap. 6.

Steele-Richardson-Olszewski-Syndrom/ progressive supranukleäre Parese

Siehe hierzu Kap. 7.

Kortikobasale Degeneration

Siehe hierzu Kap. 6.

Familiäre Prionerkrankungen

Creutzfeldt-Jakob-Erkrankung (CJD)

Siehe hierzu Kap. 8.

Gerstmann-Sträussler-Scheinker-(GSS-)Erkrankung

Siehe hierzu Kap. 8.

Fatale familiäre Insomnie

Siehe hierzu Kap. 8.

Familiäre Parkinson-/Lewy-Körperchen-Erkrankungen (Synuklein, Parkin, Ubiquitin-Hydrolase)

Siehe hierzu Kap. 7.

Familiäre Alzheimer-Erkrankungen (APP, PS1, PS2)

Siehe hierzu Kap. 4.

Familiäre Enzephalopathie mit Neuroserpineinschlusskörpern

Genetik, Klinik und Pathogenese:
2 Familien mit autosomal dominanten Mutationen des Serinproteaseninhibitors Neuroserpin sind beschrieben. Es kommt zur intraneuronalen Ablagerung von Neuroserpin (Collins-Körper) im zerebralen Kortex und in den subkortikalen Kerngebieten, vor allem in der Substantia nigra.

Eine langsam progrediente Demenz entwickelt sich in der 5. bzw. 2.–3. Dekade. Aufmerksamkeit, Konzentration und Urteilsvermögen sind früh gestört, es kommt zu Perseverationen und Gedächtnisstörungen. Der Verlauf geht über mehere Jahre.

Diagnostik:
Im cMRT zeigt sich eine zunehmende kortikale Atrophie.

Therapie:
Eine Therapie ist nicht nicht bekannt (Davis et al. 1999).

Morbus Unverricht-Lundborg/progressive Myoklonusepilepsie Typ 1/baltischer Myoklonus/mediterraner Myoklonus; EPM 1

Genetik, Klinik und Pathogenese:
Die Verlängerung eines Upsteams der in der kodierenden Region gelegenen Dodekamer-Repeats (normal 2–3, pathologisch >60), Punktmutationen oder Deletionen des STFB-Gens auf Chromosom 21, das für den lysosomalen Cystein-Proteaseinhibitor Cystatin B kodiert, sind die Ursachen des autosomal rezessiv vererbten Morbus Unverricht-Lundborg, des baltischen Myoklonus und des mediterranen Myoklonus.

Im ZNS findet man einen massiven Verlust von Purkinje-Zellen und moderaten Verlust von Neuronen im zerebralen Kortex, Striatum, Thalamus, Mamillarkörper, Hirnstamm und Vorderhorn.

Die Symptomatik beginnt meist in der 1. oder 2. Dekade mit:
- Myoklonien, die sich durch verschiedene Stimuli auslösen lassen,
- tonisch-klonische Anfällen.

Weitere Symptome sind:
- Ataxie,
- Intentionstremor,
- Dysarthrie,
- Affektlabilität,
- progrediente kognitive Defizite.

Diagnostik:
Im EEG findet sich eine normale Hintergrundaktivität und spontane generalisierte Spikes sowie ausgeprägte Photosensitivität. Diagnostisch ist ein erhöhter Indikanspiegel im Urin hilfreich.

Therapie:
Therapeutisch wurden *N-Acetylcystein* (4–6 g/Tag) oder *Pirazetam* (bis 24 g/Tag) erfolgreich gegen Myoklonien eingesetzt. *Phenytoin* zeigt eine paradoxe Wirkung und kann den Verlauf beschleunigen, *Valproinsäure* wird erfolgreich eingesetzt (Lehesjoki u. Koskiniemi 1998).

Morbus Kufs/adulte neuronale Zeroidlipofuszinose/adulter Morbus Batten; CLN 4

Genetik, Klinik und Pathogenese:
Es handelt sich um eine meist sporadisch, selten autosomal rezessiv und in einer Familie autosomal dominant auftretende Erkrankung, deren genetische Ursache unklar ist. Mutationen der Palmitoylproteinthioesterase und pepstatininsensitiven lysosomalen Peptidase wurde als Ursache des infantilen bzw. juvenilen Morbus Batten identifiziert.

Die neuronalen Zeroidlipofuszinosen oder der Morbus Batten werden nach Manifestationsalter, Klinik, Pathologie und Genetik in 4 Formen eingeteilt, eine 5. ist die finnische spätinfantile Variante. Der Morbus Kufs als adulte Form der neuronalen Zeroidlipofuszinose hat seinen klinischen Beginn in der 2.–7. Dekade. Neben einer Demenz bei beiden Typen kommen eine progressive Myoklonusepilepsie mit Photosensibilität und Ataxie (Typ A) oder Verhaltensauffälligkeiten, Psychose, Ataxie, Dysarthrie und Fazialisdyskinesen (Typ B) vor. Eine Retinitis pigmentosa findet sich im Gegensatz zu den anderen Verlaufsformen der neuronalen Zeroidlipofuszinose nicht. Die kognitiven Defizite sind:
- Störungen des Sprachflusses,
- Agraphie,
- Apraxie,
- visuokonstruktive Störungen,
- Aufmerksamkeits-/Gedächtnisstörungen.

Der Verlauf kann zwischen 1 Jahr und mehreren Jahrzehnten liegen.

Diagnostik:
Der frontale Kortex und das Kleinhirn sind makroskopisch atroph. Mikroskopisch finden sich massive lipofuszinähnliche Ablagerungen in Lysosomen von Neuronen des ZNS und Gastrointestinaltrakts. Meganeuriten finden sich im Corpus amygdaloideum. Die Ablagerungen entsprechen nicht dem sonst häufig in gealterten Zellen abgelagerten Lipofuszin, sondern enthält in erster Linie ein unbekanntes Protein.

In cCT und cMRT findet sich eine mäßige innere und äußere Atrophie ohne Marklagerveränderungen. Die sensibel oder visuell evozierten Potenziale haben oft eine Riesenamplitude.

Zur Diagnosestellung muss im Zusammenhang mit der Klinik eine Biopsie der Haut oder der Rektumschleimhaut zum Nachweis der typischen Ablagerungen herangezogen werden. Diese müssen ultrastrukturell granulär-osmiophile, gerad- oder krummlinige oder fingerabdruckartige membranöse Strukturen aufweisen. Der Nachweis von ebenfalls autofluoreszierenden Lipofuszinablagerungen ist nicht ausreichend, da diese im Alter häufig sind und auch bei anderen Speicherkrankheiten (Niemann-Pick Typ C, G_{M1}-/G_{M2}-Gangliosidosen, Mukopolysaccharidosen, Sialidose) auftreten. Die Ausscheidung von Dolichol im Urin kann erhöht sein.

Therapie:
Eine Therapie ist nicht bekannt (Berkovic et al 1988).

Neuroakanthozytose

Genetik, Klinik und Pathogenese:
Die Neuroakanthozytose ist eine Erkrankung mit heterogenem, d. h. autosomal dominantem, autosomal rezessivem oder X-chromosomalem (McLeod-Syndrom) Erbgang, ein Genlokus ist nicht bekannt.

Atrophien und Gliose finden sich im Bereich des Nucleus caudatus, Putamen und Globus pallidus. Seltener zeigen Thalamus, Substantia nigra und Vorderhorn einen Neuronenverlust.

Das Manifestationsalter liegt meist in der 3. oder 4. Dekade, kann jedoch bis in die 7. Dekade reichen.

Erstsymptome sind meistens eine Chorea oder Dystonie.

Klinisch auffällig sind:
- Bewegungsstörungen:
  - Chorea,
  - Tics,
  - Dystonie,
  - Vokalisationen,
  - Zungen- und Lippenbeißen,
  - orofaziale Dyskinesien,
  - Parkinson-Syndrom,
- Demenz,
- epileptische Anfälle,
- psychiatrische Symptome:
  - Persönlichkeitsänderungen,
  - Affektlabilität,
  - Depression,
  - Angststörung,
  - Apathie.

Kognitive Einbußen liegen im Bereich des Gedächtnisses und der Exekutivfunktionen (Handlungsplanung, Konzentration). Der Verlauf ist progredient.

Diagnostik:
cCT und cMRT zeigen eine Atrophie, evtl. mit Betonung von Kaudatum und Putamen. Im EMG kann eine Vorderhornaffektion vorliegen.

Diagnostisch sind stechapfelförmige Erythrozyten (5–50% der Erythrozyten) obligat. Diese können jedoch auch bei anderen Erkrankungen auftreten (Bassen-Kornzweig, Hallervorden-Spatz). Die Creatinkinase im Serum ist häufig erhöht, die Serumlipidelektrophorese ist normal.

Therapie:
Die Therapie ist symptomatisch (Hardie et al. 1991).

Polyzystische lipomembranöse Osteodysplasie mit sklerosierender Leukenzephalopathie (PLOSL)/Morbus Nasu-Hakola/membranöse Lipodystrophie

Genetik, Klinik und Pathogenese:
Die polyzystische lipomembranöse Osteodysplasie ist eine autosomal rezessiv vererbbare Erkrankung mit einem potenziellen Genlokus auf Chromosom 19q13, weitere Loci sind möglich. Die meisten Fälle stammen aus Japan oder Finnland.

Klinisch stehen Gelenkschmerzen und gelenknahe Knochenfrakturen der Extremitäten nach banalem Trauma und nachfolgend frontale Demenz mit Persönlichkeitsveränderungen, Verhaltensstörungen, Apraxie, Agnosie und Aphasie im Vordergrund. Zusätzlich treten epileptische Anfälle, Myoklonien, Harninkontinenz, Störungen der Darmmotilität, Impotenz, Vorderhorndegeneration und Linsen-/Retinaatrophie auf. Primitivreflexe sind oft positiv. Der Beginn der orthopädischen Symptome liegt meist in der 2. Dekade, diese gehen den neurologischen Symptomen voraus.

Diagnostik:
Histologisch finden sich zystische Läsionen in Knochen- und Fettgewebe mit PAS-positiven membranösen Strukturen. Im ZNS finden sich axonale Spheroide mit Anhäufung von Neurofilamenten, Demyelinisierung des Marklagers, Neuronenverlust und Kalzifizierung in Stammganglien und Thalamus und fibrilläre Gliose. Kleine Gefäße sind verdickt.

Röntgenologisch werden symmetrische, zystische Läsionen der kleinen Extremitätenknochen nachgewiesen. Im cCT zeigt sich eine diffuse Atrophie mit frontaler und subkortikaler Betonung, eine Kalzifizierung der Stammganglien stellt sich dar. Das EEG ist pathologisch (Verlangsamung des Grundrhythmus und epileptische Potenziale).

Diagnostisch ist die klinische Kombination von orthopädischen und neurologischen Symptomen wegweisend, der röntgenologische Nachweis von Knochenzysten und typisches cCT bestätigen die Diagnose. Eine Rektumschleimhaut- oder Fettgewebsbiopsie kann zusätzlich durchgeführt werden.

Therapie:
Eine kausale Therapie ist nicht bekannt (Pekkarinen et al. 1998).

Demenz ohne spezifische Histologie (DOSH)

Siehe hierzu Kap. 6.

■ Autosomal dominante diffuse Leukenzephoalopathie mit neuroaxonalen Kügelchen/hereditäre diffuse Leukenzephalopathie mit Kügelchen

Genetik, Klinik und Pathogenese:
Die autosomal dominante diffuse Leukenzephalopathie ist eine autosomal dominant vererbbare Krankheit, bei der noch kein Genlokus bekannt ist, bislang wurden nur wenige Familien in Schweden und Holland beschrieben.

Pathologisch handelt es sich um eine frontoparietale neuroaxonale Dystrophie mit kugeligen Einschlüssen und Demyelinisierung. Auch Pyramidenbahn und Capsula interna sind betroffen.

Das Erkrankungsalter reicht von der 1. bis zur 6. Dekade, der Verlauf ist progredient.

Symptome sind:
- Demenz,
- Depression,
- Angststörung,
- Aggressivität,
- epileptische Anfälle,
- Pyramidenbahnzeichen,
- Gangataxie,
- Retropulsion,
- Gleichgewichtsstörungen.

Diagnostik:
Das cMRT zeigt frontoparietal betonte asymmetrische Marklagerveränderungen. Typisch ist eine Beteiligung der Pyramidenbahn von Capsula interna bis Pons.

Therapie:
Eine Therapie ist nicht bekannt (van der Knaap et al. 2000).

■ Hereditäre Endotheliopathie mit Retinopathie, Nephropathie und Schlaganfall (HERNS)

Genetik, Klinik und Pathogenese:
Die autosomal dominant vererbbare Erkrankung wurde bei 11 Personen einer Familie beschrieben. Ein Genlokus ist nicht bekannt.

Pathologisch finden sich Anzeichen für subakute zerebrale Infarkte. Besonders auffällig ist eine mehrschichtige Basalmembran der Hirnkapillaren, subendotheliale Basalmembran der Nierenglomeruli und Mikroaneurysmen der retinalen Gefäße.

Klinisch-neurologisch treten migräneartige Kopfschmerzen, Schlaganfälle mit verschiedenen fokal-neurologischen Symptomen, Demenz, und manchmal andere psychopathologische Syndrome (Depression, Angst, Wahn) auf. Hinzu kommt eine Retinopathie mit teleangiektatischen Mikroaneurysmen in der Fluoreszeinangiographie und Niereninsuffizienz mit Proteinurie.

Diagnostik:
Das cMRT zeigt multifokale T2-Hyperintensitäten im Marklager vor Auftreten der ersten neurologischen Symptome. Im Verlauf entwickelten sich gadoliniumanreichernde Herde mit Randödem.

Therapie:
Ein Behandlungsversuch mit *Acetylsalicylsäure* war ohne Erfolg (Jen et al. 1997).

■ Morbus Alexander

Klinik und Pathogenese:
Der Morbus Alexander ist eine sporadische Erkrankung des Kleinkindesalters, die im Ausnahmefall auch familiär oder im Erwachsenenalter auftreten kann. Der klinische Verlauf ist progredient.

Symptome sind:
- Parkinson-Syndrom,
- Dysphagie,
- epileptische Anfälle,
- Spastik,
- Demenz (Friedman u. Ambler 1992).

Diagnostik:
Histologisch sind diffuse Demyelinisierun und Axonenverlust sowie das massive Auftreten von perivaskulären, subpialen und subependymalen sog. Rosenthal-Fasern in Astrozytenfortsätzen typisch.

Erworbene Demenzen

■ Alkoholische Enzephalopathie

Siehe hierzu S. 354 ff.

■ Wernicke-Korsakoff-Syndrom

Siehe hierzu S. 358 ff.

■ Hepatische Enzephalopathie

Siehe hierzu S. 362 f.

■ Marchiafava-Bignami-Syndrom

Siehe hierzu S. 363.

■ Pellagra

Siehe hierzu S. 363.

■ Erworbene Prionerkrankungen

■ Kuru

Siehe hierzu Kap. 8.

■ New variant Creutzfeldt-Jakob Disease (nvCJD)

Siehe hierzu Kap. 8.

■ Domoinsäure

1987 wurden auf den kanadischen Prinz-Edward-Inseln Muscheln mit Domoinsäure aus der Alge Nitzschia pungens verunreinigt. Bei Konsum dieser vergifteten Muscheln kam es innerhalb von 24 Stunden zu gastrointestinalen Beschwerden, und innerhalb von 48 Stunden zu heftigen Kopfschmerzen. 25% der Patienten hatte andauernde anterograde Kurzzeitgedächtnisstörungen. Weiterhin kam es zu Myoklonien oder epileptischen Anfällen, Bewusstseinsstörungen, sensomotorischer Polyneuropathie und 4 Todesfällen. Die konsumierte Domoinsäuremenge lag bei den Patienten mit Gedächtnisstörungen bei über 250 mg. Histologisch zeigten sich ein nekrotischer Neuronenverlust in Hippokampus und Amygdala.

Domoinsäure ist chemisch mit dem exzitatorischen Neurotransmitter Glutamat verwandt (Perl et al. 1990).

■ ALS-Parkinson-Demenz-Komplex von Guam

Diese Erkrankung trat bei den Chamorro-Indianern auf Guam vor allem bis in die 50er Jahre auf. Genetische oder infektiöse Ursachen konnten nicht nachgewiesen werden, aber die spezielle Ernährung mit Mehl aus Cycas-circinalis-Bohnen könnte die Ursache sein. Dieses enthält u. a. die Aminosäure β-N-Methylamino-l-Arginin. Wenn diese Substanz Affen verfüttert wird, führt dies zum Verlust von Neuronen im zerebralen Kortex und Rückenmark, die Affen entwickeln Verhaltensauffälligkeiten und ein Parkinson-Syndrom (Spencer et al. 1987).

■ Heroin (Diacethylmorphin)

Heroin wird mit zerebraler Vaskulitis, Schlaganfall und einer Leukenzephalopathie in Zusammenhang gebracht. Letztere wird eher durch Verunreinigungen als durch Heroin selbst verursacht und führt akut zu Apathie und Bradyphrenie (Wolters et al. 1982).

■ Cocain

Im Zusammenhang mit Cocain werden zerebrale Hämorrhagien und Ischämien beschrieben. Ursache könnte die durch Cocain ausgelöste Hypertension, zerebrale Vasokonstriktion oder Vaskulitis sein (Kaye u. Fainstat 1987).

■ Ecstasy (Methylendioxymethamphetamin [MDMA])

Bei abstinenten MDMA-Konsumenten wird monatsdosisabhängig eine deutlich schlechtere verbale und visuelle Kurzzeitgedächtnisleistung als bei einer Kontrollgruppe gefunden. MDMA schädigt serotonerge Neuronen im Hippocampus und anderen Gehirnregionen (Bolla et al. 1998). Auch bei Amphetaminkonsumenten wird eine Vaskulitis festgestellt.

■ Umwelt- und Industriegifte

■ Metalle

Organisches Blei

Das organische Blei kommt u. a. in Farben, Keramikglasur, Rohren, Benzin und Batterien vor. Eine Vergiftung kann zu einem Hirnödem, zerebrovaskulären Veränderungen und petechialen Einblutungen und Zellverlust im Hippocampus und Kleinhirn führen.

Akute Symptome bei Kindern:
- Enzephalopathie mit erhöhtem Hirndruck, was auch zum Tode führen kann.

Chronische Symptome bei Kindern:
- Intelligenzminderung (Needleman et al 1990).

Akute Symptome bei Erwachsenen:
- Irritierbarkeit,
- optische Halluzinationen,
- Ataxie,
- Euphorie,
- Insomnie.

Chronische Symptome bei Erwachsenen:
- persistierende Ataxie,
- progrediente Demenz.

Weitere Symptome sind:
- Bauchschmerzen,
- Niereninsuffizienz,
- Neuropathie,
- Anämie mit basophiler Tüpfelung der Erythrozyten.

Im Urin sind δ-Aminolävulinsäure und Koproporphyrin erhöht.

Toxisch sind Blutspiegel über 10 μg/dl. Chelierende Substanzen führen zur Bindung und Entfernung von Blei aus dem Gewebe, jedoch nicht aus den Knochen (Valpey et al. 1978).

Trimethylzinn

Trimethylzinn kommt in Plastik, Gummi, Bioziden und Katalysatoren vor. Eine Vergiftung führt akut und chronisch zu:
- Verwirrtheit,
- epileptischen Anfällen,
- Depression,
- Aggressivität,
- Libidostörungen,
- Schlafstörungen,
- Gedächtnisstörungen.

Organozinn kann im 24-Stunden-Urin nachgewiesen werden (Besser et al. 1987).

Organisches Arsen

Organisches Arsen kann zur Behandlung der Trypanosomiase eingesetzt werden. Es wurde bei der Behandlung der Syphilis eingesetzt, ebenso zur Schädlingsbekämpfung. Bei Intoxikation kann es zu Mikrohämorrhagien in Pons und Mittelhirn kommen. Neben der akuten Intoxikation, die zum Tode führen kann, ist auch eine chronische neurologische Beeinträchtigung möglich, die in erster Linie als distal betonte Polyneuropathie, in Ausnahmefällen auch mit kognitiver Beeinträchtigung (Desorientierung, Akalkulie, Aufmerksamkeits-und Gedächtnisstörungen) in Erscheinung tritt.

Die Diagnose stützt sich auf den Nachweis in Blut, Haaren oder Nägeln (0,01 mg/100 ml bzw.0,1 mg/100 g), die Entgiftung wird mit Chelatoren durchgeführt (Freeman u. Couch 1978).

Organisches Quecksilber

Organisches Quecksilber wird eingesetzt bei der Herstellung von Spiegeln, Thermometern, Röntgenapparaten und Chlor und kann z.B. über den Fisch in die Nahrungskette gelangen. Es ist bei Raumtemperatur volatil und kann über die Lunge aufgenommen werden. Methylquecksilber ist besonders toxisch.

Es kann zu Neuronenverlust besonders im kalkarinen und zerebellaren Kortex kommen. Symptome sind:
- Tremor,
- Rigor,
- Gesichtfeldeinschränkung,
- zerebellare Ataxie,
- Choreoathetose,
- Abgeschlagenheit,
- Sensibilitätsstörungen,
- Konzentrations- und Gedächtnisdefizite,
- Demenz.

Serumspiegel über 50 mg/dl oder 300 µg/l im 24-Stunden-Urin sind toxisch. Die Therapie wird mit Chelatoren durchgeführt (Vroom u. Greer 1972).

Thallium

Thallium kommt in Rattengift und Enthaarungsmittel vor. Bei Intoxikation sind vor allem Neuronen im Hypothalamus betroffen. Neurologische Symptome sind:
- Dysästhesien,
- Ataxie,
- Tremor,
- Choreoathetose,
- Hirnnervenausfälle,
- epileptische Anfälle,
- in Ausnahmefällen eine Demenz bzw. Delir.

Außerdem kommt es zu Alopezie und gastrointestinalen Beschwerden.

Der Nachweis wird über den Urin geführt. Die Entgiftung kann mit Fe (III) Hexacyanoferrat (II) durchgeführt werden (Domnitz 1960).

Mangan

Mangan kommt im Bergbau, in Benzin, Batterien, Farben, Seife, Linoleum und bei der Herstellung von Chlorgas und Stahl vor. Neuronenverlust in Pallidum, Striatum, Hypothalamus und frontoparietalem sowie zerebellärem Kortex können Folge einer Intoxikation sein. Im cMRT stellen sich Striatum, Globus pallidus und Substantia nigra dann hyperintens dar.

Neuropsychiatrische Symptome sind:
- initial psychomotorische Unruhe,
- dann Gedächtnis-, Schlaf- und Konzentrationsstörungen,
- längerfristig ein Parkinson-Syndrom (Mena et al. 1967).

■ Lösungsmittel

Toluol

Toluol ist ein volatiles Lösungsmittel, das in Verdünnungsmitteln und Klebstoff vorkommt. Chronische Exposition führt in der T2-Gewichtung des cMRT zu periventrikulären und thalamischen Hypointensitäten. Im PET zeigt sich eine Hypoperfusion und Hypometabolismus des limbischen Systems. Die Marklagerveränderungen korrelieren mit dem Ausmaß der neuropsychologischen Defizite. Neben der Demenz treten zerebellare Ataxie und Pyramidenbahnzeichen auf, das periphere Nervensystem ist nicht betroffen (Filley et al. 1990).

Methanol

Methanol wird meist versehentlich, z. B. durch Verwechslung mit Ethanol konsumiert. Histologisch finden sich eine Schädigung der Retina, hämorrhagische Nekrosen im Putamen, diffuser neuronaler Schaden in Zerebrum, Zerebellum, Hirnstamm und Rückenmark. Im cCT treten bilateral symmetrische Läsionen des Putamens und des frontalen Marklagers auf sowie zerebellare und zerebrale Atrophie.

> Das klinische Bild korreliert nicht mit der aufgenommenen Menge, schon 100 ml können tödlich sein.

Akut tritt häufig eine Erblindung auf, die aber reversibel sein kann. Außerdem können sich eine Pseudobulbärparalyse, Apraxie, Gedächtnisstörungen bis hin zur Demenz, Gehörverlust, Tremor, Ataxie entwickeln. Die akute Therapie besteht in Verdrängung des Methanols durch Ethanolgabe und Ausgleich der metabolischen Azidose (Scrimgeour 1980).

Ethylenoxid

Ethylenoxid wird als Sterilisationsgas verwendet. Chronische Exposition führt zu milder kognitiver Beeinträchtigung mit Gedächtnisproblemen, peripherer axonaler Neuropathie, Kopfschmerzen und Kontaktexanthem (Brashear et al. 1996). Es ist wahrscheinlich, dass weitere lipophile Lösungsmittel ZNS-Schäden anrichten.

Kohlenmonoxid (CO)

CO entsteht durch Verbrennung. Bei Inhalation bindet CO irreversibel an Hämoglobin, Myoglobin und an Eisen im Hirnparenchym und führt zu Schäden am Herzen und im Nervensystem, insbesondere im Globus pallidus und Marklager.

Akute CO-Vergiftungen.
Akute CO-Vergiftungen mit Carboxyhämoglobinwerten über 20 % können nach initialer Verwirrtheit, Übelkeit, Erbrechen und Kopfschmerzen zum Koma und dann zum Tode oder, mit einer vorübergehenden Besserung von bis zu mehreren Wochen, zu einem Parkinson-Syndrom mit kognitiven Defiziten (Gedächtnis- und Konzentrationsdefizite, intermittierende Verwirrtheit, emotionale Labilität, und Bradyphrenie) oder zu einem akinetisch-mutistischen Zustand führen. Prognostisch ungünstig sind Marklager- und Globus-pallidus-Hypodensitäten im cCT.

Chronische CO-Vergiftungen.
Chronische CO-Vergiftungen mit Carboxyhämoglobinwerten zwischen 1 % und 10 % führt zu kognitiven Defiziten im Bereich Gedächtnis, visuokonstruktive Fähigkeiten, Aufmerksamkeit und Konzentration.

Therapie.
Eine Therapie mit Sauerstoffbeatmung ist bis zu 1 Monat nach der Exposition sinnvoll (Lee u. Marsden 1994).

Iatrogen

Dialysedemenz

Die Dialysedemenz entwickelte sich früher meist subakut als Folge chronischer Hämodialyse mit aluminiumhaltigen Dialyselösungen. Oral verabreichtes Citrat führt zu einer gesteigerten Aluminiumresorption im Darm. Im Gehirn wurden erhöhte Aluminiummengen gefunden. Die Parenchymveränderungen waren frontotemporal betont. Im EEG zeigten sich periodische scharfe Wellen, Spikes und Waves und Delta-Theta-Aktivität.

Klinische Störungen begannen mit einer Mischung aus Dysarthrie, Dysphasie und Dyspraxie. Dazu kamen meist Myklonien, auch epileptische Anfälle. Persönlichkeits- und Verhaltensauffälligkeiten und Gangstörung traten auf. Nahezu alle Patienten erkrankten an einer Demenz. Kognitive Symptome sind bei der Hälfte der Patienten Erstsymptom. Die mittlere Überlebenszeit betrug 6 Monate.

Gemessen werden kann der Serumaluminiumspiegel.

Behandelt wird mit Hämodialyse und Absetzen der auslösenden Medikation (Lederman u. Henry 1978).

Wismut

Wismutsalze werden zur Behandlung von Helicobacter-pylori-Infektionen oral eingesetzt und in geringen Mengen resorbiert. Im cCT treten symmetrische Hyperintensitäten in Stammganglien, zerebralem Kortex und Zerebellum auf, das EEG zeigt einen 3- bis 5-Hz-Rhythmus.

Eine Intoxikation kann zu folgenden Symptomen führen:
- subakuter und fluktuierender Verwirrtheitszustand,
- Zittrigkeit,
- Halluzinationen,
- Angstzustände,
- Myklonien,
- Dysarthrie,
- Gangunfähigkeit,
- epileptische Anfälle,
- Bewusstseinsstörung.

Auch bei ungestörter Vigilanz kann es zu Desorientierung, Gedächtnis-, Konzentrations- und Auffassungsstörungen kommen. Ein Fall von chronischer Wismutintoxikation mit einem Serumspiegel von 70 µg/l führte über 1 Jahr zu progredienter demenzieller Symptomatik. Die kognitiven Defizite waren nach Absetzen des Wismutpräparats vollständig reversibel (Bradley et al. 1989).

■ Antikonvulsiva
(s. Kap. 10)

Phenytoin

Phenytoin kann auch bei normalen Serumspiegeln und ohne sonstige Zeichen der Toxizität zu kognitiver Beeinträchtigung führen. Zeichen der Toxizität sind neben kognitiven Störungen:
- Nystagmus,
- Ataxie,
- Asterixis,
- Ophthalmoplegie.

Die Symptome sind reversibel. Außerdem kann Phenytoin zu Folsäuremangel führen.

Valproinsäure

Auch Valproinsäure kann in Ausnahmefällen, zumindest bei Kindern, zu einer reversiblen Demenz führen. Dabei sind die Serumspiegel im therapeutischen Bereich, das cMRT kann eine reversible Atrophie zeigen und im EEG zeigt sich keine paroxysmale Aktivität, wie es bei valproatinduziertem Stupor der Fall ist. Ab 2–3 Wochen nach Absetzen sind die Symptome rückläufig (Papazian et al. 1995).

Carbamazepin

Carbamazepin kann über eine vermehrte ADH-Sekretion zur Hyponatriämie führen.

> Eine eindeutige Überlegenheit eines der 3 Medikamente (Phenytoin, Valproinsäure, Carbamazepin) bzgl. kognitiver Nebenwirkungen ließ sich auch bei älteren Patienten nicht ermitteln.

Gabapentin

Gabapentin hatte in einer Doppelblindstudie bei 35 Patienten weniger Effekte auf die Kognition als Carbamazepin.

Phenobarbital und Primidon

Das höchste Potenzial, kognitive Störungen hervorzurufen, haben Phenobarbital und Primidon (Devinsky 1995).

■ Hypnotika/Sedativa
(s. Kap. 10)

Benzodiazepine

Insbesondere lang wirksame Benzodiazepine gehören zu den am häufigsten verschriebenen Medikamenten und zu denen, die am häufigsten eine Demenz verursachen. Sie werden u. a. bei Schlaf- und Angststörungen verschrieben und haben ein erhebliches Suchtpotenzial. Die Einnahme geht mit einem erhöhtem Risiko für Stürze und Autounfälle einher, dosisabhängig kommt es zu Gedächtnisstörungen. Ein länger zurückliegender Gebrauch ist nicht mit Gedächtnisdefiziten assoziiert. Im Entzug kommt es zum hyperaktiven Delir mit Angst, Unruhe, Halluzinationen, Schlafstörungen, vegetativen Symptomen und epileptischen Anfällen (Hanlon et al. 1998).

Barbiturate

Auch Barbiturate verursachen anhaltende kognitive Störungen.

■ Brom

Brom als Bestandteil verschiedener Medikamente kann bei einem Serumspiegel über 50 mg/ml zu einem bunten Bild aus Verwirrtheit, Halluzinationen, schizophreniformer Psychose, Depression, Tremor, Koordinationsstörungen, Pyramidenbahnzeichen, Konzentrations- und Gedächtnisdefiziten führen. Die Haut weist häufig eine Hyperpigmentierung auf, das EEG ist im Grundrhythmus verlangsamt. Nach Absetzen sind die Symptome rückläufig, ein abruptes Absetzen führt zum Entzugsdelir (Carney 1971).

■ Chemotherapeutika

Kognitive Symptome bei Tumorpatienten lassen sich neben Folgen der Tumorbehandlung auf verschiedene weitere Einflüsse zurückführen, z. B.:
- direkte Tumorwirkung durch Raumforderung,
- Paraneoplasie,
- Schädigung von Leber und Nieren,
- symptomatische Begleittherapie,
- Infektionen.

Im Folgenden soll es, soweit abgrenzbar, um reine Folgen der chemotherapeutischen Tumorbehandlung gehen:

Methotrexat

Methotrexat kann bei intrathekaler oder hochdosierter i. v. Verabreichung, vor allem in Kombination mit kranieller Bestrahlung, gesamtdosisabhängig nach Wochen bis

Monaten zu einer multifokalen nekrotisierenden Leukenzephalopathie führen. Im cCT zeigen sich periventrikuläre Marklagerhypodensitäten, gelegentlich Mikroverkalkungen, im EEG eine Verlangsamung des Grundrhythmus.

Klinisch äußert sich diese Schädigung durch:
- progrediente Persönlichkeitsveränderungen,
- verwaschene Sprache,
- Ataxie,
- Tremor,
- epileptische Anfälle,
- kognitive Symptome (Gedächtnis, Urteilsvermögen),
- Demenz (Glass et al. 1986).

l-Asparaginase, 5-Fluorouracil und Levamisol

Ähnliche Symptome wie bei Methotrexat werden durch l-Asparaginase, 5-Fluorouracil und Levamisol ausgelöst (Hook et al. 1992). Die Symptome sind nach Absetzen der Chemotherapie oder Dosisreduktion teilweise reversibel.

Interferon-α

Interferon-α führte bei CML-Patienten in einer Dosis von 51 Mio. E pro Woche für 16 Wochen zu einer Verschlechterung von Gedächtnis, Denktempo und Exekutivfunktionen (Pavol et al. 1995).

Interleukin-2

Ähnliches wie bei Interferon-α wird von einem Patienten mit Interleukin-2-Therapie berichtet.

Cisplatin

Auch nach einer Behandlung mit Cisplatin können kognitive Defizite auftreten, allerdings wurde immer eine Kombinationstherapie durchgeführt (Brewer et al. 1999).

Cytosin-Arabinosid

Cytosin-Arabinosid führt bei Dosen ab 3 g/m² innerhalb von 24 Stunden nach i.v. Behandlung bei ca. 10% der Patienten zu Dysarthrie, Ataxie und kognitiven Symptomen (Gedächtnisstörung und Desorientierung), die jedoch meist innerhalb von Tagen bis Wochen rückläufig sind (Hwang et al. 1985).

Weitere Chemotherapeutika

Es ist anzunehmen, dass weitere Chemotherapeutika kognitive Symptome hervorrufen. Eine nekrotisierende Leukenzephalopathie wurde neben Behandlung mit Methotrexat auch bei Behandlung mit *Actinomycin* i.v., *Pyrimethamin* oder verschiedenen Kombinationstherapien mit *Cytosin-Arabinosid* i.v. beobachtet.

■ Antibiotika/Antimykotika

Isoniazid

Die chronische hochdosierte Gabe von Isoniazid führt zu Gedächtnisstörungen, Ataxie und epileptischen Anfällen.

Amphotericin B

Amphotericin B kann als Methylester bei i.v. Gabe in Ausnahmefällen zu einer Demenz führen (Ellis et al. 1982).

Weitere Antibiotika

Verschieden Antibiotika (*Penicilline, Cephalosporine, Gyrasehemmer*) können einen Delir verursachen.

■ Anticholinergika
(s. Kap. 10)

Eine cholinerge Blockade mit 0,4 mg *Scopolamin* i.v., einem kompetitiven muskarinergen Antagonisten, führt zu anterograder verbaler und räumlicher Amnesie. Digit span, Zahlennachsprechen, Priming und prozedurales Lernen sind nicht betroffen (Kopelmann et al. 1988). Medikamente unterschiedlicher Stoffgruppen und Indikationsgebiete, die anticholinerge (antimuskarinerge) Wirkung besitzen, können akut oder chronisch zu kognitiven Defiziten, Delir oder Demenz führen. Die anticholinerge Potenz läßt sich in Atropinäquivalenten im Radioimmunoassay bestimmen. Der gleichzeitige Einsatz mehrerer anticholinerg wirksamer Medikamente führt zu einer Addition des Effekts (Tab. 9.5). Periphere Muskelrelaxanzien dagegen blockieren nikotinische Rezeptoren.

Weitere anticholinerge Symptome sind:
- Mydriase,
- Tachykardie,
- Harnverhalt und Obstipation,
- Hyperthermie,
- trockene Haut.

Ein akutes anticholinerges Syndrom kann mit *Physostigmin* 2–4 mg parenteral antagonisiert werden.

■ Antihypertensiva

Antihypertensiva können generell durch einen zu starken Blutdruckabfall oder eine Hyponatriämie (s. dort) kognitive Störungen hervorrufen.

α-Methyldopa und Clonidin

Unabhängig davon können die zentral wirksamen α$_2$-Sympathomimetika α-Methyldopa und Clonidin zu kognitiven Defiziten inklusive Gedächtnis- und Konzentrati-

Tabelle 9.5 Anticholinerg wirksame Substanzen	
Stoffgruppe	**Einzelsubstanzen**
Analgetika	Tiemoniumiodid Meperidin Morphin Phenobarbital
Antiasthmatika/Broncholytika	Ipratropiumbromid Oxitropiumbromid Theophyllin
Antidepressiva	Trizyklika Tetrazyklika
Antiemetika	Scopolamin
Anti-Parkinson-Mittel	Atropin Benzatropin Biperiden Bornaprin Metixen Procyclidin Pridinol Trihexyphenidyl
Benzodiazepine	
Diuretika	Furosemid
Calciumkanalblocker	Nifedipin
Kardiaka	Chinidin Digoxin Disopyramid
Corticosteroide	
Magen-Darm-Mittel	Pirenzepin Methantheliniumbromid Cimetidin Ranitidin
Myadriatika	Atropin Cyclopentolat Scopolamin Tropicamid
Neuroleptika	Phenothiazine Chlorprothixen Haloperidol Olanzapin Clozapin
Spasmolytika	Atropin Butylscopolaminiumbromid Drofenin Emeproniumcarregeenat Oxybutynin Pipenzolatbromid Pipoxolan Tropalpin Trospiumchlorid
Zentrale Muskelrelaxanzien	Orphenadrin Pridinol

onsstörungen, Akalkulie, Depression und Antriebslosigkeit führen. Zumindest α-Methyldopa bindet nicht an Acetylcholinrezeptoren, evt. kommt es zu einer zentralen Hemmung der Acetylcholinfreisetzung (Adler 1974).

Propanolol

Der Mechanismus durch den Propanolol zu Gedächtnisverlust, Depression und Demenz führt ist unklar.

Diuretika

Diuretika können zu einer Elektrolytentgleisung führen, *Furosemid* und *Nifidipin* haben anticholinerge Potenz (s. Anticholinergika).

■ l-Tryptophan

l-Tryptophan wird gegen Depressionen und Schlafstörungen eingesetzt und kann zum Eosinophilie-Myalgie-Syndrom mit Myalgien, Eosinophilie von mehr als 1500 Eosinophilen/cm^3, axonaler sensomotorischer Polyneuropathie, Arthritis, Ödemen, Müdigkeit, Hautveränderungen und Dyspnoe mit z.T. letalem Ausgang führen. 1989 kam es in den USA zu einer Häufung, aber auch darüber hinaus sind Fälle bekannt. Unklar ist ob Verunreinigungen oder l-Tryptophan selbst der Auslöser ist.

ZNS-Beteiligungen sind selten und führen zu fast immer zu Neugedächtnisstörungen, aber auch Verwirrtheit, Kopfschmerzen und in 6% der Fälle zur Demenz. Eine leichte Depression ist praktisch immer vorhanden. Im cMRT zeigen sich vor allem fokale subkortikale Läsionen. Histologisch finden sich entzündliche Veränderungen mit mononukleärer Invasion in verschiedenen Organen, im ZNS im Bereich der kleinen Gefäße mit subsequenten Mikroinfarkten (Haseler et al. 1998).

■ Ergotalkaloide

Ergotamin und *Dihydroergotamin* wirken als α-Rezeptoragonisten bzw. α-Rezeptorenblocker und werden bei Hypotonie und Kopfschmerzen eingesetzt. Sie sollten nicht zusammen mit anderen Ergotalkaloiden oder Serotonin-Rezeptor-Agonisten eingesetzt werden. Kontraindiziert sind sie bei ischämischen Gefäßerkrankungen. Es kann in Abhängigkeit vom Gefäßtonus zur Vasokonstriktion oder Dilatation kommen. Dementsprechend führt die Einnahme u.U. zu zerebralen Infarkten durch periphere Mangeldurchblutung und einer vaskulären Demenz (Odenthal et al. 1990).

Radiatio

Eine radioaktive Bestrahlung des Kopfes mit Einzeldosen von 3–4 Gray und einer Gesamtdosis von 25–40 Gray kann mit einer Latenz von Monaten bis Jahren durch zu einer progredienten Demenz, Ataxie und Harninkontinenz führen.

Histologisch findet man eine Schädigung des Marklagers und dessen kleinen Gefäßen. Im cCT sieht man eine Dichteminderung, im cMRT eine T2-Hyperintensität des Marklagers, wo in einigen Fällen auch Kontrastmittel angereichert wird. Die Veränderungen können sich sogar als Raumforderung darstellen, die aber nicht einem Tumorrezidiv entsprechen. Eine Behandlung mit Corticosteroiden ist nur in Ausnahmefällen erfolgreich (DeAngelis et al. 1989).

Elektrokrampftherapie (EKT)

Nach EKT kann es selten zu länger anhaltender Desorientierung sowie anterograder und retrograder Amnesie kommen. Ungünstig sind:
- kognitive Beeinträchtigung vor EKT,
- bihemisphärielle Anwendung,
- hohe elektrische Feldstärke,
- kurzes Intervall zwischen den EKT.

Anhaltende kognitive Symptome wurden bei adäquater Anwendung in Langzeitstudien jedoch nicht gefunden (Cohen et al. 2000).

Schädel-Hirn-Trauma

Nach einem Schädel-Hirn-Trauma bestimmt ein komplexes Zusammenspiel vieler Faktoren das Ausmaß des akuten und bleibenden Schadens.

---

4 Phasen des Schädel-Hirn-Traumas
- primäre Verletzung
- direkte Folgen der primären Verletzung
- sekundäre Verletzungen
- Erholungsphase.

Nach Art der Verletzung lassen sich penetrierende offene von stumpfen geschlossenen Verletzungen trennen. Weiterhin kann man zwischen globalem und fokalem Schaden mit oder ohne Schädelfraktur unterscheiden.

Ein *diffuser Hirnschaden* kann auf folgende Arten entstehen:
- diffuse Axonenschädigung,
- ischämischer Schaden,
- Hirnödem,
- diffuser vaskulärer Schaden.

Bei der *Primärverletzung* spielen außerdem eine prognostische Rolle:
- Alter des Patienten,
- Medikamente,
- Ernährungszustand,
- psychosozialer Status,
- Drogenkonsum,
- Begleiterkrankung.

Anatomisch sind temporale und frontale Regionen am stärksten betroffen.

Mechanismen die zu *Sekundärschaden* führen sind:
- erhöhter Hirndruck durch Blutung oder Ödem,
- Ischämie,
- Infektionen,
- Hydrozephalus,
- epileptische Anfälle,
- Anoxie durch extrakranielle Verletzungen.

Klinisch kommt es außer bei ganz mildem Trauma immer zu einem Bewusstseinsverlust, meist gefolgt von einer Phase der Verwirrtheit und Amnesie. Während der Vigilanzminderung bietet die Glasgow Coma Scale eine Möglichkeit zur prognostischen Abschätzung. Die Dauer der posttraumatischen Verwirrtheit richtet sich nach Dauer der Vigilanzminderung, wenn keine sekundären Komplikationen hinzukommen.

Die posttraumatische anterograde Amnesie wird vom Patienten meist nicht wahrgenommen und schließt sich der Phase der Verwirrtheit, in Ausnahmen auch direkt der primären Verletzung an. Die retrograde Amnesie beinhaltet oft auch emotional belegte autobiographische Ereignisse. Der Patient erholt sich in einer zeitlich geordneten Abfolge, zuletzt werden die neuesten Erlebnisse erinnert. Die Orientierung kommt zuerst zur Person, dann zum Ort und dann zur Zeit zurück. Über die Dauer der retrograden Amnesie lässt sich die Prognose der kognitiven Störungen abschätzen. Nach einer retrograden Amnesie von weniger als 1 Stunde kehren die Patienten durchschnittlich nach 1 Monat zur Arbeit zurück, nach einer retrograden Amnesie von bis zu 1 Tag nach 2 Monaten und nach einer retrograden Amnesie von mehr als 1 Woche folgt häufig eine Invalidisierung. Je nach Ausprägung des globalen Schadens folgen entweder keine kognitiven Defizite, nur subjektive Vergesslichkeit und Konzentrationsmangel bis hin zu schwersten multiplen kognitiven Defiziten und apallischem Syndrom.

Mit einer Verbesserung der kognitiven Funktionen ist bis zu 2–3 Jahre nach der Verletzung zu rechnen, allerdings mit zunehmendem zeitlichem Abstand in einem geringerem Maße. Eine fluktuierende Symptomatik oder anhaltende Verschlechterung sind Hinweise auf einen Sekundärschaden, der dann abgeklärt werden muss. Außerdem stellt ein Schädel-Hirn Trauma einen Risikofaktor für die AD dar. Neben kognitivten Symptomen können selbstverständlich auch psychopathologische oder neurologische Symptome auftreten und bestehen bleiben.

Die klinische Symptomatik bei *fokalen Verletzungen* richtet sich nach der anatomischen Lokalisation. Eine Demenz findet sich am häufigsten nach Verletzungen im Bereich der Mittellinie oder nach bilateralem Schaden.

In der Bildgebung können Coup und Contrecoup, Blutung, Ödem, Infarkt erfasst werden. Bei schlechtem Allgemeinzustand kommt häufig zunächst nur ein cCT in Frage, wenngleich ein cMRT die sensitivere Untersuchung ist und zusätzlich im frontalen und temporalen Marklager Veränderungen zeigen kann.

Bei Berufsboxern führen wiederholte Kopftreffer nach Jahren bzw. Jahrzehnten zuerst zu einer Gangstörung, Ataxie, Bradykinese, Dysarthrie, spastischer Tonuserhöhung, Kopf- und Handtremor und später im Verlauf auch zu einer sog. *Dementia pugilistica* mit Gedächtnisstörungen, Apathie, Irritierbarkeit und Disinhibition. Die Prävalenz der Demenz bei Berufsboxern wird auf 10–50% geschätzt. Der Verlauf ist progredient.

Im cCT zeigt sich eine Ventrikelerweiterung und Atrophie, das EEG ist pathologisch und zeigt eine Verlangsamung des Grundrhythmus. Morphologisch fällt eine Perforation des Septum pellucidum und Atrophie der Fornix und Mittelhirns, kortikaler Neuronenverlust, Depigmentierung der Substantia nigra und Neurofibrillenbündel in kortikalen Neuronen auf. Klassische β-Amyloidplaques werden nicht gefunden, aber ausgeprägte nicht kongophile β-Amyloidablagerungen (Corsellis et al. 1973).

■ Hormone und Elektrolyte

■ Hyperglykämie
(s. Kap. 5)

Klinik und Pathogenese:
Bei einem ungenügend behandelten Diabetes mellitus kommt es nach Jahren zu einer zerebralen Mikroangiopathie, die zu lakunären Infarkten und einer subkortikalen vaskulären Demenz führen kann. Bei Diabetikern treten durch makroangiopathische Veränderungen auch häufiger nichtlakunäre Hirninfarkte auf. Ein diabetisches ketoazidotisches Koma führt u. a. zu einer Störung des Säure-Basen-Haushalts, Hirnödem und intravaskulärer Gerinnung, kann also somit Ursache einer irreversiblen diffusen Hirnschädigung und Demenz sein. Ein hyperosmolares nichtketoazidotisches diabetisches Koma kann sich über Tage und Wochen entwickeln und mit Verlangsamung, Antriebslosigkeit, Bewusstseinsstörungen und fokal-neurologischen Symptomen einhergehen, die jedoch meist reversibel sind.

■ Hypoglykämie

Klinik und Pathogenese:
Hykoglykämien können durch mangelnde Glucosebereitstellung oder gesteigerten Glucoseverbrauch entstehen. Das Gehirn ist in besonderer Weise für Hypoglykämien anfällig, da es im Gegensatz zu anderen Organen freie Fettsäuren nicht als Energieträger verwenden kann, die in längeren Fastenzeiten den Glucosemangel in anderen Organen überbrücken. Ketonkörper können zwar verwertet werden, ihre Produktion läuft jedoch erst Stunden nach einer Hypoglykämie an.

In dieser Zeit ist das Gehirn auf *Glukosebereitstellung* durch die Leber angewiesen, welche hormonal geregelt wird. In der Leber kommt es zu Glykogenolyse und Gluconeogenese. Dementsprechend können Hormonmangel, Lebererkrankungen oder Leberenzymdefekte zu einer gestörten Bereitstellung von Glucose führen. Alkohol induziert Hypoglykämien durch lange Fastenzeit mit Aufbrauchen der Glykogenspeicher und Störung der Gluconeogenese. Propranolol führt zu einer gestörten Glykogenolyse.

Ein gesteigerter *Glucoseverbrauch* kann durch Hyperinsulinämie oder bei normalen Insulinspiegeln durch bestimmte Tumoren oder durch gestörte Oxidation von Fettsäuren, z. B. durch Karnitinmangel oder Kachexie entstehen. Hyperinsulinämie (Insulin > 5 mU/l bei Glucose < 2,5 mM) entsteht durch Insulinome, parenterales Insulin, Sulfonylharnstoffe oder Anti-Insulin-Antikörper.

Klinisch treten erste Symptome von zerebraler Glukopenie bei einem Blutzucker unter 1,7 mM auf, wobei Glucosewerte im Blut und im Gehirn nicht eng korrelieren. Akut kommt es bei noch niedrigeren Werten bis zum tiefen Koma. Subakute Hypoglykämie führt zum hypoaktivem Delir mit Antriebsstörung und Benommenheit. Chronische Hypoglykämien werden vor allem bei Insulinomen aber auch anderen Tumoren beobachtet und führen zu Gedächtnisstörungen bis hin zur Demenz, Persönlichkeits- und Verhaltensstörungen, Tremor, Vorderhorndegeneration und Chorea.

Morphologisch kommt es zur Nekrose von Neuronen im Hippocampus, Nucleus caudatus und zerebralen Kortex, jedoch nicht im Kleinhirn.

Therapie:
Eine *Vermeidung zukünftiger Hypoglykämien* kann die Progredienz der Demenz stoppen (Wredling et al. 1990).

Hyperthyreose und Hypothyreose

Siehe hierzu Kap. 10.

Nebennierenrindeninsuffizienz

Klinik und Pathogenese:
Ein zu niedriger Cortisolserumspiegel kann entstehen durch:
- Nebennierenatrophie oder -destruktion (primär, Morbus Addison),
- ACTH-Mangel (sekundär).

Klinisch kommt es zu folgenden Symptomen:
- Schwäche,
- Haut- und Schleimhautpigmentierung,
- Gewichtsverlust,
- Übelkeit,
- Erbrechen,
- Hypotension,
- Antriebslosigkeit,
- Depression,
- Gedächtnisprobleme,
- manchmal zu schmerzhafter Flexionsstellung der unteren Extremitäten und Bauchdecke.

Durch Aldosteronmangel kommt es fast immer zu Hyponatriämie und Hyperkaliämie, eventuell zu einer leichten Hyperkalziämie.

Diagnostik:
Das EEG zeigt eine Verlangsamung.
Die Diagnose stützt sich auf den erniedrigten Plasmacortisolspiegel 60 Minuten nach der Stimulation mit einem ACTH-Analogon (0,25 mg Synacthen i.v. in 0,9%iger Kochsalzlösung). Der CRH-Test gibt Auskunft, ob ein ACTH-Mangel und damit eine sekundäre Insuffizienz vorliegt.

Therapie:
Eine Behandlung mit *Hormonsubstitution* führt in der Regel zur raschen Rückbildung der Symptome (van der Sande et al. 1986).

Nebennierenüberfunktion/Morbus Cushing

Klinik und Pathogenese:
Ein Cushing-Syndrom entwickelt sich durch:
- Neoplasien der Nebennierenrinde (primär),
- gesteigerte ACTH-Produktion,
- iatrogen durch Gabe von Glucocorticoiden oder ACTH.

Symptome sind:
- Stammfettsucht,
- Gewichtszunahme,
- Müdigkeit,
- Hypertension,
- Hirsutismus,
- Amenorrhö,
- Hautstriae,
- Osteoporose,
- Diabetes.

Neuropsychiatrisch treten folgende Symptome auf:
- Depression,
- Aufmerksamkeits-, Konzentrations- und Gedächtnisstörungen,
- Irritierbarkeit,
- Schlafstörungen,
- Psychosen.

Deren Ausmaß korreliert mit dem Plasmacortisolspiegel. Schon die Einnahme von 2×20 mg Hydrocortison für 10 Tage führt bei gesunden Probanden zu einer Beeinträchtigung des räumlichen Neugedächtnisses.

Diagnostik:
Eine Bildgebung ist aufgrund der Frage nach einem Hypophysentumor indiziert und zeigt u. U. auch eine Hirnatrophie. Außerdem findet sich eine Korrelation zwischen Hippocampusvolumen, Gedächtnisfunktion und Plasmacortisolspiegel bei Patienten mit Cushing-Syndrom.
Als Screening eignet sich die morgentliche Bestimmung des Plasmacortisols nach Gabe von 1 mg Dexamethason um Mitternacht.

Therapie:
Nach Therapie bzw. Absetzen der Cortisolmedikation sind die Symptome und sogar die durch das Cushing-Syndrom entstandene Hirnatrophie rückläufig (Starkman et al. 1981).

Hypophyseninsuffizienz

Klinik und Pathogenese: Ursache einer Hypophyseninsuffizienz sind vor allem:

- Tumoren von Hypophyse oder Hypothalamus,
- granulomatöse Erkrankungen,
- Sheehan-Syndrom,
- Karotisaneurysma.

Panhypopituitarismus kann zu Hypothyreose und Nebenniereninsuffizienz führen und deshalb eine Demenz verursachen.
Klinische Symptome sind:
- Müdigkeit,
- Schwäche,
- Kälteempfindlichkeit,

- trockene Haut,
- Hypotension,
- Bradykardie,
- Depression,
- Antriebslosigkeit,
- Gedächtnisstörungen,
- Somnolenz.

■ Hyperkalzämie

Klinik und Pathogenese:
Ursachen der Hyperkalzämie sind:
- primärer und sekundärer Hyperparathyreoidismus,
- Tumoren:
  - Plasmozytom,
  - Lymphom,
  - Leber-, Nieren-, Mammatumoren,
  - Knochenmetastasen,
- Sarkoidose,
- Vitamin-D-Intoxikation,
- Milch-Alkali-Syndrom,
- Dialyse.

Die klinische Symptomatik richtet sich nach dem Calciumspiegel:
- ab 12 mg/dl:
  - leichte Gedächtniseinbußen,
  - Antriebslosigkeit,
  - Depressivität,
- ab 16 mg/dl:
  - Desorientierung,
  - Halluzinationen,
  - Wahn,
  - Aufmerksamkeitsstörung,
  - ausgeprägte Gedächtnisdefizite,
- ab 19 mg/ml:
  - Koma.

Darüber hinaus kommt es zur proximalen Muskelschwäche, Müdigkeit, Gewichtsverlust und Nierensteinen (Petersen 1968).

Diagnostik:
Zur Diagnostik eignet sich die Bestimmung von freiem Calcium im Serum. Das EEG zeigt Delta-Theta-Aktivität und frontale Delta-Wellen.

Therapie:
Die symptomatische Therapie der Hyperkalzämie wird mit *Infusion von Kochsalz* und einem *Schleifendiuretikum* (forcierte Diurese), Gabe von *Biphosphonaten* und/oder *Kalzitonin* durchgeführt, die kausale Therapie ist die Therapie der Grunderkrankung. Nach entsprechender Behandlung sind die Symptome meist sehr gut rückläufig.

■ Hyperparathyreoidismus

Klinik und Pathogenese:
Ein primärer Hyperparathyreoidismus wird durch Adenome der Nebenschilddrüse oder durch multiple endokrine Neoplasien (MEN 1 oder 2) ausgelöst. Ein erhöhter Parathormonserumspiegel führt in der Regel zu Hyperkalzämie und Hypophosphatämie. Es kommt in ca. 12 % der Fälle zu mentalen Symptomen, die akut oder chronisch einsetzen und in der Regel mit der Konzentration von freiem Calcium im Blut korrelieren, wobei auch eine Hypophosphatämie zum Delir und epileptischen Anfällen führen kann.

Einzelfälle von reversibler Demenz bei Hyperparathyreoidismus mit Normokalziämie sind beschrieben und können durch gleichzeitigen Vitamin-D-Mangel oder chronische Niereninsuffizienz ausgelöst werden.

Diagnostik:
Zur Diagnostik eignet sich die Bestimmung von Parathormon im Serum; die Bestimmung des Calciumspiegels alleine ist ungenügend.

Therapie:
Die Behandlung besteht in der Senkung des Calciumspiegels und operativen Entfernung der Neoplasie. Nach entsprechender Behandlung sind die Symptome meist sehr gut rückläufig (Luxenberg et al. 1984).

■ Hypokalzämie

Klinik und Pathogenese:
Eine Hypokalzämie wird durch mangelnde Parathormonwirkung, die durch Parathormonmangel oder fehlende Parathormonwirksamkeit zustande kommt, oder durch Hyperphosphatämie ausgelöst. Mangelnde Parathormonwirkung entsteht bei Vitamin-D-Mangel, chronischer Niereninsuffizienz und Pseudohypoparathyreoidismus.

Klinisch führt dies zu:
- Tetanie,
- Katarakt,
- Pyramidal- und Extrapyramidalsymptomen,
- verlängertem QT-Intervall im EKG,
- epileptischen Anfällen,
- trophischen Nagel- und Hautveränderungen,
- Demenz mit Gedächtnis-, und Konzentrationsstörungen, Apathie, Halluzinationen und Desorientierung.

Diagnostik:
Im cCT kann eine Stammganglienverkalkung sichtbar werden. Die Diagnose wird durch Bestimmung des Serumcalciums gestellt.

Therapie:
Die Therapie besteht in der *Substitution* des Calciums (2–3 g/d) und Vitamin D bzw. Kalzitriol (0,25–1 µg/d) (Robinson et al. 1954).

■ Hypoparathyreoidismus

Klinik und Pathogenese:
Ein Hypoparathyreoidismus kann hereditär, autoimmun, durch Hypomagnesiämie, iatrogen durch operative Entfernung der Epithelkörperchen bedingt sein, oder durch eine genetisch bedingte Resistenz der Nierentubuli gegen Parathormon (Pseudohypoparathyreoidismus) vorgetäuscht werden.

Die Klinik entspricht im Wesentlichen der der Hyperkalzämie:
- neuromuskuläre Erregbarkeitssteigerung,
- trophische Veränderungen,
- Extrapyramidalsymptome,
- epileptische Anfälle,
- Hirndruckzeichen,
- Katarakt,
- Schilddrüsen- und Nebennierenunterfunktion,
- kognitive Störungen.

Fälle von reversibler Demenz bzw. Delir mit Fehlhandlungen, Inkontinenz, Desorientierung, sensorischer Aphasie, Antriebslosigkeit und fluktuierender Bewusstseinslage bei Hypoparathyreoidismus mit Normokalzämie sind beschrieben (Stuerenburg et al. 1996).

■ Hyponatriämie

Klinik und Pathogenese:
Hyponatriämie kann mit erhöhtem, verringertem oder normalen extrazellulären Flüssigkeitsvolumen einhergehen, die Plasmaosmolarität kann normal oder verringert sein. Ursachen einer Hyponatriämie in Kombination mit Flüssigkeitsverlust sind Verluste über die Nieren, Haut, Gastrointestinaltrakt oder Abdomen. Ursache einer Hyponatriämie bei normalem Extrazellulärvolumen sind Niereninsuffizienz, Hypothyreose, Nebenniereninsuffizienz, Polydipsie, oder das Syndrom der inadäquaten ADH-Sekretion (SIADH). Das SIADH wird durch Medikamente (Sulfonylharnstoffe, Carbamazepin, Diuretika, Amitryptilin, Haldol), Lungenerkrankungen (Tumor, COPD, Asthma), ZNS-Erkrankungen mit Hypothalamusbeteiligung oder akute Porphyrie ausgelöst. Hyponatriämie bei erhöhtem Flüssigkeitsvolumen ist durch natriumarme parenterale Flüssigkeitszufuhr zu erklären.

Klinisch kommt es ab einem Natriumspiegel unter 125 mM vor allem zu neuropsychiatrischen Symptomen:
- Verwirrtheit,
- Vigilanz- und Antriebsminderung bis hin zum Koma,
- Desorientierung,
- Tetraspastik,
- Wahn und Halluzinationen,
- epileptische Anfälle,
- Okulomotorikstörungen,
- Pseudobulbärparalyse.

Bei schwerer Hyponatriämie bzw. zu rascher Korrektur kommt es zur zentralen pontinen Myelinolyse, die dann meist irreversibel und oft fatal ist. Diese kann im der T2-Gewichtung des cMRT dargestellt werden. In 10% der Fälle sind auch Thalamus, Kleinhirn und zerebrales Marklager geschädigt.

Therapie:
Die Hyponatriämie sollte bei längerem Bestehen mit einer Geschwindigkeit von maximal 12 mM in den ersten 24 Stunden ausgeglichen werden (Goebel u. Zur 1972).

■ Hypomagnesiämie

Klinik und Pathogenese:
Hypomagnesiämie wird ausgelöst durch:
- Mangelernährung,
- Erkrankungen des Gastrointestinaltrakts,
- endokrine Störungen (Nebenschilddrüse, Schilddrüse),
- Ketoazidose,
- chronischen Alkoholkonsum,
- Nierenfunktionsstörungen,
- medikamentös (Cisplatin, Aminoglykosid, Amphotericin).

Ab Werten unter 0,5 mM tritt begleitend eine Hypokalzämie und ein Hypoparathyreoidismus auf.

Folgende Symptome können auftreten:
- Tetanie,
- Muskelkrämpfe,
- Parästhesien,
- Myoklonien,
- epileptische Anfälle,
- Desorientierung,
- Aufmerksamkeitsstörungen,
- Irritierbarkeit,
- Verwirrtheit,
- Wernicke-Enzephalopathie.

Sie sind nach der Behandlung rückläufig.

Therapie:
Die kausale Behandlung richtet sich nach der Grunderkrankung, symptomatisch wird Magnesium oral oder parenteral ersetzt (400 mg/d) (McLean und Manchip 1999).

Organinsuffizienzen

Bei Insuffizienz von Pankreas, Lunge, Herz, Nebennieren, Hypophyse und Nebenschilddrüse kann es zu einer Demenz kommen, deren Ursache dann auf einen einzelnen Mechanismus (z. B. Hormonmangel) zurückzuführen ist. Bei Leber- (s. Kap. 8) und Niereninsuffizienz ist bislang unklar, welche Faktoren für die kognitiven Symptome verantwortlich sind. Deshalb werden sie separat aufgeführt.

Niereninsuffizienz/urämische Demenz

Klinik und Pathogenese:
Bei auter oder chronischer Urämie mit Harnstoffwerten über 250 mg/dl kommt es bei 75 % der Patienten zu neuropsychiatrischen Symptomen. Elektrolytverschiebungen, verminderte Ausscheidung von Medikamenten, Anämie und Hypertonus können die Folge einer Niereninsuffizienz sein und möglicherweise zu einer Demenz führen. Die Dialyse kann durch fehlerhafte Flüssigkeitszusammensetzung, hohen Aluminiumgehalt oder zu rasche Durchführung ebenfalls zu einer kognitiven Beeinträchtigung führen.

Es kommt zu einem fluktuierenden Bild mit:
- Antriebslosigkeit,
- Desorientierung,
- Gedächtnis- und Konzentrationsstörungen,
- Halluzinationen,
- Depression,
- Wahn,
- Stupor,
- Asterixis,
- Muskeltonuserhöhung,
- Steigerung der Muskeleigenreflexe,
- Myoklonien,
- Tremor,
- Polyneuropathie,
- epileptischen Anfällen.

Diagnostik:
Die Diagnose wird durch die Tatsache kompliziert, dass der Harnstoffwert im Serum keine lineare Beziehung zur klinischen Symptomatik hat und wahrscheinlich auch nicht der entscheidende Faktor in der Pathogenese ist. Ab Harnstoffwerten von 60 mg/dl sind EEG-Veränderungen in Form von diffuser Verlangsamung des Grundrhythmus zu erwarten, die sich mit Verschlechterung des klinischen Bildes ebenfalls verschlechtern.

Therapie:
Die Therapie besteht in einer Behandlung der Niereninsuffizienz mit Steigerung der Diurese, Flüssigkeitsbilanzierung, Elektrolytausgleich und Dialyse (Raskin u. Fishman 1976).

Mangelzustände

Nikotinsäure/Pellagra

Siehe hierzu Kap. 8.

Thiamin/Wernicke-Korsakoff-Syndrom

Siehe hierzu Kap. 8.

Vitamin B_{12}

Siehe Kap. 10.

Folsäure

Klinik und Pathogenese:
Folsäuremangel entsteht durch einseitige Ernährung, Magenresektion, Malabsorption und Medikation mit z. B. Phenytoin oder Methotrexat. Serumspiegel kleiner als 2.5 ng/ml sind sicher pathologisch. Pathophysiologisch ist unklar, ob der Mangel an Tetrahydrofolsäure, S-Adenosyl-Methionin oder anderen Zwischenprodukten des Folsäuremetabolismus die klinischen Symptome auslöst.

Klinisch kommt es zu:
- megalozytärer Anämie,
- Depression,
- Demenz vom frontalen Typ mit:
  - Apathie,
  - Perseveration und Desorientierung,
  - Inkontinenz,
  - Neuropathie,
  - Myelopathie.

Der Verlauf ist subakut.

Diagnostik:
Das EEG zeigt eine diffuse Verlangsamung.

Therapie:
Eine orale Behandlung mit zunächst 3 × 5 mg Folsäure, später 1 × 5 mg führt über Monate zur Besserung der Symptomatik. Bei gleichzeitig bestehendem Vitamin-B_{12}-Mangel kommt es nach Folsäuregabe zur klinischen Verschlechterung, deshalb muss dann auch Vitamin B_{12} substituiert werden (Strachan u. Henderson 1967).

Malabsorption

Ursachen der Malabsorption sind:
- gestörte Verdauung,
- gestörte Mizellenbildung,
- Störungen der Darmmukosa.

Folge ist die ungenügende Aufnahme von Vitamin B$_{12}$ und Folsäure, was auch zur Demenz führen kann. Ob darüber hinaus ein Mangel an Spurenelementen zur Demenz führt ist unklar (Collin et al. 1991).

■ Parenchymale Autoimmunerkrankungen

■ Hashimoto-Enzephalitis

Siehe hierzu Kap. 10.

■ Paraneoplastische Enzephalopathie

Klinik und Pathogenese:
Extrazerebrale Neoplasien können zu Autoantikörperbildung und dadurch zu verschiedenen paraneoplastischen neuropsychiatrischen Syndromen führen. Bei paraneoplastischen Enzephalomyelitiden/sensorischen Neuropathien werden Antikörper gegen das neuronale Zellkernprotein Hu gefunden, in den meisten Fällen assoziiert mit einem kleinzelligen Bronchialkarzinom. Aber auch Prostata-, Nebennierenkarzinom, Neuroblastom, Adenokarzinom der Lunge und Chondrosarkom sind damit assoziiert. In der überwiegenden Zahl der Fälle entwickelt sich die neurologische Symptomatik vor der Tumordiagnose.

Erstsymptom ist meist die sensorische Neuropathie, in 20% der Fälle aber die limbische Symptomatik mit Neugedächtnisstörungen, Angst, Depression und Verwirrtheit. Auch komplex-fokale epileptische Anfälle mit gustatorischen, akustischen oder olfaktorischen Halluzinationen treten auf. Hirnstammbeteiligung, Muskelschwäche oder zerebellare Symptome sind seltener Erstsymptom. Der Verlauf ist rasch, die Symptome entwickeln sich häufig in Wochen, manchmal in Tagen. In seltenen Fällen können Tumoren ohne Hu-Antikörperbildung zu diesem Krankheitsbild führen.

Diagnostik:
Histologisch finden sich perivaskuläre Lymphozyteninfiltrate, Neuronenverlust und Mikrogliaaktivierung. Die anatomische Verteilung dieser Veränderungen entspricht der klinischen Symptomatik.

Im Liquor ist das Eiweiß meist erhöht auf Werte bis 315 mg/dl, oligoklonale Banden werden häufig gefunden, der Glucosewert ist normal. Anti-Hu-Titer sind im Liquor meist höher als im Serum.

Im cMRT kann in seltenen Fällen eine temporale und/oder frontale Hyperintensität gezeigt werden.

Im EEG können sich temporal Anfallszeichen finden.

EMG und Nervenleitgeschwindigkeit (NLG) sind bei peripherer Beteiligung auffällig.

Die Diagnose wird durch Nachweis der Autoantikörper im Liquor gestellt, nach einem Primärtumor muss dann gesucht werden. Eine tumorbedingte endokrine oder nutritive Störung und Metastasierung muss ausgeschlossen werden.

Therapie:
Die Therapie des paraneoplastischen Syndroms ist selbst bei frühzeitiger Tumorentfernung oder Behandlung kaum erfolgreich. *Plasmapherese*, *Corticosteroide*, *Azathioprin* oder *Cyclophosphamid* zur Behandlung des paraneoplastischen Syndroms sind ebenfalls nur in Ausnahmefällen wirksam (Dalmau et al. 1992).

■ Rasmussen-Enzephalitis

Siehe hierzu Kap. 8.

■ Neurosarkoidose

Klinik und Pathogenese:
Die Sarkoidose ist eine Multisystemerkrankung unklarer Ätiologie. Sie tritt meist zwischen dem 20. und 40. Lebensjahr auf und betrifft vor allem die Lunge, aber auch Haut, Augen, Lymphknoten und in ca. 5% der Fälle das ZNS.

Sämtliche Bereiche des ZNS können durch parenchymale Entzündung oder raumfordernden Granulome betroffen sein. Neurologische Manifestationen sind:
- Hirnnervenbeteiligung, am häufigsten der N. opticus oder N. facialis,
- zerebellare Ataxie,
- vertikale Blickparese,
- spinale Symptome,
- meningitische Zeichen,
- kognitive Störungen,
- Hydrozephalus,
- Hypophysen-Hypothalamus-Störung,
- Myopathie,
- Polyneuropathie.

In manchen Fällen, auch als Erstmanifestation, kommt es zur progredienten Demenz. Der Verlauf ist akut, subakut oder chronisch, es kommt zu Spontanheilungen, fluktuierenden Verläufen und letalem Ausgang. Nichtneuronale Symptome treten bei der Hälfte der Patienten mit Neurosarkoidose auf, am häufigsten pulmonal (hiläre Adenopathie oder parenchymale Beteiligung). Weiterhin Dyspnoe und trockener Husten, Erythema nodosum, indolente Hautplaques, Iridozyklitis und Uveitis, Müdigkeit und Verschlechterung des Allgemeinzustands.

Diagnostik:
Laborauffälligkeiten beinhalten Hyperkalzämie, subfebrile Temperaturen, BSG-Erhöhung und Eosinophilie.

Der Röntgen-Thorax zeigt bei ⅓ der Patienten eine bihiläre Adenopathie und/oder parenchymale Veränderungen.

Der Liquor zeigt häufig eine deutliche Eiweißerhöhung bis zu mehreren Gramm pro Liter oder eine lymphozytäre Pleozytose bis zu 220 Zellen, intrathekale IgG-Bildung und erniedrigte Glucosewerte sind seltener.

Das cMRT ist in 80% der Fälle auffällig, es können sich periventrikuläre Marklagerläsionen, leptomeningeale, hypothalamische oder andere Kontrastmittelanreicherungen, Raumforderungen oder ein Hydrozephalus darstellen.

Das ACE in Serum oder Liquor ist oft erhöht, aber es kommt auch zu falsch positiven oder falsch negativen Ergebnissen.

Eine Biopsie vor allem der Lunge oder von Lymphknoten sollte angestrebt werden.

Histologisch findet man nichtverkäsende Epitheloidzellgranulome, die von T-Lymphozyten und Phagozyten infiltriert sind. Diese alleine sind nicht diagnostisch beweisend, da auch Infektionen und maligne Tumoren solche Veränderungen verursachen.

Die Diagnose stützt sich auf die Zusammenschau von Klinik, radiologischen Befunden und bioptischen Ergebnissen.

Therapie:
Bei ZNS-Beteiligung wird eine Therapie mit 1 mg/kg KG Prednison für 4–6 Wochen und anschließendem Ausschleichen über 2–3 Monate empfohlen (Zajicek et al. 1999).

Multiple Sklerose/Encephalomyelitis disseminata

Klinik und Pathogenese:
Die multiple Sklerose ist die häufigste demyelinisierende ZNS-Erkrankung und tritt meist im jungen Erwachsenenalter auf. Neben neurologischen Symptomen kommt es bei der Hälfte der Patienten zu Depressionen, bei ⅓ zu Affektlabilität, bei ⅕ zu organischen Persönlichkeitsstörungen oder zur Demenz. Nur ⅓ zeigt keine psychopathologischen Auffälligkeiten. Der Verlauf der kognitiven Symptome ist ebenso variabel wie der Verlauf der übrigen neurologischen Symptome und ist davon abhängig, ob sich der Patient gerade in Remission oder einem Schub befindet. Betroffene kognitive Funktionen sind:
- Aufmerksamkeit,
- verbale und nonverbale Flexibilität,
- Konzeptbildung,
- freies Reproduzieren,
- Verarbeitungsgeschwindigkeit,
- Gedächtnis.

Einige Fälle bei denen die kognitiven Störungen Erstmanifestation waren, sind beschrieben. In 50% der Fälle bei denen eine Optikusneuritis das einzige Symptom war, konnten Defizite der Aufmerksamkeit und Verarbeitungsgeschwindigkeit bereits nachgewiesen werden.

Diagnostik:
Histologisch finden sich Entmarkungsherde der weißen Substanz, Mikrogliaaktivierung und eingewanderte Lymphozyten sowie Oligodendrogliaverlust.

Der Liquor zeigt im aktiven Stadium typischerweise eine leichte lymphozytäre Pleozytose und oligoklonale Banden.

Die evozierten Potenziale sind häufig latenzverlängert.

Im cMRT finden sich in der T2-Gewichtung Hyperintensitäten im Marklager und periventrikulär, die im akuten Stadium Kontrastmittel anreichern. Das Ausmaß der cMRT-Läsionen korreliert wenig mit den kognitiven Defiziten.

Die Diagnose stützt sich auf die Klinik, evozierte Potentiale, cMRT und Liquorergebnisse.

Therapie:
Die Therapie richtet sich einerseits auf den akuten Schub mit Behandlung durch *Corticosteroide*, andererseits auf den langfristigen Verlauf durch Behandlung mit *Interferon-β*. Eine längerfristige Beeinflussung der kognitiven Defizite mit Interferon konnte nicht gezeigt werden (Boerner u. Kapfhammer 1999).

Pankreatitis

Klinik und Pathogenese:
Eine Pankreatitis kann akut oder subakut zu einem deliranten Bild mit Verwirrtheit, Halluzinationen und Wahn führen, das auch einen fatalen Ausgang haben kann. Der Pathomechanismus ist unklar. Es kommt auch zu neurologischen Herdsymptomen. Der Verlauf der kognitiven Störungen hinkt dem der Pankreatitis hinterher.

Diagnostik:
Histologisch kommt es zu fokalem Neuronenverlust und Demyelinisierung. Die Diagnose stützt sich auf die Erhöhung der Pankreasenzyme, die abdominale Schmerzsymptomatik und den Nachweis eines erhöhten Lipasespiegels im Liquor (Estrada et al. 1979).

Bakterielle Infektionen

Morbus Whipple

Klinik und Pathogenese:
Eine Infektion mit dem grampositiven Actinomyceten Tropheryma whippelii ist bei Männern 6-mal häufiger

als bei Frauen, betrifft meist den Gastrointestinaltrakt und tritt häufig zwischen der 4. und 7. Dekade auf. Erstsymptom sind in den meisten Fällen Gelenkbeschwerden.

Klinisch kommt es zu:
- Gewichtsverlust, Diarrhö,
- subfebrilen Temperaturen,
- Abdominalschmerzen,
- Steatorrhö,
- Hyperpigmentation,
- wandernden Arthralgien,
- Lymphadenopathie,
- Uveitis,
- in 10% der Fälle zu ZNS-Beteiligung.

Dann treten kognitive Störungen bis hin zur Demenz, vertikale supranukleäre Blickparese, Bewusstseinsstörungen, psychopathologische Auffälligkeiten (Depression, Angst, Halluzination, Wahn, Persönlichkeitsveränderungen), Affektion des 2. Motoneurons, Hypothalamus-Hypophysen-Störung, Myoklonien, generalisierte Anfälle, Ataxie und Myorhythmien auf.

Die Demenz ist über Monate bis Jahre progredient und zeichnet sich durch Aufmerksamkeits- und Gedächtnisstörungen, Sprachstörungen, Apraxie und räumlich-visuelle Störungen aus. In seltenen Fällen kann die neurologische Symptomatik bzw. die Demenz isoliert auftreten. Okulomastikatorische oder okulofazioskeletale Myorhythmien werden als pathognomonisch betrachtet. Unbehandelt kann die Erkrankung zum Tode führen.

Diagnostik:
Histologisch finden sich disseminierte Läsionen mit Makrophageninfiltration u. a. im zerebralen Kortex, im Hypothalamus, in den Stammganglien und dem Hirnstamm.

Im cCT können sich kontrastmittelanreichernde Herde, im cMRT Hyperintensitäten im medialen Temporallappen, Hypothalamus oder um den III. Ventrikel zeigen.

Das EEG zeigt oft Allgemeinveränderungen und Delta-Theta-Aktivität.

Die BSG ist in $2/3$ der Fälle über 30 mm/Stunde.

Die Diagnose stützt sich auf den Nachweis von stäbchenförmigen PAS-positiven Einschlüssen in Makrophagen in der Jejunum-, Lymphknoten- oder Hirnbiopsie und/oder den Nachweis des Erregers durch eine PCR aus Liquor. Bei ZNS-Beteiligung kann die Jejunumbiopsie negativ sein. Im Liquor sind Zellzahl und Eiweiß meist normal.

Therapie:
Eine Antibiotikatherapie kann z. B. für 4 Wochen mit 10 mg/kg KG *Cotrimoxazol* i. v. und anschließend für mindestens 1 Jahr mit 100 mg *Doxycyclin* oral durchgeführt werden. Unter Antibiotikatherapie kommt es bei $1/3$ der Patienten zu einer Rückbildung oder keiner weiteren Verschlechterung der Symptome (Louis et al. 1996).

Syphilis

Progressive Paralyse

Klinik und Pathogenese:
Eine Demenz kann sich Jahre bis Jahrzehnte nach der Infektion mit Treponema pallidum im Rahmen der progressiven Paralyse oder menigovaskulären Syphilis entwickeln.

Die progressive Paralyse ist langsam progredient, führt in der Hälfte der Fälle zu einer blanden Demenz, in $1/3$ der Fälle zu einer Demenz mit manischer Komponente und ist in ca. 20% der Fälle mit einer Tabes dorsalis assoziiert. Der Beginn ist oft unmerklich, es fallen auf:
- Verhaltensänderungen,
- Fehlhandlungen,
- Gedächtnisprobleme.

Dazu kommen im Verlauf folgende Symptome:
- Apraxie,
- Akalkulie,
- Agraphie,
- Störung des Urteilsvermögens und der Sprache,
- Anomie,
- Artikulations- und Sprachstörungen,
- Logoklonie,
- Aufmerksamkeits- und Konzentrationsstörungen,
- monotone und zittrige Stimme,
- ausdrucksloser Gesichtsausdruck,
- Dysarthrie,
- spastische Tetraparese,
- Ataxie,
- Argyll-Robertson-Phänomen,
- motorische und kognitive Verlangsamung,
- epileptische Anfälle,
- Persönlichkeitsveränderungen,
- Halluzinationen,
- Wahn,
- Affektlabilität oder -verflachung.

Diagnostik:
Histologisch findet man verdickte Meningen, eine frontal betonte Atrophie und perivaskuläre entzündliche Infiltrate. Gelegentlich kann der Erreger in der Autopsie direkt nachgewiesen werden.

Menigovaskuläre Syphilis

Klinik und Pathogenese:
Die menigovaskuläre Syphilis führt zu einer zerebralen Endarteriitis mit Intimaverdickung, Gefäßstenosen und damit Hirninfarkten. Es kommt zu fokal-neurologischen Ausfällen. Häufig sind dies Hirnnervenausfälle, Kopfschmerzen, Konzentrations- und Gedächtnisstörungen bis zur Demenz.

Diagnostik:
Das Screening erfolgt über den TPHA-Test im Serum, als Ergänzung FTA-Abs und VDRL. Der TPHA-Test hat im Spätstadium eine Sensitivität von 98%, der FTA-Abs von 98%, der VDRL-Test nur von 70%.

Der Liquorbefund ist Anhalt für die Aktivität der Erkrankung. Es kommt zu einer lymphomonozytären Pleozytose bis 400 Zellen/μl, Eiweißerhöhung bis 200 mg/dl, oligoklonalen IgG-Banden und erhöhtem TPHA-Index.

Im EEG finden sich Spikes and Waves, Allgemeinveränderungen und Herdbefunde.

Das cCT zeigt eine Hirnatrophie, im cMRT kommen gelegentlich Marklagerveränderungen hinzu.

Therapie:
Die Behandlung erfolgt für 2 Wochen, z.B. mit 6-mal täglich 4 Mio. E *Penicillin G* i.v. Darunter sollten sich Pleozytose und Eiweißerhöhung zurückbilden. Liquorkontrolluntersuchungen werden empfohlen, eine erneute Krankheitsaktivität ist bis zu 2 Jahre nach der Antibiotikabehandlung möglich (Hook u. Marra 1992).

■ Borreliose

Klinik und Pathogenese:
In seltenen Fällen kann eine durch Zeckenbiss übertragene Infektion mit Borrelia burgdorferi nach einer Latenz von 1 Monat bis mehreren Jahren im Tertiärstadium zu ZNS-Befall und neuropsychiatrischen Symptomen führen. Es kommt zu:
- axonaler Polyneuropathie,
- Akrodermatitis und Enzephalomyelitis mit spastischen Paresen,
- Hirnnervenausfällen,
- Ataxie,
- Myelitis,
- leichten kognitiven Symptomen wie Gedächtnis-, Schlaf- und Affekt- und Wortfindungsstörungen.

Seltener sind Müdigkeit oder Arthritis.

Diagnostik:
Als Screening ist Borrelien-IgG im Serum geeignet, im Liquor findet man meist ein erhöhtes Gesamteiweiß und/oder eine intrathekale Borrelienantikörperproduktion. Eine lymphozytäre Pleozytose fehlt oft, die Glucose im Liquor ist normal, ein DNA-Nachweis durch PCR im Liquor ist mit hoher Sensitivität und Spezifität möglich. Im cMRT können T2-Hyperintensitäten im Marklager auftreten. Die Diagnose stützt sich bei entsprechendem klinischen Befund auf die intrathekale IgG-Produktion von Borrelienantikörpern. Im Zweifel kann die PCR hinzugezogen werden.

Therapie:
Eine Behandlung mit 2 × 1 g Ceftriaxon i.v. pro Tag über 2 Wochen führt bei $2/3$ der Patienten zu einer Verbesserung der kognitiven Symptome (Logigian et al. 1990).

■ Tuberkulose

Klinik und Pathogenese:
Im Rahmen einer tuberkulösen Meningitis kann es zu einer Arteriitis der Hirnbasisarterien unter Einbezug des Hirnparenchyms kommen. Es finden sich verkäsende Herde entlang der Gefäße, den Meningen und im Parenchym. Ein gelatineartiges Exsudat umschließt die Hirnbasis.

Klinisch beginnt das Bild mit:
- Kopfschmerzen,
- subfebrilen Temperaturen,
- Meningismus,
- Verwirrtheit,
- allgemeinem Krankheitsgefühl.

Die Prodromalphase verläuft subakut über ca. 2 Wochen, es treten folgende Symptome auf:
- Apathie,
- Antriebslosigkeit,
- Desorientierung.

Dann kommen hinzu:
- Hirnnervenausfälle,
- erhöhter intrakranieller Druck,
- Delir,
- dementielle Entwicklung mit:
  - Gedächtnistörungen,
  - Auffassungsstörungen,
  - Persönlichkeitsveränderungen.

Seltener sind pyramidale oder extrapyramidale Beteiligung. In $2/3$ der Fälle werden systemische Anzeichen für eine Tuberkulose gefunden.

Diagnostik:
Im cCT können sich Zeichen eines erhöhten Hirndrucks, Hydrozephalus, Kontrastmittelanreicherung oder Erweiterung der inneren Liquorräume zeigen.

Diagnostisch ist der Liquor entscheidend. Er zeigt eine lymphozytäre Pleozytose bis 500 Zellen/μl, Eiweiß bis 200 mg/dl und erniedrigte Glucose. Manchmal kann der Erreger direkt nachgewiesen werden. Eine HIV-Serologie sollte in Absprache mit dem Patienten durchgeführt werden.

Therapie:
Die Therapie entspricht der üblichen Mehrfachtherapie der Tuberkulose, eine Verbesserung der kognitiven Fähigkeiten und Gedächtnisfunktionen kann erreicht werden (Williams u. Smith 1954).

> Unbehandelt führt das Krankheitsbild zum Koma und Tode.

Brucellose

Klinik und Pathogenese:
Brucelleninfektionen treten vor allem im Nahen Osten auf und werden durch unbehandelte Milch übertragen. Eine Infektion führt bei ca. 3% der Patienten zu einer Neurobrucellose. Es kommt zur Meningoenzephalitis oder Meningovaskulitis.

Diagnostik:
Antikörpertiter im Serum und ZNS sind erhöht, im Liquor findet sich eine lymphozytäre Pleozytose und Eiweißerhöhung.

Therapie:
Eine Antibiose mit *Cotrimixazol* oder *Doxycyclin* ist indiziert (al Deeb et al. 1989).

Legionellose/Legionärskrankheit

Klinik und Pathogenese:
Eine Tröpfcheninfektion mit Legionellen führt zu einer Pneumonie mit hohem Fieber und trockenem Husten. In der Hälfte der Fälle kommt es zu einer ZNS-Beteiligung mit:

- Kopfschmerzen,
- Desorientierung,
- Gedächtnisstörungen,
- Somnolenz,
- Delir,
- Koma.

Weitere aber seltene neuropsychiatrische Symptome sind:

- Ataxie,
- Halluzinationen,
- Affektstörungen,
- epileptische Anfälle,
- Polyneuropathie,
- Pyramidenbahnbeteiligung.

Herz, Nieren, Pankreas und Leber können ebenfalls betroffen sein.

Diagnostik:
Morphologisch finden sich meist keine Anzeichen für eine ZNS-Infektion, sodass man von einer metabolisch-toxischen Ursache ausgeht. Das cCT ist meist unauffällig. Im Blut findet sich eine granulozytäre Leukozytose, in $2/3$ der Fälle eine Hyponatriämie.
Der Liquor ist meist normal.
Der Röntgen-Thorax zeigt diffuse fleckige Infiltrate.
Der Nachweis kann über die Erregerkultur, den Antigennachweis im Urin oder Antikörpertiter im Blut geführt werden.

Therapie:
Die Behandlung der Wahl ist 4 g *Erythromycin* i. v. pro Tag für 3 Wochen, die Dosis kann im Therapieverlauf halbiert werden. Die Symptome sind bei adäquater Behandlung gut rückläufig (Johnson et al. 1984).

Parasitäre Infektionen

Trypanosomiasis

Afrikanische Trypanosomiasis

Klinik und Pathogenese:
Trypanosoma brucei wird von der afrikanischen Tsetsefliege übertragen. Eine Infektion führt akut zu einem fieberhaften Infekt und nach Monaten bis Jahren zur progredienten Schlafkrankheit durch eine Meningoenzephalitis. Die *westafrikanische Form (gambiense)* zeichnet sich durch einen langsameren Verlauf und häufigere neurologische Symptomatik als die *ostafrikanische Form (rhodiense)* aus.

Nach einem Primäraffekt an der Einstichstelle kommt es im *1. Stadium* zu:
- intermittierendem Fieber,
- Lypmphknotenschwellung,
- Tachykardie.

Bei Eintritt der Erreger in das ZNS kommt es im *2. Stadium* zu:
- Persönlichkeits- und Verhaltensstörungen,
- Kopfschmerzen,
- Tagesmüdigkeit,
- Apathie,
- Indifferenz,
- nächtlicher Schlaflosigkeit,
- extrapyramidalen Symptomen,
- Ataxie,
- progredient innerhalb 1 Jahres zum Koma und Tode.

Diagnostik:
Die Diagnose wird durch den Erregernachweis aus dem Liquor gestellt.

Therapie:
Die Therapie des 2. Stadium wird mit *Melarsoprol* (rhodiense) oder *Eflornithin* (gambiense) durchgeführt, wobei Melarsoprol selbst zu einer Enzephalopathie führen kann.

Südamerikanische Trypanosomiasis

Die südamerikanische Trypanosomiasis (*Trypanosoma cruzi*, Chagas-Erkrankung) wird durch Wanzen übertragen, nach Primärläsion tritt ein Gesichts- oder Lidödem und Lymphknotenschwellung auf, bei 10% der Fälle kommt es zur akuten Meningoenzephalitis und Myokarditis. Chronisch kommt es selten zum Befall des autonomen Nervensystems und zu weiterer neurologischer Beteiligung, aber subklinisch zu Störungen von Gedächtnis, Orientierung, Aufmerksamkeit, Verarbeitungsgeschwindigkeit und Abstraktion (Mangone et al. 1994).

Zystizerkose

Klinik und Pathogenese:
Eier des Schweinebandwurms Taenia solium können sich nach dem Verzehr im Darm öffnen, die Darmschleimhaut durchdringen und dann durch Lymph- und Blutgefäße in Muskel, Auge und ZNS gelangen. Der Bandwurm kommt vor allem in warmen Gefilden vor. In Meningen, Hirnarterien, Ventrikeln (vor allem im IV. Ventrikel) oder Hirnparenchym bilden sie Zysten bis zu einem Durchmesser von 1 cm, die verkalken, wenn der Erreger abstirbt. In der Hälfte der Fälle handelt es sich um nur eine Zyste. Je nach Lokalisation kommt es zu fokalen epileptischen Anfällen, obstruktivem Hydrozephalus, chronischer Meningitis, Infarkten, Depression, kognitiven Störungen oder Demenz.

Diagnostik:
Die lebenden Zysten können im cMRT besser als im cCT dargestellt werden. Nekrotische Zysten haben einen Randsaum, die verkalkten Zysten werden im cCT gut dargestellt. Zusatzinformation kann ein CT der Oberschenkelmuskeln liefern.

Der Liquor zeigt eine eosinophile Pleozytose, intrathekale Antikörperbildung und Eiweißerhöhung, der Glucosewert ist erniedrigt. Das EEG ist in $^3/_4$ der Fälle pathologisch.

Therapie:
Die Behandlung erfolgt mit mit 50 mg/kg/d *Albendazol* für 1 Woche, wobei durch den anfänglichen Zerfall der Zysten der Einsatz von Glucocorticoiden nötig werden kann. Bei Liquoraufstau kann eine *Shuntoperation* angezeigt sein (Scharf 1988).

Malaria

Klinik und Pathogenese:
In ca. 2% der Infektionen mit Plasmodium falciparum kommt es zur zerebralen Malaria, meist 2–3 Wochen nach der Infektion und häufig bei Kindern und Immungeschwächten. Die neurologische Symptomatik kann als Erstsymptom auftreten, beginnt akut oder subakut und beinhaltet:

- epileptische Anfälle,
- Kopfschmerzen,
- fokal-neurologische Symptome,
- Persönlichkeitsveränderungen,
- Delir.

Eine fluktuierende Vigilanzminderung bis zum Koma und hohes Fieber sind typisch aber fehlen manchmal, ein Meningismus fehlt häufig. Zusätzlich kommt es zu:
- retinalen Einblutungen,
- Ikterus,
- Hepatosplenomegalie,
- Hypoglykämie,
- Anämie.

Die Letalität liegt bei 20%.

Diagnostik:
Histologisch finden sich durch Erythrozyten verstopfte Kapillaren und Hämorrhagien, Malariapigmentablagerungen, Hirnödem. Liquor und cCT sind meist normal.

Die Diagnose wird durch intraerythrozytären Erregernachweis im Blutausstrich gestellt.

Therapie:
Die Therapie erfolgt je nach Erregerresistenz mit *Chloroquin* 4 × 200 mg i. m. oder *Chinidin-Dihdrochlorid* 3 × 10 mg/kg KG mit Spiegelkontrolle, evtl. plus Austauschtransfusion. Eine *Glucocorticoidgabe* hat sich als nachteilig erwiesen (Warrell et al. 1982).

Amöbiasis

Klinik und Pathogenese:
Acanthamoeba ist ein weltweit verbreiteter Parasit, Teil der Schleimhautflora und kann beim Immunsupprimierten vermutlich hämatogen von Haut oder Lunge zu einer granulomatösen Enzephalitis führen. Prädilektionsstellen sind Hirnstamm, Thalamus, Großhirnhemisphären und Kleinhirn. Der klinische Beginn ist oft schleichend, der Verlauf subakut oder chronisch, es kommt zu:
- Kopfschmerzen,
- Fieber,
- Nackensteife,
- fokal-neurologischen Defiziten,
- epileptischen Anfällen,
- kognitiven Symptomen.

In $^1/_3$ der Fälle bilden sich Hautulzera oder -knoten, die die Amöben beinhalten.

Diagnostik:
Im cCT zeigen sich einzelne oder mehrere hypodense, nicht kontrastmittelanreichernde raumfordernde Läsionen. Die Diagnose wird durch Errgernachweis im Biopsat gestellt.

Therapie:
Eine Therapie beim Menschen ist nicht bekannt (Martinez et al. 1994).

Toxoplasmose

Klinik und Pathogenese:
Eine chronische Infektion mit dem intrazellulären Parasiten Toxoplasma gondii kann bei Immunsuppression zum Ausbruch kommen. Das ZNS ist häufig betroffen und es kommt zu einer fokalen oder diffusen Meningoenzephalitis mit plötzlichem oder schleichendem Beginn und zu akutem, subakutem, chronisch schubförmigem oder chronisch progredientem Verlauf mit fatalem Ausgang.

In einer Gruppe von 106 AIDS-Patienten kam es bei 43 Patienten mit zerebraler Toxoplasmose, aber nur bei 5 Patienten mit Pneumozystis-carinii-Pneumonie zu einer Demenz. Von 47 Patienten mit einer AIDS-Enzephalopathie hatten 17 % eine zerebrale Toxoplasmose. Es können zusätzlich Fieber, Kopfschmerzen und fokal-neurologische Defizite wie Hirnnervenausfälle, Ataxie und Chorea auftreten.

Diagnostik:
Histologisch finden sich nekrotische Abszesse verschiedener Größe mit granulomatöser Reaktion und Zystenbildung, in Ausnahmen diffuse Mikrogliaknötchen ohne Nekrose. Manchmal kann der Erreger direkt nachgewiesen werden.

Im cCT, insbesondere mit Kontrastmittel, stellen sich eine oder mehrere ringförmige Läsionen mit zentraler Nekrose und Kontrastmittelsaum dar, das cMRT ist noch sensitiver. Bei der diffusen enzephalitischen Form können diese Läsionen fehlen.

Der Liquor kann, wenn es eine meningeale Beteiligung gibt, eine leichte Pleozytose und Eiweißerhöhung aufweisen. Die Serum-IgG-Antikörper sind meist positiv, eine intrathekale Antikörperproduktion sollte nachgewiesen werden, der Liquor-PCR-Nachweis ist möglich. Letztlich kann eine Biopsie notwendig werden, insbesondere dann, wenn es sich um eine einzelne Läsion handelt, oder sich nach 10–14 Tagen kein Therapieerfolg abzeichnet.

Therapie:
Die Therapie ist antibiotisch, z. B. mit einer Kombination aus *Pyrimethamin* 50 mg und *Clindamycin* (Arendt et al. 1999).

Virale Enzephalitiden

Siehe hierzu Kap. 8.

Mykotische Infektionen

Kryptokokkose

Klinik und Pathogenese:
Eine Infektion mit Cryptococcus neoformans erfolgt meist über den Atemtrakt, von wo aus vor allem beim Immunsupprimierten eine hämatogene Streuung zur ZNS-Infektion führen kann. Es handelt sich um einen 10 µm großen Pilz mit Polysaccharidkapsel, der weltweit verbreitet ist, in Taubenexkrementen vorkommt und in Europa am häufigsten für systemische Mykosen verantwortlich ist.

Symptome sind:
- subakute oder chronische Meningitis mit Kopfschmerzen, Übelkeit,
- in 86 % der Fälle ist ein Meningismus vorhanden.

Darüber hinaus entwickeln sich:
- Papillenödem,
- Hydrozephalus,
- fokal-neurologische Symptome,
- epileptische Anfälle,
- selten eine Demenz.

Pulmonale Beteiligung ist häufig. Der Verlauf ist variabel, chronisch progredient über Monate oder fluktuierend, und führt unbehandelt zum Tode.

Diagnostik:
Histologisch kommt es zu Verdickung der Meningen, intraparenchymalen Zysten oder kleinen Granulomen, die sich dann auch im cMRT darstellen.

Röntgenologisch können Granulome oder Abszesse im ZNS, Schädel oder Wirbelsäule auffallen. Der Röntgen-Thorax zeigt in 40 % der Fälle dichte Infiltrate.

Der Liquor kann erhöhten Druck, eine lymphozytäre Pleozytose bis 1000 Zellen/µl und Eiweißerhöhung bis 500 mg/dl aufweisen, der Glucosewert kann reduziert sein. Mit Tusche kann der direkte Erregernachweis im Liquorsediment in der Hälfte der Fälle gelingen, in 90 % kann das Antigen nachgewiesen werden.

Therapie:
Die Therapie erfolgt unter Resistenz- und Liquorkontrolle durch eine Kombination aus 0,1 g/kg KG i. v. *Amphotericin B* und 3×50 mg/kg KG *Flucytosin* i. v. Bei AIDS-Patienten wird dann zu 400 mg, später 200 mg *Fluconazol* oral, gewechselt (Steiner et al. 1984).

Histoplasmose

Klinik und Pathogenese:
Histoplasma capsulatum kann über die Lunge zu einer hämatogenen Aussaat und dann zur chronischen Meningoenzephalitis mit verkäsenden Knötchen oder Abszessen führen. Symptome sind:

- Hepatosplenomegalie,
- Bewusstseinsstörungen,
- Verwirrtheit,
- Kopfschmerzen,
- Hirnnervenausfälle,
- epleptische Anfälle,
- Persönlichkeitsveränderungen u. a.

Ein Meningismus tritt nur in 10 % der Fälle auf, Fieber dagegen praktisch immer. Der Verlauf geht meist über mehrere Wochen bis Monate, in Ausnahmen über Jahre.

Diagnostik:
Die Bildgebung zeigt kontrastmittelanreichernde Raumforderungen. Das Screening erfolgt mit Serumantikörpern oder durch Nachweis von Antikörpern im Urin. Eine Liquorpleozytose ist nahezu immer vorhanden, Eiweiß meist erhöht und Glucose reduziert. Diagnostisch beweisend ist der Erregernachweis im Liquor.

Therapie:
Die Behandlung erfolgt mit *Amphotericin B* (Wheat et al. 1990).

Epilepsie

Klinik und Pathogenese:
Ein Zusammenhang zwischen Epilepsie und kognitiven Defiziten oder Demenz lässt sich auf verschiedene Weise herstellen.
- Grundkrankheiten, die sowohl zu einem kognitiven Abbau als auch zu epileptischen Anfällen führen, z. B. Prionerkrankungen, Enzephalitiden, Raumforderungen, hereditäre Speichererkrankungen, metabolische Entgleisungen, West- oder Lennox-Gastaut-Syndrom. Hier kommt es auf die Behandlung der Grunderkrankung an.
- Kognitive Nebenwirkungen von Antiepileptika, hier ist die Dosis anzupassen und evtl. das Medikament umzustellen.
- Komplikationen von Grand-Mal-Anfällen, z. B. zerebrale Hypoxie. Ob wiederholte unkomplizierte Anfälle zu einer Demenz führen ist umstritten.
- Komplex-fokale Anfälle, vor allem links temporal, die ohne weitere neurologische Symptome zu transienter Amnesie, Desorientierung, Auffassungsstörung, Störung des Antriebs und der Psychomotorik, Fehlverhalten und Bewusstseinsstörungen führen. Bei einem Status epilepticus können die Symptome bis zu Tage anhaltend sein. Zu achten ist auf orale, gestische oder sonstige motorische Automatismen und den Verlauf. Auren verschiedenen Inhalts treten häufig auf.

Diagnostik:
Das Oberflächen-EEG kann insbesondere bei hippokampalen Anfällen unauffällig sein. Die Diagnose stützt sich auf den iktalen oder auch interiktalen EEG-Befund und den klinischen Verlauf, bei dem es darauf ankommt, dass die Defizite anfallsartig und nur vorübergehend sind. Bei unauffälligen interiktalen EEG kann ein 24-Stunden-EEG hilfreich sein.

Therapie:
Therapeutisch ist die antiepileptische Behandlung und Ursachenabklärung erforderlich (Traum et al. 1998).

Raumforderung

Neoplasie/Metastasen

Siehe hierzu Kap. 10.

Subdurales Hämatom

Siehe hierzu Kap. 10.

Intrazerebrale Blutung

Siehe hierzu Kap. 5.

Normaldruckhydrozephalus

Siehe hierzu Kap. 10.

Nichtkommunizierender obstruktiver Hydrozephalus

Klinik und Pathogenese:
Beim Erwachsenen führt eine Obstruktion von Liquorfluss oder -absorption zum obstruktiven Hydrozephalus, eine durch Liquorüberproduktion oder Hirnatrophie bedingte sekundäre Erweiterung der inneren Liquorräume zum nichtobstruktiven Hydrozephalus.

Ein Liquorpassagehindernis im Ventrikelsystem kann im Foramen Monroi zwischen I./II. und III. Ventrikel, im Aquädukt des III. Ventrikels oder im Foramen Magendi/Luschkae des IV. Ventrikels beim Erwachsenen akut oder subakut zum nichtkommunizierenden obstruktiven Hydrozephalus führen. Klinisch kommt es bei akuter Entwicklung zu den klassischen Hirndruckzeichen:
- Kopfschmerzen,
- Übelkeit,

- Erbrechen,
- Bewusstseinsstörung.

Auch attackenförmige Bewusstseinsverluste mit verausgehenden Kopfschmerzen können auftreten. Bei subakuter Entwicklung kommt es u.U. ohne diese Zeichen zu einer apraktischen paraparetischen Gangstörung, subkortikaler Demenz mit Verlangsamung, Antriebs- und Aufmerksamkeitsstörung, Störung des Abstraktionsvermögens und seltener zu Bewusstseinsstörungen. Auch Gedächtnisstörungen können als Erstsymptom auftreten. Die Inkontinenz entwickelt sich zuletzt, fehlt oft und ist meist auf die Harninkontinenz beschränkt.

Ursache des Liquoraufstaus ist eine Teilstenose des inneren Ventrikelsystems bedingt durch Neoplasien, Malformationen, Entzündungen, Blutungen und Zysten. Am häufigsten ist die Aquäduktstenose.

Diagnose:
Diagnostisch ist die Bildgebung mit Darstellung der ballonierten Ventrikel und der Stenose ausschlaggebend.

Therapie:
Therapeutisch kommt es darauf an, die Ursache der Stenose z.B. *endoskopisch* zu beseitigen und/oder einen normalen Liquorfluss durch Anlage eines *Shunts* zu ermöglichen. Je länger der Hydrozephalus besteht, desto geringer ist die Elastizität des periventrikulären Gewebes. Je weiter die Ventrikel, desto größer der Druck auf das Hirnparenchym (Laplace-Gesetz) und desto geringer ist die Rückbildung der Ventrikelerweiterung und der klinischen Symptomatik möglich. Die beste Prognose haben Patienten mit einer Aquäduktstenose durch eine benigne Raumforderung (Hopf et al. 1999).

■ Subarachnoidalblutung

Klinik und Pathogenese:
Ursache einer Subarachnoidalblutung ist in 60% der Fälle ein rupturiertes Aneurysma, in 20% der Fälle ein Angiom. Prädilektionsstellen für Aneurysmen sind die kommunizierenden Arterien des Circulus Willisi und Verzweigungspunkte der A. cerebri media.

Akut kommt es typischerweise zu unerträglichen Kopfschmerzen, Erbrechen und Photophobie sowie Meningismus. Ein „Korsakoff-Syndrom" mit Gedächtnisstörung, Desorientierung und Konfabulation kann bei Ruptur eines A.-communicans-anterior-Aneurysmas mit einer Latenz von mehreren Tagen entstehen und bildet sich meist innerhalb von Wochen zurück. Sekundär können Arterienspasmen zu fokal-neurologischen Symptomen führen. In Studien der 60er Jahre waren langfristig bei 10% der Überlebenden mittlere bis schwere kognitive Defizite bis hin zur Demenz nachweisbar.

Bei Ruptur eines A.-communicans-anterior-Aneurysmas lassen sich die kognitiven Defizite in 3 Gruppen unterteilen:
- Gedächtnisstörungen,
- Störungen der Exekutivfunktionen,
- Aufmerksamkeitsstörungen.

Diese sind mit der einer Läsion zwischen medialem Septum und diagonalem Band nach Broca bzw. einer präfrontalen Läsion assoziiert. Beidseitige Läsionen sind mit einer ausgeprägteren Symptomatik assoziiert, die Seite der Läsion und der Schweregrad der Subarachnoidalblutung nach Hunt und Hunt spielen keine Rolle.

Diagnostik:
Diagnostisch ist der Blutungsnachweis in der Bildgebung, falls nötig im Liquor, sowie der Nachweis des Aneurysmas in der Angiographie entscheidend.

Therapie:
Therapeutisch steht zunächst die *Stabilisierung des Patienten* durch Bettruhe, Analgetika, Blutdruckeinstellung auf mittlere Werte, die Vermeidung von Vasospasmen mit Calciumkanalblockern im Vordergrund, danach Prophylaxe einer Reblutung durch operative Versorgung sowie Behandlung eines symptomatischen Hydrozephalus. Vor allem in den ersten beiden Wochen nach der ersten Blutung kann es zu einer Reblutung kommen, die Letalität ist unbehandelt sehr hoch und kann durch frühzeitiges Klippen des evtl. zugrundeliegenden Aneurysmas gesenkt werden (Bottger et al. 1998).

■ Hirnabszess

Klinik und Pathogenese:
Ursache von Hirnabszessen sind Foci in Mittelohr, Mastoid und Sinus, Schädel-Hirn-Trauma und hämatogene Streuung von Lunge und Herz. Akut kommt es zu erhöhten Temperaturen, Hirndruckzeichen, Bewusstseinsstörungen und Herdsymptomen, bei $1/5$ der Patienten zu neuropsychiatrischen Symptomen. Eine monatelange Latenz bis zur Entwicklung der Symptome ist möglich.

Diagnostik:
Diagnostisch sind ringförmige kontrastmittelanreichernde Herde in cCT oder cMRT sowie Liquorpleozytose bis 100 Zellen/µl bei normalem Glucosewert und der Erregernachweis aus dem Liquor entscheidend.

Therapie:
Die Therapie ist operativ und antibiotisch (Gates et al. 1950).

Aneurysma

Klinik und Pathogenese:
Abgesehen vom Rupturrisiko können große unrupturierte Aneurysmen des Circulus Willisi durch den raumfordernden Effekt zu Sehstörungen und Kopfschmerzen führen, aber auch zur Demenz.

Diagnostik:
Der Nachweis erfolgt angiographisch.

Therapie:
Der Nutzen einer *prophylaktischen Operation* bei asymptomatischen Aneurysmen ist abhängig von deren Größe (Lownie et al. 2000).

Arachnoidalzyste

Klinik und Pathogenese:
Arachnoidalzysten sind häufig asymptomatisch und über Jahre stabil in ihrer Größe, können aber je nach Lokalisation, Größe und Wachstum neben Kopfschmerzen und fokal-neurologischen Symptomen auch zu kognitiven Defiziten führen.

Therapie:
Eine *operative Entlastung* bei 13 Patienten mit einer linkstemporalen Arachnoidalzyste konnte selbst bei scheinbar geringer Volumenreduktion zu einer raschen Besserung der Gedächtnisfunktionen bei allen Patienten führen (Wester und Hugdahl 1995).

Hypophysenadenom

Klinik und Pathogenese:
Hypophysenadenome stellen ca. 10% der intrakraniellen Neoplasien dar und können zu einer Raumforderung nach frontal oder nach oben, zu Hormonstörungen, zu einem Morbus Cushing (durch hypothalamische Beteiligung), zu Elektrolytentgleisungen oder zu einer Liquorabflussbehinderung führen. Neben Gesichtsfeldausfällen, Doppelbildern und Hormonstörungen werden bei Patienten mit Hypophysenadenomen signifikante anterograde Gedächtnisstörungen festgestellt, die unabhängig von der Histologie des Adenoms und weiterer Behandlung (Operation, Radiatio) auftreten. Frontale Funktionen, Sprache, Intelligenz und Verarbeitungsgeschwindigkeit sind nicht betroffen.

Diagnostik:
Die Diagnostik fußt auf den endokrinologischen Hormonbestimmungen und Belastungstests inklusive Serumnatrium und Osmolarität in Serum und Urin. Die Bildgebung erfasst Sellaveränderungen ab ca. 5 mm. Zu erwägen sind in dieser Lokalisation auch andere Tumoren des III. Ventrikels, Metastasen und Zysten, bei denen meist keine Hormonaktivität vorliegt.

Therapie:
Die Therapie richtet sich nach der Hormonaktivität und damit der Histologie des Hypophysenadenoms und ist operativ, strahlentherapeutisch oder medikamentös (Guinan et al. 1998).

Seltene vaskuläre Demenzen

Systemischer Lupus erythematodes (SLE)

Klinik und Pathogenese:
Der SLE ist eine Multiorganerkrankung, von dem vor allem Frauen jeglichen Alters betroffen sind. Häufigste Manifestationen sind:
- Erythem,
- Arthritits,
- Serositis,
- Nephritis,
- hämolytische Anämie,
- Thrombozytopenie,
- Lymphopenie.

Die Hälfte der Patienten entwickelt neuropsychiatrische Symptome, am häufigsten eine Enzephalopathie, die akut als Lupuspsychose bzw. Delir für Stunden bis Tage anhält, oder eine chronisch progrediente kognitive Verschlechterung bis zur Demenz mit Gedächtnisdefiziten, affektiven Störungen, Persönlichkeitsveränderungen und Angst. Weitere neurologische Symptome sind:
- migräneartige Kopfschmerzen,
- Hirnnervenausfälle,
- generalisierte epileptische Anfälle,
- Polyneuropathie.

Pathogenetisch spielen direkte und indirekte Autoimmunreaktionen eine Rolle, die zu Vaskulopathie der kleinen Gefäße, Zytokinfreisetzung und Koagulopathie durch Antiphopholipdantikörper führen.

Diagnostik:
Das cCT zeigt am häufigsten eine globale Atrophie oder Infarkte. Das cMRT ist dem cCT überlegen und zeigt zusätzlich Läsionen periventrikulär und im frontalen Marklager, die jedoch nicht mit dem klinischen Bild korrelieren. Das EEG zeigt häufig eine diffuse oder fokale Verlangsamung. Im Liquor findet sich nur selten eine Pleozytose oder Eiweißerhöhung, der Glucosewert ist normal, oligoklonale Banden treten bei der Hälfte der Patienten auf.

Die Diagnose kann nach den Kriterien von Tan et al. (1982) gestellt werden, wozu neben den oben erwähnten klinischen Symptomen auch Vorliegen von antinukleären

Antikörpern und ein positiver Lupuszelltest oder Anti-dsDNA-Antikörper oder Anti-Sm-Antikörper oder ein falsch positiver Luestest gehören. Eine neurologische Beteiligung oder Demenz kann anderen Organmanifestationen vorausgehen.

> Wichtig ist, sekundäre Erkrankungen wie Infektionen zu erkennen und zu behandeln.

Therapie:
Die Therapie besteht aus hochdosierten *Corticosteroiden* und/oder *Cyclophosphamid*, bei Ischämien durch Antiphospholipidantikörper *Thrombozytenaggregationshemmer* (Estes u. Christian 1971).

■ Sjögren-Syndrom

Klinik und Pathogenese:
Das Sjögren-Syndrom ist ist eine langsam progrediente Autoimmunerkrankung, die zum Syndrom der trockenen Augen, des trockenen Munds und Schwellung der Speicheldrüsen führt. Bei $1/3$ der Patienten kommt es zu systemischen Manifestationen, am häufigsten:
- Arthritis,
- Arthralgien,
- Raynaud-Syndrom.

Bei 10% der Fälle kommt es zu einer Vaskulitis, die auch das ZNS betreffen kann. Bei der Hälfte der Patienten kommt es dann zu leichten kognitiven Störungen, in Einzelfällen zur subkortikalen Demenz.

Diagnostik:
Im cMRT finden sich Marklager- und periventrikuläre T2-Hyperintensitäten. Im Labor sind in 80% Rheumafaktoren und in der Hälfte Antikörper gegen Ro/SSA und/oder La/SSB positiv. Eine Speicheldrüsenbiopsie kann zur Diagnosesicherung beitragen.

Therapie:
Die Therapie mit *Corticosteroiden* konnte in Einzelfällen mit Demenz eine Besserung bewirken (Caselli et al. 1991).

■ Arteriitis temporalis/Riesenzellarteriitis

Klinik und Pathogenese:
Die Arteriitis temporalis ist eine segmentale nekrotisierende Entzündung der großen bis mittleren Arterien mit mononukleären Zellinfiltraten, die bevorzugt aber nicht ausschließlich die A. temporalis betrifft und fast immer nach dem 50. Lebensjahr auftritt.

Die Prodromalsymptomatik besteht aus:
- Fieber,
- Abgeschlagenheit,
- Arthralgien,
- Myalgien.

Diese Symptomatik kann für Monate andauern. Akut entwickeln sich dann:
- temporale Kopfschmerzen,
- die Schläfenarterie fühlt sich verhärtet und pulslos an,
- die BSG ist fast immer über 50 mm/h.

Sehstörungen bis zur Erblindung, Claudicatio der Beine und Kaumuskulatur, Schluckbeschwerden und Schmerzen der Zunge, Aortenaneurysma, Herz- und Hirn- und andere Organinfarkte kommen dann plötzlich hinzu. Gedächtnisstörungen, Verwirrtheit und Bewusstseinsstörungen bis zum Koma sowie Einzelfälle von Multiinfarktdemenz sind beschrieben.

Diagnostik:
Die Diagnose wird möglichst schon klinisch gestellt und durch Biopsie der Temporalarterie, aufgrund des segmentalen Befalls möglichst an mehreren Stellen, bestätigt.

Therapie:
Die Therapie beginnt schon bei klinischem Verdacht mit 1 mg/kg *Prednisolon* pro Tag und kann nach 1–2 Wochen auf eine Erhaltungsdosis reduziert werden, die dann für mindestens 1 Jahr fortgesetzt wird (Caselli 1990).

■ Sneddon-Syndrom

Klinik und Pathogenese:
Das Sneddon-Syndrom ist gekennzeichnet durch:
- zerebrovaskuläre Ereignisse,
- bläuliche, unterbrochen-ringförmige Livedo racemosa an Stamm oder Extremitäten, die bei Wärme persistiert.

Hinzu kommen manchmal:
- Raynaud-Phänomen,
- Hypertonus,
- Herzklappenfehler,
- Antiphospholipidantikörper.

Die meisten Patienten sind Frauen, das Erkrankungsalter liegt zwischen der 3. und 5. Dekade.
Neurologische Symptome sind:
- diffuse Kopfschmerzen,
- Schwindel,
- transiente oder persistierende fokal-neurologische Symptome im Mediastromgebiet,
- progrediente multiple kognitive Defizite.

Vor allem räumliches Gedächtnis, visuokonstruktive Fähigkeiten, Rechnen, Aufmerksamkeit und Konzentration sind betroffen. Häufig tritt im Verlauf eine Demenz auf.

Diagnostik:
Das cCT zeigt bei vielen Patienten meist parietookzipital gelegene Infarkte, das cMRT hat eine höhere Sensitivität und ist fast immer auffällig. Angiographisch können segmentale Gefäßverengungen der A. cerbri media und posterior nachgewiesen werden. Die Hautbiopsie zeigt eine Endothelitis und inkomplette Verschlüsse der kleinen Arterien.

Therapie:
Die Therapie mit *Thrombozytenaggregationshemmern*, *Steroiden* oder *Azathioprin* scheint wenig erfolgreich zu sein, mit oder ohne Antiphospholipidantikörper kann evtl. eine Antikoagulation den Verlauf verzögern (Stockhammer et al. 1993).

■ **Panarteriitis nodosa**

Klinik und Pathogenese:
Die Panarteriitis nodosa ist eine systemische nekrotisierende Vaskulitis der kleinen und mittleren Arterien mit Infiltration von polymorphen Neutrophilen. Am häufigsten sind Nieren, Herz, Leber und Gastrointestinaltrakt betroffen, es kommt zu:
- Nierenversagen und Hypertonus,
- Herz- und Darminfarkten.

Allgemeinsymptome sind:
- Fieber,
- Müdigkeit,
- Gewichtsverlust,
- Kopf-, Bauch oder Muskelschmerzen.

Auch verschiedene Hautveränderungen treten auf. Das ZNS ist in $1/4$ der Fälle betroffen, es kommt zu:
- epileptischen Anfällen,
- Schlaganfällen,
- Subarachnoidalblutungen,
- Polyneuropathie und Enzephalopathie,
- Demenz mit Vergesslichkeit, Desorientierung, intellektuellem Abbau und manchmal Bewusstseinsstörungen.

Der Beginn liegt in der 5.–7. Dekade, der Verlauf ist akut oder chronisch progredient mit akuten Episoden.

Diagnostik:
Die BSG ist meist erhöht, HBs-Antigen ist z. T. positiv. Die Diagnose stützt sich auf die Biopsie eines betroffenen Organs oder den angiographischen Nachweis der Vaskulitis.

Therapie:
Die Therapie erfolgt mit 1 mg/kg *Prednison* und 2 mg/kg *Cyclophosphamid*, worunter die neurologischen Symptome rückläufig sein können, unbehandelt liegt die 5-Jahres-Überlebensrate bei 13% (Ford u. Siekert 1965).

■ **Churg-Strauß-Syndrom/allergische Angiitis und Granulomatose**

Es handelt sich um eine nekrotisierende Vaskulitis der mittleren und kleine Gefäße mit Infiltration von eosinophilen Zellen und Granulombildung. Typisch sind:
- Fieber,
- Rhinitis,
- Asthma,
- Eosinophilie,
- IgE-Erhöhung,
- Visusverlust,
- Polyneuropathie,
- Subarachnoidalblutung,
- Chorea,
- Hirnnervenausfälle,
- Schlaganfälle (Moore u. Richardson 1998).

■ **Morbus Behçet**

Klinik und Pathogenese:
Der Morbus Behçet ist eine Multisystemerkrankung, die durch wiederholte orale Ulzera und entweder genitale Ulzera, Augen- (Uveitis, Optikusneuritis, Iritis) oder Hautbeteiligung (z. B. Erythema nodosum) oder einen positiven Pathergie-Test charakterisiert ist und vor allem bei jungen Erwachsenen auftritt. Außerdem kommen Arthritis und Venenthrombosen vor. Die oralen Ulzera sind schmerzhaft und heilen nach einigen Tagen ohne Narbenbildung ab. Der Verlauf ist variabel, es kommt zu Schüben und Remissionen, progredientem oder über Jahre stabilem Verlauf.

Erstsymptome sind ausnahmsweise auch ZNS-Symptome. Eine ZNS-Beteiligung tritt bei ca. 15% der Patienten auf, in Form von:
- chronischer Meningoenzephalitis,
- transienten ischämischen Attacken,
- Hirninfarkten und Sinusvenenthrombose mit Para- oder Tetraparese,
- Kopfschmerzen,
- Ataxie,
- seltener Hirnstammsyndrom mit Hirnnervenausfällen oder Bulbärparalyse,
- Hirndruck.

In 12% der Fälle trat eine meningeale Reizung auf. Eine Demenz trat bei einem von 17 Patienten mit ZNS-Beteiligung auf. Bei 30% der Patienten mit ZNS-Beteiligung ist der Verlauf progredient.

Diagnostik:
Histologisch findet sich eine lymphozytäre Infiltration der Venolen und Kapillaren. Die Diagnose wird klinisch gestellt, im Blut sind BSG, CRP und Leukozyten erhöht, im Liquor findet sich bei progredientem Verlauf eine neutrophile-lymphozytäre Pleozytose, der Glucosewert ist normal, Eiweiß, IgA und IgM erhöht. Im cCT und cMRT finden sich häufig Läsionen die Kontrastmittel anreichern können und sich unter Therapie zurückbilden.

Therapie:
Bei neurologischer Beteiligung ist eine Therapie mit 1 mg/kg *Prednison* pro Tag oder *Methotrexat* 7,5–12,5 mg/Woche angezeigt (Stratigos et al. 1992).

■ Isolierte ZNS-Angiitis/Angiitis granulomatosa/primäre ZNS-Angiitis

Klinik und Pathogenese:
Die isolierte ZNS-Angiitis zeichnet sich durch den alleinigen Befall der Gehirn- und Rückenmarkgefäße ohne systemische Beteiligung aus. Histologisch handelt es sich um eine Entzündung der kleinen und z. T. mittleren leptomeningealen und parenchymalen Arterien mit mononukleärem Infiltrat und variabler Granulombildung.

Der Beginn liegt meist in der 4.–6. Dekade, der Verlauf ist progredient. Die Erstmanifestation ist unspezifisch, es kommt akut oder subakut zu:
- Kopfschmerzen,
- Verwirrtheit,
- Persönlichkeitsveränderungen,
- Paresen,
- Schwäche.

Bei ¼ der Patienten treten folgende Symptome auf:
- Übelkeit und Erbrechen,
- Fieber,
- Aphasie,
- epileptische Anfälle,
- Gedächtnisstörungen,
- Bewusstseinsstörungen,
- Hirnnervenausfälle (vor allem VI und VII),
- Veränderungen des Augenhintergrunds.

Diagnostik:
Die Laborparameter sind unauffällig, der Liquor zeigt manchmal eine leichte Pleozytose oder Eiweißerhöhung. Im cMRT treten z. T. periventrikuläre Marklagerveränderungen, im cCT Hinweise auf Subarachnoidalblutungen auf. Die Angiographie zeigt in 90% der Fälle vaskulitische Auffälligkeiten. Die Diagnose wird aus der multifokalen, fluktuierenden Klinik, typischen Angiographie- und Histologieergebnissen und Fehlen systemischer Beteiligung gestellt.

Therapie:
Die Therapie besteht aus der Kombination aus 1 mg/kg/Tag *Prednison* und 1–2 mg/kg/Tag *Cyclophosphamid*. Nach angiographischer Normalisierung wird Prednison reduziert und Cyclophosophamid abgesetzt (Moore u. Richardson 1998).

> Unbehandelt liegt die durchschnittliche Überlebenszeit bei 45 Tagen.

■ Rheumatoide Arthritis

Die rheumatoide Arthritis führt typischerweise zu Morgensteifigkeit und einer symmetrischen entzündlichen Polyarthritis der proximalen Hand-, Fuß-, Ellenbogen- und Kniegelenke, die sich bei Bewegung verschlechtert. Radiologisch werden Gelenkerosionen sichtbar. Eine ZNS-Beteiligung ist selten, aber einzelne Fälle von ZNS-Vaskulitis bei rheumatoider Arthritis sind beschrieben. Von 12 Patienten litten 4 an einer Demenz, 5 hatten epileptische Anfälle, 3 eine Hemiparese. Die rheumatoide Arthritis ging der neurologischen Beteiligung voraus, Rheumafaktoren waren positiv und die BSG beschleunigt. Bei 4 Patienten wurden neben vaskulitischen Veränderungen vaskuläre Amyloidablagerungen gefunden (Sigal 1987).

■ Thrombangiitis obliterans/Morbus Buerger

Klinik und Pathogenese:
Diese Panarteriitis mit polymorphkernigen Zellinfiltraten betrifft kleine und mittlere Arterien und Venen und tritt zunächst an den Extremitäten auf. Betroffen sind vor allem Männer in der 3.–5. Dekade, Zigarettenrauchen ist ein deutlicher Risikofaktor. Im Verlauf kommt es zu einer Beteiligung von zerebralen, viszeralen und koronaren Gefäßen.

Klinisch beginnt die Erkrankung mit Claudicatio der betroffenen Extremität, Raynaud-Phänomen und Thrombophlebitiden, dann distale Ischämien. Der Radialis-, Ulnaris- oder Tibialispuls ist abgeschwächt oder fehlt. Bei ZNS-Beteiligung kommt es zu transienten und manifesten Ischämien und Multiinfarktdemenz.

Diagnostik:
Die Diagnose wird durch Arteriographie und Biopsie gestellt.

Therapie und Prognose:
Eine Therapie ist nicht bekannt, die Prognose ist bei anhaltendem Tabakkonsum schlecht.

Susac-Syndrom

Klinik und Pathogenese:
Beim Susac-Syndrom handelt es sich um eine Vaskulopathie, bei der es durch arterioläre Verschlüsse in Retina, Kochlea und Gehirn zu Mikroinfarkten kommt. Symptome sind:
- sensoneuronaler Hörverlust,
- Gesichtsfelddefekte,
- unsicherer Gang,
- Persönlichkeits- und Verhaltensauffälligkeiten,
- kognitive Defizite, vor allem Gedächtnisstörungen.

Der Verlauf ist fluktuierend, das mittlere Erkrankungsalter 25 Jahre, bei 3/4 der Patienten ist die Erstmanifestation im ZNS. Bei 1/3 der Patienten kommt es zu einer Demenz.

Diagnostik:
In der Fluoresceinangiographie der Retina finden sich immer arterioläre Verschlüsse. Das Audiogramm ist immer pathologisch. Im Liquor ist das Gesamteiweiß meist erhöht, eine leichte Pleozytose liegt in der Hälfte der Fälle vor. Im cMRT finden sich fast immer T2-Hyperintensitäten, vor allem in der Attacke.

Therapie:
Die Therapie mit *Steroiden und/oder Immunsuppressiva* und/oder *Antikoagulation/Thrombozytenaggregationshemmern* war nicht in allen Fällen erfolgreich (Papo et al. 1998).

Intravaskuläre maligne Lymphomatose/maligne Angioendotheliomatose/angiotropes malignes Lymphom

Klinik und Pathogenese:
Es handelt sich um eine Form des Non-Hodgkin-Lymphoms, das sich in 3/4 der Fälle zerebral manifestiert und in den meisten Fällen zur rasch progredienten Demenz führt. Es treten auch folgende Symptome auf:
- fokal-neurologische Symptome,
- Myelopathie,
- Kopfschmerzen,
- Fieber,
- epileptische Anfälle.

Das Erkrankungsalter kann zwischen der 2. und 9. Dekade liegen, die durchschnittliche Überlebenszeit liegt bei 6 Monaten.

Diagnostik:
Histologisch sind kleine und mittlere Hirngefäße mit Lymphomzellen gefüllt, es kommt zu Gefäßverschlüssen und Mikroinfarkten. Auch andere Organe, z.B. die Nebenniere, können infiltriert sein. Das Liquoreiweiß ist meist erhöht, häufig finden sich oligoklonale Banden, eine Pleozytose kommt in der Hälfte der Fälle vor. Im Serum sind LDH und BSG erhöht. Das cMRT und cCT zeigen Infarktläsionen, die Angiographie zeigt manchmal vaskulitische Veränderungen. Die Diagnose wird durch die Biopsie gestellt, falls kein anderes Organ betroffen ist, durch Gehirnbiopsie.

Therapie:
Eine Therapie mit *Steroiden* oder *Radiatio* kann den Verlauf etwas verzögern, *CHOP-Polychemotherapie* brachte in manchen Fällen eine Remission (Baumann et al. 2000).

Lymphomatoide Granulomatose

Klinik und Pathogenese:
Lymphomatoide Zellen infiltrieren kleine und mittlere Gefäße in Lunge, Gehirn, Haut, Milz und Leber und verursachen eine nekrotisierende Vaskulitis mit Parenchyminflitration und Gefäßverschlüssen, ein angiodestruktives T-Zell Lymphom kann sich in 50 % der Fälle daraus entwickeln. Die durchschnittliche Überlebenszeit beträgt 14 Monate, es kann in allen Altersgruppen auftreten.

Diagnostik:
Die Diagnose wird durch eine Biopsie gestellt.

Therapie:
Die Therapie wird mit *Prednison* 1 mg/kg/Tag und *Cyclophosphamid* durchgeführt (Katzenstein et al. 1979).

Venöse Erkrankungen

Arteriovenöse Fisteln

Klinik und Pathogenese:
Arteriovenöse (AV-) Fisteln können über ein arterielles Steal-Phänomen und/oder venöse Hypertension zur diffusen Ischämie führen und so nach monatelang anhaltenden Kopfschmerzen neben Tinnitus oder fokal-neurologischen Symptomen progrediente kognitive Symptome bis zur Demenz hervorrufen. Dies war bei 5 von 40 der Patienten mit duralen AV-Fisteln der Fall, die Symptome besserten sich nach Embolisation der Fistel. Der arterielle Zufluss kam in allen Fällen auch von der A. carotis externa, ein Flussgeräusch war über dem Mastoid zu auskultieren.

Diagnostik:
Im cCT können sich Hypodensitäten darstellen, deren Lokalisation jedoch nicht mit der Lokalisation der Fistel übereinstimmt. Die Diagnose erfolgt angiographisch durch Nachweis der Fistel und durch Darstellung der verzögerten venösen Drainage (Hurst et al. 1998).

Sinusvenenthrombose

Sinusvenenthrombosen können zu Hirndruckzeichen, epileptischen Anfällen, fokal-neurologischen Ausfällen, Verwirrtheit und Bewusstseinsstörungen führen und sind als Notfall akut behandlungsbedürftig. Der Verlauf ist oft fluktuierend, die fokal-neurologischen Symptome oft bilateral. Mehr als 1 Jahr nach Auftreten einer Sinusvenenthrombose sind bei 35 % der Überlebenden noch kognitive Symptome vorhanden (de Bruijn et al. 2000).

Globale Hypoxie

Zerebrale Hypoxie

Während einer zerebralen Hypoxie kommt es in Abhängigkeit von Dauer, Intensität und Entstehungsgeschwindigkeit der Hypoxie, und weiteren Faktoren wie Blutfluss (Ischämie), Blutzucker, Körpertemperatur, Blut-CO_2 und Blut-pH zu neuropsychiatrischen Symptomen. Abhängig davon kann es entweder zu irreversiblen neuronalen Schäden kommen oder die Symptome völlig rückläufig sein. Mögliche Ursachen für zerebrale Hypoxien werden in Tab. 9.6 aufgelistet. Eine Kompensation der Hypoxie erfolgt durch Autoregulation des zerebralen Blutflusses durch Vasodilatation der zerebralen Widerstandsgefäße, Steigerung der Sauerstoffextraktion aus dem Blut, und Steigerung des Atemantriebs.

Bei einem akuten Abfall des Sauerstoffdrucks auf 30 mmHg oder weniger kommt es zu Gedächtnis- und Bewusstseinsstörungen, was durch Adaptation bei langsamem Sauerstoffabfall ausbleiben kann.

Chronische Hypoxie

Eine chronische Hypoxie führt zu: folgenden Symptomen:
- Gedächtnis- und Aufmerksamkeitsstörungen,
- Antriebslosigkeit,
- Benommenheit und Somnolenz,
- Irritierbarkeit.

Neurologisch können hinzukommen:
- Zittrigkeit,
- Myoklonien,
- Kopfschmerzen,
- Papillenödem,
- Tremor,
- Asterixis.

Nach Abklingen der Hypoxie sind die kognitiven Symptome in der Regel rückläufig. In Höhenluft kommt es abhängig von der Geschwindigkeit des Aufstiegs durch den mit zunehmender Höhe abfallenden Sauerstoffpartialdruck (von 160 mmHg in Meereshöhe auf 30 mmHg bei 8800 m Höhe) ab ca. 3000–4000 m zu Euphorie, Denkverlangsa-

Tabelle 9.6 Ursachen der zerebralen Hypoxie

Verminderte Blutoxygenierung:	
• extrapulmonal	Höhenatmung Ertrinken Ersticken
• pulmonal	chronische Bronchitis Emphysem Pneumonie Lungenembolie Schlafapnoe Atemstillstand Aspiration Verlegung der Atemwege
• hämatologisch	Anämie CO
Verminderter Blutfluss:	
• Perfusionsdruck	Herzstillstand Herzinsuffizienz Herzoperation Herzrhythmusstörungen Herzinfarkt Schock Strangulation Hirnödem
• Rheologie	Anti-Phospholipid-Syndrom Polycythaemia vera Morbus Waldenström Plasmozytom Hyperlipidämie
Erhöhter zerebraler Sauerstoffbedarf	Status epilepticus

mung, Depression, Apathie, Verhaltensauffälligkeiten, Irritierbarkeit, Halluzinationen, Amnesien, vermindertem Urteilsvermögen und Bewusstseinsstörungen. Ein längerer Aufenthalt kann mit Persönlichkeitsveränderungen einhergehen. Doch selbst bei Extrembergsteigern sind diese Symptome nach dem Abstieg rückläufig, und auch akute Hypoxien mit einem Sauerstoffpartialdruck von 20 mmHg scheinen nach längerer Zeit völlig reversibel zu sein (Gray u. Horner 1970).

Globale Ischämie

Bei vermindertem zerebralen Blutfluss, d. h. globaler Ischämie ist neben der Hypoxie auch eine Hypoglykämie und ein verminderter Abtransport von Abfallstoffen von entscheidender Bedeutung. Der kritische Perfusionsdruck liegt bei 45 mmHg. Es kommt zu Bewusstseinsverlust, Amnesie für das akute Ereignis und innerhalb von wenigen Minuten zum irreversiblen neuronalen Zelltod. Die nach Wiederherstellung von suffizienten Kreislaufbedingungen irreversiblen Folgen reichen von anhaltenden Gedächtnisdefiziten, über Demenz bis zum apallischem Syndrom und Hirntod. Auch extrapyramidale Störungen, Pseudobulbärparalyse, Erblindung und Paresen und Ataxie können auftreten.

Am empfindlichsten gegenüber *plötzlich einsetzender globaler Ischämie* sind die 3., 4. und 5. zerebrale Kortexschicht, Kleinhirn-Purkinje-Zellen, und die CA1-Region im Hippocampus, makroskopisch vor allem die vaskulären Grenzzonengebiete in Groß- und Kleinhirn. Auch die Stammganglien sind früh betroffen.

Bei *langsamer einsetzender globaler Ischämie* kann noch eine Umverteilung des verbleibenden Blutflusses durch Autoregulation stattfinden, sodass das Verteilungsmuster der chädigung etwas anders ausfällt. Ungefähr 2 Wochen nach einem hypoxischen Ereignis kann es noch einmal zu einer Verschlechterung durch diffuse Demyelinisierung in den Großhirnhemisphären kommen.

Hyperviskositätssyndrome durch massive Zellzahl-, Lipid- oder Proteinerhöhung sind reversibel, wenn sie nicht zu Infarkten geführt haben. Klinisch kommt es zu:
- Kopfschmerzen,
- Schwindel,
- Gedächtnis- und Konzentrationsstörungen,
- Visusstörungen,
- Demenz.

Diagnostisch sollte an Blutbild, Gesamteiweiß, Eiweißelektrophorese, Immunfixation, Serumlipide und Antiphospholipidantikörper gedacht werden.

Die Behandlung ist die Behandlung der Grundkrankheit, symptomatisch kann eine Hydratation oder Plasmapherese klinische Verbesserung bringen (Mas et al. 1985).

Chronisch obstruktive Lungenerkrankungen führen durch Hypoxämie ab einem Sauerstoffpartialdruck unter 59 mmHg zu kognitiven Defiziten (Grant et al. 1987).

Literatur

Adler S. Methyldopa-induced decrease in mental activity. JAMA 1974;230:1428–9

al Deeb SM, Yaqub BA, Sharif HS, Phadke JG. Neurobrucellosis: clinical characteristics, diagnosis, and outcome. Neurology 1989;39:498–501

Angelini L, Nardocci N, Rumi V, Zorzi C, Strada L, Savoiardo M. Hallervorden-Spatz disease: clinical and MRI study of 11 cases diagnosed in life. J.Neurol. 1992;239:417–25

Arendt G, von GH, Hefter H, Neuen-Jacob E, Roick H, Jablonowski H. Long-term course and outcome in AIDS patients with cerebral toxoplasmosis. Acta Neurol.Scand. 1999;100:178–84

Baumann TP, Hurwitz N, Karamitopolou-Diamantis E, Probst A, Herrmann R, Steck AJ. Diagnosis and treatment of intravascular lymphomatosis. Arch.Neurol. 2000;57:374–7

Berginer VM, Salen G, Shefer S. Long-term treatment of cerebrotendinous xanthomatosis with chenodeoxycholic acid. N.Engl.J.Med. 1984;311:1649–52

Berkovic SF, Carpenter S, Andermann F, Andermann E, Wolfe LS. Kuf's disease: a critical reappraisal. Brain 1988;111:27–62

Berkovic SF, Carpenter S, Evans A, Karpati G, Shoubridge EA, Andermann F, et al. Myoclonus epilepsy and ragged-red fibres (MERRF). 1. A clinical, pathological, biochemical, magnetic resonance spectrographic and positron emission tomographic study. Brain 1989;112:1231–60

Besser R, Kramer G, Thumler R, Bohl J, Gutmann L, Hopf HC. Acute trimethyltin limbic-cerebellar syndrome. Neurology 1987;37:945–50

Boerner RJ, Kapfhammer HP. Psychopathological changes and cognitive impairment in encephalomyelitis disseminata. Eur. Arch. Psychiatry Clin.Neurosci. 1999;249:96–102

Bolla KI, McCann UD, Ricaurte GA. Memory impairment in abstinent MDMA ("Ecstasy") users. Neurology 1998;51:1532–7

Bornebroek M, Haan J, Maat-Schieman ML, Van DS, Roos RA. Hereditary cerebral hemorrhage with amyloidosis-Dutch type (HCHWA-D): I – A review of clinical, radiologic and genetic aspects. Brain Pathol. 1996;6:111–4

Bottger S, Prosiegel M, Steiger HJ, Yassouridis A. Neurobehavioural disturbances, rehabilitation outcome, and lesion site in patients after rupture and repair of anterior communicating artery aneurysm. J.Neurol.Neurosurg.Psychiatry 1998;65:93–102

Bradley B, Singleton M, Lin WP. Bismuth toxicity – a reassessment. J.Clin.Pharm.Ther. 1989;14:423–41

Brashear A, Unverzagt FW, Farber MO, Bonnin JM, Garcia JG, Grober E. Ethylene oxide neurotoxicity: a cluster of 12 nurses with peripheral and. Neurology 1996;46:992–8

Brewer CJ, Fink JK, Hedera P. Diagnosis and Treatment of Wilson's Disease. Seminars in Neurology 1999;19:261–70

Carney MW. Five cases of bromism. Lancet 1971;2:523–4

Caselli RJ. Giant cell (temporal) arteritis: a treatable cause of multi-infarct dementia. Neurology 1990;40:753–5

Caselli RJ, Scheithauer BW, Bowles CA, Trenerry MR, Meyer FB, Smigielski JS, et al. The treatable dementia of Sjogren's syndrome. Ann.Neurol. 1991;30:98–101

Chamberlain MC, Barba D, Kormanik P, Berson AM, Saunders WM, Shea MC. Concurrent cisplatin therapy and iodine 125 brachytherapy for recurrent malignant brain tumors. Arch.Neurol. 1995;52:162–7

Chen CS, Patterson MC, Wheatley CL, O'Brien JF, Pagano RE. Broad screening test for sphingolipid-storage diseases. Lancet 1999;354:901–5

Cohen D, Taieb O, Flament M, Benoit N, Chevret S, Corcos M, et al. Absence of cognitive impairment at long-term follow-up in adolescents treated with ECT for severe mood disorder. Am.J.Psychiatry 2000;157:460–2

Collin P, Pirttila T, Nurmikko T, Somer H, Erila T, Keyrilainen O. Celiac disease, brain atrophy, and dementia. Neurology 1991;41:372–5

Corsellis JA, Bruton CJ, Freeman-Browne D. The aftermath of boxing. Psychol.Med. 1973;3:270–303

Crimlisk HL. The little imitator – porphyria: a neuropsychiatric disorder. J.Neurol.Neurosurg.Psychiatry 1997;62:319–28

Dalmau J, Graus F, Rosenblum MK, Posner JB. Anti-Hu–associated paraneoplastic encephalomyelitis/sensory neuronopathy. A clinical study of 71 patients. Medicine (Baltimore.) 1992; 71:59–72

Davis RL, Holohan PD, Shrimpton AE, Tatum AH, Daucher J, Collins GH, et al. Familial encephalopathy with neuroserpin inclusion bodies. Am.J.Pathol. 1999;155:1901–13

de Bruijn SF, Budde M, Teunisse S, de HR, Stam J. Long-term outcome of cognition and functional health after cerebral venous sinus thrombosis. Neurology 2000;54:1687–9

DeAngelis LM, Delattre JY, Posner JB. Radiation-induced dementia in patients cured of brain metastases. Neurology 1989;39:789–96

Devinsky O. Cognitive and behavioral effects of antiepileptic drugs. Epilepsia 1995;36 Suppl 2:S46–65

Domnitz, J. Thallium poisoning. South.Med.J. 1960;53, 590–3

Dorndorf D, Wessel K, Vieregge P, Verleger R, Kompf D. [Presenile dementia in xeroderma pigmentosum]. Nervenarzt. 1991;62:641–4

Ellis WG, Sobel RA, Nielsen SL. Leukoencephalopathy in patients treated with amphotericin B methyl ester. J.Infect.Dis. 1982;146:125–37

Erkinjuntti T, Ostbye T, Steenhuis R, Hachinski V. The effect of different diagnostic criteria on the prevalence of dementia. N.Engl.J.Med. 1997;337:1667–74

Estes D, Christian CL. The natural history of systemic lupus erythematosus by prospective analysis. Medicine (Baltimore.) 1971;50:85–95

Estrada RV, Moreno J, Martinez E, Hernandez MC, Gilsanz G, Gilsanz V. Pancreatic encephalopathy. Acta Neurol.Scand. 1979;59:135–9

Federico A, Palmeri S, Malandrini A, Fabrizi G, Mondelli M, Guazzi GC. The clinical aspects of adult hexosaminidase deficiencies. Dev.Neurosci. 1991;13:280–7

Filley CM, Heaton RK, Rosenberg NL. White matter dementia in chronic toluene abuse. Neurology 1990;40:532–4

Footitt DR, Quinn N, Kocen RS, Oz B, Scaravilli F. Familial Lafora body disease of late onset: report of four cases in one. J.Neurol. 1997;244:40–44

Ford RG, Siekert RG. Central nervous system manifestations of periarteritis nodosa. Neurology 1965;15:114–22

Freeman JW, Couch JR. Prolonged encephalopathy with arsenic poisoning. Neurology 1978;28:853–5

Friedman JH, Ambler M. Progressive parkinsonism associated with Rosenthal fibers: senile-onset. Neurology 1992;42:1733–5

Gates EM, Kernohan JW, Craig WM. Metastatic brain abscess. Medicine(Baltimore) 1950;29: 71–98

Giannakopoulos P, Hof PR, Bouras C. Dementia lacking distinctive histopathology: clinicopathological. Acta Neuropathol.(Berl.) 1995;89:346–55

Glass JP, Lee YY, Bruner J, Fields WS. Treatment-related leukoencephalopathy. A study of three cases and. Medicine (Baltimore.) 1986;65:154–62

Goebel HH, Zur PH. Central pontine myelinolysis. A clinical and pathological study of 10 cases. Brain 1972;95:495–504

Grant I, Prigatano GP, Heaton RK, McSweeny AJ, Wright EC, Adams KM. Progressive neuropsychologic impairment and hypoxemia. Relationship in chronic obstructive pulmonary disease. Arch.Gen.Psychiatry 1987;44:999–1006

Gray FDJ, Horner GJ. Survival following extreme hypoxemia. JAMA 1970;211:1815-.7

Guinan EM, Lowy C, Stanhope N, Lewis PD, Kopelman MD. Cognitive effects of pituitary tumours and their treatments: two case studies and an investigation of 90 patients. J.Neurol.Neurosurg.Psychiatry 1998;65:870–6

Hageman AT, Gabreels FJ, de JJ, Gabreels-Festen AA, van den Berg CJ, van OB, et al. Clinical symptoms of adult metachromatic leukodystrophy and arylsulfatase. Arch.Neurol. 1995;52:408–13

Hammans SR, Sweeney MG, Hanna MG, Brockington M, Morgan-Hughes JA, Harding AE. The mitochondrial DNA transfer RNA-Leu(UUR) A –>G(3243) mutation. A. Brain 1995;118:721–34

Hanlon JT, Horner RD, Schmader KE, Fillenbaum GG, Lewis IK, Wall WEJ, et al. Benzodiazepine use and cognitive function among community-dwelling. Clin.Pharmacol.Ther. 1998;64:684–92

Hardie RJ, Pullon HW, Harding AE, Owen JS, Pires M, Daniels GL, et al. Neuroacanthocytosis. A clinical, haematological and pathological study of. Brain 1991;114:13–49

Haseler LJ, Sibbitt WLJ, Sibbitt RR, Hart BL. Neurologic, MR imaging, and MR spectroscopic findings in eosinophilia myalgia syndrome. Am.J.Neuroradiol. 1998;19:1687–94

Holt IJ, Harding AE, Petty RK, Morgan-Hughes JA. A new mitochondrial disease associated with mitochondrial DNA heteroplasmy. Am J Hum Genet. 1990;46:428–33

Hook CC, Kimmel DW, Kvols LK, Scheithauer BW, Forsyth PA, Rubin J, et al. Multifocal inflammatory leukoencephalopathy with 5-fluorouracil and levamisole. Ann.Neurol. 1992;31:262–7

Hook EW, Marra CM. Acquired syphilis in adults [see comments]. N.Engl.J.Med. 1992;326:1060–9

Hopf NJ, Grunert P, Fries G, Resch KD, Perneczky A. Endoscopic third ventriculostomy: outcome analysis of 100 consecutive procedures. Neurosurgery 1999;44:795–804

Hurst RW, Bagley LJ, Galetta S, Glosser G, Lieberman AP, Trojanowski J, et al. Dementia resulting from dural arteriovenous fistulas: the pathologic findings of venous hypertensive encephalopathy. AJNR. Am.J.Neuroradiol. 1998;19:1267–73

Hwang TL, Yung WK, Estey EH, Fields WS. Central nervous system toxicity with high-dose Ara-C. Neurology 1985;35:1475–9

Jen J, Cohen AH, Yue Q, Stout JT, Vinters HV, Nelson S, et al. Hereditary endotheliopathy with retinopathy, nephropathy, and stroke. Neurology 1997;49:1322–30

Jensson O, Gudmundsson G, Arnason A, Blondal H, Petursdottir I, Thorsteinsson L, et al. Hereditary cystatin C (gamma-trace) amyloid angiopathy of the CNS causing. Acta Neurol.Scand. 1987;76:102–14

Johnson JD, Raff MJ, Van AJ. Neurologic manifestations of Legionnaires' disease. Medicine (Baltimore.) 1984;63:303–10

Katzenstein AL, Carrington CB, Liebow AA. Lymphomatoid granulomatosis: a clinicopathologic study of 152 cases. Cancer 1979;43:360–73

Kaye BR, Fainstat M. Cerebral vasculitis associated with cocaine abuse. JAMA 1987;258:2104–6

Kiuru S, Salonen O, Haltia M. Gelsolin-related spinal and cerebral amyloid angiopathy. Ann.Neurol. 1999;45:305–11

Kolodny EH, Raghavan S, Krivit W. Late-onset Krabbe disease (globoid cell leukodystrophy): clinical and biochemical features of 15 cases. Dev.Neurosci. 1991;13:232–9

Kopelman MD, Corn TH. Cholinergic 'blockade' as a model for cholinergic depletion. A comparison. Brain 1988;111:1079–110

Krivit W, Shapiro E, Kennedy W, Lipton M, Lockman L, Smith S, et al. Treatment of late infantile metachromatic leukodystrophy by bone marrow. N.Engl.J.Med. 1990;322:28–32

Krivit W, Shapiro EG, Peters C, Wagner JE, Cornu G, Kurtzberg J, et al. Hematopoietic stem-cell transplantation in globoid-cell leukodystrophy. N.Engl.J.Med. 1998;338:1119–26

Lavin P, Alexander CP. Letter: Dementia associated with clonidine therapy. Br.Med.J. 1975;1:628

Lederman RJ, Henry CE. Progressive dialysis encephalopathy. Ann.Neurol. 1978;4:199–204

Lee MS, Marsden CD. Neurological sequelae following carbon monoxide poisoning clinical course. Mov.Disord. 1994;9:550–8

Lehesjoki AE, Koskiniemi M. Clinical features and genetics of progressive myoclonus epilepsy of the. Ann.Med. 1998;30:474–80

Logigian EL, Kaplan RF, Steere AC. Chronic neurologic manifestations of Lyme disease. N.Engl.J.Med. 1990;323:1438–44

Lossos A, Schlesinger I, Okon E, Abramsky O, Bargal R, Vanier MT, et al. Adult-onset Niemann-Pick type C disease. Clinical, biochemical, and. Arch.Neurol. 1997;54:1536–41

Louis ED, Lynch T, Kaufmann P, Fahn S, Odel J. Diagnostic guidelines in central nervous system Whipple's disease. Ann.Neurol. 1996;40:561–8

Lownie SP, Drake CG, Peerless SJ, Ferguson GG, Pelz DM. Clinical presentation and management of giant anterior communicating artery region aneurysms. J.Neurosurg. 2000;92:267–77

Luxenberg J, Feigenbaum LZ, Aron JM. Reversible long-standing dementia with normocalcemic hyperparathyroidism. J.Am.Geriatr.Soc. 1984;32:546–7

Mangone CA, Sica RE, Pereyra S, Genovese O, Segura E, Riarte A, et al. Cognitive impairment in human chronic Chagas' disease. Arq.Neuropsiquiatr. 1994;52:200–3

Martinez AJ, Guerra AE, Garcia-Tamayo J, Cespedes G, Gonzalez-Alfonzo JE, Visvesvara GS. Granulomatous amebic encephalitis: a review and report of a spontaneous case from Venezuela. Acta Neuropathol.(Berl.) 1994;87:430–4

Mas JL, Bousser MG, Lacombe C, Agar N. Hyperlipidemic dementia. Neurology 1985;35:1385–7

McLean J, Manchip S. Wernicke's encephalopathy induced by magnesium depletion. Lancet 1999;353:1768

Mena I, Marin O, Fuenzalida S, Cotzias GC. Chronic manganese poisoning. Clinical picture and manganese turnover. Neurology 1967;17:128–36

Mitsias P, Levine SR. Cerebrovascular complications of Fabry's disease. Ann.Neurol. 1996;40:8–17

Moore PM, Richardson B. Neurology of the vasculitides and connective tissue diseases. J.Neurol.Neurosurg.Psychiatry 1998;65:10–22

Morita H, Ikeda S, Yamamoto K, Morita S, Yoshida K, Nomoto S, et al. Hereditary ceruloplasmin deficiency with hemosiderosis: a. Ann.Neurol. 1995;37:646–56

Nance MA, Boyadjiev S, Pratt VM, Taylor S, Hodes ME, Dlouhy SR. Adult-onset neurodegenerative disorder due to proteolipid protein gene. Neurology 1996;47:1333–5

Needleman HL, Schell A, Bellinger D, Leviton A, Allred EN. The long-term effects of exposure to low doses of lead in childhood. An. N.Engl.J.Med. 1990;322:83–8

Odenthal HJ, Rawert B, Josephs W, Lenga P. [Chronische Dihydroergotamin-Intoxikation mit schweren, multifokalen zerebralen Ischämien.] Intensivmedizin 1990;27:260–3

Papazian O, Canizales E, Alfonso I, Archila R, Duchowny M, Aicardi J. Reversible dementia and apparent brain atrophy during valproate therapy. Ann.Neurol. 1995;38:687–91

Papo T, Biousse V, Lehoang P, Fardeau C, Guyen N, Huong DL, et al. Susac syndrome. Medicine (Baltimore.) 1998;77:3–11

Paschke E, Stockler S. [Strategies for the diagnosis of lysosomal storage diseases: symptoms. Wien.Klin.Wochenschr. 1992;104:658–64

Pavol MA, Meyers CA, Rexer JL, Valentine AD, Mattis PJ, Talpaz M. Pattern of neurobehavioral deficits associated with interferon alfa. Neurology 1995;45:947–50

Pekkarinen P, Hovatta I, Hakola P, Jarvi O, Kestila M, Lenkkeri U, et al. Assignment of the Lokus for PLO-SL, a frontal-lobe dementia with bone. Am.J.Hum.Genet. 1998;62:362–72

Perl TM, Bedard L, Kosatsky T, Hockin JC, Todd EC, Remis RS. An outbreak of toxic encephalopathy caused by eating mussels contaminated. N.Engl.J.Med. 1990;322:1775–80

Petersen P. Psychiatric disorders in primary hyperparathyroidism. J.Clin.Endocrinol.Metab. 1968;28:1491–5

Petersen RB, Goren H, Cohen M, Richardson SL, Tresser N, Lynn A, et al. Transthyretin amyloidosis: a new mutation associated with dementia. Ann.Neurol. 1997;41:307–13

Plant GT, Revesz T, Barnard RO, Harding AE, Gautier-Smith PC. Familial cerebral amyloid angiopathy with nonneuritic amyloid plaque. Brain 1990;113:721–47

Raskin NH, Fishman RA. Neurologic disorders in renal failure (first of two parts). N.Engl.J.Med. 1976;294:143–8

Reynaud P, Loiseau H, Coquet M, Vital C, Loiseau P. [An adult case of Leigh's subacute necrotizing encephalomyelopathy]. Rev.Neurol.(Paris.) 1988;144:259–65

Rinne JO, Lee MS, Thompson PD, Marsden CD. Corticobasal degeneration. A clinical study of 36 cases. Brain 1994;117:1183–96

Robinson KC, Kallberg MH, Crowley MF. Idiopathic hypoparathyroidism presenting as dementia. Br.Med.J. 1954;2:1203–6

Scharf D. Neurocysticercosis. Two hundred thirty-eight cases from a California hospital. Arch.Neurol. 1988;45:777–80

Scrimgeour EM. Outbreak of methanol and isopropanol poisoning in New Britain, Papua New Guinea. Med.J.Aust. 1980;2:36–8

Sigal LH. The neurologic presentation of vasculitic and rheumatologic syndromes. A review. Medicine (Baltimore.) 1987;66:157–80

Spencer PS, Nunn PB, Hugon J, Ludolph AC, Ross SM, Roy DN, et al. Guam amyotrophic lateral sclerosis-parkinsonism-dementia linked to a plant. Science 1987;237:517–22

Starkman MN, Schteingart DE. Neuropsychiatric manifestations of patients with Cushing's syndrome. Relationship to cortisol and adrenocorticotropic hormone levels. Arch.Intern.Med. 1981;141:215–9

Steiner I, Polacheck I, Melamed E. Dementia and myoclonus in a case of cryptococcal encephalitis. Arch.Neurol. 1984;41:216–7

Stockhammer G, Felber SR, Zelger B, Sepp N, Birbamer GG, Fritsch PO, et al. Sneddon's syndrome: diagnosis by skin biopsy and MRI in 17 patients. Stroke 1993;24:685–90

Strachan RW, Henderson JG. Dementia and folate deficiency. Q.J.Med. 1967;36:189–204

Stratigos AJ, Laskaris G, Stratigos JD. Behcet's disease. Semin.Neurol. 1992;12:346–57

Stuerenburg HJ, Hansen HC, Thie A, Kunze K. Reversible dementia in idiopathic hypoparathyroidism associated with normocalcemia. Neurology 1996;47:474–6

Suzuki Y, Sakuraba H, Oshima A, Yoshida K, Shimmoto M, Takano T, et al. Clinical and molecular heterogeneity in hereditary beta-galactosidase. Dev.Neurosci. 1991;13:299–303

Tan EM, Cohen AS, Fries JF, Masi AT, McShane DJ, Rothfield NF, et al. The 1982 revised criteria for the classification of systemic lupus erythematosus. Arthritis Rheum. 1982;25:1271–7

Tatum WO, Ross J, Cole AJ. Epileptic pseudodementia. Neurology 1998;50:1472–5

Valpey R, Sumi SM, Copass MK, Goble GJ. Acute and chronic progressive encephalopathy due to gasoline sniffing. Neurology 1978;28:507–10

van der Knaap MS, Naidu S, leinshmidt-Demasters K, Kamphorst W,Weinstein HC. Atosomal dominant diffuse leukoencephalopathy with neuroaxonal spheroids. Neurology 2000;54:463–8

van der Sande JJ, van SA, Wintzen AR. 'Dementia with contractures' as presenting signs of secondary adrenocortical insufficiency. Clin.Neurol.Neurosurg. 1986;88:53–6

van Schrojenstein-de Valk HM, van de Kamp JJ. Follow-up on seven adult patients with mild Sanfilippo B-disease. Am.J.Med.Genet. 1987;28:125–9

van Geel BM, Assies J, Wanders RJ, Barth PG. X linked adrenoleukodystrophy: clinical presentation, diagnosis, and treatment. J.Neurol.Neurosurg.Psychiatry 1997;63:4–14

Vroom FQ, Greer M. Mercury vapour intoxication. Brain 1972;95:305–18

Warner TT, Lennox GG, Janota I, Harding AE. Autosomal-dominant dentatorubropallidoluysian atrophy in the United. Mov.Disord. 1994;9:289–96

Warrell DA, Looareesuwan S, Warrell MJ, Kasemsarn P, Intaraprasert R, Bunnag D, et al. Dexamethasone proves deleterious in cerebral malaria. A double-blind trial in 100 comatose patients. N.Engl.J.Med. 1982;306:313–9

Wester K, Hugdahl K. Arachnoid cysts of the left temporal fossa: impaired preoprative cognition and postoperative improvement. J.Neurol.Neurosurg.Psychiatry 1995;59:293–8

Wheat LJ, Batteiger BE, Sathapatayavongs B. Histoplasma capsulatum infections of the central nervous system. A clinical review. Medicine (Baltimore.) 1990;69:244–60

Williams M, Smth HV. Mental disturbances in tuberculous meningitis. J.Neurol.Neurosurg.Psychiat. 1954;17:173–82

Winkelman MD, Banker BQ, Victor M, Moser HW. Non-infantile neuronopathic Gaucher's disease: a clinicopathologic study. Neurology 1983;33:994–1008

Wolters EC, van WG, Stam FC, Rengelink H, Lousberg RJ, Schipper ME, et al. Leucoencephalopathy after inhaling "heroin" pyrolysate. Lancet 1982;2:1233–7

Wredling R, Levander S, Adamson U, Lins PE. Permanent neuropsychological impairment after recurrent episodes of severe hypoglycaemia in man. Diabetologia 1990;33:152–7

Yoshida K, Oshima A, Sakuraba H, Nakano T, Yanagisawa N, Inui K, et al. GM1 gangliosidosis in adults: clinical and molecular analysis of 16. Ann.Neurol. 1992;31:328–32

Zajicek JP, Scolding NJ, Foster O, Rovaris M, Evanson J, Moseley IF, et al. Central nervous system sarcoidosis – diagnosis and management. QJM. 1999;92:103–17

10 Potenziell behebbare Demenzen

G. Stoppe und J. Staedt

Historisches .... S. 414

Problematik des Begriffs Pseudodemenz .... S. 415

Epidemiologie .... S. 416

Somatische Ursachen .... S. 419
    Hirntumoren und subdurale Hämatome ... S. 419
    Normaldruckhydrozephalus .... S. 419
    Metabolische Ursachen .... S. 420
    Schlafapnoe-Syndrom und chronisch
    obstruktive Lungenerkrankungen .... S. 421
    Immunerkrankungen .... S. 422
    Substanzinduzierte Störungen .... S. 422

Psychische Ursachen .... S. 428
    Schizophrenie .... S. 428
    Depression .... S. 428
    Dissoziative und funktionelle Störungen ... S. 431

Historisches

Spätestens seit dem Ende des 19. Jahrhunderts wurde ein organisches Substrat als mögliche Ursache der Demenz vermutet. Mit der Syphilisbehandlung erlebte man die erfolgreiche Auflösung hirnorganischer Symptome. Damit kamen erste Gedanken an eine Reversibilität demenzieller Syndrome auf. Seit den 60er Jahren wurde klar, dass eine Fülle von Ursachen zu demenziellen Syndromen führen können. Es folgte eine Vielzahl von Untersuchungen, die die relative Häufigkeit reversibler Demenzen zum Inhalt hatte. Verschiedene Autoren folgerten daraus, dass zwischen 10 und 40 % der Demenzen potenziell reversibel seien (National Institute on Aging Task Force 1980, Martin et al. 1983). Aus diesen Untersuchungen wird auch heute noch der notwendige Umfang der Demenzdiagnostik begründet (Clarfield 1988).

Problematik des Begriffs Pseudodemenz

In der Literatur zum Thema der potenziell reversiblen Demenzen findet sich immer wieder der Begriff Pseudodemenz. Vor allem die kognitiven Störungen im Rahmen von Depressionen werden oft als depressive Pseudodemenz bezeichnet. Nach den entsprechenden Autoren, insbesondere Kiloh (1991), wird die Pseudodemenz als *reversible* kognitive Störung verstanden, die eine primär nicht demenzielle Erkrankung kompliziere. Diese wird der Demenz als *irreversibler* kognitiver Einbuße gegenübergestellt. Dies würde bedeuten, dass alle Demenzsyndrome reversibel sind, die nicht auf eine primäre Demenzerkrankung, z. B. eine AD, zurückzuführen sind. Dies ist aber nicht der Fall, wie im folgenden noch gezeigt wird. Zum anderen würde es bedeuten, dass sobald primäre Demenzen durch Behandlung weitgehend asymptomatisch würden, auch diese Demenzen dann Pseudodemenzen wären.

Ein Problem resultiert sicherlich auch aus der Überschneidung des *nosologisch* verstandenen Begriffs Demenz mit dem *psychopathologischen* Demenzbegriff (Zimmer u. Lauter 1984). Nachdem im internationalen Gebrauch des Begriffs die Kriterien Progredienz, Irreversibilität und auch Ätiologie heute irrelevant sind und er rein syndromatologisch gefasst ist, verliert der Begriff Pseudodemenz auch auf dieser Basis seine Grundlage.

Der dritte Aspekt – und nebenbei auch der historisch entscheidende – ist die begriffliche Trennung einer *rein funktionellen* von einer *rein organischen* Erkrankung. Historisch mag das begründet sein, wenn man bedenkt, dass der Begriff erstmalig im 19. Jahrhundert von Wernicke zur Beschreibung chronisch hysterischer Zustände verwendet wurde, die eine mentale Schwäche vortäuschten (Berrios 1985). Auch die Beschreibung des Ganser-Syndroms (Ganser 1897) geht im Wesentlichen auf diese auch heute noch als funktionell angesehenen (hysterischen) Konversions- und Dissoziationsphänomene ein (S. 431).

Nachdem andersherum auch depressive Syndrome bei Demenzen nicht mit dem gleichen Selbstverständnis als Pseudodepressionen bezeichnet werden, ist es sicher korrekt, auf den Terminus „Pseudo" ganz zu verzichten, von Demenzsyndromen zu sprechen und etwaige Besonderheiten den beschreibenden Adjektiven (depressiv, hysterisch, medikamentös induziert usw.) zu überlassen.

Im Folgenden muss darauf geachtet werden, dass in der Literatur vielfach mit den Begriffen „Demenz", „Delir" und „kognitive Verschlechterung" recht unscharf umgegangen wird. Durch eine sorgfältige psychopathologische Charakterisierung sind jedoch diese Syndrome gut voneinander zu differenzieren. Zudem können delirante Syndrome auch bei Demenzen auftreten.

Epidemiologie

Alle publizierten Angaben zum Anteil reversibler Demenzen in entsprechend untersuchten Populationen eignen sich letztendlich kaum für eine Generalisierung. Problematisch ist hier insbesondere eine Verfälschung durch die Selektion. So wurde in der Regel von Patienten berichtet, die z. B. einer entsprechenden neurologischen Institutsambulanz oder einer geriatrischen Einrichtung zugewiesen waren. Hier liegt in der Regel bereits eine Vorselektion durch die überweisenden Hausärzte vor. Die 4 Untersuchungen, die im weitesten Sinne „community-based" sind, enthalten keine Nachuntersuchung, die zeigen könnte, ob die in diesen Studien angegebenen 0–5,9% potenziell reversiblen Demenzen auch wirklich reversibel waren (Kokmen et al.1980, Folstein et al. 1985, Sayetta 1986, Pfeffer et al. 1987).

Das Dilemma entsprechender Studien fassten Clarfield (1988) und später Weytingh et al. (1995) prägnant zusammen. Clarfield (1988) wertete 32 Berichte über insgesamt 2889 Patienten aus. Potenziell reversible Demenzen lagen in 13,2% aller Fälle vor. Weytingh et al (1995) fassten die 11 bereits von Clarfield (1988) erfassten und 5 später publizierte Studien zusammen, in denen nicht nur die Ursachen der Demenzen angegeben, sondern auch das Ausmaß der Reversibilität beschrieben war. Nur 6 dieser Studien hatten DSM-Kriterien verwendet, nur 3 für die Diagnose der AD diejenigen der NINCDS-ADRDA (McKhann et al. 1984), und ebenfalls nur 3 hatten auch diagnostische Kriterien z. B. für eine Depression angewendet. Die Nachuntersuchung erfolgte in der Mehrzahl der Studien nur in dem jeweiligen Behandlungszeitraum, und nur 5 Publikationen schilderten einen Konsensprozess. Dies ist deshalb besonders wichtig, weil ein interdisziplinärer Konsensprozess mit seiner diagnostischen Sicherheit monodisziplinären Ansätzen überlegen ist (Verhey et al. 1993), und somit eine niedrigere Rate von Fehleinschätzungen zu erwarten ist.

Unter dem Aspekt der Reversibilität sollte zwischen *potenziell reversiblen* und *voll reversiblen Zuständen* unterschieden werden. In der Tab. 10.**1** sind die entsprechenden Untersuchungen zusammengefasst. Der Anteil potenziell reversibler Demenzen liegt bei 15,2%. Der überwiegende Teil (9,3% nach konservativer Schätzung) war jedoch partiell reversibel, nur 1,5% remittierten vollständig. Später publizierte Untersuchungen (Walstra et al. 1997, Freter et al. 1998) fanden ähnliche Ergebnisse.

Es findet sich insgesamt eine abnehmende Anzahl von reversiblen Demenzen, wenn die entsprechenden Publikationen im zeitlichen Verlauf nach dem Publikationsjahr betrachtet werden. Eine Erklärung hierfür könnten neben Zuweisungs- und anderen Faktoren auch die verbesserte klinische Diagnostik der Hauptdemenzformen AD und VD sein (McKhann et al. 1984, Roman et al. 1993, Blacker et al. 1994). Daraus die Schlussfolgerung zu ziehen, dass der diagnostische Aufwand reduziert werden könne, ist jedoch insofern falsch, als eine rückgehende Zahl reversibler Demenzen in entsprechend spezialisierten Einrichtungen dafür sprechen könnte, dass in den zuweisenden Einrichtungen (z.B. in den Hausarztpraxen) sorgfältiger und damit in der Regel auch aufwendiger diagnostiziert wird.

Die *Hauptursachen reversibler Demenzen* sind:
- Depressionen,
- medikamenteninduzierte Störungen,
- metabolische Störungen und hier insbesondere Schilddrüsendysfunktionen und Vitamin-B_{12}-Hypovitaminosen,
- Normaldruckhydrozephalus,
- subdurale Hämatome,
- alkoholinduzierte Störungen (Tab. 10.**2**).

Diese Störungen werden deshalb im Folgenden auch im einzelnen beschrieben. Auf reversible Demenzen im Rahmen infektiöser, vaskulärer und auch traumatischer Prozesse wird hier nicht eingegangen, weil diese an anderer Stelle des Buchs behandelt werden.

Tabelle 10.1 Verlaufsuntersuchungen, die den prozentualen Anteil reversibler Demenzen untersuchten (nach Weytingh et al. 1995)

Studie	Studien-design	Probanden			Setting		Ausgewertete Behandlungsfälle			
		Anzahl	Alter[1] (Jahre)	Geschlecht (% männlich)	Stationär/Ambulant	Abteilung	Demente (n)	Potenziell reversible Demenz (%)[3]	Reversible Demenz (%)[3]	
									Partiell	Komplett
Fox et al. (1975)	prospektiv	40	75	52	stationär	Neurologie	40	12,5	5,0	2,5
Freemon (1976)	prospektiv	60	66	100[2]	stationär	Neurologie	60	30,0	11,7	10,0
Victoratos et al. (1977)	retrospektiv	52	<65	–	stationär	Neurologie	50	10,0	6,0	0,0
Hutton (1981)	prospektiv	100	70	100[2]	stationär	Geriatrie	88	37,5	15,9	4,5
Smith u. Kiloh (1981)	prospektiv	200	58	51	stationär	Psychiatrie	175	13,7	10,9	0,0
Delaney (1982)	prospektiv	100	56	68	stationär	Neurologie	100	23,0	21,0	2,0
Freemon u. Rudd (1982)	retrospektiv	110	67	100[2]	stationär	Neurologie	110	14,5	9,1	1,8
Larson et al. (1984)	prospektiv	107	76	29	ambulant	Innere Medizin	99	22,2	13,1	3,0
Larson et al. (1985)	prospektiv	200	76	–	ambulant	Innere Medizin	182	14,3	14,3[4]	1,1
Renvoize et al. (1985)	retrospektiv	150	78	33	stationär	Psychiatrie	150	4,7	3,3	0,0
Bayer et al. (1987)	retrospektiv	100	74	53	ambulant	Geriatrie	83	21,7	22,9	0,0
Hedner et al. (1987)	retrospektiv	75	84	27	stationär	Geriatrie	69	2,9	4,3	1,4
Brodaty (1990)	retrospektiv	144	70	39	ambulant	Geriatrie	113	6,2	0,0	0,0
Cunha (1990)	prospektiv	110	76	37	ambulant	Geriatrie	110	23,6	2,7	1,8
Livingston et al. (1990)	prospektiv	48	80	23	ambulant	Psychiatrie	43	0,0	0,0	0,0
Ames et al. (1992)	prospektiv	100	76	25	ambulant	Geriatrie	79	5,1	0,0	0,0
Summe							1551	15,2	9,3	1,5

[1] durchschnittliches Alter
[2] Krankenhäuser der US Veterans Administration
[3] Prozente basierend auf der Gesamtanzahl dementer Patienten (n = 1551)
[4] Anzahl der potenziell reversiblen Demenz ist hier geringer als die Summe aus den völlig und den teilweise reversiblen Demenzen, da sich einige Zustände reversibel zeigten, die ursprünglich als irreversibel angesehen wurden

Tabelle 10.2 Zusammenfassung der Ursachen von 168 berichteten Fällen von völlig und teilweise reversibler Demenz (nach Weytingh et al. 1995). Erläuterungen:

Ursache	Reversible Demenz		Gesamt	
	Teilweise (n)	Vollständig (n)	(n)	(%)
Depression	36	4	40	23,8
Medikamente	18	13	31	18,5
Metabolische Störungen:	25	2	27	16,1
• Schilddrüsendysfunktion	10	1	11	6,5
• Vitamin-B_{12}-Mangel	5	0	5	3,0
• Hepatopathie	4	0	4	2,4
• Sonstiges[1]	2	1	3	1,8
• nicht angegeben	4	0	4	2,4
Normaldruckhydrozephalus	15	1	16	9,5
Neoplasma	11	0	11	6,5
Subdurales Hämatom	9	1	10	6,0
Alkohol	7	1	8	4,8
Infektionen	4	0	4	2,4
Sonstiges[2]	11	1	12	7,1
Nicht angegeben	9	0	9	5,4

[1] *voll reversibel:*
Folsäuremangel (n = 1)
partiell reversibel:
Hyperparathyreoidismus (n = 2)

[2] *voll remittiert:*
rheumatische Vaskulitis (n = 1)
teilweise remittiert:
Parkinson-Syndrom (n = 1)
Kupferintoxikation (n = 1)
Intoxikation (unbekannter Genese?) (n = 1)
Herzinsuffizienz (n = 1)
„zerebrale Hypoperfusion" (n = 1)
postiktal (n = 1)
Eisenmangelanämie (n = 1)
rheumatoide Arthritis (n = 1)
sensorische Deprivation (n = 1)
unregelmäßige Lebensumstände (n = 1)
unbekannte Genese (n = 1)

Somatische Ursachen

Neben den in diesem Abschnitt detaillierter aufgeführten somatischen Erkrankungen können grundsätzlich noch eine Reihe *weiterer Störungen* aufgeführt werden, so z. B.:
- paraneoplastische Syndrome,
- Elektrolytstörungen,
- hepatische Funktionsstörungen,
- Demenzsyndrome nach Strahlentherapie.

Diese sind jedoch in der Regel aufgrund einer entsprechenden Anamnese oder zusätzlicher weiterer Symptome sowie mit den üblichen Routineuntersuchungen recht gut zu identifizieren und einer spezifischen Behandlung zuzuführen. Inwieweit hier isolierte Demenzsyndrome vorliegen, die anderweitig der Diagnostik entgehen könnten, ist nicht bekannt. Auch gibt es keine systematischen Untersuchungen, inwieweit (chronische) delirante Symptome vorliegen oder wirklich Demenzkriterien erfüllt werden.

Hirntumoren und subdurale Hämatome

■ Hirntumoren

Klinik und Pathogenese:
Tumoren, die frontale und temporale Hirnabschnitte betreffen, werden häufig im Zusammenhang mit Demenzsyndromen beschrieben. Dies gilt insbesondere für sehr langsam wachsende Tumoren wie z. B. Meningeome. Entsprechend der Lokalisation finden sich dann häufig frontale Psychosyndrome mit Persönlichkeitsveränderungen, Antriebsstörungen und sozialen Auffälligkeiten. Sprachliche Funktionsstörungen, Aufmerksamkeits- und Konzentrationsstörungen wie auch Gedächtnisstörungen können sehr wohl auch das Ausmaß einer Demenz einnehmen.

Epidemiologie:
Nach der einzigen neueren epidemiologischen Untersuchung treten primär intrakranielle Tumoren mit einer Inzidenz von 18/100 000 Einwohner und Jahr auf, wobei Meningeome und weitere benigne Tumoren mehr als die Hälfte der Fälle ausmachen (Kuratsu u. Ushio 1997). Bei alten Patienten sind im Vergleich zu jüngeren Altersgruppen delirante Symptome häufiger (Wofford et al. 1993).

Prognose:
Pessimistische Ergebnisse früherer Untersuchungen, dass sich nur ein geringer Anteil erfolgreich operieren ließe, sind durch neuere Untersuchungen widerlegt (Riisoin u. Fussan 1986, Mulley 1986, Black et al. 1998). Danach sind nicht das Alter, sondern andere Faktoren wie Tumorgröße und Lokalisation, Dauer der Operation und die präoperative (neurologische) Beeinträchtigung Prädiktoren des postoperativen Ergebnisses (Nishizaki et al. 1994, Proust et al. 1997).

■ Subdurale Hämatome

Klinik und Pathogenese:
Insbesondere chronisch subdurale Hämatome treten oft Wochen oder Monate nach einem nur trivialen Schädel-Hirn-Trauma auf. Auch spontan auftretende Fälle sind beschrieben. Es gibt Untersuchungen, die zeigen, dass sich kleine subdurale Hämatome auch spontan auflösen. Es wird vermutet, dass die im Alter vulnerableren subduralen Brückenvenen, die bei einer kortikalen Atrophie evtl. physikalisch zusätzlich belastet sind, durch mögliche wiederholte Sickerblutungen subdurale Hämatome erzeugen. Dies würde auch erklären, warum subdurale Hämatome nicht selten bilateral auftreten (Arnold u. Kumar 1993).

Epidemiologie:
Im Zusammenhang zur Differenzialdiagnose von anderen Demenzerkrankungen ist jedoch von Bedeutung, dass die überwiegende Anzahl von Fällen in der Altersgruppe der unter 70-Jährigen beschrieben worden ist, dass nahezu alle fokal-neurologische Zeichen aufwiesen und dass nur ein geringer Prozentsatz von maximal 10% mit einem (dann eben nur selten isolierten) Demenzsyndrom imponiert (Luxon u. Harrison 1979, Black 1985).

Prognose:
Nach diesen Untersuchungen ist die postoperative Prognose mit zunehmendem Alter schlechter. Bis zu $1/3$ der Patienten ging es postoperativ nicht besser oder sogar schlechter als vor der Operation.

Normaldruckhydrozephalus

Klinik und Pathogenese:
Seit der Erstbeschreibung 1965 hat diese Sonderform des kommunizierenden Hydrozephalus große Aufmerksamkeit erhalten.

Klinische Kennzeichen des Normaldruckhydrozephalus
- Gangataxie
- Demenz
- Harninkontinenz

Mono- oder oligosymptomatische Störungen können ausnahmsweise auftreten und die Diagnose erschweren. Das Gehen ist in fortgeschrittenen Krankheitsstadien nicht mehr möglich, die Inkontinenz ist zunächst eine Dranginkontinenz, später eine kortikal ungehemmte Blasenentleerungsstörung. Die Demenz ist im Vergleich häufig nur leichtgradig. Im Vordergrund stehen psychomotorische Verlangsamung, verminderter Antrieb und eine affektive Verflachung.

Differenzialdiagnose:
Differenzialdiagnostisch sind im Wesentlichen vaskuläre Demenzen und alle subkortikalen Demenzformen auszuschließen.

Diagnostik:
Neuroradiologische Methoden sind die Verfahren der Wahl. Für die Diagnose des Normaldruckhydrozephalus empfehlen sich insbesondere MRT-Aufnahmen, die den im Bereich des Aquädukts und oberen Halsmarks abnorm erhöhten Liquorfluss in Form eines Signalverlustes (flow void sign) anzeigen (Hentschel 1994). Das Vorliegen einer Demenz ist häufig mit einer verstärkten kortikalen Atrophie, insbesondere bitemporal im Sinne einer komorbiden Alzheimer-Pathologie verknüpft. Dies sollte bei entsprechenden Indikationsstellungen für Operationen berücksichtigt werden.

Therapie:
Therapeutisch ist die *Shuntoperation* Mittel der Wahl, jedoch fehlen bisher konsistente prädiktive Tests für den Operationserfolg. Eine Verbesserung der Symptomatik nach einer *probatorischen Liquorentnahme* soll die diagnostische Sicherheit und die Wahrscheinlichkeit einer Verbesserung nach der Operation erhöhen. Hierbei scheint jedoch gerade die Demenz das Syndrom zu sein, das am wenigsten auf eine entsprechende Behandlung anspricht (Clarfield 1989, Arnold u. Kumar 1993). Eine Erklärung könnte hierfür sein, dass sich in neueren Studien häufig eine komorbide Alzheimer-Pathologie zeigt, die von einer entsprechenden Druckentlastung nicht profitiert.

Metabolische Ursachen

Reversible demenzielle Syndrome sind letztendlich vor allem – auch quantitativ bedeutsam – im Rahmen von Schilddrüsendysfunktionen und als Mangelsymptome für den Vitamin-B_{12}-Stoffwechsel beschrieben worden.

■ Schilddrüsenfunktionsstörungen

Sowohl eine Hypo- als auch ein Hyperthyreose können zu kognitiven Störungen führen (Martin u. Deam 1996, Dugbartey et al. 1998). Martin u. Deam (1996) berichteten über 60 alte Patienten mit Hyperthyreose. Sie hatten zwar häufig demenzielle und vor allem delirante Symptome (52%), zeigten jedoch häufiger eine Störung der Psychomotorik (Apathie, Agitation [58%]), Herzrhythmusstörungen (60%) sowie eine Gewichtsabnahme (80%). Dennoch war die Störung bei mehr als der Hälfte der Patienten klinisch nicht vermutet worden. Unter Behandlung normalisierten sich die pathologischen Laborparameter und die meisten demenziellen Syndrome verbesserten sich.

> Gerade im Alter muss berücksichtigt werden, dass entsprechende Stoffwechselzustände sich langsam einstellen und relativ symptomarm auftreten, weshalb die Erkennung insbesondere hypothyreoter Stoffwechsellagen diagnostisch sehr schwierig ist (Bemben et al. 1994 a, b).

Insgesamt sind vor allem Hypothyreosen mit einer Prävalenz von etwa 15% im Alter häufig. Untersucht man alte psychisch Kranke mit verschiedenen Störungen, finden sich bei etwa 20–25% ein pathologischer Wert von TSH und/oder Thyroxin (T4) und/oder Triiodthyronin (T3) (Faldt et al. 1996, Stoppe et al. 1999b), bei Demenzen sogar in über 30% der Fälle (Faldt et al. 1996). Offensichtlich kann es bei Demenzen auch – als Zeichen einer zentralen Funktionsstörung (?) – zu formalen Hypothyreosen bei unauffälligem TRH-Stimulationstest kommen. Zum Ausschluss entsprechender Störungen wird die alleinige TSH-Bestimmung deshalb von manchen Autoren als nicht ausreichend angesehen (Faldt et al. 1996).

Ein Zusammenhang zwischen den Serumspiegeln von totalem T4 und dem freien T4-Index und kognitiven Funktionen wurde kürzlich bei gesunden älteren Männern (im Mittel 72 Jahre) nachgewiesen (Prinz et al. 1999). Bei Demenzpatienten fand sich keine sichere Korrelation (Dugbartey et al. 1998, Faldt et al. 1996). Die Störungen bei Hypothyreose umfassen Beeinträchtigungen der Intelligenz, der Aufmerksamkeit, des Gedächtnisses, der (expressiven) Sprache und motorischer Funktionen (Dugbartey et al. 1998). Die EEG-Grundaktivität ist oft unspezifisch verlangsamt, der Hirnstoffwechsel reduziert (Haupt u. Kurz 1990). Unter Therapie finden sich volle Remissionen selten, insbesondere wenn die Störung erst spät behandelt wird, wobei unklar ist, wie lange therapiert und die Verbesserung abgewartet werden soll (Haupt und Kurz 1993, Dugbartey et al. 1998). In Anbetracht der gut bekannten Zusammenhänge zwischen affektiven Störungen und der Schilddrüsenfunktion erscheint es zudem interessant, prospektiv affektive Störungen bei Demenzen auch unter diesem Aspekt genauer zu untersuchen.

Auf die Hashimoto-Enzephalopathie wird auf S. 422 eingegangen.

■ Vitamin-B$_{12}$-Mangel

Ein Vitamin-B$_{12}$-Mangel-Syndrom tritt im Alter häufiger auf, möglicherweise aufgrund der größeren Auftretenswahrscheinlichkeit der entsprechenden Risikofaktoren. Besonders gefährdet sind Patienten mit gastrointestinalen Krankheiten, insbesondere atrophischer Gastritis (Typ A und Pangastritis) oder Magenteilresektionen. Patienten mit Autoimmunerkrankungen, z.B. bei Schilddrüsenerkrankungen oder bei insulinpflichtigem Diabetes mellitus, haben ebenso ein erhöhtes Risiko wie Patienten mit einer Langzeitbehandlung mit H$_2$-Blockern und Protonen-Pumpen-Hemmern.

Problematisch ist, dass die Bestimmung des Serum-Vitamin B$_{12}$ zwar immer noch als Suchtest empfohlen wird, dennoch auch bei grenzwertig niedrigem bzw. relativ normalem Wert, evtl. auch bei noch normalem Schilling-Test, Mangelsyndrome beschrieben sind. Weil auch die makrozytäre Anämie als weiteres klinisches Symptom nur selten auftritt (z.T. in weniger als 20% der Fälle), werden zusätzliche Analysen des Serumhomocysteins und des Serumspiegels von Methyl-Malonsäure empfohlen. In verschiedenen Studien lag die Prävalenz von gleichzeitig niedrigem Vitamin-B$_{12}$-Spiegel und hohen Spiegeln von Methyl-Malonsäure und/oder Homocystein bei 10–20% in der älteren Bevölkerung, weshalb Chanarin u. Metz (1997) den Nutzen dieser Kriterien in Frage stellten. Es scheint jedoch auf jeden Fall ratsam, bereits bei Vitamin-B$_{12}$-Spiegeln unter 220–260 pmol/l eine weitere Diagnostik bzw. Substitution zu veranlassen.

> Ein Absinken der meist deutlich erhöhten Spiegel von Methyl-Malonsäure und Homocystein nach Vitamin-B$_{12}$-Gabe gilt als diagnostisch beweisend für einen Vitamin-B$_{12}$-Mangel.

Nur der Homocysteinmetabolismus ist zusätzlich von einer adäquaten Zufuhr von Folsäure und Vitamin B$_6$ abhängig, sodass Mangelzustände dieser Bestandteile ebenso in die Diagnostik mit einbezogen werden müssen wie ein begleitender Eisenmangel. Letzterer ist wahrscheinlich der Grund für das häufig normale Blutbild bei einer makrozytären Anämie. Aufgrund eines Vitamin-B$_{12}$-Mangels findet man oft zusätzlich einen Anstieg des Serumeisens und des Ferritins (Nilsson-Ehle 1998).

Neuropsychiatrische Störungen treten in Form von Parästhesien, einer Hinterstrangataxie und oft auch einem Demenzsyndrom auf. Auch ein isoliertes Demenzsyndrom ist beschrieben worden (Lindenbaum et al. 1988). Insgesamt könnte dies auch darauf hindeuten, dass der Vitamin-B$_{12}$-Mangel nicht zu einer Demenz führt, sondern eher zu deliranten Syndromen (Hector u. Burton 1988).

> In den vorliegenden Therapiestudien zeigte sich, dass Demenzsyndrome bei Vitamin-B$_{12}$-Mangel, vor allem, wenn sie schon länger bestehen, auf eine Therapie kaum ansprechen, was zum einen für das frühe Auftreten irreversibler neurobiologischer Schäden spricht und zum anderen die Dringlichkeit einer sehr frühen Intervention, evtl. auch präventiver Maßnahmen belegt.

Schlafapnoe-Syndrom und chronisch obstruktive Lungenerkrankungen

Klinik und Pathogenese:
Schon Patienten mit leichter Schlafapnoe zeigen Störungen von Gedächtnis und Aufmerksamkeit, die bei längerem Bestehen und bei schwererem Ausmaß über die chronischen Hypoxien auch zu einer Abnahme in anderen Hirnleistungsbereichen führen können, die insbesondere Gedächtnis und visuell-konstruktive Fähigkeiten betreffen (Greenberg et al. 1987, Bedard et al. 1991). Das Muster ist ähnlich bei Patienten mit chronisch obstruktiver Lungenerkrankung, wahrscheinlich aufgrund des ähnlichen chronisch hypoxischen Mechanismus.

Zusammenhänge zwischen dem Ausmaß der Hypoxien/der Schlafapnoe-Symptomatik und der Schwere der kognitiven Störungen finden sich nicht in allen Studien (Fioravanti et al. 1995, Lojander et al. 1999). Andererseits finden sich auch bei primären Demenzpatienten häufiger Schlafapnoen, wobei diese bei differenzierter Betrachtung sehr häufig zentrale Apnoen sind, wohingegen sich bei den chronisch obstruktiven Lungenerkrankungen und obstruktiven Schlafapnoen periphere bzw. obstruktive Mechanismen finden (Stoppe et al. 1992).

Diagnostik:
Die Diagnose des entsprechenden Syndroms sollte einbezogen werden, wenn Patienten über zusätzliche Tagesmüdigkeit und nächtliche Unruhe und Schnarchen klagen, oder wenn die begleitenden Partner über nächtliche Atempausen berichten. Typisch ist ein adipöser Habitus. Die Diagnose des Schlafapnoe-Syndroms wird über eine entsprechende Schlafableitung gesichert.

Therapie:
Therapie der Wahl beim obstruktiven Schlafapnoe-Syndrom ist die Gewichtsabnahme und ein Verzicht auf Alkohol und sämtliche Medikamente, die den Muskeltonus im Nasen-Rachen-Raum zusätzlich reduzieren können. Ist das Syndrom schwer und sind die genannten Therapien nicht erfolgreich oder -versprechend, ist die CPAP-Atmung Mittel der Wahl.

Es zeigte sich, dass mit der entsprechenden Behandlung auch die kognitiven Defizite verbessert werden konnten, jedoch wurden unterschiedliche Effekte auf kognitive und affektive Symptome sowie persistierende Defizite trotz bzgl. Apnoe/Hypoxie erfolgreicher Therapie beobachtet (Ancoli-Israel et al. 1991, Bedard et al. 1993, Borak et al. 1996, Lojander et al. 1999).

Immunerkrankungen

■ Systemischer Lupus erythematodes (SLE)

Klinik und Pathogenese:
Zentralnervöse Beteiligungen beim SLE sind nicht selten und sind für diesen Beitrag insofern relevant, als sie in 3–4 % Fälle der systemischen Manifestation des SLE um Jahre vorausgehen. Da außerdem der Befall des ZNS ebenso wie eine Nierenbeteiligung die Prognose erheblich verschlechtert, ist die frühe Diagnosestellung, insbesondere auch bei einer vorangehenden neuropsychiatrischen Manifestation, von besonderer Bedeutung. Schließlich unterscheidet sich heute die Überlebenszeit aller bereits im Frühstadium behandelten SLE-Patienten nicht mehr von der Gesamtbevölkerung.

Neurologische und psychiatrische Symptome treten in 30–75 % der Fälle auf, wobei die hohe Variabilität mit der Genauigkeit der Untersuchungsmethoden zusammenzuhängen scheint. Die höheren Prozentangaben beziehen sich auf Ergebnisse neuropsychologischer Testuntersuchungen von Patienten, die klinisch keine auffällige neuropsychiatrische Beteiligung geboten hatten (Carbotte et al. 1986). Zu bedenken ist jedoch, dass Hirnleistungsstörungen, gar vom Ausmaß einer Demenz, nur eine der vielen Manifestationsformen ausmachen. Diese reichen von choreatischen Symptomen über Hirnnervenlähmungen bis hin zu Psychosen.

Die Neuropathologie und pathophysiologische Konzepte sind ebenfalls vielgestaltig und umfassen zum einen entzündliche Veränderungen wie bei einer Vaskulitis (eher selten), andererseits die Folgen arterieller und arteriolärer Verschlüsse sowie immunologische Phänomene. Letztere führen über Immunkomplexablagerungen im Plexus choroideus zu Störungen der Blut-Hirn-Schranke. Für die eher globalen hirnorganischen Psychosyndrome oder Psychosen kommen neben sicherlich auch bei dieser Krankheit als psychoreaktiv zu verstehenden Mechanismen insbesondere auch antineuronale Antikörper als Pathomechanismus in Frage (Stoppe et al. 1990b, Denburg et al. 1997).

Diagnostik:
Diagnostisch ist natürlich der spezifische Nachweis einer Immunerkrankung von Vorteil, der allerdings oft der neuropsychiatrischen Manifestation erst folgt. Wegweisend können hier neben dem eher jungen Erkrankungsalter vor allem auch pathologische Befunde im EEG, im Liquor sowie in den bildgebenden Verfahren sein. Bei letzteren scheint die MRT mit ihrem subtilen Nachweis multipler periventrikulärer Läsionen der weißen Substanz überlegen, wobei auch beschrieben wurde, dass sich unter erfolgreicher Therapie diese Läsionen wieder auflösen können. Hier muss jedoch bedacht werden, dass diese Läsionen der weißen Substanz sehr krankheitsunspezifisch sind (Stoppe et al. 1995a).

In eigenen Untersuchungen mit der sensitiven PET konnten wir nachweisen, dass zentralnervöse Manifestationen sich immer mit einer Störung des zentralen Glucosemetabolismus, häufig korrelierend mit den entsprechenden neuropsychiatrischen Auffälligkeiten zeigen (Stoppe et al. 1990a). Weitere Angaben finden sich in unserer entsprechenden Übersicht (Stoppe et al. 1990b).

■ Hashimoto-Enzephalopathie

In diesem Kontext ist die Hashimoto-Enzephalopathie zu erwähnen. Bei ihr findet sich dann in der Regel auch eine Autoimmunthyreoiditis, die sich laborchemisch meist als Euthyreose bzw. eine subklinische Hypothyreose mit deutlich erhöhten Anti-TPO-Titern darstellt. Die Enzephalopathie tritt apoplektiform oder als progressive Demenzerscheinung, häufig auch verbunden mit Myoklonien und epileptischen Anfällen auf, sodass auch die Differenzialdiagnose zur Creutzfeldt-Jakob-Krankheit gestellt werden muss. Hiervon unterscheidet sie sich neben offensichtlich negativem Nachweis von 14-3-3-Protein auch durch das EEG und die Ergebnisse der MRT. Unter Cortisonbehandlung kommt es zu guten Erfolgen, weshalb die (frühe) Differenzialdiagnostik wichtig ist (Shaw et al. 1991, Seipelt et al. 1999).

Substanzinduzierte Störungen

■ Alkoholinduzierte Störungen
(s. hierzu auch Kap. 9, Abschnitt „Alkoholinduzierte kognitive Defizite")

Die Häufigkeit und die Bedeutung des Alkoholismus wird bei alten Menschen oft unterschätzt (McInnes u. Powell 1994). In letzten nichtrepräsentativen Untersuchungen liegt die Prävalenz bei etwa 6 % der gerontopsychiatrisch stationär behandelten Patienten (Stoppe et al. 1999b) und bei etwa 10% in der hausärztlichen Behandlung (Callahan et al. 1995). Während im Alter der Alkoholabbau durch die Leber weitgehend unbeeinflusst bleibt, kann es durch Kompartimentveränderungen zu klinisch relevanten Problemen nach Alkoholingestion kommen. Durch das verringerte Verteilungsvolumen kommt es zu einer Erhöhung des Blutalkoholspiegels (Dufour et al. 1992).

Im Rahmen des Alkoholmissbrauchs kann es zu *hirnorganischen Störungen* aufgrund verschiedener Mechanismen kommen. Hierzu gehören:
- direkt neurotoxische Wirkungen,
- Traumen,
- vaskuläre Läsionen,
- Folgen einer Hepatopathie und/oder von Malnutrition, insbesondere durch Mangel an Thiamin.

Im Alter kann eine komorbide AD vorliegen. Es besteht bis heute keine Einigkeit darüber, ob neben der auf Thiaminmangel zurückzuführenden Wernicke-Korsakoff-Enzephalopathie sinnvollerweise noch weitere alkoholinduzierte Hirnleistungsstörungen als Alkoholdemenz differenziert werden sollten (Victor 1993, Oslin et al. 1998). Schließlich gibt es – auch im Tierversuch nachzuweisende – allmählich auftretende, wohl toxisch bedingte kognitive Störungen, denen aber oft das Kriterium der Progression fehlt.

In der Demenzforschung wurde der potenzielle Beitrag von Alkohol bisher relativ vernachlässigt. Vorliegende epidemiologische Daten zeigen, dass Männer mit anamnestisch hohem Alkoholkonsum ein 4,6fach erhöhtes Risiko für eine Demenz im Alter haben. Von den Demenzpatienten sollen im Mittel ¼ anamnestisch einen erhöhten Alkoholabusus aufweisen (wechselnd definiert, etwa 35 Standarddrinks bei Männern, 28 bei Frauen). Die Daten müssen als präliminär betrachtet werden, weil die Angaben zum Konsum oft nicht zuverlässig erhoben werden können.

Epidemiologische Studien zum Wernicke-Korsakoff-Syndrom gibt es nicht, in Autopsiestudien liegt die Prävalenz bei 0,4–2,8% (Oslin et al. 1998). Um die Forschung in diesem Feld voranzutreiben, formulierten Oslin et al. (1998) in Anlehnung an die operationalisierten diagnostischen Kriterien für die AD und die VD analoge Kriterien für die Alkoholdemenz. Hiernach werde der Verdacht auf eine Alkoholdemenz dadurch gestützt, dass weitere alkoholtoxische Organschäden vorhanden sind, Hinweise auf ein Ataxie und Polyneuropathie bestehen und sich etwa 2 Monate nach strikter Abstinenz eine Verbesserung der neuropsychologischen Funktionen und auch der Hirnatrophien abzeichne.

Die akut beginnende *Wernicke-Korsakoff-Enzephalopathie* und auch das *Marchiafava-Bignami-Syndrom* gehen mit schweren kognitiven Störungen einher und enden oft tödlich, wenn sie nicht erkannt und nicht rechtzeitig mit Thiamin behandelt werden (Gass et al. 1998).

> Eine frühe Diagnosestellung ist deshalb von großer Wichtigkeit, weil eine schnelle und konsequente Thiaminsubstitution die Symptomatik zur Remission bringen kann. In der überwiegenden Mehrzahl der Fälle wird die Diagnose aber bis heute übersehen. Erfolgt diese nicht, kommt es zur Ausbildung chronischer neurologischer Defizite.

Der Thiaminmangel entsteht durch Malnutrition und eine verringerte Aufnahme bei gleichzeitigem Alkoholkonsum. Die genaue Pathogenese der Erkrankung ist nicht bekannt. Da Thiamin eine wesentliche Rolle als Koenzym im Kohlehydratstoffwechsel spielt, werden Störungen des zerebralen Energiestoffwechsels, Lactatakkumulation, Störungen der Blut-Hirn-Schranke und der Neurotransmission (vor allem Noradrenalin) diskutiert (Kril 1996). Biochemische und elektrophysiologische Untersuchungen zeigen eine Beeinträchtigung der NMDA-Rezeptorfunktion durch Alkohol mit einer Hemmung der NMDA-abhängigen exzitatorischen postsynaptischen Potenziale in Hippocampusneuronen und der Langzeitpotenzierung, die als wesentlich für Lernen und Gedächtnis gilt (Lovinger et al. 1990, Wayner et al. 1993).

Auch führt Alkohol zu einer Hemmung der zerebralen Acetylcholinfreisetzung (Hoffman u. Tabakoff 1985). Neuropathologisch finden sich zudem Befunde eines cholinergen Defizits und einer cholinergen Deafferentierung des kortikalen Mantels (Arendt 1991).

■ Medikamenteninduzierte Störungen

■ Benzodiazepine

Bezüglich des Einflusses von Benzodiazepinen auf die Kognition bei älteren Menschen liegen nur wenige Daten vor (Kruse 1990). Bei Benzodiazepinpräparaten ist bekannt, dass sie bei jungen gesunden Probanden die psychomotorische und kognitive Leistungsfähigkeit sowie das Kurzzeitgedächtnis beeinträchtigen (Mintzer et al. 1997). Der Einfluss der Pharmakodynamik und Kinetik auf die Kognition und speziell auch auf amnestische Episoden ist häufig missverständlich, da in der älteren Literatur auf den Zusammenhang zwischen der Einnahme von Benzodiazepinen mit langer Halbwertszeit und dem Auftreten von globalen kognitiven Defiziten (Delir) hingewiesen wird (Larson et al. 1987). Aus der klinischen Praxis zeigen sich aber amnestische Episoden auch gerade bei kurz wirksamen Benzodiazepinpräparaten (Sellal et al. 1994).

Benzodiazepine begünstigen auch bei kognitiv unauffälligen alten Menschen das Auftreten einer kognitiven Störung insbesondere bei stationären Aufnahmen. In einer prospektiven Studie verschlechterten sich 11% von 418 Patienten (Alter 59–88 Jahre) nach der stationären Aufnahme. Die Patienten, die ein Dosisäquivalent von = 5 mg Diazepam täglich einnahmen, hatten ein 2,3fach erhöhtes

Risiko für die Entwicklung kognitiver Defizite gegenüber Patienten ohne Benzodiazepineinnahme (Foy et al. 1995).

■ Neuroleptika

Da Neuroleptika sehr häufig bei alten Menschen, insbesondere Demenzpatienten mit Verhaltensauffälligkeiten, eingesetzt werden, sind Untersuchungen zu Einflüssen von Neuroleptika auf die Kognition im höheren Lebensalter wünschenswert. Ältere Untersuchungen zeigen widersprüchliche Ergebnisse. Einige Untersucher fanden unter Neuroleptika eine Beeinträchtigung kognitiver Funktionen (Devanand et al. 1989), andere wiederum eine Verbesserung von Gedächtnis oder Orientierung (Rosen 1979). Eine britische Studie untersuchte 71 Demenzpatienten über einen Zeitraum von 20 Monaten (McShane et al. 1997). Dabei wurde eine Subgruppe von 20 Patienten wegen Aggressivität und zirkadianen Störungen mit Neuroleptika behandelt und retrospektiv mit 20 nicht mit Neuroleptika behandelten Patienten verglichen. Bei gleichem Ausgangsniveau zeigten die neuroleptikabehandelten Patienten eine signifikant beschleunigte kognitive Verschlechterung (im MMSE).

Die Abnahme korrelierte mit der Neuroleptikabehandlung und der Schwere der Wahnsymptomatik. Abgesehen davon, dass eine Randomisierung fehlte, konnte auch diese Studie nicht zeigen, ob die Neuroleptika die Beschleunigung bewirken, oder ob die mit ihnen behandelte Symptomatik eine Patientensubgruppe mit schlechterem Verlauf kennzeichnet. Die Problematik der Studienmethodik in diesem Bereich (Patientenselektion, Messinstrumente, Beobachtungsdauer usw.) haben wir an anderer Stelle diskutiert (Stoppe et al. 1999 a).

Die in diesem Zusammenhang interessante Frage, ob Patienten, die chronisch mit Neuroleptika behandelt worden sind, also vor allem Schizophrene, eher dement werden, wird im entsprechenden Abschnitt (s. unten) diskutiert. Auch wenn die bisherigen epidemiologischen Untersuchungen keinen Zusammenhang zwischen der vorherigen Einnahme von Neuroleptika und dem späteren Auftreten der AD aufzeigen konnten, ist noch nicht endgültig auszuschließen, dass Neuroleptika eine Demenzentwicklung fördern können.

> Sicher können jedoch Neuroleptika mit stark anticholinerger Wirkkomponente sowie stark sedierender (antihistaminerger) Komponente die kognitiven Leistungen alter Menschen beeinträchtigen und damit zu Verwirrtheitszuständen und demenzähnlichen Syndromen führen.

■ Antidepressiva

Kognitive Beeinträchtigungen durch Antidepressiva sind ein wichtiger Aspekt in der Behandlung insbesondere der Altersdepression, weil die kognitive Leistungsfähigkeit eines älteren depressiven Patienten sowohl durch die Depression als auch das Antidepressivum (zusätzlich) negativ beeinflusst werden kann. Im Folgenden sollen die Arbeiten vorgestellt werden, die kognitive Funktionen bei älteren Probanden und Patienten (Alter = 60 Jahre) unter dem Einsatz von Antidepressiva untersucht haben. In Anbetracht der Fülle der Daten werden die Studien tabellarisch aufgeführt (Tab. 10.3 u. 10.4).

An insgesamt 88 älteren gesunden Probanden wurden 6 Doppelblinduntersuchungen durchgeführt, wobei in der Hauptsache Aufmerksamkeits-, Gedächtnisfunktionen und Wachheit gemessen wurden. In 12 anderen Untersuchungen wurden 468 Patienten (mit Depressionen und/oder kognitiven Störungen) über einen Zeitraum von 2 bis zu 12 Wochen mit mehr als 60 verschiedenen Tests untersucht.

Die methodischen Unterschiede der Untersuchungen, speziell bzgl. der Tests und der Einschlusskriterien, lassen nur bedingt die folgenden Schlussfolgerungen zu:

- MAO-Hemmer und selektive Serotoninwiederaufnahmehemmer (SSRI) haben kaum einen Einfluss auf die kognitive Leistungsfähigkeit Älterer. Vereinzelt fanden sich sogar Hinweise auf eine Verbesserung von Aspekten der Gedächtnisleistung.
- Amitriptylin, Dothiepin, Mianserin und Trazodon verschlechterten die Ergebnisse in Tests, in denen Aspekte der anhaltenden Aufmerksamkeit und Konzentration überprüft wurden. Insbesondere bei den nichtdepressiven Probanden zeigten sich die sedierenden Eigenschaften der Substanzen, die sich negativ auf die Leistungsfähigkeit auswirken können. Substanzen wie Amitriptylin verschlechterten bei gesunden Probanden und Patienten mit kognitiven Störungen Gedächtnisfunktionen (Wiedergabe von Information aus dem sekundären Gedächtnis), was in Zusammenhang mit der ausgeprägten anticholinergen Eigenschaft der Substanz zu sehen ist. Unter stark anticholinergen Substanzen kann es damit zu kognitiven Störungen vom Typ eines Delirs oder einer Demenz kommen. Eine ensprechende „Provokation" weist aber auch auf eine beginnende Demenz hin, was auch diagnostisch wegweisend sein kann (Förstl u. Stoppe 1999).

■ Antikonvulsiva

Aufgrund des zunehmend erfolgreichen Einsatzes von Antiepileptika (speziell Carbamazepin und Valproat) in der Behandlung von Verhaltensauffälligkeiten bei Demenzen stellt sich die Frage nach deren Einfluss auf die Kognition.

Tabelle 10.3 Doppelblindstudien zum Einfluss von Antidepressiva auf die Kognition bei älteren Probanden

Studie	Probanden (n)	Dosierung (mg/die)	Ergebnis
Branconnier u. Cole (1981)	15	Trazodon (100) Amitriptylin (50) Plazebo	• Trazodon führt zu einer vorübergehenden Störung des Immediatgedächtnisses • Amitriptylin verringert die psychomotorische Geschwindigkeit und Gedächtnisleistungen
Ghose u. Sedman (1987)	6	Lofepramin (70–140) Amitriptylin (50) Plazebo	• Amitriptylin verschlechtert die Wahlreaktionszeit und die Latenz für die kritische Flickerfusionsfrequenz • Lofepramin verbessert die Wahlreaktionszeit und Gedächtnisleistungen
Hindmarch et al. (1990)	21	Sertralin (?) Mianserin (?)	• Sertralin hatte keine kognitiven Effekte • Mianserin wurde von 10 Probanden nicht vertragen, ansonsten trat unter Mianserin Sedierung auf
Moskowitz u. Burns (1986)	15	Trazodon (100) Amitriptylin (50) Plazebo	• Amitriptylin verschlechtert die geteilte Aufmerksamkeit, die Entscheidungsfindung und die Vigilanz • Trazodon verschlechterte nur die schwierigste Entscheidungsfindung (most difficult tracking task)
Ogura et al. (1983)	7	Amitriptylin (25) Dothiepin (25)	• beide Substanzen verschlechterten die Schwelle für die Flickerfusionsfrequenz
Wesnes et al. (1989)	24	Trazodon (100) Moclobemid (100) Moclobemid (300)	• Trazodon verschlechtert die Leistung in allen Gedächtnisaufgaben • Moclobemid verbessert die Reaktionszeit, den Abruf aus dem Gedächtnis und die Signalerkennung, aber verschlechterte die Vigilanz

Tabelle 10.4 Studien zum Einfluss von Antidepressiva auf die Kognition bei älteren depressiven bzw. kognitiv beeinträchtigten Patienten

Studie	Patienten (n)	Antidepressiva (mg/die)	Ergebnis
Studien mit alten depressiven Patienten:			
Friedman et al. (1966)	62	Imipramin (200)	• keine konsistenten Effekte nachweisbar
Georgotas et al. (1983)	10	Phenelzin (15–60)	• Phenelzin beeinflusste nicht die kognitive Leistung
Georgotas et al. (1989)	78	Nortriptylin (?) Phenelzin (?) (doppelblind)	• keine Beeinflussung der kognitiven Leistung
Hoff et al. (1990)	9	Nortriptylin (50–100)	• Nortriptylin verschlechterte selektiv das verbale Lernen und Gedächtnis • keine Beeinflussung von visuellen Lernaufgaben, Aufmerksamkeit, Konzentrationsfähigkeit und psychomotorischer Geschwindigkeit
Kendrich u. Post (1976)	20	Imipramin (bis maximal tolerierte Dosis)	• in Tests zu verschiedenen Aspekten des Gedächtnisses (u. a. assoziatives und synonymes Lernen) fanden sich keine Veränderungen

Fortsetzung Tabelle 10.4 ▶

Tabelle 10.4 Fortsetzung

Studie	Patienten (n)	Antidepressiva (mg/die)	Ergebnis
Kerr et al. (1993)	66	Amitriptylin (75) Fluoxetin (20) (doppelblind)	• Schwelle für die kritische Flickerfusionsfrequenz wurde in der Fluoxetingruppe erhöht, während sie in der Amitriptylingruppe innerhalb von 3 Wochen abnahm • die Leistung in den Gedächtnistests verbesserte sich unter beiden Substanzen, allerdings langsamer in der Amitriptylingruppe
Marcopulos u. Graves (1990)	27	Amitriptylin (10–150) Doxepin (50–200)	• Langzeitgabe von niedrigen Dosen der Antidepressiva (= 3 Wochen) führten zu leichten Gedächtnisdefiziten
Siegfried u. O'Connolly (1986)	70	Maprotilin (100) Mianserin (40) Nomifensin (100) (doppelblind)	• alle Substanzen führten in der 4-wöchigen Studie zu einer signifikanten Verbesserung • wobei sich unter Maprotilin die geringste und unter Nomifensin die größte Verbesserung fand
Young et al. (1991)	35	Nortriptylin (75)	• höhere Plasmaspiegel von Nortriptylin führten zu schlechteren Erinnerungsleistungen (free recall) • die Nortriptylinmetabolite führten zu gegenteiligen Effekten
Studien mit alten kognitiv beeinträchtigten depressiven Patienten:			
Branconnier et al. (1982)	75	Amitriptylin (= 150) Mianserin (= 60) (doppelblind)	• Amitriptylin verschlechterte die Reaktionszeit und den Abruf sekundärer Gedächtnisinhalte (retrieval secondary memory) • Mianserin verursachte eine vorübergehende Verschlechterung des Immediatgedächtnisses
Studien mit alten remittierten depressiven Patienten:			
Meyers et al. (1991)	9	Nortriptylin (im Mittel 63)	• Nortriptylin verschlechterte das immediate freie Erinnern, hatte aber keinen Einfluss auf das verzögerte freie Erinnern • Absetzen von Nortriptylin verbesserte die Ergebnisse in der Gedächtnisleistung
Studien mit älteren kognitiv beeinträchtigten Patienten:			
Tartaro u. Osborne (1980)	10	Tranylcypromin (20–30)	• keine Beeinflussung der Gedächtnisleistung

Carbamazepin ist in der älteren Literatur vielfach untersucht worden, wobei sich lediglich im höheren Dosisbereich Verschlechterungen für geschwindigkeitsabhängige manuelle Tätigkeiten und Interferenzaufgaben fanden (Stroop-Test) (Trimble 1987). Auch Untersuchungen an alten Epileptikern ergaben keinen negativen Einfluss auf kognitive Funktionen (Read et al. 1998).

Unter *Valproat* fanden sich bei gesunden Probanden unter plazebokontrollierten Bedingungen lediglich Hinweise für eine minimale Verlangsamung von kognitiven Verarbeitungsprozessen (Trimble 1987). In der Untersuchung von Craig u. Tallis (1994) erhielten ältere an Epilepsie ersterkrankte Patienten (Alter 62–88 Jahre) im Rahmen eines einfachblinden Designs Valproat (mittlere Dosis 688 mg) oder Phenytoin (mittlere Dosis 247 mg). Zusätzlich wurde eine Testbatterie einschließlich Angst/Depressionsskala vor Therapie, nach 6 Wochen und nach 3, 6 und 12 Monaten durchgeführt. Dabei wiesen weder Valproat noch Phenytoin im Vergleich zur Basisuntersuchung nennenswerte Beeinträchtigungen kognitiver Fähigkeiten auf.

> Carbamazepin, Phenytoin und Valproat scheinen keine kognitiven Störungen im höheren Lebensalter hervorzurufen.

■ Anticholinerge Aktivität und Kognition

Die Wichtigkeit des cholinergen Systems für Gedächtnisfunktionen ist gut belegt. Auch ist schon lange bekannt, dass auch bei gesunden Alten das cholinerge System im höheren Lebensalter schwächer und damit vulnerabler wird (Miller et al. 1988). Nun sind aber nicht nur die bereits genannten Psychopharmaka, sondern auch eine Reihe anderer Medikamente anticholinerg wirksam. In der Tab. 10.5 werden einige im Alter häufig verordnete Pharmaka und ihre anticholinerge Potenz aufgeführt (modifiziert nach Tune et al. 1992).

Tabelle 10.5 Anticholinerge Eigenschaften von Nichtpsychopharmaka (modifiziert nach Tune et al. 1992)

Anticholinergikaspiegel (ng/ml Atropinäquivalent)	
Antihypertensiva:	
• Captopril	0,02
• Furosemid	0,22
• Hydrochlorothiazid	0,00
• Methyldopa	0,00
Vasodilatatoren:	
• Dipyridamol	0,11
• Isosorbiddinitrat	0,15
• Nitroglycerin	0,00
Glykosid	
• Digoxin	0,25
Broncholytikum	
• Theophyllin	0,44
Antidiabetikum	
• Insulin	0,00
Antikoagulanz	
• Warfarin	0,12
Nichtsteroidale Antirheumatika:	
• ASS	0,00
• Ibuprofen	0,00
Steroid:	
• Prednisolon	0,55
Analgetikum:	
• Codein	0,11
Betablocker:	
• Atenolol	0,00
• Metoprolol	0,00
• Propanolol	0,00
• Timolol	0,00
Calciumantagonisten:	
• Nifedipin	0,22
• Diltiazem	0,00
H_2-Blocker:	
• Ranitidin	0,22
• Cimetidin	0,86

Psychische Ursachen

Schizophrenie

Auch wenn die Erstbeschreibung der Schizophrenie unter der Bezeichnung „Dementia praecox" durch Bleuler nahelegte, dass hier ein der Demenz ähnliches Krankheitsbild vorliegen könnte, so kann auch der derzeitige Stand der Forschung nicht davon überzeugen. Die damalige Begriffsbildung fußte möglicherweise auf einer Anpassung an ein kulturelles Thema des 19. Jahrhunderts, nämlich der Degeneration (Barrett 1998).

Nach dem heutigen Stand der Forschung finden sich zwar kognitive Störungen bei Schizophrenen in der überwiegenden Zahl der Fälle (Meltzer et al. 1996). Dennoch finden sich in den letzten neuropathologischen Untersuchungen zumindest keine höheren Prävalenz- bzw. Inzidenzangaben für die AD bei Schizophrenen (Arnold et al. 1998, Jellinger u. Gabriel 1999). Inwieweit, möglicherweise bedingt durch „ungesunde" Lebensweise mit Ernährungsstörungen, Rauchen usw. die Häufigkeit z. B. vaskulärer Demenzen höher liegt, ist bisher nicht untersucht. Die neuropsychologischen Untersuchungen sprechen eher für eine stabile, nicht progrediente Enzephalopathie (Tracy et al. 1996, Meltzer et al., 1996, Lindenmayer et al. 1997). Dabei scheint es wichtig, das Störungsmuster genau zu betrachten. So fanden sich in vielen Untersuchungen Störungen der exekutiven und Problemlösefähigkeiten, Verlängerungen der Reaktionszeit und Störungen sowohl des Sprachverständnisses als auch der expressiven Sprache (Hoff et al. 1996, Zihl et al. 1998, Baxter u. Liddle 1998). In einigen Untersuchungen finden sich Beziehungen einzelner Symptome z. B. zum Alter bei Krankheitsbeginn (Hoff et al. 1996) oder zur Dauer der Krankheit (Cuesta et al. 1998), wobei hier ja beachtet werden muss, dass chronische Behandlungseffekte auch eine Rolle spielen können.

Interessant wäre es nun, wenn Messinstrumente eingesetzt würden, die bei den Demenzpatienten typischerweise auch eingesetzt werden. Erwähnt werden kann hier die Untersuchung von Seno et al. (1998), die bei 73 chronisch hospitalisierten schizophrenen Patienten den MMSE einsetzten. Immerhin hatten 66 % der durchweg älteren Patienten (mittleres Alter 67 Jahre) einen pathologischen MMSE. Tracy et al. (1996) untersuchten die Ergebnisse des Uhren-Zeichen-Tests bei dieser Gruppe. Sie fanden nur selten Störungen, und die waren dann auch qualitativ anders. So zeigten sich am ehesten Störungen der graphischen Umsetzung und Raumaufteilung. Eine Beziehung zur Krankheitsdauer beschrieben sie nicht. Die gleiche Gruppe ging in einer anderen Studie an 20 chronisch schizophrenen Patienten der Frage nach, ob es eine Korrelation zwischen kognitivem Defizit und der anticholinergen Serumaktivität gibt (Tracy et al. 1998). Die Patienten (mittleres Alter 44 Jahre) unterschieden sich nach 30-tägiger Therapie mit Risperidon bzw. Clozapin trotz deutlich höherer anticholinerger Serumspiegel in der Clozapingruppe nicht im MMSE. Ob mit sensitiveren Messinstrumenten und/oder bei älteren Patienten Unterschiede aufgezeigt werden könnten, muss noch untersucht werden. Bei jüngeren Schizophrenen scheinen die potenziell negativen anticholinergen Effekte durch die günstigen Wirkungen auf die Psychose und die damit verbundenen kognitiven Störungen zumindest „ausgeglichen" zu werden (Goldberg et al. 1993).

Ein anderer Blickwinkel ist der, erstmals im höheren Lebensalter auftretende psychotische Symptome als Hinweise auf eine Demenz zu erfassen. Dies ist in Anbetracht der Häufigkeit paranoid-halluzinatorischer Syndrome bei der AD (Burns et al. 1990) und einer entsprechenden „Leitsymptomatik" bei den Demenzen vom Lewy-Körperchen-Typ (McKeith et al. 1996) ganz wesentlich. Insgesamt scheint es aber wie bei der Depression so, dass mit zunehmender diagnostischer Spezifität und Genauigkeit der Demenzdiagnose Fehldiagnosen in diesem Bereich eine Rarität sein dürften.

Depression

Depressionen sind die Hauptursachen einer reversiblen Demenz überhaupt, wie auch die Ergebnisse von Tab. 10.2 zeigen. Gerade im höheren Lebensalter treten Depressionen oft mit einem anderen Erscheinungsbild auf, das weniger den depressiven Kernaffekt zeigt, sondern vermehrt somatische Beschwerden und Klagen über kognitive Beeinträchtigungen (Gallo et al. 1994). Die Differenzialdiagnose ist deshalb oft schwierig, weil Demenzen und Depressionen die häufigsten seelischen Erkrankungen im Alter überhaupt sind (Beekman et al. 1995, Ott et al. 1995) und weil sowohl Demenzen häufig mit depressiven Symptomen einhergehen als auch Depressionen sehr oft kognitive Störungen aufweisen. Diese sind durchaus nicht immer reversibel, wie ursprünglich einmal angenommen wurde (Cassens et al. 1990, Migliorelli et al. 1995, Forsell u. Winblad 1998). Untersuchungen zeigen eine hohe Rate an Fehldiagnosen. So konnte z. B. Koskinen (1992) in einer finnischen Untersuchung zeigen, dass 24% der Patienten, die die Hausärzte unter der Diagnose „Demenz" einer gerontopsychiatrischen Ambulanz zugewiesen hatten, depressiv waren.

Depressionen kommen bei der AD im Mittel bei etwa jedem 3.–4. Patienten vor. Die erhebliche Schwankungsbreite von 0–87% Depressionen in verschiedenen Untersuchungen erklärt sich vor allem daraus, dass z. T. nur depressive Symptome gewertet wurden, in anderen Untersuchungen die Ermittlung depressiver Symptome über eine Befragung der Angehörigen erfolgte, was stets zu deutlich höheren Angaben führte. Die Dimensionen seien an der Untersuchung von Burns et al. (1990) deutlich aufgezeigt. Hier fanden sich in 24% der Fälle Depressionen bei der Beurteilung durch Experten, dabei kein einziger Fall einer Major Depression. 43% der Patienten wurden aufgrund des Angehörigen-Urteils als depressiv beurteilt, und immerhin 63% der insgesamt 178 Patienten wiesen depressive Symptome auf. Bei anderen Demenzformen, insbesondere vaskulären oder subkortikalen Demenzen, sind Depressionen noch wesentlich häufiger. Hier schwanken die Prozentangaben um die 50% (Mindham 1970, Mayeux et al. 1981, Folstein et al. 1983, Starkstein u. Robinson 1989).

Problematisch ist hier sicher, dass es zu einer syndromatischen Überlappung zwischen demenz- und depressionsassoziierter Symptomatik kommt. So kann die Bradyphrenie mit einer depressionsbedingten Verlangsamung, demenzbedingte Aufmerksamkeits- und Konzentrationsstörungen als depressives Symptom interpretiert werden. Im Kontext mit der Demenz benutzten einige Autoren auch den Begriff der „Pseudodepression" (Morris u. Rubin 1991, s. auch S. 415).

Die neuropsychologischen Defizite bei depressiven Patienten sind nach Meinung der meisten Autoren positiv korreliert zur Intensität der Depression (Miller 1975, Sternberg u. Jarvik 1976, Cohen et al. 1982). Die Defizite seien umso größer, je mehr Anstrengung gebraucht würde. Insgesamt fand sich ein eher subkortikal vermitteltes Störungsmuster (Weingartner et al. 1982, Hart et al. 1987). Die starke Beeinträchtigung bei von Motivation und Aufmerksamkeit abhängigen Aufgaben wurden als Veränderung der zentralen motivationalen Ebene mit Modellen der erlernten Hilflosigkeit von Miller u. Seligman in Zusammenhang gesetzt (Miller u. Seligman 1975, Schneider u. Shiffrin 1977).

Neuere Untersuchungen zeigten sowohl bei depressiven als auch dementen Patienten Störungen des Lernens, wohingegen jedoch nur die Dementen auch schneller vergaßen (Hart et al. 1987). Einige Autoren meinten, dass Antworten wie „Ich weiß nicht" typisch für eher depressive Patienten seien (Wells 1979). In weiteren Untersuchungen zeigte sich jedoch, dass sich diese Antwort genauso häufig auch bei dementen Patienten findet, dass sich demente Patienten jedoch im Gegensatz zu Depressiven eher durch eine Art „Antwortraten" auszeichnen würden (Hendricks 1985, zitiert nach Emery u. Oxman 1992).

Eine ausführliche Übersichtsarbeit von Cassens et al. (1990) fasste sämtliche Untersuchungen zusammen, in denen objektive diagnostische Kriterien verwendet wurden, Kontrollgruppen vorhanden waren und weit akzeptierte neuropsychologische Tests eingesetzt wurden. Berücksichtigt werden musste, dass in der Mehrheit der Studien hospitalisierte Patienten unter Medikation untersucht wurden. Mehrheitlich fanden sich – wie aufgrund der älteren Untersuchungen zu erwarten – Störungen im Bereich von Aufmerksamkeit und Vigilanz. Im verbalen Bereich zeigten einige Studien Störungen der verbalen Flüssigkeit und des Verständnisses erzählter Berichte, wobei hier neben Aufmerksamkeitsstörungen auch häufig berichtete Beeinträchtigungen der verbalen Erinnerung interferiert haben könnten. In einigen Untersuchungen waren auch visuospatiale und visuomotorische Störungen zu verzeichnen. Insgesamt kamen die Autoren zu dem Schluss, dass die Mischung von Probanden aus sehr heterogenen Gruppen (unterschiedliche Depressionstypen, alte Patienten mit jungen usw.) zu einer Heterogenität der Befunde geführt hätten. Interessant sind neuere Untersuchungen, die Patienten mit AD ohne und mit Depression sowie Depressive ohne Demenz miteinander verglichen. Dabei wiesen Demenzpatienten, unabhängig davon ob sie depressiv waren oder nicht, Störungen des deklarativen, aber nicht des prozeduralen Lernens auf, während Depressive eine ausgeprägte Störung des prozeduralen Lernens aufwiesen (Sabe et al. 1995).

Eine besondere Rolle spielt in diesem Kontext die Depression, die erstmals im späteren Lebensalter manifest wird. Darauf deuten schon Untersuchungen hin, die zeigten, dass der Anteil dementer Menschen in Stichproben alter Patienten mit Major Depression etwa 10-mal höher ist als in der Allgemeinbevölkerung (Reifler et al. 1986, Sano et al. 1989). Somit ist hier die Beobachtung von Interaktionen beider Krankheitsbilder sowie von Schwelleneffekten von besonderer Bedeutung (Emery u. Oxman 1992). Von Patienten, die sich mit einer depressiven Symptomatik und gleichzeitigen kognitiven Störungen insbesondere in Spezialambulanzen vorstellten, wurde in einem Nachbeobachtungszeitraum von bis zu 8 Jahren ein erheblicher Prozentsatz tatsächlich dement. Nach mehr als 3 Jahren waren in einigen Untersuchungen mehr als 50 bis über 80% dement (Reding et al. 1985, Bulbena u. Berrios 1986,

Kral und Emery 1989, Copeland et al. 1992). Neuere epidemiologische Längsschnittstudien (Dufouil et al. 1996, Bassuk et al. 1998) zeigten gleichlautend, dass die Depression eher als Folge der kognitiven Beeinträchtigung bzw. Demenz zu verstehen ist, denn als unabhängiger Prädiktor.

Ob nun die Depressiven mit kognitiven Störungen, die dement werden, sich von denen, die nicht dement werden, wesentlich unterscheiden, ist noch unklar. Einiges spricht jedoch dafür, dass eher leichter depressive, oft mit Suizidgedanken, Selbstwertstörungen und emotionaler Irritabilität gekennzeichnete Patienten dement werden (Visser et al. 1998, Migliorelli et al. 1995).

■ Differenzierung von demenziellen und depressiven Syndromen

Wenn beide Syndrome so stark miteinander interagieren, ist es zu überlegen, inwieweit biologische Prozesse diagnostisch wegweisend sein können. Eine ausführliche Übersicht über die Differenzierungen wurde von uns an anderer Stelle gemacht (Stoppe u. Staedt 1993). Hier seien wesentliche Ergebnisse zusammengefasst. Sofern inzwischen weitere Befunde hinzugekommen sind, werden sie entsprechend zitiert.

Elektrophysiologische Untersuchungsverfahren

Veränderungen des EEG im normalen Alter beschreiben eine Verlangsamung der Alpha-Aktivität, eine häufig links mehr als rechts auftretende fokale temporale Frequenzverlangsamung und eine Vermehrung von Beta-Aktivität. Das EEG ist bei Demenzen eher pathologisch als bei Depressionen. Gerade in der Frühphase der AD zeigt sich im EEG aber allenfalls eine Akzentuierung des normalen Alters-EEG, sodass es im Einzelfall wenig wertvoll ist. Immerhin kann es eine Involvierung kortikaler Bereiche anzeigen und in der Differenzialdiagnose zur metabolischen Enzephalopathie, zu Jakob-Creutzfeldt-Demenzen, funktionellen und fokalen Störungen sinnvoll sein (Hegerl u. Möller 1997).

Neuere Untersuchungen verglichen das quantitative EEG von Patienten mit AD und Dysthymie oder Major Depression mit dem von Patienten mit gleich fortgeschrittener AD ohne Depression, einer Gruppe von Depressiven ohne Demenz und Kontrollen (Pozzi et al. 1995). Dabei zeigten alle depressiven Patienten (mit und ohne AD) eine signifikant verminderte Alpha-Power vor allem rechtsposterior. Bei Depressiven ohne AD war die Delta-Power relativ reduziert, während sie bei allen AD-Patienten signifikant anstieg. Dieselbe Arbeitsgruppe verglich jeweils milde AD-Fälle mit und ohne Depression mit einer mäßig dementen AD-Gruppe mit und ohne Depression. Dabei war eine depressive Symptomatik mit einer Zunahme der Theta-Power in posterioren Ableitungen verknüpft, sodass leicht Demente mit Depression ein ähnliches EEG wie mäßig Demente ohne Depression hatten (Pozzi et al. 1993).

Die stimulusinduzierten Potenziale (VEP, BAEP, SEP) zeigen im Alter meist eine Verlängerung der Latenz insbesondere zur ersten Welle, was mit peripheren Ursachen erklärt werden kann. Bei senilen Demenzen findet sich offensichtlich auch eine Verlängerung späterer Potenzialanteile, z. B. der VEP-150, wobei dann von einer Involvierung des okzipitalen Kortex im Krankheitsprozess ausgegangen werden kann. Für diese und auch die ereigniskorrelierten Potenziale, z. B. die P300, stehen Untersuchungen zu diesem Kontext aus.

Schlafpolygraphische Veränderungen im Alter sind eine Abnahme des langsamwelligen Schlafs der Stadien III und IV, eine Zunahme der Zahl der Schlafunterbrechungen bei relativ stabilem REM-Schlaf. Bei AD finden sich wiederum Akzentuierungen dieser Muster. Erst bei mäßiger bis schwerer Demenz scheint der REM-Schlaf abzunehmen und die REM-Latenz zuzunehmen. Die REM-Dichte scheint schon früher vermindert (Dykierek et al. 1998). Dafür wird die cholinerge Hypofunktion in den suprachiasmatischen Kerngebieten verantwortlich gemacht. Dem gegenüber zeigen Patienten mit mittlerer bis schwerer Depression oft eine geringere Schlafeffizienz, häufiges Erwachen, eine Verringerung des Schlafstadiums II, eine verkürzte REM-Latenz und eine erhöhte REM-Dichte, oft auch ein Sleep-Onset-REM. Diese gegenläufigen Tendenzen in der REM-Schlaf-Charakteristik bei Depressiven und Dementen veranlassten einige Autoren, diese zur Diskriminierung beider Syndrome über Schlafanalysen heranzuziehen. In verschiedenen Untersuchungen konnten 64–87 % der Patienten korrekt zugeordnet werden, eher weniger, je stärker die syndromatische Überlappung zwischen Demenz und Depression war (Ansseau et al. 1987, Reynolds et al. 1988, Dykierek et al. 1998).

Die Ergebnisse von Schlafentzugsuntersuchungen bei beiden Gruppen ergaben bei methodischen Mängeln, dass demente Patienten sich eher verschlechterten. Depressive fühlten sich eher besser und zeigten in der folgenden Nacht einen stärkeren „REM-Druck". Zusammengefasst erlauben schlafpolygraphische Untersuchungen jedoch in keiner Weise eine bessere Differenzierung als andere, weniger aufwendige Methoden.

Dexamethason-Suppressionstest (DST)

Verschiedene Untersuchungen haben inzwischen gezeigt, dass nicht nur bei Depressionen, sondern z. B. auch bei der AD abnorme Testergebnisse auftreten können. Dabei zeigten sich wiederholt höhere Basiswerte und eine geringere Supprimierbarkeit, je weiter fortgeschritten die Demenz war. Leider wurde nur selten bei den dementen Patienten eine Messung der Depressionsschwere vorgenommen und umgekehrt. Wurde dies gemacht, waren z. B. bei Katona u. Aldridge (1985) AD-Patienten mit einem pathologischen DST im Vergleich zu solchen mit unauffälligem Test signifikant depressiver. Auch wenn Fallberichte den differenzialdiagnostischen Wert zu belegen schienen, kamen Skare et al. (1990) in einem Review zu dem Ergebnis, dass sich hier zumindest keine differenzialdiagnostischen Rückschlüsse im Feld von Depression und Demenz ziehen lassen.

Neuroradiologische Verfahren

CT- und MRT-Untersuchungen ermöglichen die nichtinvasive Diagnostik von Hirntumoren, subduralen Hämatomen und anderen seltenen Demenzursachen (Stoppe et al. 2000). In der Differenzialdiagnose zwischen Depression und degenerativen Demenzen liefern Atrophiemaße nur unter bestimmten Bedingungen eine differenzialdiagnostische Hilfestellung. Hinweise auf eine allgemeine kortikale und subkortikale Hirnatrophie erlauben mit zunehmendem Patientenalter im Behandlungsfall keine Rückschlüsse auf die Genese. So fand sich im Gruppenvergleich eine starke Überlappung z. B. zwischen Patienten mit AD und gesunden Kontrollen (Schmidt 1992, Stoppe et al. 2000).

(Spät-)Depressive Patienten nahmen bei entsprechenden Vergleichen mit AD und gesunden Gruppen oft eine Mittelstellung ein (Bird et al. 1986, Coffey et al. 1993, Lesser et al. 1994). Alte Depressive mit Atrophie erwiesen sich als eine Untergruppe mit erhöhter Mortalität, was retrograd als Hinweis darauf angesehen werden kann, dass hier die Depression oft das Prodrom einer konsekutiven Demenzentwicklung ist (Stoppe 2000).

Mit zunehmenden technischen Möglichkeiten erwiesen sich Atrophien des Amygdala-Hippocampus-Komplexes mit konsekutiver Erweiterung der lateralen Seitenventrikel als sehr sensitiv (81–84%) für eine AD, sodass ein entsprechender Nachweis differenzialdiagnostischen Wert hat (Scheltens et al. 1992, Lehéricy et al. 1994). In der Differenzialdiagnose von Depressionen und – oft mit einer Depression beginnenden – frontotemporalen Degenerationen sind im Verlauf progrediente fokale und oft asymmetrische frontale und/oder temporale Atrophien wegweisend (Förstl et al. 1996).

Hinweise auf eine vaskuläre Enzephalopathie finden sich vermehrt bei alten depressiven Patienten, wobei sie von ätiologischer Relevanz zu sein scheinen, wenn sie das Kaudatum betreffen (Coffey et al. 1990). Dies bedeutet nicht automatisch eine vaskuläre Demenz(komponente), weil grundsätzliche insbesondere fleckige Veränderungen der weißen Substanz auch im normalen Alter vorkommen (Stoppe et al. 1995a). Mit Bezug auf die Depression belegen sie eine erhöhte Vulnerabilität für Depressionen bei subkortikalen Funktionsstörungen (Krishnan 1991). Gleichzeitig besteht auch eine enge Wechselbeziehung zwischen Depression und z. B. kardiovaskulären Erkrankungen, die wiederum das Risiko für eine vaskuäre Enzephalopathie langfristig erhöhen.

Der diagnostische Wert magnetresonanzspektroskopischer Untersuchungen speziell im Einzelfall ist in diesem Gebiet bis heute noch nicht geklärt (Stoppe et al. 2000).

Nuklearmedizinische Verfahren

Untersuchungen mit SPET bzw. PET ergeben in der Regel übereinstimmende Befunde in dem hier zur Diskussion stehenden Bereich. Die regionale zerebrale Durchblutung korreliert nämlich bei degenerativ-demenziellen und den meisten anderen psychiatrischen Erkrankungen mit dem regionalen Sauerstoff- und Glucoseverbrauch (Stoppe et al. 2000). Zeichen einer in der Regel bilateralen oft asymmetrischen Funktionsstörung temporoparietal und parietookzipital haben die höchste Sensitivität und Spezifität für die AD (auch in der Differenzialdiagnose zur Depression), wobei diese mit zunehmendem Patientenalter abnehmen. Eine in der Regel bilaterale frontale Stoffwechselminderung ist nicht wegweisend, weil sie sowohl bei depressiven Patienten als auch bei Patienten mit AD oder frontotemporaler Degeneration auftreten kann (Lesser et al. 1994, Stoppe et al. 2000). Bei Vergleichsuntersuchungen alter Depressiver mit gesunden Alterskontrollen und AD-Patienten zeigten Depressive wiederum oft eine Mittelstellung, was den Gesamtmetabolismus betrifft (Curran et al. 1993, Sackeim et al. 1993, Lesser et al. 1994, Stoppe et al. 1995b).

Dissoziative und funktionelle Störungen

Psychogene funktionelle Ursachen für Hirnleistungsstörungen wurden vor allem im letzten Jahrhundert diskutiert. Die „Pseudodemenz" wurde erstmalig von Wernicke zur Beschreibung vor allem chronisch „hysterischer" Zustände verwendet (Stoppe u. Staedt 1993).

Ganser beschrieb erstmalig 1897 das nach ihm heute noch benannte Syndrom (Ganser 1897). Das Kardinalsymptom ist das „Vorbeireden" im Sinne von ungefähren, ggf. fast richtigen Antworten. Als Beispiele werden gern genannt, dass bei einer Rechenoperation (z. B. 3 × 4) als Antwort 13 statt 12 gegeben wird oder die Frage danach, welche typischen Laute Katzen von sich geben, mit „Muh" beantwortet wird

Weitere Symptome sind:
- Bewusstseinsstörungen,
- (Pseudo-)Halluzinationen,
- Konversionssymptome,
- Amnesie für diesen Zeitabschnitt.

Das Syndrom zeigt sich eher selten vollständig (Heron et al. 1991). Zusammenhänge zu psychischen Erkrankungen, insbesondere affektiven Störungen, Psychosen, Persönlichkeitsstörungen und zu organischen Erkrankungen werden vielfach beschrieben. Aus psychodynamischer Sicht lässt sich das Syndrom als eine Kompromissbildung in einer ausweglosen Situation erklären, in der verrückt oder dumm zu werden als einziger Ausweg erscheint (Heron et al. 1991). Dies würde gut das in der Literatur häufig beschriebene Auftreten bei Minderheiten, in Gefängnissen oder akuten traumatischen Situationen erklären (Sigal et al. 1992, Weller 1988). Die Dauer ist in der Regel eher kurz, wenn gleich auch jahrelange Verläufe in allen Altersgruppen beschrieben wurden (Hampel et al. 1996, Adler und Touyz 1989).

Die Darstellung scheint sehr davon abzuhängen, welche Vorstellung die betroffene Person von Verrücktheit bzw. Dummheit hat (Cocores et al. 1984), weshalb die Differenzierung zur Aggravation oft von Bedeutung ist. Die Zuordnung zu den dissoziativen Störungen in den Klassifikationssystemen ICD-10, DSM-III-R und DSM-IV erscheint plausibel (Hampel et al. 1996).

In diesem Abschnitt sollen auch die Patienten mit anderen funktionellen Gedächtnisstörungen erwähnt werden. Typischerweise beklagen sie, ihr Vorhaben vor oder während der Durchführung zu vergessen, oder auch eine Art Blockade des Abrufs aus dem Gedächtnis. Bei in der Regel kaum auffälligem neuropsychologischem Befund sowie mit anderen Untersuchungsmethoden (EEG, CT usw.) gelingt die Abgrenzung zur „echten" Demenz in der Regel gut. Dennoch muss beachtet werden, dass diese Patienten nahezu regelhaft unter psychischen Krankheiten leiden (Schmidtke 1995).

Literatur

Adler R, Touyz S. Ganser syndrome in a 10 year old boy - an 8 year follow up. Aust N Z J Psychiatry. 1989; 23:124–6

Ames D, Flicker L, Helme RD. A memory clinic in a geriatric hospital: rationale, routine and results from the first 100 patients. Med J Aust. 1992; 156:618–22

Ancoli-Israel S, Klauber MR, Butters N, Parker L, Kripke DF. Dementia in institutionalized elderly: relation to sleep apnea. J Am Geriatr Soc. 1991; 39:258–63

Ansseau M, von Frenckell R, Franck G, Reynolds III CF, Kupfer DJ. Sommeil et depression: vers une standarisation de l'utilisation de la latence du sommeil paradoxal entant que marqueur biologique de depression majeure. Rev Electroencephalogr Neurophysiol Clin. 1987; 17:411–24

Arendt T. Das Syndrom der partiellen cholinergen Deafferentierung des corticalen Muskels – ein Konzept zur Beschreibung der brainbehaviour-relationship bei dementiellen Erkrankungen. Fortschr Neurol Psychiat. 1991;59:81–91

Arnold SE, Kumar A. Reversible dementias. Medical Clinics of North America. 1993; 77:215–30

Arnold SE, Trojanowski JQ, Gur RE, Blackwell P, Han LY, Choi C. Absence of neurodegeneration and neural injury in the cerebral cortex in a sample of elderly patients with schizophrenia. Arch Gen Psychiatry. 1998; 55:225–32

Barrett RJ. Conceptual foundations of schizophrenia: I. Degeneration. Aust N Z J Psychiatry. 1998; 32:617–26

Bassuk SS, Berkman LF, Wypij D. Depressive symptomatology and incident cognitive decline in an elderly community sample. Arch Gen Psychiatry. 1998; 55:1073–81

Baxter RD, Liddle PF. Neuropsychological deficits associated with schizophrenic syndromes. Schizophr Res. 1998; 30:239–49

Bayer AJ, Pathy MSJ, Twining C. The memory clinic. A new approach to the detection of early dementia. Drugs. 1987; 33 (Suppl. 2):84–9

Bedard MA, Montplaisir J, Richer F, et al. Ostructive sleep apnea syndrome: Pathogenesis of neuropsychological deficits. J Clin Exp Neuropsychol. 1991; 13:950–64

Bedard MA, Montplaisir J, Malo J, Richer F, Rouleau I. Persistent neuropsychological deficits and vigilance impairment in sleep apnea syndrome after treatment with continuous positive airway pressure (CPAP). J Clin Exp Neuropsychol. 1993; 15:330–41

Beekman ATF, Deeg DJH, Van Tilburg T, Smit JH, Hooijer C, van Tilburg W. Major and minor depression in later life: a study of prevalence and risk factors. J Affect Disord. 1995; 36:65–75

Bemben DA, Winn P, Hamm RM, Morgan L, Davis A, Barton E. Thyroid disease in the elderly. Part 2. Predictability of subclinical hypothyroidism. J Fam Pract. 1994a; 38:583–8

Bemben DA, Winn P, Hamm RM, Morgan L, Davis A, Barton E. Thyroid disease in the elderly. Part I. Prevalence of undiagnosed hypothyroidism. J Fam Pract. 1994b; 38: 577–82

Berrios CE. Pseudodementia or melancholic dementia: A nineteenth-century view. J Neurol Neurosurg Psychiatry 1985; 48:393–400

Bird JM, Levy R, Jacoby RJ. Computed tomography in the elderly: changes over time in a normal population. Br J Psychiatry. 1986;148:80–5

Black DW. Subdural hematoma: a retrospective study of the "great neurologic imitator". Postgrad Med. 1985; 78:107–14

Black P, Kathiresan S, Chung W. Meningeoma surgery in the elderly: a case-control study assessing morbidity and mortality. Acta Neurochir Wien. 1998; 140:1013–6

Blacker D, Albert MS, Bassett S, et al. Reliability and validityof NINCDS-ADRDA criteria for Alzheimer's disease. Arch Neurol. 1994; 51:1198–204

Borak J, Cieslicki JK, Koziej M, Matuszewski A, Zielinski J. Effects of CPAP treatment on psychological status in patients with severe obstructive sleep apnoea. J Sleep Res. 1996; 5:123–7

Branconnier RJ, Cole JO. Effects of acute administration of trazodone and amitriptyline on cognition, cardiovascular function and salivation in the normal geriatric subject. J Clin Psychopharmacol. 1981; 1:82–8

Branconnier RJ, Cole JO, Ghazvinian S, et al. Treating the depressed elderly patient: the comparative behavioral pharmacology of mianserin and amitrityline. In Costa E, Racagni G, editors. Typical and atypical antidepressants: clinical practice. New York: Raven Press. 1982

Brodaty H. Low diagnostic yield in a memory disorder clinic. Int Psychogeriatr. 1990; 2:149–59

Bulbena A, Berrios GE. Pseudodementia: Facts and figures. Br J Psychiatry. 1986; 148:87–94

Burns A, Jacoby R, Levy R. Psychiatric phenomena in Alzheimer's disease. I. Disorders of thought content. Brit J Psychiatry. 1990; 157:72–6

Callahan CM, Hendrie HC, Tierney WM. Documentation and evaluation of cognitive impairment in elderly primary care patients. Ann Intern Med. 1995; 122:422–9

Carbotte RM, Denburg SD, Denburg JA. Prevalence of cognitive impairment in systemic lupus erythematosus. J Nerv Ment Dis. 1986; 74:357–64

Cassens G, Wolfe L, Zola M. The neuropsychology of depressions. J Neuropsychiatry. 1990; 2:202–13

Chanarin I, Metz J. Diagnosis of cobalamin deficiency: the old and the new. Brit J Hematol. 1997; 97:695–700

Clarfield AM. The reversible dementias: Do they reverse? Ann Intern Med. 1988; 109:476–86

Clarfield AM. Normal-pressure hydrocephalus: saga or swamp? JAMA. 1989; 262: 2592–3

Cocores JA, Santa WG, Patel MD. The Ganser syndrome: Evidence suggesting its classification as a dissociative disorder. Int J Psychiatry Med. 1984; 14:47–56

Coffey CE, Figiel GS, Djang WT, Cress M, Saunders WB, Weiner RD. Subcortical hyperintensity on magnetic resonance imaging: a comparison of normal and depressed elderly subjects. Am J Psychiatry. 1990; 147:187–90

Coffey CE, Wilkinson WE, Weiner RD, et al. Quantitative cerebral anatomy in depression - a controlled magnetic resonance imaging study. Arch Gen Psychiatry. 1993; 50:7–16

Cohen RM, Weingartner H, Smallberg SA, Pickar D, Murphy DL. Effort and cognition in depression. Arch Gen Psychiatry. 1982; 39:593–7

Copeland JRM, Davidson IA, Dewey ME, et al. Alzheimer's disease, other dementias, depression and pseudodementia: prevalence, incidence and three-year outcome in Liverpool. Br J Psychiatry. 1992; 161:230–9

Craig I, Tallis R. Impact of valproate and phenytoin on cognitive function in elderly patients: results of a single-blind randomized comparative study. Epilepsia. 1994; 35:381–90

Cuesta MJ, Peralta V, Zarzuela A. Illness duration and neuropsychological impairments in schizophrenia. Schizophr Res. 1998; 33:141–50

Cunha UGV. An investigation of dementia among elderly outpatients. Acta Psychiatr Scand. 1990; 82:261–3

Curran SM, Murray CM, vanBeck M, et al. A single photon emission computerised tomography study of regional brain function in elderly patients with major depression and with Alzheimer type dementia. Brit J Psychiatry. 1993; 163:155–65

Denburg SD, Carbotte RM, Denburg JA. Psychological aspects of systemic lupus erythematosus: cognitive function, mood, and self-report. J Rheumatol. 1997; 24:998–1003

Delaney P. Dementia: the search for treatable causes. South Med J. 1982; 75:707–9

Devanand DP, Sackeim HA, Brown RP, Mayeux R. A pilot study of haloperidol treatment of psychosis and behavioral disturbances in Alzheimer's disease. Arch Neurol. 1989; 46:854–7

Dufouil C, Fuhrer R, Dartigues JF, Alpérovitch A. Longitudinal analysis of the association between depressive symptomatology and cognitive deterioration. Am J Epidemiol. 1996; 144:634–41

Dufour MC, Archer L, Gordis E. Alcohol and the elderly. Clin Geriatr Med. 1992; 8:127–41

Dugbartey AT. Neurocognitive aspects of hypothyroidism. Arch Intern Med. 1998; 158:1413–8

Dykierek P, Stadtmüller G, Schramm R, et al. The value of REM sleep parameters in differentiating Alzheimer's disease from old age depression and normal aging. J Psychiatr Res. 1998; 32:1–9

Emery VO, Oxman TE. Update of the dementia spectrum of depression. Am J Psychiatry. 1992; 149:305–17

Faldt R, Passant U, Nilsson K, Wattmo C, Gustafson L. Prevalence of thyroid hormone abnormalities in elderly patients with symptoms of organic brain disease. Aging Milano. 1996; 8:347–53

Fioravanti M, Nacca D, Amati S, Buckley AE, Bisetti A. Chronic obstructive pulmonary disease and associated patterns of memory decline. Dementia. 1995; 6:39–48

Förstl H, Besthorn C, Hentschel F, Geiger-Kabisch C, Sattel H, Schreiter-Gasser U. Frontal lobe degeneration and Alzheimer's disease: a controlled study on clinical findings, volumetric brain changes and quantitative electroencephalographic data. Dementia. 1996; 7:27–34

Förstl H, Stoppe G. Depressive Störungen und Erkrankungen im höheren Lebensalter. Psycho. 1999; 25:13–8

Folstein SE, Abbott MH, Chase GA, Jansen BA, Folstein MF. The association of affective disorder with Huntington's disease in a case series and in families. Psychol Med. 1983; 13:537–42

Folstein M, Anthony JC, Parhad I, Duffy B, Gruenberg EM. The meaning of cognitive impairment in the elderly. J Am Geriatr Soc. 1985; 33:228–35

Forsell Y, Winblad B. Major depression in a population of demented and nondemented older people: prevalence and correlates. J Am Geriatr Soc. 1998; 46:27–30

Fox JH, Topel JL, Huckmann MS. Dementia in the elderly - a search for treatable illnesses. J Gerontol. 1975; 30:557–64

Foy A, O'Connell D, Henry D, Kelly J, Cocking S, Halliday J. Benzodiazepine use as a cause of cognitive impairment in elderly hospital inpatients. J Gerontol A Biol Sci Med Sci. 1995; 50:99–106

Freemon FR. Evaluation of patients with progressive intellectual deterioration. Arch Neurol. 1976; 33:658–9

Freemon FR, Rudd SM. Clinical features that predict potentially reversible progressive intellectual deterioration. J Am Geriatr Soc. 1982; 30:449–51

Freter S, Bergman H, Gold S, Chertkow H, Clarfield M. Prevalence of potentially reversible dementias and actual reversibility in a memory clinic cohort. Can Med Ass J. 1998; 159:657–62

Friedman AS, Granick S, Cohen HW, et al. Imipramine (tofranil) vs. placebo in hospitalized psychotic depressives (a comparison of patients' self rating psychiatrists' ratings and psychological test scores). J Psychiatr Res. 1966; 4:13–36

Gallo JJ, Anthony JC, Muthen BO. Age differences in the symptoms of depression: a latent trait analysis. J Gerontol. 1994; 49:P251–64

Ganser SJ. Über einen eigenartigen hysterischen Dämmerzustand. Arch Psychiatr Nervenkr. 1897; 30:633–40

Gass A, Birtsch G, Olster M, Schwartz A, Hennerici MG. Marchiafava-Bignami disease: reversibility of neuroimaging abnormality. J Comput Assist Tomogr. 1998; 22:503–4

Georgotas A, Reisberg B, Ferris S. First results on the effects of Mao inhibition on cognitive functioning in elderly depressed patients. Arch Gerontol Geriatr. 1983; 2:249–54

Georgotas A, McCue RE, Reisberg B, et al. The effects of mood changes and antidepressants on the cognitive capacity of elderly depressed patients. Int Psychogeriatr. 1989; 1:135–43

Ghose K, Sedman E. A double blind comparison of pharmacodynamic effects of single doses of lofepramine, amtriptyline and placebo in elderly subjects. Eur J Clin Pharmacol. 1987; 33:505–9

Goldberg TE, Greenberg RD, Griffin SJ, et al. The effects of clozapine on cognition and psychiatric symptoms in patients with schizophrenia. Br J Psychiatry. 1993; 162:43–8

Goodwin JS, Goodwin JM, Garry PJ. Association between nutritional status and cognitive functioning in a healthy eldery population. JAMA. 1983; 249:2917–21

Greenberg GD, Watson RK, Deptula D. Neuropsychological dysfunction in sleep apnea. Sleep. 1987; 10:254–62

Hampel H, Berger C, Müller N. A case of Ganser's state presenting as a dementia syndrome. Psychopathology. 1996; 29:236–41

Hart RP, Kwentus JA, Taylor JR, Harkins SW. Rate of forgetting in dementia and depression. J Consult Clin Psychol. 1987; 55:101–5

Haupt M, Kurz A. Die Demenz bei Hypothyreose. Fortschr Neurol Psychiat. 1990; 58:175–7

Haupt M, Kurz A. Die Behebbarkeit der Demenz bei Schilddrüsenunterfunktion. Z Gesamte Inn Med. 1993; 48:609–13

Hector M, Burton JR. What are the psychiatric manifestations of vitamin B-12 deficiency? Am Geriatr Soc. 1988; 36:1105–12

Hedner K, Gustafson L, Stehen G, Stehen B. Screening of patients admitted to a geriatric hospital with supposed organic dementia. Compr Gerontol. 1987; A1:55–60

Hegerl U, Moeller HJ. Electroencephalography as a diagnostic instrument in Alzheimer's disease: reviews and perspectives. Int Psychogeriatr. 1997; 9 (Suppl 1):237–46

Hentschel F. Bildgebende Diagnostik bei dementiellen Erkrankungen. Klin Neuroradiol. 1994; 4:131–46

Heron EA, Kritchevsky M, Delis C. Neuropsychological presentation of Ganser symptoms. J Clin Exp Neuropsychol. 1991; 13:652–66

Hindmarch I, Shillingford J, Shillingford C. The effects of sertraline on psychomotor performance in elderly volunteers. J Clin Psychiatry. 1990; 51:34–6

Hoff AL, Harris D, Faustmann WO, Beal M, DeVilliers D, Mone RD, et al. A neuropsychological study of early onset schizophrenia. Schizophr Res. 1996; 20:21–8

Hoff AL, Shulka S, Helms P, et al. The effects of nortriptyline on cognition in elderly depressed patients. J Clin Psychopharmacol. 1990; 10:231–2

Hoffman Pl, Tabakoff B. Ethanol's action on brain biochemistry. In Tarter RE, van Thiel DH, Eds. Alcohol and the brain: chronic effects. New York; Plenum Press, 1985; 19–68

Hutton JT. Results of clinical assessments for the dementia syndrome: implications for epidemiologic studies. In: Schuman LM, Mortimer JA (Eds.) The epidemiology of dementia. Oxford University Press, New York.1981; 62–9

Jellinger KA, Gabriel E. No increased incidence of Alzheimer's disease in elderly schizophrenics. Acta Neuropathol Berl. 1999; 97:165–9

Katona CL, Aldridge CR. The dexamethasone suppression test and depressive signs in dementia. J Affect Disord. 1985; 8:83–9

Kendrich DC, Post F. Differences in cognitive status between healthy, psychiatrically ill, and diffusely brain damaged elderly subjects. Br J Psychiatry. 1976; 113:75–81

Kerr JS, Fairweather DB, Hindmarch I. Effects of fluoxetine on psychomotor performance, cognitive functioning and sleep in depressed patients. Int Clin Psychopharmacol. 1993; 8:341–3

Kokmen E, Okazaki H, Schoenberg BS. Epidemiologic patterns and clinical features of dementia in a defined US population. Trans Am Neurol Assoc. 1980; 105:334–6

Koskinen T. Pseudodementia as manifestation of depression in the elderly. Psychiatria Fennica. 1992; 23:123–9

Kral VA, Emery O. Long term follow-up of depressive pseudodementia of the aged. Can J Psychiatry. 1989; 34:445–7

Kril JJ. Neuropathology of thiamine deficiency disorders. Metab Brain Dis. 1996; 11:9–17

Krishnan KR. Organic bases of depression in the elderly. Ann Rev Med. 1991; 42:261–6

Kruse WH. Problems and pitfalls in the use of benzodiazepines in the elderly. Drug Safety. 1990; 7:328–44

Kuratsu J, Ushio Y. Epidemiological study of primary intracranial tumours in elderly people. J Neurol Neurosurg Psychiatry. 1997; 63:116–8

Larson EB, Kukull WA, Buchner D, Reifler BV (1987) Adverse drug reactions associated with global cognitive impairment in elderly persons. Ann Int Med 107: 169–173

Larson EB, Reifler BV, Featherstone HJ, English DR. Dementia in elderly outpatients: a prospective study. Ann Intern Med. 1984; 100:417–23

Larson EB, Reifler BV, Sumi SM, Canfield CG, Chinn NM. Diagnostic evaluation of 200 elderly outpatients with suspected dementia. J Gerontol. 1985; 40:536–43

Lehéricy S, Baulac M, Airas J, Piérot L, Martin N, Pillon B, et al. Amygdalohippocampal MR volume measurements in the early stages of Alzheimer's disease. Am J Neuroradiol. 1994; 15:927–37

Lesser IM, Mena I, Boone KB, Miller BL, Mehringer CM, Wohl M. Reduction of cerebral blood flow in older depressed patients. Arch Gen Psychiatry. 1994; 51:677–86

Lindenbaum J, Healton EB, Savage DG, Brust JCM, Garrett TJ, Podell. Neuropsychiatric disorders caused by cobalamnin deficiency in the absence of anemia or macrocytosis. N Engl J Med. 1988; 318:1720–8

Lindenmayer JP, Negron AE, Schah S, et al. Cognitive deficits and psychopathology in elderly schizophrenic patients. Am J Geriatr Psychiatry. 1997; 5:31–42

Livingston G, Sax K, Willison J, Blizard B, Mann A. The Gospel Oak Study stage II: the diagnosis of dementia in the community. Psychol Med. 1990; 20:881–91

Lojander J, Kajaste S, Maasilta P, Partinen M. Cognitive function and treatment of obstructive sleep apnea syndrome. J Sleep Res. 1999; 8:71–6

Lovinger DM, White G, Weight FF. NMDA receptor-mediated synaptic excitation selectively inhibited by ethanol in hippocampal slice from adult rat. J Neurosci. 1990; 10:1372–9

Luxon LM, Harrison MJG. Chronic subdural hematoma. Q J Med. 1979; 48:43–53

Marcopulos BA, Graves RE. Antidepressant effects on memory in depressed older persons?. J Clin Exp Neuropsychol. 1990; 12:655–63

Martin BA, Thompson EG, Eastwood MR. The clinical investigation of dementia. Can J Psychiatry. 1983; 28:282–6

Martin FI, Deam DR. Hyperthyroidism in elderly hospitalised patients. Clinical features and treatment outcomes. Med J Aust. 1996; 164:200–3

Mayeux R, Stern Y, Rosen J, Leventhal J. Depression, intellectual impairment and Parkinson's disease. Neurology. 1981; 31:645–50

McInnes E, Powell J. Drug and alcohol referrals: Are elderly substance abuse diagnoses and referrals being missed? Brit Med J. 1994; 308:444–6

McKeith IG, Fairbairn AF, Bothwell RA, et al. An evaluation of the predictive validity and interrater reliability of clinical diagnostic criteria for senile dementia of Lewy body type. Neurology. 1994; 44:872–7

McKhann G, Drachmann D, Folstein M, Katzman R, Price D, Stadlan EM. Clinical diagnosis of Alzheimer`s disease: Report of the NINCDS-ADRDA work group under the auspices of Department of Health and Human Services Task Force on Alzheimer's disease. Neurology. 1984; 34:939–44

Meltzer HY, Thompson PA; Lee MA; Ranjan R. Neuropsychological deficits in schizophrenia: relation to social function and effect of antipsychotic treatment. Neuropsychopharmacology. 1996; 14 (Suppl 3):S27-S33

McShane R, Keene J, Gedling K, Fairburn C, Jacoby R, Hope T. Do neuroleptic drugs hasten cognitive decline in dementia? Prospective study with necropsy follow up. Br Med J. 1997; 314:266–70

Meyers BS, Mattis S, Graiele M., et al. Effects of nortriptyline on memory self-assessment and performance in recovered elderly depressives. Psychopharmacol Bull. 1991; 3: 295–9

Mintzer MZ, Frey JM, Yingling JE, Griffiths RR. Triazolam and zolpidem: a comparison of their psychomotor, cognitive, and subjective effects in healthy volunteers. Behav Pharmacol. 1997; 8:561–74

Migliorelli R, Teson A, Sabe L, Petracchi M, Leiguarda R, Starkstein SE. Prevalence and correlates of dysthymia and major depression among patients with Alzheimer's disease. Am J Psychiatry. 1995; 152:37–44

Miller WR. Psychological deficit in depression. Psychol Bull. 1975; 82:238–60

Miller WR, Seligman MEP. Depression and learned helplessness in man. J Abnorm Psychol. 1975; 84:228–38

Mindham RHS. Psychiatric symptoms in Parkinsonism. J Neurol Neurosurg Psychiatry. 1970; 33:188–91

Morris JC, Rubin EH. Clinical diagnosis and course of Alzheimer's disease. Psychiatr Clin North Am. 1991; 14:223–36

Moskowitz H, Burns MM. Cognitive performance in geriatric subjects after acute treatment with antidepressants. Neuropsychobiology. 1986; 15:38–43

Mulley GP. Differential diagnosis of dementia. Brit Med J. 1986; 292:1416–8

National Institute on Aging Task Force. Senility reconsidered: treatment possiblities for mental impairment inthe elderly. J Am Med Ass. 1980; 244:259–63

Nilsson-Ehle H. Age-related changes in cobalamin (Vitamin B12) handling. Implications for therapy. Drugs & Aging. 1998; 12:277–92

Nishizaki T, Kamiryo T, Fujisawa H, et al. Prognostic implications of menigiomas in the elderly (over 70 years old) in the era of magnetic resonance imaging. Acta Neurochir Wien. 1994; 126:59–62

Ogura C, Kishimoto A, Mizukawa R, et al. Influence of single doses of dothiepin and amitriptylin on physiological measures and psychomotor performance in normal young and elderly volunteers. Neuropsychobiology. 1983; 10:103–7

Oslin D, Atkinson RM, Smith DM, Hendrie H. Alcohol related dementia: Proposed clinical criteria. Int J Geriatr Psychiatry. 1998; 13:203–12

Ott A, Breteler MMB, van Harskamp F, et al. Prevalence of Alzheimer's disease and vascular dementia: association with education. The Rotterdam Study. B Med J. 1995; 310:970–3

Pfeffer RI, Afifi AA, Chance JM. Prevalence of Alzheimer's disease in a retirement community. Am J Epidemiol. 1987; 125:420–36

Pozzi D, Golimstock A, Migliorelli R, Teson A, Garcia H, Starkstein S. Quantified electroencephalographic correlates of depression in Alzheimer's disease. Biol Psychiatry. 1993; 34:386–91

Pozzi D, Golimstock A, Petracchi M, Garcia H, Starkstein S. Quantified electroencephalographic changes in depressed patients with and without dementia. Biol Psychiatry 1995; 38:677–83

Prinz PN, Scanlan JM, Vitaliano PP, Moe KE, Borson S, Toivola B, et al. Thyroid hormones: positive relationships with cognition in healthy, euthyroid older men. J Gerontol A (Biol Sci Med Sci). 1999; 54:M111–6

Proust F, Verdure L, Toussaint P, et al. Meningiome intracranien du sujet age. Mortalité, morbidité et qualité de vie post-operatoires d'une série de 39 patients de plus de 70 ans. Neurochirurgie. 1997; 43:15–20

Read CL, Stephen LJ, Stolarek IH, Paul A, Sills GJ, Brodie MJ. Cognitive effects of anticonvulsant monotherapy in elderly patients: a placebo-controlled study. Seizure. 1998; 7:159–62

Reding M, Haycox J, Blass J. (1985). Depression in patients referred to a dementia clinic: a three year prospective study. Arch Neurology. 1985; 42:894–6

Reifler BV, Larson E, Teri L, Poulsen M. Dementia of the Alzheimer's type and depression. J Am Geriatr Soc. 1986; 34:855–9

Renvoize EB, Gaskell RK, Klar HM. Results of investigations in 150 demented patients consecutively admitted to a psychiatric hospital. Br J Psychiatry. 1985; 147:204–5

Reynolds CF III, Kupfer DJ, Houck PR, et al. Reliable discrimination of elderly depressed and demented patients by electroencephalographic sleep data. Arch Gen Psychiatry. 1988; 45:258–64

Riisoen H, Fossarn GO. How shall we investigate dementia to exclude intracranial menigeomas as cause? An analysis of 34 patients with meningeomas. Age Ageing. 1986; 15:29–34

Roman GC, Tatemichi TK, Erkinjuntti T, et al. Vascular dementia: Diagnostic criteria for research studies. Report of the NINDS-AIREN International Workshop. Neurology. 1993; 43:250–60

Rosen JH. Double-blind comparison of haloperidol and thioridazine in geriatric outpatients. J Clin Psychiatry. 1979; 40: 17–20

Sabe L, Jason L, Juejati M, Leiguarda R, Starkstein SE. Dissociation between declarative and procedural learning in dementia and depression. J Clin Exp Neuropsychol. 1995; 17:841–8

Sackeim HA, Prohovnik I, Moeller JR, Mayeux R, Stern Y, Devanand DP. Regional cerebral blood flow in mood disorders. II. Comparison of major depression and Alzheimer's disease. J Nucl Med. 1993; 34:1090–101

Sano M, Stern Y, Williams J, Cote L, Rosenstein R, Mayeux R. Coexisting dementia and depression in Alzheimer's disease. Arch Neurol. 1989; 46:1284–6

Sayetta RB. Rates of senile dementia, Alzheimer's type, in the Baltimore Longitudinal Study. J Chronic Dis. 1986; 39:271–86

Scheltens P, Leys D, Barkhof F, et al. Atrophy of medial temporal lobes on MRI in "probable" Alzheimer's disease and normal ageing: diagnostic value and neuropsychological correlates. J Neurol Neurosurg Psychiatry. 1992; 55:967–72

Schmidt R. Comparison of magnetic resonance imaging in Alzheimer's disease, vascular dementia and normal aging. Eur Neurology. 1992; 32:164–9

Schmidtke K. Funktionelle Gedächtnisstörungen. Eine Untersuchung an 25 Patienten. Nervenarzt. 1995; 66:338–46

Schneider W, Shiffrin RM. Controlled and automatic human information processing: I. Detection, search and attention. Psychol Rev. 1977; 84:1–66

Seipelt M, Zerr I, Nau R, et al. Hashimoto's encephalitis as a differential diagnosis of Creutzfeldt-Jakob disease. J Neurol Neurosurg Psychiatry. 1999; 66:172–6

Sellal F, Bacon E, Collard M. Memory and benzodiazepines. Rev Neurol Paris. 1994; 150:330–7

Seno H, Shibata M, Fujimoto A, Koga K, Kanno H, Ishino H. Evaluation of the Mini Mental State Examination and Brief Psychiatric Rating Scale on aged schizophrenic patients. Psychiatry Clin Neurosci. 1998; 52:567–70

Shaw PJ, Walls TJ, Newman PK, Cleland PG, Cartlidge NE. Hashimoto's encephalopathy: a steroid-responsive disorder associated with high anti-thyroid antibody titers - report of 5 cases. Neurology. 1991; 41:228–33

Siegfried K, O'Connolly M. Cognitive and psychomotor effects of different antidepressants in the treatment of old age depression. Int Clin Psychopharmacol. 1986; 1:231–43

Sigal M, Altmark D, Alfici S, Gelkopf M. Ganser syndrome: a review of 15 cases. Compr Psychiatry. 1992; 33:134–8

Skare S, Pew B, Dysken M.. The dexamethasone suppression test in dementia: a review of the literature. J Geriatr Psychiatry Neurol. 1990; 3:124–38

Smith JS, Kiloh LG. The investigation of dementia: results in 200 consecutive admissions. Lancet. 1981; i:824–7

Starkstein SE, Robinson RG. (1989) Affective disorders and cerebral vascular disease. Brit J Psychiatry. 1989; 154:170–82

Sternberg DE, Jarvik ME. Memory functions in depression. Arch Gen Psychiatry. 1976; 33:219–24

Stoppe G, Wildhagen K, Künkel H, Deicher H. Zentralnervöse Beteiligung bei systemischem Lupus Erythematodes. Dtsch Med Wschr 1990; 115:426–31

Stoppe G, Wildhagen K, Seidel JW, Meyer GJ, Schober O, Künkel H. et al. Positron emission tomography in neuropsychiatric lupus erythematosus. Neurology. 1990; 40:304–8

Stoppe G, Staedt J, Knehans A, Rüther E. Schlaf im Alter. Dtsch Med Wschr. 1992; 35:1326–32

Stoppe G, Staedt J. Die frühe diagnostische Differenzierung primär dementer von primär depressiven Syndromen im Alter - Ein Beitrag zur Pseudodemenzdiskussion. Fortschr Neurol Psychiat. 1993; 61:172–82

Stoppe G, Staedt J, Bruhn H. Fleckige Veränderungen der weißen Substanz im kranialen Computer- und Magnetresonanztomogramm: Bedeutung für die (Differential)diagnose der Demenz vom Alzheimer Typ und der vaskulären Demenz. Fortschr Neurol Psychiatrie. 1995 a; 63:425–40

Stoppe G, Staedt J, Kögler A, Schütze R, Kunert HJ, Sandrock D, et al. 99 mTc HMPAO-SPECT in the diagnosis of senile dementia of Alzheimer's type - A study under clinical routine conditions. J Neural Transm (Gen. Sect.). 1995 b; 99:195–211

Stoppe G. Depressionen bei Alzheimer Demenz. In: Förstl H, Calabrese P, eds. Psychopathologie und Neuropsychologie der Demenz. Lengerich: Pabst Verlag, 2000

Stoppe G, Brandt C, Staedt J. Behavioural problems associated with dementia: the role of newer antipsychotics. Drugs & Aging. 1999 a; 14:55–68

Stoppe G, Koller M, Lund I, Hornig C, Sandholzer H, Staedt J. Gerontopsychiatrische Behandlung im Vergleich zwischen integrierter Versorgung an einer Universität und separierter Versorgung an einem Landeskrankenhaus. II. Diagnosen und Behandlung. Psychiatrische Praxis 1999 b;26:277–82

Stoppe G, Bruhn H, Finkenstaedt M, Meller J, Becker W. Hirnleistungsstörungen und Demenzen. In: Stoppe G, Hentschel J, Munz D, eds. Bildgebende Verfahren in der Psychiatrie. Thieme Verlag, 2000

Tartaro TJ, Osborne DP jr. MAO-inhibition and memory. N Engl J Med. 1980; 303:705–6

Tracy JI, DeLeon J, Doonan R, Musciente J, Ballas T, Josiassen RC. Clock drawing in schizophrenia. Psychol Rep. 1996; 79:923–8

Tracy JI, Monaco CA, Abraham G, Josiassen RC, Pollock BG. Relation of serum anticholinergicity to cognitive status in schizophrenia patients taking clozapine or risperidone. J Clin Psychiatry. 1998; 59:184–8

Trimble MR. Anticonvulsant drugs and cognitive function: a review of the literature. Epilepsia. 1987; 28:37–45

Tune L, Carr S, Hoag E, et al. Anticholinergic effects of drugs commonly prescribed for the elderly: potential means for assessing risk of delirium. Am J Psychiatry. 1992; 149:1393–4

Verhey FRJ, Jolles J, Ponds RWHM, et al. Diagnosing Dementia: A comparison between a monodisciplinary and a multidisciplinary approach. J Neuropsychiat Clin Neurosci. 1993; 5:78–85

Victor M. Persistent altered mentation due to ethanol. Neurol Clin. 1993; 11:639–61

Victoratos GC, Lenman JAR, Herzberg L. Neurological investigation of dementia. Br J Psychiatry. 1977; 130:131–3

Visser PJ, Verhey FRJ, Roozendaal N, Kessel P, Ponds RWHM, Jolles J. Predicting Alzheimer's disease in cognitive impaired elderly: effects of depressed mood. Neurobiol Aging. 1998; 18: (abstract).

Walstra GJM, Teunisse S, van Gool WA, van Crevel H. Reversible dementia in elderly patients referred to a memory clinic. J Neurol. 1997; 244:17–22

Wayner MJ, Amstrong DL, Polan-Curtain JL, Denny JB. Ethanol and diazepam inhibition of hippocampal LTP is mediated by angiotensin II and AT1 receptors. Peptides. 1993; 14: 441–4

Weingartner H, Cohen RM, Bunney WE, Ebert MH, Kaye W. Memory-learning impairments in progressive dementia and depression. Am J Psychiatry. 1982; 139:135–6

Weller MP. Hysterical behaviour in patriarchal communities. Four cases, one with Ganser-like symptoms. Br J Psychiatry. 1988; 152:687–95

Wells CE. Pseudodementia. Am J Psychiatry. 1979; 136: 895–900

Wesnes KA, Simpson PM, Christmas L, et al. (1989) The effects of moclobemide on cognition. J Neural Transm. 1989; 28:91–102

Weytingh MD; Bossuyt PMM, van Crevel H. Reversible dementia: more than 10% or less than 1%? A quantitative review. J Neurol. 1995, 242:466–71

Wofford JL, Moran WP, Wilson TA, Velez R. Clinical presentation of meningioma in the elderly. J Am Geriatr Soc. 1993; 41:122–6

Young RC, Mattis S, Alexopoulos GS, et al. Verbal memory amd plasma drug concentration in elderly depressives treated with nortriptyline. Psychopharmacol Bull. 1991; 3:291–4

Zihl J, Gron G, Brunnauer A. Cognitive deficits in schizophrenia and affective disorders: evidence for a final common pathway disorder. Acta Psychiat Scand. 1998; 97:351–7

Zimmer R, Lauter H. Zum Problem der depressiven Pseudodemenz. Z Gerontol. 1984; 17: 109–12

Sachverzeichnis

A

Aβ40, Aβ42, 72, 82 ff, 99, 101, 103
Abetalipoproteinämie 309 f
Ablenkung 206
Abstraktionsdefizit 283
Abulie 49
Abzeichnen geometrischer Figuren 169, 172
Acetazolamid 145, 318
Acetylcholin 73 f, 111
– Mangel 193
Acetylcholinesterase 193 f
Acetylcholinrezeptor, nikotinischer
– – Modulator 196
– – Verlust 193, 284
Acetylcholinrezeptoragonist 196
Acetylcholinsynthese 74 f, 77
Acetylsalicylsäure 239
Aciclovir 349
ADCA (autosomal dominante zerebelläre Ataxie) 304 ff
ADDTC (Alzheimer's Disease Diagnostic and Treatment Centers) 213, 215
Adenosin 73
Adrenoleukodystrophie 65, 372
α2-Adrenorezeptor-Antagonist 284
Advanced Glycation Endproducts (AGE) 75, 79
Affekt 169
Affektstörung 173 f
Afferentierung, cholinerge 111 f
Aggravation 47
Aggressivität 176
– Behandlung 202 f, 265
Agitiertheit 202
Agnosie 63
– Multiinfarktdemenz 222
– visuelle 171
Agraphie 62, 381
AIDS 65, 69
– Leukoenzephalopathie 344 ff
– ZNS-Erkrankung, opportunistische 340 f
– Zytomegalievirus-Enzephalitis 346 f
AIDS-Demenz 149, 338
Akinese 6, 49
Akinetisch-rigides Syndrom 267, 296
– – Behandlung 300
Aktionstremor 267
Aktivierendes System, retikuläres, aszendierendes 111, 155
Aktivierung
– instrumentelle 172
– kognitive 203 f
– kortikale 111, 155
Akut-Phase-Protein 78 f
Aldehyddehydrogenase 357

Alexander-Krankheit 66, 383
Alexie 62
Alien-Limb-Syndrom 267, 379
Alkohol 357
Alkoholabusus 33, 354, 358
– Haltetremor 48
– Störung, hirnorganische 423
– Thiaminmangel 361
Alkoholdemenz 354 f, 423
– Symptom 65, 69
Alkoholentzug 48, 357
Alkoholentzugsdelir 359
Alkoholenzephalopathie 354 ff
– Differenzialdiagnose 356
– Dosis-Wirkungs-Beziehung 355 f
– Erholungspotenzial 356
Alkoholintoxikation, chronische 11
Alkoholkonsum 32 f, 48
ε-Allel 30 f, 88 f, 253
Allokortex 118, 120
Alltagsbewältigung 195
– Einschränkung 168 f, 171 ff, 177
ALS-Parkinson-Demenz-Komplex von Guam 383
Alter 31, 90, 231
Altern
– kognitives 2
– – Geschwindigkeit 10
– – Indikator 3
– – Kontinuitätshypothese 9 f
– – Längsschnittuntersuchung 5 f
– – normales 5 ff
– – pathologisches 9 ff
– – Querschnittuntersuchung 5
– – Schwellengeschwindigkeit 12 f
– pathologisches
– – Interaktionshypothese 2
– – Kontinuitätshypothese 2
– – Spezifitätshypothese 2
– – Veränderung, molekulare 72 ff
Alterungsprozess 3, 9
Altgedächtnis
– Aktivierung 139
– Störung 170
Aluminium 33, 386
Alzheimer's Disease Assessment Scale 189
Alzheimer-Fibrille 86
Alzheimer-Demenz 71 ff
– Alltagskompetenz 171 ff, 177
– Angehörigenberatung 205 ff
– Antriebsstörung 173 f
– Apolipoprotein-E-Gen, ε4-Allel 30 f
– Atrophiemuster 131
– Beratungsgespräch 183 f
– Demenzstadium 168 ff
– Depression 428

– Diagnose
– – bildgebende 163 ff, 179
– – Irrtumswahrscheinlichkeit 183
– – klinische 19, 177 ff
– Diagnosekriterien 178
– Differenzialdiagnose 66, 141 ff, 181 f
– Aphasie, progressive 263
– Demenz
– – – frontotemporale 261 f
– – – semantische 265
– – Depression 430 f
– – elektroenzephalographische 159 ff
– – Durchblutung, zerebrale, regionale 139
– – Elektroenzephalogramm 158, 163 ff, 429
– Entwicklungsphase 168
– familiäre 51, 90 f, 99
– familiäre Häufung 30
– Früherkennung 180 f
– Funktionsstörung
– – kognitive 6, 169 ff, 177
– – körperliche 174
– Gehirnstruktur
– – resistente 126
– – vulnerable 126 f
– Genmutation 30
– Heimunterbringung 176
– Heterogenität, klinische 176 f
– Hippocampusatrophie 133 f, 136
– Indikator, neurochemischer 179 f
– Magnetresonanzspektroskopie 137, 139 ff
– Mischform 181
– Mortalität 176
– Neuroanatomie 118 ff
– Neuronenverlust 110
– Neurophysiologie 155 ff
– Neuroradiologie 130 ff, 430
– Pathologie 72 ff, 99 ff, 113 ff
– Plaques, neuritische 114
– Prädemenzphase 168 f
– präsenile 168, 176
– Prävalenzrate 24
– Risikoerhöhung 89
– Risikofaktor, vaskulärer 231
– sporadische 72, 81 f, 90
– – Pathophysiologie 77 f
– Stadieneinteilung 124 ff
– Störung, mikrovaskuläre 230 f
– Symptom 168 ff, 200 ff
– Tangle, neurofibrillärer 114
– Test, genetischer 180 f
– Therapie 187 ff
– – Beendigung 207
– – Erfolg 198
– – ethische Fragen 207
– – Todesursache 174
– – Veränderung

437

Alzheimer-Demenz, Veränderung, molekulare 77 ff
– – schlafpolygraphische Veränderung 430
– Verlaufsdauer 174
Alzheimer-Neurofibrillenveränderung 114, 122
Amantadin 284 f, 308
γ-Aminobuttersäure 74
Aminosäureneurotransmitter 74
Amitriptylin 284 f, 424 ff
Amnesie
– anterograde 64, 359
– – posttraumatische 390
– Ätiologie 361
– Korsakoff-Syndrom 359
– psychogene 59
– retrograde 64, 69, 359
– – posttraumatische 390
Amnestisches Syndrom 59, 61, 162
Amöbiasis 400 f
Amphotericin B 388
Amygdala 120, 133 ff
β-Amyloid 72, 81 ff, 99
– Abbau 82
– Bildung 83, 86
– Liquorkonzentration 85 f, 180
– Toxizität 83, 102 ff
Amyloidablagerung 80, 89
– Amyloidangiopathie, zerebrale 236
– Lokalisation 137
– Reduktion 85, 101, 198
– vaskuläre 407
Amyloidangiopathie 65, 236 f
– britische 377 f
– familiäre 51
– finnische 378
– holländische 377
– isländische 377
– zerebrale 227
Amyloid-Impfung 198
Amyloid-Kaskaden-Hypothese 72, 79 ff
Amyloidplaques 72, 99
– Lokalisation 122 f
– Prionprotein-enthaltende 330
Amyloidpräkursorprotein 51, 72, 79 ff
– Abbau 82, 86, 100
– – Störung 85 ff, 90
– Bildung, herabgesetzte 86
– Effekt, neuroprotektiver 82 f
– Toxizität 102 ff
– Transmembrandomäne 100 f
– Wirkung, mitogene 116
Amyloidpräkursorprotein-Gen 30, 80, 101 f
β-Amyloid-Protein 122
Amyotrophie 311
Anamnese 45 ff
Aneurysma 403 f
Anfall, epileptischer 65 ff, 349, 371
– – komplex-fokaler 402
– – komplex-partieller 163
– – Malaria 400
– – Panarteriitis nodosa 406
Anforderung, geistige 7 f
Angehörige 47, 205 ff
Angehörigengruppe 206
Angiitis
– allergische 406
– granulomatosa 407
Angioendotheliomatose, maligne 408
Angst 203

Anosognosie 217
Anoxie 65
Anti-Amyloid-Immunisierung 198 f
Antibiotika 387
Anticholinergika 388, 427
α1-Antichymotrypsin-Gen 89
Antidementiva 188 ff
– Anwendung, praktische 196 ff
– Behandlungserfolg 198
– Prüfung, klinische 189
– Therapie-Beendigung 197
Antidepressiva 48, 201 f
– serotonerge 265
– Störung, kognitive 424 ff
– Wirkung, anticholinerge 388
Antihypertensiva 388 f
Antikonvulsiva 48, 201, 386
– Störung, kognitive 424
Antioxidanzien 199
Anti-Parkinson-Mittel 388
Antiphlogistika 34
Antiphospholipidantikörper 404 f
Antirheumatika 79, 200
Antizipation 289
Antriebsstörung 46, 169, 173 f
– Behandlung 202 f
– Demenz, frontotemporale 248
– Differenzialdiagnose 49
– Korsakoff-Syndrom 359
Anxiolytika 201, 203
Apathie 46, 63, 174
– Chorea Huntington 298
– Hirninfarkt 222
– Therapie 265
Aphasie 62 f, 162
– Multiinfarktdemenz 222
– postischämische 217
– progressive 177, 182
– – Demenz, frontotemporale 247 f
– Diagnose 261 f
– Differenzialdiagnose 262 f
– Epidemiologie 254
– Klinik 256, 263
– sensorische 62
– transkortikale 217 f
Apolipoprotein E 84, 88, 101
Apolipoprotein-E-Gen 30, 72, 88
– ε4-Allel 88 f, 253
Apolipoprotein-E-Genotypisierung 179
Apoptose 333 ff
APP s. Amyloidpräkursorprotein
Apraxie 49, 63
– ideatorische 170
– ideomotorische 170 f
– konstruktive 222
– Kufs-Krankheit 381
Aquäduktstenose 403
Arachnoidalzyste 404
Arbeitsgedächtnis s. Kurzzeitgedächtnis
Arbeitsleistung 171
Arousal 111 f
Arousal-System, retikuläres, aufsteigendes (ARAS) 155
Arsen 384
Arteria
– basilaris, dolichoektatische 369
– carotis-interna-Verschluss 225
– cerebri media, Verengung, segmentale 405

– communicans anterior, Aneurysma 59, 227, 403
Arteria-cerebri-posterior-Infarkt 224
Arteriitis temporalis 405
Arteriolosklerose 229
Arteriosklerose 89, 227
Arthritis, rheumatoide 49, 407
Arylsulfatase A 367 f
l-Asparaginase 387
Aspartat 74, 77
Aspartataminotransferasegen 77
Aspontaneität 218
Assoziationsfeld 118, 120 f
Assoziationshypothese 32
Assoziationskortex 107
– anterior zingulärer, Deafferentierung 359
– frontaler 118 ff, 126
– präfrontaler, Deafferentierung 359
Assoziationszentrum, multimodales 120
Asterixis 386
Astrozyten 78
Astrozytenplaques, Tau-positive 267
Ataxia teleangiectatica 65, 308 f
Ataxie 304 ff, 373 f
– Bleiintoxikation 384
– Differenzialdiagnose 65 ff
– episodische 304, 318
– erbliche 304 ff
– Galaktosialidose 370
– Gerstmann-Sträussler-Scheinker-Syndrom 330
– Insomnie, familiäre, tödliche 330
– Kearns-Sayre-Syndrom 374
– Leigh-Krankheit 373
– NARP 373 f
– nichterbliche 304 f
– Niemann-Pick-Krankheit 371
– optische 171
– spastische Charlevoix-Saguenay 311
– spinozerebellare 51, 67
– – Typ 1 312 f
– – Typ 2 313 f
– – Typ 3 314 ff
– – Typ 4 316 f
– – Typ 5 317
– – Typ 6 317 f
– – Typ 7 317
– – Vitamin-E-Mangel 310
– – Wernicke-Enzephalopathie 358 f
– – Wilson-Krankheit 374
– zerebellare
– – autosomal dominante 304 ff, 312 ff
– – autosomal rezessive 305 ff
– – früh beginnende 311
– – idiopathische 318
Ataxin 51, 312, 378 f
ATP-Mangel 88
Atrophie
– dentatorubropallidoluysische 65, 378 f
– frontoparietale 379
– frontotemporale 249
– kortikale, posteriore 182
– olivopontozerebellare 312 f, 317, 319
– perirolandische 141
– zerebellare s. Kleinhirnatrophie
Auffassungsstörung 12, 46
Aufklärung 183
Aufmerksamkeit 298
Aufmerksamkeitsstörung 53, 58
– Aneurysmaruptur 403

– Chorea Huntington 297
– Delir 59f
– Hirninfarkt 222
– HIV-1-assoziierte 339
– Hypoxie, chronische 409
– Parkinson-Krankheit 275
– Whipple-Krankheit 397
Autoantikörper 350, 395
Autofahren 172
Autoimmunerkrankung 395, 404f
Autoregulation, zerebrale 231
Azorenkrankheit 65

B

BACE 102
Balint-Syndrom 171
Barbiturate 387
Basalmembranverdickung 230
Batten-Krankheit 380f
Behçet-Krankheit 66, 406
Behr-Syndrom 311
Belohnungssystem 266
Benennen 257
Benzodiazepine 202
– Intoxikation 386f
– Störung, kognitive 423
Beobachtungsstudie 20
Beratung 183f, 205ff
Berentung 45, 172
Beruf 32
Beruhigung 206
Beschäftigungstherapie 204
Betreuung, gesetzliche 172f
Betreuungsgruppe 206
Bewegungskontrolle 298
Bewegungsstörung 181, 273ff
– akinetisch-rigide 296f
– choreatische 296f
– Diff 181
– Neuroakanthozytose 381
Bewusstseinsstörung 60, 236
Bezugsperson 47
Biemond-Hinterstrangataxie 316
Bildung 31f
Binswanger-Erkrankung 212, 234
– Computertomogramm 223
– Symptomatik 218, 223, 234
Biopsie 221
Blasenentleerungsstörung 320
Blei, organisches 384
Blepharospasmus 283
Blickapraxie 171, 293f
Blickparese 65ff, 358
– Ataxie, spinozerebellare 314, 316
– supranukleäre, progressive 276, 281ff
– – – Symptomatik 276, 282f
– – – Therapieoption 284f
– – – vaskuläre 284
Blindheit, kortikale 224, 344
Blinzelrate 276
Blutdruckregulationsstörung 221
Blutfluss, zerebraler, Reduktion 228
Blutflussrate, zerebrale 131
Blutung, intrakranielle 227, 236
Borreliose 398
Boxen 390
Bradykinese 253, 279
Bradyphrenie 6, 274

Brom 387
Bromocriptin 265
Bronchopneumonie 174
Brucellose 399
Buerger-Krankheit 407
Bulbärparalyse 256
Buspiron 203
Butyrylcholinesterase 193f

C

CAA s. Amyloidangiopathie, zerebrale
CADASIL-Syndrom 223
– Diagnostik 149
– Hautbiopsie 221
– Klinik 237
– Therapie 237
– Untersuchung, genetische 51, 227, 237
CAG-Repeat 289f, 312ff, 378
Calcium 192
Calciumkanalblocker 240
Calciumkanal-Gen 318
Camptothecin 346
Canadian Study of Health and Aging 22
Capgras-Syndrom 174
Carbamazepin 201, 424
– Toxizität 386
Caspase-Inhibitor 299
Chagas-Erkrankung 400
Charlson-Index 50
Chemotherapeutika 65, 387
Chlorprothixen 202
Cholesterin 73, 76, 84f
Cholin 78, 139
Cholin/Kreatin-Quotient 137, 139
Cholinacetyltransferase 110
Cholinesteraseinhibitor 188f, 193ff
– Kontraindikation 197
– Lewy-Körperchen-Demenz 281
– Therapiedauer 197f
– Wirkung 199
Chorea 65ff
– Huntington 51, 69, 289ff
– – Diagnostik, bildgebende 149, 293f
– – Differenzialdiagnose 65
– – Elektroenzephalographie 159
– – Erkrankungsalter 290
– – Hirnatrophiemuster 131
– – juvenile Form 296
– – Stadieneinteilung 292
– – Störung
– – – kognitive 297f
– – – motorische 296
– – – psychische 298f
– – Suizidrate 298
– – Therapie 299f
– – Westphal-Variante 296
– Neuroakanthozytose 381
Choreoathetose 309, 370
– Hallervorden-Spatz-Krankheit 375
– Quecksilberintoxikation 384
Churg-Strauß-Syndrom 406
Cisplatin 387
Cisterna Sylvii, Erweiterung 142
Citalopram 201f
Clinician's Interview Based Impression of Change 189
Clomethiazol 202
Clopidogrel 239

Clozapin 276, 300
Cocain 383
Coeruloplasmin 374f
Coeruloplasminmangel, hereditärer 375f
Collins-Körper 380
Computertomographie 130ff
Corpus callosum
– – Atrophie 141f
– – – Alkoholenzephalopathie 357
– – – Enzephalopathie, vaskuläre 148
– – – Normaldruckhydrozephalus 147
– – mamillar, Größenminderung 147, 356
Corpus-callosum-Fläche 140f
Cortison 74, 77, 79
– Plasmakonzentration, erniedrigte 391
Coupling, vasonuerales 224
Creutzfeldt-Jakob-Krankheit 324
– Diagnosekriterien 327f
– Differenzialdiagnose 66, 182, 329, 422
– Elektroenzephalographie 161, 165
– familiäre 51, 327f
– iatrogene 327f
– idiopathische 327
– neue Variante 324, 327ff
– Neuropathologie 330f
– sporadische 327ff, 334
– Symptom 328f
– Variante, panenzephalopathische 330
CRF-Rezeptor 113
Cushing-Syndrom 391f
Cystatin C 236
Cytosin-Arabinosid 387

D

Deafferentierung 106, 111ff, 359, 362
Dedifferenzierung, neuronale 116
Dedifferenzierungshypothese 7
Defizit
– cholinerges, zerebrales 189, 193, 358
– kognitives s. Störung, kognitive
– motivationales 359
– motorisches 279
– neuropsychologisches 52, 59, 62
– visuell-konstruktives 275
– visuell-räumliches 275
Degeneration
– frontotemporale 245ff
– – Alzheimer-Typ 248, 252
– – Diagnose 143, 258ff
– – Differenzialdiagnose 141, 183
– – Epidemiologie 253
– – FTDP-17-Typ 248, 252
– – hereditäre 252
– – Hippocampusatrophie 136
– – Motoneurontyp 248, 251
– – Neurochemie 252
– – Pick-Typ 248, 250f
– – Risikofaktor 252f
– – SPECT 140
– – Therapie 265f
– – Typ
– – – kortikobasaler 248, 251
– – – unspezifischer 248ff
– – hepatozerebrale 362f
– kortikobasale 141ff, 267f, 379f
– – Symptom 65, 69
– neurofibrilläre 114f
– – Progression 119

Degeneration, neurofibrilläre, Reparaturprozess 115 ff
– neuronale 79, 180
– pallidopontonigrale 253, 268
– spongiforme 330
– subkortikale mit Bewegungsstörung 273 ff
Delir 53, 57
– Diagnosekriterium 59 f
– Elektroenzephalographie 162
– hypoaktives 391
– Lupus erythematodes 404
– Risikofaktor 59
– Testung, psychologische 52
Dementia pugilistica 34, 65, 390
– – Degeneration, neurofibrilläre 115
Demenz 4
– Amyloidangiopathie 377 f
– Ataxie, spinozerebellare 314, 316
– Ausgangsniveau 11 f
– Creutzfeldt-Jakob-Krankheit 328 f
– Diagnosekriterium 11 f, 175
– Differenzialdiagnose 64 ff, 365
– – Depression 429 ff
– Elektroenzephalogramm 429
– Epidemiologie 15 ff
– erworbene 365, 383 ff
– familiäre, subkortikale
  s. CADASIL-Syndrom
– Folsäuremangel 395
– frontale 382
– frontotemporale 4, 246 f
– – Alltagsbewältigung 256
– – Atrophiemuster 131
– – Diagnose 259 ff
– – Differenzialdiagnose 260 ff, 265
– – Erblichkeit 252
– – Laboruntersuchung 51
– – mit Motoneuronkrankheit 256
– – Symptom 248, 254 ff, 260
– – Therapie 265
– gemischte 215, 223, 235
– iatrogene 48
– bei infektiösen Krankheiten 323 ff
– Interaktionshypothese 2
– Inzidenz 20, 26 f, 36
– kortikale 275
– Krankenbestand, zunehmender 25
– Laboruntersuchung 50, 178
– Lebenszeitrisiko 27 f
– mit Lewy-Körperchen
  s. Lewy-Körperchen-Demenz
– metabolisch-infektiöse 130
– monogenetisch bedingte 365 ff
– Parkinson-Krankheit 274 ff
– Pellagra 363
– potenziell behebbare 413 ff
– präsenile 168, 176
– – autosomal dominant vererbte 253
– – Epidemiologie 23 f, 27
– Prävalenz 17 f, 22 ff, 36
– Präventionsstudie 21
– reversible 415 f
– – Depression 428 f
– – Ursache 416, 418 ff
– Risikofaktor 18 f
– – genetischer 29 ff
– – nichtgenetischer 31 ff
– Schweregrad 109, 114
– semantische 62, 247 f

– – Diagnose 263 f
– – Differenzialdiagnose 265
– – Epidemiologie 254
– – Klinik 257 f, 264
– – senile 168, 176
– – 2-Jahres-Sterblichkeit 26
– – subkortikale 4, 6, 275, 283
– – Chorea Huntington 298
– – Elektroenzephalographie 159 f
– Testung, psychologische 52
– toxische 365 ff
– urämische 394
– Ursache, spezifische 9 f
– vaskuläre 212 ff
– – Anamnese 217
– – Ätiopathogenese 144, 221 ff
– – Diagnose 130, 146, 181, 216 ff
– – Diagnosekriterien 213 ff
– – Differenzialdiagnose 144 ff, 356
– – Elektroenzephalographie 160 f
– – Epidemiologie 232 ff
– – Formen 234 ff
– – genetischer Faktor 227
– – Hippocampusatrophie 136
– – HIV-1-assoziierter 339
– – Klassifikation 222 f
– – Laboruntersuchung 220
– – Neuropathologie 227 f
– – Prognose 237 f
– – Risikofaktor 231 f, 238 f
– – Schrotschusstheorie 222 f
– – seltene 404 ff
– – Summationstheorie 221, 223
– – Symptomatik 217 f
– – Theorie des strategischen Infarkts 221 f
– – Therapie 188, 238 ff
– – Veränderung, mikrovaskuläre 229 f
– virale 338 ff, 345
– Vitamin-B$_{12}$-Mangel 421
– Vorkommen 29
Demenzprozess 3, 9
Demenzschwelle 9, 11 f
Demenzstadium
– frühes 169 f, 172 f
– mittleres 172 ff
– – Funktionsstörung
– – – kognitive 170 f
– – – körperliche 174
– spätes 173 f
– – Funktionsstörung
– – – kognitive 170 f
– – – körperliche 174
Demenzsyndrom 4, 62 f
– der Depression 56
– mildes 11
– Pathogenese 9
Demyelinisierung 367
– Leigh-Krankheit 373
– Pelizaeus-Merzbacher-Erkrankung 372
– perivaskuläre 376
Denkstörung 169 f, 283
Denkverlangsamung 319
Dentatorubropallidoluysische Atrophie (DRPLA) 65, 378 f
Depression 55 f
– Alzheimer-Krankheit 173
– Behandlung 201 f, 300
– Chorea Huntington 298 f
– Creutzfeldt-Jakob-Krankheit 328
– Demenz 34, 46

– – frontotemporale 254
– – reversible 418, 428 f
– Dexamethason-Suppressionstest 430
– Differenzialdiagnose 147, 182, 260 f, 429 ff
– hormonell bedingte 391 f
– multiple Sklerose 396
– Parkinson-Krankheit 274
– Pseudodemenz 415
– nach Schlaganfall 218, 240
– SPECT 163
– Störung, kognitive 147, 183
– Testung, psychologische 52
– Überaktivität, cholinerge 157
– Untersuchung
– – elektrophysiologische 429 f
– – neuroradiologische 430
– Veränderung, schlafpolygraphische 430
– Wilson-Krankheit 374
Dermatitis 363
Desinteresse 46
Desorientierung 60, 140
– Korsakoff-Syndrom 359
– Legionellose 399
– Urämie 394
Dexamethason-Suppressionstest 430
Diabetes mellitus 35, 231 f, 390
Diagnose 43 ff
Dialyse 394
Dialysedemenz 386
Diaschisis 228
Differenzialdiagnose 64 ff
Dihydroergotoxin 190
Disability Assessment for Dementia 189
Disinhibitionszeichen 49
Distanzlosigkeit 255
Diuretika 389
DNA, mitochondriale 372 ff
DNA-Reparation 376
Dolichoektasie 369
Domoinsäure 65, 383
Donepezil 194 f, 197, 240
Dopaminagonist 265
Dopaminreduktion 6
Dopamin-Rezeptor 279, 284, 293 f
Dopaminzellverlust, nigraler 274
Doppler-Sonographie, transkranielle 221
Drogenentzug 48
DSC-Magnetresonanztomographie 140
DSM-IV 18, 175, 178
– Demenz, vaskuläre 213
Durchblutung, zerebrale 139 f, 431
– – Verbesserung 191
Durchblutungsstörung, zerebrale 75, 77
Dysarthrie 298
– Aluminiumintoxikation 386
– Ataxia teleangiectatica 309
– Ataxie, zerebellare 313
– Friedreich-Ataxie 308
– MERRF 374
Dysgraphie 222
Dyskalkulie 253
Dyskinesie 276
Dyskonnektionssyndrom, kortikokortikales 106
Dyslexie 222
Dyspraxie 222
Dysthymie 56
Dystonie 276, 309
Dystrophie

– myotone 49, 378
– subkortikale, argyrophile, präsenile 115

E

Echolalie 170
Echtzeitsonographie, transkranielle 294
Ecstasy 383 f
Einschlusskörper 267 f
– argyrophiler 246, 250, 319
– eosinophiler 277
– intranukleärer 347
– Tau-immunoreaktiver 251
– Trinukleotid-Repeat-Erkrankung 291
– ubiquitinpositiver 250 ff
Einschlusskörperchenpanenzephalitis 348
Einspeicherung 6
Einwilligungsfähigkeit 207
Eisenablagerung, zerebrale 131
Eisenstoffwechsel, zerebraler 78
Elektroenzephalographie 155 ff
– Alpha-Aktivität 156, 159
– im Alter 429
– Beta-Aktivität 155, 157
– Chorea Huntington 294
– Delta-Aktivität 156 f
– Desynchronisierung 112, 155 f
– Herdbefund 160
– Kohärenz 157
– Radermecker-Komplex 348
– Sharp-Wave-Komplex 328
– Stellenwert, diagnostischer 159
– temporal lobe slow wave transients 160
– Theta-Welle 157, 159, 161
– Welle, triphasische, repetitive 162
Elektrokrampftherapie 284, 389
Embolie
– arterioarterielle 221
– gekreuzte 221
– kardiale 221
– zerebrale 220
Encephalitis subcorticalis chronica progressiva 212
Encephalomyelitis disseminata 65, 396
Endotheliopathie, hereditäre 382 f
Energiemangel 86
Energiestoffwechsel, zerebraler 77, 87, 372 ff
Enolase, neuronspezifische 328
Enthemmung 4, 255, 298
Entorhinale Region 120 ff
Entropie 76
Entzugsdelir 162
Entzündungshemmung 200
Enzephalitis, limbische 64
Enzephalopathie
– arteriosklerotische, subkortikale 69, 212 f, 217, 230
– Bleiintoxikation 384
– diffuse 346
– familiäre mit Neuroserpineinschlusskörpern 380
– hepatische 162, 165, 362 f
– hypertensive 231
– MELAS 373
– metabolische 162
– paraneoplastische 395
– Schizophrenie 427
– spongiforme 324 ff
– – bovine 324, 329
– – Elektroenzephalographie 161
– vaskuläre 138, 146
– – Magnetresonanztomographie 148, 150
Eosinophilie-Myalgie-Syndrom 389
Epidemiologie
– analytische 16, 29 ff
– deskriptive 16, 22 ff
Epilepsie 55, 163, 402
Episode, schlaganfallähnliche 373
Epsilon-Allel 30 f, 88 f, 253
Erblindung 385, 405
Ergotalkaloide 389
Erinnerung, biographische 171
Erinnerungshilfe 203 f
Erinnerungsstörung 69
Erinnerungstherapie 205
Erkrankungsrisiko, kumuliertes 36
Ermüdung, vorzeitige 328
Ernährung 33
Erythrozyten, stechapfelförmige 381
Etat criblé 228
Ethylenoxid 385
Eulenaugenzellen 347
Evozierte Potenziale 156, 295 f, 429 f
Exekutivfunktion 58
– Störung 63
– – Aneurysmaruptur 403
– – Demenz, frontotemporale 255
– – Schizophrenie 427
Extrapyramidales
– Symptom 218
– System 109

F

Fabry-Syndrom 51, 66, 369
Fähigkeit, syntaktische 5
Fall-Kontroll-Studie 18 ff
Familial British Dementia (FBD) 227
Familienanamnese 46
Faszikulation 256
Feldstudie 17 f
Fenton-Reaktion 75
Fettsäure, sehr langkettige 372
Fettverzehr 33
Fibrinogensenkung 240
Fibrohyalinose 137
Fissura
– parahippocampi 132, 147
– sylvii, weite 147
Fistel, arteriovenöse 408
Flow void sign 420
5-Fluorouracil 387
Fluspirilen 202
Folsäuremangel 65, 394 f
Forschung, epidemiologische 17 ff
Frataxin 307
Fremdanamnese 47
Friedreich-Ataxie 66, 307 f
Frontalhirnsyndrom 283, 359
– Marchiafava-Bignami-Erkrankung 363
Frontallappen, Deafferentierung 362
Frontallappenatrophie 246, 251, 259, 267
– Elektroenzephalographie 159
Frontallappenfunktion 259

G

GAA-Repeat-Mutation 307
Gabapentin 386
Galaktosialidose, juvenil-adulte 370
α-Galaktosidase A 369
Galaktosylsphingosin 368
Galantamin 194, 196, 240
GalSial 65
Ganciclovir 347
Gang
– ataktischer 49
– breitbasiger 276, 296, 360
– choreatischer 49
– kleinschrittiger 174, 276
– paraspastischer 49
Gangapraxie 49, 218
Gangataxie 309, 314
Gangliosidose 65, 369 f
Gangstörung 46, 49
– CADASIL-Syndrom 237
– Creutzfeldt-Jakob-Krankheit 328
– Gangliosidose 370
– Hallervorden-Spatz-Krankheit 375
– Krabbe-Krankheit 368
– Multiinfarktdemenz 217
Ganser-Syndrom 55, 431
Gaucher-Krankheit 51, 66, 368
Gedächtnis
– episodisches 140
– semantisches 139
– Verbesserung 192
Gedächtnisbildung 112
Gedächtnishilfe, externe 203
Gedächtnisinhalt
– Abrufstörung 297
– Wiederverfügbarmachung 74
Gedächtnisstörung 58
– altersassoziierte 10
– Alzheimer-Krankheit 169 f
– Benzodiazepinintoxikation 387
– Chorea Huntington 297
– deklarative 218, 359
– Delir 60
– Demenzsyndrom 63
– fluktuierende 163
– funktionelle 431
– Korsakoff-Syndrom 359
– Pathologie, neuronale 109 ff
Gedächtnistraining 203
Gefäß, denerviertes 230 f
Gehirn
– Alterung, normale 2, 72 ff
– Schrumpfung 357 f, 361
Gehirnentwicklung 128
Geister-Tangles 123 f
Gelenkschmerz 382
Gelsolin 236
Gelsolinamyloidablagerung 378
Genexpressionsprofil 76
Gereiztheit 46
Geriatric Rating by Relative's Instrument (GERRI) 191
Gerinnungsfaktor 232
Gerstmann-Sträussler-Scheinker-Syndrom 51, 327, 330
– Genetik 332
– Immunhistochemie 331
Gesichtsfeldausfall 404, 407
Gespanntheit 202 f

Ginkgo biloba 189 ff, 197, 200, 240
Gleichgewichtsstörung 283
Gleichgültigkeit 255
Gliedapraxie, asymmetrische 267
Gliose 251 f
– Creutzfeldt-Jakob-Krankheit 330
– periaquäduktale 147
– subkortikale, progressive 250, 253, 268
Globoidzellleukodystrophie 368 f
Globus pallidus, Hyperintensität 375
Glucocorticoid-Rezeptor 77, 79
Glucosemetabolismus, zerebraler 72 ff, 87, 139
– – Alterskorrelation 131
– – reduzierter 261
– – – Alzheimer-Krankheit 77, 140
– – – Aphasie, progressive 262
– – – Demenz, semantische 264
– – Steigerung 140, 192
Glucosetransportprotein 72 f
Glutamat 74, 77, 106, 291
– Schädigung, neuronale 299
Glutamatrezeptor 350
Glycin 74
Golgi-Apparat, Größenverminderung 86
Granulomatose 406
– lymphomatoide 408
Gyrus-angularis-Syndrom 62

H

HAART (hochaktive antiretrovirale Therapie) 343
Haber-Weiss-Reaktion 75
Hallervorden-Spatz-Krankheit 66, 375
Hallgren-Syndrom 311
Halluzination
– Chorea Huntington 298 f
– optische 181, 279
– – Bleiintoxikation 384
– Parkinson-Krankheit 276 f
– Porphyrie 376
Haloperidol 201 f
Haltetremor 48
Hämatom
– intrazerebrales 223
– subdurales 67, 418 f
Hämosiderose 375
Handlungsfähigkeit 206
Harninkontinenz 181 f, 218
Hashimoto-Enzephalopathie 65, 422
Haushaltshilfe 172
Hautveränderung 65 ff
H_2-Blocker 427
Heimunterbringung 176
Hemianopsie 217, 344
– Amyloidangiopathie 377
Hemiparese 217, 344
Heparansulfatanreicherung 366
Hepatopathie 362 f
Herdzeichen, neurologisches 49
HERNS (hereditäre Endotheliopathie mit Retinopathie, Nephropathie und Schlaganfall) 65, 227, 382 f
Heroin 383
Herpes-simplex-Enzephalitis 349
– Amnesie 59, 64
Herzerkrankung 231 f
Herzinsuffizienz 241

Hexosaminidase 370
Hilfe, soziale 46
Hippocampal Memory Indexing Theory 112
Hippocampus 111
Hippocampusatrophie 10
– Alzheimer-Krankheit 133 ff, 136, 179 f
– Degeneration, frontotemporale 141
– glucocorticoidinduzierte 147
– Parkinson-Krankheit 143
Hippocampusformation 120 f
– Tangles, neurofibrilläre 124 f
Hippocampussklerose 64, 182
Hirnabszess 403
Hirnatrophie (s. auch Atrophie) 131
– HIV-Enzephalopathie 340 ff
– lobäre 246
Hirnbiopsie 221
Hirndruckzeichen 403
Hirninfarkt 65 ff, 145, 213
– hämorrhagischer 377
– HERNS 382
– infratentorieller 226
– ischämischer 221, 377
– klinisch stummer 225 f
– lakunäre, multiple 222
– lakunärer 219, 221, 235
– Lokalisation 224
– Pathophysiologie 228 f
– strategischer 221 f, 224
– subkortikaler 236
– Therapie 238 f
– Volumen 223 f
Hirnmetabolismus, gestörter 133
Hirnparenchymläsion s. White matter lesions
Hirnrinde s. Kortex
Hirnschädigung
– diffuse 389 f
– Symptom, klinisches 149
Hirnsubstanz
– graue, Atrophie 132 f
– weiße, Dichteminderung, periventrikuläre 178
Hirntumor 419
Hirnvolumenverlust 130, 225
Hirnwindung, Vergrößerung 247
Histoplasmose 402
HIV-Enzephalopathie 338 ff, 345
– Diagnostik 341 ff
– Elektroenzephalographie 161 f
– Therapie 343 f
HIV-Leukoenzephalopathie 340
HLA-A2-Gen 89
HMPAO-SPECT 163 f
Höhenluft 409
Holmes-Syndrom 311 f
Homocystein 421
Homovanillinsäure 252
Hörverlust, sensoneuronaler 407
Hu-Autoantikörper 395
Huntingtin 290 f
Huntingtin-Gen 289 f
Hydrocephalus aresorptivus 227
Hydroxylradikal 75
Hydroxymethoxyphenylglycol 252
Hydrozephalus
– nichtobstruktiver 402
– obstruktiver, nichtkommunizierender 402 f
Hyperglykämie 55, 390

Hyperhomozysteinämie 231
Hyperkalzämie 392, 396
Hyperkinesie 299
Hyperkortisolismus 79
Hyperlipidämie 231
Hyperoralität 256
Hyperparathyreoidismus 392
Hyperthyreose 65, 420
Hyperton-hyperkinetisches Syndrom 126
Hypertonie, arterielle 35, 217
– – beginnende 221
– – Demenz, vaskuläre 231
– – Therapie 231
Hyperviskositätssyndrom 409
Hypnotika 48, 386 f
Hypochondrie 56
Hypoglykämie 55, 390 f
Hypokalzämie 66, 393 f
Hypokinese 49, 218, 274
Hypomagnesiämie 393 f
Hypomimie 49, 276
Hyponatriämie 393
Hypoparathyreoidismus 66, 393
Hypophonie 49, 279
Hypophysenadenom 404
Hypophyseninsuffizienz 392
Hypothalamus 108
Hypothermie 359
Hypothyreose 34, 66, 420
Hypoxie 59, 408 f
– chronische 409, 421

I

ICD-10 18, 175, 178
– Demenz, vaskuläre 213
Idazoxan 265, 284
Imitation 256
Immediat-Gedächtnis s. Kurzzeitgedächtnis 59
Immunerkrankung 422
Immunmediator 78 f
Immunschwäche 344
Index, hippokampaler 112
Indomethazin 79, 200
Industriegift 384 ff
Infektion
– bakterielle 397 ff
– mykotische 401 f
– parasitäre 399 ff
Inflexibilität 258
Informationsverarbeitung 112 f, 119 f
Informationsverarbeitungsgeschwindigkeit 58
Inkontinenz 46, 147
– Hydrozephalus 403
Inselzisterne, Erweiterung 132, 138
Insomnie, familiäre, tödliche 51, 327, 330
– – – Genetik 332
Instabilität, posturale 283
Institutionalisierung 24 f
Insulin 73 f
Insulin-Degrading Enzyme (IDE) 80, 82
Insulinkonzentration, neuronale 77
Insulinmangel 88
Insulin-mRNA 74
Insulinrezeptor 73 f, 87
Insulinrezeptordichte 77
Insulinrezeptorsubstrat-1 73 f

Insulinsignaltransduktion 77, 85
Intelligenz, prämorbide 32
Intelligenztest 7
– Zeitlimit 7
Intentionstremor 48, 380
Interessenverlust 56
Interferon-α 387
Interhemisphärenspalt, Erweiterung 142
Interleukin-2 387
Interleukin-6 78 f
Inzidenz 20, 26 f, 36
– kumulierte 28
Ischämie, zerebrale 74
– – chronische 224
– – globale 409 f
Ischämiescore 213
Ischämieskala 216
Isokortex 118, 127
Isoniazid 66, 387

J

JC-Virus 344 f

K

Kainsäure-Rezeptor 113
Kaliumkanal-Gen 318
Kardiomyopathie 308
Karotisstenose 239
Kaudatum, Atrophie 259
Kayser-Fleischer-Kornealring 374
Kearns-Sayre-Syndrom 66, 374
Kleinhirn 304 ff
Kleinhirnatrophie 312 f, 319
– alkoholische 357
– Xeroderma pigmentosum 377
Kleinhirntumor 66
Kleinhirnwurm, Atrophie 307 f
Klüver-Bucy-Syndrom 256
Kognition 304 ff
Kohlenhydratstoffwechsel, Störung 366 ff
Kohlenmonoxid 385
Kohortenstudie 20
Kollagenose, venöse, periventrikuläre 230
Kollateralisierung 225
Koma, diabetisches 390
Kommunikation, nichtverbale 204
Kompetenz 5
Konfabulation 61
Konfabulationsneigung 359
Konzentrationsstörung
– HIV-1-assoziierte 339
– Parkinson-Krankheit 275
– Wilson-Krankheit 375
– Wismutintoxikation 386
Kopf, Schiefhaltung 174
Kopfschmerz 65 ff, 236, 403
– Legionellose 399
– Trypanosomiasis 399
Koproporphyrie, hereditäre 376
Körperhaltung, gebeugte 174
Korsakoff-Syndrom 110, 358
– Aneurysmaruptur 403
– Befund, radiologischer 361
– Differenzialdiagnose 356 f, 360
– Leitsymptom 359
– Neuropathologie 362

Kortex
– Aufbau 118
– entorhinaler, Atrophie 134
– limbischer, Plastizität 115
– Organisation, strukturell-funktionelle 111
– präfrontaler 298
Krabbe-Krankheit 66, 368 f
Krankheit
– psychische 48
– zerebrovaskuläre 211 ff
Krankheitsdauer 25 f
Krankheitseinsicht 169 f, 174
Kryptokokkenmeningitis 340 f
Kryptokokkose 401 f
Kufs-Krankheit 66, 380 f
Kügelchen, neuroaxonale 382
Kunsttherapie 204
Kupferanreicherung 374 f
Kuru 324, 327
Kuru-Plaque 331
Kurzzeitgedächtnis, Störung 359
– – amnestisches Syndrom 61
– – Delir 59 f
– – Domoinsäure 383

L

Labilität, emotionale 63, 173
Laboruntersuchung 50 f
Lactat 141, 145, 294
Lactat/N-Acetylaspartat-Quotient 143
Lactatazidose 373
Lactatsignal 143
Lafora-Körperchen-Erkrankung 66, 371
Lakunäres Syndrom 235
Lamotrigin 299
Längsschnittstudie 20
Lateralsklerose, amyotrophe 49
– – Degeneration, neurofibrilläre 115
– – mit Pick-Krankheit 256
LDL-Cholesterin 239
L-Dopa 276, 281, 285
Lebensführung, selbstständige 2
Lebensrückblick 205
Lebenszeitrisiko 27 f
Lecithin 78
Legionellose 399
Leigh-Krankheit 66, 373
Leistung
– exekutive 58
– kognitive 2, 5 ff, 11
– – Steigerung 193, 203
– – Testung 52
– räumliche 169 f
Leistungsminderung, vorbestehende 55
Leistungsstörung, räumliche 182 f
Lernen
– Beeinträchtigung 64
– – Chorea Huntington 297
– – Demenzstadium, frühes 169
– – Depression 429
– – Hypothese, cholinerge 109 f
– – Parkinson-Syndrom 275
– motorisches 305
– prozedurales 429
Leukenzephalopathie
– Differenzialdiagnose 235
– diffuse, autosomal dominante 382
– multifokale

– – nekrotisiernde 387
– – progressive (PML) 67, 344 ff
– sklerosierende 382
Leukoaraiose 178, 230, 234 f
Leukodystrophie, metachromatische 67
– – adulte (aMLD) 367
– – Austin-Variante 368
Levamisol 387
Lewy-Körperchen 103, 275, 277, 279 f
– Neurotoxizität 281
Lewy-Körperchen-Demenz 277 ff
– Atrophiemuster 131
– Diagnostik, bildgebende 130, 141
– Differenzialdiagnose 141, 181 f
– Elektroenzephalographie 160
– Hippocampusatrophie 136
– Symptomatik 276, 278 f
– Therapieoption 281
Limbische Schleife 118 ff
– – Datenfluss-Unterbrechung 126 f
Limbisches System 118 f
– – Neuronenverlust 107
Lipid rafts 85
Lipidose, dystone, adulte 65 f
Lipidperoxidation 75, 78
Lipidstoffwechsel, Störung 371 f
Lipodystrophie, membranöse 382
Lipofuszin 381
Lipohyalinose 229
Liquordiapedese 146
Liquormarker 180
Liquorpassagehindernis 402 f
Liquorraumerweiterung 131 f, 356 f
Liquoruntersuchung
– Vaskulitis 220
– Zellzahlerhöhung 236, 398 ff
Listerien-Meningoenzephalitis 340 f
Livedo racemosa 405
Lobäratrophie 62, 69
Locus coeruleus 107
Logoklonie 170
Lorazepam 201
Lösungsmittel 385
Lungenerkrankung, chronisch obstruktive 410, 421
Lupus erythematodes 66, 235 f, 404 f, 422
Lymphom, malignes 408
Lymphomatose, maligne, intravaskuläre 408

M

Machado-Joseph-Krankheit 314 ff
Magnetresonanzspektroskopie 137, 294
Magnetresonanztomographie 130 f
– Demenz, vaskuläre 218 f
– Hippocampusatrophie 133 f
– Marklagerläsion 219
– Suszeptibilitätsstörung 131
– Tigeraugenphänomen 375
Magnetspektroskopie 139 ff
Magnetstimulation, transkranielle 295 f
Makulafleck 370
Malabsorption 395
Malaria 400
Mamillarkörperatrophie 147, 356
Mangan 385
Mangelernährung 361, 363
Manie 254
MAO-Hemmer 202, 424

MAP (mikrotubuliassoziiertes Protein) 87
MAP-Kinase 116 f
Marchiafava-Bignami-Erkrankung 363, 423
Marinesco-Sjögren-Syndrom 311
Marklager, Schrumpfung 357
Marklagerhyperintensität 6, 226
Marklagerischämie, diffuse 237
Marklagerläsion 219
Markreifung, kortikale 128
Masern 347 f
Maskengesicht 279
Mattis Dementia Rating Scale (MDRS) 133
McLeod-Syndrom 381
Mediainfarkt 219
Medikamente, Eigenschaft, anticholinerge 48, 59, 427
Medikamentenentzug 48
Melarsoprol 400
MELAS (mitochondriale Enzephalopathie, Lactatazidose und Stroke-like Episodes) 51, 68, 372 f
– Differenzialdiagnose 67
Melperon 201 f
Memantine 343
Membrane Attack Complex 79
Membranfluidität 76, 85
Membraninstabilität 91
Membranveränderung 76, 113
Membran-Zytoskelett-Komplex 113
Meningeosis lymphomatosa 340
Meningitis
– chronische 401 f
– tuberkulöse 398
Meningoenzephalitis 401 f
– tuberkulöse 340 f
Merkfähigkeit 12
MERRF (Myoklonus Epilepsie und Ragged Red Fibers) 51, 68, 374
– Differenzialdiagnose 67
Metallstoffwechsel, Störung 374 ff
Methanol 385
Methotrexat 387
Methylendioxymethamphetamin 383
Methyl-Malonsäure 421
Methylphenidat 344
Methysergid 284
Mianserin 201 f
Mickey-Mouse-Zeichen 144, 284
Migräne 318
Mikroangiopathie 150
Mikrogefäß, zerebrales 229 ff
Mikrogliazelle 78
– Aktivierung 104, 199
Mikrotubuli 87 f, 114, 123
Milieutherapie 205
Mini Mental State Examination (MMSE) 12
Mitsuyama-Syndrom 49
Mittelhirnatrophie 144, 284
Mittelhirntremor, grobschlägiger 48
Mixed Dementia 215, 223, 235
Moclobemid 201 f
Mona-Lisa-Syndrom 283
Monoaminoxodasehemmer 202, 424
Morbidität, psychiatrische 8
Morbus s. Eigenname
Mortalitätsrate 26
Motivation 5, 8
Motoneuron, Einschlusskörper 250
Motoneuronenerkrankung 256
– Differenzialdiagnose 143

Motorik 6
Mukopolysaccharidose 366 f
Mukosulfatidose 368
Multiinfarktdemenz 212 f
– Anamnese 217
– Ätiopathogenese 222
– Elektroenzephalographie 160 f
– Infarktlokalisation 224
– Symptomatik 218, 234
Multimorbidität, zerebrale 69
Multiple Sklerose 65, 396
Multisystematrophie 304, 318 f
– Differenzialdiagnose 144
Multisystem-Tauopathie, familiäre 253
Musiktherapie 204
Muskelatrophie 256
Muskeleigenreflex, Fehlen 307, 309, 316
Muskelerkrankung 49
Muskelschwäche 256
Muskeltonuserhöhung 328 f
Mutation 30, 79 f, 81, 99 f, 365
– mitochondriale 89
Mutismus 255, 261
– akinetischer 328
Myelinisierung 128
Myelinolyse, pontine, zentrale 393
myo-Inositol 137, 139, 141
Myoklonus 46, 65 ff
– Alzheimer-Krankheit 174
– baltischer 380
– Creutzfeldt-Jakob-Krankheit 182, 328 f
– Epilepsie und Ragged Red Fibers 374
– mediterraner 380
– Ramsay-Hunt-Syndrom 311
Myoklonusepilepsie 380 f
Myokymie 318
Myorhythmie, okulomastikatorische 397

N

N-Acetylaspartat 139
N-Acetylaspartat/Cholin-Quotient 137, 294
N-Acetylaspartat/Kreatin-Quotient 139
N-Acetylaspartat/myo-Inositol-Quotient 139
Nachtblindheit 310, 373
Nahrungszufuhr 207
Narkolepsie 55
NARP (neurogenic weakness, ataxia, Retinitis pigmentosa) 67, 373 f
Nasu-Hakola-Krankheit 66, 382
Nebenniereninsuffizienz 372
Nebennierenrindeninsuffizienz 67, 391
Nebennierenüberfunktion 391 f
Nekrose 333, 362
Neokortex, Aktivierung 111
Neologismus 62
Neostriatum, Atrophie 292
Nervenwachstumsfaktor 116
Nervenzelltod 333 ff
Nervus-medianus-SSEP 295
Neurit, Lewy-assoziierter 279
Neuroakanthozytose 67, 381
Neuroanatomie 118 ff
Neurodegeneration 106, 110
– Proliferationssignal 117
Neurofibrillenbündel 87 f, 99, 103
– Blickparese, supranukleäre, progressive 284
Neurofilamentprotein 260

Neurogenic weakness, ataxia, Retinitis pigmentosa (NARP) 67, 373 f
Neuroglukopenie 77
Neuroleptika 48, 201 f
– atypische 276
– Demenz, frontotemporale 265
– Störung, kognitive 423 f
– Unverträglichkeit 181
Neuron
– cholinerges 75, 109, 111
– – pontomesenzephales 155
– dendritenarmes 292
– dendritenreiches 292
– dopaminerges 6
Neuronenverlust 107 ff
– Korsakoff-Syndrom 362
– striataler 292
Neuropathie, sensorische 395
Neuropilfaden 251, 284
– Vakuole 330 f
Neuropil-Threads 114
Neuropsychiatric Inventory 189
Neuroradiologie 130 ff
Neurosarkoidose 395 f
Neuroserpineinschlusskörper 380
Neurosteroide 77
Neurotoxizität 83
Neurotransmission, cholinerge, zentrale 155 ff
Neurotransmitter, exzitatorischer 74
Neurotransmitterstoffwechsel 74 f
Nicastrin 99, 101
Nicergolin 190 f, 240
Nichterkennen 170
Niemann-Pick-Krankheit 51, 66, 371 f
Niereninsuffizienz 394
Nikotinamid 363 f
Nimodipin 189 f, 192, 240
NINCDS-ADRDA 175, 178
NINDS-AIREN 213 f
NMDA-Rezeptor 74, 113, 423
NMDA-Rezeptorantagonist 299
Nootropika 188, 190 ff
– Demenz, vaskuläre 240
Noradrenalin 75
Normaldruckhydrozephalus 49, 67, 69
– Demenz, reversible 418 ff
– Diagnostik, bildgebende 147
– Differenzialdiagnose 146 f, 182
– P300-Latenz 160
– Therapie 420
Notch 101
Nucleus
– basalis Meynert 107, 109 f, 155
– caudatus 141, 292 f
– dentatus 304 f, 315
– ruber, Eisenablagerung 131
Nukleosidanaloga 343

O

Odds-Ratio 19
Okulomotorik, Störung 296, 308
– – Ataxie, zerebellare 311, 313, 319
– – Wernicke-Enzephalopathie 358
Oligodendrogliazellen 128
Onuf-Kern 319
Ophthalmoplegie 282 f, 373 f
Optikusatrophie 308, 311, 372 ff

Organisieren 170
Orientierungsfähigkeit 206
Orientierungsstörung 222
– Hirninfarkte, lakunäre, multiple 222
– räumliche 170 f
Osteodysplasie, lipomembranöse, polyzystische 382
Östrogen 34 f, 199
Oxazepam 201 f

P

P300 156 ff
– Amplitudenabnahme 157
– Dipolquellenanalyse 158
– Latenzzunahme 157, 159 f, 162
Paired helical filaments (PHF) 87 f, 114
Pallidumprojektion 292
Panarteriitis nodosa 236, 406
Panenzephalitis, subakute 338
– – sklerosierende 67, 345, 347 f
– – – Degeneration, neurofibrilläre 115
Pankreatitis 396 f
Papillenödem 401
Paralyse, progressive 69, 397
Paraneoplastisches Syndrom 67
Paranoid-halluzinatorisches Syndrom 428
Paraphasie 6, 170, 261
– semantische 62
Parästhesie 394
Parathormon 392 f
Parese, supranukleäre, progressive 67, 69, 144
Parietallappen, Atrophie 267
Parkinson-Demenz 136, 143 f
Parkinson-Krankheit 274 ff
– Diagnostik, bildgebende 144
– Differenzialdiagnose 66, 181 f
– Hirnatrophiemuster 131
– Neuronenverlust 110
– Symptomatik 48, 274, 276
– Therapieoption 276 f
Parkinson-Symptom 65 ff, 253
Parkinson-Syndrom 6
– Alexander-Krankheit 383
– Degeneration, neurofibrilläre 115
– Gangliosidose 369
– Hallervorden-Spatz-Krankheit 375
– Kohlenmonoxidvergiftung 385
– Laboruntersuchung 51
– Multisystematrophie 319
Pathologie
– molekulare 72 ff
– neuronale 106 ff
– synaptische 113
Patient 46 f
Pelizaeus-Merzbacher-Erkrankung 66, 372
Pellagra, zerebrale 363 f
Pentoxyphyllin 240
Performanz 5
Perseveration 255
Persönlichkeitsänderung 4, 182 f
– Angiitis 407
– Chorea Huntington 298
– Creutzfeldt-Jakob-Krankheit 328
– Demenz, frontotemporale 254
– Neuroakanthozytose 381
– Trypanosomiasis 399
Pestizide 32

PET (Proton Emission Tomography) 130, 133, 139
– Aussagekraft 179
– Demenz, vaskuläre 146, 219
– Depression 431
Pflegebedürftigkeit 24, 173
Pflegefachkraft 207
Pflegeheim 173
Phänomen der fremden Hand 267, 379
Phasenkontrast-MRT 131
Phenobarbital 386
Phenytoin 67
– Toxizität 386
PHF (paarige helikale Filamente) 87 f, 114
Phospholipidmetabolismus, gestörter 139
Photosensitivität 380 f
Phototherapie 202
Phytansäure 310
Pick-Komplex 267
Pick-Körper 249 ff
Pick-Krankheit 4, 246 ff
– Elektroenzephalographie 159 f
– Immunhistochemie 250
Piracetam 190, 192, 240
Pisa-Syndrom 174
Planen 46, 170
Plaque-Busters 199
Plaques
– floride 331
– neuritische 86, 114 f
Plastizität 7
– neuronale 115 f
– synaptische 82
Pleozytose 236
– eosinophile 400
– lymphomonozytäre 398
– lymphozytäre 399, 401
Polioencephalitis haemorrhagica superior 362
Polyarthritis nodosa 67
Polyglutamin 290 f
Polyneuropathie 48, 65 ff, 68
– alkoholtoxische 49, 359
– Amyloidangiopathie 378
Polysomnographie 157, 430
Ponshyperintensität 144
Porphyrie 55, 67, 376
Posatirelin 240
Post-Stroke-Demenz 234
Post-Stroke-Depression 218, 240
Posturographie 342
Potenziale
– akustisch evozierte 156
– ereigniskorrelierte (EKP) 156 ff
– – Stellenwert, diagnostischer 159
– evozierte 156, 295 f, 429 f
– postsynaptische
– – exzitatorische (EPSP) 155
– – inhibitorische (IPSP) 155
– somatosensibel evozierte 295
Prädemenzphase
– Affektstörung 173
– Alltagskompetenz 171 f
– Funktionsstörung, kognitive 169
Präsenilin 51, 99 f
– Blockade 198
Präsenilin-Gen 30, 79 f, 99 ff
Prä-Stroke-Demenz 234
Prä-Tangle-Stadium 123
Prävalenz 17, 22 ff, 36

Präventionsstudie 21
Prednison 200
Primidon 386
Primitivreflex 49, 174, 256
Prinzip der selbstorganisierenden Kritizität 76
Prionkrankheit 324 ff
– Diagnose 149, 330
– Genetik 330, 332 f
– Neuropathologie 330 f
Prionpathogenese 333 ff
Prionprotein 236, 325 ff
– Effekt, neurotoxischer 335
– Isoform, Proteinase-K-resistente 325
Prionprotein-Ablagerung 331
Prionproteingen, humanes 330, 332
Prionproteintyp 333
Progredienz
– langsame 45
– rasche 45
Projektionsneuron 106 f, 123
Propanolol 389
Propentofyllin 200, 240
Prosopagnosie 171, 224
– Demenz, semantische 264
tau-Protein s. Tau-Protein
14–3-3-Protein 328
Protein, mikrotubuliassoziiertes 87
Proteinkinase 87 f
Proteinschädigung 75
Protoonkogene 116
PrP^C 325 f, 335
PrP^{Sc} 325 f, 333
Pseudobulbärparalyse 214, 218
– Degeneration, kortikobasale 267
– Methanolvergiftung 385
Pseudodemenz 415, 431
Pseudodepression 428
Psychopharmaka 201
Psychosyndrom, organisches 340
– – Lupus erythematodes 422
– – Wernicke-Enzephalopathie 358
Puppenkopfphänomen 283
Putamen, Atrophie 259
Putamenhypointensität 144
Pyramidenbahnschädigung 312
Pyramidenbahnzeichen 65 ff
Pyritinol 190, 192 f

Q

Quecksilberintoxikation 67, 384
Querschnittstudie 17 f

R

Radermecker-Komplex 348
Radiatio 389
Radikalfänger 200, 299
RAGE 75
Ragged Red Fibers 373 f
Ramsay-Hunt-Syndrom 311
Raphekern 107
Rasmussen-Enzephalitis 349 f
Rauchen 33
Raynaud-Syndrom 405
Realitätsorientierung 204
Recall bias 19

Recall-Memory 112 f
Recht auf Nichtwissen 178
Recognition-Memory 112 f
Rededrang 261
Redlich-Plaques 246
Reflex, vestibulookularer 283, 308
Reflexdifferenz 217
Refsum-Krankheit 310
Reizbarkeit 63
REM-Schlaf 157, 430
Reparaturprozess, neuronaler 115 f
Reservekapazität, zerebrovaskuläre 221
Restriktion, sensorische 7
Retardierung, geistige 311, 366
– – Xeroderma pigmentosum 377
Retinadegeneration 317
Retinitis pigmentosa 310 ff, 373 ff
Retinopathie 382
Retropulsion 382
Reverse-Transkriptase-Inhibitor 343
Rezeptor
– glutamaterger 113
– muskarinerger 113
– nikotinerger 113
– serotoninerger 113
Rezeptorzahl 113
Riesenzellarteriitis 405
Rigor 48 f, 174, 267, 274, 276
Riluzol 299
Risikofaktor 18 ff, 29 ff
– vaskulärer 35 f, 238 f
Risikogen 89
Risperidon 201 f
Rivastigmin 194 ff, 240
Rofecoxib 200
Rosenthal-Fasern 383
Rötelnpanenzephalitis, progressive 345, 348 f
Rückzug, sozialer 45, 173
Ruhetremor 48, 274

S

SAE (subkortikale arteriosklerotische Enzephalopathie) 69, 212 f, 217, 230
Sakkadenhypermetrie 308, 311, 313
Sakkadenverlangsamung 313 f
Sanfilippo-Syndrom 366
Saposin B 367
Sarkoidose 67
Sauerstoffradikale, freie 75, 78
Sauerstoffutilisation 139
Schädel-Hirn-Trauma 11, 34, 389 f
– amnestisches Syndrom 59
Schilddrüsenfunktionsstörung 420
Schilddrüsenunterfunktion 34, 66, 420
Schizophrenie 427 f
Schlafapnoe-Syndrom 421 f
Schlaf-EEG 157
Schlafentzugsuntersuchung 430
Schlafstörung 60, 300
Schlafunterbrechung 430
Schlaf-Wach-Rhythmus 60
Schlaganfall (s. auch Hirninfarkt)
– Ätiopathogenese 221
– CADASIL-Syndrom 237
– Demenzentwicklung 233 f
– Endotheliopathie, hereditäre 382
– HERNS 382

– Panarteriitis nodosa 406
– Sekundärprävention 239 f
Schluckstörung 174, 319
Schmerzattacke 369
Schnelligkeitsleistung 6
Schreckreaktion 60
Schreien 174, 202
Schrotschusstheorie 222 f
Scopolamin 388
Scrapie 324
Sehstörung 7, 65 ff, 169 ff, 283
Seitenhorn, Degeneration 319
Seitenventrikel, Ballonierung 293
α-Sekretase 85, 101 f
γ-Sekretase 80, 82, 85, 99 ff
Sekretaseaktivität 102
– Balance 83, 85
Sekretaseblocker 198
Selbst-Erhaltungs-Therapie 205
Selbstgefährdung 50
Selegilin 199, 344
Selektionshypothese 32
Self-organized criticality 76
Sensibilitätsstörung 49
Sensorik 7
Septum pellucidum, Perforation 390
Serotoninwiederaufnahmehemmer 202, 424 ff
Sertralin 265
Sicherungsvorkehrung 207
Signaltransduktion, intrazelluläre 116 f
Sinnestäuschung 169, 173 f
– Behandlung 201 f
Sinusvenenthrombose 408
Sjögren-Syndrom 405
Sneddon-Krankheit 67, 405
Sonographie, transkranielle 221, 294
Sozialverhalten 63, 255, 258
Sparsamkeit 258
Spasmolytika 388
Spastik 49
SPECT (Single Photon Emission Computed Tomography) 130, 133, 139 f
– Aussagekraft 179
– Degeneration, frontotemporale 143
– Demenz, vaskuläre 219 f
– Depression 163, 431
– Parkinson-Krankheit 144
Sphingolipide 85
Sphinkterkontrolle 174
Sprache, verwaschene 387
Sprachproduktion 46, 257
Sprachstörung 58
– Alzheimer-Krankheit 169 f, 177, 182
– Aphasie, progressive 257
– Demenz
– – frontotemporale 255
– – semantische 263 f
– Differenzialdiagnose 182
– Kufs-Krankheit 381
– Schizophrenie 427 f
– Temporallappenatrophie 248
Sprachverödung 248, 255
Sprachverständnis 46
– eingeschränktes 62, 170
Sprechapraxie 257
Sprouting, dendritisches 115 f
SSPE (subakute sklerosierende Panenzephalitis) 67, 115, 345, 347 f
Stammganglien

– Gliose 251 f
– Kalzifizierung 382
Stammganglienerkrankung 48 f
Stammganglienläsion 223
Standataxie 309, 314
Statine 84, 101
Status
– epilepticus 163
– lacunaris 222 f, 235
– spongiosus 330
Steele-Richardson-Olszewski-Syndrom 281 ff
Stimulusabhängigkeit 256, 265
Stoffwechselminderung, linkshemisphärische 177
Störung
– affektive 56, 359
– extrapyramidalmotorische 181
– – hyperkinetische 69
– – hypokinetische 69
– kognitive 168, 177
– – alkoholinduzierte 354 ff, 422 f
– – anfallsartig auftretende 54 f
– – Aphasie, progressive 257
– – Arachnoidalzyste 404
– – Ataxie, zerebellare 313
– – Chorea Huntington 297 f
– – Demenz
– – – frontotemporale 255
– – – semantische 258
– – Depression 428 f
– – Enzephalopathie, hepatische 362
– – fluktuierende 278 f
– – Friedreich-Ataxie 308
– – HIV-1-assoziierte 339
– – Hypoxämie 410
– – Korsakoff-Syndrom 359 f
– – leichte 57 f
– – medikamenteninduzierte 387, 423 ff
– – multiple Sklerose 396
– – Sneddon-Syndrom 405
– – Testung, psychologische 52
– – Verlaufsform 55
– psychische 54
– visuokonstruktive 267, 381
Stottern 257
Stress 79
– oxidativer 78, 91, 143
Striatum
– Atrophie 292
– Funktionsänderung 298
Studie, experimentelle 20 f
Sturz 217, 276, 282 f
Subarachnoidalblutung 403
– amnestisches Syndrom 59
– P300-Latenz 160
– Vaskulitis 406
Subduralhämatom 67, 418 f
Substantia nigra
– – Depigmentierung 268, 283
– – Eisenablagerung 131
– – Gliose 251 f
Suflatasemangel 368
Sulodexid 240
Sulpirid 300
Susac-Syndrom 67, 407 f
Suszeptibilitätsgen 31, 72, 88 f
Sympathikotonus 75
Symptom 45 f
Synapse, cholinerge 111

Synapsendichte 32
Synapsenverlust 113
Syndrom
– der inadäquaten ADH-Sekretion 393
– der kortikalen Deafferentierung 106
– der partiellen cholinergen Deafferentierung 111 ff
Syndromdiagnostik 53 ff
Syndrom-Kurztest 189, 198
α-Synuklein 103, 280 f
β-Synuklein 280
γ-Synuklein 280
Syphilis 68, 397 f
– meningovaskuläre 398
Systemdegeneration 131

T

Tabes dorsalis 397
TACE 102
Tacrin 193 f
Tagesschläfrigkeit 279
Tag-Nacht-Rhythmus 174
Tangle, neurofibrillärer 114, 123 ff
– – Stadium
– – – isokortikales 124, 126
– – – limbisches 124 ff
– – – transentorhinales 124 f
Task-Performance-Test 141
Tau-Dublette 267
Tau-Gen, Mutation 252 f
– – stille 281
Tauopathie 253, 268
– Parkinson-Krankheit 275
Tau-Protein 87 f
– Funktion 103, 114, 123
– Hyperphosphorylierung 76, 87 f, 114
– – Degeneration, frontotemporale 250
– Liquorkonzentration, erhöhte 180 f
Tau-Triplet 267
Tegmentum 108
Teleangiektasie 309, 376
Temporallappen
– Asymmetrie 181
– Degeneration, unspezifische 182
– medialer, Atrophierate 131 f
Temporallappenatrophie 246 f, 251, 258
Temporallappendistanz, mediale 133
Temporallappenepilepsie 163
Test, genetischer, prädiktiver 181
Testleistung 5
Testperformanz 5
Testung, kognitive 52
Tetrabenazin 300
Thalamus, Nervenzellausfall 362
Thalamusblutung 230
Thalamusinfarkt 218, 222
Thalamuskern, retikulärer 111
Thalamussyndrom, kognitives 359
Thalliumintoxikation 68, 385
Thiamin 360 f
Thiaminmangel 59, 358 f, 361 f, 423
Thioridazin 201 f
Thrombangiitis obliterans 407
Thrombin-Antithrombin-Komplex 232
Thrombose, autochthone 221
Thrombozytenaggregationshemmer 239
TIA 55, 225, 236, 406
Tiaprid 299 f

Tigeraugenphänomen 375
α-Tocopherol 199
Toluol 385
Tonusdifferenz 217
Toxoplasmose 340 f, 401
Training 7
Transthyretinamyloidose, familiäre 378
Trazodon 201 f, 265
Tremor 48, 267, 274, 380
– essentieller 48
– orthostatischer, beinbetonter 48
– Quecksilberintoxikation 384
Trimethylzinn 384
Trinkwasser, Aluminiumanreicherung 33
Trinukleotid-Repeat-Erkrankung 289 f, 312 ff, 378
Trisomie 21 55, 115
Trypanosomiasis 399 f
l-Tryptophan 389
Tuberkulose 398 f
Tubulin 87

U

Überaktivität, cholinerge 157
Überlebenszeit 25
Ubiquitin 250
Uhrentest 169, 171
Umweltgift 384 ff
Unfallgefahr 172
Ungeschicklichkeit 379
Unidentified Bright Objects (UBO) 6
Unruhe 173 f
– Behandlung 200 ff
– Demenz, frontotemporale 254
– Porphyrie 376
Untersuchung
– apparative 50
– internistische 49 f
– neurologische 48 f
Unverricht-Lundborg-Krankheit 67, 380
Urämie 68, 394
Urteilsvermögen 46
– Störung 222, 254
– – Korsakoff-Syndrom 359
Utilisation 256

V

Vakuole 330 f
Validation 204 f
Valproat 201 f
– Störung, kognitive 424
– Toxizität 386
Vascular
– cognitive impairment 212 f
– Dementia Checklist 213
Vaskulitis 144, 235 f
– Arthritis, rheumatoide 407
– Liquoruntersuchung 220
– nekrotisierende 406, 408
– Sjögren-Syndrom 405
Vaskulopathie 404, 407
Ventrikelsystem, Erweiterung 131
Ventrikulitis 346
Vergesslichkeit 45
Verhalten 46
– adaptives 298

– aggressives 174
– Stimulusabhängigkeit 256, 265
Verhaltensänderung 62 f, 206
– Adrenoleukodystrophie 372
– Demenz
– – frontotemporale 260
– – vaskuläre 218
Verkennung, illusionäre 169, 173 f
Verkrampfung 48
Verlangsamung 4, 6, 218, 222
– depressionsbedingte 428
– kognitive 6, 274
– motorische 6, 49, 339
Verschlechterung
– stufenweise akute 45
– zeitweise 45
Verständnisschwierigkeit 263
Verstimmung, depressive 173, 182
Verwirrtheit 53, 57
– Bromintoxikation 387
– Hypomagnesiämie 394
– Hyponatriämie 393
– Kohlenmonoxidvergiftung 385
– Neuroleptika bedingte 424
– posttraumatische 390
– Status epilepticus 163
– Vaskulitis, zerebrale 236
– Wernicke-Enzephalopathie 358
– Zytomegalievirus-Enzephalopathie 346
Vigilanzminderung 340
– Amyloidangiopathie 377
– fluktuierende 400
– Herpes-simplex-Enzephalitis 349
Virchow-Robin-Raum, erweiterter 148
Viruskrankheit 338 ff
Visuokonstruktion, Störung 267, 381
Visusstörung 7, 65 ff, 169 ff, 283
Visusverlust 310, 317
Vitamin E 199, 299
Vitamin-B_{12}-Mangel 68, 395
– Demenz, reversible 418, 421
Vitamine 33
Vitamin-E-Mangel 68, 310
Vitaminmangelzustand 47
VLDL-Rezeptor-Gen 89
Vorausverfügung 207
Vorderhirn, basales 109 ff
Vorderhornkrankheit, motorische 250
Vorerkrankung 47 f
Vorhofflimmern 232, 239 f
Vulnerabilität, neuronale 116

W

Wachstum, neuritisches, aberrantes 115 f
Wachstumsfaktor 116
Wahn 169, 174
– Adrenoleukodystrophie 372
– Behandlung 201 f
– Chorea Huntington 298 f
– Niemann-Pick-Krankheit 371
– Parkinson-Krankheit 276
Wahrnehmungsstörung 60
Waller-Degeneration 145
Wandern, zielloses 173
Wasserscheideninfarkt 221
Werkzeugfunktion 255
Werkzeugstörung, neokortikale 64
Wernicke-Aphasie 62

Wernicke-Enzephalopathie 358 ff
- Blickparese 68
- Differenzialdiagnose 360
- Neuropathologie 362
- Pathophysiologie 361 f
- Therapie 360
Wernicke-Korsakoff-Syndrom 59, 358 ff
- Differenzialdiagnose 147, 356
- Neurophysiologie 162
- Prävalenz 423
Wesensänderung s. Persönlichkeitsänderung
Westphal-Variante 296
Whipple-Krankheit 67, 397
White matter lesions 137, 141
- - - Bedeutung 151
- - - Demenz, vaskuläre 144
- - - Depression 147
- - - Häufigkeit 151
- - - Prävalenz 149
- - - Symptom, klinisches 149
Willensäußerung 207

Willkürsakkade 296
Wilson-Krankheit 51, 67, 69, 374 f
Wismut 386
Wortfindungsstörung 45 f, 62, 257
Wortflüssigkeit, verminderte 169
Wortverständnis, Störung 257

X

Xanomelin 196
Xanthomatose, zerebrotendinöse 68, 310 f
Xeroderma pigmentosum 68, 376 f
X-Syndrom, fragiles 378

Z

Zahlen-Nachsprech-Test 59
Zahnradphänomen 48
Zeigefingerextensionsgeschwindigkeit 342

Zeitphasenmodell nach Dirnagl 229
Zellmembran, Cholesterolgehalt 85
Zelltod 333
Zeroidlipofuszinose 66
- neuronale, adulte 380 f
Zidovudin 343
ZNS-Angiitis 407
ZNS-Infektion, opportunistische 340 f
ZNS-Lymphom, primäres 340
Zungenprotrusion 296
Zyste, arachnoidale 367
Zystizerkose 400
Zytomegalievirus-Enzephalitis 341, 346 f
- Diagnose 345
Zytoskelett 114
Zytoskelettveränderung 123